Erkrankungen des Pankreas

Hans G. Beger
Markus W. Büchler
Henning Dralle
Markus M. Lerch
Peter Malfertheiner
Joachim Mössner
Jürgen F. Riemann
(Hrsg.)

Erkrankungen des Pankreas

Evidenz in Diagnostik, Therapie und Langzeitverlauf

Mit 137 Abbildungen und 98 Tabellen

Herausgeberbüro: H. Schaumann

Springer

Herausgeber
Prof. Dr. Hans G. Beger
Abt. Allgemeine- und Visceralchirurgie
Universitätsklinikum Ulm

Prof. Dr. Markus W. Büchler
Klinik für Allgemein-, Viszeral- und
Transplantationschirurgie
Universitätsklinikum Heidelberg

Prof. Dr. Henning Dralle
Allgemein-, Viszeral- und Gefäßchirurgie
Universitätsklinikum Halle
Sachsen-Anhalt

Prof. Dr. Markus M. Lerch
Klinik und Poliklinik für Innere Medizin
Universitätsmedizin Greifswald

Prof. Dr. Peter Malfertheiner
und Hepatologie (KGHI)
Universitätsklinikum Magdeburg

Prof. Dr. Joachim Mössner
FB Gastroenterologie und Hepatologie
Universitätsklinikum Leipzig
Sachsen

Prof. Dr. Jürgen F. Riemann
ehemals Klinikum der Stadt Ludwigshafen gGmbH
Rheinland-Pfalz

ISBN 978-3-642-37963-5 ISBN 978-3-642-37964-2 (eBook)
DOI 10.1007/978-3-642-37964-2

Die Deutsche Nationalbibliothek verzeichnet diese Publikation in der Deutschen Nationalbibliografie; detaillierte bibliografische Daten sind im Internet über http://dnb.d-nb.de abrufbar.

SpringerMedizin

Planung: Dr. Fritz Kraemer, Heidelberg
Projektmanagement: Willi Bischoff, Heidelberg
Projektkoordination: Cécile Schütze-Gaukel, Heidelberg
Herausgeberbüro: Heide Schaumann
Copy-Editing: Stefan Lamerz, Berlin
Fotonachweis Umschlag: art of surgery, Prof. Dr. T.W. Kraus, Frankfurt
Herstellung: Crest Premedia Solutions (P) Ltd., Pune, India

Gedruckt auf säurefreiem und chlorfrei gebleichtem Papier

Springer Medizin ist Teil der Fachverlagsgruppe Springer Science+Business Media
www.springer.com

Vorwort

Bücher über Erkrankungen der Bauchspeicheldrüse haben in Deutschland eine lange, besondere Tradition.

1842 schrieb der Kölner Arzt D. H. Claessen ein Buch über die Krankheiten der Bauchspeicheldrüse mit dem Schwerpunkt akute Entzündungen und publizierte es im M. Dumont/Schaumberg Verlag. Am Ende des 19. Jahrhunderts befasste sich der Chirurg Werner Körte, Berlin ausführlich mit den chirurgischen Krankheiten und Verletzungen des Pankreas und publizierte das Buch 1898 im Ferdinand Enke Verlag als Teil der Buchreihe *Deutsche Chirurgie*. Die erste große systematische internistisch-chirurgische Abhandlung der Erkrankungen der Bauchspeicheldrüse wurde1924 von O. Gross, Chefarzt der Medizinischen Abteilung des Bergahospitals in Saarbrücken, und N. Gulecke, Direktor der Chirurgischen Universitätsklinik in Jena, im Julius Springer Verlag publiziert.

Nach dem Zweiten Weltkrieg waren es der Greifswalder Martin Gülzow, später Direktor der Klinik für Innere Medizin an der Universität Rostock, und Gerhard Katsch, Direktor der Klinik für Innere Medizin an der Universität Greifswald, die ihr Buch *Krankheiten der Bauchspeicheldrüse* 1953 im Fischer Verlag publizierten.

1995 erschien ebenfalls im Gustav Fischer Verlag, Jena eine von J. Mössner, G. Adler, U. Fölsch und M. V. Singer editierte internistisch-gastroenterologische Abhandlung der Erkrankungen der Bauchspeicheldrüse, die dem Andenken von Martin Gülzow gewidmet war.

Das vorliegende Buch ist eine interdisziplinäre Gemeinschaftsarbeit von Gastroenterologen und Viszeralchirurgen. Der Bereich Bauchspeicheldrüsenerkrankungen hat sich in den letzten 20 Jahren wesentlich erweitert durch die nicht so seltene Autoimmunpankreatitis und die zunehmend häufiger diagnostizierten zystischen Neoplasien des Pankreas ebenso wie das Auftreten endokriner Tumoren in der Bauchspeicheldrüse.

Die Entwicklung der endoskopischen und minimal-invasiven Operationstechniken haben in Diagnostik und Therapie der Bauchspeicheldrüsenerkrankungen grundlegende Veränderungen bewirkt.

Die Herausgeber, Hans G. Beger, Markus W. Büchler, Henning Dralle, Markus M. Lerch, Peter Malfertheiner, Joachim Mössner und Jürgen F. Riemann, haben das Buch unter zwei wesentlichen, neuen Aspekten konzipiert: Evidenz der Daten in der Diagnostik und Therapie und Definition der Langzeitmorbidität der Erkrankungen.

Hans G. Beger, Ulm
Markus W. Büchler, Heidelberg
Henning Dralle, Halle
Markus M. Lerch, Greifswald
Peter Malfertheiner, Magdeburg
Joachim Mössner, Leipzig
Jürgen F. Riemann, Ludwigshafen

Inhaltsverzeichnis

II Chronische Pankreatitis

III Autoimmunpankreatitis

IV Kongenitale Anomalien des Pankreas

V Endokrine Tumoren

IX Transplantation des Pankreas

Verzeichnis der Autoren

Dr. med. Ali A. Aghdassi
Klinik für Innere Medizin A
Universitätsmedizin Greifswald
Ernst-Moritz-Arndt-Universität
Ferdinand-Sauerbruch-Straße
17475 Greifswald
E-Mail: aghdassi@uni-greifswald.de

Ass. Prof. Nils Albiin
Klinik für Radiologie
Karolinska Universitätsklinik/Karolinska Institutet
14186 Stockholm
Schweden

PD Dr. med. Eliane Angst
Kantonsspital Schaffhausen
Klinik für Chirurgie
Geissbergstraße 81
8200 Schaffhausen
Schweiz
E-Mail: eliane.angst@gmail.com

Prof. Dr. med. Detlef K. Bartsch
Klinik für Visceral-, Thorax- und Gefäßchirurgie
Universitätsklinikum Gießen und Marburg GmbH
Standort Marburg
Baldingerstraße
35043 Marburg
E-Mail: bartsch@med.uni-marburg.de

Prof. em. Dr. med. h.h.c. Hans G. Beger
c/o Universitätsklinikum Ulm, Chirurgie I
Universität Ulm
Albert-Einstein-Allee 23
89081 Ulm
E-Mail: hans@beger-ulm.de

Dr. med. Philipp Bender
Evangelisches Krankenhaus Düsseldorf
Medizinische Klinik
Kirchfeldstraße 40
40217 Düsseldorf
E-Mail: philipp.bender@evk-duesseldorf.de

Dr. med. Frank Bergmann
Pathologisches Institut der Universität Heidelberg
Im Neuenheimer Feld 224
69120 Heidelberg
E-Mail: frank.bergmann@med.uni-heidelberg.de

Dr. med. Georg Beyer
Universitätsmedizin Greifswald
Klinik und Poliklinik für Innere Medizin A
Ferdinand-Sauerbruch-Straße
17475 Greifswald
E-Mail: georg.beyer@uni-greifswald.de

PD Dr. med. Stefan Böck
Medizinische Klinik III und Comprehensive Cancer Center
Klinikum der Universität München – Großhadern
Marchioninistraße 15
81377 München
E-Mail: stefan.boeck@med.uni-muenchen.de

Prof. Dr. med. Bernhard O. Böhm
LKC School of Medicine
Imperial College London, and NTU, Singapore
E-Mail: bernhard.boehm@ntu.edu.sg

Prof. Dr. med. Hans-Jürgen Brambs
Abteilung für diagnostische und interventionelle Radiologie
Universitätsklinik Ulm
Albert-Einstein-Allee 23
89081 Ulm
E-Mail: hans-juergen.brambs@uniklinik-ulm.de

Prof. Dr. med. Dr. h. c. Reinhard G. Bretzel
Rosenweg 4
35633 Lahnau
E-Mail: rgbretzel@googlemail.com

Prof. Dr. med. Thomas Brunner
Translational Clinical Oncology
Gray Institute for Radiation Oncology & Biology Department
Old-Road-Campus-Research-Building
Off Roosevelt-Drive
Headington, Oxford, OX3-7DQ
Großbritannien

Prof. Dr. med. Dr. med. h.c. mult. Markus W. Büchler
Universitätsklinikum Heidelberg
Chirurgische Klinik der Universität
Im Neuenheimer Feld 110
69120 Heidelberg
E-Mail: markus.buechler@med.uni-heidelberg.de

PD Dr. med. Ansgar M. Chromik
St. Josef-Hospital
Ruhr-Universität Bochum
Gudrunstraße 56
44791 Bochum
E-Mail: a.chromik@klinikum-bochum.de

Björn Dahl
Klinik für Gastroenterologie, Hepatologie und Diabetologie
Klinikum Oldenburg
Rahel-Straus-Straße 10
26133 Oldenburg
E-Mail: dahl.bjoern@klinikum-oldenburg.de

Prof. Dr. med. Dr. h. c. Henning Dralle, FRCS, FACS
Universitätsklinik und -Poliklinik für Allgemein-, Viszeral- und Gefäßchirurgie
Universitätsklinikum Halle (Saale)
Medizinische Fakultät der Martin-Luther-Universität Halle
Ernst-Grube-Straße 40
06097 Halle
E-Mail: henning.dralle@uk-halle.de

PD Dr. med. Axel Eickhoff
Medizinische Klinik II
Klinikum Hanau
Leimenstraße 20
63450 Hanau
E-Mail: axel_eickhoff@klinikum-hanau.de

Dr. med. Jürgen Feisthammel
Universitätsklinikum Leipzig AöR
Department für Innere Medizin, Neurologie und Dermatologie
Klinik für Gastroenterologie und Rheumatologie
Philipp-Rosenthal-Straße 27
04103 Leipzig
E-Mail: juergen.feisthammel@medizin.uni-leipzig.de

Prof. Dr. med. Volker Fendrich
Klinik für Visceral-, Thorax- und Gefäßchirurgie
Universitätsklinikum Gießen und Marburg GmbH
Standort Marburg
Baldingerstraße
35043 Marburg
E-Mail: fendrich@med.uni-marburg.de

Prof. Dr. med. Hans-Peter Fischer
Pathologisches Institut der Universität Bonn
Zentrum für Pathologie
Sigmund-Freud-Straße 25
53127 Bonn
E-Mail: hans-peter.fischer@ukb.uni-bonn.de

Prof. Dr. med. Helmut Friess
Chirurgische Klinik und Poliklinik
Klinikum rechts der Isar
Technische Universität München
Ismaninger Straße 22
81675 München
E-Mail: helmut@friess.cc

PD Dr. med. Stefan Fritz
Klinik für Allgemein-, Viszeral- und Transplantationschirurgie
Universitätsklinikum Heidelberg
Im Neuenheimer Feld 110
69120 Heidelberg
E-Mail: stefan.fritz@med.uni-heidelberg.de

Dr. med. Florian Gebauer
Klinik und Poliklinik für Allgemein-, Viszeral- und Thoraxchirurgie
Universitätsklinikum Hamburg-Eppendorf
Martinistraße 52
20246 Hamburg
E-Mail: fgebauer@uke.de

Prof. Dr. med. Beat Gloor
Universitätsspital Bern
Inselspital
Klinik für Viszeral- und Transplantationschirurgie
Freiburgerstraße 4
3010 Bern
Schweiz
E-Mail: beat.gloor@insel.ch

Dr. med. Henriette Golcher
Universitätsklinikum Erlangen
Chirurgische Klinik
Krankenhausstraße 12
91054 Erlangen
E-Mail: henriette.golcher@uk-erlangen.de

Dr. med. Diane Goltz
Pathologisches Institut der Universität Bonn
Zentrum für Pathologie
Sigmund-Freud-Straße 25
53127 Bonn
E-Mail: diane.goltz@ukb.uni-bonn.de

Prof. Dr. med. Thomas M. Gress
Klinik für Gastroenterologie, Endokrinologie, Infektiologie und Stoffwechsel
Philipps-Universität Marburg
Baldingerstraße
35043 Marburg
E-Mail: gastro@med.uni-marburg.de

Dr. med. Michael Haas
Medizinische Klinik III und Comprehensive Cancer Center
Klinikum der Universität München – Großhadern
Marchioninistraße 15
81377 München
E-Mail: michael.haas@med.uni-muenchen.de

PD Dr. med. Stephan L. Haas
Gastrocentrum
Karolinska Universitätsklinik/Karolinska Institutet
14186 Stockholm
Schweden
E-Mail: stephan.haas@karolinska.se

Prof. Dr. med. Thilo Hackert
Klinik für Allgemein-, Viszeral- und Transplantationschirurgie
Universität Heidelberg
Im Neuenheimer Feld 110
69120 Heidelberg
E-Mail: thilo_hackert@med.uni-heidelberg.de

Dr. med. Alexander Hann
Klinik für Gastroenterologie, Endokrinologie, Infektiologie und Stoffwechsel
Philipps-Universität Marburg
Baldingerstraße
35043 Marburg

Prof. Dr. med. Werner Hartwig
Klinik für Allgemein-, Viszeral- und Transplantationschirurgie
Universität Heidelberg
Im Neuenheimer Feld 110
69120 Heidelberg
E-Mail: werner.hartwig@med.uni-heidelberg.de

Prof. Dr. med. Volker Heinemann
Medizinische Klinik III und Comprehensive Cancer Center
Ludwig-Maximilians-Universität München
Marchioninistraße 15
81377 München
E-Mail: volker.heinemann@med.uni-muenchen.de

Prof. Dr. med. Dr. h. c. Werner Hohenberger
Universitätsklinikum Erlangen
Chirurgische Klinik
Krankenhausstraße 12
91054 Erlangen
E-Mail: chir-direktion@uk-erlangen.de

Prof. Dr. Dr. h. c. Ulrich T. Hopt
Chirurgische Universitätsklinik
Abteilung Allgemein- und Viszeralchirurgie
Hugstetter Straße 55
79106 Freiburg
E-Mail: ulrich.hopt@uniklinik-freiburg.de

Professor Dr. med. Rainer Isenmann
Allgemein- und Viszeralchirurgie
St. Anna – Virngrundklinik Ellwangen
Dalkinger Straße 8–12
73479 Ellwangen
E-Mail: sekretariat.chirurgie@klinik-ellwangen.de

Prof. Dr. med. Jakob R. Izbicki
Klinik und Poliklinik für Allgemein-, Viszeral- und Thoraxchirurgie
Universitätsklinikum Hamburg-Eppendorf
Martinistraße 52
20246 Hamburg
E-Mail: izbicki@uke.uni-hamburg.de

Prof. Dr. med. Ralf Jakobs
Medizinische Klinik C
Klinikum der Stadt Ludwigshafen
Bremserstraße 79
67063 Ludwigshafen
E-Mail: jakobsr@klilu.de

Prof. Dr. med. Sven Jonas
Klinik für Viszeral-, Transplantations-, Thorax- und Gefäßchirurgie
Universitätsklinikum Leipzig
Liebigstraße 20
04103 Leipzig
E-Mail: sven.jonas@medizin.uni-leipzig.de

PD Dr. med. Martina Kadmon
Klinik für Allgemein-, Viszeral- und Transplantationschirurgie
Universität Heidelberg
Im Neuenheimer Feld 110
69120 Heidelberg
E-Mail: martina.kadmon@med.uni-heidelberg.de

Prof. Dr. med. Dr. phil. Peter Herbert Kann M. A.
Universitätsklinikum Marburg (UKGM)
Philipps-Universität Marburg, Fachbereich Medizin
Zentrum für Innere Medizin
Bereich Endokrinologie & Diabetologie
Baldingerstraße
35043 Marburg
E-Mail: kannp@med.uni-marburg.de

Prof. Dr. med. Wolfram Karges
Sektion Endokrinologie und Diabetologie –
Medizinische Klinik III
Universitätsklinikum Aachen
RWTH Aachen
Pauwelsstraße 30
52074 Aachen
E-Mail: wkarges@ukaachen.de

Dr. med. Thomas Karlas
Universitätsklinikum Leipzig AöR
Department für Innere Medizin, Neurologie und Dermatologie
Klinik für Gastroenterologie und Rheumatologie
Philipp-Rosenthal-Straße 27
04103 Leipzig
E-Mail: thomas.karlas@medizin.uni-leipzig.de

Prof. Dr. med. Tobias Keck, MBA, FACS
Klinik für Allgemeine Chirurgie
UKSH Campus Lübeck
Ratzeburger Allee 160
23538 Lübeck
E-Mail: tobias.keck@uksh.de

PD Dr. med. Jutta Keller
Medizinische Klinik
Israelitisches Krankenhaus
Orchideenstieg 14
22297 Hamburg
E-Mail: j.keller@ik-h.de

Prof. Dr. med. Wataru Kimura
First Department of Surgery
(Department of Gastroenterological General Breast and Thyroid Surgery)
Yamagata University School of Medicine
2-2-2 Iida-Nishi
Yamagata City
Yamagata 990–9585
Japan
E-Mail: wkimura@med.id.yamagata-u.ac.jp

Prof. Dr. med. Jörg Kleeff
Chirurgische Klinik und Poliklinik
Klinikum rechts der Isar
Technische Universität München
Ismaninger Straße 22
81675 München
E-Mail: kleeff@tum.de

Dr. rer. med. Alexander Kleger
Universitätsklinikum Ulm
Zentrum für Innere Medizin
Klinik für Innere Medizin I
Albert-Einstein-Allee 23
89081 Ulm
E-Mail: alexander.kleger@uni-ulm.de

Prof. Dr. med. Günter Klöppel
Institut für Pathologie
Konsultationszentrum für Pankreas- und endokrine Tumoren
Technische Universität München
Ismaninger Straße 22
81675 München
E-Mail: guenter.kloeppel@alumni.uni-kiel.de

Prof. Dr. med. Wolfram Trudo Knoefel
Universitätsklinikum Düsseldorf
Klinik für Allgemein-, Viszeral- und Kinderchirurgie
Moorenstraße 5
40225 Düsseldorf
E-Mail: knoefel@uni-duesseldorf.de

Prof. Dr. med. Jörg Köninger
Klinik für Allgemein- und Viszeralchirurgie
Katharinenhospital
Kriegsbergstraße 60
70174 Stuttgart
E-Mail: j.koeninger@klinikum-stuttgart.de

Dr. med. Markus Krausch
Universitätsklinikum Düsseldorf
Klinik für Allgemein-, Viszeral- und Kinderchirurgie
Moorenstraße 5
40225 Düsseldorf
E-Mail: krausch@med.uni-duesseldorf.de

Dr. med. Sebastian Krug
Klinik für Gastroenterologie, Endokrinologie, Infektiologie und Stoffwechsel
Philipps-Universität Marburg
Baldingerstraße
35043 Marburg
E-Mail: sebastian.krug@med.uni-marburg.de

PD Dr. med. Constanze Kubisch
Ludwig-Maximilians-Universität München
Klinikum Großhadern
Medizinische Klinik und Poliklinik II
Marchioninistraße 15
81377 München
E-Mail: constanze.kubisch@med.uni-muenchen.de

Prof. Dr. med. Peter Langer
Klinik für Allgemein-, Viszeral- und Thoraxchirurgie
Klinikum Hanau GmbH
Leimenstraße 20
63459 Hanau
E-Mail: peter_langer@klinikum-hanau.de

Prof. Dr. med. Peter Layer
Medizinische Klinik
Israelitisches Krankenhaus
Orchideenstieg 14
22297 Hamburg
E-Mail: p.layer@ik-h.de

Prof. Dr. med. Markus M. Lerch
Universitätsmedizin Greifswald
Klinik und Poliklinik für Innere Medizin A
Ferdinand-Sauerbruch-Straße
17475 Greifswald
E-Mail: lerch@uni-greifswald.de

Prof. Dr. med. Matthias Löhr
Gastrocentrum
Karolinska Universitätsklinik/Karolinska Institutet
14186 Stockholm
Schweden
E-Mail: matthias.lohr@ki.se

Prof. Dr. med. Jutta Lüttges
Institut für Pathologie des Marienkrankenhauses
Alfredstraße 9
22087 Hamburg
E-Mail: luettges.patho@marienkrankenhaus.org

Prof. Dr. med. Manfred P. Lutz
Caritasklinikum Saarbrücken – St. Theresia
Rheinstraße 2
66113 Saarbrücken
E-Mail: m.lutz@caritasklinikum.de

Prof. Dr. med. Peter Malfertheiner
Otto-von-Guericke-Universität
Klinik für Gastroenterologie
Hepatologie und Infektiologie
Leipziger Straße 44
39120 Magdeburg
E-Mail: peter.malfertheiner@med.ovgu.de

Prof. Dr. med. Julia Mayerle
Klinik für Innere Medizin A
Universitätsmedizin Greifswald
Ernst-Moritz-Arndt-Universität
Ferdinand-Sauerbruch-Straße
17475 Greifswald
E-Mail: mayerle@uni-greifswald.de

PD Dr. med. Patrick Michl
Universitätsklinikum Marburg
Klinik für Gastroenterologie, Endokrinologie,
Infektiologie und Stoffwechsel
Baldingerstraße
35043 Marburg
E-Mail: michlp@med.uni-marburg.de

Dr. med. Andre L. Mihaljevic
Chirurgische Klinik und Poliklinik
Klinikum rechts der Isar
Technische Universität München
Ismaninger Straße 22
81675 München
E-Mail: andre.mihaljevic@tum.de

F. Francesco di Mola
Department of Surgery, IRCCS
Hospital »Casa Sollievo della Sofferenza«
San Giovanni Rotondo
Italien

Prof. Dr. med. Joachim Mössner
Universitätsklinikum Leipzig AöR
Department für Innere Medizin, Neurologie und Dermatologie
Klinik für Gastroenterologie und Rheumatologie
Liebigstraße 20
04103 Leipzig
E-Mail: joachim.moessner@medizin.uni-leipzig.de

Sascha A. Müller
Kantonsspital St. Gallen
Rorschacher Straße 95
9007 St. Gallen
Schweiz
E-Mail: sascha.mueller@kssg.ch

Prof. Dr. med. Thomas J. Musholt
Johannes Gutenberg-Universität Mainz
Klinik für Viszeral-, Thorax- und Gefäßchirurgie
Langenbeckstraße 1
55101 Mainz
E-Mail: musholt@ach.klinik.uni-mainz.de

Prof. Dr. med. Horst Neuhaus
Evangelisches Krankenhaus Düsseldorf
Medizinische Klinik
Kirchfeldstraße 40
40217 Düsseldorf
E-Mail: horst.neuhaus@evk-duesseldorf.de

Prof. Dr. med. Marianne Pavel
Charité Universitätsmedizin Berlin
Campus Virchow-Klinikum
Medizinische Klinik mit Schwerpunkt Hepatologie und Gastroenterologie
Augustenburger Platz 1
13353 Berlin
E-Mail: marianne.pavel@charite.de

PD Dr. med. Roland H. Pfützer
Klinik für Innere Medizin
Klinikum Döbeln
Sörmitzer Straße 10
04720 Döbeln
E-Mail: roland.pfuetzer@klinikum-doebeln.de

PD Dr. med. Andreas Raffel
Universitätsklinikum Düsseldorf
Klinik für Allgemein-, Viszeral- und Kinderchirurgie
Moorenstraße 5
40225 Düsseldorf
E-Mail: raffel@med.uni-duesseldorf.de

Prof. Dr. med. Bettina M. Rau
Abteilung für Allgemeine, Thorax-, Gefäß- und Transplantationschirurgie
Universitätsmedizin Rostock
Schillingallee 35
18057 Rostock
E-Mail: bettina.rau@med.uni-rostock.de

Prof. Dr. Jürgen F. Riemann
em. Direktor der Med. Klinik C am Klinikum LU
Vorstandsvorsitzender der Stiftung LebensBlicke
Schuckertstraße 37
67063 Ludwigshafen
E-Mail: riemannj@garps.de

PD Dr. med. Jonas Rosendahl
Universitätsklinikum Leipzig AöR
Department für Innere Medizin, Neurologie und Dermatologie
Klinik für Gastroenterologie und Rheumatologie
Liebigstraße 20
04103 Leipzig
E-Mail: jonas.rosendahl@medizin.uni-leipzig.de

Prof. Dr. med. Michael Rünzi
Klinikum Essen
Klinik für Gastroenterologie und Stoffwechselerkrankungen/Zentrum für Endoskopie
Propsteistraße 2
45239 Essen-Werden
E-Mail: m.ruenzi@kliniken-essen-sued.de

Prof. Dr. med. Hans-Detlev Saeger
Universitätsklinikum Carl Gustav Carus
Fetscherstraße 74
01307 Dresden
E-Mail: hans-detlev.saeger@uniklinikum-dresden.de

Prof. Dr. med. Wolfgang D. Schareck
Universität Rostock
Medizinische Fakultät
Chirurgische Klinik und Poliklinik
Schillingallee 35
18157 Rostock
E-Mail: wolfgang.schareck@uni-rostock.de

Dr. med. Peter Schenker
Klinik für Allgemein-, Viszeral- und Transplantationschirurgie
Knappschaftskrankenhaus Bochum-Langendreer
Ruhr-Universität Bochum
In der Schornau 23–25
44892 Bochum
E-Mail: peter.schenker@rub.de

Prof. Dr. med. Bruno M. Schmied
Kantonsspital St. Gallen
Rorschacher Straße 95
9007 St. Gallen
Schweiz
E-Mail: bruno.schmied@kssg.ch

PD Dr. med. Alexander Schneider
II. Medizinische Universitätsklinik
(Gastroenterologie, Hepatologie, Infektionskrankheiten)
Universitätsmedizin Mannheim
Medizinische Fakultät Mannheim der Universität Heidelberg
Theodor-Kutzer-Ufer 1–3
68135 Mannheim
E-Mail: alexander.schneider@umm.de

PD Dr. med. Lutz Schneider
Universitätsklinikum Heidelberg
Klinikum für Allgemein-, Viszeral- und Transplantationschirurgie
Im Neuenheimer Feld 110
69120 Heidelberg
E-Mail: lutz.schneider@med.uni-heidelberg.de

Marvin Schober
Universitätsklinikum Marburg
Klinik für Gastroenterologie, Endokrinologie, Infektiologie und Stoffwechsel
Baldingerstraße
35043 Marburg

Prof. Dr. med. Michael H. Schoenberg
Rotkreuzklinikum München
Chirurgie
Nymphenburger Straße 163
80634 München
E-Mail: m.schoenberg@swmbrk.de

Dr. med. Nadine Schulte
Universitätsmedizin Mannheim
II. Medizinische Klinik
Theodor-Kutzer-Ufer 1–3
68167 Mannheim
E-Mail: nadine.schulte@umm.de

Prof. Dr. med. Hans-Joachim Schulz
Sana Klinikum Lichtenberg
Klinik für Innere Medizin I
Schwerpunkt Gastroenterologie
Fanningerstraße 32
10365 Berlin
E-Mail: hj.schulz@sana-kl.de

Dr. med. Kerstin Schütte
Otto-von-Guericke-Universität
Klinik für Gastroenterologie, Hepatologie und Infektiologie
Leipziger Straße 44
39120 Magdeburg
E-Mail: kerstin.schuette@med.ovgu.de

Prof. Pierluigi di Sebastiano, MD
Surgical Oncology Unit
ASL Lanciano Vasto Chieti
Italien
E-Mail: p.disebastiano@asl2abruzzo.it

Prof. Dr. med. Hans Seifert
Klinik für Gastroenterologie, Hepatologie und Diabetologie
Klinikum Oldenburg
Rahel-Straus-Straße 10
26133 Oldenburg
E-Mail: seifert.hans@klinikum-oldenburg.de

Dr. rer. nat. Matthias Sendler
Klinik für Innere Medizin A
Universitätsmedizin Greifswald
Ernst-Moritz-Arndt-Universität
Ferdinand-Sauerbruch-Straße
17475 Greifswald
E-Mail: sendlerm@uni-greifswald.de

Prof. Dr. med. Thomas Seufferlein
Universitätsklinikum Ulm
Zentrum für Innere Medizin
Klinik für Innere Medizin I
Albert-Einstein-Allee 23
89081 Ulm
E-Mail: thomas.seufferlein@uniklinik-ulm.de

Dr. med. Peter Simon
Universitätsmedizin Greifswald
Klinik und Poliklinik für Innere Medizin A
Ferdinand-Sauerbruch-Straße
17475 Greifswald
E-Mail: peter.simon@uni-greifswald.de

Prof. Dr. med. Bence Sipos
Institut für Pathologie und Neuropathologie
Abteilung für Allgemeine Pathologie und Pathologische Anatomie
Universitätsklinikum Tübingen
Liebermeisterstraße 8
72076 Tübingen
E-Mail: bence.sipos@med.uni-tuebingen.de

PD Dr. med. Jens T. Siveke
Technische Universität München
II. Medizinische Klinik und Poliklinik
Klinikum rechts der Isar
Ismaninger Straße 22
81675 München
E-Mail: jens.siveke@lrz.tum.de

PD Dr. med. Konrad Streetz
Sektion Endokrinologie und Diabetologie – Medizinische Klinik III
Universitätsklinikum Aachen
RWTH Aachen
Pauwelsstraße 30
52074 Aachen

PD Dr. med. Oliver Strobel
Universität Heidelberg
Chirurgische Klinik
Im Neuenheimer Feld 110
69120 Heidelberg
E-Mail: oliver.strobel@med.uni-heidelberg.de

PD Dr. med. Niels Teich
Internistische Gemeinschaftspraxis für Verdauungs- und Stoffwechselkrankheiten
Nordstraße 21
04105 Leipzig
E-Mail: teich@igvs.de

Dr. med. Christin Tjaden
Klinik für Allgemein-, Viszeral- und Transplantationschirurgie
Universität Heidelberg
Im Neuenheimer Feld 110
69120 Heidelberg
E-Mail: christine.tjaden@med.uni-heidelberg.de

Dr. med. Frank Treitschke
Rotkreuzklinikum München
Chirurgie
Nymphenburger Straße 163
80634 München
E-Mail: frank.treitschke@swmbrk.de

Prof. Dr. med. Waldemar Uhl
St. Josef-Hospital
Ruhr-Universität Bochum
Gudrunstraße 56
44791 Bochum
E-Mail: w.uhl@klinikum-bochum.de

Prof. Dr. med. Richard Viebahn
Klinik für Allgemein-, Viszeral- und Transplantationschirurgie
Knappschaftskrankenhaus Bochum-Langendreer
Ruhr-Universität Bochum
In der Schornau 23–25
44892 Bochum
E-Mail: chirurgie@kk-bochum.de

Dr. med. Alexander Waldthaler
Otto-von-Guericke-Universität
Klinik für Gastroenterologie, Hepatologie und Infektiologie
Leipziger Straße 44
39120 Magdeburg
E-Mail: alexander.waldthaler@med.ovgu.de

Prof. Dr. med. Jens Werner
Klinik für Allgemein-, Viszeral- und Transplantationschirurgie
Universitätsklinikum Heidelberg
Im Neuenheimer Feld 110
69120 Heidelberg
E-Mail: jens.werner@med.uni-heidelberg.de

Prof. Dr. med. Christian Wittekind
Institut für Pathologie
Universitätsklinikum Leipzig
Liebigstraße 26
04103 Leipzig
E-Mail: christian.wittekind@medizin.uni-leipzig.de

Prof. Dr. med. Emre Feza Yekebas
Klinikum Darmstadt
Chirurgische Klinik I
Allgemein-, Viszeral- und Thoraxchirurgie
Grafenstraße 9
64283 Darmstadt
E-Mail: yekebas@klinikum-darmstadt.de

Abkürzungen

ACS	abdominelles Kompartmentsyndrom
ACTH	Adrenocorticotropic hormone
ADH	antidiuretisches Hormon
ADM	azinär duktale Metaplasie
AFPC	Acute peripancreatic fluid collection
AIP	Autoimmunpankreatitis
AIT	Autologous Islet Transplant
AJCC	American Joint Committee on Cancer
APA	American Pancreatic Association
APC	Argon-Plasma-Koagulation
AZ	Allgemeinzustand
BMI	Body-Mass-Index
BSC	Best supportive care
CAF	tumorassoziierte Fibroblasten
CARS	Compensatory anti-inflammatory response syndrome
CCK	Cholezystokinin
CEA	carzinoembryonales Antigen
CED	chronisch-entzündliche Darmerkrankung
CFTR	Cystic fibrosis transmembrane-conductance regulator
CGRP	Calcitonin gene-related peptide
CITR	Collaborative Islet Transplant Registry
CP	chronische Pankreatitis
CRH	Corticotropin-releasing hormone
CRP	C-reaktives Protein
CT	Computertomographie
CTRC	Chymotrypsin C
DAC	duktales Pankreaskarzinom
DDG	Deutsche Diabetes Gesellschaft
DEPKR	duodenumerhaltende Pankreaskopfresektion
DGE	Delayed gastric emptying
DGVS	Deutsche Gesellschaft für Verdauuungs- und Stoffwechselerkrankungen
DHC	Ductus hepaticus communis
DHP	Duodenohemipankreatektomie
DKG	Deutsche Krebsgesellschaft
DM	Diabetes mellitus
EbM	Evidence based Medicine
ECM	extrazelluläre Matrix
ECOG	Eastern Cooperative Oncology Group
EGFR	epidermaler Wachstumsfaktorrezeptor
ENETS	European Neuroendocrine Tumor Society
EPAS	Eurotransplant Pancreas Allocation System
EPI	exokrine Pankreasinsuffizienz
EPT	endoskopische Papillektomie
ERCP	endoskopisch retrograde Cholangiopankreatikographie
ERP	endoskopisch retrograde Pankreatikographie
ESD	endoskopische submuköse Dissektion
ESGE	European Society of Gastrointestinal Endoscopy
ESWL	extrakorporale Stoßwellenlithotripsie
EUS	Endosonographie

FAMMM	familiäres atypisches Multiple-Mole-Melanom
FAP	familiäre adenomatöse Polyposis coli
FGF	Fibroblastenwachstumsfaktor
FNA	Feinnadelaspiration
FNAC	Feinnadelaspirationszytologie
FPC	familiäres Pankreaskarzinom
GCP	Good clinical practice
GEL	granulozytäre epitheliale Läsion
GHRH	Growth hormone-releasing hormone
GIP	glukoseabhängiges insulinotropes Polypeptid
HGIEN	hochgradige intraepitheliale Neoplasie
hi-PNET	hormoninaktiver endokriner Tumor des Pankreas
HPD	Hepatopankreatoduodenektomie
HRI	Hochrisiko-Individuen
HU	Houndsfield-Einheit
IAC	IgG4-assoziierte Cholangitis
IAK	Islet after Kidney
IAR	Individuals at risk
IDCP	idiopathische gangzentrierte Pankreatitis
IDDM	insulinabhängiger (insulin dependent) Diabetes mellitus
IDUS	intraduktaler Ultraschall
IGF	Insulin-like growth factor
IOUS	intraoperativer Ultraschall
IPMN	intraduktale papillär-muzinöse Neoplasie
IPTR	International Pancreas Transplant Registry
ISGPF	International Study Group of Pancreatic Fistula
ISGPS	International Study Group of Pancreatic Surgery
ITA	Islet Transplant alone
ITBI	intrathorakaler Blutvolumenindex
ITR	International Islet Transplant Registry
kDHP	klassische Duodenohemipankreatektomie
KPS	Karnofsky Performance Status
LH	luteinisierendes Hormon
LPSP	lymphoplasmozytisch sklerosierende Pankreatitis
LVsE	Longitudinal V-shaped Excision
MANEC	Mixed adenoneuroendocrine carcinoma
MAP	mittlerer arterieller Druck
MC	Morbus Crohn
MCA	muzinöses Zystadenom
MCN	muzinös-zystische Neoplasie
M-CSF	Macrophage colony-stimulating factor
MD-CT	Multidetektor-Computertomographie
MEN	multiple endokrine Neoplasie
MRCP	Magnetresonanz-Cholangiopankreatikographie
MRP	Magnetresonanz-Pankreatikographie
MRT	Magnetresonanztomographie
NANETS	North American Neuroendocrine Tumor Society
NEC	neuroendokrines Karzinom
NEN	neuroendokrine Neoplasie
NEPT	neuroendokriner Pankreastumor
NET	neuroendokriner Tumor
NGF	Nerve growth factor

NIH	National Institutes of Health
NPV	Negative prediction value
NSE	neuronenspezifische Enolase
oGGT	oraler Glukosetoleranztest
PAK	Pancreas after kidney
PBS	primär biliäre Sklerose
PC	Pankreaskarzinom
PCT	Procalcitonin
PCWP	pulmonal-kapillärer Verschlussdruck
PD	Pankreatiko-Duodenektomie
PDA	duktales Adenokarzinom
PDAC	Pankreasadenokarzinom
PEP	Pankreasenzympräparate
PET	neuroendokriner Tumor des Pankreas
PFS	progressionsfreies Überleben
PHH	persistierende hyperinsulinämische Hypoglykämie
PJS	Peutz-Jeghers-Syndrom
PLR	Pankreaslinksresektion
pNEN	pankreatische neuroendokrine Neoplasie
pNET	pankreatischer neuroendokriner Tumor
PNPFC	Post-necrotic pancreatic/peripancreatic fluid collection
POB	postoperative Blutung
POPF	postoperative Pankreasfistel
PP	pankreatisches Polypeptid
ppDHP	pyloruserhaltende (pylorus preserving) Duodenohemipankreatektomie
PPI	Protonenpumpeninhibitor
PPV	Positive prediction value
PRRT	Peptidradiorezeptortherapie
PSC	primär sklerosierende Cholangitis
PTA	Pancreas transplantation alone
PTCD	perkutane transhepatische Cholangio-Drainage
RCT	Randomized controlled trial
SCA	seröses Zystadenom
SCN	serös-zystische Neoplasie
SDD	selektive Darmdekontamination
SIK	Simultaneous islet kidney
SIRS	Systemic inflammatory response syndrome
SIRT	selektive interne Radiotherapie
SLE	systemischer Lupus erythematodes
SMA	serös-mikrozystisches Adenom
SMS	Somatostatin-Rezeptor-Szintigraphie
SOIA	serös-oligozystisches Adenom
SPECT	Einzelphotonen-Emissionscomputertomographie
SPINK1	Serinprotease-Inhibitor Kazal-Typ-1
SPK	Simultaneous pancreas and kidney transplantation
SPN	solid-pseudopapilläre Neoplasie
SPT	solid-pseudopapillärer Tumor
SSA	Somatostatinanaloga
TACE	transarterielle Chemoembolisation
TAE	transarterielle Embolisation
TUS	transabdomineller Ultraschall
UDC	Ursodesoxycholsäure

UICC	Union for International Cancer Control
UNOS	United Network for Organ Sharing
VARD	Video-assisted-retroperitoneal debridement
VEGF	Vascular endothelial growth factor
VHL-ZA	von-Hippel-Lindau-assoziiertes Adenom
VIP	vasoaktives intestinales Peptid
WOPN	Walled off pancreatic necrosis
ZES	Zollinger-Ellison-Syndrom
ZVD	zentralvenöser Druck

Akute Pankreatitis

Pathogenese und Pathophysiologie der akuten Pankreatitis

Matthias Sendler, Julia Mayerle, Markus M. Lerch

H. G. Beger et al. (Hrsg.), *Erkrankungen des Pankreas*,
DOI 10.1007/978-3-642-37964-2_1, © Springer-Verlag Berlin Heidelberg 2013

Die Pankreatitis ist eine primär sterile Entzündung des Pankreas, deren Ursprung in einer vorzeitigen intrazellulären Proteaseaktivierung liegt. Eine wichtige Rolle nimmt hierbei die Serinprotease Trypsin ein. Die pathologische intrazelluläre Proteaseaktivierung führt zu einer ausgedehnten Zellschädigung. Ausgelöst durch den lokalen Zellschaden kommt es zu einer systemischen Immunantwort. Die lokale Immunantwort unterstützt den lokalen pankreatischen Schaden und führt zu einer weiter gesteigerten Aktivierung von Proteasen. Auf der anderen Seite kann die systemische Immunantwort zu einem Multiorganversagen, verbunden mit einer erhöhten Mortalität, führen. Sowohl die lokale als auch die systemische Immunantwort definieren letztendlich den Schweregrad der Erkrankung.

Die Pankreatitis ist eine entzündliche Erkrankung der Bauchspeicheldrüse. Vor über 100 Jahren erkannte der Prager Pathologe Hans Chiari, dass die Pankreatitis nicht durch übertragbare Erreger verursacht wird, sondern vielmehr als Selbstverdau des Organs durch seine eigenen Proteasen gekennzeichnet ist. Dieser Prozess wird begleitet von einer starken lokalen Immunantwort, die im weiteren Verlauf der Erkrankung in eine systemische Reaktion übergeht.

Das exokrine Pankreas ist eine sekretorische Drüse, die für die Verdauung wichtige Enzyme in den Dünndarm sezerniert. Neben Lipasen und Amylasen, die meist schon in ihrer aktiven Form sezerniert werden, werden Proteasen als inaktive Vorstufen freigesetzt, um erst später im Dünndarm proteolytisch aktiviert zu werden. Dies stellt einen Schutzmechanismus dar, der den Selbstverdau des Organs durch seine pankreatischen Proteasen verhindern soll. Im Falle der Pankreatitis ist dieser Schutzmechanismus nicht mehr ausreichend, und die Proteasen werden noch in der Azinuszelle aktiviert. Es kommt zum Selbstverdau der Zelle. Der Ursprung der Pankreatitis liegt somit in der Azinuszelle und in den von ihr produzierten Proteasen (Lerch et al. 1992).

Auf zellphysiologischer Ebene sind vier pathophysiologische Ereignisse entscheidend für die Entstehung der Pankreatitis: Zu Beginn wird die physiologische Sekretion der Proteasen aus der Azinuszelle blockiert, und es kommt zu einer Kolokalisation von lysosomalen Enzymen und Proteasen aus Zymogengranula. Folge dieser Kolokalisation ist die vorzeitige intrazelluläre Aktivierung von pankreatischen Proteasen, die zu einer Zellschädigung führt.

1.1 Die Rolle der pankreatischen Proteasen

Am Beginn der Aktivierungskaskade im Duodenum steht Trypsinogen. Im menschlichen Pankreas werden drei Isoformen von Trypsinogen exprimiert, dabei handelt es sich um kationisches, anionisches Trypsinogen und Mesotrypsinogen. Für die Entstehung der Pankreatitis spielt Trypsinogen eine elementare Rolle. Genetische Studien konnten zeigen, dass Mutationen im kationischen Trypsinogen mit dem Auftreten einer chronischen Pankreatitis in einem meist autosomal-dominanten Erbgang mit variabler Penetranz assoziiert sind. Bis heute konnte eine Vielzahl an Mutationen im PRSS-1-Gen (kationisches Trypsinogen) identifiziert werden, die zu einer hereditären chronischen Pankreatitis führen (Whitcomb et al. 1996; Witt et al. 1999; Teich et al. 2000, 2006). Im Gegensatz zum kationischen Trypsinogen konnte im anionischen Trypsinogen (PRSS-2) nur eine protektive Variante von PRSS-2 identifiziert werden (Witt et al. 2006). Bei den gefundenen Mutationen im PRSS-1 wird angenommen, dass es zu einer vermehrten Autoaktivierung von Trypsinogen kommt und sie daher einen Risikofaktor darstellt. Im Gegensatz dazu zeigt die Mutation im PRSS-2 eine erhöhte Degradation und dies wird als Erklärung für eine protektive Wirkung angesehen.

Diese genetischen Befunde unterstreichen die pathophysiologische Rolle, die Trypsinogen für die Entstehung der Pankreatitis einnimmt. Sowohl kationisches- als auch anionisches Trypsin werden unter physiologischen Bedingungen als Trypsinogen synthetisiert und sezerniert,

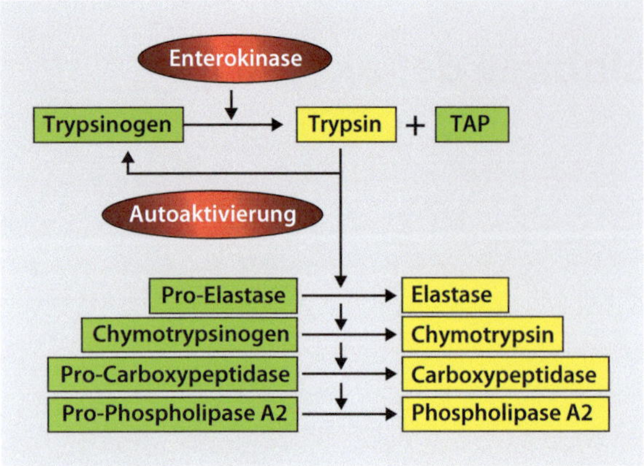

Abb. 1.1 Die pankreatischen Proteasen im Duodenum werden durch das Bürstensaumenzym Enterokinase aktiviert, das Trypsinogen in aktives Trypsin und TAP (Trypsin-Aktivierungs-Peptid) spaltet. Trypsin wiederum kann weitere Proteasen, unter anderem auch sich selbst (Autoaktivierung), und andere Enzyme proteolytisch aktivieren. Die aktiven Proteasen dienen hier dem Nahrungsaufschluss

erst im Duodenum wird Trypsinogen durch das Bürstensaumenzym Enterokinase zu aktivem Trypsin proteolytisch prozessiert (Maroux et al. 1971), dabei wird das Trypsin-Aktivierungs-Peptid (TAP) abgespalten und das katalytisch aktive Zentrum des Trypsins wird frei. Aktives Trypsin wiederum kann nun weitere inaktive Proteasen proteolytisch aktivieren, wie z. B. die pankreatische Elastase, Carboxypeptidasen oder auch Chymotrypsin (◘ Abb. 1.1). Für eine vorzeitige Aktivierung von Trypsinogen in der Azinuszelle kann die Enterokinase jedoch nicht verantwortlich gemacht werden, da sie im Pankreas nicht exprimiert wird. Hier muss eine andere Protease für die initiale Prozessierung von Trypsinogen zu Trypsin verantwortlich sein.

1.2 Cathepsin B als intrazellulärer Aktivator von Trypsinogen

Im Falle einer Pankreatitis werden die pankreatischen Proteasen bereits in der Azinuszelle aktiviert (Grady et al. 1998; Hofbauer et al. 1998; Saluja et al. 1999). Bereits in den 1950er-Jahren konnte belegt werden, dass die lysosomale Hydrolase (Cystein-Protease) Cathepsin B in der Lage ist, Trypsinogen zu aktivem Trypsin zu prozessieren (Greenbaum et al. 1959). Auch tierexperimentelle Daten legten die Vermutung nahe, dass Cathepsin B für die verfrühte intrazelluläre Aktivierung von Trypsinogen verantwortlich ist (Halangk et al. 1997; Saluja et al. 1997; Hofbauer et al. 1998). Der endgültige Beweis für diese Theorie konnte jedoch erst in Cathepsin-B-defizienten Mäusen erbracht werden (Halangk et al. 2000; Kukor et al. 2002). Hierbei konnte gezeigt werden, dass ein Verlust an Cathepsin B zu einer deutlich verminderten Trypsinaktivität im Verlauf der Pankreatitis führt. Dies geht auch einher mit einem verminderten Schweregrad der Erkrankung. Die Aktivierung von Trypsinogen zu Trypsin durch Cathepsin B wird als initiales pathophysiologisches Ereignis in der Entstehung der Pankreatitis angesehen (◘ Abb. 1.2).

Als Voraussetzung für eine mögliche Aktivierung ist unabdingbar, dass sich sowohl Trypsinogen als auch Cathepsin B im gleichen subzellulären Kompartiment befinden. Es konnte gezeigt werden, dass sich bereits in der sehr frühen Erkrankungsphase sowohl Cathepsin B als auch aktives Trypsin im gleichen Kompartiment befinden (Niederau u. Grendell 1988). Die Kolokalisation dieser beiden Enzyme ist ein essenzieller pathopysiologischer Mechanismus für die Ausbildung einer Pankreatitis (van Acker et al. 2006). Wie es jedoch zu dieser pathologischen Kolokalisation kommt, ist bis heute noch unklar. Auch das Kompartiment ist noch nicht endgültig identifiziert. Es existieren zwei hauptsächliche Theorien hierzu (◘ Abb. 1.3):

- Es werden die lysosmalen Enzyme fehlerhaft im Golgi-Apparat sortiert, sodass diese auch in den Zymogengranula erscheinen und es so zu einer Kolokalisation kommt (Watanabe et al. 1984).
- Im Verlauf der Pankreatitis verschmelzen Zymogengranula und Lysosomen, wodurch Cathepsin B und Trypsinogen kolokalisieren (Koike et al. 1982).

Lysosomale Hydrolasen werden ebenfalls als Proformen synthetisiert, im Gegensatz zu den Zymogenen werden diese jedoch posttranslational aktiviert. Die lysosomalen Enzyme werden Mannose-6-Phosphat-Rezeptor-abhängig in Lysosomen sortiert, während pankreatische Proteasen in kondensierende Vakuolen verpackt werden (Brown u. Farquhar 1984). Dies stellt eine räumliche Trennung der beiden Enzyme sicher. Neuere Forschungsergebnisse belegen jedoch, dass auch unter physiologischen Bedingungen eine nicht unbedeutende Menge an Cathepsin B in der Zymogen-Fraktion vorliegt (Hirano et al. 1991; Kukor et al. 2002). Es wird hierbei vermutet, dass lysosomale Hydrolasen eine wichtige Rolle für die Regulation der Sekretion spielen (Rinderknecht et al. 1979). In subzellulären Fraktionen konnte gezeigt werden, dass es im Verlauf der Pankreatitis sehr schnell zu einer Aktivitätsumverteilung aus der lysosomalen Fraktion hinein in die Zymogen-Fraktion von Cathepsin B kommt (Saluja et al. 1987). Dieser Anstieg der Cathepsin-B-Aktivität in der Zymogen-Fraktion wird für die Aktivierung von Trypsinogen zu Trypsin verantwortlich gemacht.

Es gibt jedoch eine Vielzahl von zellulären Schutzmechanismen, die einer verfrühten Aktivierung von Proteasen entgegenwirken sollen. Die Zymogengranula-Fraktion enthält eine Vielzahl an Proteaseinhibitoren, z. B. auch den Serin-Protease-Inhibitor Kazal-typ 1 (SPINK-1)

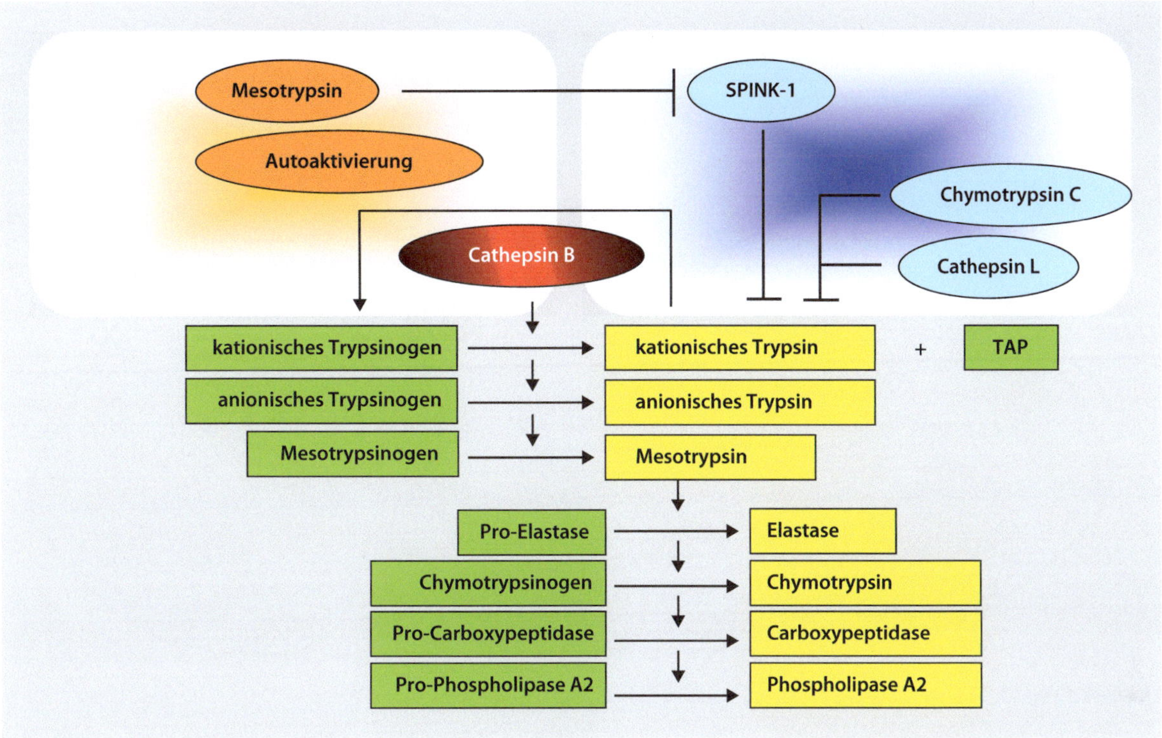

Abb. 1.2 In der Azinuszelle wird Trypsinogen durch Cathepsin B zu aktivem Trypsin gespalten und somit intrazellulär die Proteasekaskade aktiviert. Wie auch im Duodenum aktiviert Trypsin weitere pankreatische Proteasen und Enzyme. Es gibt eine Vielzahl protektiver Mechanismen, die die Zelle vor einer verfrühten Proteaseaktivierung schützen sollen. Während SPINK-1 ein Trypsininhibitor ist, der die weitere Aktivierung von Proteasen durch Trypsin verhindert, sind Chymotrypsin C und Cathepsin L Proteasen, die aktives Trypsin degradieren, um auf diesem Wege eine weitere Aktivierung zu verhindern. Bei einer Pankreatitis werden diese Schutzmechanismen jedoch überwunden, und es kommt intrazellulär zu einer massiven Aktivierung von Proteasen

(Arias et al. 1993). Spink-1 ist ein potenter Inhibitor sowohl für kationisches als auch anionisches Trypsin (Szmola et al. 2003) und stellt somit einen Schutz gegen aktives Trypsin dar. Weiterhin ist das Kompartiment, in welchem sich die Zymogene befinden, angesäuert (Behrendorff et al. 2010), sodass die Verdauungsenzyme kaum aktiv sind, da sie meist ein pH-Optimum im leicht basischen Bereich haben (pH 8), wie es im Duodenum vorherrscht. Falls doch geringe Mengen an Trypsinogen aktiviert werden, so stellt eine rasche Degradation einen weiteren potenten Schutzmechanismus dar. Sowohl das lysosomale Enzym Cathepsin L als auch Chymotrypsin C können aktives Trypsin proteolytisch inaktivieren (Wartmann et al. 2010; Rosendahl et al. 2008).

Die Bedeutung dieser Schutzmechanismen zur Prävention einer Pankreatitis wird durch genetische Studien belegt; so sind Mutationen sowohl im SPINK-1-Gen (Witt et al. 2000; Threadgold et al. 2002; Keresztur‌i et al. 2009) als auch im Chymotrypsin-C-Gen (Szabo u. Sahin-Toth 2012; Rosendahl et al. 2008) assoziiert mit dem Auftreten der chronischen Pankreatitis. Die Prävention der Aktivierung sowie die schnelle Beseitigung von aktivem Trypsin stellen einen körpereigenen Schutz vor einer Pankreatitis dar. Im Falle einer Pankreatitis werden jedoch diese Schutzmechanismen überwunden, und Trypsinogen wird noch in der Azinuszelle aktiviert. Ein Beispiel hierfür ist Mesotrypsin, das in der Lage ist, SPINK-1 zu degradieren. Somit hemmt dieses die Inhibition von Trypsin (Szmola et al. 2003; Sahin-Toth 2005; Salameh et al. 2008) und stellt damit einen krankheitsrelevanten Faktor dar.

1.3 Intrazelluläres Calcium

Calcium ist eines der wichtigsten intrazellulären »second messenger«(Botenstoff)-Moleküle, das eine entscheidende Rolle bei verschiedenen zellulären Prozessen wie z. B. der Sekretion, dem Zellwachstum und der Zelldifferenzierung spielt. Azinuszellen haben einen stark regulierten Calciumhaushalt. Unter physiologischen Bedingungen wird ein Calziumgradient über die Plasmamembran mit sehr geringen intrazellulären Ca^{2+}-Konzentrationen und einer hohen extrazellulären Calciumkonzentration aufrechterhalten. Über Acetylcholin (ACh) und Cholecystokinin

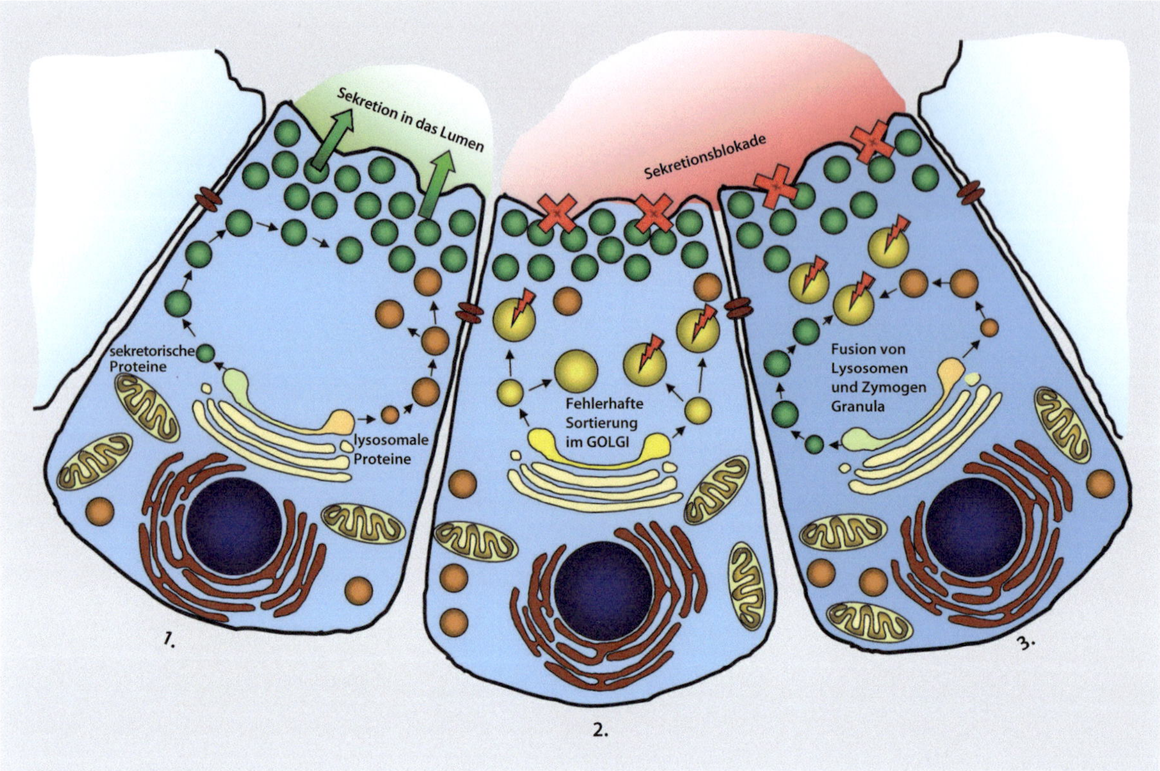

Abb. 1.3 Die Kolokalisationstheorie versucht zu erklären, warum Cathepsin B und Trypsin sich im gleichen zellulären Kompartiment befinden. Die Zelle (Zelle 1) stellt den Normalzustand dar, hier werden sekretorische und lysosomale Proteine im Golgi-Apparat sortiert und getrennt in verschiedene Kompartimente verpackt. Kommt es durch einen pathophysiologischen Stimulus zu einer Sekretionsblockade, kolokalisieren Cathepsin B und Trypsin. Eine Hypothese hierfür ist eine fehlerhafte Sortierung im Golgi-Apparat (Zelle 2), eine zweite Hypothese geht von einer Fusion von sekretorischen Granula mit Lysosomen aus (Zelle 3). Beides könnte zu einer Kolokalisation von Trypsinogen und Cathepsin B führen und damit die Proteasekaskade starten

(CCK) wird die Sekretion der Azinuszelle reguliert. Eine physiologische Stimulation der Azinuszelle mit ACh oder CCK führt zu einer repetitiven Freisetzung von Ca^{2+} aus dem intrazellulären Speicher (dem endoplasmatischen Retikulum) am apikalen Pol der Zelle. Es kommt zu einem oszillierenden intrazellulären Calciumsignal, welches die Sekretion der Zymogene am apikalen Pol der Zelle steuert (Thorn et al. 1993; Maruyama u. Petersen 1994; Petersen 2005). Dieses physiologische Calciumsignal bleibt lokal beschränkt auf den apikalen Pol der Zellen (Kasai u. Augustine 1990). Die lokale Ca^{2+}-Freisetzung wird durch eine erhöhte Dichte an Calciumkanälen im ER am apikalen Pol der Zelle erreicht (Lee et al. 1997). Weiterhin verhindert eine Barriere aus Mitochondrien eine Ausbreitung des Calciumsignals über die gesamte Zelle (Park et al. 2001). Während ACh über die Phospholipase-C(PLC)-vermittelte Synthese des »second messenger« Inositol-3-Phosphat (IP3) die IP3-rezeptorvermittelte Freisetzung von Ca^{2+} aus dem ER steuert (Ashby u. Tepikin 2002), wirkt CCK auch über einen anderen intrazellulären Signalweg. Über den CCK-Rezeptor wird über die ADP-ribosyl-cyclase NAADP freigesetzt, das die Ryanoid-Rezeptor-vermittelte Ca^{2+}-Freisetzung aus dem ER reguliert (Yamasaki et al. 2005). Um die erhöhte intrazelluläre Ca^{2+}-Konzentration wieder abzusenken, wird Ca^{2+} und ATP abhängig entweder direkt aus der Zelle in das Lumen über Plasmamembran-abhängige Calcium-ATPasen (PMCA) transportiert, oder es wird über sarcoplasmatische Endoreticulum-Calcium-ATPasen (SERCA) wieder zurück in das ER transportiert (Voronina et al. 2002; Petersen et al. 2006) (**Abb. 1.4**).

Die intrazelluläre Calciumhomöostase ist entscheidend für eine geregelte Sekretion von Zymogenen in das Lumen. Kommt es zu einer Störung des Calciumhaushaltes, die mit einem erhöhten intrazellulären Calciumspiegel einhergeht, so kann dies ein Risikofaktor für eine Pankreatitis sein (Ward et al. 1995). Im Gegensatz zu der physiologischen Stimulation der Azinuszelle mit CCK oder ACh kommt es bei einer supramaximalen Stimulation nicht zu einer gesteigerten Sekretion, sondern zu einer Blockade der Sekretion (Kruger et al. 2000). Auch das Calciumsignal in der Zelle unterscheidet sich deutlich von der

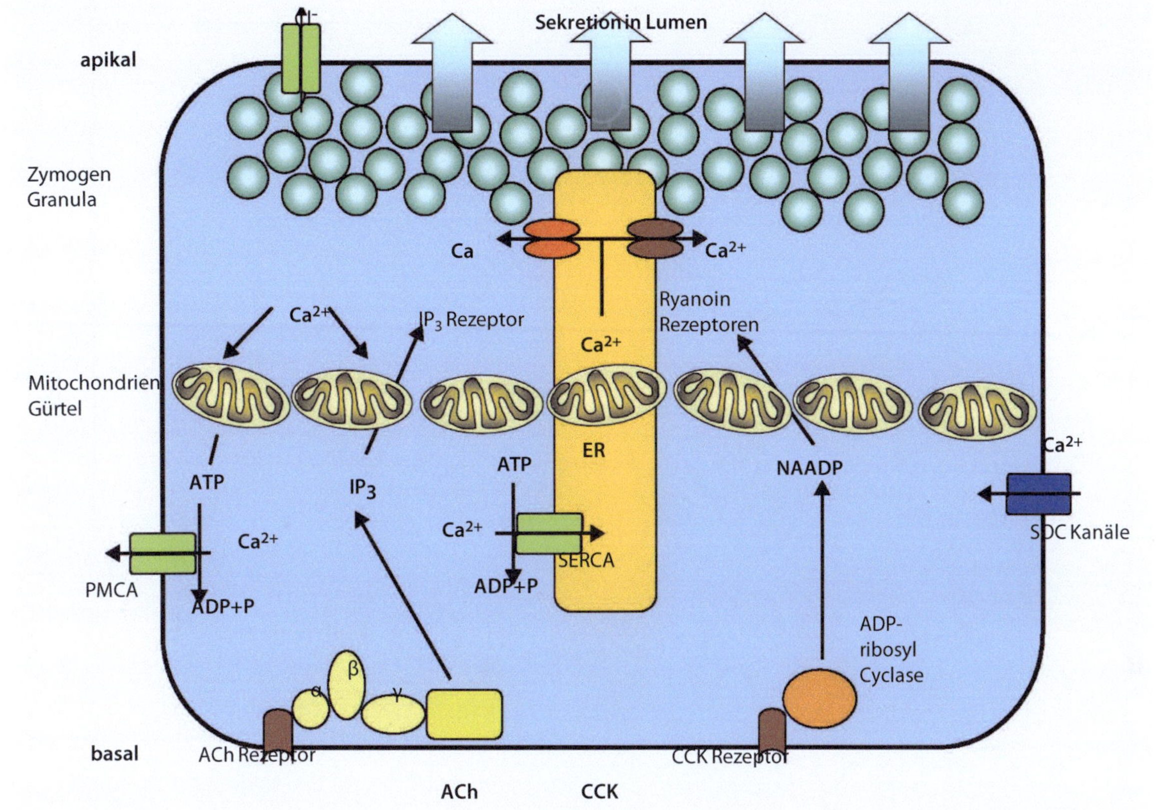

Abb. 1.4 Der Calciumsignalweg spielt eine entscheidende Rolle für die geregelte Sekretion der Zymogene in das Lumen. Über die Zellmembran wird ein starker Ca^{2+}-Gradient mit einer geringen zytosolischen Ca^{2+}-Konzentration und einer hohen extrazellulären Konzentration aufgebaut. Über die Stimulation mit CCK oder ACh wird die Sekretion induziert. IP3 oder NAADP bilden die »second messanger«, über die die Ca^{2+}-Kanäle im endoplasmatischen Retikulum am apikalen Pol der Zelle aktiviert werden. Das ER bildet den intrazellulären Ca^{2+}-Speicher, aus dem Calcium in das Zytoplasma freigesetzt wird. Hier steuert es die Sekretion am apikalen Pol der Zelle. Nach Ca^{2+}-Aufnahme stellen Mitochondrien das nötige ATP bereit für den Rücktransport von Calcium aus der Zelle oder in das ER. Um die internen Ca^{2+}-Speicher wieder aufzufüllen, werden SOC-Kanäle in der Plasmamembran aktiviert, um Calcium aus dem Extrazellularraum in die Zelle zu transportieren

physiologischen Stimulation. Anstatt eines oszillierenden Calciumsignals, kommt es zu einer stark erhöhten intrazellulären Calciumfreisetzung, die die intrazelluläre Calciumkonzentration über einen längeren Zeitraum ansteigen lässt. Dieser Effekt wird auch als Peak-Plateau-Effekt bezeichnet. Als Erstes wird ähnlich wie bei der physiologischen Stimulation Ca^{2+} aus dem endoplasmatischen Retikulum am apikalen Pol der Zelle freigesetzt. Jedoch führt die supramaximale Stimulation zu einer so hohen Ca^{2+}-Freisetzung (der Peak), dass die intrazellulären Speicher geleert werden. Dies führt dazu, dass sogenannte »store operated channels« (SOCs) in der Zellmembran geöffnet werden, damit Ca^{2+} aus dem extrazellulären Raum in die Zelle transportiert wird, um die intrazellulären Speicher aufzufüllen, was wiederum zu einem weiteren Anstieg der zytoplasmatischen Ca^{2+}-Konzentration (Plateau) führt. Dies zeigt, dass sowohl das intrazelluläre Calcium als auch Ca^{2+} aus dem extrazellulären Raum gebraucht wird, um ein pathologisches Calciumsignal zu erzeugen, das zu einer Sekretionsblockade führt und somit zu einer intrazellulären Aktivierung von Zymogenen.

1.4 Die Reaktion des Immunsystems

Neben der intrazellulären Aktivierung von Proteasen, die das initiale Ereignis im Verlauf der Pankreatitis darstellt, spielten auch die Aktivierung des Immunsystems und die Infiltration von Immunzellen in das Pankreas eine entscheidende Rolle für den Schweregrad der Erkrankung. Bereits in den 1980er-Jahren wurde der Schweregrad der Erkrankung mit der Aktivierung des Immunsystems in Zusammenhang gebracht (Rinderknecht 1988). Im Verlauf der Pankreatitis kommt es zu einer Aktivierung des Trankriptionsfaktors NF-κB in Azinuszellen (Gukovsky et al. 1998; Steinle et al. 1999). NF-κB hat eine entscheidende

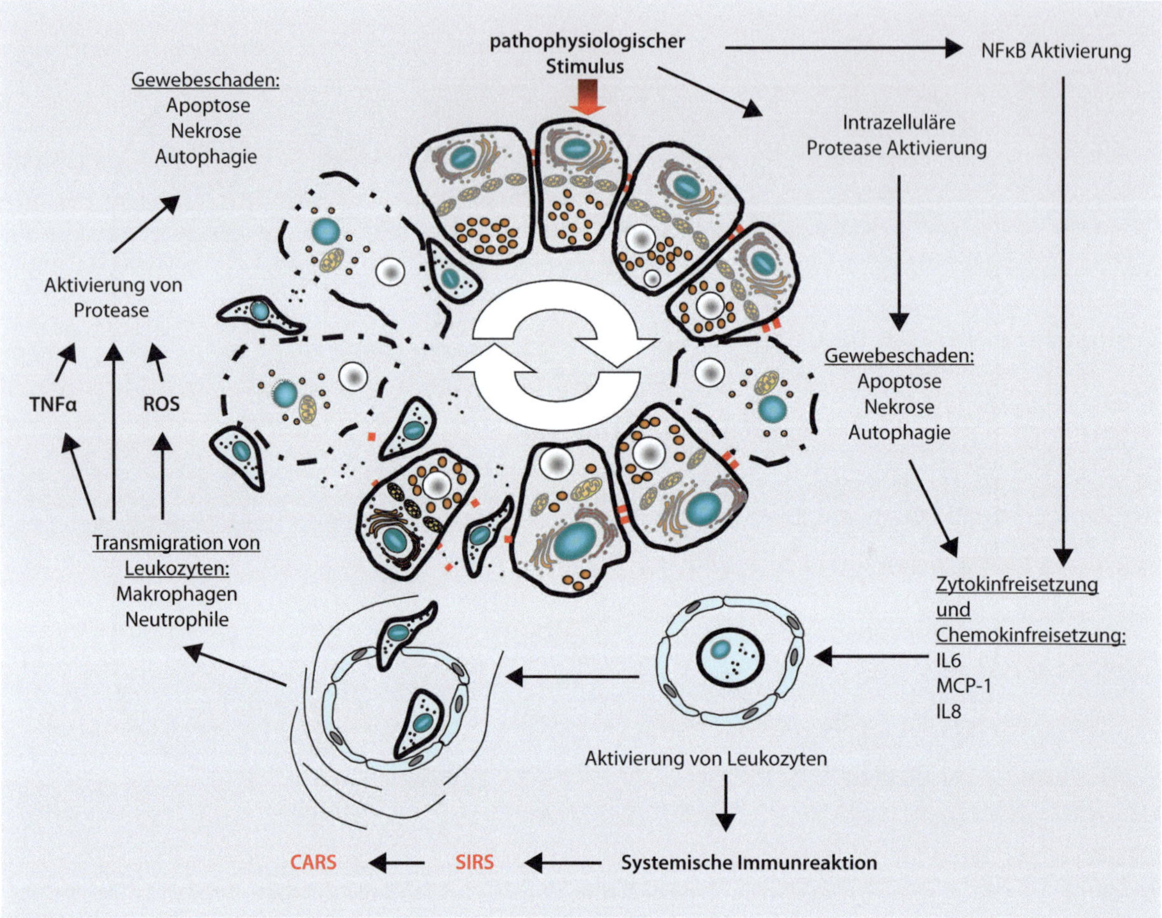

Abb. 1.5 Das Immunsystem wird während der Pankreatitis NF-κB-abhängig aktiviert. Azinuszellen setzen eine Vielzahl an Zytokinen und Chemokinen frei, welche sowohl Neutrophile als auch Monozyten und Makrophagen in das Pankreas rekrutieren. Diese massive Infiltrationsreaktion führt zu einem erhöhten pankreatischen Schaden. Über ROS oder TNFα wird die Proteasekaskade weiter aktiviert und das Gewebe weiter geschädigt. Parallel zu der lokalen Immunantwort wird auch eine systemische Immunreaktion induziert (SIRS und CARS)

Bedeutung für die Regulation der Immunantwort. Die Expression verschiedener Zytokine und Chemokine wird ebenfalls von NF-κB reguliert. Auch in der Azinuszelle führt die Aktivierung von NF-κB zu einer Freisetzung verschiedener proinflammatorischer Signale (Algul et al. 2002; Chen et al. 2002; Rakonczay et al. 2008). Diese rekrutieren Leukozyten in das Pankreas. Die Inhibition dieses proinflammatorischen Signalwegs führt zu einer verminderten Infiltration sowie zu einem geringeren pankreatischen Schaden (Satoh et al. 1999). Die Aktivierung von NF-κB hängt jedoch nicht von der intrazellulären Proteaseaktivierung in der Azinuszelle ab, sondern findet unabhängig davon statt. Dies konnte an Trypsin-deletierten Mäusen belegt werden, in denen die NF-κB-Aktivierung nicht gestört ist (Dawra et al. 2011). Inflammatorische Mediatoren wie IL6, MCP-1, TNFα, IL1β, IL8 und IL10 spielen eine wichtige Rolle für den Verlauf der Erkrankung sowie für den durch die Immunreaktion verursachten Schaden (Bhatia et al. 2000). Welcher Schaden dabei entstehen kann, wird deutlich, wenn man sich ein Mausmodell betrachtet, welches pankreasspezifisch IL1β überexprimiert. Die Tiere entwickeln einen Phänotyp, der dem humanen Bild einer chronischen Pankreatitis gleicht (Marrache et al. 2008).

Neutrophile spielen nicht nur eine wichtige Rolle für die systemische Schädigung, sondern haben auch einen direkten Effekt auf den lokalen pankreatischen Schaden (Sandoval et al. 1996; Poch et al. 1999; Pastor et al. 2006). Eine Erklärung hierfür ist die gesteigerte Produktion von reaktiven Sauerstoffspezies (ROS), die von neutrophilen Granulozyten ausgeht. Dies führt wiederum zu einer gesteigerten Aktivierung von Trypsinogen zu Trypsin (Gukovskaya et al. 2002). Weiterhin sind Neutrophile für die Auflösung der Gewebearchitektur mitverantwortlich. Von Neutrophilen sezernierte Proteasen wie z. B. die PMN-Elastase, die für die Transmigration der

Entzündungszellen in das Gewebe benötigt wird, können auch die Zell-Zell-Kontakte der Azinusverbände degradieren und somit die Gewebestruktur zerstören (Mayerle et al. 2005). Aber nicht nur Neutrophile transmigrieren im Verlauf der Pankreatitis in das Pankreas. Auch Monozyten bzw. Makrophagen infiltrieren in großen Mengen in das Organ (Perides et al. 2011). Auch Makrophagen tragen erheblich zum lokalen Gewebeschaden bei und können zu einer weiteren Aktivierung von Trypsinogen führen. Eine mögliche Ursache dafür könnte in der Freisetzung von TNFα liegen, welches in der Lage ist, die Proteasekaskade in der Azinuszelle zu aktivieren (Sendler et al. 2013). Azinuszellen können direkt auf TNFα reagieren und sterben vermehrt ab (Gukovskaya et al. 1997). Auch T-Zellen spielen eine wichtige Rolle für die Ausbildung der Pankreatitis. So zeigen T-Zell-defiziente Mäuse erst nach einem adaptiven Transfer von CD4+-T-Zellen den normalen Phänotyp einer akuten Pankreatitis (Demols et al. 2000) (◘ Abb. 1.5). Die Immunantwort stellt somit einen wichtigen Faktor für den Schweregrad der Erkrankung dar. Die Regulation bzw. die Fehlregulation der Immunantwort ist entscheidend für den weiteren Verlauf der Pankreatitis. Nicht nur der lokale Schaden wird beeinflusst, auch die systemische Immunantwort spielt eine wichtige Rolle für die Prognose der Erkrankung. So kann es bei einer überschießenden Immunantwort, einem Systemic inflammatory response syndrome (SIRS), gefolgt von einem Compensatory anti-inflammatory response syndrome (CARS) zu schweren Komplikationen bis hin zu einer therapierefraktären Sepsis kommen (Gunjaca et al. 2012; Mayerle et al. 2011).

Zusammenfassend ist die Pankreatitis definiert durch eine vorzeitige intrazelluläre Proteaseaktivierung. Zunächst kommt es durch einen pathophysiologischen Stimulus zu einer intrazellulären Trypsinaktivierung über Cathepsin B, vermittelt durch ein überschießendes Ca^{2+}-Signal. Dies hat eine Immunantwort zur Folge, die wiederum den pankreatischen Schaden über eine zusätzliche Proteaseaktivierung steigert und andererseits für den systemischen Schaden verantwortlich ist.

Literatur

van Acker GJ, Perides G et al (2006) Co-localization hypothesis: a mechanism for the intrapancreatic activation of digestive enzymes during the early phases of acute pancreatitis. World J Gastroenterol 12(13): 1985–1990

Algul H, Tando Y et al (2002) Acute experimental pancreatitis and NF-kappaB/Rel activation. Pancreatology 2(6): 503–509

Arias AE, Boldicke T et al (1993) Absence of trypsinogen autoactivation and immunolocalization of pancreatic secretory trypsin inhibitor in acinar cells in vitro. In Vitro Cell Dev Biol 29A(3 Pt 1): 221–227

Ashby MC, Tepikin AV (2002) Polarized calcium and calmodulin signaling in secretory epithelia. Physiol Rev 82(3): 701–734

Behrendorff N, Floetenmeyer M et al (2010) Protons released during pancreatic acinar cell secretion acidify the lumen and contribute to pancreatitis in mice. Gastroenterology 139(5): 1711–1720, 1720e1–5

Bhatia M, Brady M et al (2000) Inflammatory mediators in acute pancreatitis. J Pathol 190(2): 117–125

Brown WJ, Farquhar MG (1984) Accumulation of coated vesicles bearing mannose 6-phosphate receptors for lysosomal enzymes in the Golgi region of I-cell fibroblasts. Proc Natl Acad Sci USA 81(16): 5135–5139

Chen X, Ji B et al (2002) NF-kappaB activation in pancreas induces pancreatic and systemic inflammatory response. Gastroenterology 122(2): 448–457

Dawra R, Sah RP et al (2011) Intra-acinar trypsinogen activation mediates early stages of pancreatic injury but not inflammation in mice with acute pancreatitis. Gastroenterology 141(6): 2210–2217 e2

Demols A, Le Moine O et al (2000) CD4(+) T cells play an important role in acute experimental pancreatitis in mice. Gastroenterology 118(3): 582–590

Grady T, Mah'Moud M et al (1998) Zymogen proteolysis within the pancreatic acinar cell is associated with cellular injury. Am J Physiol 275(5 Pt 1): G1010–1017

Greenbaum LM, Hirshkowitz A et al (1959) The activation of trypsinogen by cathepsin B. J Biol Chem 234: 2885–2890

Gukovskaya AS, Vaquero E et al (2002) Neutrophils and NADPH oxidase mediate intrapancreatic trypsin activation in murine experimental acute pancreatitis. Gastroenterology 122(4): 974–984

Gukovskaya AS, Gukovsky I et al (1997) Pancreatic acinar cells produce, release, and respond to tumor necrosis factor-alpha. Role in regulating cell death and pancreatitis. J Clin Invest 100(7): 1853–1862

Gukovsky I, Gukovskaya AS et al (1998) Early NF-kappaB activation is associated with hormone-induced pancreatitis. Am J Physiol 275(6 Pt 1): G1402–1414

Gunjaca I, Zunic J et al (2012) Circulating cytokine levels in acute pancreatitis-model of SIRS/CARS can help in the clinical assessment of disease severity. Inflammation 35(2): 758–763

Halangk W, Sturzebecher J et al (1997) Trypsinogen activation in rat pancreatic acinar cells hyperstimulated by caerulein. Biochim Biophys Acta 1362(2–3): 243–251

Halangk W, Lerch MM et al (2000) Role of cathepsin B in intracellular trypsinogen activation and the onset of acute pancreatitis. J Clin Invest 106(6): 773–781

Hirano T, Saluja A et al (1991) Apical secretion of lysosomal enzymes in rabbit pancreas occurs via a secretagogue regulated pathway and is increased after pancreatic duct obstruction. J Clin Invest 87(3): 865–869

Hofbauer B, Saluja AK et al (1998) Intra-acinar cell activation of trypsinogen during caerulein-induced pancreatitis in rats. Am J Physiol 275(2 Pt 1): G352–362

Kasai H, Augustine GJ (1990) Cytosolic Ca^{2+} gradients triggering unidirectional fluid secretion from exocrine pancreas. Nature 348(6303): 735–738

Keresztur i E, Kiraly O et al (2009) Minigene analysis of intronic variants in common SPINK1 haplotypes associated with chronic pancreatitis. Gut 58(4): 545–549

Koike H, Steer ML et al (1982) Pancreatic effects of ethionine: blockade of exocytosis and appearance of crinophagy and autophagy precede cellular necrosis. Am J Physiol 242(4): G297–307

Kruger B, Albrecht E et al (2000) The role of intracellular calcium signaling in premature protease activation and the onset of pancreatitis. Am J Pathol 157(1): 43–50

Kukor Z, Mayerle J et al (2002) Presence of cathepsin B in the human pancreatic secretory pathway and its role in trypsinogen activation during hereditary pancreatitis. J Biol Chem 277(24): 21389–21396
Lee MG, Xu X et al (1997) Polarized expression of Ca^{2+} pumps in pancreatic and salivary gland cells. Role in initiation and propagation of $[Ca^{2+}]i$ waves. J Biol Chem 272(25): 15771–15776
Lerch MM, Saluja AK et al (1992) Acute necrotizing pancreatitis in the opossum: earliest morphological changes involve acinar cells. Gastroenterology 103(1): 205–213
Maroux S, Baratti J et al (1971) Purification and specificity of porcine enterokinase. J Biol Chem 246(16): 5031–5039
Marrache F, Tu SP et al (2008) Overexpression of interleukin-1beta in the murine pancreas results in chronic pancreatitis. Gastroenterology 135(4): 1277–1287
Maruyama Y, Petersen OH (1994) Delay in granular fusion evoked by repetitive cytosolic Ca^{2+} spikes in mouse pancreatic acinar cells. Cell Calcium 16(5): 419–430
Mayerle J, Schnekenburger J et al (2005) Extracellular cleavage of E-cadherin by leukocyte elastase during acute experimental pancreatitis in rats. Gastroenterology 129(4): 1251–1267
Mayerle J, Sendler M et al (2011) Breaking down haem attenuates acute pancreatitis: a new treatment option? Gut 60(5): 569–570
Niederau C, Grendell JH (1988) Intracellular vacuoles in experimental acute pancreatitis in rats and mice are an acidified compartment. J Clin Invest 81(1): 229–236
Park MK, Ashby MC et al (2001) Perinuclear, perigranular and subplasmalemmal mitochondria have distinct functions in the regulation of cellular calcium transport. EMBO J 20(8): 1863–1874
Pastor CM, Vonlaufen A et al (2006) Neutrophil depletion – but not prevention of Kupffer cell activation – decreases the severity of cerulein-induced acute pancreatitis. World J Gastroenterol 12(8): 1219–1224
Perides G, Weiss ER et al (2011) TNF-alpha-dependent regulation of acute pancreatitis severity by Ly-6C(hi) monocytes in mice. J Biol Chem 286(15): 13327–13335
Petersen OH (2005) Ca^{2+} signalling and Ca^{2+}-activated ion channels in exocrine acinar cells. Cell Calcium 38(3–4): 171–200
Petersen OH, Sutton R et al (2006) Failure of calcium microdomain generation and pathological consequences. Cell Calcium 40(5–6): 593–600
Poch B, Gansauge F et al (1999) The role of polymorphonuclear leukocytes and oxygen-derived free radicals in experimental acute pancreatitis: mediators of local destruction and activators of inflammation. FEBS Lett 461(3): 268–272
Rakonczay Z Jr, Hegyi P et al (2008) The role of NF-kappaB activation in the pathogenesis of acute pancreatitis. Gut 57(2): 259–267
Rinderknecht H (1988) Fatal pancreatitis, a consequence of excessive leukocyte stimulation? Int J Pancreatol 3(2–3): 105–112
Rinderknecht H, Renner IG et al (1979) Lysosomal enzymes in pure pancreatic juice from normal healthy volunteers and chronic alcoholics. Dig Dis Sci 24(3): 180–186
Rosendahl J, Witt H et al (2008) Chymotrypsin C (CTRC) variants that diminish activity or secretion are associated with chronic pancreatitis. Nat Genet 40(1): 78–82
Sahin-Toth M (2005) Human mesotrypsin defies natural trypsin inhibitors: from passive resistance to active destruction. Protein Pept Lett 12(5): 457–464
Salameh MA, Soares AS et al (2008) Structural basis for accelerated cleavage of bovine pancreatic trypsin inhibitor (BPTI) by human mesotrypsin. J Biol Chem 283(7): 4115–4123
Saluja AK, Bhagat L et al (1999) Secretagogue-induced digestive enzyme activation and cell injury in rat pancreatic acini. Am J Physiol 276(4 Pt 1): G835–842
Saluja AK, Donovan EA et al (1997) Cerulein-induced in vitro activation of trypsinogen in rat pancreatic acini is mediated by cathepsin B. Gastroenterology 113(1): 304–310
Saluja A, Hashimoto S et al (1987) Subcellular redistribution of lysosomal enzymes during caerulein-induced pancreatitis. Am J Physiol 253(4 Pt 1): G508–516
Sandoval D, Gukovskaya A et al (1996) The role of neutrophils and platelet-activating factor in mediating experimental pancreatitis. Gastroenterology 111(4): 1081–1091
Satoh A, Shimosegawa T et al (1999) Inhibition of nuclear factor-kappaB activation improves the survival of rats with taurocholate pancreatitis. Gut 44(2): 253–258
Sendler M, Dummer A et al (2013) Tumour necrosis factor alpha secretion induces protease activation and acinar cell necrosis in acute experimental pancreatitis in mice. Gut 62(3): 430–439
Steinle AU, Weidenbach H et al (1999) NF-kappaB/Rel activation in cerulein pancreatitis. Gastroenterology 116(2): 420–430
Szabo A, Sahin-Toth M (2012) Increased activation of hereditary pancreatitis-associated human cationic trypsinogen mutants in presence of chymotrypsin C. J Biol Chem 287(24): 20701–20710
Szmola R, Kukor Z et al (2003) Human mesotrypsin is a unique digestive protease specialized for the degradation of trypsin inhibitors. J Biol Chem 278(49): 48580–48589
Teich N, Ockenga J et al (2000) Chronic pancreatitis associated with an activation peptide mutation that facilitates trypsin activation. Gastroenterology 119(2): 461–465
Teich N, Rosendahl J et al (2006) Mutations of human cationic trypsinogen (PRSS1) and chronic pancreatitis. Hum Mutat 27(8): 721–730
Thorn P, Lawrie AM et al (1993) Ca^{2+} oscillations in pancreatic acinar cells: spatiotemporal relationships and functional implications. Cell Calcium 14(10): 746–757
Threadgold J, Greenhalf W et al (2002) The N34S mutation of SPINK1 (PSTI) is associated with a familial pattern of idiopathic chronic pancreatitis but does not cause the disease. Gut 50(5): 675–681
Voronina S, Sukhomlin T et al (2002) Correlation of NADH and Ca^{2+} signals in mouse pancreatic acinar cells. J Physiol 539(Pt 1): 41–52
Ward JB, Petersen OH et al (1995) Is an elevated concentration of acinar cytosolic free ionised calcium the trigger for acute pancreatitis? Lancet 346(8981): 1016–1019
Wartmann T, Mayerle J et al (2010) Cathepsin L inactivates human trypsinogen, whereas cathepsin L-deletion reduces the severity of pancreatitis in mice. Gastroenterology 138(2): 726–737
Watanabe O, Baccino FM et al (1984) Supramaximal caerulein stimulation and ultrastructure of rat pancreatic acinar cell: early morphological changes during development of experimental pancreatitis. Am J Physiol 246(4 Pt 1): G457–467
Whitcomb DC, Gorry MC et al (1996) Hereditary pancreatitis is caused by a mutation in the cationic trypsinogen gene. Nat Genet 14(2): 141–145
Witt H, Sahin-Toth M et al (2006) A degradation-sensitive anionic trypsinogen (PRSS2) variant protects against chronic pancreatitis. Nat Genet 38(6): 668–673
Witt H, Luck W et al (1999) A signal peptide cleavage site mutation in the cationic trypsinogen gene is strongly associated with chronic pancreatitis. Gastroenterology 117(1): 7–10
Witt H, Luck W et al (2000) Mutations in the gene encoding the serine protease inhibitor, Kazal type 1 are associated with chronic pancreatitis. Nat Genet 25(2): 213–216
Yamasaki M, Thomas JM et al (2005) Role of NAADP and cADPR in the induction and maintenance of agonist-evoked Ca^{2+} spiking in mouse pancreatic acinar cells. Curr Biol 15(9): 874–878

Genetik entzündlicher Pankreaserkrankungen

Joachim Mössner, Jonas Rosendahl

H. G. Beger et al. (Hrsg.), *Erkrankungen des Pankreas*,
DOI 10.1007/978-3-642-37964-2_2, © Springer-Verlag Berlin Heidelberg 2013

In den letzten Jahren hat unser Wissen über genetische Ursachen entzündlicher Pankreaserkrankungen deutlich zugenommen. Vor allem bei der CP konnten zahlreiche genetische Assoziationen beschrieben werden. Dieses Wissen hat insofern eine Relevanz für unseren klinischen Alltag, da wir Patienten mit einer positiven Familienanamnese und jungen Patienten mit einer CP ungeklärter Ätiologie nach entsprechender Aufklärung eine genetische Untersuchung des PRSS1-Gens anbieten können. Eine prädiktive Testung oder auch eine vorgeburtliche Testung ist nicht durchzuführen. Aufgrund der komplexen genetischen Assoziationen bei CP sollten Patienten vor und nach einer genetischen Untersuchung in einem Zentrum mit entsprechender Expertise vorgestellt werden. Bei der AP ist neben der SPINK1-Variante p.N34S keine valide genetische Assoziation beschrieben. Eine genetische Testung bei Patienten mit einer AP ist nicht indiziert.

Im Jahr 1996 konnte erstmalig eine genetische Veränderung beschrieben werden, welche für die Pathogenese der chronischen Pankreatitis (CP) verantwortlich ist (Whitcomb et al. 1996a). In den letzten Jahren wurden sowohl bei der akuten als auch bei der chronischen Pankreatitis zahlreiche Gene untersucht, die für die Krankheitsentstehung von Bedeutung sein könnten. Hierbei konnten für die CP weitere bedeutsame genetische Veränderungen identifiziert werden, wohingegen bei der akuten Pankreatitis (AP) die meisten beschriebenen Assoziationen schwach und gar in einigen Fällen fraglich sind. In dem folgenden Kapitel werden die aktuellen genetischen Erkenntnisse entzündlicher Pankreaserkrankungen zusammengefasst.

2.1 Chronische Pankreatitis

Vor über 100 Jahren formulierte Hans Chiari die Hypothese, die CP könnte die Folge einer Selbstverdauung des Organs sein (Chiari 1896). Betrachtet man die bis zum heutigen Zeitpunkt beschriebenen genetischen Assoziationen, scheint tatsächlich ein Ungleichgewicht zwischen Proteasen und Anti-Proteasen, die Bestandteil der Verdauungsenzymkaskade sind, von Bedeutung zu sein. Ob dieses Ungleichgewicht intraazinär oder erst intraduktal die Entstehung einer CP bedingt, ist bis heute nicht vollständig geklärt. Dass genetische Veränderungen der CP zugrunde liegen könnten, zeigte die Beschreibung einer familiären Häufung der Erkrankung mit einem autosomal-dominanten Erbgang erstmalig 1952 (Comfort u. Steinberg 1952). Nach der Erstbeschreibung einer familiären Häufung der Erkrankung vergingen 44 Jahre, bis über Kopplungsanalysen eine Region auf dem Chromosom 7 identifiziert werden konnte (Whitcomb et al. 1996b). Im selben Jahr wurde wenig später eine Mutation des kationischen Trypsinogens (PRSS1) als Ursache der CP in einigen Familien beschrieben (Whitcomb et al. 1996a).

2.1.1 Kationisches Trypsinogen (PRSS1), Serin-Protease-Inhibitor, Kazal Typ 1 (SPINK1) und Chymotrypsinogen C (CTRC)

Mit der p.R122H-Variante des kationischen Trypsinogens (PRSS1) konnte 1996 die Ursache der CP in einigen Familien mit positiver Familienanamnese (Hereditäre CP, OMIM #167800) identifziert werden (Whitcomb et al. 1996a). Seltener, aber mit einem ähnlichen Phänotyp wurde die p.N29I-Variante als Ursache der CP in anderen Familien erkannt (Teich et al. 2006). Bei beiden Varianten scheint eine vermehrte intrapankreatische Trypsinaktivität zur Ausbildung einer CP zu führen. Neben den beiden am häufigsten zu findenden Varianten wurden in einigen französischen Familien eine Triplikation und eine Duplikation des PRSS1-Lokus beschrieben, welche über einen sogenannten »Gene-Dosage«-Effekt zur Entstehung einer CP führen könnte (Le Marechal et al. 2006; Masson et al. 2008). Da weitere seltene Varianten des PRSS1 bei einzelnen Patienten beschrieben werden konnten, ist in manchen Fällen ein Verständnis über die Bedeutung der Varianten schwierig. Aus diesem Grund ist es sinnvoll, die Patienten in entsprechenden Zentren vorzustellen. Informationen über die Bedeutung einzelner PRSS1-Varianten sind auf der Internetseite http://www.pancreasgenetics.org hinterlegt.

Auch wenn genetische Studien die Assoziation von PRSS1-Varianten mit der CP eindeutig belegen, gibt es bisher wenig In-vivo-Daten, die den Einfluss der Varianten in genetisch veränderten Tiermodellen untersucht haben. In einem Modell konnte für die p.R122H-Variante eine attenuierte Pankreatitis nach Caerulein-Induktion gesehen werden (Archer et al. 2006). Dieser Effekt wurde von einer weiteren Studie weitestgehend unterstützt (Selig et al. 2006). Gegensätzliche Ergebnisse erzielte ein Modell, in dem eine vermehrte intrapankreatische Trypsinaktivität generiert wurde. Hier zeigte sich eine vermehrte Apoptose, wohingegen keine CP nachgewiesen werden konnte (Gaiser et al. 2011). Somit zeigen die bisher veröffentlichten Arbeiten, dass verschiedene genetische Assoziationen von PRSS1-Varianten mit der CP bestehen, deren pathophysiologische Konsequenz aber bei weitem nicht vollständig verstanden ist.

Als Schutzmechanismus gegen eine frühzeitige Aktivierung von Trypsinogen innerhalb des Pankreas fungieren unter anderem SPINK1 und CTRC. In den beiden kodierenden Genen (SPINK1 und CTRC) konnten ebenfalls Varianten vermehrt bei CP-Patienten nachgewiesen werden (Witt et al. 2000; Rosendahl et al. 2008). Die häufigste SPINK1-Variante (SPINK1; OMIM *167790) ist p.N34S, die wahrscheinlich zu einem Funktionsverlust von SPINK1 führt, auch wenn die funktionellen Analysen dies bis dato nicht eindeutig belegen (Kuwata et al. 2002). Möglicherweise ist die p.N34S-Variante lediglich ein Marker für eine funktionell relevante Variante, welche bisher noch nicht identifiziert wurde. In der kaukasischen Bevölkerung sind vornehmlich zwei CTRC-Varianten (p.K247_R254del, p.R254W; CTRC; OMIM *601405) zu finden, die zu einer verminderten Expression und/oder Aktivität des CTRC führen (Beer et al. 2012). Die funktionellen Konsequenzen der CTRC-Varianten können ebenfalls auf der Website http://www.pancreasgenetics.org eingesehen werden. Interessanterweise wurde auch bei der alkoholischen CP eine Assoziation zu Varianten des SPINK1 und des CTRC nachgewiesen (Rosendahl et al. 2008; Witt et al. 2001). Dies legt nahe, dass auch bei der alkoholischen CP weitere genetische Assoziationen in der Zukunft beschrieben werden können.

Bei einer CP ungeklärter Ätiologie mit einem frühen Kranheitsbeginn können genetische Ursachen in einigen Fällen identifiziert werden. Die am häufigsten gefundenen Varianten sind p.R122H und p.N29I des PRSS1 und die p.N34S-Variante des SPINK1.

2.1.2 Cystic Fibrosis Transmembrane Conductance Regulator (CFTR)

Patienten mit einer zystischen Fibrose (CF) entwickeln in etwa 1–2 % der Fälle eine CP (Shwachman et al. 1975), wobei diese nur bei Patienten klinisch offensichtlich wird, die zumindest eine »milde« CFTR-Variante (CFTR, OMIM *602421) aufweisen (Ooi et al. 2011). Auch bei Patienten mit zwei schweren CFTR-Varianten kommt es zu einer Inflammation des Pankreasparenchyms. Diese wird bereits in utero vorliegen, sodass bei der Geburt das Pankreas atroph ist und keine klinisch manifeste CP entstehen kann. So verwundert es nicht, dass der größte Teil der CF-Patienten mit einer exokrinen Pankreasinsuffizienz keine CP aufweisen, wohingegen eine CP bei CF-Patienten ohne exokrine Pankreasinsuffizienz vorkommen kann, da diese noch funktionierende Azinuszellen nach der Geburt haben. Diese Tatsachen legen nahe, dass Patienten mit CP vornehmlich »milde« CFTR-Varianten aufweisen.

Eine Assoziation von CFTR-Varianten mit der CP wurde bereits 1998 von zwei Arbeitsgruppen beschrieben (Sharer et al. 1998; Cohn et al. 1998). Seither untersuchten viele weitere Studien die Bedeutung und die Häufigkeit des CFTR bei CP und bestätigten die Assoziation (Castellani et al. 2001; Audrezet et al. 2002). In kürzlich veröffentlichten Arbeiten wurde die Bedeutung von CFTR-Varianten für die Pathogenese der CP relativiert, und es scheint, dass der Einfluss von CFTR-Varianten für die Pathogenese der CP nicht so bedeutend ist wie bisher angenommen (Weiss et al. 2005; Rosendahl et al. 2013). Im Vergleich zu Varianten des PRSS1, SPINK1 und des CTRC (OR für PRSS1 nicht berechenbar; für SPINK1 15,6; für CTRC zwischen 4 und 5) liegt das Risiko für Träger von CFTR-Varianten mit einer OR von 2,6 unter dem aller anderen beschriebenen genetischen Assoziationen (Rosendahl et al. 2013).

Patienten mit zwei CFTR-Varianten und einer CP können in einigen Fällen als »CF-assoziierte« Erkrankung gewertet werden. Aufgrund dieser Erkenntnisse sollte bei allen jüngeren Patienten (Alter < 30 Jahre) mit einer CP ohne bekannte Ursache eine CF ausgeschlossen werden. Auch wenn seit Kurzem interessante neue Therapiemöglichkeiten (z. B. Kalydeco®) der CF erhältlich sind, welche beim Vorliegen bestimmter Mutationen (z. B. p.G551D) den Kranheitsverlauf positiv beeinflussen können, scheinen diese Medikamente für die Therapie einer CP aufgrund des häufig schon fortgeschrittenen Organschadens nicht sinnvoll einsetzbar (Ramsey et al. 2011). Möglicherweise können diese Medikamente bei Patienten mit akut rezidivierenden Pankreatitisformen eingesetzt werden.

Auch wenn die Rolle von CFTR-Varianten für die Entstehung einer CP wahrscheinlich geringer ist als bisher angenommen, muss bei jedem

Patienten mit einer idiopathischen CP und frühem Krankheitsbeginn eine CF ausgeschlossen werden.

2.1.3 Genetische Testung

Über einen längeren Zeitraum seit Beschreibung der ersten genetischen Assoziationen bei CP gab es keine Leitlinienempfehlung, wer, wie und wann auf genetische Veränderungen getestet werden sollte. Hinzu kommt, dass nach Verabschiedung des Gendiagnostikgesetzes dieses berücksichtigt werden muss. Vor kurzer Zeit ist die neue Leitlinie zur CP erschienen, die folgende Empfehlungen zur genetischen Testung gibt: Patienten mit einer CP und mit erkrankten Verwandten ersten und zweiten Grades sollte eine Testung von PRSS1-Mutationen angeboten werden. Ebenso sollte eine Analyse des PRSS1 bei Patienten mit einer positiven Familienanamnese, zwei oder mehr Schüben einer akuten Pankreatitis ohne identifizierbare Ursache vor dem 25. Lebensjahr oder einer idiopathischen chronischen Pankreatitis mit ersten Symptomen vor dem 25. Lebensjahr erfolgen. Das SPINK1-, CFTR- und CTRC-Gen kann im Rahmen von Forschungsprojekten oder zur vertieften Ursachenabklärung untersucht werden (Hoffmeister et al. 2012).

Entsprechend den Empfehlungen der Leitlinie sollte die genetische Testung nur in den beschriebenen Konstellationen durchgeführt werden. Nicht betroffene Familienmitglieder sollten auf keinen Fall prädiktiv untersucht werden. Eine Testung anderer Gene oder genetischer Veränderungen über die von der Leitlinie empfohlenen hinaus sollte nur im Rahmen von Forschungsarbeiten durchgeführt werden. In Anbetracht der komplexen genetischen Konstellationen, die bei Patienten gefunden werden können, sollten Patienten mit genetischen Veränderungen in Zentren mit entsprechender Expertise zur Befundbesprechung vorgestellt werden. Ebenso wie eine prädiktive Diagnostik bei nicht betroffenen Familienmitgliedern nicht erfolgen soll, soll keine Diagnostik während einer Schwangerschaft erfolgen. Patienten mit nachgewiesenen CFTR-Varianten sollte bei Kinderwunsch eine Beratung bei einem erfahrenen Humangenetiker angeboten werden.

Wichtig für den klinischen Alltag ist das Wissen, dass sich bis zum jetzigen Zeitpunkt für die Behandlung der Patienten mit einer genetisch bedingten CP im klinischen Alltag keine Konsequenzen ergeben. Dennoch scheint einigen Patienten das Wissen um die Ursache ihrer Erkrankung im alltäglichen Leben und im Umgang mit der Erkrankung zu helfen.

Die 2012 erschienene Leitlinie zur CP definiert, dass Patienten mit erkrankten Verwandten ersten und zweiten Grades, Patienten mit einer positiven Familienanamnese, zwei oder mehr Schüben einer akuten Pankreatitis ohne identifizierbare Ursache vor dem 25. Lebensjahr oder einer idiopathischen chronischen Pankreatitis mit ersten Symptomen vor dem 25. Lebensjahr eine Testung des PRSS1 angeboten werden sollte.

2.1.4 Chronische Pankreatitis – Ausblick

Mittels des Kandidatengenansatzes, bei dem biologisch plausible Gene ausgewählt werden, konnten in den letzten 15 Jahren zahlreiche genetische Assoziationen bei der CP beschrieben werden. Dieser »hypothesenbasierte« Ansatz wird auch in Zukunft weitere assoziierte Gene aufdecken. So scheinen beispielsweise Varianten der Carboxypeptidase A1 (CPA1) zu einer CP mit frühem Krankheitsbeginn zu prädisponieren (Witt et al., unpublizierte Daten). Dementsprechend könnte es in naher Zukunft zu einer Modifikation der zu testenden genetischen Veränderungen bei CP kommen. Auch der »hypothesenfreie« Ansatz, wie er beispielsweise bei genomweiten Assoziationsstudien eingesetzt wird, könnte in naher Zukunft neue Erkenntnisse zur Entstehung verschiedener Formen der CP beitragen. In einer ersten genomweiten Assoziationsstudie wurde von einer amerikanischen Arbeitsgruppe eine Assoziation zu »single nucleotide polymorphisms« (SNPs) im PRSS1/PRSS2-Lokus und einem auf dem X-Chromosom gelegenen Lokus (CLDN2, Claudin 2) identifiziert (Whitcomb et al. 2012). Weitere Studien werden zeigen, ob diese Daten bestätigt werden können.

2.2 Akute Pankreatitis

Bei der akuten Pankreatitis (AP) bleiben die häufigsten Ursachen die biliäre und die alkoholische Genese. Eine vor Kurzem veröffentlichte Arbeit zeigte, dass Rauchen ebenfalls das Risiko, eine AP zu entwickeln, erhöht (Sadr-Azodi et al. 2012). Trotz der zahlreichen Erkenntnisse der genetischen Ursachen bei CP konnten bei AP kaum überzeugende Assoziationen beschrieben werden. Wahrscheinlich kann auch bei AP eine Anhäufung der SPINK1-Variante p.N34S bei Patienten gefunden werden, wobei diese Daten noch weiter repliziert werden sollten (O'Reilly et al. 2008). Andere genetische Untersuchungen konzentrierten sich auf Bestandteile von Inflammationswegen. Genetisch wurden meist SNPs untersucht und gegensätzliche Ergebnisse veröffentlicht. Beispielsweise wurde für den humanen »Toll like receptor 4« von einigen Gruppen eine Assoziation beschrieben, bis diese in einer großen Kohorte endgültig ausgeräumt wurde (Hofner et al. 2006; Guenther et al. 2010). Zusammengefasst lässt sich sagen, dass bis dato neben der p.N34S-Variante keine zuverlässige Assoziation zur AP beschrieben ist und dass weitere Ansätze (z. B. eine genomweite Assoziationsstudie) in verschieden AP-Formen notwendig sind, um eine (eventuell vorhandene) genetische Ursache zu erkennen.

Im Gegensatz zur CP gibt es bei der AP neben der p.N34S SPINK1-Variante bisher keine gesicherte genetische Assoziation.

Literatur

Archer H, Jura N, Keller J et al (2006) A mouse model of hereditary pancreatitis generated by transgenic expression of R122H trypsinogen. Gastroenterology 131: 1844–1855

Audrezet MP, Chen JM, Le Marechal C et al (2002) Determination of the relative contribution of three genes-the cystic fibrosis transmembrane conductance regulator gene, the cationic trypsinogen gene, and the pancreatic secretory trypsin inhibitor gene-to the etiology of idiopathic chronic pancreatitis. Eur J Hum Genet 10: 100–106

Beer S, Zhou J, Szabó A et al (2012) Comprehensive functional analysis of chymotrypsin C (CTRC) variants reveals distinct loss-of-function mechanisms associated with pancreatitis risk. Gut [Epub ahead of print]

Castellani C, Gomez Lira M, Frulloni L et al (2001) Analysis of the entire coding region of the cystic fibrosis transmembrane regulator gene in idiopathic pancreatitis. Hum Mutat 18: 166

Chiari H (1896) Über Selbstverdauung des menschlichen Pankreas. Zeitschrift für Heilkunde 17: 69–96

Cohn JA, Friedman KJ, Noone PG et al (1998) Relation between mutations of the cystic fibrosis gene and idiopathic pancreatitis. N Engl J Med 339: 653–658

Comfort MW, Steinberg AG (1952) Pedigree of a family with hereditary chronic relapsing pancreatitis. Gastroenterology 21: 54–63

Gaiser S, Daniluk J, Liu Y et al (2011) Intracellular activation of trypsinogen in transgenic mice induces acute but not chronic pancreatitis. Gut 60: 1379–1388

Guenther A, Aghdassi A, Muddana V et al (2010) Toll-like receptor 4 polymorphisms in German and US patients are not associated with occurrence or severity of acute pancreatitis. Gut 59: 1154–1155

Hoffmeister A, Mayerle J, Beglinger C et al (2012) S3-Consensus Guidelines on definition, etiology, diagnosis and medical, endoscopic and surgical management of chronic pancreatitis German Society of Digestive and Metabolic Diseases (DGVS). Z Gastroenterol 50: 1176–1224

Hofner P, Balog A, Gyulai Z et al (2006) Polymorphism in the IL-8 gene, but not in the TLR4 gene, increases the severity of acute pancreatitis. Pancreatology 6: 542–548

Kuwata K, Hirota M, Shimizu H et al (2002) Functional analysis of recombinant pancreatic secretory trypsin inhibitor protein with amino-acid substitution. J Gastroenterol 37: 928–934

Le Marechal C, Masson E, Chen JM et al (2006) Hereditary pancreatitis caused by triplication of the trypsinogen locus. Nat Genet 38: 1372–1374

Masson E, Le Marechal C, Chandak GR et al (2008) Trypsinogen copy number mutations in patients with idiopathic chronic pancreatitis. Clin Gastroenterol Hepatol 6: 82–88

Ooi CY, Dorfman R, Cipolli M et al (2011) Type of CFTR mutation determines risk of pancreatitis in patients with cystic fibrosis. Gastroenterology 140: 153–161

O'Reilly DA, Witt H, Rahman SH et al (2008) The SPINK1 N34S variant is associated with acute pancreatitis. Eur J Gastroenterol Hepatol 20: 726–731

Ramsey BW, Davies J, McElvaney NG et al (2011) A CFTR potentiator in patients with cystic fibrosis and the G551D mutation. N Engl J Med 365: 1663–1672

Rosendahl J, Landt O, Bernadova J et al (2013) CFTR, SPINK1, CTRC and PRSS1 variants in chronic pancreatitis: is the role of mutated CFTR overestimated? Gut 62: 582–592

Rosendahl J, Witt H, Szmola R et al (2008) Chymotrypsin C (CTRC) variants that diminish activity or secretion are associated with chronic pancreatitis. Nat Genet 40: 78–82

Sadr-Azodi O, Andrén-Sandberg Å, Orsini N et al (2012) Cigarette smoking, smoking cessation and acute pancreatitis: a prospective population-based study. Gut 61: 262–267

Selig L, Sack U, Gaiser S et al (2006) Characterisation of a transgenic mouse expressing R122H human cationic trypsinogen. BMC Gastroenterol 6: 30

Sharer N, Schwarz M, Malone G et al (1998) Mutations of the cystic fibrosis gene in patients with chronic pancreatitis. N Engl J Med 339: 645–652

Shwachman H, Lebenthal E, Khaw KT (1975) Recurrent acute pancreatitis in patients with cystic fibrosis with normal pancreatic enzymes. Pediatrics 55: 86–95

Teich N, Rosendahl J, Toth M et al (2006) Mutations of human cationic trypsinogen (PRSS1) and chronic pancreatitis. Hum Mutat 27: 721–730

Weiss FU, Simon P, Bogdanova N et al (2005) Complete cystic fibrosis transmembrane conductance regulator gene sequencing in patients with idiopathic chronic pancreatitis and controls. Gut 54: 1456–1460

Whitcomb DC, Gorry MC, Preston RA et al (1996a) Hereditary pancreatitis a mutation in the cationic trypsinogen gene. Nat Genet 14: 141–145

Whitcomb DC, Larusch J, Krasinskas AM et al (2012) Common genetic variants in the CLDN2 and PRSS1-PRSS2 loci alter risk for alcohol-related and sporadic pancreatitis. Nat Genet [Epub ahead of print]

Whitcomb DC, Preston RA, Aston CE et al (1996b) A gene for hereditary pancreatitis maps to chromosome 7q35. Gastroenterology 110: 1975–1980

Witt H, Luck W, Becker M et al (2001) Mutation in the SPINK1 trypsin inhibitor gene, alcohol use, and chronic pancreatitis. JAMA 285: 2716–2717

Witt H, Luck W, Hennies HC et al (2000) Mutations in the gene encoding the serine protease inhibitor, Kazal type 1 are associated with chronic pancreatitis. Nat Genet 25: 213–216

Klinische Klassifikationssysteme und prognostische Marker der akuten Pankreatitis: Wie hoch ist der Nutzen im Alltag?

Bettina M. Rau

H. G. Beger et al. (Hrsg.), *Erkrankungen des Pankreas*,
DOI 10.1007/978-3-642-37964-2_3, © Springer-Verlag Berlin Heidelberg 2013

Zur Schweregradstratifizierung der akuten Pankreatitis steht eine umfangreiche Palette an Klassifikationssystemen, Multiparameter-Scores und laborchemischen Variablen zur Verfügung, von denen sich jedoch nur wenige in der klinischen Routine durchgesetzt haben. Jedes einzelne Klassifikationssystem hat Vor- und Nachteile, sodass häufig eine Kombination derselben im Gesamtverlauf der Erkrankung zur Anwendung kommt. Im Frühverlauf der Pankreatitis stehen zur Differenzierung von leichter und schwerer Pankreatitis sowohl klinische Multiparameter-Scores als auch laborchemische Variablen zur Verfügung, von denen das CRP bis heute der wichtigste Vertreter ist. Zum Verlaufsmonitoring eignen sich bei schweren Verläufen intensivmedizinische Scores wie der APACHE II-, SOFA- und Marshall-Score, unter den laborchemischen Variablen stellt das PCT zur Vorhersage von infektiösen Komplikationen und der Gesamtprognose eine wertvolle Bereicherung dar.

3.1 Einleitung

Die akute Pankreatitis stellt durch die hohe Variabilität in Verlauf und Prognose nach wie vor eine der größten diagnostischen und therapeutischen Herausforderungen in der Viszeralmedizin dar. Seit Erstellung der ersten Pankreatitis-Klassifikation von Marseille 1965 (Sarles 1965) wurde eine »schwere« akute Pankreatitis durch das Auftreten von Pankreatitis-spezifischen Komplikationen definiert (Bradley 1993; Banks et al. 2013). Eine frühe und zuverlässige Einschätzung des Schweregrades ist die Grundlage zur Selektion von Patienten für weiterführende Diagnostik, therapeutische Interventionen oder Verlegung in spezialisierte Zentren sowie zur Vergleichbarkeit von Patientengruppen für wissenschaftliche Zwecke bzw. Durchführung klinischer Studien. Die Art und klinische Relevanz einer Komplikation, die zur Klassifikation eines »schweren« Verlaufes zugrundegelegt wurde, hat sich jedoch im Wandel der Zeit stetig verändert. Neue Erkenntnisse zum Pathomechanismus und natürlichen Verlauf der akuten Pankreatitis sowie Fortschritte in Diagnostik wie Therapie haben Definitionen und Klassifikationssysteme von jeher stark beeinflusst und verändert.

3.2 Dynamik des Organversagens

Bereits in den 1970er-Jahren erkannte man nach Einführung objektiver Messgrößen wie dem arteriellen Sauerstoff-Partialdruck, Serum-Kreatinin oder extravasaler Flüssigkeitssequestration im Rahmen von Multiparameter-Scores nach Ranson (Ranson et al. 1974) und Imrie (Imrie et al. 1978) die prognostische Bedeutung des Organversagens. Dennoch zeigte sich in den folgenden Jahren, dass das zeitlich begrenzte Auftreten eines Organversagens alleine nicht zwangsläufig Hinweis auf eine lebensbedrohliche Erkrankung ist. Spezifische Aspekte wie Zeitpunkt, Art, Schwere und Persistenz des Organversagens haben erst in jüngerer Vergangenheit zunehmende Beachtung erfahren.

Frühes Organversagen Die Bedeutung von »frühem« Organversagen, definiert als Versagen eines oder mehrerer Organsysteme innerhalb der ersten 3 Tage nach Symptombeginn/stationärer Aufnahme, wurde erstmals durch Isenmann et al. 2001 beschrieben. Das Auftreten von »frühem« Ein- oder Mehrorganversagen führt zu einer signifikanten Steigerung der Letalität auf 42 %, unabhängig davon, ob die Nekrose steril oder infiziert ist (Tao et al. 2004; Poves Prim et al. 2004). Ein frühes Multiorganversagen stellt den wichtigsten Risikofaktor für einen letalen Krankheitsverlauf dar und scheint hierbei selbst lokal-morphologische Faktoren wie Nekroseausmaß und -infektion in den Hintergrund treten zu lassen (Rau et al. 2006).

Persistierendes Organversagen Die Dynamik des Organversagens im Sinne von Ansprechen oder Nichtansprechen auf intensivmedizinische Maßnahmen wird als weiterer zentraler Faktor für das Auftreten von Komplikatio-

Tab. 3.1 Definition der drei verschiedenen Schweregrade der akuten Pankreatitis nach der revidierten Atlanta-Klassifikation 2012. (Nach Banks et al. 2013)

Milde akute Pankreatitis	Kein Organversagen, keine lokalen oder systemischen Komplikationen
Mittelschwere akute Pankreatitis	Vorübergehendes Organversagen < 48 h und/oder lokale oder systemische Komplikationen ohne persistierendes Organversagen
Schwere akute Pankreatitis	Persistierendes Organversagen > 48 h als Ein- oder Mehrorganversagen

nen und das Überleben erachtet. Zwei prospektive Serien aus Großbritannien bei insgesamt 411 Patienten konnten erstmals eindrücklich darlegen, dass bei persistierendem Organversagen über die erste Krankheitswoche hinaus die Letalität auf 36–55 % ansteigt, während ein vorübergehendes, auf maximal 48 h in der ersten Krankheitswoche begrenztes Organversagen nahezu keine Letalität aufweist (Buter et al. 2002; Johnson u. Abu-Hilal 2004). Darüber hinaus konnte in weiteren Studien gezeigt werden, das ein Nichtansprechen des Organversagens auf intensivmedizinische Therapie signifikant mit dem Auftreten von konsekutiven Pankreasinfektionen (Le Mee et al. 2001) und Letalität (Le Mee et al. 2001; Flint u. Windsor 2004) vergesellschaftet ist.

Trotz uneinheitlicher Definitionen des Organversagens in den genannten Studien besteht mittlerweile kein Zweifel mehr daran, dass das Organversagen einen zentralen Faktor für Prognose bzw. Letalität der akuten Pankreatitis darstellt. In der revidierten Atlanta-Klassifikation von 2012 (Banks et al. 2013) ist das Organversagen daher Hauptkriterium zur Differenzierung von drei verschiedenen Schweregraden (Tab. 3.1).

3.3 Abdominelles Kompartmentsyndrom

Das abdominelle Kompartmentsyndrom (ACS), definiert als intraabdomineller Druck > 20 mmHg mit neu aufgetretenem Organversagen (Malbrain et al. 2006), hat erst in jüngerer Zeit Bedeutung als Prognosefaktor bei schweren, fast ausschließlich nekrotisierenden Pankreatitisverläufen gewonnen. Eine intraabdominelle Hypertension (intraabdomineller Druck > 15 mmHg) wird bei schwerer akuter Pankreatitis bei bis zu 75 % der Patienten (Chen et al. 2008; De Waele et al. 2005), ein klassisches ACS bei ca. 25 % (Dambrauskas et al. 2009) beobachtet. Einige Studien konnten eine enge Korrelation zwischen abdomineller Hypertension und dem Auftreten eines Multiorganversagens aufzeigen, welches bei bis zu 90 % der betroffenen Patienten zu beobachten ist (De Waele et al. 2005; Tao et al. 2004). Ein frühes Multiorganversagen wird zudem als die Folge eines unerkannten abdominellen Kompartmentsyndroms erachtet. Neben der Rolle als Prognosefaktor hat das ACS therapeutische Konsequenzen, was in einigen Studien bereits eindrücklich gezeigt werden konnte (Mentula et al. 2010).

3.4 Multiparameter-Scoring-Systeme

Die ersten pankreatitisspezifischen Multiparameter-Scores nach John Ranson (Ranson et al. 1974) und Clement Imrie (Imrie et al. 1978) ermöglichen bis heute eine gute und objektive Prognoseeinschätzung der akuten Pankreatitis. Dennoch besteht ein Nachteil beider Systeme darin, dass eine valide Berechnung nur bei primären Aufnahmen innerhalb der ersten 48 h des Therapiebeginns möglich ist, wiederholte Bestimmungen im Verlauf sind nicht vorgesehen. Die prognostische Relevanz des Organversagens hat in der Intensivmedizin zur Etablierung spezieller Organversagen-Scores wie dem Marshall- (Marshall et al. 1995) und dem SOFA-Score (Vincent et al. 1998) geführt, die in zunehmendem Maße auch bei der akuten Pankreatitis eingesetzt werden, da diese eine flexiblere Verlaufsbewertung der Schwere bzw. Prognose erlauben.

3.5 Der APACHE II-Score

Als einer der ersten Multiparameter-Scores zum Verlaufsmonitoring kritisch kranker Intensivpatienten wurde in den 1980er-Jahren der »acute and chronic health evaluation«, kurz APACHE II-Score etabliert, der mit 11 physiologischen Variablen die bis heute am weitesten verbreitete Version darstellt (Knaus et al. 1985). Die erste Evaluation des APACHE II bei akuter Pankreatitis an 290 Patienten wurde durch Larvin et al. in Leeds, UK publiziert (Larvin u. McMahon 1989). Ein APACHE II-Score von 10 bei stationärer Aufnahme ergab eine Sensitivität von 63 % und eine Spezifität von 81 % zur Vorhersage eines »schweren« Pankreatitisverlaufes. Nach 24 h erreichte ein APACHE I-Score > 10 eine Sensitivität von 71 % und eine Spezifität von 91 %. Zum 24-h-Intervall übertraf der APACHE II-Score bereits die Treffsicherheit des Ranson- und des Imrie-Scores nach 48 h. Die Ergebnisse der Leeds-Studie wurden durch umfangreiche nachfolgende Untersuchungen ausgiebig bestätigt (Wilson et al. 1990; Dominguez-Munoz et al. 1993; Khan et al. 2002). Ein APCHE II-Score von 8 und höher definiert in der Atlanta-Klassifikation von 1993 eine schwere Pankreatitis (Bradley 1993). Die Vorteile des APACHE II-Systems liegen in der zeitnäheren Schweregradeinschätzung und höheren Flexibilität über den gesamten Krankheitsverlauf. Andererseits bedeutet die komplexe Berechnung der einzelnen Variablen einen größeren Zeitaufwand und trägt das Risiko von fehlerhaften Bestimmungen.

3.6 Intensivmedizinische Organversagen-Scores

Organversagen-Scores aus der Intensivmedizin wie der MOF/Goris-, der Marshall- (Marshall et al. 1995), und der »sequential organ failure assessment«(SOFA)-Score (Vincent et al. 1998) wurden bei akuter Pankreatitis in den vergangenen Jahren zunehmend eingesetzt, um das Organversagen und die Gesamtprognose (Singh et al. 2012; De Campos et al. 2008; Buter et al. 2002; Flint u. Windsor 2004; Le Mee et al. 2001; Halonen et al. 2002, 2003; Rau et al. 2005a) zu erfassen. Der Marshall- und SOFA-Score erfassen jeweils sechs wesentliche Organsysteme, nämlich Lunge, Niere, Kreislauf, Leber, Gerinnung und Neurologie, die je nach Schweregrad mit Punktzahlen quantifiziert werden.

Marshall-Score Die ersten detaillierten Validierungsstudien zum Marshall-Score wurden durch Halonen et al. (2003) an großen finnischen Patientenserien mit schwerer akuter Pankreatitis publiziert. Bei 234 Patienten mit schwerer akuter Pankreatitis konnte dieser Score innerhalb von 72 h nach stationärer Aufnahme die Letalität mit einer Senstivität von 59 % und einer Spezifität von 91 % vorhersagen, der APACHE II-Score ergab vergleichbare Ergebnisse (Sensitivität 65 %, Spezifität 91 %). In einer retrospektiven Studie der gleichen Autoren bei 113 intensivpflichtigen Patienten erreichten die im Verlauf höchsten Marshall-Scores die gleiche Treffsicherheit wie die entsprechenden SOFA-Scores in der Vorhersage der Pankreatitis-Letalität (Halonen et al. 2002). Die Marshall-Komponenten für die pulmonale, kardiozirkulatorische und renale Funktion entsprechen im Wesentlichen der Atlanta-Definition von 1993 und wurden daher als neue Definition und Quantifizierung des frühen Pankreatitis-spezifischen Organversagens in der revidierten Atlanta-Klassifikation von 2012 (Banks et al. 2013) zugrunde gelegt.

SOFA-Score Für den SOFA-Score existieren mehrere Evaluationsstudien bei akuter Pankreatitis. Eine prospektive Multizenterstudie konnte zeigen, dass ein SOFA-Score > 4 innerhalb von 48 h nach Symptombeginn bei 104 Patienten mit schwerer akuter Pankreatitis die Letalität mit einer Sensitivität von 86 % und einer Spezifität von 79 % voraussagen kann (Rau et al. 2005a). Ähnliche Ergebnisse wurden in einer finnischen Studie für Aufnahme-Scores > 8 in einer intensivmedizinischen Kohortenstudie publiziert (Halonen et al. 2002). Interessanterweise ergab eine Einzelanalyse der sechs Einzelkomponenten des SOFA-Scores, dass nicht alle Komponenten das Überleben gleich stark beeinflussen: Nur das kardiozirkulatorische, renale und hepatische Versagen waren unabhängige Prognosefaktoren für einen letalen Pankreatitisverlauf (De Campos et al. 2008; Juneja et al. 2010).

Der Vorteil der Organversagen-Scores liegt in der weiten Verbreitung in der Intensivmedizin, was eine Vergleichbarkeit mit anderen Krankheitsbildern, wie z. B. der Sepsis, erleichtert. Die Einführung des modifizierten Marshall-Scores in die revidierte Atlanta-Klassifikation hat das Problem falsch hoher Score-Punktzahlen durch das Weglassen der hepatischen oder neurologischen Komponente beseitigt, da sowohl hohe Bilirubinwerte bei biliärer Pankreatitis als auch Delirium tremens bei alkoholischer Genese häufige und frühe Komplikationen, jedoch kein klassisches Organversagen darstellen. Gegenüber dem Marshall-Score hat der SOFA-Score den Vorteil, dass auch therapeutische Aspekte wie Beatmung und Katecholaminpflichtigkeit und somit der Schweregrad des Organversagens berücksichtigt werden.

3.7 Laborparameter

Zahlreiche laborchemische Parameter wie Proteasen, Zyto- und Chemokine sowie Akutphase-Proteine korrelieren mit dem allgemeinen Schweregrad oder speziellen Komplikationen wie Pankreasnekrosen, Nekroseinfektion, Organversagen und Letalität im Erkrankungsverlauf und erlauben somit eine prognostische Einschätzung der akuten Pankreatitis (Rau et al. 2004) (◘ Tab. 3.2). Obwohl bislang eine Vielzahl von potenziell nützlichen Markern beschrieben wurde, ist deren breiter klinischer Einsatz in den meisten Fällen durch zeit- und kostenintensive Testverfahren nicht möglich.

3.8 Laborchemische Routineparameter

In Anlehnung an den Ranson- und Imrie-Score wurden laborchemische Routinevariablen sowohl einzeln als auch in Kombination zur Vorhersage von Komplikationen bzw. eines »schweren« Verlaufes extensiv untersucht.

Hämatokrit Der Hämatokrit bei Aufnahme und dessen Veränderungen unter Flüssigkeitssubstitution stellt bis heute eine einfache und gute prognostische Variable dar. Ein Aufnahmehämatokrit > 44 % korreliert mit dem Auftreten von Komplikationen wie Nekrose und Organversagen (Brown et al. 2000) oder infizierten Pankreasnekrosen (Sun et al. 2003). Demgegenüber konnte in anderen großen Studien weder ein Aufnahmehämatokrit > 41 %

bis > 44 % noch eine Veränderung innerhalb 24 h unter Volumentherapie den Schweregrad, Organversagen oder die Letalität der akuten Pankreatitis vorhersagen (Wilson et al. 1990; Lankisch et al. 2001). Insgesamt stellt der Hämatokrit ein ubiquitär verfügbares und kostengünstiges Maß zum Ausschluss einer »schweren« Pankreatitis dar (Brown et al. 2000), eignet sich jedoch nicht zur verlässlichen Einschätzung spezifischer Komplikationen oder der Gesamtprognose.

Serum-Kreatinin und -Harnstoff Kreatinin und Harnstoff sind das laborchemische Korrelat für die renale Insuffizienz, die wiederum zu den schwerwiegendsten Organkomplikationen zählt und in vielen Studien als unabhängiger Faktor für einen letalen Pankreatitisverlauf aufgezeigt wurde (Halonen et al. 2002, 2003; Kong et al. 2004). Da ein Kreatininwert von > 2,0 mg/dl jedoch selten bereits bei stationärer Aufnahme erreicht wird, ist dieser Laborwert für eine frühe Schweregradeinschätzung oftmals weniger geeignet. Der Harnstoff bei stationärer Aufnahme erreicht in der Vorhersage eines schweren Pankreatitisverlaufes bzw. lokaler oder systemischer Komplikationen eine eher mäßige Treffsicherheit (Fan et al. 1993; Mentula et al. 2005), die maximale Sensitivität liegt bei 79 %, die Spezifität bei 67 % (Fan et al. 1993).

3.9 Akutphase-Proteine

Zu den beiden bekanntesten Akutphase-Proteinen zählen das C-reaktive Protein (CRP) und das Serum Amyloid A (SAA), die als unspezifische inflammatorische Antwort auf infektiöse und nichtinfektiöse Stimuli synthetisiert werden.

C-reaktives Protein Die Schweregradstratifizierung der akuten Pankreatitis durch CRP stellt bis heute den laborchemischen Standard-Test sowohl in der Frühphase als auch zum Verlaufsmonitoring dar (Mentula et al. 2005; Mayer et al. 2002; Neoptolemos et al. 2000; Vesentini et al. 1993; Büchler et al. 1986; Gurleyik et al. 2005; Wilson et al. 1989; Rau et al. 2000). Das CRP eignet sich zur Differenzierung von interstitiell-ödematöser und nekrotisierender Pankreatitis (Rau et al. 1998) sowie zur Unterscheidung von »schwerer« und »milder« Pankreatitis entsprechend der Atlanta-Klassifikation von 1993. Hier erreicht das CRP eine Treffsicherheit von 70–80 % bei einem Cut-off-Level > 150 mg/l innerhalb 48 h nach Symptombeginn (Neoptolemos et al. 2000; Johnson et al. 2004). Bei einem Cut-off-Level von > 200 mg/l und einem Intervall von 96 h nach Symptombeginn liegt die Treffsicherheit des CRP noch höher (Wilson et al. 1989). Wie alle Akutphase-Proteine eignet sich das CRP nicht zur Vorhersage spezifischer Komplikationen wie Nekroseinfektion, Organversagen oder Letalität in der ersten Krankheitswoche. Zudem schränkt die langsame Dynamik des CRP-Anstieges mit Maximalwerten zwischen dem 3. und 4. Krankheitstag eine sehr frühe Prädiktion des Schweregrades deutlich ein.

Das SAA konnte sich trotz seiner schnelleren Dynamik im Anstieg und einer größeren Amplitude in der systemischen Freisetzung gegenüber dem CRP bei akuter Pankreatitis nicht durchsetzen (Mayer et al. 2002; Rau et al. 2000).

3.10 Zytokine und Chemokine

Eine Vielzahl experimenteller und klinischer Studien konnten in den späten 1980er- und 1990er-Jahren aufzeigen, dass Zyto- und Chemokine eine zentrale Rolle im Pathomechanismus der akuten Pankreatitis spielen (Norman 1998; Rau et al. 2005b) und sich somit auch zur Schweregradstratifizierung der akuten Pankreatitis einsetzen lassen.

Interleukin-6 Systemische IL-6-Konzentrationen sind frühe und sehr gute Schweregradmarker bei akuter Pankreatitis, was durch umfangreiche Studien gut belegt werden konnte (Mentula et al. 2005; Heath et al. 1993; Brivet et al. 1999; Mayer et al. 2000; Stimac et al. 2006). Der IL-6-Anstieg ist üblicherweise 24–36 h früher als derjenige des CRPs zu beoachten und bleibt deutlich erhöht, wenn Komplikationen persistieren. Eine der ersten klinischen Studien zum IL-6 aus Glasgow berichtete über eine Sensitivität von 100 % und eine Spezifität von 71 % bei einem Cut-off-Level > 130 IU/ml zur Vorhersage eines schweren Pankreatitisverlaufes innerhalb der ersten 36 h nach Symptombeginn (Heath et al. 1993), nachfolgende Studien ergaben noch bessere Treffsicherheiten. Neben der Differenzierung von milder und schwerer Verlaufsform korrelieren IL-6-Konzentrationen auch mit dem Auftreten von Organversagen (Mentula et al. 2005; Mayer et al. 2000). IL-6 ist als vollautomatisierter Immunoassay in großen Routinelabors etabliert, hat sich gegenüber dem CRP trotz seiner Überlegenheit als früher Schweregradmarker jedoch bis heute nicht flächendeckend durchsetzen können.

Interleukin-8 IL-8 wurde initial wie das IL-6 als sehr früher Schweregradmarker innerhalb der ersten 24 h nach Pankreatitisbeginn mit einem schnellen Abfall nach 3–5 Tagen beschrieben (Gross et al. 1992). Eine weitaus interessantere Eigenschaft des IL-8 besteht in der auffallend guten Korrelation mit dem Auftreten von septischem Multiorganversagen und dadurch bedingter Letalität bei Patienten mit nekrotisierender Pankreatitis (Rau et al. 1997). Ebenso wie IL-6 ist auch IL-8 als vollautomatisierter Assay in der Routinediagnostik verfügbar, findet jedoch bei akuter Pankreatitis keine breite Anwendung.

Tab. 3.2 Klinisch relevante Scoring-Systeme und etablierte Laborparameter zur Vorhersage des Schweregrades und spezifischer Komplikationen bei akuter Pankreatitis

Parameter	Schweregrad	Pankreas-infektion	Gesamtprog-nose
Ranson-/Imrie-Score	++ (48 h)	– – –	++ (48 h)
APACHE II-Score	++	– – –	+++ (Verlauf)
SOFA-/Marshall-Score	++	– – –	+++ (Verlauf)
Hämatokrit	++ (48 h)	– – –	– – –
Kreatinin/ Harnstoff	+	– – –	++ (Verlauf)
IL-6	+++ (< 48 h)	– – –	– – –
IL-8	++ (< 48 h)	sept. MODS (Verlauf)	+++ (Verlauf)
CRP	+++ (72–96 h)	– – –	– – –
PCT	– – –	+++ (72–96h)	+++ (72–96 h, Verlauf)

Optimale Treffsicherheiten im Zeitraum nach Symptombeginn der akuten Pankreatitis: < 48 h = innerhalb 48 h nach Symptombeginn, 72–96 h = innerhalb 72–96 h nach Symptombeginn, Verlauf = jenseits der 1. Krankheitswoche

3.11 Procalcitonin

Seit der ersten Beschreibung 1993 hat sich Procalcitonin (PCT) als Laborparameter der Wahl zur Vorhersage bzw. Diagnostik bakterieller/pilzbedingter Sepsis und septischem Schock in der Intensivmedizin etabliert (Wacker et al. 2013; Dellinger et al. 2013). Eine enge Korrelation zwischen PCT-Werten und dem Auftreten einer infizierten Pankreasnekrose wurde erstmals 1997 in einer Kohortenstudie durch unsere Arbeitsgruppe gezeigt, PCT erreichte eine diagnostische Treffsicherheit von > 90 % bei einen Cut-off-Level > 1,8 ng/ml (Rau et al. 1997). Zahlreiche weitere Studien ergaben in einer Metaanalyse eine kummulative Sensitivität von 80 % und eine Spezifität von 90 % für PCT zur Vorhersage einer Nekroseinfektion (Mofidi et al. 2009). Auch für die frühe Vorhersage (72–96 h nach Symptombeginn) der Gesamtprognose wurden in einer Multizenterstudie bei einem Cut-off-Level von > 3,8 ng/ml fast identische Ergebnisse erzielt (Rau et al. 2007). Im Gegensatz zum CRP eignet sich PCT generell nicht zur Differenzierung von »milder« und »schwerer« Pankreatitis entsprechend der Atlanta-Klassifikation von 1993. PCT-Bestimmungen sind als vollautomatisierter Assay und semiquantitativer Test verfügbar und mittlerweile flächendeckend etabliert. Dieser Parameter stellt einen wesentlichen Fortschritt für die frühe Risikostratifizierung schwerer Komplikationen wie auch das Verlaufsmonitoring der schweren akuten Pankreatitis dar.

Literatur

Banks PA, Bollen TL, Dervenis C, Gooszen HG, Johnson CD, Sarr MG, Tsiotos GG, Vege SS (2013) Classification of acute pancreatitis – 2012: revision of the Atlanta classification and definitions by international consensus. Gut 62: 102–111
Bradley EL, 3rd (1993) A clinically based classification system for acute pancreatitis. Summary of the International Symposium on Acute Pancreatitis, Atlanta, Ga, September 11 through 13, 1992. Arch Surg 128: 586–590
Brivet FG, Emilie D, Galanaud P (1999) Pro- and anti-inflammatory cytokines during acute severe pancreatitis: an early and sustained response, although unpredictable of death. Parisian Study Group on Acute Pancreatitis. Crit Care Med 27: 749–755
Brown A, Orav J, Banks PA (2000) Hemoconcentration is an early marker for organ failure and necrotizing pancreatitis. Pancreas 20: 367–372
Büchler M, Malfertheiner P, Schoetensack C, Uhl W, Beger HG (1986) Sensitivity of antiproteases, complement factors and C-reactive protein in detecting pancreatic necrosis. Results of a prospective clinical study. Int J Pancreatol 1: 227–235
Buter A, Imrie CW, Carter CR, Evans S, McKay CJ (2002) Dynamic nature of early organ dysfunction determines outcome in acute pancreatitis. Br J Surg 89: 298–302
Chen H, Li F, Sun JB, Jia JG (2008) Abdominal compartment syndrome in patients with severe acute pancreatitis in early stage. World J Gastroenterol 14: 3541–3548
Dambrauskas Z, Parseliunas A, Gulbinas A, Pundzius J, Barauskas G (2009) Early recognition of abdominal compartment syndrome in patients with acute pancreatitis. World J Gastroenterol 15: 717–721
De Campos T, Cerqueira C, Kuryura L, Parreira JG, Solda S, Perlingeiro JA, Assef JC, Rasslan S (2008) Morbimortality indicators in severe acute pancreatitis. Jop 9: 690–697
De Waele JJ, Hoste E, Blot SI, Decruyenaere J, Colardyn F (2005) Intra-abdominal hypertension in patients with severe acute pancreatitis. Crit Care 9: R452–457
Dellinger RP, Levy MM, Rhodes A, Annane D, Gerlach H, Opal SM, Sevransky JE, Sprung CL, Douglas IS, Jaeschke R, Osborn TM, Nunnally ME, Townsend SR, Reinhart K, Kleinpell RM, Angus DC, Deutschman CS, Machado FR, Rubenfeld GD, Webb SA, Beale RJ, Vincent JL, Moreno R (2013) Surviving sepsis campaign: international guidelines for management of severe sepsis and septic shock: 2012. Crit Care Med 41: 580–637
Dominguez-Munoz JE, Carballo F, Garcia MJ, de Diego JM, Campos R, Yanguela J, de la Morena J (1993) Evaluation of the clinical usefulness of APACHE II and SAPS systems in the initial prognostic classification of acute pancreatitis: a multicenter study. Pancreas 8: 682–686
Fan ST, Lai EC, Mok FP, Lo CM, Zheng SS, Wong J (1993) Prediction of the severity of acute pancreatitis. Am J Surg 166: 262–268; discussion 269
Flint R, Windsor JA (2004) Early physiological response to intensive care as a clinically relevant approach to predicting the outcome in severe acute pancreatitis. Arch Surg 139: 438–443

Gross V, Andreesen R, Leser HG, Ceska M, Liehl E, Lausen M, Farthmann EH, Scholmerich J (1992) Interleukin-8 and neutrophil activation in acute pancreatitis. Eur J Clin Invest 22: 200–203
Gurleyik G, Emir S, Kilicoglu G, Arman A, Saglam A (2005) Computed tomography severity index, APACHE II score, and serum CRP concentration for predicting the severity of acute pancreatitis. Jop 6: 562–567
Halonen KI, Leppaniemi AK, Lundin JE, Puolakkainen PA, Kemppainen EA, Haapiainen RK (2003) Predicting fatal outcome in the early phase of severe acute pancreatitis by using novel prognostic models. Pancreatology 3: 309–315
Halonen KI, Pettila V, Leppaniemi AK, Kemppainen EA, Puolakkainen PA, Haapiainen RK (2002) Multiple organ dysfunction associated with severe acute pancreatitis. Crit Care Med 30: 1274–1279
Heath DI, Cruickshank A, Gudgeon M, Jehanli A, Shenkin A, Imrie CW (1993) Role of interleukin-6 in mediating the acute phase protein response and potential as an early means of severity assessment in acute pancreatitis. Gut 34: 41–45
Imrie CW, Benjamin IS, Ferguson JC, McKay AJ, Mackenzie I, O'Neill J, Blumgart LH (1978) A single-centre double-blind trial of Trasylol therapy in primary acute pancreatitis. Br J Surg 65: 337–341
Isenmann R, Rau B, Beger HG (2001) Early severe acute pancreatitis: characteristics of a new subgroup. Pancreas 22: 274–278
Johnson CD, Abu-Hilal M (2004) Persistent organ failure during the first week as a marker of fatal outcome in acute pancreatitis. Gut 53: 1340–1344
Johnson CD, Lempinen M, Imrie CW, Puolakkainen P, Kemppainen E, Carter R, McKay C (2004) Urinary trypsinogen activation peptide as a marker of severe acute pancreatitis. Br J Surg 91: 1027–1033
Juneja D, Gopal PB, Ravula M (2010) Scoring systems in acute pancreatitis: which one to use in intensive care units? J Crit Care 25: 358 e9–358 e15
Khan AA, Parekh D, Cho Y, Ruiz R, Selby RR, Jabbour N, Genyk YS, Mateo R (2002) Improved prediction of outcome in patients with severe acute pancreatitis by the APACHE II score at 48 hours after hospital admission compared with the APACHE II score at admission. Acute Physiology and Chronic Health Evaluation. Arch Surg 137: 1136–1140
Knaus WA, Draper EA, Wagner DP, Zimmerman JE (1985) APACHE II: a severity of disease classification system. Crit Care Med 13: 818–829
Kong L, Santiago N, Han TQ, Zhang SD (2004) Clinical characteristics and prognostic factors of severe acute pancreatitis. World J Gastroenterol 10: 3336–3338
Lankisch PG, Mahlke R, Blum T, Bruns A, Bruns D, Maisonneuve P, Lowenfels AB (2001) Hemoconcentration: an early marker of severe and/or necrotizing pancreatitis? A critical appraisal. Am J Gastroenterol 96: 2081–2085
Larvin M, McMahon MJ (1989) APACHE-II score for assessment and monitoring of acute pancreatitis. Lancet 2: 201–205
Le Mee J, Paye F, Sauvanet A, O'Toole D, Hammel P, Marty J, Ruszniewski P, Belghiti J (2001) Incidence and reversibility of organ failure in the course of sterile or infected necrotizing pancreatitis. Arch Surg 136: 1386–1390
Malbrain ML, Cheatham ML, Kirkpatrick A, Sugrue M, Parr M, De Waele J, Balogh Z, Leppaniemi A, Olvera C, Ivatury R, D'Amours S, Wendon J, Hillman K, Johansson K, Kolkman K, Wilmer A (2006) Results from the international conference of experts on intra-abdominal hypertension and abdominal compartment syndrome. I. Definitions. Intensive Care Med 32: 1722–1732
Marshall JC, Cook DJ, Christou NV, Bernard GR, Sprung CL, Sibbald WJ (1995) Multiple organ dysfunction score: a reliable descriptor of a complex clinical outcome. Crit Care Med 23: 1638–1652
Mayer J, Rau B, Gansauge F, Beger HG (2000) Inflammatory mediators in human acute pancreatitis: clinical and pathophysiological implications. Gut 47: 546–552
Mayer JM, Raraty M, Slavin J, Kemppainen E, Fitzpatrick J, Hietaranta A, Puolakkainen P, Beger HG, Neoptolemos JP (2002) Serum amyloid A is a better early predictor of severity than C-reactive protein in acute pancreatitis. Br J Surg 89: 163–171
Mentula P, Hienonen P, Kemppainen E, Puolakkainen P, Leppaniemi A (2010) Surgical decompression for abdominal compartment syndrome in severe acute pancreatitis. Arch Surg 145: 764–769
Mentula P, Kylanpaa ML, Kemppainen E, Jansson SE, Sarna S, Puolakkainen P, Haapiainen R, Repo H (2005) Early prediction of organ failure by combined markers in patients with acute pancreatitis. Br J Surg 92: 68–75
Mofidi R, Suttie SA, Patil PV, Ogston S, Parks RW (2009) The value of procalcitonin at predicting the severity of acute pancreatitis and development of infected pancreatic necrosis: systematic review. Surgery 146: 72–81
Neoptolemos JP, Kemppainen EA, Mayer JM, Fitzpatrick JM, Raraty MG, Slavin J, Beger HG, Hietaranta AJ, Puolakkainen PA (2000) Early prediction of severity in acute pancreatitis by urinary trypsinogen activation peptide: a multicentre study. Lancet 355: 1955–1960
Norman J (1998) The role of cytokines in the pathogenesis of acute pancreatitis. Am J Surg 175: 76–83
Poves Prim I, Fabregat Pous J, Garcia Borobia FJ, Jorba Marti R, Figueras Felip J, Jaurrieta Mas E (2004) Early onset of organ failure is the best predictor of mortality in acute pancreatitis. Rev Esp Enferm Dig 96: 705–709; 709–713
Ranson JH, Rifkind KM, Roses DF, Fink SD, Eng K, Localio SA (1974) Objective early identification of severe acute pancreatitis. Am J Gastroenterol 61: 443–451
Rau B, Cebulla M, Uhl W, Schoenberg MH, Beger HG (1998) The clinical value of human pancreas-specific protein procarboxypeptidase B as an indicator of necrosis in acute pancreatitis: comparison to CRP and LDH. Pancreas 17: 134–139
Rau B, Schilling MK, Beger HG (2004) Laboratory markers of severe acute pancreatitis. Dig Dis 22: 247–257
Rau B, Steinbach G, Baumgart K, Gansauge F, Grunert A, Beger HG (2000) Serum amyloid A versus C-reactive protein in acute pancreatitis: clinical value of an alternative acute-phase reactant. Crit Care Med 28: 736–742
Rau B, Steinbach G, Gansauge F, Mayer JM, Grunert A, Beger HG (1997) The potential role of procalcitonin and interleukin 8 in the prediction of infected necrosis in acute pancreatitis. Gut 41: 832–840
Rau BM, Bothe A, Kron M, Beger HG (2006) Role of early multisystem organ failure as major risk factor for pancreatic infections and death in severe acute pancreatitis. Clin Gastroenterol Hepatol 4: 1053–1061
Rau BM, Kemppainen E, Bassi C, Uhl W, Büchler MW, Puolakkainen P, Beger HG, Schilling MK (2005) Assessment of major complications and overall prognosis by the SOFA-, APACHEII- and MOF-Score in severe acute pancreatitis: Results of an international multicenter study. Pancreatology 5: 76 (abstract)
Rau BM, Kemppainen EA, Gumbs AA, Buchler MW, Wegscheider K, Bassi C, Puolakkainen PA, Beger HG (2007) Early assessment of pancreatic infections and overall prognosis in severe acute pancreatitis by procalcitonin (PCT): a prospective international multicenter study. Ann Surg 245: 745–754
Rau BM, Kruger CM, Schilling MK (2005) Anti-cytokine strategies in acute pancreatitis: pathophysiological insights and clinical implications. Rocz Akad Med Bialymst 50: 106–115

Sarles H (1965) Proposal adopted unanimously by the participants of the symposium on pancreatitis at Marseille, 1963. Bibl Gastroenterol 7: VII–VIII

Singh RK, Poddar B, Baronia AK, Azim A, Gurjar M, Singhal S, Srivastava S, Saigal S (2012) Audit of patients with severe acute pancreatitis admitted to an intensive care unit. Indian J Gastroenterol 31: 243–252

Stimac D, Fisic E, Milic S, Bilic-Zulle L, Peric R (2006) Prognostic values of IL-6, IL-8, and IL-10 in acute pancreatitis. J Clin Gastroenterol 40: 209–212

Sun B, Li HL, Gao Y, Xu J, Jiang HC (2003) Factors predisposing to severe acute pancreatitis: evaluation and prevention. World J Gastroenterol 9: 1102–1105

Tao HQ, Zhang JX, Zou SC (2004) Clinical characteristics and management of patients with early acute severe pancreatitis: experience from a medical center in China. World J Gastroenterol 10: 919–921

Vesentini S, Bassi C, Talamini G, Cavallini G, Campedelli A, Pederzoli P (1993) Prospective comparison of C-reactive protein level, Ranson score and contrast-enhanced computed tomography in the prediction of septic complications of acute pancreatitis. Br J Surg 80: 755–757

Vincent JL, de Mendonca A, Cantraine F, Moreno R, Takala J, Suter PM, Sprung CL, Colardyn F, Blecher S (1998) Use of the SOFA score to assess the incidence of organ dysfunction/failure in intensive care units: results of a multicenter, prospective study. Working group on »sepsis-related problems« of the European Society of Intensive Care Medicine. Crit Care Med 26: 1793–1800

Wacker C, Prkno A, Brunkhorst FM, Schlattmann P (2013) Procalcitonin as a diagnostic marker for sepsis: a systematic review and meta-analysis. Lancet Infect Dis 13: 426–435

Wilson C, Heads A, Shenkin A, Imrie CW (1989) C-reactive protein, antiproteases and complement factors as objective markers of severity in acute pancreatitis. Br J Surg 76: 177–181

Wilson C, Heath DI, Imrie CW (1990) Prediction of outcome in acute pancreatitis: a comparative study of APACHE II, clinical assessment and multiple factor scoring systems. Br J Surg 77: 1260–1264

Evidenzbasierte Labor- und bildgebende Diagnostik der akuten Pankreatitis

Roland H. Pfützer, Alexander Schneider

H. G. Beger et al. (Hrsg.), *Erkrankungen des Pankreas,*
DOI 10.1007/978-3-642-37964-2_4, © Springer-Verlag Berlin Heidelberg 2013

In der Praxis ist die Serumlipase der wesentliche Laborparameter zur Diagnose der akuten Pankreatitis. Zur ätiologischen Klärung und Differenzialdiagnose sollten bei Aufnahme Transaminasen und Cholestaseparameter, Blutbild, CRP, Creatinkinase und Troponin sowie Glukose und Blutgasanalyse abgenommen werden. In Einzelfällen sind β-HCG und Porphyrine im Urin erforderlich. Der abdominelle Ultraschall stellt im klinischen Alltag die bildgebende Basisuntersuchung bei Hinweisen auf eine akute Pankreatitis dar, die jedoch zahlreichen Limitierungen unterliegt. Die kontrastmittelverstärkte Computertomographie ist die wichtigste Methode bei der Bildgebung des Schweregrades und der Komplikationen der akuten Pankreatitis. Der endoskopische Ultraschall und die Magnetresonanztomographie werden zur ätiologischen Abklärung bei Hinweisen auf eine biläre Genese eingesetzt.

4.1 Einleitung

Die 2012 revidierte Atlanta-Klassifikation der akuten Pankreatitis fordert für die Diagnose der akuten Pankreatitis zwei der folgenden drei Merkmale: (1) Bauchschmerzen im Einklang mit akuter Pankreatitis (akuter Beginn anhaltender schwerer Schmerzen in der Magengegend oft mit Ausstrahlung nach hinten), (2) Serumlipase- oder Amylaseaktivität mindestens dreimal größer als die obere Grenze des Normalwerts und (3) charakteristische Befunde der akuten Pankreatitis in der kontrastverstärkten Computertomographie (CECT), seltener in der Magnetresonanztomographie (MRT) oder transabdominalen Sonographie (Banks et al. 2013).

Dies impliziert, dass die entsprechenden Verfahren den Goldstandard der Diagnostik darstellen. Gleichzeitig zeigt die Forderung nach nur zwei Merkmalen, dass entweder bereits zwei Merkmale beweisend sind oder des Öfteren ein Merkmal fehlen kann. Die milde, ödematöse Verlaufsform der Erkrankung liegt bei rund 85 % der Patienten mit akuter Pankreatitis vor und stellt einen selbstlimitierenden Prozess mit minimaler Organdysfunktion und einer geringen Letalitätsrate von bis zu 3 % dar. Die schwere, nekrotisierende Pankreatitis findet sich beim übrigen Anteil der Patienten, ist mit Organversagen und lokalen Komplikationen assoziiert und weist eine Letalitätsrate von bis zu 20 % auf (Pandol et al. 2007). Bei Ausbruch der Beschwerden ist es im klinischen Alltag allerdings nur sehr begrenzt möglich, den Verlauf der Erkrankung vorherzusagen. Im Rahmen der klinischen Diagnose, der ätiologischen Zuordnung und bei der Abschätzung des Schweregrads der Erkrankung kommen Labor- und bildgebenden Untersuchungen eine wichtige Rolle zu. In diesem Kapitel sollen die diagnostische Wertigkeit von Laborparametern und Bildgebung für die akute Pankreatitis überprüft werden. Die Wertung von Markern zur Schweregradabschätzung der akuten Pankreatitis erfolgt an anderer Stelle.

4.2 Labordiagnostik

Der ideale Laborparameter bei der akuten Pankreatitis würde drei Forderungen erfüllen: Etablierung der Diagnose, Nachweis der Ätiologie und Voraussage des klinischen Verlaufs. Kurz gesagt, gibt es keinen einzigen Parameter, der diese Forderungen auch nur annähernd erfüllt. Basierend auf der Tatsache, dass es bei der akuten Pankreatitis zur Freisetzung pankreatischer Enzyme kommt, werden seit vielen Jahren pankreatische Enzyme oder Peptide im Serum oder Urin zur Etablierung der Diagnose herangezogen (Elman 1929).

Darüber hinaus muss jedoch im klinischen Alltag versucht werden, a) die Ursache der Pankreatitis einzugrenzen und b) die Differenzialdiagnosen auszuschließen und den Grundstein für die Verlaufsbeobachtung zu legen. Dazu werden in der Regel einige Parameter kombiniert, auch wenn nicht alle notwendig sind, um die Pankreatitis zu diagnostizieren.

Wichtige Differenzialdiagnosen der akuten Pankreatitis

- Cholecystitis, Gallenkolik
- Ulkusleiden
- Mechanischer Ileus
- Divertikulitis
- Peritonitis
- Myokardinfarkt (Hinterwandinfarkt)
- Mesenterialinfarkt
- Aortenaneurysma
- Milzinfarkt
- Mesenterialvenenthrombose
- Extrauterine Schwangerschaft
- Porphyrie

4.2.1 Testverfahren zur Etablierung der Diagnose

Serumamylase Die pankreatische Amylase stellt etwa 40 % der gesamten Amylaseaktivität im Serum dar; der Rest entstammt hauptsächlich den Speicheldrüsen. Bei einem akuten Pankreatitisschub kommt es innerhalb von 2–12 Stunden zum Anstieg der Amylase, die dann über 3–5 Tage wieder abfällt, mit einem Maximum innerhalb von 48 Stunden. Allerdings limitieren mehrere Faktoren die Verwendung als alleinigen diagnostischen Parameter. So ist die Empfindlichkeit bei Patienten mit Hypertriglyceridämie aufgrund einer Interferenz mit den Standard-Assays begrenzt. Ein gewisser Anteil der Patienten mit alkoholischer Genese der Pankreatitis weist normale Amylasewerte auf, in einzelnen Studien bis zu einem Drittel (Spechler et al. 1983). Allerdings können auch Patienten mit anderer Genese normale Amylasewerte aufweisen (Clavien et al. 1989). Zudem kann grundsätzlich jedes intraabdominelle entzündliche Geschehen zu Erhöhungen der Serumamylase führen (◘ Tab. 4.1). Auch entzündliche Prozesse in Parotis und Glandula submandibularis können zur Erhöhung der Serumamylase führen. Darüber hinaus weist ein nicht unerheblicher Anteil der Bevölkerung ein immunkomplexgebundenes Amylase-Makromolekül auf, was zu einer verminderten renalen Clearance und einem erhöhten Serumspiegel (bekannt als Makroamylasämie) führt. Da 25 % der Gesamt-Serum-Amylase normalerweise durch die Nieren ausgeschieden werden, kann eine Niereninsuffizienz zu Erhöhungen der Serumamylase führen. Die Spezifität der Serumamylase-Bestimmung kann durch Nutzung eines Grenzwertes von mehr als dem 2- bis 3-Fachen des oberen Normalwertes deutlich erhöht werden (Steinberg et al. 1985), wobei allerdings die Sensitivität abnimmt. Zusammenfassend haben diese Limitierungen dazu geführt, dass Serumamylase nicht mehr Parameter der ersten Wahl für die Diagnose der akuten Pankreatitis ist (s. u.).

Urinamylase Sofern die Nierenfunktion nicht beeinträchtigt ist, bleiben Amylasewerte im Urin durch eine erhöhte Clearance über mehrere Tage nach Normalisierung der Serumwerte erhöht. Dies kann zur Diagnosefindung genutzt werden. In zwei Studien wurden eine Sensitivität von 62–83 %, Spezifität von 88–97 %, PPV von 45–79 % und NPV von 93–98 % angegeben. Damit ist die Urinbestimmung der Amylasebestimmung im Serum letztlich nicht überlegen.

Serumlipase Serumlipase entstammt überwiegend den Azinuszellen des Pankreas. Bei akuter Pankreatitis steigt die Lipaseaktivität im Serum innerhalb von 4–8 Stunden nach Symptombeginn an und erreicht nach etwa 24 Stunden einen Maximalwert, um dann innerhalb von 8–14 Tagen auf Normalwerte abzufallen. Somit bleiben die Werte länger erhöht als bei Amylase, ein diagnostischer Vorteil, falls Patienten erst mit deutlicher zeitlicher Verzögerung vorstellig werden. Zudem ist die Lipase häufiger auch bei Patienten mit alkoholischer Genese erhöht. Die Limitationen bei der Verwendung als einziger Laborparameter sind recht ähnlich zu denen der Amylase. So kann es auch hier zu einem Anstieg bei anderen intraabdominellen Entzündungsereignissen und zu einer verminderten Clearance bei Niereninsuffizienz kommen (◘ Tab. 4.1). Ebenso existiert eine immunkomplexbedingte Makrolipasämie, die allerdings sehr selten ist. Es ist keineswegs gesichert, dass die diagnostischen Vorteile bei später Patientenpräsentation und alkoholischer Genese mit den sich daraus ergebenden Vorteilen hinsichtlich Sensitivität und Spezifität (Dervenis et al. 1999) die höheren Kosten der Lipasebestimmung letztlich rechtfertigen, auch wenn eine retrospektive Studie einen Kostenvorteil durch die höhere Sensitivität belegt (Gomez et al. 2012). Es bleibt anzumerken, dass die gleichzeitige Bestimmung von Amylase und Lipase die Sensitivität und Spezifität nur unwesentlich erhöht und somit aus Kostengründen nicht zu empfehlen ist.

Trypsinogen-2 im Urin Trypsinogen-2, eines der beiden Haupt-Isoenzyme der Trypsinogens, liegt typischerweise in hohen Konzentrationen im Pankreassaft vor. Bei einer akuten Pankreatitis steigen die Serumspiegel von Trypsinogen-2 innerhalb weniger Stunden auf das 10- bis 20-Fache der Norm und normalisieren sich innerhalb von 3 Tagen. Die Urinkonzentrationen des Trypsinogens-2 sind noch höher. Mit der Einführung eines Point-of-Care Urin-Trypsinogen-2-Tests kann Trypsinogen-2 quasi als Bedside-Test durchgeführt werden. In einer Metaanalyse

Tab. 4.1 Ursachen einer Hyperamylasämie oder Hyperlipasämie. (Nach Lankisch 2009)

Hyperamylasämie	Hyperlipasämie
Pankreaserkrankungen	
Akuter Schub/Rezidiv einer chronischen Pankreatitis	Akuter Schub/Rezidiv einer chronischen Pankreatitis
Pankreastrauma	Pankreastrauma
Abdominelle oder retroperitoneale Eingriffe	Abdominelle oder retroperitoneale Eingriffe
Endoskopische retrograde Pankreatikographie	Endoskopische retrograde Pankreatikographie
Pankreaskarzinom	Pankreaskarzinom
Zystische Fibrose	Zystische Fibrose
Speicheldrüsenerkrankungen	
Parotitis	–
Trauma/operative Eingriffe	–
Bestrahlung	–
Magen-Darm-Erkrankungen	
Ulcus duodeni	Ulcus duodeni
Ileus	Ileus
Typhus abdominalis	Typhus abdominalis
Mesenterialinfarkt	
Chronisch-entzündliche Darmerkrankungen	
Peritonitis	
Leber- und Gallenwegserkrankungen	
Akute Cholezystitis	Akute Cholezystitis
Akutes Leberversagen	–
Akute/chronische Hepatitis	–
Leberzirrhose	–
Alkoholabusus	–
Ektopische Enzymproduktion bei Tumoren	
Diabetische Ketoazidose	
Nierenversagen/chronische Niereninsuffizienz	
Weiblicher Genitaltrakt	
Rupturierte Eierstocksgravidität	
Ovarialzysten	
Salpingitis	
Postoperativ	
Extrakorporale Zirkulationsmaßnahmen (Bypassoperation)	
Verschiedene abdominelle/nicht abdominelle operative Eingriffe	
Makroamylasämie	Makrolipasämie
Nicht pankreatogene Erkrankungen	
Sarkoidose	Sarkoidose
Pneumonie	
Zerebrales Trauma	
Verbrennungen	
Abdominelles Aortenaneurysma	
Medikamente	
Heroinabusus	
Essstörungen (Anorexia nervosa und/oder Bulimie)	
West-Nil-Fieber	

aus 13 Studien mit fast 2500 Patienten konnten Chang et al. (2012) eine Sensitivität von 82 % und eine Spezifität von 94 % für den PoC-Test zeigen. Somit stellt der Trypsinogen-2-Schnelltest eine zuverlässige und extrem schnelle Methode zum Nachweis einer akuten Pankreatitis dar (Tab. 4.2).

Weitere enzymatische Marker In der Vergangenheit ist eine Vielzahl weiterer Parameter auf ihre Eignung als diagnostische Marker untersucht worden, wie z. B. pankreatische Elastase, Phospholipase A2, Trypsinogen-2 im Serum, Colipase, Cholesterolesterase und andere. Diese schneiden nicht schlechter ab als die etablierten Testverfahren, allerdings auch nicht besser, sodass sich aus der Benutzung kein Vorteil ergibt.

4.2.2 Testverfahren zur Klärung der Ätiologie

Biliäre Pankreatitis Bereits 1979 konnte McMahon zeigen, dass eine Erhöhung der Aspartat-Aminotransferase (AST, ASAT, AAT) bei Aufnahme ein starker Hinweis auf das Vorliegen einer biliären Pankreatitis ist (McMahon u. Pickford 1979). In der Folge konnte die Überlegenheit der Alanin-Aminotransferase (ALAT, ALT) für die gleiche Fragestellung gezeigt werden (van Gossum et al. 1984). Dies bestätigte sich auch in einer Metaanalyse (Tenner et al. 1994). Hier zeigte sich, dass eine Erhöhung der ALAT auf das Dreifache der oberen Norm einen positiven Vorhersagewert (PPV) von > 95 % für eine biliäre Genese aufweist. Zu beachten ist allerdings, dass

■ Tab. 4.2 Wertigkeit unterschiedlicher Laborparameter zur Diagnosefindung. (Modifiziert aus Al-Bahrani u. Ammori 2005)

Parameter	Sensitivität	Spezifität	PPV	NPV
Serumamylase	45–85 %	91–99 %	53–98 %	82–98 %
Urinamylase	62–83 %	88–97 %	45–79 %	93–98 %
Serumlipase	55–100 %	91–99 %	62–99 %	99–100 %
Urin-Trypsinogen-2	53–100 %	86–100 %	53–98 %	54–100 %

PPV = positive prediction value, NPV = negative prediction value

eine große Anzahl von Patienten mit biliärer Pankreatitis keine Erhöhung der Transaminasen aufweist. Weiterhin steigt die Aussagekraft, wenn eine alkoholische Genese unwahrscheinlich ist. Dies ist aber letztlich eine Binsenweisheit, da in unseren Breiten jeweils 40–45 % der Patienten entweder eine alkoholische oder biliäre Genese aufweisen, somit steigt natürlich die Vortestwahrscheinlichkeit nach Ausschluss einer häufigen Ursache zugunsten der anderen.

Alkoholische Pankreatitis Das gesunde Pankreas enthält vier- bis fünfmal mehr Lipase als Amylase. Dies wird gern als Erklärung für die Beobachtung, dass Patienten mit alkoholischer Pankreatitis seltener eine Erhöhung der Amylase aufweisen als Patienten mit anderer Genese, herangezogen. Entsprechend ist die Bestimmung der Amylase/Lipase-Ratio zur Differenzialdiagnose vorgeschlagen worden (Gumaste et al. 1991). Jedoch haben nachfolgende Studien die vielversprechenden Ergebnisse nicht replizieren können, sodass die je nach gewähltem Cut-Off eingeschränkte Spezifität oder Sensitivität die Verwendung als nicht empfehlenswert erscheinen lassen.

Surrogatmarker des chronischen Alkoholkonsums können ein Hinweis auf eine alkoholische Genese sein. Stimac und Kollegen (1998) haben ein Scoringsystem aus Serum- und Urinamylase, ASAT, ALAT, alkalischer Phosphatase (AP), Lipase/Amylase-Ratio und mittlerem korpuskulärem Volumen der Erythrozyten (MCV) entwickelt. Dieses wies in ihrer Studie eine Sensitivität von 92 % und eine Spezifität von 94 % auf. Allerdings wurden diese Ergebnisse nie validiert; zudem ist unklar, ob nicht einzelne Parameter, die entweder redundant oder in anderen Studien nicht hilfreich waren, zwecks Vereinfachung aus dem Score entfernt werden könnten. Prinzipiell ist auch das Carbohydrate Deficient Transferrin (CDT) als Marker für eine alkoholische Genese denkbar. In der Praxis ist die Bestimmung jedoch aufwendig und langwierig, sodass es für die akute klinische Situation nicht hilfreich ist. Eine Studie aus dem Jahr 2007 hat aus diesem Grund eine direkte kapillarelektrophoretische Bestimmung des Disialotransferrins als schnellere Bestimmung mit guter Sensitivität und Spezifität untersucht (Methuen et al. 2007). In der Praxis dürfte allerdings in den meisten Krankenhäusern eine zeitnahe Bestimmung nicht realisierbar sein.

Praktisches Vorgehen In der klinischen Routine wird man sich für einen enzymatischen Marker entscheiden, am ehesten für die Lipase. Dazu kommen Blutbild und CRP, einerseits als Ausgangswerte für die Verlaufsbeobachtung, zudem zur Bestimmung von MCV und Hämatokrit. Zur ätiologischen Zuordnung und Differenzialdiagnose kommen Transaminasen und Cholestaseparameter hinzu, ebenso Creatinkinase und Troponin sowie Glukose und Blutgasanalyse. Gegebenenfalls sind β-HCG und Porphyrine im Urin zu ergänzen.

4.3 Bildgebende Untersuchungen

Bei der Bildgebung der akuten Pankreatitis werden der abdominelle Ultraschall, die Computertomographie mit Kontrastmittel, die Magnetresonanztomographie und die Endosonographie eingesetzt. Die endoskopische retrograde Cholangiopankreatikographie hat dagegen bei der Diagnose einer akuten Pankreatitis keinen Stellenwert und kann allenfalls zum diagnostischen Nachweis einer autoimmunen Pankreatitis angewandt werden (Sugumar et al. 2011).

Die akute Pankreatitis kann gemäß der kürzlich veröffentlichten revidierten Atlanta-Klassifikation beschrieben werden, die einen internationalen Konsensus darstellt (Banks et al. 2013).

Bildgebende Untersuchungen bei Patienten mit akuter Pankreatitis sind klinisch indiziert, um

- die Diagnose der Erkrankung zu sichern und andere Ursachen für die beklagten abdominellen Symptome auszuschließen,
- den klinischen Schweregrad der Erkrankung aufzuzeigen und
- um das Vorliegen von Organkomplikationen im Rahmen der akuten Pankreatitis zu belegen (■ Tab. 4.3).

Tab. 4.3 Wichtige Komplikationen der akuten Pankreatitis

Lokale Komplikationen (gemäß der revidierten Atlanta-Klassifikation)	Akute peripankreatische Flüssigkeitsansammlung
	Pankreaspseudozyste
	Pankreasnekrose (infiziert oder steril) - Acute necrotic collection - Walled-off necrosis
	Stenosen von benachbarten Hohlorganen - Gallengangsstenose - Magenausgangsstenose - Duodenalstenose - Dickdarmstenose - Ureterstenose
	Vaskuläre Komplikationen - Milzvenenthrombose - Pfdortaderthrombose - Mesenterialvenenthrombose - Gastrointestinale Blutungen
	Dickdarmnekrosen
Systemische Komplikationen	Schock
	Organversagen - Nierenversagen - Lungenversagen - Kardiale Komplikationen

4.3.1 Konventionelle Röntgenuntersuchungen

Konventionelle Röntgenaufnahmen des Abdomens können indirekte Hinweise auf eine akute Pankreatitis geben, werden jedoch zur Diagnose der Erkrankung nicht eingesetzt. Die Röntgenthoraxaufnahme wird bei der akuten Pankreatitis durchgeführt, um pulmonale Komplikationen wie beispielsweise begleitende Pleuraergüsse oder Infiltrate nachzuweisen. Die Abdomenübersichtsaufnahme kann eingesetzt werden, um differenzialdiagnostisch freie intraabdominelle Luft als Hinweis auf eine gastrointestinale Perforation auszuschließen oder um einen Ileus zu dokumentieren.

4.3.2 Abdomensonographie

Die Abdomensonographie stellt im klinischen Alltag eine allseits verfügbare und einfach anwendbare Untersuchungsmethode dar (Jeffrey 1989). Bei Hinweisen auf eine akute Pankreatitis wird der abdominelle Ultraschall zumeist als erste bildgebende Methode zur Diagnosesicherung eingesetzt.

Die Darstellung des Pankreas mit Ultraschall weist allerdings einige Limitierungen auf. Die Methode ist sehr ausgeprägt von der Erfahrung des jeweiligen Untersuchers abhängig. Weiterhin ist die Darstellung des gesamten Pankreas aufgrund der retroperitonealen Lage und der häufig einsetzenden Darmatonie im Rahmen der akuten Pankreatitis und der daraus resultierenden Darmgasüberlagerung in zahlreichen Fällen nur sehr eingeschränkt möglich. Die Untersuchungsbedingungen werden durch eine möglicherweise vorliegende Adipositas oftmals weiter eingeschränkt.

Der Nachweis eines Flüssigkeitssaums um das Pankreas ist ein typisches Ultraschallmerkmal einer akuten Pankreatitis. Eine Unterscheidung zwischen Ödem, Nekrose oder Tumor gelingt mit dem Ultraschall alleine zumeist nicht und wird teilweise erst durch den zusätzlichen Einsatz des Dopplereffekts ermöglicht. Vaskuläre Komplikationen wie beispielsweise eine Milzvenenthrombose lassen sich mit der Ultraschallmethode dagegen oftmals sehr gut abbilden.

Bei der klinischen Verlaufsbeurteilung der Erkrankung und ihrer Komplikationen ist die Sonographie aufgrund der fehlenden Strahlenbelastung und der unkomplizierten und kostengünstigen Verfügbarkeit von zentraler Bedeutung.

4.3.3 Computertomographie

Der aktuell etablierte Standard bei der Evaluation von Patienten mit akuter Pankreatitis stellt die Durchführung einer kontrastmittelverstärkten Mehrzeilen-Spiral-Computertomographie dar. Zahlreiche Untersuchungen konnten den Nutzen der Computertomographie bei der Diagnostik der akuten Pankreatitis belegen (Block et al. 1986; Balthazar et al. 1990).

Bei Vorliegen einer milden, ödematösen Pankreatitis weist das Pankreasparenchym in der kontrastmittelverstärkten Computertomographie eine homogene Signalverstärkung auf und stellt sich das entzündlich veränderte peripankreatische Fettgewebe unscharf und verwaschen dar. Weiterhin können eine peripankreatische Flüssigkeitsansammlung und ein angeschwollenes Pankreasorgan nachweisbar sein (Banks et al. 2013). Bei der nekrotisierenden Pankreatitis kann abgestorbenes Gewebe im Verlauf von mehreren Tagen diffus oder lokal begrenzt im Pankreas durch mangelnde Signalanreicherung nach Kontrastmittelgabe nachweisbar werden (Banks et al. 2013). Die nekrotisierenden Areale umfassen zumeist sowohl pankreatische als auch extrapankreatische Bereiche, können jedoch auch nur in einem der Areale vorliegen (Banks et al. 2013).

Insgesamt ist die Durchführung einer Computertomographie jedoch zur Diagnose der Erkrankung nicht unbedingt notwendig (Banks et al. 2013; Working Party of the British Society of Gastroenterology 2005). Eine Computertomographie sollte zudem nur veranlasst werden, wenn sich aus der Untersuchung heraus möglicherweise therapeutische Konsequenzen wie beispielsweise die Durchführung einer Abszessdrainage, Punktion oder Operation ergeben. In der Frühphase der Erkrankung sind solche Konsequenzen jedoch nur selten notwendig (Munoz-Bongrand et al. 2001). Im Frühstadium der Erkrankung lassen sich Nekrosen zudem nicht abgrenzen, sodass die bildmorphologische Beurteilung des Schweregrads der Erkrankung durch eine Computertomographie zumeist erst nach 6 Tagen sinnvoll erscheint (Spanier et al. 2010).

Ein Nachteil der Computertomographie liegt in der möglichen Nierenschädigung durch die Verabreichung von jodhaltigem Kontrastmittel, die jedoch notwendig ist, um zwischen Ödem und Nekrose unterscheiden zu können.

4.3.4 Endosonographie und Magnetresonanztomographie

Es liegen nur sehr wenige Studien vor, die bei Patienten mit akuter Pankreatitis den Stellenwert der Endosonographie untersucht haben (Kotwal et al. 2010). Insgesamt lässt sich aus diesen Untersuchungen ableiten, dass die Endosonographie die bildmorphologischen Veränderungen bei akuter Pankreatitis nachweisen kann. Die Endosonographie ist jedoch stark abhängig von der Erfahrung des Untersuchers. Sie kann jedoch im Einzelfall (z. B. bei Schwangerschaft, KM-Allergie, Niereninsuffizienz) eine alternative Methode zur Diagnosefindung darstellen (Kotwal et al. 2010).

Die Magnetresonanztomographie liefert bei der Darstellung der akuten Pankreatitis insgesamt vergleichbare Ergebnisse wie die Computertomographie (Arvanitakis et al. 2004). Die Magnetresonanztomographie ermöglicht allerdings eine etwas bessere Gewebedarstellung und erlaubt zudem eine genauere Darstellung des Pankreasganges (Koo et al. 2010). Ein weiterer Vorteil der Magnetresonanztomographie liegt in der Vermeidung der Strahlenexposition. Die Magnetresonanztomographie kommt derzeit im klinischen Alltag bei der akuten Pankreatitis jedoch nur limitiert zur Anwendung, da sie mit einer deutlich längeren Untersuchungszeit als die Computertomographie einhergeht, sie von den oftmals klinisch eingeschränkten Patienten die Durchführung von Atemmanövern erfordert und sie im Vergleich zur Computertomographie nur limitiert verfügbar ist (Koo et al. 2010). Die Gabe des Kontrastmittels bei der Magnetresonanztomographie erfolgt unter Berücksichtigung der Nierenfunktion.

Die Endosonographie und die Magnetresonanztomographie haben bei der Abklärung einer biliären Pankreatitis jedoch einen besonderen Stellenwert.

4.3.5 Bildgebung bei akuter biliärer Pankreatitis

Die akute biliäre Pankreatitis stellt eine Entzündung der Bauchspeicheldrüse dar, die durch Gallensteine hervorgerufen wird. Die obig geschilderten Ansätze zur Festlegung des Schweregrades und zum Nachweis von Komplikationen der Erkrankung treffen auch für die Beurteilung der biliären Pankreatitis zu.

Die Klärung der Ursache der Pankreatitis hat bei Hinweisen auf eine biliäre Genese der Erkrankung jedoch therapeutische Konsequenzen, da die endoskopische Entfernung von Konkrementen aus dem Gallengang eine zielgerichtete Behandlungsoption der biliären Pankreatitis darstellt und den Verlauf der Erkrankung möglicherweise günstig beeinflussen kann. In Metaanalysen konnte gezeigt werden, dass durch die endoskopische retrograde Cholangiopankreatikographie die Komplikationsrate und die Letalität reduziert werden (Sharma u. Howden 1999; Ayub et al. 2004). Die endoskopische Intervention scheint insbesondere die schwere Verlaufsform der Erkrankung günstig zu beeinflussen (Ayub et al. 2004). Die ERC sollte bei Cholangitis oder Cholangiosepsis sofort erfolgen, bei allen anderen Fällen innerhalb von 72 Stunden (Lammert et al. 2007).

Bei laborchemischen und klinischen Hinweisen auf eine biliäre Pankreatitis sollte zunächst ein Abdomen-Ultraschall durchgeführt werden. Bei weiterhin bestehenden Hinweisen auf eine biliäre Genese und anhaltend unklarer Befundlage sollte die Endosonographie oder alternativ die Magnetresonanztomographie zur Abklärung der Erkrankungsätiologie herangezogen werden.

Die Endosonographie verfügt über die höchste Sensitivität für den Nachweis von Steinen im Ductus choledochus und kann insbesondere auch präpapilläre und kleine Konkremente nachweisen (◘ Abb. 4.1) (Lammert et al. 2007). Die MRC weist eine vergleichbare Sensitivität und Spezifität auf, scheint aber bei der Diagnose von kleinen Konkrementen und Mikrolithiasis der Endosonographie unterlegen zu sein (Lammert et al. 2007).

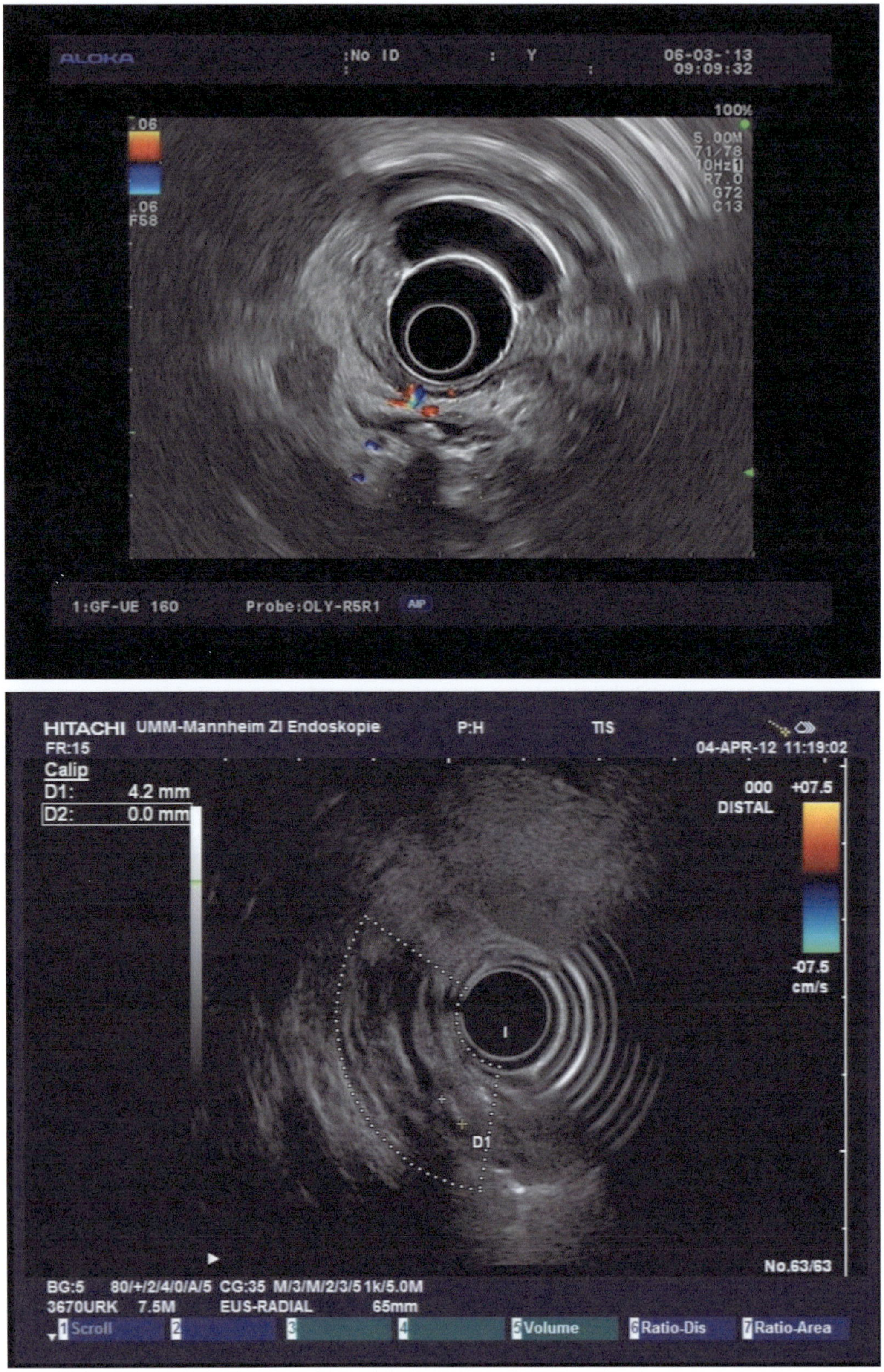

Abb. 4.1 Endosonographischer Nachweis von Konkrementen im Gallengang

Literatur

Al-Bahrani AZ, Ammori BJ (2005) Clinical laboratory assessment of acute pancreatitis. Clin Chim Acta 362(1–2): 26–48

Arvanitakis M, Delhaye M et al (2004) Computed tomography and magnetic resonance imaging in the assessment of acute pancreatitis. Gastroenterology 126(3): 715–723

Ayub K, Imada R et al (2004) Endoscopic retrograde cholangiopancreatography in gallstone-associated acute pancreatitis. Cochrane database of systematic reviews (4): CD003630

Balthazar EJ, Robinson DL et al (1990) Acute pancreatitis: value of CT in establishing prognosis. Radiology 174(2): 331–336

Banks PA, Bollen TL et al (2013) Classification of acute pancreatitis – 2012: revision of the Atlanta classification and definitions by international consensus. Gut 62(1): 102–111

Block S, Maier W et al (1986) Identification of pancreas necrosis in severe acute pancreatitis: imaging procedures versus clinical staging. Gut 27(9): 1035–1042

Chang K, Lu W et al (2012) Rapid urinary trypsinogen-2 test in the early diagnosis of acute pancreatitis: a meta-analysis. Clin Biochem 45(13–14): 1051–1056

Clavien PA, Robert J et al (1989) Acute pancreatitis and normoamylasemia. Not an uncommon combination. Ann Surg 210(5): 614–620

Dervenis C, Johnson CD et al (1999) Diagnosis, objective assessment of severity, and management of acute pancreatitis. Santorini consensus conference. Int J Pancreatol 25(3): 195–210

Elman R, A. N. G. E. (1929) Value of blood amylase estimations in the diagnosis of pancreatic disease: a clinical study. Arch Surg 19(6): 943–967

Gomez D, Addison A et al (2012) Retrospective study of patients with acute pancreatitis: is serum amylase still required? BMJ open 2(5)

van Gossum A, Seferian V et al (1984) Early detection of biliary pancreatitis. Dig Dis Scie 29(2): 97–101

Gumaste VV, Dave PB et al (1991) Lipase/amylase ratio. A new index that distinguishes acute episodes of alcoholic from nonalcoholic acute pancreatitis. Gastroenterology 101(5): 1361–1366

Jeffrey RB Jr (1989) Sonography in acute pancreatitis. Radiol Clin N Am 27(1): 5–17

Koo BC, Chinogureyi A et al (2010) Imaging acute pancreatitis. Brit J Radiol 83(986): 104–112

Kotwal V, Talukdar R et al (2010) Role of endoscopic ultrasound during hospitalization for acute pancreatitis. World J Gastroenterol 16(39): 4888–4891

Lammert F, Neubrand MW et al (2007) [S3-guidelines for diagnosis and treatment of gallstones. German Society for Digestive and Metabolic Diseases and German Society for Surgery of the Alimentary Tract]. Z Gastroenterol 45(9): 971–1001

Lankisch PG (2009) [Elevated pancreatic enzymes without evident pancreatic disease]. Dtsch Med Wochenschr 134(44): 2232–2235

McMahon MJ, Pickford IR (1979) Biochemical prediction of gallstones early in an attack of acute pancreatitis. Lancet 2(8142): 541–543

Methuen T, Kylanpaa L et al (2007) Disialotransferrin, determined by capillary electrophoresis, is an accurate biomarker for alcoholic cause of acute pancreatitis. Pancreas 34(4): 405–409

Munoz-Bongrand N, Panis Y et al (2001) Serial computed tomography is rarely necessary in patients with acute pancreatitis: a prospective study in 102 patients. J Am Coll Surg 193(2): 146–152

Pandol SJ, Saluja AK et al (2007) Acute pancreatitis: bench to the bedside. Gastroenterology 132(3): 1127–1151

Sharma VK, Howden CW (1999) Metaanalysis of randomized controlled trials of endoscopic retrograde cholangiography and endoscopic sphincterotomy for the treatment of acute biliary pancreatitis. Am J Gastroenterol 94(11): 3211–3214

Spanier BW, Nio Y et al (2010) Practice and yield of early CT scan in acute pancreatitis: a dutch observational multicenter study. Pancreatology 10(2–3): 222–228

Spechler SJ, Dalton JW et al (1983) Prevalence of normal serum amylase levels in patients with acute alcoholic pancreatitis. Dig Dis Scie 28(10): 865–869

Steinberg WM, Goldstein SS et al (1985) Diagnostic assays in acute pancreatitis. A study of sensitivity and specificity. Ann Intern Med 102(5): 576–580

Stimac D, Lenac T et al (1998) A scoring system for early differentiation of the etiology of acute pancreatitis. Scand J Gastroenterol 33(2): 209–211

Sugumar A, Levy MJ et al (2011) Endoscopic retrograde pancreatography criteria to diagnose autoimmune pancreatitis: an international multicentre study. Gut 60(5): 666–670

Tenner S, Dubner H et al (1994) Predicting gallstone pancreatitis with laboratory parameters: a meta-analysis. Am J Gastroenterol 89(10): 1863–1866

Working Party of the British Society of Gastroenterology (2005) UK guidelines for the management of acute pancreatitis. Gut 54 (Suppl 3): iii1–9

Symptomatische und spezifische Therapie der akuten biliären, alkoholischen und idiopathischen Pankreatitis

Niels Teich, Joachim Mössner

H. G. Beger et al. (Hrsg.), *Erkrankungen des Pankreas*,
DOI 10.1007/978-3-642-37964-2_5, © Springer-Verlag Berlin Heidelberg 2013

Es existiert bislang kein evidenzbasiertes pharmakologisches Konzept, den natürlichen Verlauf der akuten Pankreatitis zu beeinflussen. Durch ein sorgfältig überwachtes und individuell adaptiertes supportivtherapeutisches Konzept (Volumenersatz, Schmerztherapie, Ernährungstherapie, endoskopische Therapie) lassen sich Morbidität und Letalität der akuten Pankreatitis jedoch erheblich senken.

Unabhängig von der Genese der akuten Pankreatitis sucht der Patient zumeist aufgrund starker Schmerzen einen Arzt auf. Aufgrund der schlechten prognostischen Einschätzbarkeit zu Krankheitsbeginn (▶ Kap. 3) sollte jeder Patient mit akuter Pankreatitis in ein Krankenhaus mit der Möglichkeit einer durchgängigen fachärztlichen Überwachung eingewiesen werden. Neben einer adäquaten Schmerztherapie kommt dem intravenösen Flüssigkeitsersatz und der frühzeitigen enteralen Ernährung die größte prognostische Bedeutung zu; diese Aspekte werden in den nachfolgenden Kapiteln besprochen. Randomisierte Studien zur Evaluation einer optimalen Schmerztherapie speziell bei akuter oder chronischer Pankreatitis liegen nicht vor. Daher kommt das WHO-Stufenschema zur Anwendung. Die Therapie der Schmerzen bei akuter Pankreatitis erfordert in der Regel anfänglich eine kontinuierliche intravenöse Therapie mit Opiaten. Eine spezifische Therapie der akuten Entzündung des Pankreas existiert nicht. Es ist insbesondere nicht möglich, nach einmal begonnener akuter Pankreatitis das Ausmaß der Schädigung des Pankreas zu beeinflussen. In diesem Kapitel gehen wir auf die Therapie eines begleitenden Organversagens bei akuter Pankreatitis, endoskopische und probiotische Therapiemöglichkeiten ein. Die endoskopische Nekrosektomie wird an anderer Stelle besprochen.

5.1 Therapie des Organversagens

Etwa 50 % der auf eine akute Pankreatitis zurückzuführenden Todesfälle ereignen sich innerhalb der ersten Woche; 40 % innerhalb der ersten 3 Tage. Eine Untersuchung von 290 Patienten mit schwerer akuter Pankreatitis ergab, dass ein transientes Organversagen von weniger als 48 Stunden Dauer mit einer Letalität von 1 % behaftet ist, während ein persistierendes Organversagen von über 48 Stunden Dauer bei 35 % der Patienten zum Tode führte (Johnson u. Abu-Hilal 2004). Ausmaß und Dauer des Organversagens bestimmen daher die Letalität. Wichtigster Prädiktor der Morbidität ist hingegen die Adipositas (◘ Abb. 5.1). Wenn die in ▶ Kapitel 3 diskutierten ungünstigen prognostischen Risikofaktoren vorliegen, sollte daher eine frühzeitige intensivmedizinische Überwachung erfolgen.

5.2 Rolle der probiotischen Therapie bei schwerer akuter Pankreatitis

Probiotika werden aufgrund ihrer immunmodulierenden Eigenschaften als Lifestylepräparate, aber auch als sinnvolle Therapie(ergänzung) einer Vielzahl von gastrointestinalen Erkrankungen propagiert. Hinsichtlich harter Endpunkte – wie der Reduktion postoperativer Komplikationen in der elektiven Bauchchirurgie – gab es erste Erfolg versprechende Therapieversuche. In einer hochrangig publizierten prospektiven randomisierten placebokontrollierten Multicenterstudie aus den Niederlanden wurden 298 Patienten mit vier Lactobacillus-Stämmen und zwei Bifidobacterium-Stämmen oder Placebo enteral therapiert. Überraschenderweise fand sich statt einer Reduktion infektiöser Komplikationen eine deutliche Erhöhung der Letalität in der Probiotikagruppe (16 vs. 6 %, p = 0,01) (Besselink et al. 2008). Die Patienten

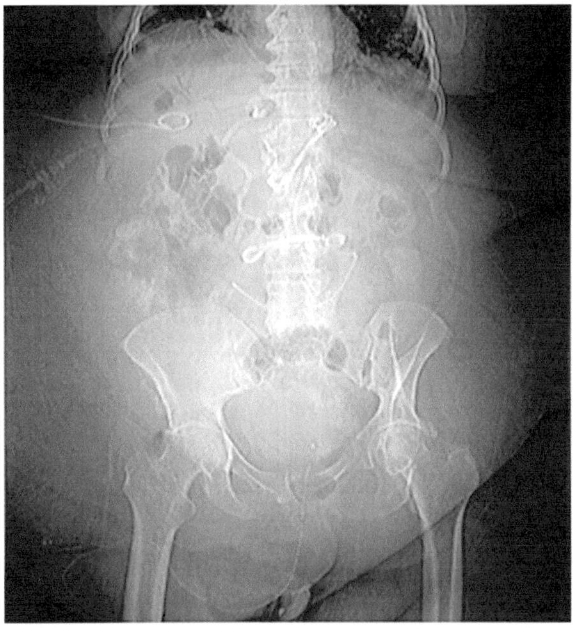

Abb. 5.1 63-jährige Patientin mit grazilem Skelett, aber ausgeprägter viszeral betonter Adipositas Grad III (BMI 55 kg/m²). Eine schwere nekrotisierende Pankreatitis erforderte eine mehrwöchige intensive interventionelle Therapie. Als Ursache stellte sich ein Pankreaskopfkarzinom heraus. Die Adipositas war bei dieser Patientin der jeweils einzige nachgewiesene Risikofaktor sowohl des Pankreaskarzinoms als auch der schwer verlaufenden Pankreatitis

verstarben vorwiegend an den Folgen einer ischämischen Colitis. Dieser unerwartet schwere Ausgang hat diesen Forschungsbereich vorerst beendet; relevante Folgestudien wurden bislang nicht publiziert.

5.3 Rolle der interventionellen Endoskopie in der Therapie der akuten biliären Pankreatitis

Eine endoskopisch-retrograde Cholangiographie (ERC) kommt als therapeutisches Verfahren nur bei Patienten mit akuter biliärer Pankreatitis in Frage. Meist passiert der verursachende Gallenstein jedoch von allein die Papille. Daher ist es nicht das Ziel der endoskopischen Papillotomie und der nachfolgenden (Rest-)Konkremententfernung aus dem Gallenwegssystem, den Verlauf der akuten Pankreatitis zu beeinflussen, sondern eine zusätzliche Cholangitis mit biliärer Sepsis zu verhindern. Patienten mit akuter biliärer Pankreatitis und niedrigem Bilirubin (< 5 mg/dl bzw. < 90 mmol/l) profitieren nicht von der ERC (Fölsch et al. 1997). Eine aktuelle Cochrane-Analyse bestätigte, dass eine frühe ERC bei akuter biliärer Pankreatitis keinen Einfluss auf Letalität sowie lokale oder systemische Komplikationen hat. Die hier ausgewerteten Daten belegen erneut, dass nur Patienten mit einer Cholangitis von einer frühen ERC profitieren (Tse u. Yuan 2012). In einer prospektiven Studie mit weniger stringenten Einschlusskriterien wurde hingegen belegt, dass ein vorübergehendes Stenting des Pankreasganges den klinischen Verlauf einer akuten biliären Pankreatitis verbessern kann (Dubravcsik et al. 2012).

Literatur

Besselink MG, van Santvoort HC, Buskens E et al (2008) Probiotic prophylaxis in predicted severe acute pancreatitis: a randomised, double-blind, placebo-controlled trial. Lancet 371: 651–659

Dubravcsik Z, Hritz I, Fejes R, Balogh G, Virányi Z, Hausinger P, Székely A, Szepes A, Madácsy L (2012) Early ERCP and biliary sphincterotomy with or without small-caliber pancreatic stent insertion in patients with acute biliary pancreatitis: better overall outcome with adequate pancreatic drainage. Scand J Gastroenterol 47(6): 729–736

Fölsch UR, Nitsche R, Ludtke R, Hilgers RA, Creutzfeldt W (1997) Early ERCP and papillotomy compared with conservative treatment for acute biliary pancreatitis. The German Study Group on Acute Biliary Pancreatitis. N Engl J Med 336: 237–242

Johnson CD, Abu-Hilal M (2004) Persistent organ failure during the first week as a marker of fatal outcome in acute pancreatitis. Gut 53: 1340–1344

Tse F, Yuan Y (2012) Early routine endoscopic retrograde cholangiopancreatography strategy versus early conservative management strategy in acute gallstone pancreatitis. Cochrane Database Syst Rev. 2012 May 16; 5:CD009779

Volumenmanagement, enterale Ernährung und Schmerztherapie bei akuter Pankreatitis

Ali A. Aghdassi, Julia Mayerle

H. G. Beger et al. (Hrsg.), *Erkrankungen des Pankreas*,
DOI 10.1007/978-3-642-37964-2_6, © Springer-Verlag Berlin Heidelberg 2013

Patienten mit sowohl milder als auch schwerer akuter Pankreatitis haben einen deutlich gesteigerten Flüssigkeitsbedarf, der durch isotone Vollelektrolytlösungen (Ringer) ausgeglichen werden sollte. Prognostisch entscheidend ist die Volumengabe innerhalb der ersten 24 Stunden, wobei bei Herzgesunden zwischen 2500 und 4000 ml Kristalloide infundiert werden sollten. Eine frühenterale Ernährung ist eine wesentliche Komponente der Therapie bei akuter Pankreatitis und ist bei allen Schweregraden sinnvoll, sofern keine Kontraindikationen vorliegen. Durch eine überbrückende parenterale Zusatzernährung kann eine vollkalorische Bilanz erreicht werden. Bei der Schmerztherapie der akuten Pankreatitis empfiehlt sich ähnlich dem WHO-Stufenschema der Tumorschmerztherapie eine gestaffelte Gabe von Schmerztherapeutika, wobei mit NSAID begonnen werden kann. Wenn die alleinige Gabe von Nicht-Opioiden nicht ausreicht, sollten mittelstark bzw. stark wirkende Opioid-Analgetika eingesetzt werden.

6.1 Flüssigkeitstherapie

Bei jeder Form der akuten Pankreatitis, sei es eine milde ödematöse oder eine schwer verlaufende nekrotisierende Entzündung mit Organversagen, muss ein erhöhter Flüssigkeitsbedarf kompensiert werden, um einen Kreislaufschock und ein nachfolgendes Organversagen zu verhindern. Die Ursachen hierfür liegen in einem Kapillarleck mit konsekutivem Eiweiß- und Flüssigkeitsverlust in das Interstitium, dies resultiert in der Entwicklung von Pleuraergüssen und Aszites. Zusätzlich finden sich Veränderungen der Blutviskosität bedingt durch eine Hyperfibrinolyse, die die Mikrozirkulation im Pankreas reduziert und schließlich zu Ischämie und Nekrose führen kann (Trikudanathan et al. 2012; Salomone et al. 2003).

Eine adäquate Volumentherapie ist daher zentraler Bestandteil der Therapie bei akuter Pankreatitis und sollte so früh wie möglich begonnen werden. Die rasche Flüssigkeitsgabe kann zwar nicht die Ausbildung von Pankreasnekrosen verhindern, jedoch vermindert sie das Risiko für ein Organversagen und senkt die Mortalität (Gardner et al. 2009). Außerdem wird die Notwendigkeit einer intensivmedizinischen Therapie seltener (Warndorf et al. 2011; Brown et al. 2002). Entscheidend ist, die für den Patienten optimale Volumenmenge zu finden, da eine zu aggressive Flüssigkeitstherapie für den Patienten auch nachteilig sein kann und zu Überwässerung und zum Lungenödem führt.

Nach Empfehlung amerikanischer Fachgesellschaften sollte innerhalb der ersten 24 Stunden nach Aufnahme des Patienten möglichst eine Flüssigkeitsgabe von 5–10 ml/kg Körpergewicht und pro Stunde mit Ziel eines Gesamtvolumens von 2500–4000 ml Volumen erreicht werden. Retrospektive Studien bei Patienten mit schwerer akuter Pankreatitis wiesen eine signifikante Reduktion der Mortalität unter frühzeitiger und großzügiger Flüssigkeitstherapie nach, zudem entwickelte sich bei Patienten mit milder (interstitieller) Pankreatitis seltener ein SIRS bzw. Organversagen mit Intensivpflichtigkeit (Warndorf et al. 2011; Gardner et al. 2009). Eine prospektive Studie stützte diese Beobachtungen, die eine moderate Flüssigkeitsgabe von 3,1–4,1 l favorisierte (de-Madaria et al. 2011). Eine nicht ausreichende Flüssigkeitsgabe birgt die Gefahr der Hypovolämie mit Kompromittierung der Makrozirkulation und Perfusiondefiziten im Pankreas und anderen Organen, vor allem der Nieren. Hingegen war auch eine zu aggressive Volumentherapie (> 4 l) nachteilig und führte sowohl zu häufigeren lokalen Komplikationen als auch zu einem erhöhten Risiko für ein respiratorisches Versagen bis zur Notwendigkeit einer maschinellen Beatmung. Vor allem Patienten mit eingeschränkter kardialer Pumpfunktion sind eine Risikogruppe. Ähnliche Ergebnisse fanden sich in der einzigen prospektiven Studie, die einen raschen Ausgleich des Volumendefizits (10–15 ml/kg KG/h) mit einem moderaten Ausgleich (5–10 ml/kg KG/h) verglich. Obwohl das infundierte Gesamtvolumen nach 3 Tagen in beiden Gruppen in etwa gleich war, führte eine zu hohe Flüssigkeitsgabe innerhalb der ersten 24 Stunden zu einem signifikanten Anstieg der Mortalität. Als eine weitere Komplikation entwickelte sich häufiger ein abdominelles Kompartmentsyndrom (Mao et al. 2009).

Zur Abschätzung des Therapieerfolges der initialen Volumentherapie können sowohl klinische Messgrößen als auch Laborparameter herangezogen werden. Hämodynamischer Zielwert sollte ein mittlerer arterieller Druck (MAP) von 65 mmHg mit einer Herzfrequenz von < 120/min und einer Diurese von mindestens 0,5 ml/kg KG pro Stunde sein (Wada et al. 2010). Zur Überwachung des Kreislaufs sowie des Volumenstatus des Patienten kann bei schwerer Pankreatitis ein erweitertes hämodynamisches Monitoring in Erwägung gezogen werden, beispielsweise über einen Pulmonalarterienkatheter oder mittels eines Thermodilutionssystems (z. B. PiCCO Pulsion Medical Systems). Eine prospektive Studie konnte kürzlich zeigen, dass unter Verwendung des intrathorakalen Blutvolumenindexes (ITBI) eine genauere Einschätzung des Volumenverlustes bei schwerer akuter Pankreatitis möglich und der Bestimmung des zentralvenösen Drucks (ZVD) oder des pulmonal-kapillären Verschlussdruckes (PCWP) überlegen ist. Ursächlich hierfür ist, dass diese Vorlastparameter in hohem Maße vom intraabdominellen Druck, den Beatmungsdrücken bei mechanischer Ventilation oder Pleuraergüssen abhängig sind und die Werte verfälschen können (Huber et al. 2008).

Auch Routine-Laborparameter können zur Verlaufsbeurteilung der Erkrankung sowie der Therapieoptimierung verwendet werden, wobei der Hämatokrit der am häufigsten verwendete Parameter ist. In der Akutphase sollte unter der Volumentherapie ein Zielhämatokrit von 30–40 % angestrebt werden, wobei ein hoher Aufnahme-Hämatokrit (Hkt > 47) bereits mit einem erhöhten Risiko für ein Organversagen und einem schweren Krankheitsverlauf korreliert (Mao et al. 2010; Baillargeon et al. 1998). Ob Nierenretentionswerte als Maßstab zur Anpassung der Volumentherapie verwendet werden können, ist fraglich. Der Serumharnstoff ist zwar unter anderem ein Kriterium für eine Reihe von Prognosescores zur Abschätzung des Schweregrades der akuten Pankreatitis, wie z. B. des APACHE II-, Ranson- oder des Imrie-Scores, und es fand sich eine Reduktion der Morbidität und Mortalität bei Fallen dieses Laborwerts, jedoch konnte eine hinsichtlich des Harnstoffs gerichtete Volumentherapie mit Ziel der Normalisierung keine besseren Ergebnisse gegenüber einer Standard-Infusionstherapie erzielen (Lankisch et al. 2010; Wu et al. 2009, 2011).

Nicht nur die Geschwindigkeit der Flüssigkeitsinfusion, sondern auch die richtige Wahl der Flüssigkeit bestimmen die Prognose des Patienten. Grundsätzlich bestehen für die Volumengabe zwei Optionen: kristalloide oder kolloidale Flüssigkeiten. Kristalloide Lösungen enthalten ausschließlich Elektrolyte, kolloidale auch organische Makromoleküle, die somit einen hohen kolloidosmotischen Druck haben. Für die Volumenersatztherapie bei akuter Pankreatitis werden kristalloide Infusionen empfohlen, wobei Ringer-Laktat-Lösungen der konventionellen Kochsalzlösung vorgezogen werden sollen. Beim Ringer-Laktat bzw. Acetat entspricht die Zusammensetzung weitestgehend dem Blutplasma, wobei das Laktat oder Acetat die Anionenlücke zur Wahrung der Elektroneutralität ausgleicht. Im Rahmen zweier multizentrischer Studien, die bei Patienten mit schwerer Sepsis bzw. septischem Schock Hydroethyl-Stärke (HES) mit Ringer-Laktat bzw. Acetat als Infusionsmittel verglichen, fand sich eine Reduktion der Mortalität unter Kristalloiden. Eine HES-Therapie führte zu einer erhöhten Rate an Nierenversagen mit Notwendigkeit einer Nierenersatztherapie (Perner et al. 2012; Brunkhorst et al. 2008). Auch direkte Untersuchungen an Patienten mit akuter Pankreatitis konnten den Vorteil kristalloider Flüssigkeiten belegen, wobei mit Ringer-Laktat im Vergleich zu Natriumchlorid bessere Resultate erzielt werden konnten (Wu et al. 2011). Ringer-Laktat-Infusionen reduzierten die Rate des SIRS in den ersten 24 Stunden, auch fanden sich niedrigere CRP-Werte als unter konventioneller Kochsalzlösung.

Zu beachten ist, dass sich Kristalloide intravaskulär, jedoch im überwiegenden Maße im interstitiellen Kompartiment verteilen, sodass ein höherer Volumenbedarf zur Aufrechterhaltung der Makro- und Mikrozirkulation erforderlich ist als bei kolloiden Lösungen. Etwa 75–80 % des infundierten Volumens verteilen sich im Interstitium, entsprechend der physiologischen Verteilung der extrazellulären Flüssigkeit, die ebenfalls überwiegend extravasal lokalisiert ist (Marino 2008). Dies hat zur Folge, dass Patienten überwässern können, ein Lungenödem entwickeln und unter Umständen maschinell beatmet werden müssen. Neben den bereits erwähnten nachteiligen Effekten auf die Niere können kolloidale Flüssigkeiten anaphylaktische Reaktionen oder Koagulopathien mit gesteigerter Blutungsneigung induzieren (Trikudanathan et al. 2012).

Ausnahmen sind eine ausgeprägte Anämie bzw. ein Hämatokrit von < 25 % oder eine Hypalbuminämie (< 2 g/dl), die zunächst eine Transfusion von Erythrozytenkonzentraten bzw. Albumin erfordern (Forsmark u. Baillie 2007). Eine vereinfachte Übersicht zur Flüssigkeitstherapie mit den hierfür relevanten Untersuchungen bei Aufnahme des Patienten gibt ◘ Abb. 6.1.

Sehr kontrovers wird der therapeutische Nutzen von hypertoner Kochsalzlösung diskutiert, die in tierexperimentellen Studien sowohl den lokalen pankreatischen als auch den systemischen, insbesondere pulmonalen Schaden reduzierte und verwendet werden sollte, wenn sich eine aggressive Volumentherapie verbietet (Coelho et al. 2010). Allerdings birgt diese Art der Therapie ein erhebliches Risiko für Elektrolytstörungen mit daraus folgenden Komplikationen.

Tierexperimentelle Daten lassen außerdem vermuten, dass die Verwendung von Ethyl-Pyruvat anstelle von

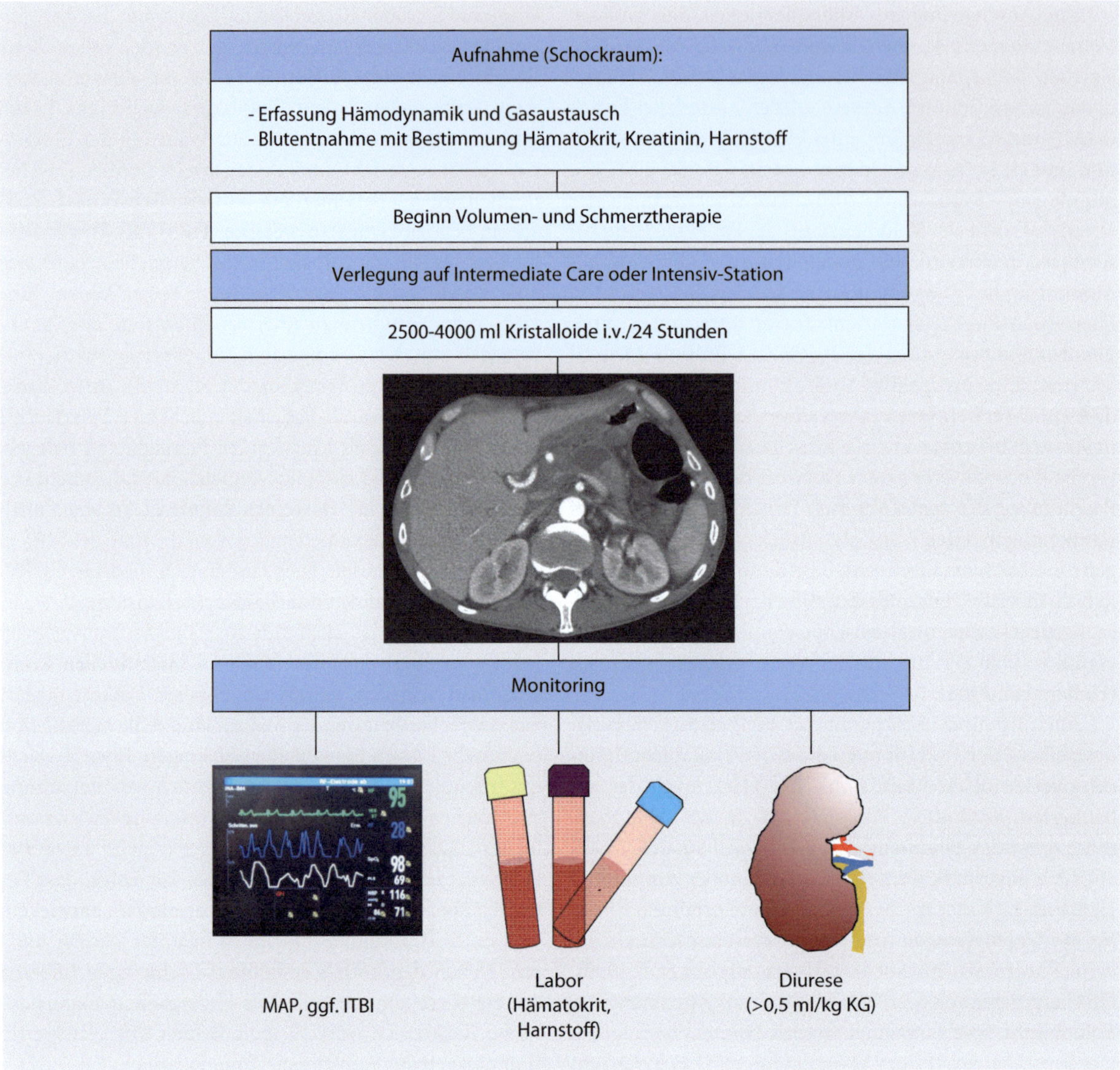

Abb. 6.1 Algorithmus zu Volumenmanagement und Überwachung bei akuter Pankreatitis in den ersten 24 Stunden

Laktat aufgrund seiner antioxidativen Wirkung die Inflammation, Ödembildung und Nekrosen in der Bauchspeicheldrüse weiter reduziert, sodass diese Substanz in Zukunft eine Rolle in der Therapie der akuten Pankreatitis haben könnte (Yang et al. 2004).

6.2 Enterale Ernährung

Die akute Pankreatitis ist eine aufgrund ihres hyperdynamen und nicht selten mit einem SIRS assoziierten Verlaufs eine hyperkatabole Erkrankung, die ohne adäquate Ernährung zu einer Mangelernährung mit Energieunterversorgung des Patienten führt. Zur Aufrechterhaltung der Körpermasse ist die Kenntnis des täglichen Energieumsatzes von Bedeutung. Dieser ist abhängig von Alter, Geschlecht und körperlicher Konstitution des Patienten. Der Grundumsatz jedes Patienten kann mittels indirekter Kalorimetrie oder anhand von Formeln (z. B. Harris-Benedict-Formel) berechnet werden, wobei einzukalkulieren ist, dass kritisch kranke Patienten einen um das 1,2- bis 1,5-Fache gesteigerten Grundumsatz aufweisen. Ursächlich hierfür ist vor allem ein gesteigerter Katabolismus mit negativer Stickstoffbilanz (Dominguez-Munoz 2005; AWMF 2007).

Grundsätzlich sollte bei akuter Pankreatitis, unabhängig vom Schweregrad, eine enterale Ernährung angestrebt werden, sofern keine Kontraindikationen bestehen. Kontraindikationen für eine enterale Ernährung sind ein Schock, eine schwere metabolische Azidose (pH $< 7{,}25$) oder eine schwere Stoffwechselentgleisung (Coma diabeticum, Coma hepaticum), ein mechanischer Ileus sowie eine intestinale Ischämie (Der Arzneimittelbrief 1999; Marino 2008).

Der zugrundeliegende pathophysiologische Mechanismus der enteralen Ernährung bei akuter Pankreatitis basiert auf der Überlegung, dass bei enteraler Kost die Darmbarriere stabilisiert bleibt und das Risiko einer Translokation von Darmbakterien in das Peritoneum mit sekundärer Infektion des Pankreas vermindert wird. Infolgedessen reduziert sich auch das Risiko infizierter Nekrosen mit daraus resultierenden weiteren Komplikationen wie beispielsweise einer Sepsis oder eines Mono- oder Multiorganversagens. Eine intakte Darmmukosa verhindert außerdem die Resorption von Endotoxinen und ein damit verbundendes SIRS. Das Risiko für eine Kathetersepsis, die trotz optimaler Pflege der zentralen Zugänge nicht völlig auszuschließen ist (Inzidenz 1,2–1,5 pro 1000 Kathetertage), kann unter Vermeidung parenteraler Ernährung ebenfalls vermindert werden (Mayerle et al. 2005; Mössner u. Teich 2008).

Das traditionelle Konzept der parenteralen Ernährung bei akuter Pankreatitis basierte auf der Überlegung, stimulierende Effekte für die exokrine Sekretion in der akuten Entzündungsphase zu vermeiden. Diese Lehrmeinung ist mittlerweile überholt, da belegt ist, dass das entzündete Pankreas zu keiner Sekretion mehr fähig ist. Bei milder Pankreatitis beginnt der überwiegende Anteil der Patienten in der Regel 48 Stunden nach Aufnahme wieder zu essen, sodass prinzipiell ein rascher oraler Kostaufbau anzustreben ist (Abou-Assi et al. 2002). Sollte nach 2 Tagen immer noch keine orale Kostaufnahme möglich sein, kann eine enterale Ernährung mittels einer Magen- oder Jejunalsonde begonnen werden (Marik u. Zaloga 2004). Eine initiale Nüchternphase bei milder Pankreatitis muss nicht mehr abgewartet werden, wenn der Patient früher essen möchte. Ein früher Kostaufbau führte weder zu einer Verlängerung des Krankenhausaufenthaltes noch zu einer Zunahme der Schmerzen, sodass dieser mit keinen Nachteilen verbunden war, sondern im Gegenteil die Lebensqualität der Patienten verbessert (Teich et al. 2010).

Wenn vom Patienten toleriert, sollte ein rascher oraler Kostaufbau angestrebt werden. Ziel ist die Erhaltung der Integrität der Darmmukosa mit Minimierung des Risikos einer Bakterientranslokation.

Auch bei schwerer akuter Pankreatitis besteht mittlerweile Einigkeit, eine frühenterale Ernährung zu beginnen. Mehrere Studien, die die enterale mit einer parenteralen Ernährung verglichen haben, konnten zeigen, dass unter enteraler Ernährung die Patienten einen schnelleren Heilungsprozess hatten mit seltenerem Risiko für ein Organversagen, infizierte Pankreasnekrosen oder andere septische Komplikationen. Der Aufenthalt auf einer Intensivstation wie auch der gesamte Krankenhausaufenthalt waren verkürzt (Kalfarentzos et al. 1997; Windsor et al. 1998; Mayerle et al. 2005). Die Kosten für enterale Ernährung betragen zudem nur etwa 20–30 % der einer parenteralen Ernährung. Häufigste unerwünschte Wirkungen der parenteralen Ernährung sind hyperglykäme Blutzuckerentgleisungen, die bei fast einem Viertel der Patienten beobachtet wurden, seltener finden sich Diarrhöen (7 %) (Petrov u. Whelan 2010). Wie bei milder Pankreatitis sollte auch bei der schweren Form so früh wie möglich mit enteraler Kost begonnen werden. Da etwa 25 % der Patienten mit Pankreatitis insbesondere am Anfang enteral keine kalorisch ausreichende Ernährung zu sich nehmen können, empfiehlt sich eine vorübergehende begleitende parenterale Zusatzernährung (Kumar et al. 2006).

Inwiefern die Art der Applikation der oralen Kost über eine Magensonde der einer Gabe über Jejunalsonde unter- oder überlegen ist, ist noch nicht eindeutig geklärt. Ein direkter Vergleich zwischen nasogastrischer und nasojejunaler Sonde konnte keine Vorteile hinsichtlich der Mortalität, des Wiederauftretens von Schmerzen und Analgetikabedarfs oder der Dauer des Krankenhausaufenthaltes für die Jejunalsonde zeigen (Eatock et al. 2005; Kumar et al. 2006). Die Verwendung einer Jejunalsonde gründete auf der Theorie, dass die Überbrückung des Duodenums die Cholezystokinin(CCK)-Ausschüttung und somit Stimulation des exokrinen Pankreas verhindert, um so eine Verschlimmerung der Entzündung zu vermeiden. Gegenüber der Jejunalsonde, die endoskopisch zu platzieren ist, bietet die Magensonde aber den Vorteil einer meist unkomplizierten Anlage direkt auf Station. Nachteil der Magensonde ist aber das größere Risiko für eine Aspirationspneumonie.

Ist eine parenterale Ernährung erforderlich, sollte sich diese nach Empfehlungen der Deutschen Gesellschaft für Ernährungsmedizin aus einer Kombination von Kohlenhydraten (maximal 4–5 g/kg KG pro Tag), Lipiden sowie zur Aufrechterhaltung einer ausgeglichenen Stickstoffbilanz aus etwa täglich 1,2–1,5 g Aminosäuren pro kg Körpergewicht zusammensetzen. Serumkonzentrationen für Glukose und Lipide sollten kontrolliert werden, um Hyperglykämien oder -lipidämien zu vermeiden. Bei schwerer akuter Pankreatitis kann eventuell die Supplementation von Glutamin zu einer Besserung des klinischen Verlaufs führen (AWMF 2007). Studien konnten einen Vorteil für die Glutamingabe bisher nicht eindeutig belegen.

6.3 Schmerztherapie

Schmerzen sind das am meisten belastende Symptom für den Patienten mit akuter Pankreatitis und der häufigste Grund für die klinische Einweisung. Zudem sind Schmerzen ein Stress-Auslöser, der zu krisenhaften Blutdruckanstiegen sowie einer rascheren respiratorischen Erschöpfung führen kann. Dadurch kann sich der Krankheitsverlauf weiter verkomplizieren. Eine adäquate Schmerztherapie stellt deshalb einen wichtigen Baustein der Therapie der akuten Pankreatitis dar. Grundsätzlich bieten sich für die Therapie sowohl peripher als auch zentral wirksame Analgetika an.

Die Schmerztherapie kann in leichten Fällen primär mit nichtsteroidalen antiinflammatorischen Analgetika (NSAID) begonnen werden, die neben den antiinflammatorischen auch antipyretische Eigenschaften aufweisen und möglicherweise dadurch den Krankheitsverlauf zusätzlich positiv beeinflussen. Das Pyrazolonderivat Metamizol ist dabei das in Deutschland am meisten verbreitete Analgetikum bei akuter Pankreatitis, wohingegen es in den USA und Großbritannien wegen des seltenen, aber lebensbedrohlichen Risikos der Agranulozytose nicht zugelassen ist. Metamizol ist mittelstark analgetisch wirksam und mitunter mit der analgetischen Wirkung von leichteren Opioiden vergleichbar. Außerdem zeichnet es sich durch einen sehr schnellen Wirkungseintritt aus (Peiro et al. 2008).

Falls Schmerzfreiheit durch eine alleinige Therapie mit NSAID nicht erreicht wird, sollten Opiate zusätzlich eingesetzt werden, wobei aus einer Vielzahl an Morphinderivaten ausgewählt werden kann. Durch Stimulation von Opioid-Rezeptoren des ZNS und Hemmung der Ausschüttung exzitatorischer Neurotransmitter wird ein sehr starker zentraler analgetischer Effekt erzielt. Die Applikation kann über verschiedene Routen erfolgen, wobei die parenterale Gabe bei Pankreatitis am weitesten verbreitet ist (Dominguez-Munoz 2005).

Aus Angst vor einem durch Opioide induzierten Spasmus des M. sphincter oddi wurden über beinahe 40 Jahre Morphinderivate sehr zurückhaltend verwendet. Grund war die Hypothese, dass ein muskulärer Spasmus an der Papille zu einem erhöhten intraduktalen Druck des Pankreasgangs mit Risiko einer Aggravation der Entzündung führen könnte (Economou u. Ward-McQuaid 1971). Tatsächlich scheint diese Nebenwirkung in der klinischen Praxis nur praktisch keine Rolle zu spielen, da erst sehr hohe kumulative Dosen von Morphinen einen Spasmus der glatten Muskulatur induzieren, sodass diese Medikamentengruppe Patienten mir Pankreatitis nicht vorenthalten werden sollte.

> **Die Sorge vor einen Spasmus des M. sphincter oddi ist keine Kontraindikation für die Verabreichung von Opioid-Schmerztherapeutika.**

Pethidin wurde lange Zeit aufgrund seiner geringeren Spasmogenität auf die glatte Muskulatur anderen Morphinen vorgezogen, birgt aber ein höheres Risiko für Krampfanfälle insbesondere bei Niereninsuffizienz, sodass bei gleichzeitigem akutem Nierenversagen bei Pankreatitis Vorsicht geboten ist (Coelho et al. 1986; Spiegel 2001). Eigene Erfahrungen in unserem Zentrum mit Piritramid belegen eine sehr gute analgetische Wirkung bei intravenöser oder subkutaner Gabe, wobei Nebenwirkungen wie Darmparalyse oder Hypotonie zu beachten sind.

Eine wesentlich stärkere analgetische Potenz besitzt Buprenorphin, das agonistisch am μ-Rezeptor und antagonistisch am κ-Rezeptor wirkt. Durch seine große therapeutische Breite sind Überdosierungen seltener, die aufgrund der agonistisch/antagonistischen Wirkung an den Rezeptoren aber schlechter antagonisiert werden können. Eine intravenöse Administration von Buprenorphin führte bei Patienten mit milder und moderater akuter Pankreatitis zur deutlichen Schmerzlinderung, jedoch fanden sich auch häufiger unerwünschte sedierende Effekte (Jakobs et al. 2000). In Großbritannien wird in erster Linie Morphin als Schmerztherapie bei akuter Pankreatitis eingesetzt.

Alternativ zu Opioiden ist die systemische Applikation von Lokalanästhetika wie Procain möglich, die im deutschsprachigen Raum durchaus angewandt wird. Procain hat zur Schmerztherapie bei Pankreatitis in unserer Einschätzung keinen Stellenwert. Hinsichtlich der analgetischen Wirkung bzw. der Einsparung anderer Analgetika liegen teilweise diskrepante Studienergebnisse vor (Layer et al. 2011; Kahl et al. 2004; Lerch 2004).

Patienten, die einen hohen Analgetikabedarf haben, kommen für eine epidurale Analgesie in Frage. Vorteile sind eine sehr gute und effiziente Analgesie bei relativ geringen Nebenwirkungen. In der Regel erfolgt die Katheterplatzierung in den thorakalen Epiduralraum zwischen Th5 und Th9. Üblicherweise werden Lokalanästhetika oder Opioide bzw. eine Kombination dieser Medikamentengruppen eingesetzt, wobei die verwendeten Dosen deutlich geringer als bei oraler oder intravenöser Applikation sind. Dadurch kommt es auch seltener zu unerwünschten Arzneimittelwirkungen. Bei Intensivpatienten konnte allein durch die epidurale Anästhesie eine exzellente Analgesie erreicht werden. In etwa 8 % der Fälle kam es zu einer hämodynamischen Reaktion (Hypotension) mit Notwendigkeit einer medikamentösen Intervention (Bernhardt et al. 2002).

Da eine rasche und gut steuerbare analgetische Wirkung eintritt, ist die Periduralanästhesie auch ideal für die Mobilisation und Physiotherapie von Intensivpatienten geeignet, um so den Heilungsprozess zu beschleunigen. Neben der Notwendigkeit geschulten Personals für die Anlage und Pflege des Katheters sind Kontraindikationen für die Anlage zu beachten wie etwa Koagulopathien, hypovolämischer Schock oder Radikulopathien. Die am meisten gefürchteten Nebenwirkungen sind neben der Hypotension Infektionen mit Folge eines epiduralen Abszesses oder eine Blutung (Dominguez-Munoz 2005). Der Einsatz der Periduralanalgesie erfordert, dass der Patient wach und ansprechbar ist und über sensorische oder motorische Ausfälle an den Extremitäten Auskunft geben kann.

Literatur

Abou-Assi S, Craig K et al (2002) Hypocaloric jejunal feeding is better than total parenteral nutrition in acute pancreatitis: results of a randomized comparative study. Am J Gastroenterol 97(9): 2255–2262

AWMF (2007) S3-Leitlinie Ernährungsmedizin: Parenterale Ernährung. Akt Ernähr Med 32: 3–6

Baillargeon JD, Orav J et al (1998) Hemoconcentration as an early risk factor for necrotizing pancreatitis. Am J Gastroenterol 93(11): 2130–2134

Bernhardt A, Kortgen A et al (2002) [Using epidural anesthesia in patients with acute pancreatitis – prospective study of 121 patients]. Anaesthesiol Reanim 27(1): 16–22

Brown A, Baillargeon JD et al (2002) Can fluid resuscitation prevent pancreatic necrosis in severe acute pancreatitis? Pancreatology 2(2): 104–107

Brunkhorst FM, Engel C et al (2008) Intensive insulin therapy and pentastarch resuscitation in severe sepsis. N Engl J Med 358(2): 125–139

Coelho AM, Jukemura J et al (2010) Mechanisms of the beneficial effect of hypertonic saline solution in acute pancreatitis. Shock 34(5): 502–507

Coelho JC, Senninger N et al (1986) Effect of analgesic drugs on the electromyographic activity of the gastrointestinal tract and sphincter of Oddi and on biliary pressure. Ann Surg 204(1): 53–58

de-Madaria E, Soler-Sala G et al (2011) Influence of fluid therapy on the prognosis of acute pancreatitis: a prospective cohort study. Am J Gastroenterol 106(10): 1843–1850

Der Arzneimittelbrief 1999; 33: 89

Dominguez-Munoz J (2005) Clinical pancreatology for practising gastroenterologists and surgeons. Blackwell Publishing

Eatock FC, Chong P et al (2005) A randomized study of early nasogastric versus nasojejunal feeding in severe acute pancreatitis. Am J Gastroenterol 100(2): 432–439

Economou G, Ward-McQuaid JN (1971) A cross-over comparison of the effect of morphine, pethidine, pentazocine, and phenazocine on biliary pressure. Gut 12(3): 218–221

Forsmark CE, Baillie J (2007) AGA Institute technical review on acute pancreatitis. Gastroenterology 132(5): 2022–2044

Gardner TB, Vege SS et al (2009) Faster rate of initial fluid resuscitation in severe acute pancreatitis diminishes in-hospital mortality. Pancreatology 9(6): 770–776

Huber W, Umgelter A et al (2008) Volume assessment in patients with necrotizing pancreatitis: a comparison of intrathoracic blood volume index, central venous pressure, and hematocrit, and their correlation to cardiac index and extravascular lung water index. Crit Care Med 36(8): 2348–2354

Jakobs R, Adamek MU et al (2000) Buprenorphine or procaine for pain relief in acute pancreatitis. A prospective randomized study. Scand J Gastroenterol 35(12): 1319–1323

Kahl S, Zimmermann S et al (2004) Procaine hydrochloride fails to relieve pain in patients with acute pancreatitis. Digestion 69(1): 5–9

Kalfarentzos F, Kehagias J et al (1997) Enteral nutrition is superior to parenteral nutrition in severe acute pancreatitis: results of a randomized prospective trial. Br J Surg 84(12): 1665–1669

Kumar A, Singh N et al (2006) Early enteral nutrition in severe acute pancreatitis: a prospective randomized controlled trial comparing nasojejunal and nasogastric routes. J Clin Gastroenterol 40(5): 431–434

Lankisch PG, Weber-Dany B et al (2010) High serum creatinine in acute pancreatitis: a marker for pancreatic necrosis? Am J Gastroenterol 105(5): 1196–1200

Layer P, Bronisch HJ et al (2011) Effects of systemic administration of a local anesthetic on pain in acute pancreatitis: a randomized clinical trial. Pancreas 40(5): 673–679

Lerch MM (2004) No more intravenous procaine for pancreatitis pain? Digestion 69(1): 2–4

Mao EQ, Fei J et al (2010) Rapid hemodilution is associated with increased sepsis and mortality among patients with severe acute pancreatitis. Chin Med J (Engl) 123(13): 1639–1644

Mao EQ, Tang YQ et al (2009) Fluid therapy for severe acute pancreatitis in acute response stage. Chin Med J (Engl) 122(2): 169–173

Marik PE, Zaloga GP (2004) Meta-analysis of parenteral nutrition versus enteral nutrition in patients with acute pancreatitis. BMJ 328(7453): 1407

Marino P (2008) Das ICU-Buch. Praktische Intensivmedizin, 4. Aufl. Urban & Fischer, München

Mayerle J, Hlouschek V et al (2005) Current management of acute pancreatitis. Nat Clin Pract Gastroenterol Hepatol 2(10): 473–483

Mossner J, Teich N (2008) [Nutrition in acute pancreatitis]. Z Gastroenterol 46(8): 784–789

Peiro AM, Martinez J et al (2008) Efficacy and tolerance of metamizole versus morphine for acute pancreatitis pain. Pancreatology 8(1): 25–29

Perner A, Haase N et al (2012) Hydroxyethyl starch 130/0.42 versus Ringer's acetate in severe sepsis. N Engl J Med 367(2): 124–134

Petrov MS, Whelan K (2010) Comparison of complications attributable to enteral and parenteral nutrition in predicted severe acute pancreatitis: a systematic review and meta-analysis. Br J Nutr 103(9): 1287–1295

Salomone T, Tosi P et al (2003) Coagulative disorders in human acute pancreatitis: role for the D-dimer. Pancreas 26(2): 111–116

Spiegel B (2001) Meperidine or morphine in acute pancreatitis? Am Fam Physician 64(2): 219–220

Teich N, Aghdassi A et al (2010) Optimal timing of oral refeeding in mild acute pancreatitis: results of an open randomized multicenter trial. Pancreas 39(7): 1088–1092

Trikudanathan G, Navaneethan U et al (2012) Current controversies in fluid resuscitation in acute pancreatitis: a systematic review. Pancreas 41(6): 827–834

Wada K, Takada T et al (2010) Treatment strategy for acute pancreatitis. J Hepatobiliary Pancreat Sci 17(1): 79–86

Warndorf MG, Kurtzman JT et al (2011) Early fluid resuscitation reduces morbidity among patients with acute pancreatitis. Clin Gastroenterol Hepatol 9(8): 705–709

Windsor AC, Kanwar S et al (1998) Compared with parenteral nutrition, enteral feeding attenuates the acute phase response and improves disease severity in acute pancreatitis. Gut 42(3): 431–435

Wu BU, Hwang JQ et al (2011) Lactated Ringer's solution reduces systemic inflammation compared with saline in patients with acute pancreatitis. Clin Gastroenterol Hepatol 9(8): 710–717 e1

Wu BU, Johannes RS et al (2009) Early changes in blood urea nitrogen predict mortality in acute pancreatitis. Gastroenterology 137(1): 129–135

Yang R, Uchiyama T et al (2004) Ethyl pyruvate ameliorates distant organ injury in a murine model of acute necrotizing pancreatitis. Crit Care Med 32(7): 1453–1459

Antibiotikatherapie – selektive Darmdekontamination, was hat sich bei der akuten Pankreatitis bewährt?

Rainer Isenmann

H. G. Beger et al. (Hrsg.), *Erkrankungen des Pankreas*,
DOI 10.1007/978-3-642-37964-2_7, © Springer-Verlag Berlin Heidelberg 2013

Antibiotika sind bei der schweren akuten Pankreatitis ein elementarer Bestandteil der Therapie. Allerdings sind die Indikationen für ihren Einsatz nach wie vor nicht bis ins Detail geklärt. Gesichert ist, dass die milde akute Pankreatitis keiner Antibiotikaprophylaxe bedarf. Ebenfalls gesichert ist, dass bei infizierten Pankreasnekrosen Breitspektrumantibiotika neben einer chirurgischen oder interventionellen Drainage essenzieller Bestandteil der Therapie sind. Bei der schweren akuten Pankreatitis hat es sich bewährt, anhand bestimmter klinischer Kriterien zu entscheiden, ob Antibiotika gegeben werden. Eine klinische Verschlechterung des Patienten im Verlauf mit ansteigenden laborchemischen Entzündungsparametern oder progredientem Organversagen rechtfertigt die Gabe von Breitspektrumantibiotika, auch wenn der eindeutige wissenschaftliche Beweis für eine positive Beeinflussung des Verlaufes nicht erbracht ist.

Für die akute Pankreatitis existiert bis heute keine kausale Therapie. Die überwiegende Mehrzahl der Pankreatitiden verläuft als milde Verlaufsform mit spontaner und folgenloser Ausheilung. In der neuesten Klassifikation der akuten Pankreatitis entspricht dies den Verlaufsformen »**mild**« und »**moderate**« (Dellinger et al. 2012).

Ein bedeutendes klinisches Problem ist die akute Pankreatitis der Verlaufsform »**severe**« und »**critical**«, die – insbesondere wenn sie mit dem Auftreten von intra- oder extrapankreatischen Nekrosen assoziiert ist – eine erhebliche Morbidität und Mortalität aufweist. Die Mehrzahl der Todesfälle sind hier sepsisbedingt.

7.1 Bakterielle Infektionen bei akuter Pankreatitis

Bei der akuten Pankreatitis ist zu unterscheiden zwischen **extrapankreatischen Infektionen** und der **lokalen Infektion von Pankreasnekrosen**. Extrapankreatische Infektionen wie Pneumonien, Harnwegsinfekte und Katheterinfektionen beeinflussen die Prognose der Erkrankung nur wenig.

Im Gegensatz dazu verschlechtert das Auftreten einer **lokalen Infektion von Pankreasnekrosen** die Prognose signifikant. Es kann davon ausgegegangen werden, dass ca. 30–40 % aller Patienten mit einer nekrotisierenden Pankreatitis infizierte Pankreasnekrosen entwickeln. Die Literaturangaben zur Inzidenz infizierter Pankreasnekrosen unterliegen zwar gewissen Schwankungen, die durch Patientenselektion bedingt sind; insgesamt gesehen sind sie in großen Serien über die Jahrzehnte hinweg stabil: Beger et al. (1986) fanden in ihrer Untersuchung im Jahre 1986 beim Vorliegen von Pankreasnekrosen eine Infektionsrate von 40 %. Neueste Daten aus einer großen niederländischen Multizenterstudie belegen eine Infektionsrate von 32 % (van Santvoort et al. 2011). Die Mortalität, die bei der schweren akuten Pankreatitis bei unter 10 % liegt, steigt bei infizierten Nekrosen auf bis zu 40 % an (Besselink et al. 2009).

Das bakterielle Spektrum infizierter Pankreasnekrosen ist polymikrobiell. In den ursprünglichen Studien waren vor allem Escherichia coli und andere gramnegative Darmbakterien die dominierenden Keime (Beger et al. 1986). Dies hat sich geändert: Mittlerweile finden sich mit zunehmender Häufigkeit grampositive Bakterien (Enterokokken, Staphylokokken) und Pilze als pathogene Keime (◘ Tab. 7.1).

Es besteht heute Einigkeit darin, dass nichtinfizierte Pankreasnekrosen konservativ behandelt werden können (van Santvoort et al. 2011; Büchler et al. 2000; Rau et al. 1995). Operative oder interventionelle Eingriffe sind selten notwendig. Im Gegensatz dazu erfordern infizierte Nekrosen in der Regel das operative oder interventionelle Débridement mit Drainage. Die sich daraus zwischen infizierten und nichtinfizierten Pankreasnekrosen ergebenden therapeutischen Differenzen unterstreichen die Bedeutung der bakteriellen Infektion im Rahmen der nekrotisierenden Pankreatitis.

Tab. 7.1 Bakterienspektrum infizierter Pankreasnekrosen. 49 Isolate von 27 Patienten mit infizierten Nekrosen. (Nach Isenmann et al. 2004; Dellinger et al. 2007)

Enterococcus spp.	18 %
Koagulase neg. Staphylokokken/Staph. epidermidis	18 %
Escherichia coli	16 %
Staphylococcus aureus	10 %
Proteus	7 %
Pseudomonas	7 %
Candida	10 %
Andere	14 %

Tab. 7.2 Empfehlungen der Paul-Ehrlich-Gesellschaft für Chemotherapie zur Antibiotikatherapie bei infizierten Pankreasnekrosen

Häufigste Erreger	Initialtherapie	Therapiedauer
Enterobacteriaceae	Carbapenem Gruppe 1	7–10 Tage
Enterokokken	Carbapenem Gruppe 2	
Staphylokokken		
Anaerobier	Fluorchinolon Gruppe 2 oder Fluorchinolon Gruppe 3 oder Cephalosporin Gruppe 2 jeweils + Metronidazol Fluorchinolon Gruppe 4 Acylaminopenicillin/BLI	

Carbapenem Gruppe 1: Imipenem, Doripenem, Meropenem
Carbapenem Gruppe 2: Ertapenem
Fluorchinolon Gruppe 2: Ciprofloxacin
Fluorchinolon Gruppe 3: Levofloxacin
Cephalosporin Gruppe 2: Cefuroxim, Cefotiam

7.2 Antibiotikatherapie bei akuter Pankreatitis

Da septische Komplikationen eine zentrale Rolle für den Verlauf und die Prognose der schweren akuten Pankreatitis spielen, war der Einsatz von Antibiotika bei der Erkrankung seit Langem Gegenstand einer Vielzahl von Studien. Grundsätzlich muss unterschieden werden zwischen der **Antibiotikatherapie** (der Behandlung einer bestehenden Infektion) und der **Antibiotikaprophylaxe**, die das Auftreten bakterieller Infektionen verhindern soll.

7.3 Antibiotikatherapie bei nekrotisierender Pankreatitis

Die Antibiotikatherapie ist essenzieller Bestandteil des Therapieregimes bei infizierten Pankreasnekrosen, Pankreasabszessen oder extrapankreatischen Infektionen. Bei extrapankreatischen Infektionen wie Pneumonie, Harnwegsinfektion oder Katheterinfektion orientiert sich die Wahl des Antibiotikums am bei der jeweiligen Infektion zu erwartenden Errgerspektrum.

Infizierte Pankreasnekrosen erfordern in Anbetracht des Erregerspektrums eine Therapie mit Breitsspektrumantibiotika. Das Krankheitsbild ist ein klassisches Beispiel für die abdominelle Sepsis, deren Behandlung aus der Trias chirurgische Infektsanierung + Intensivbehandlung + Antibiokatherapie besteht. Sieht man von selektierten Einzelfällen ab (Rünzi et al. 2005), so erfordern infizierte Nekrosen neben der Antibiotikatherapie eine chirurgische oder interventionelle Drainage (van Santvoort et al. 2011; Büchler et al. 2000; Beger u. Isenmann 1999).

Die Wahl des Antibiotikums orientiert sich am zu erwartenden Erregerspektrum und an den bei der Infektion zu erwartenden Wirkstoffkonzentrationen (Büchler et al. 1992). Unter Berücksichtigung dieser Grundlagen empfehlen die aktuellen Leitlinien für die antibiotische Therapie von infizierten Pankreasnekrosen Carbapeneme, Chinolone und Breitspektrumcephalosporine und Breitspektrumpenicilline. Zur Abdeckung des anaeroben Erregerspektrums ist Metronidazol geeignet (Eckmann et al. 2010) (Tab. 7.2).

7.4 Antibiotikaprophylaxe bei schwerer akuter Pankreatitis

Spätestens mit der Erkenntnis, dass der bakteriellen Infektion von Pankreasnekrosen eine entscheidende prognostische Bedeutung zukommt, stellte sich die Frage, ob durch die prophylaktische Gabe von Antibiotika eine Reduktion der Inzidenz infizierter Nekrosen erreicht und damit die Prognose des Patienten verbessert werden kann.

Eine Vielzahl von Studien hat sich in den letzten Jahren dieses Themas angenommen (Tab. 7.3). Das Design dieser Studien ist sehr heterogen und häufig kaum vergleichbar. Lediglich zwei der Arbeiten waren doppelblinde, placebokontrollierte Studien von aussagekräftiger Größe (Isenmann et al. 2004; Dellinger et al. 2007). In den restlichen Untersuchungen wurden teilweise verschiedene Antibiotikaregime miteinander verglichen; beispielsweise eine Antibiotikaprophylaxe, die binnen weniger Stunden nach Symptombeginn initiiert wurde, mit einer Antibiotikatherapie, die erst beim Auftreten systemischer Infektionskriterien begonnen wurde (Nordback et al. 2001; Spicak et al. 2002,

Tab. 7.3 Kontrollierte Studien zur Antibiotikaprophylaxe bei schwerer akuter oder nekrotisierender Pankreatitis

Autor u. Jahr	Untersuchte Antibiotika	Doppelblind	Patienten	Effekt infizierte Nekrosen	Effekt Mortalität
Pederzoli et al. 1993	Imipenem vs. keines	Nein	41/33	Ja, Reduktion in Antibiotikagruppe	Nein
Sainio et al. 1995	Cefuroxim vs. keines	Nein	30/30	Nein	Ja, Reduktion in Antibiotikagruppe
Delcenserie et al. 1996	Ceftazidime + Amikacin + Metronidazol vs. keines	Nein	11/12	Ja, Reduktion in Antibiotikagruppe	Nein
Schwarz et al. 1997	Ofloxacin + Metronidazol vs. keines	Nein	13/13	Nein	Nein
Bassi et al. 1998	Pefloxacin vs. Imipenem	Nein	30/30	Ja, Reduktion in Imipenemgruppe	Nein
Nordback et al. 2001	Imipenem früh vs. Imipenem spät	Nein	25/33	Ja, Reduktion in der frühen Therapiegruppe	Nein
Spicak et al. 2002	Ciprofloxacin + Metronidazol sofort vs. Ciprofloxacin + Metronidazol bei Bedarf	Nein	33/30	Nein	Nein
Spicak et al. 2003	Meropenem sofort vs. Meropenem bei Bedarf	Nein	20/21	Nein	Nein
Isenmann et al. 2004	Ciprofloxacin + Metronidazol vs. Placebo	Ja	58/56	Nein	Nein
Røkke et al. 2007	Imipenem vs. keines	Nein	36/37	Nein	Nein
Dellinger et al. 2007	Meropenem vs. Placebo	Ja	50/50	Nein	Nein
Barreda et al. 2009	Imipenem vs. keines	Nein	24/34	Nein	Nein
García-Barrasa et al. 2009	Ciprofloxacin vs. Placebo	Ja	22/19	Nein	Nein
Xue et al. 2009	Imipenem vs. keines	Nein	29/27	Nein	Nein
Yang et al. 2009	Imipenem vs. keines	Nein	28/26	Nein	Nein

2003). Kritisch zu sehen ist auch, dass die bisherige Definition der schweren akuten Pankreatitis ganz offensichtlich nicht geeignet ist, die Patienten zu identifizieren, die ein hohes Infektionsrisiko haben. Es bleibt abzuwarten, ob die jüngst etablierte neue Definition hier Abhilfe schafft.

Trotz all dieser Einschränkungen ist in Tab. 7.3 klar zu erkennen, dass es lediglich in einer der Studien zur Reduktion der Mortalität durch die Antibiotikaprophylaxe kam (Sainio et al. 1995). Damit ist ein positiver Effekt bezüglich dieses Zielkriteriums nicht zu erwarten. Für die Inzidenz infizierter Nekrosen lässt sich auf den ersten Blick eine derartig eindeutige Aussage nicht machen, immerhin scheint sich hier in vier Studien ein positiver Effekt zu ergeben. Allerdings sind die publizierten Daten in verschiedenen Metaanalysen immer wieder sehr sorgfältig untersucht worden, mit dem Ergebnis, dass auch für die Inzidenz infizierter Nekrosen kein positiver Effekt durch die Antibiotikaprophylaxe belegt werden kann (Wittau et al. 2011; Villatoro et al. 2010; Jiang et al. 2012; Yao et al. 2010).

Es hat sich im klinischen Alltag etabliert und bewährt, bei der schweren akuten Pankreatitis auch dann eine Antibiotikatherapie zu beginnnen, wenn keine infizierte Nekrosen oder eine extrapankreatische Infektion vorliegen. Man bezeichnet dieses Vorgehen als »Antibiotikatherapie on demand«. Die Kriterien, wann eine solche Antibiose »on demand« initiiert werden soll, sind allerdings nicht genau definiert und werden variabel gehandhabt. Aus der Erfahrung der ASAP-Studie (Isenmann et al. 2004) kann man ableiten, dass mit einer Antibiotikatherapie dann begonnen werden sollte, wenn der Patient an einer schweren akuten Pankreatitis leidet und mindestens eines der folgenden Kriterien aufweist:

- Im Verlauf neu aufgetretene Sepsis/SIRS
- Neu aufgetretenes Mehrorganversagen (pulmonal, renal, kardiozirkulatorisch)
- Unklarer Anstieg des Serum-CRP mit gleichzeitigem Verdacht auf eine extrapankreatische Infektion
- Im Kontrastmittel-CT nachgewiesene subtotale oder totale Nekrose des Pankreas

Die erstgenannten drei Kriterien waren in der ASAP-Studie Abbruchkriterien für die Doppelblindbehandlung und Anlass, auf eine offene Antibiotikagabe umzusteigen. 42 von 114 der in diese Studie eingeschlossenen Patienten erfüllten im Verlauf der Pankreatitis zumindest eines dieser Kriterien und erhielten daraufhin eine offene Antibiotikatherapie. Die niedrige Rate infizierter Nekrosen (10,5 %) und das günstige Outcome (Letalität 6 % in der Gesamtstudie) sind die Rationale dafür, um bei den genannten Indikationen mit einer Antibiotikabehandlung zu beginnen.

Die Wahl des Antibiotikums sollte sich an den Leitlinien zur Therapie infizierter Nekrosen orientieren (Eckmann et al. 2010). Präparate der ersten Wahl sind Carbapeneme, Chinolone oder Breitspektrumpenicilline/-cephalosporine.

7.5 Selektive Darmdekontamination

Die bakterielle Kontamination von Pankreasnekrosen erfolgt aus dem Gastrointestinaltrakt. Es wird davon ausgegangen, dass Bakterien aus dem Kolon über den Mechanismus der bakteriellen Translokation in die Nekrosen gelangen. Neuere tierexperimentelle Studien legen den Schluss nahe, dass auch der Dünndarm eine Rolle als Bakterienquelle spielt (Fritz et al. 2010).

Auf der Basis dieser Daten erscheint es logisch, durch eine Reduktion der bakteriellen Darmflora das Infektionsrisiko zu vermindern. Das Konzept der selektiven Darmdekontamination (SDD), also der Reduktion der intestinalen Bakteriendichte durch orale und systemische Antibiotika, ist auch bei der schweren akuten Pankreatitis untersucht worden. Die einzige aussagekräftige klinische Studie hierzu stammt aus den 1990er-Jahren und zeigte eine signifikante Reduktion der Mortalität in der SDD-Gruppe auf 22 % – im Vergleich zu 35 % in der unbehandelten Kontrollgruppe (Luiten et al. 1995). Diese anfänglichen positiven Daten sind in der Folge nicht durch weitere Studien bestätigt worden. Eine kleinere (jüngere) Untersuchung konnte für SDD keinen Effekt zeigen (Sawa et al. 2007).

Zusammenfassend lässt sich sagen, dass sich SDD trotz allem anfänglichem Optimismus nicht in der Therapie der schweren akuten Pankreatitis durchgesetzt hat und die wissenschaftliche Datenlage nicht ausreicht, um ein derartiges Vorgehen zu empfehlen.

Literatur

Barreda L, Targarona J, Milian W, Portugal J, Sequeiros J, Pando E, Calisto JL (2009) Is the prophylactic antibiotic therapy with Imipenem effective for patients with pancreatic necrosis? Acta Gastroenterol Latinoam 39(1): 24–29

Bassi C, Falconi M, Talamini G, Uomo G, Papaccio G, Dervenis C, Salvia R, Minelli EB, Pederzoli P (1998) Controlled clinical trial of pefloxacin versus imipenem in severe acute pancreatitis. Gastroenterology 115(6): 1513–1517

Beger HG, Bittner R, Block S, Büchler M (1986) Bacterial contamination of pancreatic necrosis. A prospective clinical study. Gastroenterology 91(2): 433–438

Beger HG, Isenmann R (1999) Surgical management of necrotizing pancreatitis. Surg Clin North Am 79: 783–800

Besselink MG, van Santvoort HC, Boermester MA, Nieuwnhuijs VB, van Goor H, Dejong CH, Schaapherder AF, Gooszen HG, Dutch Acute Pancreatitis Study Group (2009) Timing and impact of infections in acute pancreatitis. Br J Surg 96: 267–273

Büchler M, Malfertheiner P, Friess H, Isenmann R, Vanek E, Grimm H, Schlegel P, Friess T, Beger HG (1992) Human pancreatic tissue concentration of bactericidal antibiotics. Gastroenterology 103(6): 1902–1908

Büchler MW, Gloor B, Müller CA, Friess H, Seiler CA, Uhl W (2000) Acute necrotizing pancreatitis: treatment strategy according to the status of infection. Ann Surg 232(5): 619–626

Delcenserie R, Yzet T, Ducroix JP (1996) Prophylactic antibiotics in treatment of severe acute alcoholic pancreatitis. Pancreas 13(2): 198–201

Dellinger EP, Forsmark CE, Layer P, Lévy P, Maraví-Poma E, Petrov MS, Shimosegawa T, Siriwardena AK, Uomo G, Whitcomb DC, Windsor JA; Pancreatitis Across Nations Clinical Research and Education Alliance (PANCREA) (2012) Determinant-based classification of acute pancreatitis severity: an international multidisciplinary consultation. Ann Surg 256: 875–880

Dellinger EP, Tellado JM, Soto NE, Ashley SW, Barie PS, Dugernier T, Imrie CW, Johnson CD, Knaebel HP, Laterre PF, Maravi-Poma E, Kissler JJ, Sanchez-Garcia M, Utzolino S (2007) Early antibiotic treatment for severe acute necrotizing pancreatitis: a randomized, double-blind, placebo-controlled study. Ann Surg 245: 674–683

Eckmann C, Isenmann R, Kujath P, Pross A, Rodloff AC, Schmitz FJ, Trautmann M, Wacha A (2010) Intraabdominelle Infektionen. In: Bodmann K-F, Grabein B Empfehlungen zur kalkulierten parenteralen Initialtherapie bakterieller Erkrankungen bei Erwachsenen – Update 2010. Paul-Ehrlich-Gesellschaft für Chemotherapie, S 46–53

Fritz S, Hackert T, Hartwig W, Rossmanith F, Strobel O, Schneider L, Will-Schweiger K, Kommerell M, Büchler MW, Werner J (2010) Bacterial translocation and infected pancreatic necrosis in acute necrotizing pancreatitis derives from small bowel rather than from colon. Am J Surg 200(1): 111–117

García-Barrasa A, Borobia FG, Pallares R, Jorba R, Poves I, Busquets J, Fabregat J (2009) A double-blind, placebo-controlled trial of ciprofloxacin prophylaxis in patients with acute necrotizing pancreatitis. J Gastrointest Surg 13(4): 768–774

Isenmann R, Rünzi M, Kron M, Kahl S, Kraus D, Jung N, Maier L, Malfertheiner P, Goebell H, Beger HG; German Antibiotics in Severe Acute Pancreatitis Study Group (2004) Prophylactic antibiotic treatment in patients with predicted severe acute pancreatitis: a placebo-controlled, double-blind trial. Gastroenterology 126(4): 997–1004

Jiang K, Huang W, Yang XN, Xia Q (2012) Present and future of prophylactic antibiotics for severe acute pancreatitis. World J Gastroenterol 21: 279–284

Luiten EJ, Hop WC, Lange JF, Bruining HA (1995) Controlled clinical trial of selective decontamination for the treatment of severe acute pancreatitis. Ann Surg 222(1): 57–65

Nordback I, Sand J, Saaristo R, Paajanen H (2001) Early treatment with antibiotics reduces the need for surgery in acute necrotizing pancreatitis – a single-center randomized study. J Gastrointest Surg 5(2): 113–118

Pederzoli P, Bassi C, Vesentini S, Campedelli A (1993) A randomized multicenter clinical trial of antibiotic prophylaxis of septic complications in acute necrotizing pancreatitis with imipenem. Surg Gynecol Obstet 176(5): 480–483

Rau B, Pralle U, Uhl W, Schoenberg MH, Beger HG (1995) Management of sterile necrosis in instances of severe acute pancreatitis. J Am Coll Surg 181(4): 279–288

Røkke O, Harbitz TB, Liljedal J, Pettersen T, Fetvedt T, Heen LØ, Skreden K, Viste A (2007) Early treatment of severe pancreatitis with imipenem: a prospective randomized clinical trial. Scand J Gastroenterol 42(6): 771–776

Rünzi M, Niebel W, Goebell H, Gerken G, Layer P (2005) Severe acute pancreatitis: nonsurgical treatment of infected necroses. Pancreas 30(3): 195–199

Sainio V, Kemppainen E, Puolakkainen P, Taavitsainen M, Kivisaari L, Valtonen V, Haapiainen R, Schröder T, Kivilaakso E (1995) Early antibiotic treatment in acute necrotising pancreatitis. Lancet 346(8976): 663–667

van Santvoort HC, Bakker OJ, Bollen TL, Besselink MG, Ahmed Ali U, Schrijver AM, Boermeester MA, van Goor H, Dejong CH, van Eijck CH, van Ramshorst B, Schaapherder AF, van der Harst E, Hofker S, Nieuwenhuijs VB, Brink MA, Kruyt PM, Manusama ER, van der Schelling GP, Karsten T, Hesselink EJ, van Laarhoven CJ, Rosman C, Bosscha K, de Wit RJ, Houdijk AP, Cuesta MA, Wahab PJ, Gooszen HG; Dutch Pancreatitis Study Group (2011) A conservative and minimally invasive approach to necrotizing pancreatitis improves outcome. Gastroenterology 141(4): 1254–1263

Sawa H, Ueda T, Takeyama Y, Yasuda T, Shinzeki M, Matsumura N, Nakajima T, Matsumoto I, Fujita T, Ajiki T, Fujino Y, Kuroda Y (2007) Treatment outcome of selective digestive decontamination and enteral nutrition in patients with severe acute pancreatitis. J Hepatobiliary Pancreat Surg 14(5): 503–508

Schwarz M, Isenmann R, Meyer H, Beger HG (1997) Antibiotika bei nekrotisierender Pankreatitis – Ergebnisse einer kontrollierten Studie. Dtsch Med Wochenschr 122(12): 356–361

Spicak J, Hejtmankova S, Hubaczova M, Antos F, Bartova J, Cech P et al (2003) Antibiotic prophylaxis of infectious complications of acute pancreatitis – the results of a randomised study by meropenem. Ces Slov Gastroent Hepatol 57: 222–227

Spicak J, Hubaczova M, Antos F, Bartova J, Cech P, Kasalicky M et al (2002) Antibiotics in the treatment of acute pancreatitis-findings from a randomized multi-center prospective study. Ces Slov Gastroent Hepatol 56: 183–189

Villatoro E, Mulla M, Larvin M (2010) Antibiotic tharapy for prophylaxis against infection of pancreatic necrosis in acute pancreatitis. Cochrane Database Syst Rev CD002941

Wittau M, Mayer B, Scheele J, Henne-Bruns D, Dellinger EP, Isenmann R (2011) Systematic review and meta-analysis of antibiotic prophylaxis in severe acute pancreatitis. Scand J Gastroenterol 46(3): 261–270

Xue P, Deng LH, Zhang ZD, Yang XN, Wan MH, Song B, Xia Q (2009) Effect of antibiotic prophylaxis on acute necrotizing pancreatitis: results of a randomized controlled trial. J Gastroenterol Hepatol 24(5): 736–742

Yang X, Deng LH, Xue P, Zhao L, Jin T, Wan M (2009) Non-preventive use of antibiotics in patients with severe acute pancreatitis treated with integrated traditional Chinese and Western therapy: a randomized controlled trial. J Chion Interg Med 7: 330–333

Yao L, Huang X, Li Y, Shi R, Zhang G (2010) Prophylactic antibiotics reduce pancreatic necrosis in acute necrotizing pancreatitis: a meta-analysis of randomized trials. Dig Surg 27: 442–449

Evidenzbasierte endoskopische Therapie der nekrotisierenden Pankreatitis

Björn Dahl, Hans Seifert

H. G. Beger et al. (Hrsg.), *Erkrankungen des Pankreas*,
DOI 10.1007/978-3-642-37964-2_8, © Springer-Verlag Berlin Heidelberg 2013

Minimal-invasive Verfahren sind Verfahren der ersten Wahl bei der Therapie der Komplikationen der nekrotisierenden Pankreatitis. Die transmurale endoskopische Intervention hat den Vorteil des geringsten Zugangstraumas. Für das technische Vorgehen im Einzelnen gibt es noch keine Standardmethode. Ob und unter welchen Umständen ein schrittweises Vorgehen, beginnend mit Drainage und Spülung, oder das primäre Débridement durch große Fenster vorzuziehen ist, ist offen. Die Indikation zur Intervention besteht nach allgemeinem Konsens bei gesicherter infizierter Nekrose. In allen anderen Fällen muss die Entscheidung zur Intervention im Einzelfall diskutiert werden. Die Intervention sollte möglichst frühestens 3–4 Wochen nach Krankheitsbeginn erfolgen. Pankreasgangdefekte sind immer zu erwarten und haben Bedeutung für den Langzeitverlauf. Die endoskopische Behandlung ist oft schwierig. Bei abgehängter Cauda empfiehlt sich die langfristige transgastromurale Drainage.

8.1 Einleitung

Die Therapie der nekrotisierenden Pankreatitis hat, unabhängig vom technischen Vorgehen, grundsätzlich zwei Ziele: erstens das Ausräumen infizierter nekrotischer oder flüssiger Verhalte und damit verbundener septischer Komplikationen, und zweitens den Erhalt oder die Rekonstruktion der normalen Pankreasanatomie und -funktion. Da es sich bei der nekrotisierenden Pankreatitis meistens um mehr oder weniger ausgedehnte Nekrosen des peripankreatischen Fettgewebes handelt, verbunden mit Gangfisteln und geringeren Defekten des Pankreasparenchyms selbst, sind grundsätzlich beide Therapieziele gemeinsam zu verfolgen. Im Vordergrund steht allerdings klinisch und in den vorliegenden Studien das erste Ziel.

8.2 Retroperitoneale Nekrosen

8.2.1 Publizierte Daten

Die ersten Publikationen zur endoskopischen Therapie peripankreatischer Flüssigkeitsansammlungen datieren aus den 80er-Jahren des letzten Jahrhunderts (Cremer et al. 1989; Kozarek et al. 1985; Sahel et al. 1987). Mit der Einführung der Endosonographie wurden die endoskopischen Möglichkeiten deutlich erweitert, da nun auch Befunde punktiert und drainiert werden konnten, die keine Pelottierung der Magenwand verursachten (Binmoeller u. Soehendra 1995). 1996 wurde das Verfahren erstmals bei Patienten mit postpankreatitischen Nekrosen angewandt (Baron et al. 1996) und 1999 um das endoskopische Débridement ergänzt. Hierzu wurde der Punktionskanal zu einem transmuralen Fenster ins Retroperitoneum dilatiert, um die Nekrosen mit dem Gastroskop entfernen zu können (Seifert et al. 2000).

Die guten Ergebnisse der in den ersten Jahren veröffentlichten monozentrischen Fallserien wurden 2009 in einer deutschen multizentrischen Studie (GEPARD) bestätigt. Diese Studie mit 93 Patienten zeigte eine Erfolgsrate der endoskopischen Therapie von 80 % bei einer Letalität von 7,5 %, die Komplikationsrate lag bei 26 %. Im Langzeitverlauf über 43 Monate blieben 84 % der Patienten beschwerdefrei, die Lebensqualität der endoskopisch behandelten Patienten war höher als die der wegen Therapieversagen operierten Patienten (Seifert et al. 2009).

In einer 2011 publizierten amerikanischen multizentrischen Studie wurden von 104 Patienten 91 % erfolgreich endoskopisch behandelt bei einer Komplikationsrate von 14 %, 6 Patienten starben (Gardner et al. 2011). In dieser Studie wurde ein BMI von > 32 als unabhängiger Risikofaktor für ein Versagen der endoskopischen Therapie ermittelt.

In der ersten randomisierten prospektiven Studie aus den Niederlanden (PANTER) konnte 2011 an 88 Patienten ein Vorteil der minimal-invasiven Therapie gegenüber der offenen Chirurgie gezeigt werden. Im Vergleich des offen-chirurgischen Vorgehens mit einem Step-up-Vorgehen, beginnend mit einer transkutanen Drainage und ggf. erweitert zu einem videoassistierten retroperitonealen Débridement (VARD), zeigte sich eine Reduktion der primären Endpunkte Tod und schwere Komplikationen (neu aufgetretenes Multiorganversagen, enterokutane Fistel, Perforation oder Blutung) von 69 auf 40 %. Bei 35 % der Patienten in der Step-up-Gruppe konnte eine Operation vermieden werden. Im Follow-up zeigte sich bei den Patienten der minimal-invasiven Gruppe eine signifikant niedrigere Rate an Narbenhernien und neu aufgetretenem Diabetes mellitus (van Santvoort et al. 2010).

Die Folgestudie derselben Arbeitsgruppe (PENGUIN) verglich erstmals direkt, randomisiert und prospektiv das schrittweise chirurgische (VARD oder, wenn nicht möglich, Laparatomie) mit dem endoskopischen Vorgehen. Bei 20 ausgewerteten Patienten führte nur das chirurgische Vorgehen zu einem postprozeduralen Anstieg des Interleukin-6-Spiegels im Serum als Surrogatparameter des größeren Eingriffstraumas. Nach der endoskopischen Therapie kam es nicht zu neu aufgetretenem Multiorganversagen (0 % vs. 50 %), zudem ergab sich eine niedrigere Rate an pankreatikokutanen Fisteln (10 % vs. 70 %). Auch wurde ein Trend zu einer geringeren Letalität zugunsten der endoskopischen Therapie beobachtet (10 % vs. 40 %, nicht signifikant). Somit wurde erstmals ein Vorteil für das endoskopische Vorgehen im direkten Vergleich mit einem schrittweise eskalierenden, wenig invasiven chirurgischen Ansatz gezeigt (Bakker et al. 2012).

Der Vergleich eines endoskopischen Step-up-Vorgehens mit einem chirurgischen Step-up ist Gegenstand einer laufenden Studie (Transluminal Endoscopic Step-up Approach versus Minimally Invasive Surgical Step-up Approach in Patients with Infected Pancreatic Necrosis: TENSION, Dutch Pancreatitis Study Group). Ergebnisse werden für 2014 erwartet (Trial registration: ISRCTN09186711).

Aufgrund der guten Ergebnisse der endoskopischen Therapie empfiehlt die American Pancreatic Association (APA) seit 2012 die endoskopische Therapie als Verfahren der ersten Wahl zur Behandlung der nekrotisierenden Pankreatitis (Freeman et al. 2012).

8.2.2 Indikation zur Intervention

Traditionell wird eine infizierte pankreatische oder peripankreatische Nekrose als Indikation zum chirurgischen Eingreifen angesehen. Dabei besteht weitgehend Einigkeit, dass ein Eingriff möglichst erst im Stadium der demarkierten Flüssigkeitsansammlungen oder Nekrosen (walled off necrosis, WON, revidierte Atlanta-Klassifikation; Banks et al. 2013) erfolgen sollte, also mindestens 3 oder 4 Wochen nach Krankheitsbeginn. Diese Grundsätze sind auch für die minimal-invasiven und die endoskopischen Interventionen akzeptiert, wie die Einschlusskriterien der entsprechenden Studien zeigen. Allerdings ist die Definition einer »infizierten Nekrose« im Einzelfall oft schwierig. Definition und Indikation bei septischem klinischem Krankheitsbild, durch Punktion oder Bildgebung nachgewiesenen purulenten Verhalten (Gaseinschlüsse, Umschlag echofreier in echogene liquide Anteile, Spontanperforationen mit Eiterabgang etc.) und Anstieg von CRP oder Procalcitonin im Serum sind eindeutig. Schwierig ist die Entscheidung bei den häufigen Fällen mit symptomatischem Verhalten (Schmerzen, Druckgefühl, Übelkeit, Kompression von Magen, Duodenum oder Gallengang) ohne Zeichen der Infektion, normalen oder mäßig erhöhten Entzündungsparametern, oft antibiotisch anbehandelt. Hier spricht die Chance auf eine Ausheilung unter konservativer Therapie gegen, die drohende septische Entgleisung mit Organkomplikationen für eine Intervention. Die Einschlusskriterien der größeren Studien tragen dem Rechnung und akzeptieren auch den Verdacht auf eine infizierte Nekrose und die klinische Verschlechterung oder die symptomatische sterile Nekrose als Indikation zur Intervention (Freeman et al. 2012). Dabei ist zu berücksichtigen, dass in Einzelfällen auch eine infizierte Nekrose unter antibiotischer Therapie zur Abheilung kommen kann, sodass der klinische Zustand des Patienten ein entscheidendes Kriterium ist (van Santvoort et al. 2011).

Für den Zeitpunkt der Intervention ließe sich sagen: »So spät wie möglich, aber so früh wie nötig« – nach der frühen, durch systemische Komplikationen (systemic inflammatory response syndrome, SIRS) mit Multiorganversagen (MOF) bestimmten Krankheitsphase und vor dem späteren Eintritt ebensolcher septischer Komplikationen infolge unbehandelter, sekundär infizierter Nekrosen. Sehr frühe chirurgische Interventionen nach Beginn der Pankreatitis gehen mit einer erhöhten Letalität einher (Mier et al. 1997). Daher sollte auch bei frühem Nachweis einer Infektion der Versuch einer konservativen Therapie gemacht werden, um den Eingriff hinauszuzögern (Besselink et al. 2007). Andererseits muss die Intervention bei unbeherrschbarer Sepsis nötigenfalls auch sehr früh im Verlauf der Erkrankung erfolgen. Insbesondere bei fulminanten Verläufen ist hier die Differenzierung zwischen SIRS und Sepsis mit infizierter Nekrose schwierig. Wenn im ersteren Fall eine Intervention erfolgt, wird der Patient davon nicht profitieren (Nathens et al. 2004). Procalcitonin ist als Indikator einer bakteriellen Infektion hilfreich, ebenso der kulturelle Nachweis der Infektion (Rau et al. 1997). Hingegen wird die regelhafte mikrobiologische Diagnostik per Feinnadelaspiration wegen geringer Sensitivität nicht empfohlen.

Sterile Nekrosen sollten konservativ behandelt werden, da auch große Nekrosehöhlen spontan resorbiert werden können (Banks u. Freeman 2006). Allerdings ist dabei ungeklärt, worin eine konservative Behandlung vor allem großer Nekrosemassen besteht. Ist eine antibiotische Prophylaxe oder – bei kontaminierten Nekrosen – Therapie indiziert? Und wie lange soll diese Behandlung erfolgen? Ist schon ein CRP-Anstieg oder eine leichte symptomatische Verschlechterung unter oder nach Absetzen der antibiotischen Behandlung eine Indikation zur Intervention? Wann ist die Persistenz großer Nekrosemassen ohne Zeichen der Organisation oder Resorption an sich schon ein Grund zum Eingreifen?

8.2.3 Praktisches Vorgehen

Für das praktische Vorgehen gibt es keine allgemein akzeptierte Vorlage. Auch im Rahmen der Konsensuskonferenz 2010 (Freeman et al. 2012) war die Überlegenheit gering invasiver Verfahren zwar grundsätzlich unstrittig, das von den einzelnen Teilnehmern empfohlene Vorgehen bei der Diskussion spezieller Fälle aber doch unterschiedlich. Wenngleich aufgrund geringer Fallzahlen und unterschiedlicher Expertise verschiedener Kliniken – die meisten befinden sich noch in der Lernkurve – kein standardisiertes Verfahren besteht, stellen wir das technische Vorgehen im Folgenden in seinen Grundzügen dar.

Transmurale Eingriffe sollten endosonographisch gesteuert erfolgen, da nur so eine risikoarme Punktion unter Berücksichtigung der of komplizierten pathologischen Anatomie möglich ist (Park et al. 2009; Varadarajulu et al. 2008). Nicht selten verursachen selbst ausgedehnte Nekrosen kaum eine Pelottierung der Magenwand, und fast immer sind Arterien des Magens und des Pankreas und – wegen der bei nekrotisierender Pankreatitis häufigen Milzvenenthrombose – auch portalvenöse Gefäße zu berücksichtigen. Nur unter direkter endosonographischer Sicht können die geeigneten Fenster für den transgastralen oder transduodenalen Zugang bestimmt werden.

Für den transmuralen Zugang werden unterschiedliche Punktionstechniken mit oder ohne Diathermiestrom angewandt. Viele Autoren wie auch das Protokoll der niederländischen TENSION-Studie verfolgen dann ein schrittweises Vorgehen, zunächst mit Katheterdrainage und transnasalen Spülkathetern und endoskopischem Débridement erst bei fehlendem Erfolg (Gluck et al. 2012; Varadarajulu et al. 2011), andere vermeiden transnasale und andere Katheter und verfolgen gleich in der ersten Sitzung das ausgedehnte Débridement durch ein bis auf 20 mm dilatiertes transmurales Fenster (eigenes Vorgehen).

Zwischen den Eingriffen muss das transmurale Fenster gesichert werden. Dies kann durch die Einlage einer weichen Silikondrainage oder durch einen selbstexpandierenden Metallstent erfolgen. Speziell zu diesem Zweck entwickelte Stents erlauben eine dauerhafte Sicherung des Zugangsweges und ermöglichen eine Vielzahl von Eingriffen (Gornals et al. 2013).

Angesichts zweier in der Literatur beschriebener tödlicher Verläufe aufgrund von Luftembolien sollten die retroperitonealen Interventionen unter CO^2-Insufflation erfolgen (Gardner et al. 2011; Seifert et al. 2009). Abdominelle Schmerzen nach dem Eingriff können Ausdruck einer (Mikro-)Perforation sein. Diese können in der Regel konservativ behandelt werden, ebenso wie Fistelverbindungen zu Hohlorganen sich in der Regel spontan verschließen. Blutungen während der Eingriffe sind die häufigsten Komplikationen. Sie sistieren oft spontan oder sind endoskopisch zu stillen, gehören aber neben der Sepsis zu den häufigsten Gründen für eine operative Intervention. Der Stellenwert endoskopischer Spülungen der retroperitonealen Höhle wird kontrovers diskutiert (Jurgensen et al. 2012).

Endoskopisch nicht erreichbare Verhalte lassen sich durch sonographisch oder CT-gesteuerte Punktionen erreichen. Anschließend können sie nach Dilatation des Punktionskanals ebenfalls endoskopisch ausgeräumt werden.

8.3 Pankreasgangdefekte

Immer ist die nekrotisierende Pankreatitis mit einem Defekt des Pankreasganges verbunden. Solche Schäden mit Lecks, Fistelverbindungen, Strikturen, Abbrüchen oder Verlust ganzer Anteile des Pankreasorgans haben für den weieren Verlauf und das therapeutische Vorgehen große Bedeutung (Nealon et al. 2009). Sie lassen sich primär am besten durch magnetresonanztomographische Cholangio-Pankreatikographie (MRCP) oder endosonographisch nachweisen. Die endoskopische transpapilläre Pankreatikographie (ERP) darf nur erfolgen, wenn eine Infektion schon vorliegt oder eine drainierende Intervention direkt beabsichtigt oder schon erfolgt ist. Da sie nahezu immer zu einer Kontamination des Ganges und damit verbundener Strukturen führt, ist sie bei sterilen Verhältnissen als diagnostische Maßnahme kontraindiziert.

Häufig liegt der Gangdefekt im Pankreascorpus oder im Bereich des Genu. Im Zuge der Abheilung der Nekrosehöhle entsteht in diesem Bereich oft ein Verschluss des distalen, über die Papille drainierten Ganges, während die Peripherie des Pankreas über die Nekrosehöhle problemlos in den Magen drainiert ist, solange das transmurale Fenster noch offen ist. Nach dessen Obliteration entsteht das Syndrom des abgehängten oder verlorenen Pankreasschwanzes (disconnected tail) mit rezidivierenden Pseudozysten, Fisteln und lästigen Beschwerden. Der

Wiederanschluss an das Gangsystem über eine transpapillär eingelegte Drainage gelingt nur selten. Endoskopische Alternativen sind die dauerhafte Aufrechterhaltung des transmuralen Fensters durch Pigtailkatheter und die gezielte transmurale Drainage des abgehängten Gangsystems (Arvanitakis et al. 2007; Will et al. 2011). Die Chirurgie bietet neben der Resektion des abgehängten Pankreas die Möglichkeit zur Drainage mittels einer Roux-Y-Schlinge (Howard et al. 2001). Der Erhalt der verlorenen Cauda empfiehlt sich wegen der dort gelegenen Inseln, um einen pankreopriven Diabetes mellitus zu vermeiden.

Literatur

Arvanitakis M, Delhaye M, Bali MA et al (2007) Pancreatic-fluid collections: a randomized controlled trial regarding stent removal after endoscopic transmural drainage. Gastrointest Endosc 65: 609–619

Bakker OJ, van Santvoort HC, van Brunschot S et al (2012) Endoscopic transgastric vs surgical necrosectomy for infected necrotizing pancreatitis: a randomized trial. JAMA 307: 1053–1061

Banks PA, Bollen TL, Dervenis C et al (2013) Classification of acute pancreatitis – 2012: revision of the Atlanta classification and definitions by international consensus. Gut 62: 102–111

Banks PA, Freeman ML (2006) Practice guidelines in acute pancreatitis. Am J Gastroenterol 101: 2379–2400

Baron TH, Thaggard WG, Morgan DE et al (1996) Endoscopic therapy for organized pancreatic necrosis [see comments]. Gastroenterology 111: 755–764

Besselink MG, Verwer TJ, Schoenmaeckers EJ et al (2007) Timing of surgical intervention in necrotizing pancreatitis. Arch Surg 142: 1194–1201

Binmoeller KF, Soehendra N (1995) Endoscopic ultrasonography in the diagnosis and treatment of pancreatic pseudocysts. Gastrointest Endosc Clin N Am 5: 805–816

Cremer M, Deviere J, Engelholm L (1989) Endoscopic management of cysts and pseudocysts in chronic pancreatitis: long-term follow-up after 7 years of experience. Gastrointest Endosc 35: 1–9

Freeman ML, Werner J, van Santvoort HC et al (2012) Interventions for necrotizing pancreatitis: summary of a multidisciplinary consensus conference. Pancreas 41: 1176–1194

Gardner TB, Coelho-Prabhu N, Gordon SR et al (2011) Direct endoscopic necrosectomy for the treatment of walled-off pancreatic necrosis: results from a multicenter U.S. series. Gastrointest Endosc 73: 718–726

Gluck M, Ross A, Irani S et al (2012) Dual modality drainage for symptomatic walled-off pancreatic necrosis reduces length of hospitalization, radiological procedures, and number of endoscopies compared to standard percutaneous drainage. J Gastrointest Surg 16: 248–256; discussion 256–247

Gornals JB, De la Serna-Higuera C, Sanchez-Yague A et al (2013) Endosonography-guided drainage of pancreatic fluid collections with a novel lumen-apposing stent. Surg Endosc 27: 1428–1434

Howard TJ, Rhodes GJ, Selzer DJ et al (2001) Roux-en-Y internal drainage is the best surgical option to treat patients with disconnected duct syndrome after severe acute pancreatitis. Surgery 130: 714–719; discussion 719–721

Jurgensen C, Neser F, Boese-Landgraf J et al (2012) Endoscopic ultrasound-guided endoscopic necrosectomy of the pancreas: is irrigation necessary? Surg Endosc 26: 1359–1363

Kozarek RA, Brayko CM, Harlan J et al (1985) Endoscopic drainage of pancreatic pseudocysts. Gastrointest Endosc 31: 322–327

Mier J, Leon EL, Castillo A et al (1997) Early versus late necrosectomy in severe necrotizing pancreatitis. Am J Surg 173: 71–75

Nathens AB, Curtis JR, Beale RJ et al (2004) Management of the critically ill patient with severe acute pancreatitis. Crit Care Med 32: 2524–2536

Nealon WH, Bhutani M, Riall TS et al (2009) A unifying concept: pancreatic ductal anatomy both predicts and determines the major complications resulting from pancreatitis. J Am Coll Surg 208: 790–799; discussion 799–801

Park DH, Lee SS, Moon SH et al (2009) Endoscopic ultrasound-guided versus conventional transmural drainage for pancreatic pseudocysts: a prospective randomized trial. Endoscopy 41: 842–848

Rau B, Steinbach G, Gansauge F et al (1997) The potential role of procalcitonin and interleukin 8 in the prediction of infected necrosis in acute pancreatitis. Gut 41: 832–840

Sahel J, Bastid C, Pellat B et al (1987) Endoscopic cystoduodenostomy of cysts of chronic calcifying pancreatitis: a report of 20 cases. Pancreas 2: 447–453

van Santvoort HC, Bakker OJ, Bollen TL et al (2011) A conservative and minimally invasive approach to necrotizing pancreatitis improves outcome. Gastroenterology 141: 1254–1263

van Santvoort HC, Besselink MG, Bakker OJ et al (2010) A step-up approach or open necrosectomy for necrotizing pancreatitis. N Engl J Med 362: 1491–1502

Seifert H, Biermer M, Schmitt W et al (2009) Transluminal endoscopic necrosectomy after acute pancreatitis: a multicentre study with long-term follow-up (the GEPARD Study). Gut 58: 1260–1266

Seifert H, Wehrmann T, Schmitt T et al (2000) Retroperitoneal endoscopic debridement for infected peripancreatic necrosis. Lancet 356: 653–655

Varadarajulu S, Christein JD, Tamhane A et al (2008) Prospective randomized trial comparing EUS and EGD for transmural drainage of pancreatic pseudocysts (with videos). Gastrointest Endosc 68: 1102–1111

Varadarajulu S, Phadnis MA, Christein JD et al (2011) Multiple transluminal gateway technique for EUS-guided drainage of symptomatic walled-off pancreatic necrosis. Gastrointest Endosc 74: 74–80

Will U, Fueldner F, Goldmann B et al (2011) Successful transgastric pancreaticography and endoscopic ultrasound-guided drainage of a disconnected pancreatic tail syndrome. Therap Adv Gastroenterol 4: 213–218

Evidenzbasierte offene und minimal-invasive Nekrosektomie bei akuter Pankreatitis

Jens Werner, Markus W. Büchler

H. G. Beger et al. (Hrsg.), *Erkrankungen des Pankreas*,
DOI 10.1007/978-3-642-37964-2_9, © Springer-Verlag Berlin Heidelberg 2013

Patienten mit nekrotisierender schwerer Pankreatitis benötigen heute nur noch selten eine interventionelle oder chirurgische Therapie. Bei Verdacht auf infizierte Nekrosen und septischem Krankheitsbild sollte im Rahmen des »Step up Approach« primär eine interventionelle oder ggf. eine endoskopische Drainage des infizierten Pankreasareals erfolgen. Bei fehlender klinischer Stabilisierung muss die Nekrosektomie erfolgen. Der ideale Zeitpunkt ist die 3.–4. Krankheitswoche, da sich zu dieser Zeit die Nekrosen demarkiert haben. Die konventionelle offene Nekrosektomie ist durch eine niedrige Mortalität, geringe Morbidität und einen guten Langzeitverlauf charakterisiert. In den letzten Jahren sind mit den perkutanen, in der Regel retroperitoneoskopischen minimal-invasiven Techniken Alternativen entwickelt worden, die heute in ca. 70 % der Fälle erfolgreich eingesetzt werden können.

9.1 Einleitung

Die Therapie der schweren akuten Pankreatitis sollte heute durch ein interdisziplinäres Team an spezialisierten Zentren mit Expertise in den Bereichen der Gastroenterologie, Intensivmedizin, interventionellen Radiologie, Endoskopie und Chirurgie stattfinden (Working group IAP/APA 2013; Uhl et al. 2002). Neben der konventionellen offenen chirurgischen Nekrosektomie wurden in den letzten Jahren zunehmend minimal-invasive chirurgische und interventionelle Verfahren bei der Therapie der nekrotisierenden Pankreatitis eingesetzt. Dieses Kapitel stellt die aktuellen chirurgischen Verfahren, die bei der Therapie der nekrotisierenden Pankreatitis eingesetzt werden, dar und definiert die aktuelle Rolle der Chirurgie bei diesem Krankheitsbild im Vergleich zu alternativen interventionellen Verfahren.

Nachgewiesene infizierte Pankreasnekrosen und septische Komplikationen ausgehend von pankreatischen Infektionen (z. B. Abszesse) sind eine allgemein akzeptierte Indikation für interventionelle und/oder chirurgische Maßnahmen (Büchler et al. 2000; Werner et al. 2005). Die Sterblichkeit in historischen Serien dieser septischen Patienten beträgt 30–80 % und ohne Intervention gar 100 % (Petrov et al. 2010). Auch mit moderner interventioneller und chirurgischer Therapie in spezialisierten Zentren muss mit einer Mortalität von ca. 20 % bei diesen Patienten gerechnet werden (Bubu et al. 2010; Büchler et al. 2000; Fernandez-del Castillo et al. 1998; Raraty et al. 2010; van Santvoort et al. 2010; Werner et al. 2005).

Sterile Pankreasnekrosen können primär konservativ therapiert werden, und nur in Ausnahmefällen sind chirurgische oder interventionelle Maßnahmen notwendig (Fernandez-del Castillo et al. 1998; Working group IAP/APA 2013; Rodriguez et al. 2008). So kann bei Patienten mit fehlender Besserung trotz Intensivtherapie (sogenannte »Nonresponder«), bei denen auch nach 6–8 Wochen keine Besserung des inflammatorischen Status zu verzeichnen ist und ein Kostaufbau aufgrund der durch die Pankreasnekrose induzierten Paralyse nicht möglich ist, eine Nekrosektomie indiziert sein.

Die fulminante akute Pankreatitis ist eine in der Regel bereits in der frühen Krankheitsphase fatale Verlaufsform der Pankreatitis, sodass als »Ultima Ratio« trotz fehlendem Nachweis eines septischen Fokus chirurgische Interventionen angefordert und durchgeführt werden. Die Mortalität bei diesen Verläufen liegt aber trotz und ggf. auch wegen einer Operation bei fast 100 % und sollte somit nicht durchgeführt werden (Besselink et al. 2007).

Im Gegensatz hierzu ist bei Pankreatitis-assoziierter Darmperforation, Darmischämie oder akuter Blutung eine Notfalloperation auch in der Frühphase indiziert (Working group IAP/APA 2013).

Die perioperative Mortalität der infizierten Pankreasnekrose hat sich in den letzten zwei Jahrzehnten dramatisch reduziert. Wichtig und entscheidender als die Operationstechnik für diese positive Entwicklung war vor allem die Vermeidung früh im Krankheitsverlauf durchgeführter operativer Interventionen (Working group IAP/APA 2013). Bereits 1997 wurde in einer randomisierten Studie gezeigt, dass die Mortalität der in den ersten Krankheitstagen durchgeführten Nekrosektomie mit über 50 % der zeitlich verzögerten Nekrosektomie unterlegen ist (Mier et al. 1997). Eine systematische Übersichtsarbeit von elf Studien und insgesamt über 1000 Patienten bestätigte die Korrelation einer verminderten Mortalität mit der verzögerten operativen Intervention (Besselink et al. 2007). Der optimale Operationszeitpunkt wird heute ca. 3–4 Wochen nach Krankheitsbeginn gesehen (Working group IAP/APA 2013). Die Begründung hierfür liegt in einer besseren Demarkierung des nekrotischen vom vitalen Pankreasgewebe, sodass Nekrosen mit reduziertem Blutungsrisiko und geringerem Verlust von funktionellem Gewebe und damit einhergehend geringerer postoperativer exokriner und endokriner Insuffizienz entfernt werden können (van Santvoort et al. 2010; Werner et al. 2005). Auf diese Weise ist auch meistens lediglich eine einzige Nekrosektomie notwendig (Babu et al. 2010; Büchler et al. 2000; Rodriguez et al. 2008).

9.2 Chirurgische Operationstechniken

Ziel der chirurgischen Intervention ist die Fokussanierung durch Nekrosektomie der infizierten Pankreasnekrose und damit die Vermeidung einer persistierenden Sepsis.

9.2.1 Konventionelle offene chirurgische Nekrosektomie

Die chirurgische Nekrosektomie wird nach Laparotomie und Eröffnung der Bursa omentalis durch das gastrokolische Ligament digitoklastisch und ohne scharfe Instrumente vorgenommen. Da die nekrotisierende Pankreatitis meist eine »oberflächliche Nekrose« des Organs darstellt und zentrale Anteile des Pankreas oft vital sind, ist eine große Erfahrung notwendig, den Eingriff umfassend durchzuführen, ohne Blutungen zu induzieren oder funktionelles Gewebe zu resezieren (Werner et al. 2005). Wichtig für die Planung der Operation ist eine präoperative kontrastmittelverstärkte Computertomographie, welche auch retrokolische Nekrosestraßen aufzeigt. Nach Nekrosektomie wird intraoperativ eine ausgiebige Lavage durchgeführt (Büchler et al. 2000).

Da eine wiederkehrende intraabdominelle Sepsis nach einzeitiger Nekrosektomie ein potenzielles Problem ist, wurden unterschiedliche Konzepte zur Entfernung von postoperativ verbleibendem nekrotischem Gewebe und Exsudat entwickelt. Es werden heute nach der Nekrosektomie hierfür vier Verfahren eingesetzt: 1. »open packing«, 2. geplante wiederholte Relaparotomien (Etappenlavage), 3. »closed packing«, 4. geschlossene kontinuierliche Lavage (Büchler et al. 2000; Werner et al. 2005).

Die ersten beiden Methoden, das »open packing« und die geplante Relaparotomie, haben gemeinsam, dass multiple Wiederholungen der Nekrosektomie und Lavage bis zur Komplettierung der Behandlung notwendig sind (◘ Tab. 9.1). Da die postoperative intraabdominelle Sepsis durch Beherrschung des septischen Fokus mit diesen Methoden reduziert wird, konnte durch diese beiden Techniken die Mortalität auf 15–20 % gesenkt werden (Büchler et al. 2000; Freeman et al. 2012; Parikh et al. 2007; Rodriguez et al. 2008; ◘ Tab. 9.1). Die postoperative Morbidität bleibt jedoch bei diesen Verfahren sehr hoch. Wiederholte Nekrosektomien korrelieren mit häufigerem Auftreten von intraabdominellen Komplikationen inklusive pankreatischen und enteralen Fisteln, Magenausgangsstenosen und Blutungen, aber auch mit vermehrt systemischen Komplikationen (Bradley 1993; Freeman et al. 2012; Parikh et al. 2007; Werner et al. 2005). Beide Operationsmethoden werden deshalb nur dann angewendet, wenn eine chirurgische Intervention in einer frühen Phase der akuten Pankreatitis nötig wird, d. h. zu einem Zeitpunkt, bei dem die Nekroseareale noch nicht vollständig demarkiert sind und somit weitere Operationen sowieso notwendig sind.

Die »postoperative kontinuierliche Lavage« und das »closed packing« sind dagegen zwei Operationsmethoden, die eine postoperative Technik implementieren, die die postoperative Entfernung von Nekroseanteilen und Exsudat ohne erneute Operation ermöglichen. Hierdurch kann in den meisten Fällen auf eine Relaparotomie verzichtet und die chirurgische Behandlung in ca. 70–80 % der Fälle mit einem einzigen Eingriff abgeschlossen werden (◘ Tab. 9.1). Dadurch wird zwar nicht die Mortalität, aber die postoperative Morbidität reduziert. Vor allem vermindert sich bei diesen Techniken die Inzidenz von Narbenhernien, Blutungen und gastrointestinalen Fisteln (◘ Tab. 9.2). Die »kontinuierliche postoperative Lavage« und das »closed packing« sind in Bezug auf Morbidität, Relaparotomierate und Mortalität vergleichbar. In unserer Klinik bevorzugen wir die postoperative geschlossene Lavage, bei der beginnend mit 10–20 Liter pro Tag die Bursa omentalis lavagiert und die Spülmenge langsam unter Infektwertekontrolle reduziert wird (◘ Abb. 9.1). Hierdurch konnten wir in 83 % der Fälle eine Relaparotomie verhindern. Mittlerweile wird dieses Vorgehen weltweit am häufigsten von allen Operationsverfahren angewendet.

Die in ◘ Tab. 9.2 und ◘ Tab. 9.3 aufgeführten Serien sind nur bedingt vergleichbar, da die Patientenkollektive sowie die Anzahl der Zuweisungen aus anderen Krankenhäusern, aber auch die Erkrankungsursachen und -schwere unterschiedlich sind. Auch die Behandlungsalgorithmen unterscheiden sich, jedoch zeigen gerade die aktuellen Serien, dass die Behandlung von Patienten mit

Tab. 9.1 Ergebnisse der konventionellen offenen Nekrosektomie

OP-Technik	Patienten (n)	Patienten mit infizierter Nekrose (%)	Mortalität (%)	Relaparotomie (n)
Open packing				
Bradley 1993	71	100	15	1–5/pt.
Branum 1986	50	84	12	2–13/pt.
Bosscha 1998	28	100	39	17 mean/pt.
Nieuwenhuijs 2003	38	–	47	–
Olakowski 2006	144	83	18	3–8/pt.
Howard 2007	102	75	12	–
Etappenlavage				
Sarr 1991	23	75	17	2–>5/pt.
Tsiotos 1998	72	79	25	1–7/pt.
Closed packing				
Fernandez-del Castillo 1998	64	56	6	11 (17 %)
Rodriguez 2008	167	113	11	14 (8 %)
Closed continuous lavage				
Beger 1986	95	37	8	26 (27 %)
Farkas 1996	123	100	7	–
Büchler 2000	29	27	24	6 (22 %)
Nieuwenhuijs 2003	21	–	33	–
Reddy 2006	118	72	38	27 (23 %) 1(–3)/pts.
Farkas 2006	220	100	8	48 (22 %)
van Santvoort 2010	45	93	16	14 (31 %) 1(–7)/pt.
Babu 2010	28	82	22	12 (43 %) 1(–6)/pts.

infizierter Nekrose mit einer Mortalität von ca. 15–20 % und geringer Morbidität möglich ist.

9.2.2 Minimal-invasive chirurgische Techniken

Prinzipiell stehen heute neben der offenen chirurgischen Technik unterschiedliche minimal-invasive Techniken inklusive Chirurgie, Endoskopie und interventioneller Radiologie zur Verfügung. Verschiedene minimal-invasive chirurgische Techniken wurden in den letzten 20 Jahren zur Therapie der nekrotisierenden Pankreatitis entwickelt. Während nur wenige Zentren heute noch transabdominell laparoskopisch operieren, ist das retroperitoneoskopische Verfahren in unterschiedlichen Varianten das chirurgische minimal-invasive Verfahren der der Wahl (Carter et al. 2000).

Hierbei wird primär die Pankreasnekrose interventionell radiologisch im CT punktiert und ein Draht inseriert, der als Leitschiene für die weitere Maßnahme verwendet wird. Je nach Technikvariante wird dann der Zugang dilatiert und die Nekrosektomie mittels Nephroskop (MARPN = minimal access retroperitoneal pancreatic necrosectomy; Carter et al. 2000; Freeman et al. 2012; Working group IAP/APA 2013; Raraty et al. 2010; Werner et al. 2005), mittels Endoskop (Heidelberger Technik, Abb. 9.2) oder über eine ca. 7 cm große Inzision im Bereich der Flanke mittels konventioneller Instrumente (VARD = video-assisted retroperitoneal debridement; van Santvoort et al. 2010) durchgeführt. Wir legen in der Regel zwei Zugänge an, sodass postoperativ eine kontinuierliche Lavage mit hohem Spülvolumen durchgeführt werden kann. Das Endoskop bietet den Vorteil, dass flexibel die Richtung geändert werden kann und so auch weit retrokolisch gelegene Nekroseanteile ohne weitere

■ Tab. 9.2 Komplikationen der unterschiedlichen OP-Techniken für offene Nekrosektomie

Technik	Patienten (n)	Fisteln (Pankreas/Darm)	Blutung
Open packing			
Bradley 1993	71	46 %	7 %
Branum 1986	50	88 % (72 %/16 %)	–
Bosscha 1998	28	25 %	50 %
Olakowski 2006	144	43 %	–
Howard 2007	102	54 %	4 %
Etappenlavage			
Sarr 1991	23	(26 %/52 %)	26 %
Tsiotos 1998	72	(19 %/27 %)	18 %
Closed packing			
Fernandez-del Castillo 1998	64	(53 %/16 %)	3 %
Rodriguez 2008	167	36 %/14 %)	4 %
Closed continuous lavage			
Farkas 1996	123	(13 %/1 %)	2 %
Büchler 2000	42	19 %	5 %
Reddy 2006	118	(17 %/18 %)	16 %
Farkas 2006	220	(11 %/6 %)	–
van Santvoort 2010	45	(38 %/22 %)	22 %
Babu 2010	28	21 %	4 %

Zugänge entfernt werden können. Dieses Therapieverfahren wird in der Heidelberger Klinik interdisziplinär mit Radiologen, Anästhesisten, Endoskopikern und Chirurgen durchgeführt.

Die bisher publizierten Serien sind klein (■ Tab. 9.3) und zeigen, dass in einem selektionierten Krankengut in ca. zwei Drittel der Fälle das minimal-invasive Verfahren erfolgreich angewendet werden kann. Hierbei zeigt sich, dass die minimal-invasive Technik eine langsame Lernkurve hat und mit einer Morbidität von ca. 50 % einhergeht. Liverpool ist heute sicherlich das Zentrum mit der größten Erfahrung (Raraty et al. 2010). Die Ergebnisse zeigen, dass nach ca. 50 Fällen und einer Erfahrung von 5 Jahren die Komplikationsraten und Konversionsraten sinken. Gleichzeitig werden in diesem Zentrum nur noch ca. 10–20 % der Patienten aufgrund der Lokalisation der Nekrose oder begleitenden intraabdominellen Komplikationen primär offen konventionell operiert.

Die Mortalität der minimal-invasiven Verfahren liegt in den Serien bei ca. 15–20 %, die Hauptkomplikationen sind persistierende Sepsis, Blutung und Fisteln (■ Tab. 9.3).

9.2.3 Vergleich der offenen und minimal-invasiven chirurgischen Techniken

Es gibt aktuell keine randomisierte Studie, welche die minimal-invasive mit der konventionellen offenen Chirurgie vergleicht. Der potenzielle Vorteil der minimal-invasiven Technik besteht im kleineren Zugangstrauma und dem daraus resultierenden verminderten systemischen Schaden. Nachteile sind theoretisch, dass eine Patientenselektion notwendig ist, da multiple und im Pankreaskopf gelegene Nekroseareale schlechter erreicht werden können. Auch sind der Zeitaufwand, die Kosten der Instrumente sowie die Notwendigkeit mehrerer Interventionen diskutierte Nachteile.

Die vorliegenden Studien (■ Tab. 9.2; Besselink et al. 2007; Bradley 1993) zeigen, dass in den meisten Zentren, in denen minimal-invasive Techniken verwendet werden, eine Patientenselektion stattfindet und ca. zwei Drittel der Patienten dieser Methode primär zugeführt werden, während ein Drittel der Patienten primär konventionell nekrosektomiert werden. Die Erfolgsrate der Sepsisbe-

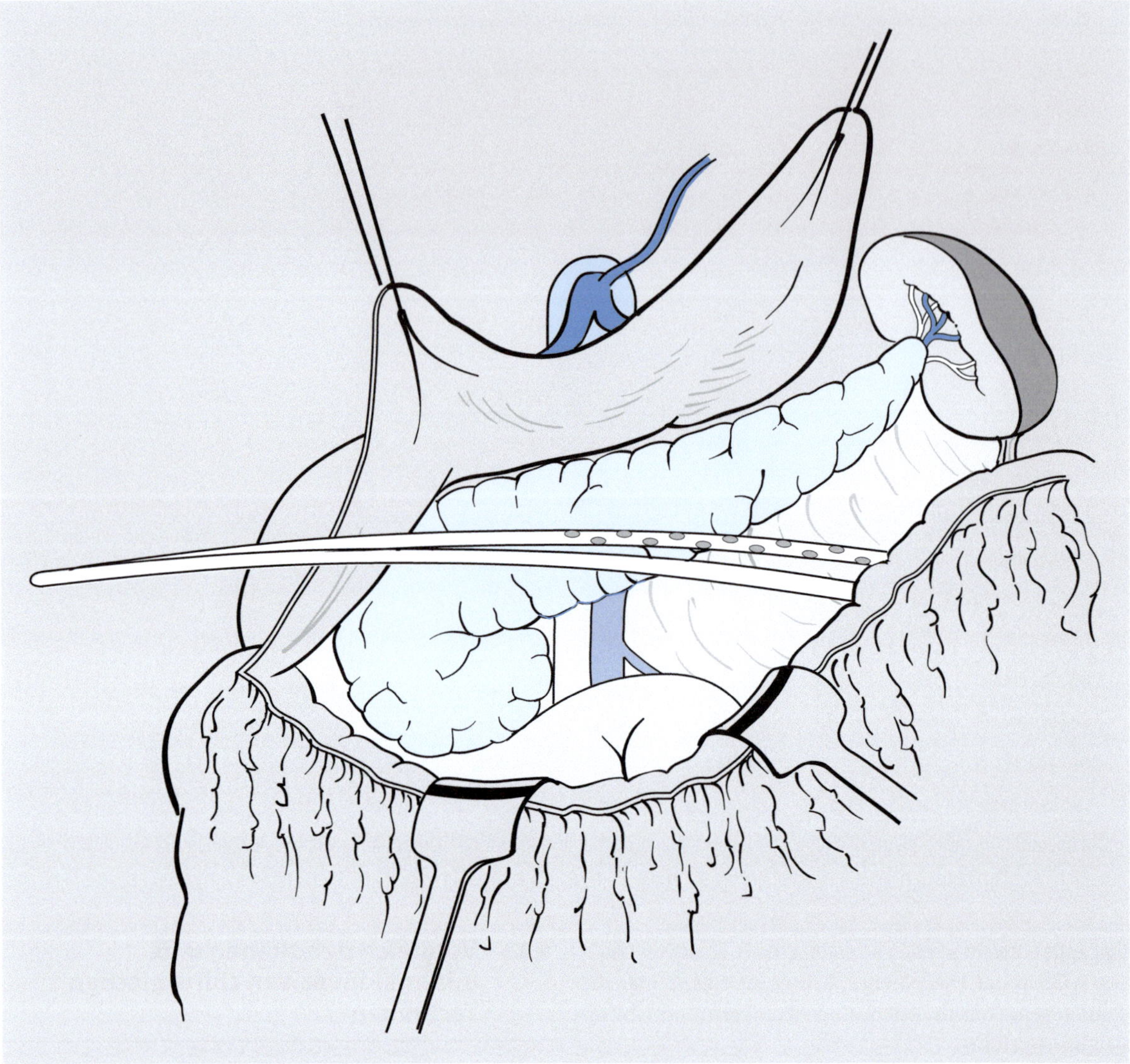

Abb. 9.1 Nach der digito-klastischen Nekrosektomie werden Spüldrainagen vom rechten und linken Oberbauch aus in die Bursa omentalis für die postoperative Lavage eingelegt

herrschung durch minimal-invasive Techniken beträgt ca. 70–80 %, ist aber abhängig von der Erfahrung. In allen Serien zeigt sich, dass im Gegensatz zu den konventionellen Operationsverfahren in der Regel mehrere minimal-invasive Eingriffe bis zur Beherrschung der Sepsis notwendig sind.

Die Liverpooler Erfahrungen zeigen jedoch (Raraty et al. 2010), dass Patienten mit zunehmender Erfahrung selten primär offen operiert werden müssen. Insbesondere bestätigt sich, dass die Patienten postoperativ seltener ein neues Organversagen ausbilden und dass die Mortalität in dem nicht kontrollierten Vergleichskollektiv geringer ist (20 % MARPN, 37 % offen). Allerdings ist die Mortalität in der offenen Gruppe sehr hoch, was ggf. mit der negativen Patientenselektion zu erklären ist. Als Nachteile der minimal-invasiven Verfahren bestätigt sich, dass multiple Prozeduren notwendig sind und überraschenderweise auch, dass in der Regel die Patienten länger im intensivmedizinischen Überwachungsbereich und im Krankenhaus verbleiben müssen.

Die randomisierte Studie der holländischen Pankreatitis-Studiengruppe (van Santvoort et al. 2010), welche den sogenannten »Step up Approach« gegen die primär offene Nekrosektomie verglich, zeigt keinen Vorteil eines der Verfahren gegenüber dem anderen. Der »Step up Approach« besteht aus einem Eskalationstherapieschema. Bei diesem wird bei Nachweis einer infizierten Nekrose in einem septischen Patienten eine interventionelle Drainage in den Infektherd gelegt und nur bei fehlender klinischer Stabilisierung in den Folgetagen eine minimal-invasive

■ Tab. 9.3 Ergebnisse der minimal-invasiven chirurgischen (retroperitoneoskopischen) Nekrosektomie

	Patienten (n)	Patienten mit infizierter Nekrose (%)	Mortalität (%)	Erfolgsrate (%)	Morbidität (%)
Gambiez 1998	20	65	10	75	60
Carter 2000	10	100	20	80	28
Horvath 2001	6	100	0	66	33
Castellanos 2002	15	100	27	–	40
Connor 2005	47	77	19	75	92
Castellano 2005	11	100	0	100	–
van Santvoort 2010	24	91	19	64	38
Raraty 2010	137	64	19	84	55

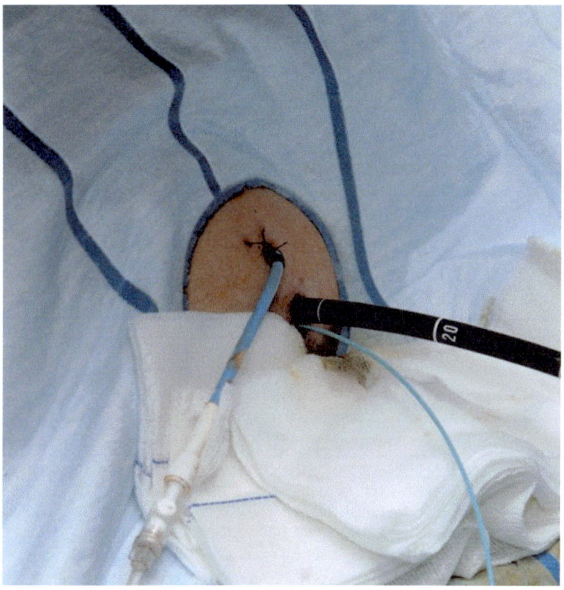

■ Abb. 9.2 Minimal-invasive chirurgische Nekrosektomie (Heidelberger Technik): Nach interventioneller radiologischer perkutaner Einlage von zwei Kathetern wird ein Zugang aufdilatiert und die Nekrosektomie mittels Endoskop durchgeführt. Postoperativ kann über die einliegenden Drainagen eine kontinuierliche Lavage erfolgen

Nekrosektomie durchgeführt. Im Vergleich zur primär direkt durchgeführten offenen Nekrosektomie konnte bei 40 % der Patienten auf eine chirurgische Maßnahme alleine durch die Anlage einer interventionellen Drainage verzichtet werden. Die Studie weist nach, dass durch diese Eskalationsstrategie das Auftreten von postoperativem Organversagen und die Aufenthaltsdauer auf der Intensivstation vermindert werden konnte. Auch lokale Komplikationen inklusive die Entwicklung von Fisteln, Hernien und Diabetes waren im »Step up Approach« vermindert. Allerdings waren diese Effekte letztlich dadurch zu erklären, dass bei 40 % der Patienten im »Step up Approach« nach Drainageanlage keine weiteren chirurgischen Maßnahmen mehr notwendig waren, während alle Patienten im offenen Arm primär ohne Drainageanlage operiert wurden. Interessanterweise war die Mortalität dennoch nicht unterschiedlich (19 % VARD, 16 % offen).

Während in dieser Studie Patienten im konventionellen Operationsarm nicht in einem »Step up Approach« behandelt wurden (van Santvoort et al. 2010), wird ein »Step up Approach« mit der offenen Nekrosektomie in Manchester routinemäßig durchgeführt (Babu et al. 2010). Die niedrige Operationsrate von 1,8 % (28/1535) aller im Krankenhaus behandelten Fälle mit akuter Pankreatitis sowie die insgesamt geringe Anzahl von Komplikationen weist darauf hin, dass weniger die operative Technik, sondern vielmehr der »Step up Approach« eine wichtige Therapiestrategie bei der schweren nekrotisierenden Pankreatitis ist.

Im Gegensatz zu den minimal-invasiven retroperitoneoskopischen Techniken kann die offene konventionelle Operationstechnik auch im Notfall, z. B. bei Verdacht auf Darmischämie oder Blutung, sowie bei der Notwendigkeit einer Stomaanlage oder Cholecystektomie angewendet werden (Working group IAP/APA 2013; Uhl et al. 2002).

Literatur

Babu BI, Sheen AJ, Lee SH, O'Shea S, Eddleston JM, Siriwardena AK (2010) Open necrosectomy in the multidisciplinary management of postinflammatory necrosis. Ann Surg 251: 783–786

Beger HG, Bittner R, Block S, Büchler M (1986) Bacterial contamination of pancreatic necrosis. A prospective clinical study. Gastroenterology 19: 433–438

Besselink MG, Verwer TJ, Schoenmaeckers EJ, Buskens E, Ridwan BU, Visser MR, Nieuwenhuijs VB, Gooszen HG (2007) Timing of surgical intervention in necrotizing pancreatitis. Arch Surg 142: 1194–1201

Bradley EL III (1993) A fifteen year experience with open drainage for infected pancreatic necrosis. Surg Gynecol Obstet 177: 215–222

Büchler MW, Gloor B, Müller CA et al (2000) Acute necrotizing pancreatitis: treatment strategy according to the status of infection. Ann Surg 232: 619–626

Carter C, McKay CJ, Imrie C (2000) Percutaneous necrosectomy and sinus tract endoscopy in the management of infected pancreatic necrosis: an initial experience. Ann Surg 232: 175–180

Fernandez-del Castillo C, Rattner DW, Makary MA et al (1998) Debridement and closed packing for the treatment of necrotizing pancreatitis. Ann Surg 228: 676–684

Freeman ML, Werner J, van Santvoort HC, Baron TH, Besselink MG, Windsor JA, Horvath KD, vanSonnenberg E, Bollen TL, Vege SS (2012) International multidisciplinary panel of speakers and moderators. Interventions for necrotizing pancreatitis: summary of a multidisciplinary consensus conference. Pancreas 41(8): 1176–1194

Mier J, Leon E, Castillo A et al (1997) Early versus late necrosectomy in severe necrotizing pancreatitis. Am J Surg 173: 71–75

Parikh PY, Pitt HA, Kilbane M, Howard TJ, Nakeeb A, Shmidt CM, Lillemoe KD, Zyromski NJ (2007) Pancreatic necrosectomy: north american mortality is much lower than expected. J Am Coll Surg 6: 712–719

Petrov MS, Shangbhag S, Chakraborty M, Phillips ARS, Windsor JS (2010) Organ failure and infection of pancreatic necrosis as determinants of mortality in patients with acute pancreatitis. Gastroenterology 139: 813–820

Raraty MG, Halloran CM, Dodd S, Ghaneh P, Connor S, Evans J, Sutton R, Neoptolemos JP (2010) Minimal access retroperitoneal pancreatic necrosectomy: improvement in morbidity and mortality with a less invasive approach. Ann Surg 251: 787–793

Rodriguez JR, Razo AO, Targarona J, Thayer SP, Rattner DW, Warshaw AL, Fernández-del Castillo C (2008) Debridement and closed packing for sterile or infected necrotizing pancreatitis: insights into indications and outcomes in 167 patients. Ann Surg 247: 294–299

van Santvoort HC, Besselink MG, Bakker OJ, Hofker HS, Boermeester MA, Dejong CH, van Goor H, Schaapherder AF, van Eijck CH, Bollen TL, van Ramshorst B, Nieuwenhuijs VB, Timmer R, Laméris JS, Kruyt PM, Manusama ER, van der Harst E, van der Schelling GP, Karsten T, Hesselink EJ, van Laarhoven CJ, Rosman C, Bosscha K, de Wit RJ, Houdijk AP, van Leeuwen MS, Buskens E, Gooszen HG; Dutch Pancreatitis Study Group (2010) A step-up approach or open necrosectomy for necrotizing pancreatitis. N Engl J Med 362: 1491–1502

Uhl W, Warshaw A, Imrie C, Bassi C, McKay CJ, Lankisch PG, Carter R, Di ME, Banks PA, Whitcomb DC, Dervenis C, Ulrich CD, Satake K, Ghaneh P, Hartwig W, Werner J, McEntee G, Neoptolemos JP, Büchler MW (2002) IAP Guidelines for the surgical management of acute pancreatitis. Pancreatology 2: 565–573

Werner J, Feuerbach S, Uhl W, Büchler M (2005) Management of acute pancreatitis: from surgery to interventional intensive care. Gut 54: 426–436

Working group IAP/APA (2013) IAP/APA evidence-based guidelines for the management of acute pancreatitis 2013. Pancreatology [in press]

9

Peripankreatische Flüssigkeitsansammlungen: Wann ist eine interventionelle Therapie indiziert?

Julia Mayerle, Georg Beyer, Markus M. Lerch

H. G. Beger et al. (Hrsg.), *Erkrankungen des Pankreas,*
DOI 10.1007/978-3-642-37964-2_10, © Springer-Verlag Berlin Heidelberg 2013

Peripankreatische Flüssigkeitsansammlungen sind eine häufige Komplikation der akuten Pankreatitis, dennoch stellen sie selten eine Indikation für eine Therapie da. Die Revision der Atlanta-Klassifikation von 1992 im Jahr 2013 versucht, durch eine einfache Klassifikation die Indikationsstellung zur Therapie zu erleichtern. Das nachfolgende Kapitel soll dies erläutern.

10.1 Einleitung

Nicht zuletzt durch den Fortschritt der Bildgebung hat sich unser Verständnis der peripankreatischen Flüssigkeitsansammlung seit der Definition durch die Atlanta-Klassifikation 1992 grundlegend verändert (◘ Tab. 10.1). Während die Atlanta-Klassifikation von 1992 nur den Begriff der akuten Flüssigkeitsansammlung und der Pankreasnekrose kennt, unterteilt die revidierte Atlanta-Klassifikation von 2013 zwischen der akuten sterilen (1a) oder infizierten (1b) Flüssigkeitsansammlung (APFC) sowie der akuten sterilen (2a) oder infizierten (2b) post-nekrotischen Flüssigkeitsansammlung (PNFC) (Bradley 1993; Banks et al. 2013; Lerch 2013). Von einer akuten Flüssigkeitsansammlung wird in der revidierten Atlanta-Klassifikation nur innerhalb der ersten 4 Wochen nach Schmerzbeginn bei akuter Pankreatitis gesprochen. Dies soll eine stadiengerechte Diagnose und Therapie ermöglichen (Bollen et al. 2008; Brun et al. 2011).

Sequestrierte Flüssigkeit kann sowohl im Rahmen der Akutphase einer Pankreatitis, aber auch im weiteren Verlauf auftreten. Grundsätzlich kann ein Flüssigkeitsverhalt in der Bursa omentalis, perirenal entlang der Gerota-Faszie, parakolisch, perihepatisch im Bereich des linken Leberlappens, perisplenisch und im Mediastinum auftreten. Ein Flüssigkeitsverhalt, der durch die Sequestration von Flüssigkeit in den dritten Raum im Rahmen des SIRS bei akuter Pankreatitis entsteht, resorbiert sich im Verlauf weniger Tage bis Wochen selbst. Anders ist dies bei Vorliegen einer Pankreasgangruptur. Die Lokalisation der Pankreasgangruptur (Seitengang oder Ductus wirsungianus) bestimmt die Lokalisation der Flüssigkeitsansammlung. Das Auftreten einer Pankreasnekrose und das Ausmaß der Nekrose erhöht das Risiko für eine Pankreasgangruptur und nachfolgend eine persistierende Flüssigkeitsansammlung umschlossen durch die Pankreaskapsel oder verbunden mit der Ruptur der Pankreaskapsel. Nach Ruptur der Kapsel und bei persistierender Fistel kommt es zum Austritt von Pankreassaft in den Retroperitonealraum oder seltener in die Bauchhöhle. Die Flüssigkeitsansammlung ist reich an Pankreasenzymen, es kann zu Einblutungen oder zu einer Superinfektion kommen (Bradley 1993; Banks et al. 2013; Bollen et al. 2008; Brun u. Agarwal 2011; Balthazar et al. 1994; Baron u. Morgan 1997; Beger et al. 1997; Kourtesis et al. 1990).

10.2 Definition und Inzidenz

Der Begriff akute Flüssigkeitsansammlung schließt das Vorliegen einer Nekrose aus. Eine akute Flüssigkeitsansammlung (APFC) tritt innerhalb der ersten 4 Wochen nach Krankheitsbeginn auf. Sie zeigt keine soliden Anteile und ist um das Pankreas herum lokalisiert. Es findet sich keine Wandbildung aus Granulationsgewebe. Die Flüssigkeitsansammlungen können entweder steril oder infiziert sein. Vormals nach der Atlanta-Klassifikation von 1992 wurden diese Flüssigkeitsverhalte als »pancreatic fluid collections«, »peripancreatic effusions« oder »extrapancreatic fluid collections« bezeichnet. APFC treten bei 30–50 % der Patienten mit akuter Pankreatitis innerhalb von 48 Stunden nach Beginn einer Pankreatitis auf. Über 50 % der APFCs bilden sich spontan im Verlauf der ersten 4 Wochen zurück. Von einer akuten post-nekrotischen Flüssigkeitsansammlung (PNPFC) spricht man nach bildgebendem Nachweis eines diffusen oder fokalen Perfusionsausfalls des Pankreas. Häufig ist dieser vergesellschaftet mit einem Perfusionsausfall des umgebenden Fettgewebes. Unterschieden werden eine sterile (2a) und eine

Tab. 10.1 Vergleich Atlanta-Klassifikation und revidierte Atlanta-Klassifikation – Flüssigkeitsverhalte im Verlauf der akuten Pankreatitis

Atlanta-Klassifikation 1992	Revidierte Atlanta-Klassifikation
	< 4 weeks after onset of pancreatitis
Acute fluid collections	1) Acute peripancreatic fluid collection (APFC)
	1a) sterile APFC
	1b) infected APFC
Pancreatic Necrosis	2) Acute post-necrotic pancreatic/peripancreatic fluid collection PNPFC
	2a) sterile PNPFC
Infected pancreatic necrosis	2b) infected PNPFC
	> 4 weeks after onset of pancreatitis
Acute pseudocyst	1) Pancreatic pseudocyst
	1a) sterile pseudocyst
Pancreatic Abscess	1b) infected (suppurative) pseudocyst
	2) Walled-Off pancreatic necrosis (WOPN)
	2a) sterile WOPN
	2b) infected WOPN

infizierte (2b) PNPFC. Das Auftreten von Pankreasnekrosen ist assoziiert mit einem schweren Verlauf der Pankreatitis und definiert durch ein persistierendes Organversagen über mehr als 48 h. Das Auftreten des Organversagens ist direkt assoziiert mit dem Ausmaß der Nekrosebildung. Ein persistierendes Organversagen tritt in 65 % der Fälle auf, wenn mehr als 50 % des Pankreasgewebes nekrotisch werden, in 42 % der Fälle bei 30 % Nekrose und in 8 %, wenn das Nekroseausmaß unter 30 % liegt (Banks et al. 2013; Balthazar et al. 1994). Die Mortalität einer sterilen oder infizierten Pankreasnekrose variiert von 10 % bis 45 %. PNPFCs zeichnen sich bildgebend durch einen Flüssigkeitsverhalt mit soliden Anteilen aus. Häufig, aber nicht zwingend, findet sich eine Gangruptur. Das kontrastmittelverstärkte CT bildet das gesunde Pankreas mit 80 bis 90 Houndsfield-Einheiten (HU) ab (Balthazar 2002a). Nekrotisches Pankreasgewebe ist charakterisiert durch weniger als 50 HU. Eine Nekrose sollte bei 50–80 HU vermutet werden. Der Nachweis von soliden Anteilen in der PNPFC zur Unterscheidung von einer APFC gelingt besser mit einer MRT-Untersuchung oder einer EUS-Untersuchung (Balthazar et al. 1994; Balthazar 2002b; London et al. 1989; Arvanitakis et al. 2004).

10.3 Natürlicher Verlauf

Zu Beginn einer akuten Pankreatitis gelingt eine Vorhersage über den Verlauf einer APFC/PNPFC kaum. Es liegen nur wenige Studien vor, die den Verlauf einer APFC/PNPFC verfolgt haben (Lerch 2013, Brun u. Agarwal 2011; Baron u. Morgan 1997; Beger et al. 1997; Kourtesis et al. 1990; London et al. 1989; Baril et al. 2000; Lerch et al. 2009; Yeo et al. 1990). In einer prospektiven Studie mit Patienten mit einer milden Pankreatitis entwickelten 43 % (73 von 169) der Patienten eine APFC. Komplikationen der akuten Pankreatitis traten ausschließlich in der Gruppe der Patienten mit einer APFC und einem Balthazar-Score D und E auf. Komplikationen (Pseudozyste [5], Blutung [4], Abszess [2], Perforation [1], Thrombose [1]) traten in 12,3 % der Fälle auf (9 von 73). Bei 7 Patienten persistierte die Flüssigkeitsansammlung über mehr als 2 Wochen und es entwickelte sich eine Pseudozyste (Lenhart u. Balthazar 2008). In der prospektiven Studie von Lankisch et al. (2012) hatten bei Entlassung noch 34 % (124 von 369 Patienten) eine APFC/PNPFC. Ein Flüssigkeitsverhalt wurde bei Vorliegen einer nekrotisierenden Pankreatitis (PNPFC) signifikant häufiger beobachtet (Ranson-Score > 6, Imrie-Score > 4, Beatmung, Balthazar-Score > 5). 10 % der Patienten (36 von 369) entwickelten im Verlauf von 3–6 Monaten eine Pankreaspseudozyste. Als Faktoren, die mit der Entwicklung einer Pseudozyste assoziiert waren, wurden Alkoholabusus und ein initial schwererer Verlauf identifiziert. Prognostische Parameter für die spontane Rückbildung der Pseudozysten sind symptomarme Verläufe und eine Zystengröße unter 4 cm.

10.4 Indikation zur Therapie

Bei Diagnosestellung einer APFC oder PNPFC ohne klinische Zeichen einer Infektion besteht keine Therapieindikation, da der überwiegende Teil der peripankreatischen Flüssigkeitsverhalte sich spontan zurückbildet. Bei Verdacht auf eine Infektion der APFC oder PNPFC (steigende Entzündungsparameter, fehlende klinische Besserung, Fieber und nach Ausschluss eines anderen Fokus) kann eine diagnostische Feinnadelaspiration (FNA) mit konsekutiver Resistogramm-gerechter Antibiose gegen eine sofortige transabdominelle Drainage abgewogen werden. Das Risiko einer Infektion einer PNPFC ist deutlich höher als einer APFC. Grundsätzlich sollte bei Verdacht auf eine Infektion, nicht jedoch prophylaktisch, mit einer antibiotischen Therapie begonnen werden. Zu empfehlen sind hier Cephalosporine der dritten Generation, Gyrasehemmer sowie Carbapeneme. Auch an eine Pilzinfektion sollte gedacht werden (► Kap. 7). Die S3-Leitlinie chronische Pankreatitis empfiehlt, dass der klinische und/oder bildgebende Verdacht auf eine Nekroseinfektion durch eine Feinnadelpunktion gesichert werden kann (Hoffmeister et al. 2012a,b) (Evidenzgrad 2b, Empfehlungsgrad D, starker Konsens). Begründet wird dieses Vorgehen dadurch, dass singuläre Parameter, wie z. B. Procalcitonin, eine Nekroseinfektion nicht sichern können. Der klinische Befund, Laborparameter und das kontrastmittelgestützte CT können zusammen den Verdacht einer infizierten Nekrose begründen. Die Sicherung der Nekroseinfektion erfolgt mittels Feinnadelpunktion und mikrobiologischer Diagnostik. Bei unzureichender Sensitivität der FNA des Verfahrens wurde nur eine »Kann«-Empfehlung ausgesprochen (Hoffmeister et al. 2012a,b; Sharma et al. 2007; Banks u. Freeman 2006; UK Guidelines 2005).

Bei neuaufgetretenem Organversagen oder Zeichen einer Sepsis sollte eine interventionelle Therapie eingeleitet werden. Allerdings sollte auch bei Vorliegen einer infizierten APFC oder PNPFC die konservative Behandlung (dazu zählt die Drainageanlage) zunächst ausgeschöpft werden. Die endoskopische/interventionelle Therapie soll einem offenen chirurgischen Verfahren vorgezogen werden. Kommen endoskopische/interventionelle oder chirurgische Verfahren zum Einsatz, sollen diese möglichst spät im Krankheitsverlauf (dann Pseudozyste oder WOPN [Walled off pancreatic necrosis]) eingesetzt werden (Evidenzgrad 1b, Empfehlungsgrad A, starker Konsens). Diese Empfehlung beruht auf der Erfahrung, dass ein operatives Vorgehen bei akuter nekrotisierender Pankreatitis nur bei nachgewiesener infizierter Nekrose (PNPFC) und nicht bei einer sterilen Nekrose indiziert ist. Im Verlauf der letzten zwei Jahrzehnte hat sich das therapeutische Konzept von einem aggressiven operativen Vorgehen hin zu einem konservativen interventionellen Management gewandelt. Ursprünglich wurde die Indikation zur Nekrosektomie bei Auftreten eines Multiorganversagens gestellt. Dieses Vorgehen war mit einer Letalität von 65 % verbunden, was den Nutzen des operativen Vorgehens in dieser Situation infrage stellte. Noch im Jahr 2003 belief sich die Letalität bei offener Nekrosektomie auf 47 %. Die offene Nekrosektomie sollte deshalb wo immer möglich vermieden werden, da das operative Trauma ein schwer beherrschbares SIRS induziert. Eine Studie von Mier et al. (1997) belegt, dass ein operatives Vorgehen innerhalb von 2 Wochen nach Krankheitsbeginn (also bei Vorliegen einer infizierten APFC oder PNPFC) mit einer signifikant höheren Letalität behaftet ist. Ein kombiniert konservatives und interventionelles Vorgehen ist auch bei infizierter Nekrose dem operativen Verfahren zumindest gleichwertig (Runzi et al. 2005). Eine Reihe von Studien haben in den letzten Jahren gezeigt, dass minimal-invasive Therapieverfahren wie die perkutane Drainageanlage oder eine laparoskopisch assistierte Nekrosektomie vielversprechende Ergebnisse liefern. Die minimal-invasive Therapie im Step-up-Ansatz führt, wie in der PANTER-Studie gezeigt, zu einem signifikant besseren klinischen Verlauf (kombinierter Endpunkt: Mortalität und schwere Komplikationen) (van Santvoort et al. 2010). Da definitionsgemäß eine infizierte APFC oder PNPFC keine Wandbildung aufweist, verbietet sich ein transgastrischer oder transduodenaler Zugangsweg zur Drainage.

10.5 Perkutane Drainage

Zurzeit liegen 11 Studien vor, die die perkutane Drainage von infizierten Verhalten bei Pankreatitis untersucht haben. Neun Studien haben ein retrospektives Design, eine Studie rekrutierte prospektiv, und eine Studie war multizentrisch randomisiert. Alle Studien haben nicht nach APFC, PNPFC, Pseudozyste oder WOPN (Walled off pancreatic necrosis) im Sinne der revidierten Atlanta-Klassifikation unterschieden. Bei 67 % der untersuchten Patienten lag vor perkutaner Drainage ein Organversagen oder Multiorganversagen vor. Bei 70,6 % der Patienten wurde eine infizierte Nekrose nachgewiesen. Der überwiegende Teil der perkutanen Drainageanlage wurde unter CT-Kontrolle durchgeführt. Die Größe der eingelegten Drainage variierte zwischen 8 und 28 Fr. 55,7 % der Patienten, die eine Drainage erhielten, benötigten keine weitere Intervention (52,7 % der Patienten mit infizierter Nekrose). Die Dauer der Drainage variierte von 16–98 Tagen. Bei 34,6 % der Patienten wurde im Verlauf die Indikation zur Nekrosektomie gestellt (offen, minimal-invasiv oder endoskopisch). 21,2 % der Patienten entwickelten Komplikationen nach Drainageanlage (Fistelbildung). Die Mortalitätsrate betrug 17,4 %. Als schwerwiegende Komplikationen wurden Blutungen, Hohlorganperforation (Kolon) und ein Pneumothorax berichtet (van Baal et al. 2011).

10.6 Pankreasgangstenteinlage bei Pankreasgangruptur

Die Frage, ob die Einlage eines Pankreasgangstents bei Verdacht auf Gangruptur zur Therapie einer infizierten APFC oder PNPFC zu empfehlen ist, ist nicht abschließend geklärt. Eine kürzlich erschienene retrospektive Arbeit aus Alabama zeigt, dass die Einlage eines Pankreasgangstents nach transgastrischer Drainage eines Flüssigkeitsverhaltes (nur infizierte Pseudozyste oder WOPN) bei 110 Patienten in 36,4 % der Fälle erfolgreich war. Der Therapieerfolg des Flüssigkeitsverhaltes war signifikant höher in der Gruppe der Patienten, die zusätzlich einen Pankreasgangstent erhielten. Die Komplikationsrate in beiden Gruppen war nicht signifikant unterschiedlich. Hingewiesen werden muss allerdings darauf, dass die

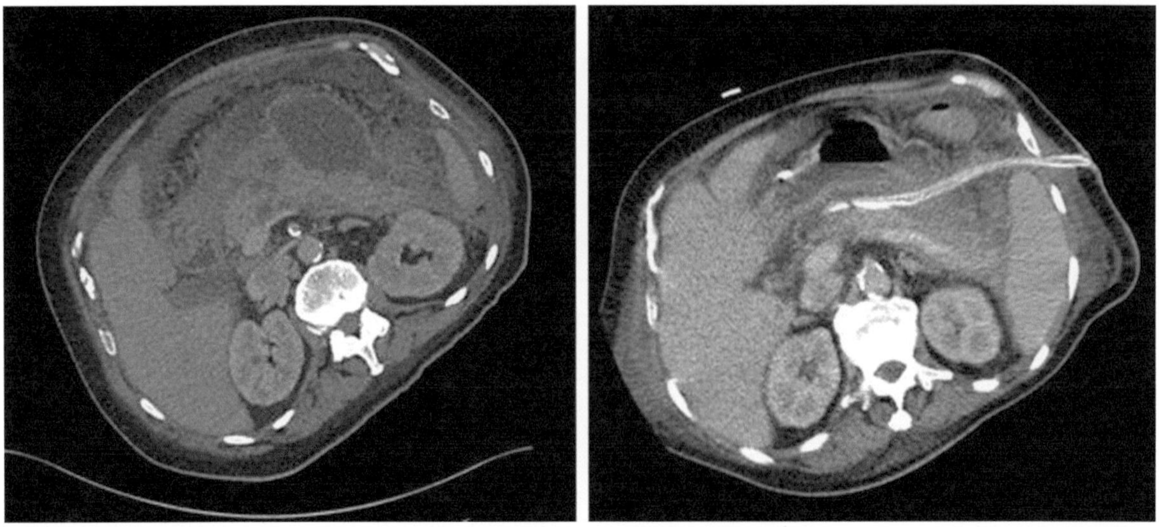

Abb. 10.1 67-jähriger Patient mit einer alkoholinduzierten Pankreatitis, Tag 10 nach Schmerzbeginn. Multiorganversagen Lunge und Niere. Antibiotische Therapie. Verdopplung der Entzündungsparameter innerhalb von 24 h, CRP 317 mg/dl, PCT 11 ng/ml, Nachweis von Candida albicans in der APFC. Anlage einer 28-FR-Drainage. Deutliche klinische Besserung im Verlauf

mittlere Zeit bis zur endoskopischen Intervention im Median 8 Wochen betrug (Trevino et al. 2010). Daten zu einer Stentanlage innerhalb der ersten 4 Wochen nach Krankheitsbeginn liegen nicht vor (APFC undPNPFC) (Nealon et al. 2009; Neoptolemos et al. 1993; Telford et al. 2002).

Eine aktuelle Studie unter der Leitung von Annette Fritscher-Ravens untersucht zurzeit randomisiert und prospektiv diese Fragestellung.

10.7 Für die Praxis

Die allermeisten Flüssigkeitsansammlungen bei akuter Pankreatitis bleiben steril, bilden sich spontan zurück und bedürfen keiner Therapie. Besteht eine Indikation zur Drainage eines infizierten Flüssigkeitsverhaltes, sollte folgendes Vorgehen gewählt werden: Anlage mehrerer Katheter mit einem Lumen zwischen 8 und 28 Fr (größtmögliches Lumen, vorzugsweise retroperitonealer Zugangsweg, dann Nutzung für VARD [Video-assisted-retroperitoneal debridement] im Verlauf möglich). Regelmäßige sonographisch oder CT-gesteuerte Repositionierung je nach Ausmaß und Lokalisation der Flüssigkeitsansammlung. Eine Spülung mit NaCl 0,9 %, bis die zurücklaufende Flüssigkeit klar ist, sollte mindestens 3-mal pro Tag unter sterilen Kautelen erfolgen. Initial sollte das gesamte seröse Sekret, das aspiriert werden kann, aspiriert und verworfen werden. Im Anschluss sollten jeweils 20 ml NaCl 0,9 % instilliert werden. Nach jeder Instillation sollte die Flüssigkeit wieder abgezogen und verworfen werden. Die Spülung erfolgt, bis klare Flüssigkeit aspiriert wird. Am Ende der Prozedur werden vorsichtig wieder 20 ml NaCl 0,9 % in den Katheter instilliert, um diesen offenzuhalten. Die Menge an Kochsalz, die instilliert wurde, muss dokumentiert werden und von der Drainageflüssigkeit, die über 24 h gesammelt wird, abgezogen werden. Bei persistierenden Entzündungsparametern muss auch bei fördernder Drainage nach Ausschluss eines anderen Fokus ein Verlaufs-CT erfolgen, um ggf. nicht drainierte Flüssigkeitsansammlungen zu identifizieren und zu drainieren. Der Katheter sollte so positioniert werden, dass die größte Anzahl an Seitenlöchern in der größten Flüssigkeitskollektion zu liegen kommt. Nicht fördernde Drainagen (< 10 ml/Tag an 2 aufeinanderfolgenden Tagen) müssen entfernt werden. Vor der Entfernung sollte eine mikrobiologische Kultur der Drainageflüssigkeit angelegt werden. Eine Verlaufsbildgebung muss klären, ob die Flüssigkeitskollektion ausreichend drainiert wurde oder eine erneute Katheteranlage notwendig ist. Der klinische Verlauf sollte in Zusammenschau mit der bildgebenden Verlaufskontrolle interpretiert werden. Häufig erscheinen die Flüssigkeitsansammlungen im CT nicht gebessert, jedoch weisen die Patienten deutlich rückläufige Entzündungsparameter auf (van Sonnenberg et al. 1997; Shankar et al. 2004) (Abb. 10.1).

Literatur

Arvanitakis M, Delhaye M, De Maertelaere V et al (2004) Computed tomography and magnetic resonance imaging in the assessment of acute pancreatitis. Gastroenterology 126(3): 715–723

van Baal MC, van Santvoort HC, Bollen TL, Bakker OJ, Besselink MG, Gooszen HG (2011) Systematic review of percutaneous catheter drainage as primary treatment for necrotizing pancreatitis. Br J Surg 98(1): 18–27

Balthazar EJ, Freeny PC, van Sonnenberg E (1994) Imaging and intervention in acute pancreatitis. Radiology 193(2): 297–306
Balthazar EJ (2002a) Complications of acute pancreatitis: clinical and CT evaluation. Radiol Clin N Am 40(6): 1211–1227
Balthazar EJ (2002b) Staging of acute pancreatitis. Radiol Clin N Am 40(6): 1199–1209
Banks PA, Bollen TL, Dervenis C et al (2013) Classification of acute pancreatitis – 2012: revision of the Atlanta classification and definitions by international consensus. Gut 62(1): 102–111
Banks PA, Freeman ML (2006) Practice guidelines in acute pancreatitis. Am J Gastroenterol 101(10): 2379–2400
Baril NB, Ralls PW, Wren SM et al (2000) Does an infected peripancreatic fluid collection or abscess mandate operation? Ann Surg 231(3): 361–367
Baron TH, Morgan DE (1997) The diagnosis and management of fluid collections associated with pancreatitis. Am J Med 102(6): 555–563
Beger HG, Rau B, Mayer J, Pralle U (1997) Natural course of acute pancreatitis. World J Surg 21(2): 130–135
Bollen TL, van Santvoort HC, Besselink MG et al (2008) The Atlanta Classification of acute pancreatitis revisited. Br J Surg 95(1): 6–21
Bradley EL 3rd (1993) A clinically based classification system for acute pancreatitis. Summary of the International Symposium on Acute Pancreatitis, Atlanta, Ga, September 11 through 13, 1992. Arch Surg 128(5): 586–590
Brun A, Agarwal N, Pitchumoni CS (2011) Fluid collections in and around the pancreas in acute pancreatitis. J Clin Gastroenterol 45(7): 614–625
Hoffmeister A, Mayerle J, Beglinger C et al (2012a) [S3-Consensus guidelines on definition, etiology, diagnosis and medical, endoscopic and surgical management of chronic pancreatitis German Society of Digestive and Metabolic Diseases (DGVS)]. Z Gastroenterol 50(11): 1176–1224
Hoffmeister A, Mayerle J, Dathe K, Mossner J, Lerch MM (2012b) [Method report to the S3 guideline chronic pancreatitis: definition, etiology, diagnostics and conservative, interventional endoscopic and surgical therapy of the chronic pancreatitis]. Z Gastroenterol 50(11): 1225–1236
Kourtesis G, Wilson SE, Williams RA (1990) The clinical significance of fluid collections in acute pancreatitis. Am Surg 56(12): 796–799
Lankisch PG, Weber-Dany B, Maisonneuve P, Lowenfels AB (2012) Pancreatic pseudocysts: prognostic factors for their development and their spontaneous resolution in the setting of acute pancreatitis. Pancreatology 12(2): 85–90
Lenhart DK, Balthazar EJ (2008) MDCT of acute mild (nonnecrotizing) pancreatitis: abdominal complications and fate of fluid collections. Am J Roentgenol 190(3): 643–649
Lerch MM, Stier A, Wahnschaffe U, Mayerle J (2009) Pancreatic pseudocysts: observation, endoscopic drainage, or resection? Deutsches Arzteblatt International 106(38): 614–621
Lerch MM (2013) Classifying an unpredictable disease: the revised Atlanta classification of acute pancreatitis. Gut 62(1): 2–3
London NJ, Neoptolemos JP, Lavelle J, Bailey I, James D (1989) Serial computed tomography scanning in acute pancreatitis: a prospective study. Gut 30(3): 397–403
Mier J, Leon EL, Castillo A, Robledo F, Blanco R (1997) Early versus late necrosectomy in severe necrotizing pancreatitis. Am J Surg 173(2): 71–75
Nealon WH, Bhutani M, Riall TS, Raju G, Ozkan O, Neilan R (2009) A unifying concept: pancreatic ductal anatomy both predicts and determines the major complications resulting from pancreatitis. J Am Coll Surg 208(5): 790–799; discussion 799–801
Neoptolemos JP, London NJ, Carr-Locke DL (1993) Assessment of main pancreatic duct integrity by endoscopic retrograde pancreatography in patients with acute pancreatitis. Br J Surg 80(1): 94–99
Rünzi M, Niebel W, Goebell H, Gerken G, Layer P (2005) Severe acute pancreatitis: nonsurgical treatment of infected necroses. Pancreas 30(3): 195–199
van Santvoort HC, Besselink MG, Bakker OJ et al (2010) A step-up approach or open necrosectomy for necrotizing pancreatitis. N Engl J Med 362(16): 1491–1502
Shankar S, van Sonnenberg E, Silverman SG, Tuncali K, Banks PA (2004) Imaging and percutaneous management of acute complicated pancreatitis. Cardiovas Interv Radiol 27(6): 567–580
Sharma M, Banerjee D, Garg PK (2007) Characterization of newer subgroups of fulminant and subfulminant pancreatitis associated with a high early mortality. Am J Gastroenterol 102(12): 2688–2695
van Sonnenberg E, Wittich GR, Chon KS et al (1997) Percutaneous radiologic drainage of pancreatic abscesses. Am J Roentgenol 168(4): 979–984
Telford JJ, Farrell JJ, Saltzman JR et al (2002) Pancreatic stent placement for duct disruption. Gastrointest Endosc 56(1): 18–24
Trevino JM, Tamhane A, Varadarajulu S (2010) Successful stenting in ductal disruption favorably impacts treatment outcomes in patients undergoing transmural drainage of peripancreatic fluid collections. J Gastroenterol Hepatol 25(3): 526–531
UK Guidelines for the management of acute pancreatitis (2005) Gut 54 (Suppl 3): iii1–9
Yeo CJ, Bastidas JA, Lynch-Nyhan A, Fishman EK, Zinner MJ, Cameron JL (1990) The natural history of pancreatic pseudocysts documented by computed tomography. Surg Gynecol Obstet 170(5): 411–417

Langzeitverlauf und Spätmorbidität nach akuter Pankreatitis

Jutta Keller, Peter Layer

H. G. Beger et al. (Hrsg.), *Erkrankungen des Pankreas*,
DOI 10.1007/978-3-642-37964-2_11, © Springer-Verlag Berlin Heidelberg 2013

Langzeitverlauf und Spätmorbidität nach akuter Pankreatitis werden vor allem dadurch beeinflusst, ob es zu rekurrierenden Entzündungsschüben kommt, sowie durch neu auftretende bzw. persistierende Komplikationen der Erkrankung. Die wichtigsten dieser Komplikationen sind die Entwicklung von Pseudozysten, einer exokrinen und/oder endokrinen Insuffizienz. Letztere finden sich nicht nur bei schwerem Verlauf der akuten Pankreatitis, sondern neueren Untersuchungen zufolge auch bei ca. 30–50 % der Patienten mit initial milder Erkrankung. Die Ursachen hierfür und die klinische Relevanz sind teils noch unklar.

11.1 Einleitung

Auch wenn die meisten Patienten im Anschluss an eine akute Pankreatitis wieder eine normale Lebensqualität erreichen, bleibt diese bei einigen Patienten über Jahre oder sogar permanent reduziert (Sand u. Nordback 2009). Wie sich der Langzeitverlauf und die Spätmorbidität nach akuter Pankreatitis entwickeln, hängt wesentlich davon ab, ob es bei einem einmaligen Ereignis bleibt oder zu rekurrierenden akuten Pankreatitiden kommt. Sie werden somit wesentlich von der Ätiologie und der damit assoziierten Möglichkeit, den Auslöser der akuten Pankreatitis zu eliminieren, bestimmt. Zudem beeinflusst der Schweregrad der akuten Erkrankung und auch die Art der Behandlung den Langzeitverlauf. Die unkomplizierte interstitielle akute Pankreatitis heilt unter adäquater konservativer Therapie innerhalb von 5–7 Tagen ab und weist keine Letalität auf. Demgegenüber muss man bei einer hämorrhagisch-nekrotisierenden Form in Abhängigkeit von der Ausdehnung der Parenchymnekrosen sowie den im Akutverlauf auftretenden Komplikationen weiterhin mit einer Letalität von etwa 20 % rechnen. Die im Langzeitverlauf auftretenden bzw. persistierenden Komplikationen der Erkrankung bestimmen die Spätmorbidität. Die wichtigsten dieser Komplikationen sind die Entwicklung von Pseudozysten, einer exokrinen und/oder endokrinen Insuffizienz. Das folgende Kapitel stellt Risikofaktoren für das Auftreten dieser Komplikationen sowie für rekurrierende Pankreatitiden dar und deren klinische Konsequenzen.

11.2 Rekurrierende akute Pankreatitis

Bei alkoholischer akuter Pankreatitis schützt Alkoholabstinenz vor dem Wiederauftreten und ist dem Patienten deshalb dringend anzuraten (Nikkola et al. 2013). Ein kompletter Verzicht auf Alkohol wird allerdings nur selten erreicht (Pelli et al. 2008). Umgekehrt steigt die Wahrscheinlichkeit wiederholter Episoden mit der zugeführten Alkoholmenge. Außerdem wird das Risiko erhöht durch einen milden Verlauf und ein junges Lebensalter bei der ersten Pankreatitisepisode, persistierende Pseudozysten und Rauchen (Sand u. Nordback 2009). Analog zum Alkoholkonsum wurde auch für das Rauchen ein dosisabhängiger Effekt gezeigt (Rebours et al. 2012). Insgesamt entwickeln fast 50 % der Patienten mit akuter Pankreatitis innerhalb von 10–20 Jahren eine rekurrierende Erkrankung (Sand u. Nordback 2009). Die meisten Rezidive treten dabei früh auf.

Bei biliärer akuter Pankreatitis besteht ein sehr hohes Risiko für erneute Schübe, wenn die biliäre Erkrankung nicht angemessen therapiert wird. Älteren Studien zufolge erlitten etwa ein Drittel bis zwei Drittel der Patienten, die nach einer initialen akuten Pankreatitis keine Cholezystektomie bzw. Sanierung der Gallenwege erhalten hatten, rezidivierende Schübe (Frei et al. 1986; Goodman et al. 1985). Wegen der hohen Rate früh auftretender Rezidive sehen moderne Therapieempfehlungen die Cholezystektomie und/oder die Sanierung der Gallenwege noch während des initialen stationären Aufenthalts vor, sofern der klinische Verlauf dies zulässt (Lammert et al. 2007). Detaillierte Angaben hierzu finden sich in ► Kap. 5.

Zur Rezidivwahrscheinlichkeit bei akuter Pankreatitis auf dem Boden einer Hyperkalzämie oder Hypertriglyzeridämie gibt es nur sehr wenige Daten. Erwartungsgemäß scheint das Risiko durch die Beseitigung des Auslösers aber stark gesenkt bzw. behoben zu werden (Sand u. Nordback 2009).

Das Pancreas divisum ist in Einzelfällen ebenfalls mit rezidivierenden Pankreatitiden assoziiert. Diese werden offenbar durch eine relative Enge der Papilla minor und/ oder durch eine gleichzeitig bestehende CFTR-Mutation begünstigt (Bertin et al. 2012). Sie lassen sich meist durch eine Erweiterung des Sphinkters oder Einlage eines Stents verhindern (Liao et al. 2009). Die endoskopische Intervention an der Papilla minor ist aber technisch schwierig und selbst komplikationsträchtig. Sie sollte deshalb nur bei eindeutiger Indikation und in Zentren mit entsprechender Erfahrung durchgeführt werden.

11.3 Endokrine Insuffizienz

Im Gegensatz zur schweren, nekrotisierenden Pankreatitis verursacht die mild verlaufende akute Pankreatitis definitionsgemäß eigentlich keinen Gewebsuntergang. Dennoch war in einer Studie an 46 Patienten mit alkoholischer akuter Pankreatitis und ohne vorbestehenden Diabetes mellitus das Risiko, innerhalb von 2 Jahren nach dem Ereignis einen Diabetes oder eine gestörte Glukosetoleranz zu entwickeln, bei milder und schwerer Pankreatitis gleich (Pelli et al. 2009). Ähnliches scheint auch für Patienten mit biliärer Pankreatitis zu gelten, die konservativ behandelt wurden: In einer Studie mit 7-jähriger Nachverfolgung trat bei 35 % der Patienten eine gestörte Glukosetoleranz auf ohne Unterschied zwischen solchen mit milder oder schwerer Verlaufsform (Symersky et al. 2006).

Weshalb auch milde Formen der akuten Pankreatitis nicht nur überhaupt, sondern sogar relativ häufig zur endokrinen Insuffizienz führen, ist unklar. Bei schweren Verläufen ist dies demgegenüber durch Gewebsnekrosen zu erklären. Ein besonders hohes Risiko scheint bei Nekrosektomie zu bestehen. Etwa 15–30 % der Patienten sind hinterher insulinpflichtig, weitere ca. 20 % bis nahezu 90 % weisen eine gestörte Glukosetoleranz auf, ohne mit Insulin therapiert zu werden (Sand u. Nordback 2009). Auch die neuen Nekrosektomiemethoden (perkutan, transgastrisch) erhöhen die Gefahr der endokrinen Dysfunktion im Vergleich zur konservativen Therapie (Sabater et al. 2004).

In Bezug auf die Ätiologie der Erkrankung sprechen einige Studien dafür, dass Patienten mit alkoholischer Pankreatitis im Vergleich zu denen mit biliärer Erkrankung ein erhöhtes Risiko für die Entwicklung einer endokrinen Insuffizienz aufweisen (Malecka-Panas et al. 2002). Hierzu gibt es aber auch kontroverse Daten (Reszetow et al. 2007). Patienten mit schwer verlaufender Post-ERCP-Pankreatitis scheinen ein besonders hohes Risiko zu tragen (Fung et al. 1997).

11.4 Exokrine Insuffizienz

In der subakuten Phase nach Pankreatitis scheint die exokrine Pankreasfunktion regelhaft vermindert zu sein, im Langzeitverlauf kommt es aber bei den Patienten mit milder akuter Pankreatitis älteren Daten zufolge meist zur Erholung (Keller u. Layer 2005). Bei Patienten mit schwerer, nekrotisierender akuter Pankreatitis stellt der irreversible Gewebsuntergang einen offensichtlichen Risikofaktor auch für die Entwicklung einer permanenten exokrinen Pankreasinsuffizienz dar. So fand sich 3 Monate nach schwerer akuter Pankreatitis bei 86 % der Patienten eine exokrine Pankreasinsuffizienz gegenüber 13 % nach milder Pankreatitis (Boreham u. Ammori 2003). Neben Pankreasnekrosen waren in dieser Studie auch Komplikationen wie Pseudozysten und Diabetes mellitus mit einer signifikant und ähnlich stark erhöhten Wahrscheinlichkeit für eine exokrine Insuffizienz assoziiert. Während der 4-wöchigen Beobachtungsphase kam es bei den Patienten mit nekrotisierendem Verlauf nicht zur Erholung der exokrinen Funktion. In einer anderen Studie sank demgegenüber die Rate der Patienten mit schwerer exokriner Insuffizienz von 26 % nach 4 Wochen auf 6 % nach 18 Monaten (Bozkurt et al. 1995).

Analog zur endokrinen Dysfunktion stellt die Nekrosektomie einen besonderen Risikofaktor für die Entwicklung einer exokrinen Pankreasinsuffizienz dar. Bei etwa einem Viertel der Patienten, bei denen eine Nekrosektomie durchgeführt wurde, besteht 2–5 Jahre nach dem akuten Ereignis eine exokrine Insuffizienz, und dies wiederum weitgehend unabhängig vom eingesetzten Verfahren (Sand u. Nordback 2009).

Rauchen scheint nicht nur die Wahrscheinlichkeit von rekurrierenden Schüben einer akuten Pankreatitis zu erhöhen, sondern bei starken Rauchern auch die Entwicklung einer exokrinen Pankreasinsuffizienz zu begünstigen (Rebours et al. 2012).

Einige neuere Untersuchungen zeigen ca. 2,5–5 Jahre nach dem akuten Ereignis immer noch bei ca. 55 % der Patienten mit mildem Verlauf und 61–83 % der Patienten mit schwerer Pankreatitis eine exokrine Insuffizienz (Symersky et al. 2006; Xu et al. 2012), die vielfach mit Steatorrhö assoziiert und somit als schwer einzustufen ist (Symersky et al. 2006). Demnach behalten bzw. entwickeln möglicherweise mehr Patienten als bislang erwartet im Langzeitverlauf nach milder und schwerer akuter Pankreatitis eine exokrine Pankreasinsuffizienz. Dies kann eine routinemäßige Kontrolle der exokrinen Funktion rechtfertigen (Symersky et al. 2006) oder zumindest die Suche nach einer exokrinen Pankreasinsuffizienz bei klinischen Hinweisen. Hierzu stehen klinisch der fäkale Elastase 1 Test (Siegmund et al. 2004) und zunehmend der ^{13}C-Atemtest mit gemischten Triglyzeriden zur Verfügung (Hoffmeister et al. 2012; Keller et al. 2011). Bezüglich der Indikationen und der Durchführung der Therapie mit Pankreatinpräparaten gibt es für Patienten nach akuter Pankreatitis keine gesonderten Empfehlungen. Diejenigen zur Therapie von Patienten mit exokriner Insuffizienz bei chronischer Pankreatitis (Hoffmeister et al. 2012) lassen sich aber im Wesentlichen übertragen (► Kap. 19).

11.5 Pankreaspseudozysten

Pseudozysten entwickeln sich meist innerhalb von 4–6 Wochen nach Beginn einer akuten Pankreatitis. In Follow-up-Studien findet man sie bei 2–15 % der Patienten im Langzeitverlauf (Sand u. Nordback 2009). Es ist unbekannt, ob die Ätiologie der Erkrankung das Risiko der Ausbildung von Pseudozysten beeinflusst. Ebenso ist unbekannt, ob moderne Nekrosektomiemethoden das bislang bestehende etwa 10%ige Risiko der Pseudozystenbildung nach Nekrosektomie reduzieren können (Sand u. Nordback 2009).

Literatur

Bertin C, Pelletier AL, Vullierme MP et al (2012) Pancreas divisum is not a cause of pancreatitis by itself but acts as a partner of genetic mutations. Am J Gastroenterol 107: 311–317

Boreham B, Ammori BJ (2003) A prospective evaluation of pancreatic exocrine function in patients with acute pancreatitis: correlation with extent of necrosis and pancreatic endocrine insufficiency. Pancreatology 3: 303–308

Bozkurt T, Maroske D, Adler G (1995) Exocrine pancreatic function after recovery from necrotizing pancreatitis. Hepatogastroenterology 42: 55–58

Frei GJ, Frei VT, Thirlby RC et al (1986) Biliary pancreatitis: clinical presentation and surgical management. Am J Surg 151: 170–175

Fung AS, Tsiotos GG, Sarr MG (1997) ERCP-induced acute necrotizing pancreatitis: is it a more severe disease? Pancreas 15: 217–221

Goodman AJ, Neoptolemos JP, Carr-Locke DL et al (1985) Detection of gall stones after acute pancreatitis. Gut 26: 125–132

Hoffmeister A, Mayerle J, Beglinger C et al (2012) S3-Leitlinie Chronische Pankreatitis. Definition, Ätiologie, Diagnostik, konservative, interventionell endoskopische und operative Therapie der chronischen Pankreatitis. Z Gastroenterol 50: 1176–1224

Keller J, Bruckel S, Jahr C et al (2011) A modified ^{13}C-mixed triglyceride breath test detects moderate pancreatic exocrine insufficiency. Pancreas 40: 1201–1205

Keller J, Layer P (2005) Human pancreatic exocrine response to nutrients in health and disease. Gut 54 (Suppl 6): vi1–28

Lammert F, Neubrand MW, Bittner R et al (2007) S3-Leitlinie der Deutschen Gesellschaft für Verdauungs- und Stoffwechselkrankheiten und der Deutschen Gesellschaft für Viszeralchirurgie zur Diagnostik und Behandlung von Gallensteinen. Z Gastroenterol 45: 971–1001

Liao Z, Gao R, Wang W et al (2009) A systematic review on endoscopic detection rate, endotherapy, and surgery for pancreas divisum. Endoscopy 41: 439–444

Malecka-Panas E, Gasiorowska A, Kropiwnicka A et al (2002) Endocrine pancreatic function in patients after acute pancreatitis. Hepatogastroenterology 49: 1707–1712

Nikkola J, Raty S, Laukkarinen J et al (2013) Abstinence after first acute alcohol-associated pancreatitis protects against recurrent pancreatitis and minimizes the risk of pancreatic dysfunction. Alcohol DOI: 10.1093/alcalc/agt019

Pelli H, Lappalainen-Lehto R, Piironen A et al (2009) Pancreatic damage after the first episode of acute alcoholic pancreatitis and its association with the later recurrence rate. Pancreatology 9: 245–251

Pelli H, Lappalainen-Lehto R, Piironen A et al (2008) Risk factors for recurrent acute alcohol-associated pancreatitis: a prospective analysis. Scand J Gastroenterol 43: 614–621

Rebours V, Vullierme MP, Hentic O et al (2012) Smoking and the course of recurrent acute and chronic alcoholic pancreatitis: a dose-dependent relationship. Pancreas 41: 1219–1224

Reszetow J, Hac S, Dobrowolski S et al (2007) Biliary versus alcohol-related infected pancreatic necrosis: similarities and differences in the follow-up. Pancreas 35: 267–272

Sabater L, Pareja E, Aparisi L et al (2004) Pancreatic function after severe acute biliary pancreatitis: the role of necrosectomy. Pancreas 28: 65–68

Sand J, Nordback I (2009) Acute pancreatitis: risk of recurrence and late consequences of the disease. Nat Rev Gastroenterol Hepatol 2009; 6: 470–477

Siegmund E, Löhr JM, Schuff-Werner P (2004) Die diagnostische Validität nicht invasiver Pankreasfunktionstests – eine Metaanalyse. Z Gastroenterol 42: 1117–1128

Symersky T, van Hoorn B, Masclee AA (2006) The outcome of a long-term follow-up of pancreatic function after recovery from acute pancreatitis. JOP 7: 447–453

Xu Y, Wu D, Zeng Y et al (2012) Pancreatic exocrine function and morphology following an episode of acute pancreatitis. Pancreas 41: 922–927

Therapie der Spätfolgen der akuten Pankreatitis

Constanze Kubisch

H. G. Beger et al. (Hrsg.), *Erkrankungen des Pankreas*,
DOI 10.1007/978-3-642-37964-2_12, © Springer-Verlag Berlin Heidelberg 2013

Nach dem Abklingen der akuten Pankreatitis können sich im Verlauf von Wochen und Monaten Spätkomplikationen einstellen. Dazu zählen Pseudozysten, Fisteln, infizierte Nekrosen, die Pankreasinsuffizienz, Thrombosen und der Übergang in eine chronische Pankreaserkrankung. Letzterer scheint assoziiert mit Alkohol- und Nikotinabusus. Er muss vermutet werden, wenn Diarrhö und Gewichtsverlust auftreten.

Spätfolgen der akuten Pankreatitis treten überwiegend nach einer nekrotisierenden Entzündung des Organs auf. Eine ödematöse Pankreatitis zeigt meist nur eine vorübergehende Funktionsstörung. Als mögliche Komplikationen können sich nach Wochen bis Monaten entwickeln:

12.1 Pseudozysten

Die Atlanta-Klassifikation definiert Pseudozysten als Ansammlung von Pankreassaft, umgeben von einer Zystenwand als Pankreatitiskomplikation mit einer Prävalenz von 6–18,5 % (Imrie et al. 1988; Maringhini et al. 1999; Bradley et al. 1976). 8–70 % der komplikationslosen Pseudozysten verschwinden spontan. Negativfaktoren für das Verschwinden sind das Pseudozystenalter > 6 Wochen und eine Größe > 4 cm, multiple Pseudozysten, die Lokalisation im Pankreasschwanz mit einer Zystenwand > 1 cm und fehlender Kommunikation mit dem Ductus Wirsungianus (Bradley et al. 1976; Lerch et al. 2009). Pseudozysten sind therapiebedürftig, wenn sie Gefäße, das Duodenum, den Magen oder DHC komprimieren, Infektionen oder Blutungen in der Pseudozyste auftreten, sich Fisteln oder Pseudoaneurysmen ausbilden. Eine Pseudozystengröße > 5 cm prädisponiert für das Auftreten von Komplikationen und ist damit eine relative Interventionsindikation (Hoffmeister et al. 2012).

Die endoskopische transmurale oder transpapilläre Drainage ist die atraumatischste Therapievariante. Transpapillär folgt unter Antibiotikaschutz ein Stenting via ERP bei Pseudozystenkommunikation mit dem Pankreashauptgang, die in bis zu 66 % der Fälle vorliegt (Dumonceau et al. 2012). Stentwechsel werden alle 6 Wochen vorgenommen bis 2 Monate nach Zystenverschwinden zur Rezidivvermeidung (Hoffmeister et al. 2012; Isenmann et al. 2002). Ist eine transpapilläre Drainage nicht möglich, stehen endoskopisch eine EUS-gesteuerte transduodenale oder transgastrische Drainage zur Verfügung. Der Erfolg ist vergleichbar mit der Chirurgie bei einer Mortalität von nur 0,2 % und einem Rezidiv in 13 %. Punktionswege > 1 cm sollten vermieden und möglichst mehrere Pigtailkatheter zur Drainage eingelegt werden. Die klassische chirurgische Pseudozystendrainage im Sinne einer Pseudozystoduodenostomie, -gastrostomie oder -jejunostomie ist auf einer alten Studie begründet, die zeigte, dass Pseudozysten nach mehr als 6 Wochen selten spontan verschwinden und die Komplikationsrate ansteigt (Bradley et al. 1979). Eine chirurgische Drainage wird in 90–100 % erreicht, aber bei einer Morbidität von 16 %, Mortalität von 2,5 % und Rezidivrate bis 12 % (Hoffmeister et al. 2012). Einzelfallberichte existieren zur laparoskopischen Psydozystendrainage mit geringeren Komplikationsraten.

Symptomatische oder komplizierte Pseudozysten sind also zunächst endoskopisch zu therapieren. Bei ungünstiger Lage oder Rezidiven erfolgt eine chirurgische Drainage. Nur in Ausnahmefällen und bei Pseudozysteninfektion sind radiologische Drainagen durchzuführen bei erhöhten Rezidivraten und der Möglichkeit der Ausbildung einer pankreatiko-kutanen Fistel. In 10 % der Pseudozysten entstehen Pseudoaneurysmen. Diese sind eine absolute Kontraindikation für eine ERCP und sollten zunächst angiographisch embolisiert werden.

12.2 Fisteln

Auslaufen von Pankreassekret führt zur Fistelbildung in den Gastrointestinaltrakt, in Pleura- und Peritonealhöhle, Mediastinum, Retroperitonaeum, Omentum majus oder zur Arrosion und Blutung umgebender Gefäße. Alternativ münden Fisteln an der Hautoberfläche. Sie zeigen aufgrund der Aggressivität von Pankreasenzymen häufig einen prolongierten oder komplikationsträchtigen Verlauf.

Pankreatischer Aszites ist assoziiert mit Bauchschmerzen, körperlicher Schwäche, selten Peritonismus. Thorakale Fisteln führen zu Husten, Thoraxschmerz oder Dysphagie. Hohe Ausflussvolumina können Malnutration und Elektrolytentgleisungen bedingen.

Als Konsens wurden Pankreasfisteln definiert als Ausfluss mit einem Amylasegehalt > 3-fach der Serumamylase. Unterteilt werden sie in Grad A–C (Bassi et al. 2005). Eine Grad-A-Fistel benötigt in der Regel keine zusätzliche Therapie und verursacht keine erhöhte Morbidität oder einen verlängerten Krankenhausaufenthalt. Das CT des Abdomens zeigt in der Regel kleine Flüssigkeitsansammlungen um das Pankreas. Patienten mit Grad-B-Fisteln bleiben zunächst nüchtern und werden teilweise oder vollständig parenteral ernährt. Bei Fieber, Leukozytose oder Schmerzen werden diese antibiotisch oder analgetisch therapiert. Zusätzlich kann die Gabe von Sekretionshemmern (Octreotid, Samatostatin s.c.) erfolgen. Endoskopisch kann via ERP die Flüssigkeitsansammlung drainiert und das Leck mit einem Pankreasstent überbrückt werden (Costamagna et al. 2001). Ist das erfolgreich, wird der Stent in 4–6 Wochen bei geringer Rezidivrate entfernt. Viele Patienten mit Grad-B-Fisteln können mit Drainagen entlassen und ambulant betreut werden. Grad-C-Fisteln bedeuten eine signifikante Änderung der klinischen Patientenbetreuung inklusive Verlegung auf eine Intensivstation. Der Patient bleibt nüchtern, wird total parenteral ernährt, erhält Antibiotika, Analgetika und Sekretionshemmer. Er wird engmaschig klinisch überwacht, und das CT zeigt eine deutliche Flüssigkeitsansammlung um das Pankreas. Oft wird eine perkutane Drainage nötig, bei Sepsis oder Organdysfunktionen auch eine Operation zum Verschluss der Leckage. Ein direkter Fistelverschluss, eine Fistulojejunostomie oder externe Pankreasdrainage werden vorgenommen (Martin et al. 1989; Roder et al. 1999). Grad-C-Fisteln sind assoziiert mit Komplikationen bis hin zur Mortalität.

Der Einsatz von Fibrinkleber oder Histoacryl ist bei keiner Fistelart empfohlen.

12.3 Abszesse und Infektionen

Nach Abklingen der akuten Entzündung kann es in den folgenden Wochen zur Ausbildung von Pankreasabszessen oder Nekrosen kommen. Die Atlanta-Klassifikation hat ursprünglich unterschieden zwischen einem Abszess und einer infizierten Pankreasnekrose (Bradley et al. 1992). Bei einem Abszess handelt es sich um eine lokalisierte Ansammlung von purulentem Material ohne signifikante Nekrose. Da deren Auftreten jedoch rar ist und der Terminus in Publikationen selten verwendet wird, wurde der Pankreasabszess in der Überarbeitung der Atlanta-Klassifikation nicht mehr benutzt (Banks et al. 2013).

Ob in einer Pankreasnekrose, die in bis zu 10 % nach akuter Pankreatitis auftritt, eine sekundäre Infektion auftritt oder nicht, ist zunächst unklar und nicht mit dem Schweregrad oder der Länge der Krankheitssymptome der Pankreatitis assoziiert. Sie sind allerdings in 60–80 % die Ursache für Mortalität nach akuter Pankreatitis (Al Mofleh 2008; Petrov et al. 2010). Die häufigsten Pathogene sind gram-negative Bakterien aus dem Gastrointestinaltrakt, die aufgrund der Durchwanderung der Darmwand auftreten (Cicalese et al. 2001). Häufig sind monomikrobielle Infektionen (60–87 %) mit gram-negativen Keimen (E. coli, Pseudomonas spp., Proteus, Klebsiellen spp.). Pilzinfektionen steigen nach langer Antibiotikatherapie an. Die Diagnose einer infizierten Pankreasnekrose ist entscheidend für den Beginn einer Antibiotikatherapie oder Drainage (van Santvoort et al. 2011). Auf eine Infektion kann geschlussfolgert werden, wenn sich Lufteinschlüsse im Pankreasparenchym oder peripankreatischen Gewebe CT-morphologisch, alternativ im EUS finden (Lehman 1999), alternativ ein Keimnachweis durch Punktion der Nekrose mit Feinnadelaspiration (FNA) erbracht wird. Eine Antibiotikagabe erfolgt entsprechend dem Erregernachweis. Ist die Pankreasnekrose organisiert nach mehr als 4 Wochen mit einer Kapsel aus Entzündungs- und Granulationsgewebe, kann sie therapeutisch transmural-endoskopisch oder transkutan-radiologisch mit guten Erfolgsraten drainiert werden. Die operative Sanierung ist mit einer höheren Morbidität und Mortalität assoziiert (Lerch et al. 2009). Vergleichende Studien zur endoskopischen Drainage existieren nicht, sie sollte aber bei guter Lage wegen der geringeren Komplikationsraten transgastrisch mit nasozystischer Lavage oder Stentimplantation versucht werden.

12.4 Stenosen des DHC, Duodenums oder Magenausgangs

Stenosen des Duodenums oder Magens sind selten. Ursächlich handelt es sich meist um einen erhöhten Gewebedruck und damit Umfangszunahme im Bereich des Pankreaskopfs bei der Pankreatitis, selten um intramurale Hämatome, die sich durch Nekrosen ausbilden und das Lumen verschließen mit entsprechender Klinik. Die meisten Stenosen verschwinden komplikationslos. Treten Perforationen der Hämatome auf oder sind die Schmerzen für den Patienten nicht ertragbar, können Hämatome EUS-, CT-gesteuert oder laparoskopisch drainiert werden (Lee et al. 2012).

Strikturen des DHC können Ursache einer Cholestase oder Cholangitis sein. Sie werden via ERC mit Dilatation und Stenteinlage therapiert. Mindestens vier ERCs sollten über einen Zeitraum von 12 Monaten durchgeführt werden zur Stenosebehebung (Dumonceau et al. 2012).

12.5 Exokrine und endokrine Pankreasinsuffizienz

Auch ohne Pankreasresektion kommt es zu einer passageren Funktionsstörung (Wu et al. 2011; Xu et al. 2012).

Drei Monate nach Pankreatitis zeigen mehr als 60 % der Patienten eine verringerte Stuhlelastase 1. Die Situation verschlechtert sich bei Operationen. Es dauert fast 2,5 Jahre, bis sich die exokrine Pankreasfunktion vollständig erholt. Bei symptomatischen Patienten werden Pankreasenzyme als orales Pankreatin-Mikrosphären-Präparat mit Lipasekonzentrationen zwischen 25.000 und 40.000 Einheiten zu den Mahlzeiten ersetzt. Die Dosierung richtet sich nach der Zusammensetzung des Essens und dem Beschwerdebild. Wichtig ist, dass Völlegefühl und Diarrhö mit Fettauflagerungen verschwinden.

Ca. 32 % der Patienten mit stattgehabter Pankreatitis ohne Organresektion zeigen 3,5 Jahre nach Erkrankung erhöhte Nüchternblutzucker- und HbA1c-Werte. Bei zusätzlicher Hyperlipidämie oder Adipositas steigt die Inzidenz bis 86 %. Erst nach 4–6 Jahren normalisiert sich die endokrine Funktion. Treten 3 Monate nach akuter Pankreatitis erhöhte Blutzuckerwerte oder HbA1c im oGTT auf, ist mit einer kohlehydratdefinierten Diät und Insulintherapie zu beginnen. Eine Besonderheit ist die fehlende Gegenregulation durch den Glukagonmangel, was sie besonders hypoglykämie-gefährdet, aber ketoseresistent macht. Bevorzugt sollte eine intensivierte konventionelle Insulintherapie werden. Alternativ kann eine Insulinpumpentherapie eingeführt werden. Ziel ist eine gute Blutzuckereinstellung bei Wohlbefinden und konstantem Gewicht. Bei postprandial starkem Blutzuckerabfall kann eine ungenügende Pankreasenzymsubstitution ursächlich sein.

12.6 Thrombosen der Vena portae und der Vena mesenterica superior

Thrombosen treten sowohl als Folge einer ödematösen als auch bei der nekrotisierenden Pankreatitis auf, häufiger bei der äthyltoxischen als bei der biliären Pankreatitis (Dorffel et al. 2000). Patienten zeigen Zeichen einer oberen gastrointestinalen Blutung bei Ösophagus- oder Fundusvarizen aufgrund des portalen Hypertonus. Selten sind duodenale Varizen. Oberbauchschmerzen und eine Splenomegalie können bestehen. Die Therapie der Wahl ist die Splenektomie zur Drucksenkung in den Umgehungskreisläufen. Frische Thrombosen können mit Antikoagulanzien aufgelöst werden (Condat u. Valla 2003). Bei älteren Thrombosen wird eine Antikoagulation bei fehlendem Erfolg nicht empfohlen. Die Varizen werden endoskopisch ligiert.

12.7 Übergang in eine chronische Pankreatitis

Bei Diarrhö und Gewichtsverlust ist an einen Übergang in eine chronische Pankreatitis zu denken. Wahrscheinlich entwickelt sie sich aber nur bei zusätzlichem Alkohol- mit und ohne Nikotinabusus. Die Häufigkeit, eine chronische Pankreatitis zu entwickeln, beträgt 13 % innerhalb von 10 Jahren und 16 % in 20 Jahren. Nach dem zweiten Schub der Pankreatitis steigt die Häufigkeit auf 38 % innerhalb von 2 Jahren (Lankisch et al. 2009; Imoto u. DiMagno 2000).

Literatur

Al Mofleh IA (2008) Severe acute pancreatitis: pathogenetic aspects and prognostic factors. World J Gastroenterol 14(5): 675–684
Banks PA, Bollen TL, Dervenis C, Gooszen HG, Johnson CD, Sarr MG et al (2013) Classification of acute pancreatitis–2012: revision of the Atlanta classification and definitions by international consensus. Gut 62(1): 102–111
Bassi C, Dervenis C, Butturini G, Fingerhut A, Yeo C, Izbicki J et al (2005) Postoperative pancreatic fistula: an international study group (ISGPF) definition. Surgery 138(1): 8–13
Bradley EL, 3rd (1993) A clinically based classification system for acute pancreatitis. Summary of the International Symposium on Acute Pancreatitis, Atlanta, Ga, September 11 through 13, 1992. Arch Surg 128(5): 586–590
Bradley EL, Clements JL, Jr., Gonzalez AC (1979) The natural history of pancreatic pseudocysts: a unified concept of management. Am J Surg 137(1): 135–141
Bradley EL, Gonzalez AC, Clements JL, Jr (1976) Acute pancreatic pseudocysts: incidence and implications. Ann Surg 184(6): 734–737
Cicalese L, Sahai A, Sileri P, Rastellini C, Subbotin V, Ford H et al (2001) Acute pancreatitis and bacterial translocation. Dig Dis Sci 46(5): 1127–1132
Condat B, Valla D (2003) [Portal vein thrombosis]. Presse Med 32(31): 1460–1465
Costamagna G, Mutignani M, Ingrosso M, Vamvakousis V, Alevras P, Manta R et al (2001) Endoscopic treatment of postsurgical external pancreatic fistulas. Endoscopy 3(4): 317–322
Dorffel T, Wruck T, Ruckert RI, Romaniuk P, Dorffel Q, Wermke W (2000) Vascular complications in acute pancreatitis assessed by color duplex ultrasonography. Pancreas 21(2): 126–133
Dumonceau JM, Delhaye M, Tringali A, Dominguez-Munoz JE, Poley JW, Arvanitaki M et al (2012) Endoscopic treatment of chronic pancreatitis: European Society of Gastrointestinal Endoscopy (ESGE) Clinical Guideline. Endoscopy 44(8): 784–800
Hoffmeister A, Mayerle J, Beglinger C, Buchler MW, Bufler P, Dathe K et al (2012) [S3-Consensus Guidelines on Definition, Etiology, Diagnosis and Medical, Endoscopic and Surgical Management of Chronic Pancreatitis German Society of Digestive and Metabolic Diseases (DGVS)]. Z Gastroenterol 50(11): 1176–1224
Imoto M, DiMagno EP (2000) Cigarette smoking increases the risk of pancreatic calcification in late-onset but not early-onset idiopathic chronic pancreatitis. Pancreas 21(2): 115–119
Imrie CW, Buist LJ, Shearer MG (1988) Importance of cause in the outcome of pancreatic pseudocysts. Am J Surg 156(3 Pt 1): 159–162

Isenmann R, Schwarz M, Rau B, Trautmann M, Schober W, Beger HG (2002) Characteristics of infection with Candida species in patients with necrotizing pancreatitis. World J Surg 26(3): 372–376

Lankisch PG, Breuer N, Bruns A, Weber-Dany B, Lowenfels AB, Maisonneuve P (2009) Natural history of acute pancreatitis: a long-term population-based study. Am J Gastroenterol 104(11): 2797–2805; quiz 806

Lee JY, Chung JS, Kim TH (2012) Successful endoscopic decompression for intramural duodenal hematoma with gastric outlet obstruction complicating acute pancreatitis. Clin Endosc 45(3): 202–204

Lehman GA (1999) Pseudocysts. Gastrointest Endosc 49(3 Pt 2): S81–84

Lerch MM, Stier A, Wahnschaffe U, Mayerle J (2009) Pancreatic pseudocysts: observation, endoscopic drainage, or resection? Deutsches Arzteblatt International 106(38): 614–621

Maringhini A, Uomo G, Patti R, Rabitti P, Termini A, Cavallera A et al (1999) Pseudocysts in acute nonalcoholic pancreatitis: incidence and natural history. Dig Dis Sci 44(8): 1669–1673

Martin FM, Rossi RL, Munson JL, ReMine SG, Braasch JW (1989) Management of pancreatic fistulas. Arch Surg 124(5): 571–573

Petrov MS, Shanbhag S, Chakraborty M, Phillips AR, Windsor JA (2010) Organ failure and infection of pancreatic necrosis as determinants of mortality in patients with acute pancreatitis. Gastroenterol 139(3): 813–820

Roder JD, Stein HJ, Bottcher KA, Busch R, Heidecke CD, Siewert JR (1999) Stented versus nonstented pancreaticojejunostomy after pancreatoduodenectomy: a prospective study. Ann Surg 229(1): 41–48

van Santvoort HC, Bakker OJ, Bollen TL, Besselink MG, Ahmed Ali U, Schrijver AM et al (2011) A conservative and minimally invasive approach to necrotizing pancreatitis improves outcome. Gastroenterol 141(4): 1254–1263

Wu D, Xu Y, Zeng Y, Wang X (2011) Endocrine pancreatic function changes after acute pancreatitis. Pancreas 40(7): 1006–1011

Xu Y, Wu D, Zeng Y, Wang X (2012) Pancreatic exocrine function and morphology following an episode of acute pancreatitis. Pancreas 41(6): 922–927

Führt die rezidivierende akute Pankreatitis zur chronischen Verlaufsform?

Günter Klöppel

H. G. Beger et al. (Hrsg.), *Erkrankungen des Pankreas*,
DOI 10.1007/978-3-642-37964-2_13, © Springer-Verlag Berlin Heidelberg 2013

Die akute nichtinfektiöse und nichtautoimmune Pankreatitis führt in ihrer schweren hämorrhagisch-nekrotischen Verlaufsform, wie sie im Zusammenhang mit Alkoholabusus auftreten kann, zu bleibenden Veränderungen im Pankreas. Dieses Kapitel beschreibt die morphologischen Veränderungen, insbesondere die Fibrose im Gefolge der Nekrose, die bei rezidivierter schwerer Pankreatitis zur chronischen Pankreatitis führen können.

Zur Beantwortung der Frage, ob die rezidivierende akute (nichtinfektiöse und nichtautoimmune) Pankreatitis zur chronischen Verlaufsform führt, ist es wichtig, Ätiologie und Pathogenese zu rekapitulieren.

Ätiologisch kann die akute Pankreatitis in eine infektiöse und nichtinfektiöse Form unterteilt werden. Die seltene infektiöse Pankreatitis ist vornehmlich viralen Ursprungs und zeigt keinen rezidivierten Verlauf.

Die nichtinfektiöse Pankreatitis ist ätiologisch assoziiert mit Alkoholabusus, Gallensteineinklemmung, genetischer Prädisposition und metabolischen Syndromen. Insbesondere bei Alkoholikern und als hereditäre Pankreatitis nimmt sie einen rezidivierten Verlauf (Ammann et al. 1996; Howes et al. 2004). Eine Ausnahme hiervon ist die autoimmune Pankreatitis. Auf die speziellen histopathologischen Charakteristika der nichtinfektiösen Pankreatitis im Zusammenhang mit bestimmten Ursachen wird im ► Kapitel 16 eingegangen.

Im Zentrum der Pathogenese der alkoholischen Pankreatitis steht die Selbstverdauung (Autodigestion) des Pankreas durch aktive Pankreasenzyme. Sie nimmt ihren Beginn im interstitiellen Fettgewebe des Pankreas (◘ Abb. 13.1a). Wie und wo im Pankreas die Aktivierung der Enzyme stattfindet, ob bereits innerhalb oder erst außerhalb der Azinuszellen, ist unbekannt (Klöppel et al. 1986). Experimentelle Befunde, wie beispielsweise bei der Coerulein-Pankreatitis, können auf die Situation beim Menschen nicht übertragen werden. Weiterhin ist offen, wie die Enzyme (z. B. Trypsin und Lipase) aus den Azinuszellen in das interstitielle Gewebe und damit zu den Fettzellen gelangen, ob auf basolateralem Weg oder über das Gangsystem (◘ Abb. 13.1a). Hinweise dafür, dass die spontane Aktivierung von Trypsinogen im Pankreas eine Rolle spielen kann, ergeben sich aus den Befunden bei der hereditären Pankreatitis (Howes et al. 2004). Dort kommt es in 70–80 % der Fälle als Folge einer aktivierenden Mutation im Gen des kationischen Trypsinogens (PRSS1) wahrscheinlich zu einem Ungleichgewicht zwischen der konstitutiven (d. h. normalerweise im Pankreasgang ablaufenden geringfügigen) Autoaktivierung von Trypsinogen und der sofortigen Hemmung des entstandenen Trypsins. Wird dieses System aus dem Gleichgewicht gebracht, scheint es bei der hereditären Pankreatitis zum akuten Schub einer Pankreatitis zu kommen.

Gleichgültig welche Pathomechanismen am Anfang der akuten nichtinfektiösen Pankreatitis stehen, ihr weiterer Ablauf wird durch die Ausbildung von autodigestiven Fettgewebsnekrosen im interstitiellen Pankreasgewebe sowie im peripankreatischen Fettgewebe diktiert (Klöppel u. Maillet 1992; Klöppel et al. 2004; Klöppel 2000). Dabei kommt wahrscheinlich der Lipase eine spezielle Bedeutung zu. Aus den Fettnekrosen werden Fettsäuren freigesetzt, welche die Aktivierung von Trypsinogen, Chymotrypsinogen, Prophospholipase A2, Proelastase und anderen Proenzymen weiter unterhalten. Wenn diese Zellzerstörung auch benachbarte Blutgefäße, Pankreasazini und -gänge miterfasst, entstehen große hämorrhagische Nekrosefelder (◘ Abb. 13.1b).

Das Schicksal der Nekrosen und der weitere Verlauf der Erkrankung hängen von der Nekroseresorption und anschließenden Fibrosierung ab (Detlefsen et al. 2006; Klöppel u. Maillet 1992). Sind die Nekrosen unter 4–5 cm groß und haben keinen Anschluss an das Gangsystem, werden sie durch Makrophagen (»Schaumzellen«) resorbiert (◘ Abb. 13.2a) (Klöppel 2000). Ausgedehnte Nekrosen (> 4–5 cm) werden verflüssigt. Nehmen sie bei diesem Vorgang E. coli aus dem Darm auf, bilden sich Abszesse (Bradley 1990; Klöppel et al. 1986). Bleiben sie steril, kapseln sie sich bindegewebig zu Pseudozysten ab (◘ Abb. 13.3).

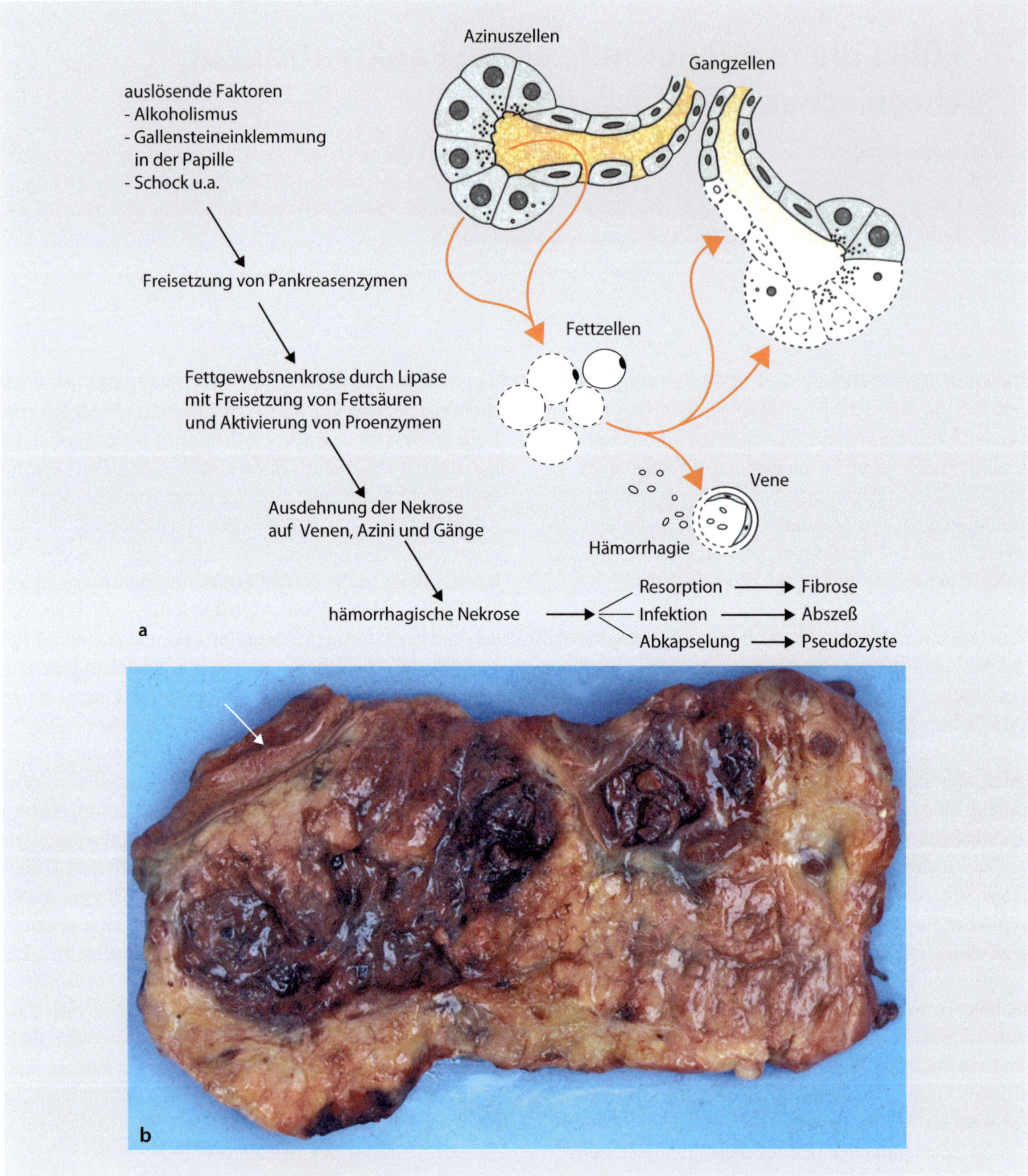

Abb. 13.1 Akute Pankreatitis. **a** Pathogenetisches Modell des Ablaufes der akuten Pankreatitis (aus Riemann et al. 2008; mit freundl. Genehmigung des Thieme Verlags); **b** Makroskopie der schweren akuten Pankreatitis mit ausgedehnten intra- und extrapankreatischen hämorrhagischen Nekrosen und kleineren Fettgewebsnekrosen. Gallengang (Pfeil)

Die phagozytierenden Makrophagen produzieren Zytokine wie PDGF und TGF (Detlefsen et al. 2006; Ebert et al. 1998; Friess et al. 1994; Luttenberger et al. 2000; van Laethem et al. 1995), die zu einer Aktivierung der »pancreatic stellate cell« führen, welche als Myofibroblast, der glattmuskuläres Aktin exprimiert, Kollagen I und III produziert (Abb. 13.2b) (Apte et al. 1999; Bachem et al. 1998; Bradley 1990; Detlefsen et al. 2006; Erkan et al. 2012; Klöppel et al. 2004). Damit entwickelt sich interlobulär (interstitiell) in Nachbarschaft der Nekrose eine Fibrose, durchsetzt mit Myofibroblasten, Makrophagen und Lymphozyten (Comfort et al. 1946; Detlefsen et al. 2006; Erkan et al. 2012; Howard u. Nedwich 1971).

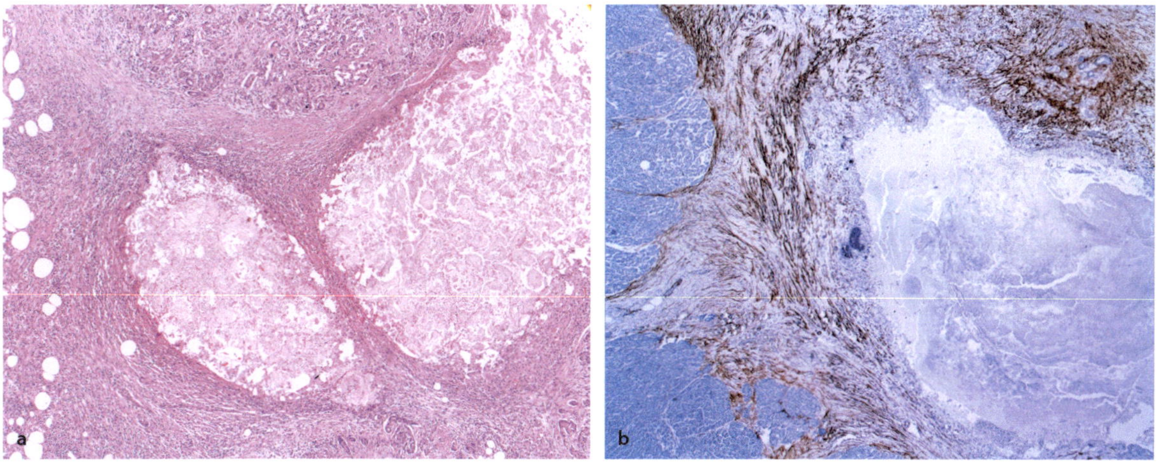

Abb. 13.2 Fettgewebsnekrosen bei akuter Pankreatitis. **a** In Resorption durch Makrophagen mit Ausbildung einer perifokalen Fibrose; **b** umgeben von Myofibroblasten positiv für glatt muskuläres Aktin

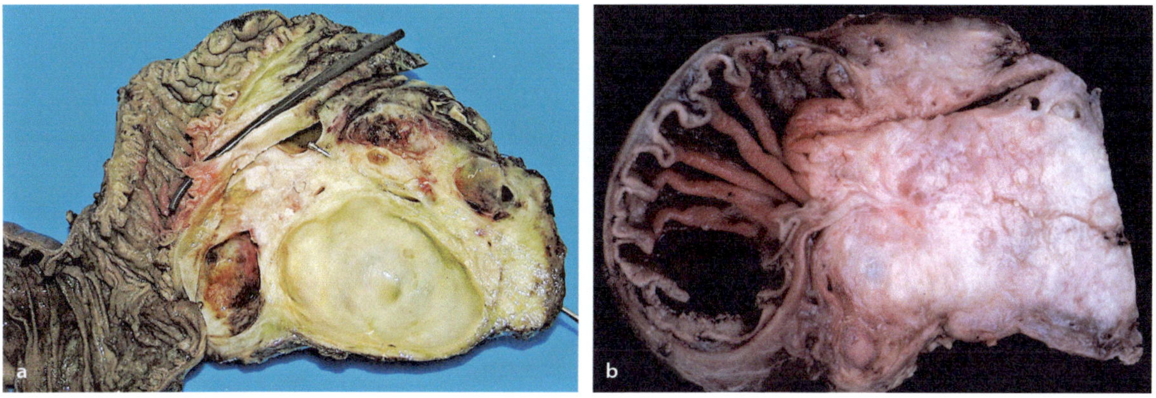

Abb. 13.3 Pankreaskopfresektionspräparate bei chronischer Pankreatitis. **a** Im teilweise fibrosierten Pankreaskopf multiple Pseudozysten; Stent im Gallengang und Sonde im Pankreasgang; **b** nahezu komplette Fibrosierung des Pankreaskopfes mit Calculi im Pankreasgang und Stenose des Gallenganges

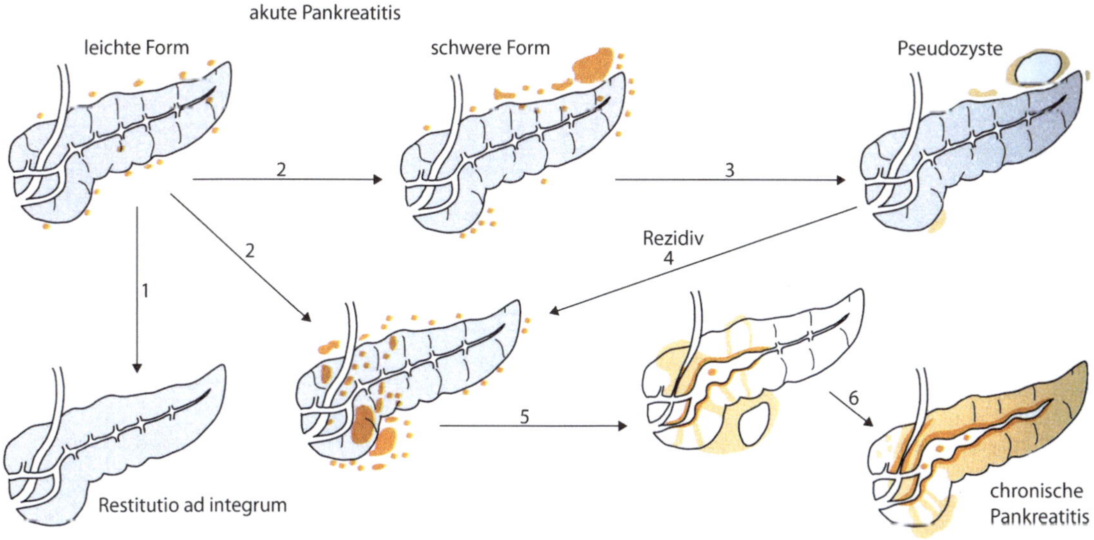

Abb. 13.4 Pathogenetisches Modell des Verlaufs der rezidivierten akuten Pankreatitis bis hin zur Entwicklung einer chronischen Pankreatitis. (Aus Riemann et al. 2008; mit freundl. Genehmigung des Thieme Verlags)

Nimmt die akute Pankreatitis einen schubweisen, d. h. rezidivierenden Verlauf, dann wird durch die immer wieder neu auftretenden autodigestiven Fettnekrosen und die sich damit verbindenden Resorptions- und Vernarbungsvorgänge im Interstitium des Pankreas ein Fibrosenetz ausgebildet (■ Abb. 13.3) (Ammann et al. 1996; Comfort et al. 1946; Klöppel et al. 2004). Erfasst die Fibrose die interlobulären Pankreasgänge, kommt es zu Dilatationen, wodurch die Gänge ein unregelmäßiges Kaliber entwickeln. Dies beeinträchtigt den Sekretfluss und führt zur Präzipitation von Kalzium, welches im Sekret in hoher Konzentration enthalten ist (■ Abb. 13.4) (Klöppel u. Maillet 1992).

Literatur

Ammann RW, Heitz PU, Klöppel G (1996) Course of alcoholic chronic pancreatitis: a prospective clinicomorphological long-term study. Gastroenterology 111: 224–231

Apte MV, Haber PS, Darby SJ et al (1999) Pancreatic stellate cells are activated by proinflammatory cytokines: implications for pancreatic fibrogenesis. Gut 44: 534–541

Bachem MG, Schneider E, Gross H et al (1998) Identification, culture, and characterization of pancreatic stellate cells in rats and humans. Gastroenterology 115: 421–432

Bradley EL (1990) Pseudocysts in chronic pancreatitis: Development and clinical implications. In: Beger HG, Büchler M, Ditschuneit H, Malfertheiner P (Hrsg) Chronic pancreatitis. Springer, Berlin, S 260–268

Comfort MW, Gambill EE, Baggenstoss AH (1946) Chronic relapsing pancreatitis. A study of twenty-nine cases without associated disease of the biliary or gastro-intestinal tract. Gastroenterology 6: 239–285; 376–408

Detlefsen S, Sipos B, Feyerabend B, Klöppel G (2006) Fibrogenesis in alcoholic chronic pancreatitis: the role of tissue necrosis, macrophages, myofibroblasts and cytokines. Mod Pathol 19: 1019–1026

Ebert M, Kasper HU, Hernberg S et al (1998) Overexpression of platelet-derived growth factor (PDGF) B chain and type beta PDGF receptor in human chronic pancreatitis. Dig Dis Sci 43: 567–574

Erkan M, Adler G, Apte MV, Bachem MG, Buchholz M, Detlefsen S, Esposito I, Friess H, Gress TM, Habisch HJ, Hwang RF, Jaster R, Kleeff J, Klöppel G, Kordes C, Logsdon CD, Masamune A, Michalski CW, Oh J, Phillips PA, Pinzani M, Reiser-Erkan C, Tsukamoto H, Wilson J (2012) StellaTUM: current consensus and discussion on pancreatic stellate cell research. Gut 61: 172–178

Friess H, Yamanaka Y, Büchler M et al (1994) Increased expression of acidic and basic fibroblast growth factors in chronic pancreatitis. Am J Pathol 144: 117–128

Howard JM, Nedwich A (1971) Correlation of the histologic observations and operative findings in patients with chronic pancreatitis. Surg Gynecol Obstet 132: 387–395

Howes N, Lerch MM, Greenhalf W et al (2004) Clinical and genetic characteristics of hereditary pancreatitis in Europe. Clin Gastroenterol Hepatol 2: 252–261

Klöppel G, Detlefsen S, Feyerabend B (2004) Fibrosis of the pancreas: the initial tissue damage and the resulting pattern. Virchows Arch 445: 1–8

Klöppel G, Dreyer T, Willemer S, Kern HF, Adler G (1986) Human acute pancreatitis: its pathogenesis in the light of immunocytochemical and ultrastructural findings in acinar cells. Virchows Arch [A] Pathol Anat 409: 791–803

Klöppel G, Maillet B (1992) The morphological basis for the evolution of acute pancreatitis into chronic pancreatitis. Virchows Arch [A] Pathol Anat 420: 1–4

Klöppel G (2000) Pseudocysts and other non-neoplastic cysts of the pancreas. Semin Diagn Pathol 17: 7–15

van Laethem JL, Devière J, Resibois A et al (1995) Localizing of transforming growth factor beta 1 and its latent binding protein in human chronic pancreatitis. Gastroenterology 108: 1873–1881

Luttenberger T, Schmid-Kotsas A, Menke A et al (2000) Platelet-derived growth factors stimulate proliferation and extracellular matrix synthesis of pancreatic stellate cells: implication in pathogenesis of pancreas fibrosis. Lab Invest 80: 47–55

Riemann JF et al (2008) Gastroenterologie. Bd 1: Intestinum. Thieme, Stuttgart

13

Chronische Pankreatitis

Klinische Klassifikation der chronischen Pankreatitis

Alexander Schneider

H. G. Beger et al. (Hrsg.), *Erkrankungen des Pankreas*,
DOI 10.1007/978-3-642-37964-2_14, © Springer-Verlag Berlin Heidelberg 2013

Der klinische Verlauf der chronischen Pankreatitis zeigt eine große Variabilität, die vermutlich durch die Interaktion verschiedener Risikofaktoren entsteht. Eine nützliche Klassifikation der chronischen Pankreatitis, die Fortschritte in Klinik und Forschung unterstützt hätte, lag lange Zeit nicht vor. In den letzten Jahren wurden mit der Manchester-Klassifikation, dem ABC-System nach Ramesh, dem ABC-System nach Büchler und der M-ANNHEIM-Klassifikation verschiedene neue klinische Kategorisierungssysteme der chronischen Pankreatitis entwickelt. Es ist notwendig, diese Klassifikationen in zukünftigen wissenschaftlichen Studien miteinander zu vergleichen und auf ihre Aussagekraft zu untersuchen. Das langfristige Ziel sollte sein, ein ausreichend evaluiertes Klassifikationssystem der chronischen Pankreatitis zu gewinnen.

14.1 Schwierigkeiten bei der Klassifikation der chronischen Pankreatitis

Die chronische Pankreatitis stellt eine inflammatorische Erkrankung des Pankreas dar, die durch abdominelle Schmerzen, wiederholte akute Pankreatitisepisoden und einen fibrotischen Organumbau gekennzeichnet ist und zur exokrinen und endokrinen Insuffizienz führen kann (Ammann et al. 1984, 1996; Lankisch et al. 1993; Layer et al. 1994; Ammann u. Muellhaupt 1999). Die Erkrankung wird heutzutage als ein multifaktorielles Geschehen verstanden, das durch die Interaktion verschiedener Risikofaktoren entsteht und vorangetrieben wird (Whitcomb 2004; Schneider et al. 2007). Der klinische Verlauf der chronischen Pankreatitis zeigt eine bemerkenswerte Variabilität (Lankisch et al. 1993; Layer et al. 1994; Ammann et al. 1996; Ammann u. Muellhaupt 1999), die sich vermutlich ebenfalls durch die Interaktion verschiedener Risikofaktoren erklärt (Lankisch et al. 2001; Schneider et al. 2007). In präliminären Erhebungen wurden bereits Interaktionen verschiedener genetischer Varianten oder genetischer Varianten mit zusätzlichen Risikofaktoren wie dem Pancreas divisum aufgezeigt (Noone et al. 2001; Gelrud et al. 2004; Ockenga et al. 2005).

In den letzten 20 Jahren wurden tiefgreifende Erkenntnisse über die molekularen Grundlagen der chronischen Pankreatitis (Übersicht in Etemad u. Whitcomb 2001; Schneider 2004) und die Entstehung der Pankreasfibrose (Bachem et al. 1998; Apte et al. 2000; Klöppel et al. 2004) erarbeitet. In zukünftigen Studien muss untersucht werden, warum es bei einigen Patienten zur Chronifizierung kommt und diese mit unterschiedlichen Schweregraden auftritt. Es muss das Ziel sein, anhand eines individuellen Risikoprofils vorhersagen zu können, wie der Erkrankungsverlauf vermutlich aussehen wird und welche Therapieoptionen nützlich sein werden (Whitcomb u. Barmada 2007). Die Entschlüsselung dieses komplexen und multifaktoriellen Erkrankungsverlaufs stellt an zukünftige wissenschaftliche Ansätze große Anforderungen. Die chronische Pankreatitis stellt derzeit jedoch noch immer eine Erkrankung dar, die der klinischen, evidenzbasierten Erforschung und Therapie unzugänglich bleibt.

Der Erkenntnisgewinn bei der chronischen Pankreatitis wird durch verschiedene Faktoren erschwert. Es fehlt zur Erforschung der Erkrankung ein gutes Tiermodell (Schneider al. 2002). Es ist schwierig, Gewebe zur histologischen Aufarbeitung zu gewinnen, da das Organ im Retroperitoneum eingeschränkt zugänglich ist und die histologisch nachweisbaren Veränderungen oftmals nur fokal im Organ ausgeprägt vorliegen. Im klinischen Alltag findet sich nur eine eingeschränkte Korrelation zwischen den in bildgebenden Untersuchungen nachweisbaren morphologischen Organveränderungen und dem Schweregrad der Funktionseinschränkung (Lankisch et al. 1996). Die Diagnose der chronischen Pankreatitis bleibt in den Frühstadien der Erkrankung aufgrund der geringen Sensitivität der exokrinen Funktionstestungen und der bildgebenden Untersuchungsmethoden außerordentlich schwierig (Chari u. Singer 1994; Siegmund et al. 2004). Obwohl verschiedene Klassifikationen der chronischen Pankreatitis im Laufe der Zeit vorgeschlagen wurden, mangelte es an einer klinischen Klassifikation der Erkrankung, die den wissenschaftlichen Vergleich von neuen Diagnosemethoden und Therapieansätzen unterstützte (Schneider et al. 2007).

14.2 Verschiedene ältere Klassifikationen der chronischen Pankreatitis

In der Vergangenheit wurden verschiedene Klassifikationen der chronischen Pankreatitis entwickelt, die den Stand der Pankreasforschung der jeweiligen Zeit reflektierten (Comfort et al. 1946; Sarles 1965a,b; Axon et al. 1984; Sarner u. Cotton 1984a,b; Singer et al. 1985; Sarles et al. 1989; Chari u. Singer 1994; Ammann 1997; Homma et al. 1997). Diese Klassifikationen ermöglichten jedoch keine simultane Einteilung der Patienten gemäß der Erkrankungsätiologie, verschiedenen Erkrankungsstadien und unterschiedlichen Schweregraden der Erkrankung. Sie waren bei der Beschreibung unterschiedlicher Erkrankungsverläufe nur sehr begrenzt einsetzbar, sodass sie im klinischen Alltag kaum angewandt wurden (Schneider et al. 2007). Im Jahr 2001 wurde mit der TIGAR-O-Untergliederung eine weitere Klassifikation der Erkrankung vorgestellt, die jedoch nur die Ätiologie der Erkrankung kategorisiert (Etemad u. Whitcomb 2001). Insgesamt können diese Klassifikationen jedoch nur eingeschränkt dazu beitragen, die bestehenden Fragen zu beantworten.

Eine nützliche Klassifikation der chronischen Pankreatitis muss 1) alle bekannten ätiologischen Risikofaktoren berücksichtigen, 2) die verschiedenen klinischen Präsentationen der Erkrankung erfassen, 3) neueste Möglichkeiten der Bildgebung integrieren, 4) unkompliziert anwendbar sein und einen schnellen Überblick über die Erkrankung ermöglichen, 5) eine Übersicht über den möglicherweise erreichten Behandlungserfolg bieten und 6) zum besseren wissenschaftlichen Verständnis der chronischen Pankreatitis beitragen. In einem Ansatz, diesen Herausforderungen zu begegnen, wurden in den letzten Jahren verschiedene Klassifikationssysteme der chronischen Pankreatitis weltweit vorgeschlagen, die nachfolgend diskutiert werden.

14.3 Verschiedene neuere Klassifikationen der chronischen Pankreatitis

Diese neueren Klassifikationen sind die Manchester-Klassifikation (Bagul u. Sirivardena 2006), das ABC-System nach Ramesh (Ramesh 2002), das ABC-System nach Büchler (Büchler et al. 2009) und die M-ANNHEIM-Klassifikation (Schneider et al. 2007).

14.3.1 Manchester-Klassifikation

Das Manchester-Klassifikationssystem erlaubt eine Unterscheidung der chronischen Pankreatitis zwischen milder, moderater und End-stage-Erkrankung (Bagul u. Sirivardena 2006). ◘ Abb. 14.1 gibt eine Übersicht über das Klassifikationssystem.

Die Vorteile dieser Untergliederung liegen in der einfachen Anwendung des Systems, das an 41 Patienten retrospektiv evaluiert wurde (Bagul u. Sirivardena 2006). In dieser Untersuchung wird in einem Beobachtungszeitraum dieser Patienten über 10 Jahre hinweg gezeigt, dass in den ersten 3 Jahren noch alle drei Schweregrade der Erkrankung vorhanden waren (n = 18 mild, n = 19 moderat, n = 4 end-stage), sich in den nächsten 4 Jahren dann die Erkrankungsschweren veränderten (n = 5 mild, n = 26 moderat, n = 11 end-stage) und sich schließlich in den letzten 3 Jahren eine deutliche Verschiebung hin zu den schweren Erkrankungsstadien ausbildete (n = 0 mild, n = 13 moderat, n = 28 end-stage). Diese Daten sind zunächst vielversprechend und zeigen, dass dieses System eine Verlaufsbeurteilung der Erkrankung zulässt. Insgesamt müssen diese Daten einer chirurgischen Klinik jedoch kritisch betrachtet werden, da die klinische Erfahrung in nichtoperativen Abteilungen zeigt, dass zahlreiche Patienten auch über einen längeren Erkrankungszeitraum hinweg keine extrapankreatischen Komplikationen entwickeln und medikamentös gut behandelbar bleiben.

Insgesamt erreicht das Manchester-System nur eine sehr limitierte Unterscheidung von klinischen Schweregraden. Die zur Beherrschung der Schmerzen notwendige Medikation wird in diesem System nur oberflächlich angeschnitten. Das mit dieser Medikation erreichte Schmerzempfinden der Patienten wird nicht berücksichtigt. Eine bereits erfolgte chirurgische Behandlung der chronischen Pankreatitis wird nicht gewichtet. Ein Monitoring von Patienten, die keine schweren Komplikationen entwickeln, ist gemäß den angebotenen Kriterien nur begrenzt möglich.

14.3.2 ABC-System nach Ramesh

Das ABC-System nach Ramesh unterteilt mit den Buchstaben A, B und C ebenfalls drei Schweregrade der chronischen Pankreatitis (Ramesh 2002). ◘ Abb. 14.2 gibt einen Überblick über dieses Klassifikationssystem.

Die Vorteile dieser Untergliederung liegen ebenfalls in der einfachen Anwendbarkeit dieses Systems, das an 650 Patienten überwiegend retrospektiv (Ramesh 2002) und an weiteren 41 Patienten im Vergleich mit der Manchester-Klassifikation (Bagul u. Sirivardena 2006) evaluiert wurde.

Dieses System erlaubt aber ebenfalls nur eine sehr begrenzte Unterscheidung von klinischen Schweregraden, da auch hier die Schmerztherapie nicht berücksichtigt wird und keine Korrelation der verabreichten Schmerzmedikation mit dem Schmerzempfinden des Patienten angeboten wird. Chirurgische Behandlungsmaßnahmen finden in diesem System ebenfalls keine Gewichtung. Eine

Übersicht über das Manchester-Klassifikationssystem (Bagul and Sirivardena 2006)

Milde chronische Pankreatitis mit 5 notwendigen Kriterien:

1. ERP/MRP/CT mit Veränderungen der chronischen Pankreatitis
2. Abdominelle Schmerzen
3. Keine regelmäßige (= wöchentliche) Schmerzmedikation mit Opiaten
4. Erhaltene endokrine und exokrine Funktion
5. Keine peripankreatischen Komplikationen

Moderate chronische Pankreatitis mit 5 notwendigen Kriterien:

1. ERP/MRP/CT mit Veränderungen der chronischen Pankreatitis
2. Abdominelle Schmerzen
3. Regelmäßige (= wöchentliche) Schmerzmedikation mit Opiaten
4. Hinweise auf eine eingeschränkte endokrine oder exokrine Funktion
5. Keine peripankreatischen Komplikationen

Endstadium

1. ERP/MRP/CT mit Veränderungen der chronischen Pankreatitis
2. Mindestens eines der folgenden extrapankreatischen Merkmale:
   - Biliäre Striktur
   - Segmentale portale Hypertension
   - Duodenalstenose
3. und mindestens einer der folgenden Befunde
   - Diabetes mellitus
   - Steatorrhö

Abb. 14.1 Übersicht über das Manchester-Klassifikationssystem. (Bagul u. Sirivardena 2006)

weitere Limitierung dieses Systems liegt darin, dass nicht alle klinischen Verläufe beschrieben werden können. Es ist nicht möglich, Patienten in dieses System zu kategorisieren, die keine abdominellen Schmerzen beklagen, jedoch Komplikationen (z. B. eine milde biliäre Obstruktion, Pseudozysten, Pankreaskarzinom oder portale Hypertension) aufweisen.

14.3.3 ABC-System nach Büchler

Das Klassifikationssystem nach Büchler sieht ebenfalls eine Klassifikation gemäß den Buchstaben A, B und C in drei Schweregrade vor (Büchler et al. 2009) und wird in Abb. 14.3 im Überblick dargestellt. Das System wurde an 191 Patienten angewandt, die einem chirurgischen Eingriff unterzogen wurden (Büchler et al. 2009).

Die Vorteile dieses Systems liegen in der genauen Charakterisierung der Komplikationen der chronischen Pankreatitis, denen bei der Kategorisierung der Patienten eine zentrale Funktion zukommt.

Das System hat ebenfalls einige Nachteile. Die Kategorisierung der Patienten beruht zunächst auf vielen neuen Einteilungen (Abb. 14.3, I bis IV), die eine einfache Anwendung erschweren. Das System vernachlässigt zudem die Krankheitsstadien der zahlreichen Patienten mit chronischer Pankreatitis, die keiner chirurgischen Therapie bedürfen, und erlaubt somit nur eine limitierte Unterscheidung von klinischen Verläufen. Die Schmerzmedikation und das verspürte Schmerzempfinden werden nicht berücksichtigt. Eine stattgehabte chirurgische Intervention der Erkrankung wird in das Schweregradsystem nicht integriert. Ein Monitoring von Patienten ohne schwere Komplikationen erscheint nur begrenzt möglich.

Übersicht über das ABC-Klassifikationssystem nach Ramesh (Ramesh 2002)

A Abwesenheit von abdominellen Schmerzen

- 0 Keine funktionelle Einschränkung
- 1 Endokrine Insuffizienz
- 2 Exokrine Insuffizienz mit symptomatischer Steatorrhö
- 3 1 und 2 beide vorhanden

B Vorliegen von abdominellen Schmerzen

- 0 Keine funktionelle Einschränkung
- 1 Endokrine Insuffizienz
- 2 Exokrine Insuffizienz mit symptomatischer Steatorrhö
- 3 1 und 2 beide vorhanden

C Vorliegen von abdominellen Schmerzen zusammen mit Komplikationen wie biliärer Obstruktion (Cholestase mit oder ohne Cholangitis), Duodenalobstruktion, Pseudozysten/Abszesse (Fieber), pankreatogener Aszites oder Pleuraergüsse, Pankreaskarzinom, portale Hypertension (gastrointestinale Blutungen)

- 0 Keine funktionelle Einschränkung
- 1 Endokrine Insuffizienz
- 2 Exokrine Insuffizienz mit symptomatischer Steatorrhö
- 3 1 und 2 beide vorhanden

Abb. 14.2 Übersicht über das ABC-Klassifikationssystem nach Ramesh. (Ramesh 2002)

14.3.4 M-ANNHEIM-Klassifikation

Die M-ANNHEIM-Klassifikation der chronischen Pankreatitis wurde basierend auf allen vorhergehenden Klassifikationen der chronischen Pankreatitis, aktuellen hypothetischen Konzepten der Erkrankungsentstehung und klinischen und experimentellen Forschungsergebnissen entwickelt (Schneider et al. 2007). Die M-ANNHEIM-Klassifikation der chronischen Pankreatitis ermöglicht eine simultane Einteilung von Patienten nach Ätiologie, Stadien und Schweregrad der Erkrankung durch ein klinisches Punktesystem. Abb. 14.4 gibt eine Übersicht über das M-ANNHEIM-Klassifikationssystem.

Ätiologie Die M-ANNHEIM-Klassifikation geht davon aus, dass die Erkrankung zumeist durch die Interaktion verschiedener Risikofaktoren ausgelöst wird. Die ätiologische Einteilung berücksichtigt die identifizierten multiplen (M) Risikofaktoren und unterscheidet die prädisponierenden Einflüsse von Alkohol (A), Nikotin (N), nutritiven Faktoren (N), hereditären Faktoren (H), Faktoren des efferenten Gangsystems (E), immunologischen Faktoren (I) und seltenen verschiedenen und metabolischen Faktoren (M, miscellaneous).

Diagnose Die Diagnose der Erkrankung erfolgt in Anlehnung an die Übereinkunft einer Konferenz in Zürich (Ammann 1997) und sieht gemäß den etablierten Kriterien die Diagnose einer »wahrscheinlichen« und einer »gesicherten« chronischen Pankreatitis vor. Zudem werden Patienten, die eine erste akute, nicht-biliäre Pankreatitisepisode erleiden, ohne dass sie weitere Hinweise auf einen chronischen Verlauf aufweisen, als »mögliche« chronische Pankreatitis diagnostiziert.

Stadien der Erkrankung Die Erkrankung lässt sich in ein asymptomatisches (z. B. Patienten mit einem Erstereignis einer akuten, nicht-biliären Pankreatitis) und ein symptomatisches Stadium einteilen, das erneut untergliedert wird in die Stadien ohne Pankreasinsuffizienz (I), mit partieller

Übersicht über das ABC-Klassifikationssystem nach Büchler (Büchler et al. 2009)

Definition der chronischen Pankreatitis: Eine chonische Pankreatitis liegt vor mit mindestens einem klinischen Kriterium (siehe I) in Kombination mit klar charakterisierten Abnormalitäten in der Bildgebung (siehe III) oder mit einem direkten Pankreasfunktionstest

I: Schmerzen, wiederholte Episoden von akuter Pankreatitis, Steatorrhö, Diabetes mellitus, definierte Komplikationen (siehe II)

II: Definitionen der Komplikationen: Biliäre Obstruktion/Stenose mit Cholestase oder Ikterus, Duodenalobstruktion/Stenose mit klinischen Beschwerden, vaskuläre Obstruktion/Stenose mit klinischen oder morphologischen Zeichen der portalvenösen oder lienalen Hypertension, Pankreaspseudozysten mit klinischen Beschwerden (Kompression benachbaretr Organe, Infektion, Blutung usw.), interne oder externe Pankreasfisteln, pankreatogener Aszites, weitere seltene Komplikationen benachbarter Organe (z. B. Kolonstenosen usw.)

III: Bildgebende Kriterien der chronischen Pankreatitis
Duktale Veränderungen: Irregularität des Pankreashauptgangs oder der Seitgänge mit oder ohne intraduktale Füllungsdefekte, Kalzifikationen, Gangobstruktionen (Strikturen), Gangdilatation (> 3 mm).
Parenchymale Veränderungen: Allgemeine oder fokale Vergrößerung des Pankreas, Zysten, Kalzifikationen, heterogenes Binnenreflexmuster

IV: Ätiologie der chronischen Pankreatitis:
Alkohol, idiopathisch (unbekannte Ursache), hereditär, autoimmune oder in Kombination mit umrissenen Erkrankungen (M. Croh, primär biliäre Zirrhose), tropische Genese, Mukoviszidose, Obstruktion des Pankreasgangs, Medikamente

Der Schweregrad wird klassifiziert gemäß dem folgenden ABC-System:

A Frühstadium
Abdominelle Schmerzen und/oder Episoden von akuter Pankreatitis, keine Komplikationen (siehe II), keine Steatorrhö kein insulin-abhängiger Diabetes mellitus. Subklinische Zeichen des Funktionsverlustes können bereits vorliegen (gestörte Glukosetoleranz, reduzierte exokrine Funktion ohne Steatorrhö).

B Intermediäres Stadium
Vorliegen von Komplikationen (siehe II), keine Steatorrhö, kein insulin-abhängiger Diabetes mellitus.

C Endstadium
Vorliegen einer exokrinen (Steatorrhö) und/oder endokrinen (Diabetes mellitus) Funktionseinschränkung mit oder ohne Komplikationen (Tabelle II). Das Stadium wird weiter untergliedert:

- C1 Vorliegen einer endokrinen Funktionseinschränkung
- C2 Vorliegen einer exokrinen Funktionseinschränkung
- C3 Exokrine/endokrine Funktionseinschränkung und/oder Vorliegen von Komplikationen (siehe II)

Abb. 14.3 Übersicht über das ABC-Klassifikationssystem nach Büchler. (Büchler et al. 2009)

Pankreasinsuffizienz (exokrine oder endokrine Insuffizienz) (II), mit kompletter Pankreasinsuffizienz (exokrine und endokrine Insuffizienz) mit Schmerzen (III) bzw. ohne Schmerzen (»burn-out-Stadium«) (IV).

Bildgebungskriterien Es werden alle bildgebenden Untersuchungsmethoden (abdomineller Ultraschall, Computertomographie, Magnetresonanztomographie/Magnetresonanz-Cholangiopankreatikographie, endoskopischer

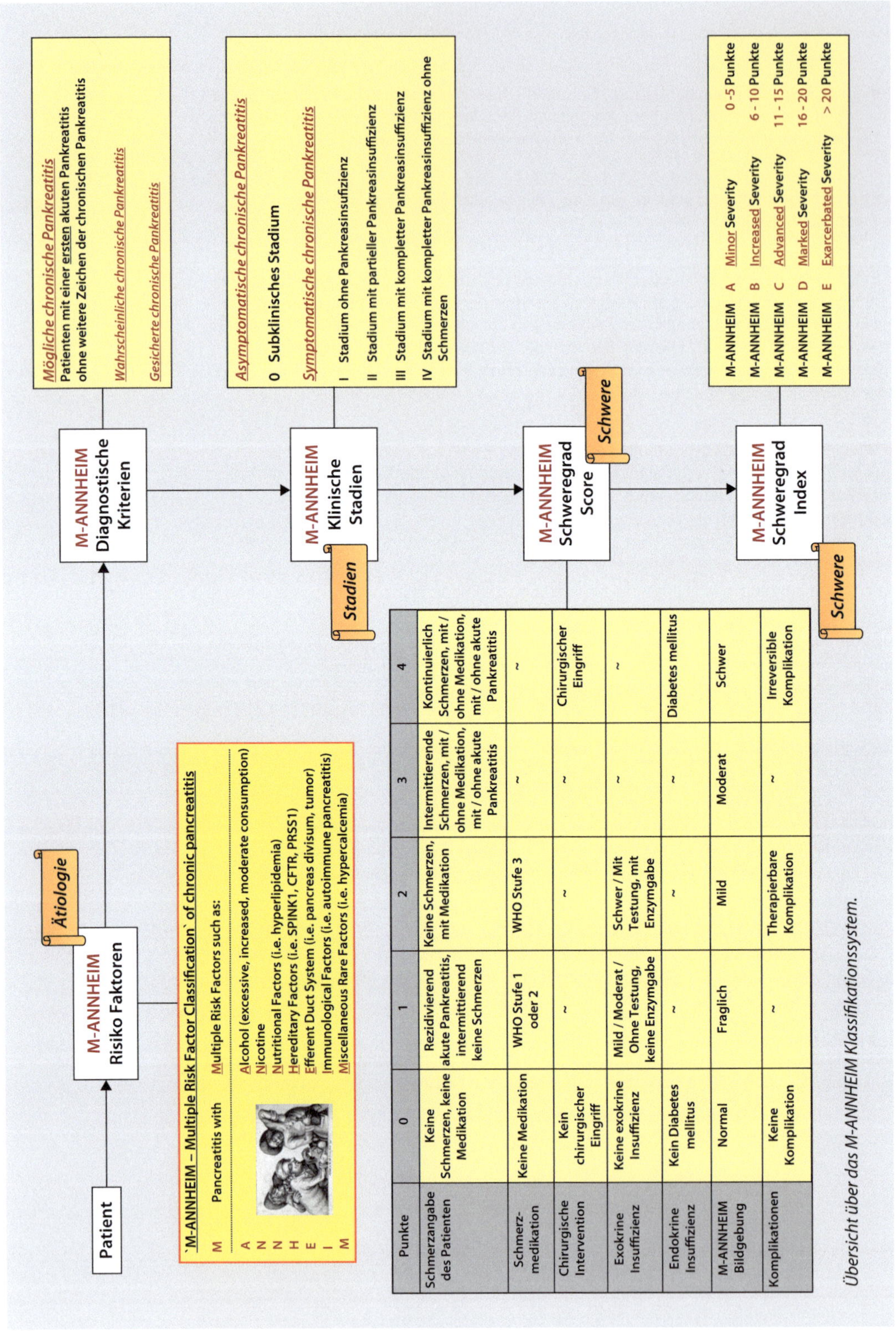

Punkte	0	1	2	3	4
Schmerzangabe des Patienten	Keine Schmerzen, keine Medikation	Rezidivierend akute Pankreatitis, intermittierend keine Schmerzen	Keine Schmerzen, mit Medikation	Intermittierende Schmerzen, mit / ohne Medikation, mit / ohne akute Pankreatitis	Kontinuierlich Schmerzen, mit / ohne Medikation, mit / ohne akute Pankreatitis
Schmerz-medikation	Keine Medikation	WHO Stufe 1 oder 2	WHO Stufe 3	~	~
Chirurgische Intervention	Kein chirurgischer Eingriff	~	~	~	Chirurgischer Eingriff
Exokrine Insuffizienz	Keine exokrine Insuffizienz	Mild / Moderat / Ohne Testung, keine Enzymgabe	Schwer / Mit Testung, mit Enzymgabe	~	~
Endokrine Insuffizienz	Kein Diabetes mellitus	~	~	~	Diabetes mellitus
M-ANNHEIM Bildgebung	Normal	Fraglich	Mild	Moderat	Schwer
Komplikationen	Keine Komplikation	~	Therapierbare Komplikation	~	Irreversible Komplikation

■ **Abb. 14.4** Übersicht über das M-ANNHEIM-Klassifikationssystem

■ Tab. 14.1 Bildgebungskriterien der M-ANNHEIM-Klassifikation

	ERCP	CT, US, MRT/MRCP	EUS
Normal	Untersuchung des gesamten Organs ohne abnormale Befunde		
Fraglich	Hauptgang normal, < 3 abnormale Seitenäste	Ein normaler Befund	< 5 abnormale Befunde (keine Unterscheidung zwischen fraglich und mild) (1 Punkt)
Mild	Hauptgang normal, ≥ 3 abnormale Seitenäste	≥ 2 abnormale Befunde, normaler Hauptgang	
Moderat	Hauptgang abnormal, > 3 abnormale Seitenäste	≥ 2 abnormale Befunde, darunter geringe Abnormalitäten des Hauptgangs (Gangweite zwischen 2 u. 4 mm oder gesteigerte Echogenität der Gangbegrenzung)	≥ 5 abnormale Befunde (keine Unterscheidung zwischen fraglich und mild) (3 Punkte)
Schwer	Hauptgang abnormal, > 3 abnormale Seitenäste, zusätzliche Merkmale	≥ 2 abnormale Befunde, darunter schwere Veränderungen gemäß Cambridge	

Abnormale Befunde in der endoskopisch-retrograden Cholangiopankreatikographie (ERCP), Computertomographie (CT), im Ultraschall (US) oder in der Magnetresonanztomographie (MRT/MRCP) werden gemäß der Cambridge-Klassifikation definiert (Axon et al. 1984; Sarner u. Cotton 1984a,b). Abnormale Befunde im endoskopischen Ultraschall (EUS) werden zahlenmäßig erfasst. Es kann mit dem EUS jedoch nur eine Unterscheidung zwischen fraglich/mild (1 Punkt im Schweregrad-Punktesystem) und moderat/schwer (3 Punkte im Schweregrad-Punktesystem) erfasst werden.

Ultraschall, endoskopisch-retrograde Cholangiopankreatikographie) integriert. ■ Tab. 14.1 liefert eine Übersicht über die Bildgebungskriterien, die sich an der Cambridge-Klassifikation (Axon et al. 1984; Sarner u. Cotton 1984a,b) orientieren und im Rahmen des Schweregrad-Punktesystems erfasst werden.

Schweregrad-Score und Schweregrad-Index Die M-ANNHEIM-Klassifikation ermöglicht die Unterscheidung unterschiedlicher Erkrankungsschweren durch ein klinisches Punktesystem (■ Abb. 14.4). In dieses Punktesystem fließen 1) die Schmerzangabe des Patienten, 2) die verabreichte Schmerzmedikation, 3) das Vorliegen von chirurgischen Interventionen, 4) die exokrine Funktion, 5) die endokrine Funktion, 6) die Bildgebungskriterien und 7) das Vorhandensein von Komplikationen ein. Die klinische Symptomatik wird jeweils mit Punktewerten korreliert, sodass schließlich ein Schweregrad-Index gemäß der Punkteanzahl etabliert werden kann (■ Abb. 14.4).

Der Vorteil der M-ANNHEIM-Klassifikation liegt in der genauen Beschreibung der Erkrankung. Ein Nachteil der Klassifikation scheint das zu komplex anmutende Klassifikationssystem zu sein (Büchler et al. 2009). In diesem Zusammenhang lässt sich anmerken, dass die Klassifikation auf lange bekannten, klinisch und wissenschaftlich etablierten Einteilungen (z. B. Cambridge-Klassifikation, Zürich-Konferenz, Graduierung der exokrinen und endokrinen Insuffizienz) beruht, die in der Pankreatologie gut evaluiert sind (Schneider et al. 2007). Der neu etablierte Schweregrad-Score mit dem dazugehörigen Schweregrad-Index beruht in großen Anteilen auch auf gut etablierten Kategorisierungen (WHO-Schmerztherapie, Cambridge-Klassifikation, Graduierung der exokrinen und endokrinen Insuffizienz), die ebenfalls die Anwendbarkeit des Systems erleichtern sollten.

In einer ersten eigenen Untersuchung wurde die M-ANNHEIM-Klassifikation zur Beschreibung von Krankheitsverläufen angewandt (Diaconu et al. 2009). Der Vergleich der klinischen Verläufe der alkoholischen chronischen Pankreatitis zwischen Anlageträgern mit SPINK1 N34S-Mutation und Patienten ohne genetische Variation gemäß den Kriterien der M-ANNHEIM-Klassifikation ergab in dieser Studie keinen signifikanten Unterschied zwischen diesen Patientengruppen (Diaconu et al. 2009). Diese Ergebnisse stimmen mit zuvor in anderen Studien gemachten Beobachtungen überein (Drenth et al. 2002; Schneider et al. 2003; Chandak et al. 2004) und belegen die Anwendbarkeit der M-ANNHEIM-Klassifikation im klinischen und wissenschaftlichen Alltag.

14.4 Zusammenfassung

Es ist notwendig, die Manchester-Klassifikation, das ABC-System nach Ramesh, das ABC-System nach Büchler und die M-ANNHEIM-Klassifikation in zukünftigen wissenschaftlichen Studien miteinander zu vergleichen und auf ihre Aussagekraft zu untersuchen. Das langfristige Ziel sollte sein, ein ausreichend evaluiertes Klassifikationssystem der chronischen Pankreatitis zu gewinnen.

Literatur

Ammann RW (1997) A clinically based classification system for alcoholic chronic pancreatitis: summary of an international workshop on chronic pancreatitis. Pancreas 14: 215–221

Ammann RW, Akovbiantz A et al (1984) Course and outcome of chronic pancreatitis. Longitudinal study of a mixed medical-surgical series of 245 patients. Gastroenterology 86: 820–828

Ammann RW, Heitz PU et al (1996) Course of alcoholic chronic pancreatitis: a prospective clinicomorphological long-term study. Gastroenterology 111: 224–231

Ammann RW, Muellhaupt B (1999) The natural history of pain in alcoholic chronic pancreatitis. Gastroenterology 116: 1132–1140

Apte M, Phillips P et al (2000) Does alcohol directly stimulate pancreatic fibrogenesis? Studies with rat pancreatic stellate cells. Gastroenterology 118: 780–794

Axon AT, Classen M et al (1984) Pancreatography in chronic pancreatitis: international definitions. Gut 25: 1107–1112

Bachem MG, Schneider E et al (1998) Identification, culture, and characterization of pancreatic stellate cells in rats and humans. Gastroenterology 115: 421–432

Bagul A, Sirivardena AK (2006) Evaluation of the Manchester classification system for chronic pancreatitis. JOP 7: 390–396

Büchler MW, Martignoni ME et al (2009) A proposal for a new clinical classification of chronic pancreatitis. BMC Gastroenterol 9: 93

Chandak GR, Idris MM et al (2004) Absence of PRSS1 mutations and association of SPINK1 trypsin inhibitor mutations in hereditary and non-hereditary chronic pancreatitis. Gut 53(5): 723–728

Chari ST, Singer MV (1994) The problem of classification and staging of chronic pancreatitis. Proposals based on current knowledge of its natural history. Scand J Gastroenterol 29: 949–960

Comfort MW, Gambill EE et al (1946) Chronic relapsing pancreatitis: a study of 29 cases without associated disease of the biliary or gastro-intestinal tract. Gastroenterology 6: 239–285, 376–408

Diaconu BL, Ciobanu L et al (2009) Investigation of the SPINK1 N34S mutation in alcoholic chronic pancreatitis in Romania: a clinical analysis based on the criteria of the M-ANNHEIM classification. J Gastrointestinal Liver Dis 18(2): 1430–1450

Drenth JP, te Morsche R et al (2002) Mutations in serine protease inhibitor Kazal type 1 are strongly associated with chronic pancreatitis. Gut 50: 687–692

Etemad B, Whitcomb DC (2001) Chronic pancreatitis: diagnosis, classification, and new genetic developments. Gastroenterology 120: 682–707

Gelrud A, Sheth S et al (2004) Analysis of cystic fibrosis gene product (CFTR) function in patients with pancreas divisum and recurrent acute pancreatitis. Am J Gastroenterol 99: 1557–1562

Homma T, Harada H et al (1997) Diagnostic criteria for chronic pancreatitis by the Japan Pancreas Society. Pancreas 15: 14–15

Klöppel G, Detlefsen S et al (2004) Fibrosis of the pancreas: the initial tissue damage and the resulting pattern. Virchows Arch 445: 1–8

Lankisch MR, Imoto M et al (2001) The effect of small amounts of alcohol on the clinical course of chronic pancreatitis. Mayo Clin Proc 76: 242–251

Lankisch PG, Lohr-Happe A et al (1993) Natural course in chronic pancreatitis. Digestion 54: 148–155

Lankisch PG, Seidensticker F et al (1996) Secretin-pancreozymin test (SPT) and endoscopic retrograde cholangiopancreatography (ERCP): both are necessary for diagnosing or excluding chronic pancreatitis. Pancreas 12: 149–152

Layer P, Yamamoto H et al (1994) The different courses of early and late onset idiopathic and alcoholic chronic pancreatitis. Gastroenterology 107: 1481–1487

Noone PG, Zhaoqing Z et al (2001) Cystic fibrosis gene mutations and pancreatitis risk: relation to epithelial ion transport and trypsin inhibitor gene mutations. Gastroenterology 121: 1310–1319

Ockenga J, Schmidt A et al (2005) An abnormal CFTR allele and a SPINK1 mutation increase the risk of pancreatic disease in individuals with pancreas divisum. Z Gastroenterol 43: 822

Ramesh H (2002) Proposal for a new grading system for chronic pancreatitis. The ABC system. J Clin Gastroenterol 35: 67–70

Sarles H (1965a) Pancreatitis: Symposium of Marseille, 1963. Karger, Basel

Sarles H (1965b) Proposal adopted unanimously by the participants of the Symposium, Marseilles 1963. Bibl Gastroenterol 7: 7–8

Sarles H, Adler G et al (1989) The pancreatitis classification of Marseilles, Rome 1988. Scand J Gastroenterol 24: 641–642

Sarner M, Cotton PB (1984a) Classification of pancreatitis. Gut 25: 756–759

Sarner M, Cotton PB (1984b) Definitions of acute and chronic pancreatitis. Clin Gastroenterol 13: 865–870

Schneider A (2004) Serine protease inhibitor Kazal type 1 mutations and pancreatitis. Gastroenterol Clin N Am 33: 789–806

Schneider A, Löhr JM et al (2007) The M-ANNHEIM classification of chronic pancreatitis: introduction of a unifying classification system based on a review of previous classifications of the disease. J Gastroenterol 42: 101–119

Schneider A, Pfützer RH et al (2003) Limited contribution of the SPINK1 N34S mutation to the risk and severity of alcoholic chronic pancreatitis: a report from the United States. Dig Dis Sci 48: 1110–1115

Schneider A, Whitcomb DC et al (2002) Animal models in alcoholic pancreatitis – what can we learn? Pancreatology 2: 189–203

Siegmund E, Löhr JM et al (2004) Die diagnostische Validität nichtinvasiver Pankreasfunktionstests – Eine Metaanalyse. Z Gastroenterol 42: 1117–1128

Singer MV, Gyr K et al (1985) Revised classification of pancreatitis. Gastroenterology 89: 683–690

Whitcomb DC (2004) Mechanisms of disease: advances in understanding the mechanisms leading to chronic pancreatitis. Nat Clin Pract Gastroenterol Hepatol 1(1): 46–52

Whitcomb DC, Barmada MM (2007) A systems biology approach to genetic studies of pancreatitis and other complex diseases. Cell Mol Life Sci 64(14): 1763–1777

14

Ätiologie und Pathogenese der chronischen Pankreatitis

Oliver Strobel

H. G. Beger et al. (Hrsg.), *Erkrankungen des Pankreas*,
DOI 10.1007/978-3-642-37964-2_15, © Springer-Verlag Berlin Heidelberg 2013

Ein erhöhter Alkoholkonsum ist für 70–85 % der Fälle verantwortlich und damit mit Abstand die häufigste Ursache der chronischen Pankreatitis (CP). An der idiopathischen CP (20–25 %) sind in annähernd der Hälfte aller Fälle prädisponierende Genmutationen ursächlich beteiligt. Alle anderen Ursachen der CP sind selten. Pathogenetisch ist die CP durch einen Umbau des Organs mit Verlust des funktionellen Parenchyms und Ersatz durch fibrotisches Bindegewebe charakterisiert. Wie es im Rahmen der verschiedenen Ätiologien von der initialen Schädigung zur chronischen Entzündung und zu den genannten Umbauvorgängen kommt, ist weitgehend unbekannt. Im Rahmen des Verlustes von Parenchym kommt es in Abhängigkeit der Erkrankungsdauer zu einer exokrinen und endokrinen Insuffizienz. Im Vordergrund steht für die Patienten allerdings meist eine ausgeprägte lokale Schmerzsymptomatik, die nicht nur durch die lokalen Komplikationen der CP, sondern auch durch eine pankreatische Neuropathie verursacht wird.

Bei der chronischen Pankreatitis (CP) kommt es im Rahmen einer chronischen Entzündung zu einem progredienten Verlust von funktionellem Bauchspeicheldrüsengewebe, das durch fibrotisches Bindegewebe ersetzt wird. Klinisch ist die CP charakterisiert durch rezidivierend auftretende oder seltener persistierende starke Oberbauchschmerzen und einen Verlust der exokrinen und endokrinen Funktion. Im Folgenden wird die Evidenz zur Ätiologie und Pathogenese der CP dargestellt.

15.1 Ätiologie der chronischen Pankreatitis

Die Verteilung der Ursachen der CP in Europa und Nordamerika ist in ◘ Tab. 15.1 zusammengefasst.

> **Ein erhöhter Alkoholkonsum ist für 70–85 % der Fälle verantwortlich und damit mit Abstand die häufigste Ursache der CP.**

Die Inzidenz der CP wird weltweit mit 1,6–23 Neuerkrankungen pro 100.000 Einwohner angegeben und steigt in Abhängigkeit des Alkoholkonsums der Bevölkerung (Dufour u. Adamson 2003). Mehrere Fallkontrollstudien belegen den kausalen Zusammenhang zwischen erhöhtem Alkoholkonsum und CP (Johnson u. Hosking 1991; Lin et al. 2001; Sarles et al. 1979; Talamini et al. 1999). Allerdings entwickeln nur etwa 10 % der Alkoholiker eine CP, während langjähriger Alkoholabusus wesentlich häufiger zur Leberzirrhose führt (Stigendal u. Olsson 1984). Eine Studie aus Frankreich legt nahe, dass zwischen der Menge des konsumierten Alkohols und dem relativen Risiko, an einer CP zu erkranken, kein linearer, sondern ein logarithmischer Zusammenhang besteht (Levy et al. 1995). Das Risiko, eine alkoholische CP zu entwickeln, wird von genetischen Faktoren mitbestimmt (Whitcomb 2012). Daher gibt es auch keinen Schwellenwert der konsumierten Alkoholmenge, der zur Entwicklung einer alkoholischen CP überschritten werden muss. Bei den meisten Patienten mit alkoholischer CP liegt ein langjähriger und starker Alkoholabusus vor.

Bei 20–25 % der Patienten, bei denen die CP keiner anderen Ursache sicher zugeordnet werden kann, wird eine **idiopathische CP** diagnostiziert.

> **Bei fast der Hälfte der Patienten mit »idiopathischer« CP liegen prädisponierende Genmutationen vor (◘ Tab. 15.1) (Hoffmeister et al. 2012).**

Die stärkste Prädisposition haben Individuen mit Mutationen in **Trypsinogen-Genen** mit einer Penetranz bis zu 80 % (Howes et al. 2004; Whitcomb et al. 1996a,b). Die Diagnose einer echten **hereditären CP** wird aber nur selten, nämlich bei unter 4 % der Patienten, gestellt (► Abschn. 16.7). Mutationen im **Serinprotease-Inhibitor Kazal-Typ-1(SPINK1)-Gen** prädisponieren ebenfalls zu einer CP mit einem etwa 11-fach erhöhten Risiko im Vergleich zur Normalbevölkerung und liegen bei 30 % der Patienten mit idiopathischer CP vor (Aoun et al. 2008; Witt et al. 2000). Patienten mit

Tab. 15.1 Ätiologie der chronischen Pankreatitis in westlichen Industriestaaten

Ursache	Anteil	Bemerkungen
Alkohol	70–85 %	- Meist langjähriger, starker Alkoholabusus - Kein Schwellenwert - Genetische Faktoren mit beteiligt
Idiopathisch	20–25 %	- In fast 50 % genetische Prädisposition **Suszeptibilitätsgene:** - Trypsinogen-Gene (PRSS1, PRSS2) Mutationen im kationischen Trypsinogen-Gen: 80 % Penetranz **(hereditäre Pankreatitis)** - Serinprotease-Inhibitor Kazal-Typ-1(SPINK1)-Gen - Cystic-Fibrosis-Transmembrane-Conductance-Regulator(CFTR)-Gen - Chymotrypsin-C(CTRC)-Gen
Selten: mechanisch metabolisch	5 %	Obstruktive chronische Pankreatitis - Pankreasgangstenose nach Trauma oder schwerer akuter Pankreatitis - Pancreas divisum als alleinige Ätiologie umstritten - Hyperparathyreoidismus - Hypertriglyzeridämie

idiopathischer CP tragen zu etwa 25–30 % Veränderungen im **Cystic-Fibrosis-Transmembrane-Conductance-Regulator(CFTR)-Gen**, allerdings ist dieses Gen auch bei 15 % der gesunden Bevölkerung verändert (Choudari et al. 2004; Cohn et al. 2005; Sharer et al. 1998; Weiss et al. 2005). Auch CFTR-Mutationen gelten als Risikofaktor für eine idiopathische CP. Neue Studien zeigen aber, dass die anderen Mutationen eine größere Rolle spielen (Rosendahl et al. 2012). Auch Träger von Mutationen im **Chymotrypsin-C(CTRC)-Gen** haben ein erhöhtes Risiko, an einer idiopathischen CP zu erkranken (Masson et al. 2008; Rosendahl et al. 2008). Allerdings finden sich CTRC-Mutationen nur bei etwa 3 % der Patienten mit idiopathischer CP, sind also eine seltene Ursache.

Bei etwa 5 % der Patienten ist die CP auf andere **seltene Ursachen** zurückzuführen (Tab. 15.1). Mechanische Ursachen, beispielsweise Gangstenosen nach schwerer akuter Pankreatitis oder nach stumpfem Abdominaltrauma, können zur Sonderform der obstruktiven chronischen Pankreatitis führen, die sich entsprechend ihrer Genese meist linksbetont manifestiert. Die Rolle eines Pancreas divisum als Ursache einer CP wird weiterhin kontrovers diskutiert. In den deutschen S3-Leitlinien Chronische Pankreatitis wurde als Konsensus formuliert, dass ein Pancreas divisum alleine eher nicht zu einer CP führt, sich aber häufig eine CP entwickelt, wenn weitere Risikofaktoren (z. B. Alkohol, SPINK1-Mutationen) hinzukommen (Hoffmeister et al. 2012). Als weitere seltene Ursachen einer CP wurden neben metabolischen Störungen wie Hyperparathyreoidismus und Hypertriglyzeridämie bestimmte Medikamente sowie immunologische Störungen als Auslöser diskutiert, ohne dass dies durch größere Studien hinreichend belegt ist.

Rauchen ist bisher nicht als eigenständiger Risikofaktor für die Entstehung einer CP akzeptiert, obwohl in einer Studie das Risiko für eine CP bei starken Rauchern auch ohne Alkoholanamnese über 3-fach erhöht war (Yadav et al. 2009). Große Kohortenstudien zeigen zudem, dass Rauchen die Progression der CP beschleunigt und unter anderem zu einer Exazerbation des Schmerzes und mehr Kalzifikationen führt (Maisonneuve et al. 2005; Talamini et al. 1999).

Im Gegensatz zur akuten Pankreatitis spielt eine biliäre Genese bei der CP keine Rolle, weil in der Regel das Gallensteinleiden saniert sein sollte, bevor durch mehrere rezidivierende Pankreatitisschübe eine Chronifizierung eintreten kann. Ebenso können Papillen- und Pankreastumoren nicht als Ursache einer klassischen CP gesehen werden. Zwar können durch Tumoren obstruktionsbedingt Pankreatitisschübe und die histomorphologischen Charakteristika einer CP entstehen, jedoch dann als direkte Folge der Grunderkrankung und nicht im Sinne einer eigenständigen CP.

In früheren Publikationen wurde für einen Teil der Patienten mit CP eine autoimmune Genese beschrieben. Mittlerweile wurde die **autoimmune Pankreatitis** aber als eigenständige Erkrankungsentität erkannt (▶ Kap. 29–33).

Die Angaben zur Häufigkeit, mit der die einzelnen Faktoren an der Genese beteiligt sind, gelten für die Gesamtbevölkerung in westlichen Industriestaaten. Es sind jedoch nicht nur regionale, sondern auch geschlechtsspezifische und altersabhängige Unterschiede zu beachten. Für die in Südostasien (insbesondere in Indien) und im Pazifik wesentlich häufiger auftretende nicht alkoholbedingte kalzifizierende CP wurde eine eigene Ätiologie postuliert und der Begriff **tropische CP** geprägt (▶ Abschn. 17.8). In aktuellen genetischen Studien konnte allerdings gezeigt werden, dass die tropische CP analog der idiopathischen CP mit Mutationen in den bekannten Suszeptilitätsgenen SPINK1, CFTR und CTRC, nicht jedoch mit Mutationen in den Trypsinogen-Genen assoziiert ist (Midha et al. 2010; Reddy u. Prasad 2011). Eine alkoholische Genese ist bei Männern und jüngeren Patienten häufiger, die idiopathische CP bei Frauen und älteren Patienten (Hirota et al. 2012). Kommt es bereits im Kindesalter zur Manifestation einer CP, sind genetische und mechanische Ursachen häufig.

15.2 Pathogenese der chronischen Pankreatitis

Es gibt mehrere konkurrierende Hypothesen, wie es von der initialen Zellschädigung zur Ausbildung der chronischen Entzündung und zu der ausgeprägten Fibrosierung kommt. Da keine dieser Hypothesen wissenschaftlich hinreichend belegt ist, wird auf eine ausführliche Erörterung hier bewusst verzichtet. Aus der Pathohistologie (▶ Kap. 16) wird deutlich, dass es im Rahmen der chronischen Gewebsschädigung zum fortschreitenden Umbau der Bauchspeicheldrüse kommt, mit Verlust des funktionellen exokrinen Drüsenparenchyms und Schädigung der endokrinen Langerhans-Inseln und mit Ersatz dieser Gewebe durch stark fibrosiertes Bindegewebe. Entsprechend entwickeln die Patienten im Rahmen der fortschreitenden Gewebsdestruktion im Laufe der CP als Spätfolge eine **exokrine und endokrine Pankreasinsuffizienz** (▶ Kap. 17). Im Verlauf der CP kommt es immer auch zu einer obstruktiven Komponente mit Dilatation von Teilen des Gangsystems, dessen Dekompression eines der wesentlichen Ziele der interventionellen und chirurgischen Therapie ist (Hirota et al. 2012; Strobel et al. 2009a,b) (▶ Kap. 20 u. 22). Dabei spielen zwei Mechanismen eine Rolle, die letztendlich zum Sekretstau im Gangsystem führen: (1) Die Einengung des Gangsystems durch Fibrose im angrenzenden Parenchym und (2) eine Veränderung der Zusammensetzung des Sekrets, die primär oder in Kombination mit Sekretstau zur Ausfällung von Proteinen und Kalk mit konsekutiver Bildung von Konkrementen führt und dadurch den Sekretstau aggraviert. Gleichzeitig können im Rahmen der Entzündung und Fibrosierung verschiedene andere **lokale Komplikationen** auftreten. Bei 80–90 % der Patienten stehen allerdings klinisch **ausgeprägte Schmerzen** im Vordergrund, an deren Entstehung mehrere Mechanismen beteiligt sind.

Lokale Komplikationen der chronischen Pankreatitis (◘ Abb. 15.1) treten bei 30–60 % der Patienten auf (Hoffmeister et al. 2012) und sind ein wichtiger klinischer Aspekt in der Pathogenese der CP, weil sie die klinische

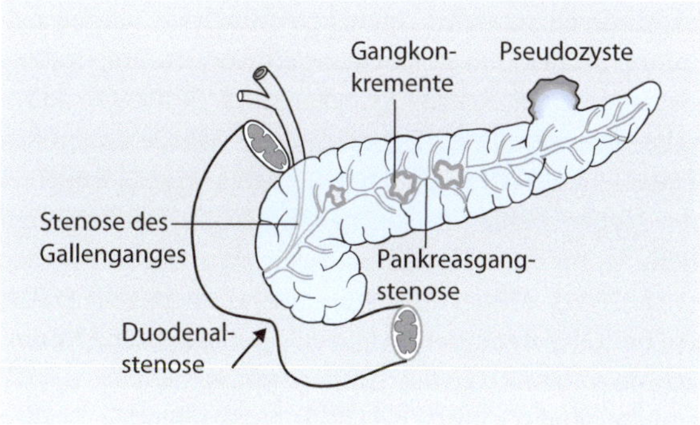

◘ **Abb. 15.1 Lokale Komplikationen der chronischen Pankreatitis.** Der entzündliche Pseudotumor ist als »Schrittmacher« meist im Pankreaskopf lokalisiert und kann hier zur **Stenosierung des Pankreasganges**, zur **Gallengangsstenose** und zur **Duodenalstenose** führen. Vor der Pankreasgangstenose kann es zur Bildung von **Gangkonkrementen** sowie zur Ausbildung von **Pankreaspseudozysten** kommen. Zudem kann es zur Thrombose oder zum Verschluss der Pfortader und Milzvene kommen (nicht gezeigt)

Symptomatik und Therapie mitbestimmen (Strobel et al. 2009). Im Rahmen der Entzündung und Fibrose kommt es zu einer entzündlichen Raumforderung, die zumindest in europäischen Kollektiven meist im Pankreaskopf betont ist und hier als »Schrittmacher« ein Fortschreiten der Erkrankung im gesamten Organ begünstigt (Beger u. Buchler 1990; Keck et al. 2009). Neben einer Obstruktion des Pankreasgangs durch Gangkonkremente und eine Stenose des Pankreasgangs selbst ist die häufigste lokale Komplikation eine Stenose des Gallengangs mit Ausbildung einer Cholestase. Die Symptomatik einer Magenausgangsstenose kann durch eine Obstruktion des Duodenums im Rahmen der entzündlichen Raumforderung im Pankreaskopf oder durch Ausbildung von Pseudozysten hervorgerufen werden. Zusätzlich kann es im Rahmen der entzündlichen Raumforderung und Umgebungsreaktion zur Stenose und Thrombose der Pfortader und Milzvene kommen mit konsekutiver Ausbildung einer portalen Hypertension.

Pathogenese des Schmerzes bei der chronischen Pankreatitis: Starke chronische Oberbauchschmerzen stehen bei 80–90 % der Patienten mit CP als führendes Symptom im Vordergrund. An ihrer Pathogenese sind mehrere Mechanismen beteiligt. Da dekomprimierende endoskopische Maßnahmen kurzfristig und Operationen, die Resektion und Dekompression kombinieren, langfristig zur Linderung der Schmerzen führen, galt ein **erhöhter Druck im Pankreasgangsystem** lange als Hauptgrund für die Schmerzsymptomatik. Zudem können eine Duodenalstenose und Pseudozysten als **lokale Komplikationen** Schmerzen verursachen. Mittlerweile konnte jedoch gezeigt werden, dass es im Rahmen der Pankreatitis zur Veränderung intra- und peripanreatischer Nerven kommt: Bei der CP nehmen Nerven in Zahl und Durchmesser zu, exprimieren vermehrt schmerzvermittelnde Neurotransmitter, und es kommt zu einer perineuralen Entzündung im Sinne einer Neuritis (Ceyhan et al. 2010). Die klinische Relevanz dieser Beobachtungen wurde an großen Patientenkollektiven bestätigt, an denen eine Korrelation der Hypertrophie und einer erhöhten Nervendichte mit dem Schmerz bei der CP nachgewiesen wurde (Ceyhan et al. 2009). Mittlerweile kann als gesichert gelten, dass ein **neurales Remodeling** und eine **pankreatische Neuropathie** wesentlich an der Schmerzsymptomatik bei der CP beteiligt sind (Ceyhan et al. 2010). Experimentelle Studien weisen darauf hin, dass diese lokalen Veränderungen der peripheren Nerven im Pankreas von Veränderungen zentraler schmerzvermittelnder Neurone begleitet werden und dies zur Übererregbarkeit und zu einem »Schmerzgedächtnis« führen kann (Pasricha 2012).

Literatur

Aoun E, Chang CC, Greer JB, Papachristou GI, Barmada MM, Whitcomb DC (2008) Pathways to injury in chronic pancreatitis: decoding the role of the high-risk SPINK1 N34S haplotype using meta-analysis. PLoS One 3: e2003

Beger HG, Büchler M (1990) Duodenum-preserving resection of the head of the pancreas in chronic pancreatitis with inflammatory mass in the head. World J Surg 14: 83–87

Ceyhan GO, Bergmann F, Kadihasanoglu M, Altintas B, Demir IE, Hinz U, Müller MW, Giese T, Büchler MW, Giese NA, Friess H (2009) Pancreatic neuropathy and neuropathic pain – a comprehensive pathomorphological study of 546 cases. Gastroenterology 136: 177–186

Ceyhan GO, Demir IE, Maak M, Friess H (2010) Fate of nerves in chronic pancreatitis: Neural remodeling and pancreatic neuropathy. Best Pract Res Clin Gastroenterol 24: 311–322

Choudari CP, Imperiale TF, Sherman S, Fogel E, Lehman GA (2004) Risk of pancreatitis with mutation of the cystic fibrosis gene. Am J Gastroenterol 99: 1358–1363

Cohn JA, Neoptolemos JP, Feng J, Yan J, Jiang Z, Greenhalf W, McFaul C, Mountford R, Sommer SS (2005) Increased risk of idiopathic chronic pancreatitis in cystic fibrosis carriers. Hum Mutat 26: 303–307

Dufour MC, Adamson MD (2003) The epidemiology of alcohol-induced pancreatitis. Pancreas 27: 286–290

Hirota M, Shimosegawa T, Masamune A, Kikuta K, Kume K, Hamada S, Kihara Y, Satoh A, Kimura K, Tsuji I, Kuriyama S (2012) The sixth nationwide epidemiological survey of chronic pancreatitis in Japan. Pancreatology 12: 79–84

Hoffmeister A, Mayerle J, Beglinger C, Buchler MW, Bufler P, Dathe K, Folsch UR, Friess H, Izbicki J, Kahl S, Klar E, Keller J, Knoefel WT, Layer P, Loehr M, Meier R, Riemann JF, Runzi M, Schmid RM, Schreyer A, Tribl B, Werner J, Witt H, Mossner J, Lerch MM (2012) S3-Leitlinie Chronische Pankreatitis: Definition, Ätiologie, Diagnostik, konservative, interventionell endoskopische und operative Therapie der chronischen Pankreatitis. Leitlinie der Deutschen Gesellschaft für Verdauuungs- und Stoffwechselkrankheiten (DGVS). Z Gastroenterol 50: 1176–1224

Howes N, Lerch MM, Greenhalf W, Stocken DD, Ellis I, Simon P, Truninger K, Ammann R, Cavallini G, Charnley RM, Uomo G, Delhaye M, Spicak J, Drumm B, Jansen J, Mountford R, Whitcomb DC, Neoptolemos JP (2004) Clinical and genetic characteristics of hereditary pancreatitis in Europe. Clin Gastroenterol Hepatol 2: 252–261

Johnson CD, Hosking S (1991) National statistics for diet, alcohol consumption, and chronic pancreatitis in England and Wales, 1960–88. Gut 32: 1401–1405

Keck T, Marjanovic G, Fernandez-del Castillo C, Makowiec F, Schafer AO, Rodriguez JR, Razo O, Hopt UT, Warshaw AL (2009) The inflammatory pancreatic head mass: significant differences in the anatomic pathology of German and American patients with chronic pancreatitis determine very different surgical strategies. Ann Surg 249: 105–110

Levy P, Mathurin P, Roqueplo A, Rueff B, Bernades P (1995) A multidimensional case-control study of dietary, alcohol, and tobacco habits in alcoholic men with chronic pancreatitis. Pancreas 10: 231–238

Lin Y, Tamakoshi A, Hayakawa T, Ogawa M, Ohno Y (2001) Associations of alcohol drinking and nutrient intake with chronic pancreatitis: findings from a case-control study in Japan. Am J Gastroenterol 96: 2622–2627

Maisonneuve P, Lowenfels AB, Mullhaupt B, Cavallini G, Lankisch PG, Andersen JR, Dimagno EP, Andren-Sandberg A, Domellof L, Frulloni L, Ammann RW (2005) Cigarette smoking accelerates progression of alcoholic chronic pancreatitis. Gut 54: 510–514

Masson E, Chen JM, Scotet V, Le Marechal C, Ferec C (2008) Association of rare chymotrypsinogen C (CTRC) gene variations in patients with idiopathic chronic pancreatitis. Hum Genet 123: 83–91

Midha S, Khajuria R, Shastri S, Kabra M, Garg PK (2010) Idiopathic chronic pancreatitis in India: phenotypic characterisation and strong genetic susceptibility due to SPINK1 and CFTR gene mutations. Gut 59: 800–807

Pasricha PJ (2012) Unraveling the mystery of pain in chronic pancreatitis. Nat Rev Gastroenterol Hepatol 9: 140–151

Reddy DN, Prasad SS (2011) Genetic basis of chronic pancreatitis in Asia Pacific region. J Gastroenterol Hepatol 26 Suppl 2: 2–5

Rosendahl J, Landt O, Bernadova J, Kovacs P, Teich N, Bodeker H, Keim V, Ruffert C, Mossner J, Kage A, Stumvoll M, Groneberg D, Kruger R, Luck W, Treiber M, Becker M, Witt H (2012) CFTR, SPINK1, CTRC and PRSS1 variants in chronic pancreatitis: is the role of mutated CFTR overestimated? Gut

Rosendahl J, Witt H, Szmola R, Bhatia E, Ozsvari B, Landt O, Schulz HU, Gress TM, Pfutzer R, Lohr M, Kovacs P, Bluher M, Stumvoll M, Choudhuri G, Hegyi P, te Morsche RH, Drenth JP, Truninger K, Macek M, Jr, Puhl G, Witt U, Schmidt H, Buning C, Ockenga J, Kage A, Groneberg DA, Nickel R, Berg T, Wiedenmann B, Bodeker H, Keim V, Mossner J, Teich N, Sahin-Toth M (2008) Chymotrypsin C (CTRC) variants that diminish activity or secretion are associated with chronic pancreatitis. Nat Genet 40: 78–82

Sarles H, Cros RC, Bidart JM (1979) A multicenter inquiry into the etiology of pancreatic diseases. Digestion 19: 110–125

Sharer N, Schwarz M, Malone G, Howarth A, Painter J, Super M, Braganza J (1998) Mutations of the cystic fibrosis gene in patients with chronic pancreatitis. N Engl J Med 339: 645–652

Stigendal L, Olsson R (1984) Alcohol consumption pattern and serum lipids in alcoholic cirrhosis and pancreatitis. A comparative study. Scand J Gastroenterol 19: 582–587

Strobel O, Büchler MW, Werner J (2009) Surgical therapy of chronic pancreatitis: indications, techniques and results. Int J Surg 7: 305–312

Strobel O, Büchler MW, Werner J (2009). [Duodenum-preserving pancreatic head resection: technique according to Beger, technique according to Frey and Berne modifications]. Chirurg 80: 22–27

Talamini G, Bassi C, Falconi M, Sartori N, Salvia R, Rigo L, Castagnini A, Di Francesco V, Frulloni L, Bovo P, Vaona B, Angelini G, Vantini I, Cavallini G, Pederzoli P (1999) Alcohol and smoking as risk factors in chronic pancreatitis and pancreatic cancer. Dig Dis Sci 44: 1303–1311

Weiss FU, Simon P, Bogdanova N, Mayerle J, Dworniczak B, Horst J, Lerch MM (2005) Complete cystic fibrosis transmembrane conductance regulator gene sequencing in patients with idiopathic chronic pancreatitis and controls. Gut 54: 1456–1460

Whitcomb DC (2012) Genetics of alcoholic and nonalcoholic pancreatitis. Curr Opin Gastroenterol 28: 501–506

Whitcomb DC, Gorry MC, Preston RA, Furey W, Sossenheimer MJ, Ulrich CD, Martin SP, Gates LK, Jr, Amann ST, Toskes PP, Liddle R, McGrath K, Uomo G, Post JC, Ehrlich GD (1996) Hereditary pancreatitis is caused by a mutation in the cationic trypsinogen gene. Nat Genet 14: 141–145

Whitcomb DC, Preston RA, Aston CE, Sossenheimer MJ, Barua PS, Zhang Y, Wong-Chong A, White GJ, Wood PG, Gates LK, Jr, Ulrich C, Martin SP, Post JC, Ehrlich GD (1996) A gene for hereditary pancreatitis maps to chromosome 7q35. Gastroenterology 110: 1975–1980

Witt H, Luck W, Hennies HC, Classen M, Kage A, Lass U, Landt O, Becker M (2000) Mutations in the gene encoding the serine protease inhibitor, Kazal type 1 are associated with chronic pancreatitis. Nat Genet 25: 213–216

Yadav D, Hawes RH, Brand RE, Anderson MA, Money ME, Banks PA, Bishop MD, Baillie J, Sherman S, Disario J, Burton FR, Gardner TB, Amann ST, Gelrud A, Lawrence C, Elinoff B, Greer JB, O'Connell M, Barmada MM, Slivka A, Whitcomb DC (2009) Alcohol consumption, cigarette smoking, and the risk of recurrent acute and chronic pancreatitis. Arch Intern Med 169: 1035–1045

Histopathologie der chronischen Pankreatitis

Günter Klöppel

H. G. Beger et al. (Hrsg.), *Erkrankungen des Pankreas*,
DOI 10.1007/978-3-642-37964-2_16, © Springer-Verlag Berlin Heidelberg 2013

Die morphologischen Veränderungen bei den verschiedenen Formen der chronischen Pankreatitis zeigen Besonderheiten. Dieses Kapitel klassifiziert die wichtigsten Typen der chronischen Pankreatitis anhand ihrer histopathologischen Charakteristika.

Aus der Histopathologie der chronischen Pankreatitis kann heutzutage in vielen Fällen der Rückschluss auf die Ursache der Erkrankung und ihre Pathomechanismen gezogen werden (Zhang et al. 2011). So ist es möglich, der chronischen Pankreatitis nicht nur klinisch, sondern auch histopathologisch eine Ätiologie zuzuordnen. Dies hat dazu geführt, dass spezielle Erkankungen wie die autoimmune Pankreatitis auch mit großer Treffsicherheit in einer Biopsie diagnostiziert werden können (Detlefsen et al. 2009).

16.1 Klassifikation

Eine Klassifikation der chronischen Pankreatitis, die auf klinischen und morphologischen Kriterien beruht, wird in ◘ Tab. 16.1 dargestellt (Klöppel 2007b). In ihr werden die ätiologischen Faktoren mit der klinischen Präsentation und dem histopathologischen Befund korreliert. Sie ersetzt die alten Marseille-Rom-Klassifikationen aus dem Jahr 1984 und 1988 (Gyr et al. 1984; Lankisch et al. 1998; Sarles 1965), die eine primäre von einer sekundären chronischen Pankreatitis unterscheiden. Bei der primären chronischen Pankreatitis werden Formen mit oder ohne Verkalkungen bzw. mit diffuser oder segmentaler Fibrose subsumiert, ohne dass diese genauer ursächlich erfasst werden können. Lediglich die sekundäre chronische Pankreatitis kann durch ihre Morphologie, die durch die Merkmale der Pankreasgangobstruktion geprägt werden, ätiologisch zugeordnet werden. Es gilt jedoch anzumerken, dass diese Form der Pankreatitis klinisch nicht in Erscheinung tritt, sondern im Wesentlichen einen assoziierten Befund bei Tumoren, die den Pankreasgang verlegen, darstellt.

Die chronische Pankreatitis ist eine entzündlich fibrosierende Erkrankung des Drüsenparenchyms mit Entwicklung von Gangveränderungen (Klöppel 2007a). Die Ätiologie ist multifaktoriell.

16.2 Alkoholische chronische Pankreatitis

Bei der Pathologie der alkoholbedingten chronischen Pankreatitis lässt sich ein »frühes segmentales« von einem »späten diffusen« Stadium unterscheiden. Im frühen Stadium ist die Drüse nur fokal perilobulär fibrosiert und zeigt in der Nachbarschaft solcher Fibroseareale häufig mikroskopisch kleine Nekrosen und eine extrapankreatische Pseudozyste. Im fortgeschrittenen Stadium hat die Fibrose das Parenchym multifokal erfasst. Mikroskopische Nekrosen sind selten. Die im Fibrosebereich liegenden großen Gänge sind unregelmäßig dilatiert und enthalten verkalkte Sekretniederschläge (Calculi). Extrapankreatische Pseudozysten sind seltener als im Frühstadium.

Die Fibroseentwicklung geht vom Randbereich der Nekrosen aus (► Kap. 13). Sie kann in vier Stadien unterteilt werden (◘ Abb. 16.1a). Im Stadium 1 kommt es bei der phagozytären Resorption der fokalen Nekrose zur Phagozytenaktivierung, die eine Abgabe von Zytokinen (TGFbeta, PDGF) zur Folge hat, welche die Sternzellen des Pankreas (pancreatic stellate cell, PSC) zu Myofibroblasten bzw. zu aktiven PSC transformieren (◘ Abb. 16.2), da diese Rezeptoren für die jeweiligen Zytokine besitzen (Detlefsen et al. 2006; Klöppel et al. 2004). Von den Myofibroblasten werden dann Kollagen I und III gebildet. Im Stadium 2 (◘ Abb. 16.1b) breitet sich die Fibrose interlobulär/perilobulär aus. Im Stadium 3 nimmt die Zellularität (Makrophagen, Myofibroblasten und Lymphozyten) der interlobulären Fibrose ab, und damit wird auch die Fibroseaktivität gedrosselt. Es kann aber in einzelnen Läppchen aufgrund der narbigen Einengung drainierender Gänge zu einer intralobulären Fibrose kommen (◘ Abb. 16.1c). Im Stadium 4 wird die Fibrose durch rezidivierte Nekroseschübe multifokal, und es entwickeln sich in den durch Narbenzug veränderten Gängen Calculi (◘ Abb. 16.1d)

16

■ Tab. 16.1 Klassifikation der chronischen Pankreatitis basierend auf den wichtigsten klinischen, histopathologischen und ätiologischen Merkmalen*

Klinische Präsentation	Morphologie	Ätiologie und Diagnose
Chronischer Alkoholabusus		
Rezidivierende Episoden einer akuten Pankreatitis mit intermittierendem Schmerz	Fokale perilobuläre Fibrose, Pseudozyste	Alkoholische chronische Pankreatitis im frühen Stadium
Permanenter Schmerz oder Schmerzlosigkeit mit Maldigestion und Diabetes	Multifokale interlobuläre Fibrose, Calculi, Pseudozyste	Alkoholische chronische Pankreatitis im fortgeschrittenen Stadium
Familiäre Pankreatitisanamnese		
Rezidivierende Episoden einer akuten Pankreatitis	Perilobuläre und periduktale Fibrose, starke Gangdilatation, Calculi	Hereditäre chronische Pankreatitis**
IgG4-assoziierte Erkrankung		
Ikterus	Periduktale lymphoplasmazytische, IgG4-positive Infiltration mit multifokaler Fibrose	Autoimmune Pankreatitis Typ 1
Nicht-IgG4-assoziierte Erkrankung		
Ikterus	Periduktale lymphoplasmazytische Infiltration mit granulozytären epithelialen Läsionen, IgG4-negativ	Autoimmune Pankreatitis Typ 2
Chronischer Alkoholabusus		
Erbrechen, Übelkeit, Pankreatitisepisoden	Nekrotische, zystische und entzündlich-fibröse Veränderungen in der Duodenalwand an der kleinen Papille	Paraduodenale Pankreatitis (»Rinnenpankreatitis«)

* Da die idiopathische Pankreatitis per definitionem nicht mit einer speziellen Ätiologie assoziiert ist, wird sie in dieser Klassifikation nicht berücksichtigt.
** Die Diagnose der hereditären chronischen Pankreatitis ist an den Nachweis einer Mutation im PRSS1-Gen (meist R221H oder N29I) gebunden.

(Ammann et al. 1996; Comfort et al. 1946; Detlefsen et al. 2006; Klöppel et al. 2004; Klöppel 2007a). In den Fibrosefeldern bleiben unregelmäßig große Inseln, dicke Nervenfaserbündel sowie gelegentlich ein lymphozytäres Infiltrat zurück.

Komplikationen entstehen vornehmlich durch die Pseudozysten und die Vernarbung des Parenchyms (Klöppel 2007a). Pseudozysten können Gefäße arrodieren, Fisteln bilden und angrenzende Hohlorgane wie das Duodenum stenosieren oder in diese einbrechen. Die Vernarbung kann zu einer schlauchartigen Verengung des Gallengangs mit einem mechanischen Ikterus führen. Eine erst nach jahrelangem Verlauf auftretende Komplikation stellt die funktionelle exokrine und endokrine Insuffizienz (Steatorrhö, Diabetes mellitus) und das duktale Adenokarzinom des Pankreas dar.

16.3 Hereditäre chronische Pankreatitis

Die hereditäre chronische Pankreatitis ist die häufigste Pankreatitis des Kindesalters. Die autosomal-dominant vererbte Erkrankung ist in 70–80 % der Fälle mit Mutationen des kationischen Trypsinogen-Gens PSS1 verbunden (► Kap. 16) (Whitcomb et al. 1996; Klöppel 2007a). Sie verläuft meist rezidivierend, und es ist anzunehmen, dass ihre pathogenetische Entwicklung zur chronischen Pankreatitis der Nekrose-Fibrose-Sequenz, ähnlich wie bei alkoholischer chronischer Pankreatitis, folgt (► Kap. 13). Ihre Pathologie ähnelt daher auch der alkoholbedingten chronischen Pankreatitis (Klöppel 2007a). Charakteristisch sind jedoch eine sehr starke Dilatation und unregelmäßige Gestaltung der großen Gänge, in welchen sich Calculi bilden (■ Abb. 16.3). Der frühzeitige Beginn und der jahrelange Verlauf sind mit einem erhöhten Risiko für die Entwicklung eines Pankreaskarzinoms verbunden.

16.4 Autoimmune Pankreatitis

Die autoimmune Pankreatitis ist durch ein primär chronisches Entzündungsinfiltrat mit lymphoplasmazellulärem Aufbau und Fibrose charakterisiert, welches sich ringförmig um die großen Pankreasgänge entwickelt und

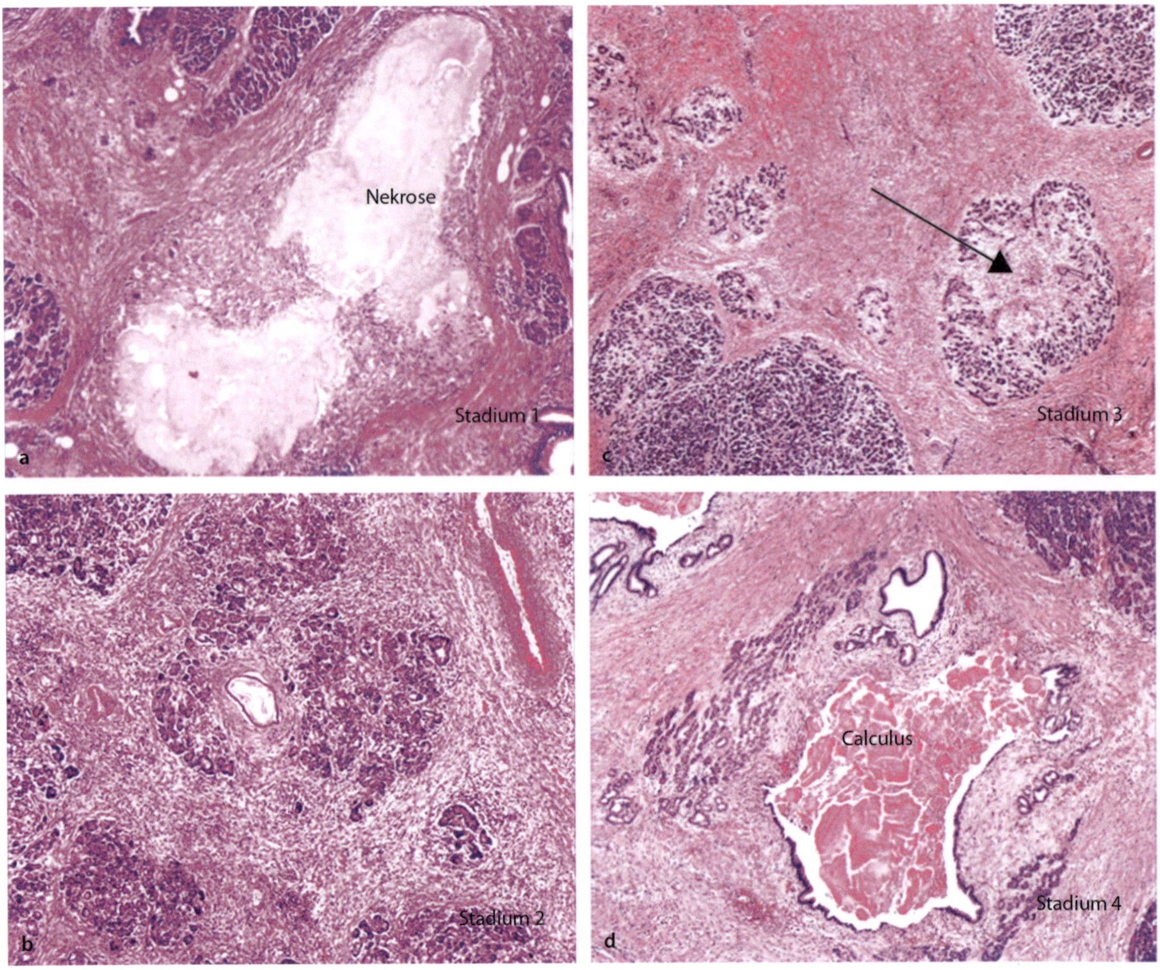

Abb. 16.1 Stadien der Fibroseentwicklung bei alkoholischer chronischer Pankreatitis. **a** Stadium 1 mit Nekroseresorption durch Makrophagen und Entwicklung einer perifokalen zellulären Fibrose; **b** Stadium 2 mit zellulärer interlobulärer Fibrose; **c** Stadium 3 mit interlobulärer und intralobulärer (Pfeil) zellarmer Fibrose; **d** Stadium 4 mit einem Calculus in einem dilatierten Gang neben Resten von azinärem Gewebe innerhalb einer ausgedehnten Fibrose

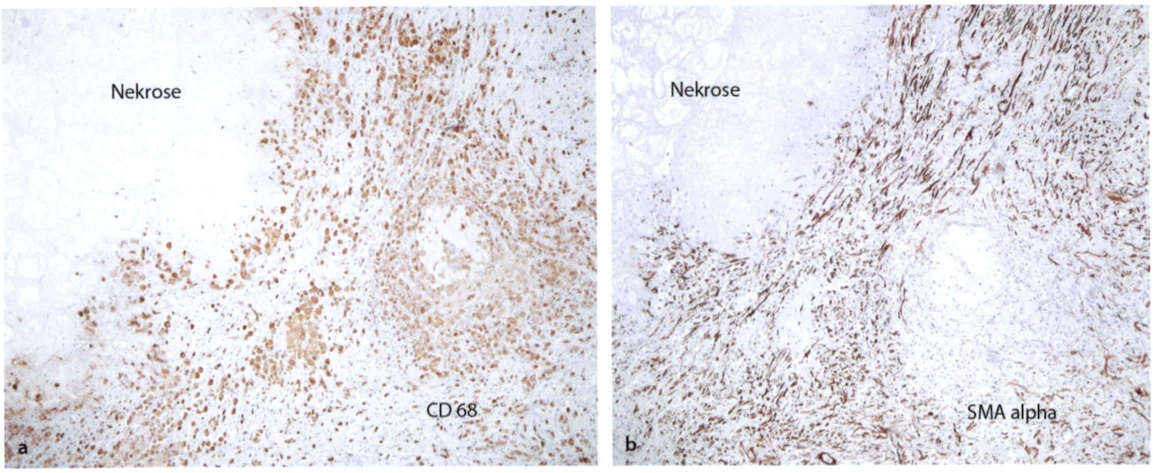

Abb. 16.2 Im Stadium 1 der Fibroseentwicklung finden sich in engem Kontakt im Randbereich der Nekrose: **a** Makrophagen immungefärbt mit dem Marker CD68 und **b** Myofibroblasten (aktivierte pancreatic stellate cells) immungefärbt mit glattmuskulärem Aktin alpha (SMA)

16

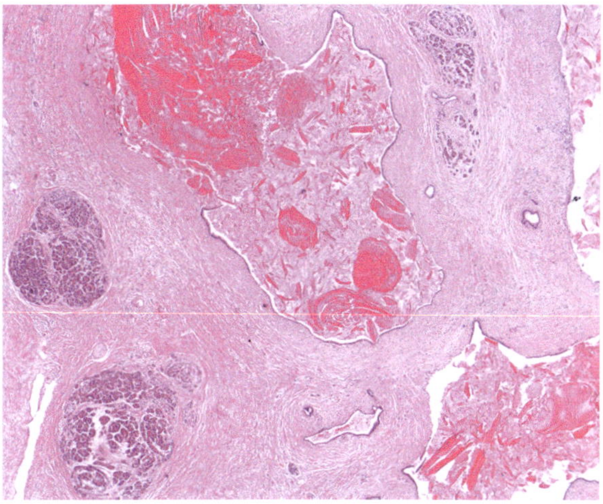

■ **Abb. 16.3** Hereditäre chronische Pankreatitis mit einem Calculus innerhalb eines stark dilatierten Ganges. Ausgeprägte perilobuläre Fibrose

bevorzugt den Pankreaskopfbereich befällt (Chari et al. 2010; Ectors et al. 1997; Kamisawa et al. 2010; Notohara et al. 2003; Zamboni et al. 2004; Kawaguchi et al. 1991). Damit kommt es zu einer Stenosierung der großen Pankreasgänge sowie vor allem des distalen Gallengangs. Im weiteren Verlauf greift dieses Infiltrat auch auf das azinäre Gewebe über und wird von einer diffusen Fibrose begleitet.

Die AIP mit lymphoplasmazellulärem IgG4-positivem periduktalem Infiltrat (■ Abb. 16.4a) ist Teil einer kortikoidsensitiven Systemerkrankung mit Beteiligung zahlreicher Organe (Kamisawa et al. 2010). Diese entzündliche Multisystemerkrankung hat den Namen »IgG4 related disease« erhalten (Deshpande et al. 2012), und die zugehörige Pankreatitis wird als AIP Typ 1 bezeichnet (Chari et al. 2010). Wichtige Merkmale dieser Entzündung sind eine Venulitis und eine storiforme Fibrose. Der Organbefall tritt synchron oder metachron auf und betrifft vor allem das Pankreas, den hilusnahen extrapankreatischen Gallengang, die Speicheldrüsen, das Retroperitoneum und die Niere (Deshpande et al. 2012; Zhang et al. 2011).

Die AIP Typ 2 ist eine eigenständige, aber ebenfalls kortikoidsensitive Erkrankung (Deshpande et al. 2012; Klöppel et al. 2010; Notohara et al. 2003; Zhang et al. 2011; Zamboni et al. 2004). In etwa 10–20 % der Fälle tritt sie zusammen mit einer Colitis ulcerosa auf. Charakteristisch für die AIP Typ 2 ist ihre IgG4-Negativität und die granulozytäre epitheliale Läsion (GEL) in Verbindung mit einem lymphoplasmazellulären periduktalen Infiltrat (Zhang et al. 2011) (■ Abb. 16.4b).

16.5 Tropische und idiopathische chronische Pankreatitis

Für die sogenannte tropische und die idiopathische chronische Pankreatitis sind bislang keine charakteristischen Befunde bekannt geworden. Bei beiden Formen kann es jedoch zu ausgedehnten Fibrosierungen verbunden mit einer Calculibildung in den Gängen kommen (Klöppel 2007a). Zur tropischen chronischen Pankreatitis scheint eine genetische Komponente (Mutation im Serin-Protease-Inhibitorgen SPINK-1) zu prädisponieren. Die idiopathische chronische Pankreatitis hat in dem Maße abgenommen, wie die AIP zugenommen hat.

16.6 Paraduodenale chronische Pankreatitis

Die paraduodenale chronische Pankreatitis ist wahrscheinlich auf anatomische Besonderheiten (Stenosen?) im Bereich der kleinen Papilla zurückzuführen (Adsay u. Zamboni 2004; Klöppel 2007a). Auch eine Verbindung zum Pancreas divisum ist möglich. Diese Pankreatitis, die vornehmlich bei Alkoholikern auftritt, entwickelt sich in der Duodenalwand (■ Abb. 16.5), wobei sich dort liegendes Pankreasgewebe zystisch und entzündlich verändert. Die Folge sind Duodenalwandzysten und/oder eine zellreiche Fibrose, die auf das angrenzende Pankreasgewebe und auch den Ductus choledochus übergreifen kann. Da sie den schmalen Bereich zwischen Duodenum und Pankreasgewebe besonders erfasst, wurde sie auch »Rinnenpankreatitis« genannt (Stolte et al. 1982). Histopathologisch sieht man neben zystischen Veränderungen in der Duodenalwand, die echten Zysten und Pseudozysten entsprechen, eine Hyperplasie derBrunner-Drüsen. Das angrenzende Gewebe des Pankreaskopfes ist häufig nur gering in den chronischen Entzündungsprozess mit einbezogen.

16.7 Obstruktive chronische Pankreatitis

Die obstruktive chronische Pankreatitis entsteht sekundär als Folge einer Stenose eines Pankreasganges. Häufigste Ursache ist ein duktales Adenokarzinom im Pankreaskopf mit Einengung bis hin zur Obliteration des Hauptganges. Durch den langzeitigen Gangverschluss kommt es zum Untergang aller stromaufwärts der Obstruktion liegenden Azinuszellen und es entsteht eine inter- sowie intralobuläre Fibrose. In der Anfangsphase dieser Entzündung sind neben Lymphozyten vor allem auch Myofibroblasten

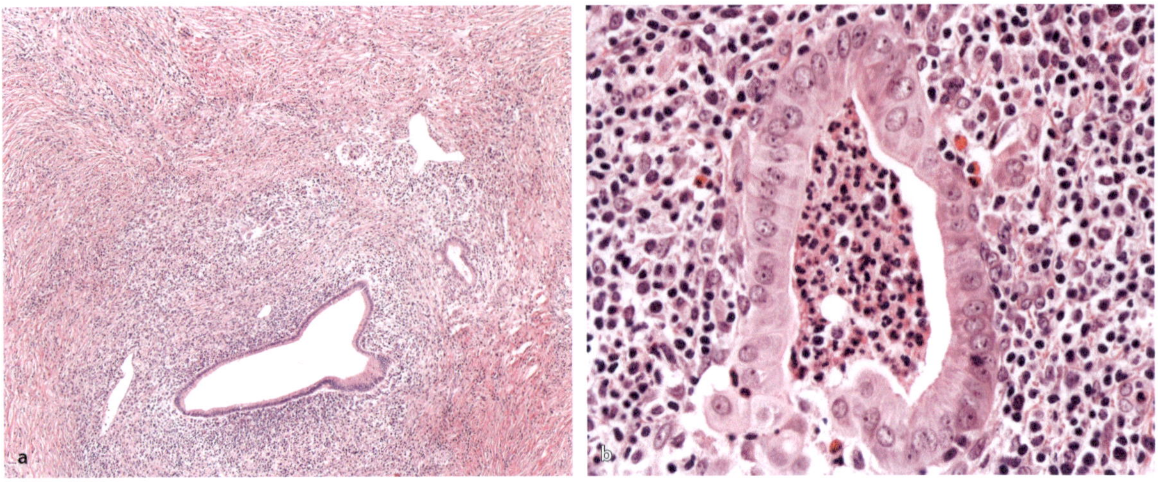

■ **Abb. 16.4** Autoimmune Pankreatitis. **a** AIP Typ 1 mit lymphoplasmazellulärer periduktaler Infiltration und diffuser storiformer Fibrose; **b** AIP Typ 2 mit lymphoplasmazellulärer periduktaler Infiltration und (intraduktaler) granulozytärer epithelialer Läsion

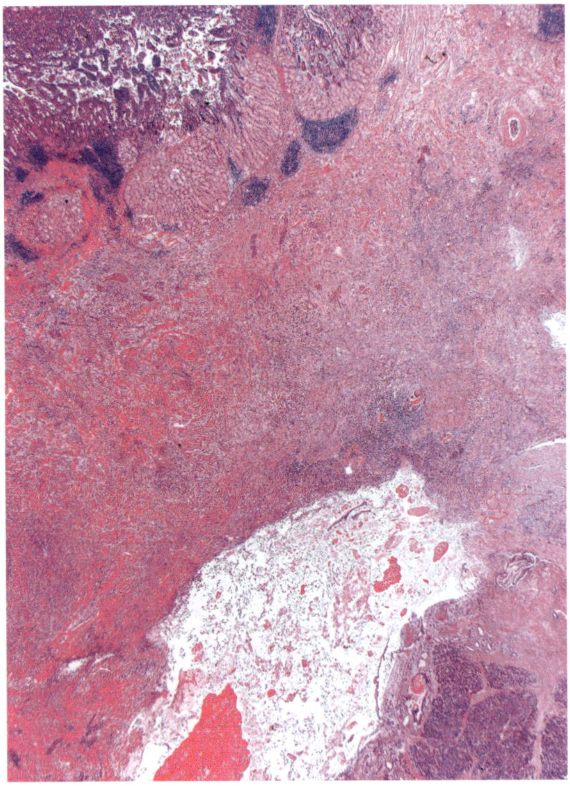

■ **Abb. 16.5** Paraduodenale chronische Pankreatitis. In der Wand des Duodenums (Duodenalschleimhaut am oberen Bildrand) findet sich eine fibrosierende Entzündungsreaktion mit großer pseudozystischer Nekrose im unteren Bildteil

und einzelne Makrophagen zu sehen. Der Endzustand ist durch eine zellarme Fibrose geprägt, die nur noch kleine unregelmäßig gestaltete Pankreasgänge und unterschiedlich große Inselaggregate enthält (■ Abb. 16.6).

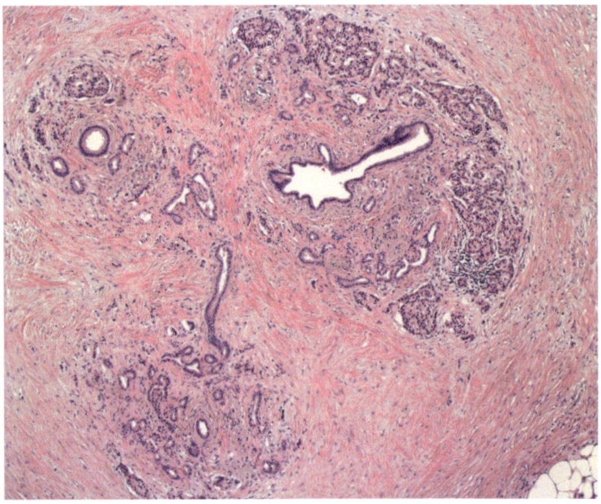

■ **Abb. 16.6** Obstruktive chronische Pankreatitis sekundär nach tumorbedingter Einengung des Pankreasganges. Leicht dilatierte große und kleine Pankreasgänge sowie Inselaggregate in einer intra- und interlobulären Fibrose

Literatur

Adsay NV, Zamboni G (2004) Paraduodenal pancreatitis: a clinico-pathologically distinct entity unifying »cystic dystrophy of heterotopic pancreas,« »para-duodenal wall cyst,« and »groove pancreatitis«. Semin Diagn Pathol 21: 247–254

Ammann RW, Heitz PU, Klöppel G (1996) Course of alcoholic chronic pancreatitis: a prospective clinicomorphological long-term study. Gastroenterology 111: 224–231

Chari ST, Klöppel G, Zhang L, Notohara K, Lerch MM, Shimosegawa T and the autoimmune pancreatitis international cooperative study group (APICS) (2010) Histologic and clinical subtypes of autoimmune pancreatitis: The Honolulu Consensus Document. Pancreas 39: 549–554

Comfort MW, Gambill EE, Baggenstoss AH (1946) Chronic relapsing pancreatitis. A study of twenty-nine cases without associated disease of the biliary or gastro-intestinal tract. Gastroenterology 6(239–285): 376–408

Deshpande V, Zen Y, Chan JK, Yi EE, Sato Y, Yoshino T, Klöppel G, Heathcote JG, Khosroshahi A, Ferry JA, Aalberse RC, Bloch DB, Brugge WR, Bateman AC, Carruthers MN, Chari ST, Cheuk W, Cornell LD, Fernandez-del Castillo C, Forcione DG, Hamilos DL, Kamisawa T, Kasashima S, Kawa S, Kawano M, Lauwers GY, Masaki Y, Nakanuma Y, Notohara K, Okazaki K, Ryu JK, Saeki T, Sahani DV, Smyrk TC, Stone JR, Takhira M, Webster GJ, Yamamoto M, Zamboni G, Umehara H, Stone JH (2012) Consensus statement on the pathology of IgG4-related disease. Mod Pathol 25: 1181–1192

Detlefsen S, Drewes AM, Vyberg M, Klöppel G (2009) Diagnosis of autoimmune pancreatitis by core needle biopsy: application of six microscopic criteria. Virchows Arch 454: 531–539

Detlefsen S, Sipos B, Feyerabend B, Klöppel G (2006) Fibrogenesis in alcoholic chronic pancreatitis: the role of tissue necrosis, macrophages, myofibroblasts and cytokines. Mod Pathol 19: 1019–1026

Ectors N, Maillet B, Aerts R, Geboes K, Donner A, Borchard F, Lankisch P, Stolte M, Lüttges J, Kremer B, Klöppel G (1997) Non-alcoholic duct destructive chronic pancreatitis. Gut 41: 263–268

Gyr K, Singer MV, Sarles H (1984) Pancreatitis. Concepts and classification. Proceedings of the second international symposium on the classification of pancreatitis. Excerpta Medica, Amsterdam

Kamisawa T, Notohara K, Shimosegawa T (2010) Two clinicopathologic subtypes of autoimmune pancreatitis: LPSP and IDCP. Gastroenterology 139: 22–25

Kawaguchi K, Koike M, Tsuruta K, Okamoto A, Tabata I, Fujita N (1991) Lymphoplasmacytic sclerosing pancreatitis with cholangitis: variant of primary sclerosing cholangitis extensively involving pancreas. Hum Pathol 22: 387–395

Klöppel G (2007a) Chronic pancreatitis, pseudotumors and other tumor-like lesions. Mod Pathol 20(Suppl 1): S113–S131

Klöppel G (2007b) Toward a new classification of chronic pancreatitis. J. Gastroenterol. 42 (Suppl XVII): 55–57

Klöppel G, Detlefsen S, Chari ST, Longnecker DS, Zamboni G (2010) Autoimmune pancreatitis: the clinicopathological characteristics of the subtype with granulocytic epithelial lesions. J Gastroenterol 45: 787–793

Klöppel G, Detlefsen S, Feyerabend B (2004) Fibrosis of the pancreas: the initial tissue damage and the resulting pattern. Virchows Arch 445: 1–8

Lankisch PG, Banks PA (1998) Pancreatitis. Springer, Berlin

Notohara K, Burgart LJ, Yadav D, Chari S, Smyrk TC (2003) Idiopathic chronic pancreatitis with periductal lymphoplasmacytic infiltration: clinicopathologic features of 35 cases. Am J Surg Pathol 27: 1119–1127

Sarles H (1965) Pancreatitis. Symposium Marseille 1963. Karger, Basel

Stolte M, Weiss W, Volkholz H, Rösch W (1982) A special form of segmental pancreatitis: »groove pancreatitis«. Hepatogastroenterology 29: 198–208

Whitcomb DC, Gorry MC, Preston RA et al (1996) Hereditary pancreatitis is caused by a mutation in the cationic trypsinogen gene. Nat Genet 14: 141–145

Zamboni G, Lüttges J, Capelli P, Frulloni L, Cavallini G, Pederzoli P, Leins A, Longnecker D, Klöppel G (2004) Histopathological features of diagnostic and clinical relevance in autoimmune pancreatitis: a study on 53 resection specimens and 9 biopsy specimens. Virchows Arch 445: 552–563

Zhang L, Chari S, Smyrk TC, Deshpande V, Klöppel G, Kojima M, Liu X, Longnecker DS, Mino-Kenudson M, Notohara K, Rodriguez-Justo M, Srivastava A, Zamboni G, Zen Y (2011) Autoimmune pancreatitis (AIP) type 1 and type 2: an international consensus study on histopathologic diagnostic criteria. Pancreas 40: 1172–1179

Klinik der chronischen Pankreatitis mit Spektrum der alkoholischen, idiopathischen, hereditären und tropischen Genese

Kerstin Schütte, Alexander Waldthaler, Peter Malfertheiner

H. G. Beger et al. (Hrsg.), *Erkrankungen des Pankreas*,
DOI 10.1007/978-3-642-37964-2_17, © Springer-Verlag Berlin Heidelberg 2013

Abdominelle Schmerzen meist besonders starker Ausprägung, Maldigestion infolge der exokrinen Pankreasinsuffizienz und Diabetes mellitus sind die klinischen Leitsymptome der chronischen Pankreatitis unabhängig von ihrer Ätiologie und treten gemeinsam häufig erst im Spätstadium der Erkrankung auf. Schmerzen stellen meist das für die Patienten führende klinische Symptom dar und sind auch der häufigste Grund für eine interventionelle oder chirurgische Therapie. Auch wenn rekurrierende Schmerzen das Leitsymptom der chronischen Pankreatitis sind, muss bei Auftreten von Schmerzen differenzialdiagnostisch immer auch an andere mögliche Schmerzursachen gedacht werden. Das klinische Bild möglicher Komplikationen der chronischen Pankreatitis ist vielfältig und umfasst u. a. neben Pseudozysten, Magenausgangs- oder Duodenalstenosen, entzündlichen Gallengangsstenosen auch Milzvenenthrombosen mit daraus resultierenden Komplikationen, Pseudoaneurysmen und pankreatogene Ergüsse.

17.1 Einführung

Die chronische Pankreatitis ist eine entzündliche Erkrankung, die zu strukturellen Veränderungen des Organs in Form von Fibrose und zu einer Einschränkung der endokrinen und exokrinen Funktion führt. Abdominelle Schmerzen meist besonders starker Ausprägung, Maldigestion infolge der exokrinen Pankreasinsuffizienz und Diabetes mellitus sind die klinischen Leitsymptome der chronischen Pankreatitis unabhängig von ihrer Ätiologie. Gemeinsam treten sie jedoch häufig erst im Spätstadium der Erkrankung auf.

Während die alkoholinduzierte chronische Pankreatitis meist in der vierten oder fünften Lebensdekade klinisch manifest wird und vor allem Männer betrifft (Layer et al. 1994), zeigen sich für die idiopathische chronische Pankreatitis, die dann vorliegt, wenn durch gründliche Evaluation kein anderer Auslöser der Erkrankung identifiziert werden kann, zwei Erkrankungsgipfel. Diese unterteilen sich in die sog. Early-onset-Form, die vor allem in der zweiten Lebensdekade beobachtet wird, und die sog. Late-onset-Form, die in der sechsten Lebensdekade mit gleicher Geschlechtsverteilung auftritt (Keller u. Layer 2008). Die hereditäre chronische Pankreatitis manifestiert sich bereits im Kindesalter um das 10. Lebensjahr herum (Rosendahl et al. 2007). Eine frühe Manifestation, in der zweiten Lebensdekade, mit schneller Krankheitsprogression sind klinische Charakteristika der tropischen Pankreatitis (Witt et al. 2007). Die genaue Ursache für die tropische Pankreatitis ist noch unbekannt. Sie wird häufig in Südindien und anderen Regionen der Tropen beobachtet und stellt hier die häufigste Ursache für eine chronische Pankreatitis dar. Sie ist häufig mit einer Malnutrition assoziiert. Bei einigen Patienten mit tropischer Pankreatitis wurden Mutationen im SPINK1-Gen als prädisponierendem Faktor identifiziert.

Sowohl aus England als auch aus den Niederlanden ist eine signifikante Zunahme der Zahl an Krankenhausaufnahmen pro 100.000 Einwohner/Jahr auf aktuell 8,5 bzw. 8,6 wegen einer chronischen Pankreatitis berichtet worden, die eine wachsende auch sozioökonomische Bedeutung der Erkrankung anzeigt (Spanier et al. 2008).

17.2 Schmerzen

Schmerzen stellen meist das für die Patienten führende klinische Symptom dar und sind auch der häufigste Grund für eine interventionelle oder chirurgische Therapie. Klassisch handelt es sich um einen Schmerz im Epigastrium, der gürtelförmig in den Rücken ausstrahlen und mit Übelkeit und Erbrechen einhergehen kann und damit den Beschwerden im Rahmen einer akuten Pankreatitis ähnelt. Durch große klinische Kohortenstudien konnten zwei unterschiedliche Schmerztypen charakterisiert werden (Ammann 1996; Mullady et al. 2011). Während bei einigen Patienten rekurrierende starke Schmerzen mit dazwischenliegenden annähernd schmerzfreien Episoden auftreten (Typ A), leidet eine andere, sehr viel kleinere Gruppe von Patienten unter chronischen kontinuierlichen Schmerzen (Typ B). Dies betrifft vor allem Patienten mit alkoholinduzierter chronischer Pankreatitis. Bei einer weiteren Subgruppe von Patienten (10–15 %) führen klinisch jedoch die Symptome der Pankreasinsuffizienz, während Schmerzen gar nicht berichtet werden. In der Regel handelt es sich dabei um Patienten mit late-onset idiopathischer chronischer Pankreatitis oder um Patienten mit autoimmuner Pankreatitis, bei denen die Erkrankung durch einen Diabetes, einen Ikterus oder Zeichen der Maldigestion manifest wird (Park et al. 2009). Auch wenn rekurrierende Schmerzen das Leitsymptom der chronischen Pankreatitis sind, muss bei Auftreten von Schmerzen bei Patienten mit bekannter chronischer Pankreatitis differenzialdiagnostisch immer auch an andere mögliche Schmerzursachen gedacht werden. Hierzu zählen nicht nur akute entzündliche Schübe einer Pankreatitis, Schmerzen durch eine Komplikation der chronischen Pankreatitis wie eine Pseudozyste mit Kompressionserscheinungen, Gallengangsobstruktion, eine Duodenalstenose durch einen entzündlichen Pankreaskopftumor oder Schmerzen, die im Rahmen einer Thrombose der Milzvene oder der Pfortader auftreten. Auch mit der chronischen Pankreatitis nicht direkt in Zusammenhang stehende Ursachen wie Ulcera ventriculi et duodeni, Gallensteine oder mesenteriale Ischämien müssen differenzialdiagnostisch bedacht werden. Auch opioidinduzierte Nebenwirkungen wie Gastroparese und Obstipation können Schmerzen ähnlich der Dyspepsie und dem Reizdarmsyndrom auslösen (Braganza et al. 2011).

Die durch die chronische Pankreatitis bedingten abdominellen Schmerzen können so intensiv sein, dass die Patienten die Nahrungsaufnahme vermeiden, was zusätzlich zur Maldigestion eine Gewichtsabnahme verursachen kann. Das Ausmaß der Schmerzen korreliert nicht mit dem Grad der beobachteten morphologischen Veränderungen des Pankreas.

Die häufige Anwendung intensiver Wärmeapplikation auf den Bauch kann in Einzelfällen zu Veränderungen der Bauchhaut in Form des »erythema ab igne« führen und sollte als klinischer Hinweis auf das Vorliegen einer chronischen Pankreatitis gesehen werden.

17.3 Exokrine Pankreasinsuffizienz

Die Symptome der exokrinen Pankreasinsuffizienz in Form von Fettstühlen treten meist erst in einem weit fortgeschrittenen Stadium der Erkrankung auf, wenn 80–90 % des Organs durch die chronische Entzündung zerstört sind und die Lipasesekretion auf weniger als 10 % des Normalen reduziert ist (DiMagno et al. 1973). Weil die Lipasesekretion schneller abnimmt als die Sekretion von Proteasen oder Amylasen, wird die gestörte Fettverdauung zuerst klinisch manifest. Entscheidend für das Auftreten von Fettstühlen ist allerdings die Aufnahme von ausreichend Fett mit der Nahrung. Infolge der gestörten Fettverdauung kann es zu einer Malabsorption von Vitamin B_{12} und der fettlöslichen Vitamine A, D, E und K kommen, auch wenn manifeste Vitaminmangelerkrankungen selten sind (Toskes et al. 1971).

17.4 Diabetes mellitus

Die endokrine Insuffizienz infolge einer chronischen Pankreatitis entsteht durch einen Insulinmangel durch Untergang der insulinproduzierenden Zellen und wird als Typ 3c kategorisiert (American Diabetes Association 2012). Da der Zelluntergang aber auch die glukagonproduzierenden Zellen betrifft, ist diese Diabetesform durch schwere Steuerbarkeit und häufige Hypoglykämien gekennzeichnet.

17.5 Komplikationen der chronischen Pankreatitis

Etwa 10 % der Patienten mit chronischer Pankreatitis entwickeln Pseudozysten, die im Gegensatz zu den Pseudozysten infolge einer akuten Pankreatitis nicht aus peripankreatischen Flüssigkeitsformationen, sondern meist aus Gangrupturen resultieren. Diese können einzeln oder multipel auftreten und von unterschiedlicher Größe sein. Meist kommunizieren sie mit dem Pankreasgangsystem und zeigen laborchemisch hohe Konzentrationen an Pankreasenzymen. Sie sind von einer Kapsel aus fibrösem oder granulomatösem Gewebe ohne Epithelauskleidung umgeben und meist asymptomatisch. Abhängig von Größe und Lokalisation können sie jedoch ein breites Spektrum an klinischen Problemen auslösen, das von Schmerzen, Obstruktion des Duodenums mit Magenausgangsstenose oder der ableitenden Gallenwege mit Ikterus, Fisteln in die Pleura mit pankreatogenem Erguss, das Perikard oder andere Organe über spontane Infektionen mit Ausbildung eines Abszesses bis zur Ausbildung von Pseudoaneurysmata durch enzymatische Schädigung von Gefäßstrukturen mit der Gefahr von Blutungskomplikationen mit hoher Mortalität reicht. Die entzündliche Aktivität im Pankreas kann zu einer Milzvenenthrombose führen, die durch eine linksseitige portale Hypertension in Form von Varizen in Magen und Ösophagus oder Splenomegalie klinisch evident werden kann.

17.6 Lebensqualität von Patienten mit chronischer Pankreatitis

Die chronische Pankreatitis mit ihrer meist wechselnd intensiven klinischen Schmerzsymptomatik beeinflusst die Lebensqualität der betroffenen Patienten in vielen Bereichen. Durch eine systematische Befragung von betroffenen Patienten konnte evaluiert werden, dass dies im besonderen Maße auch emotionale und soziale Komponenten des Lebens betrifft. Häufige Schmerzepisoden, Nebenwirkungen der Therapie und zahlreiche Krankenhausaufenthalte verhindern oft die Teilnahme am regulären Alltag und schränken die Erfüllung von familiären und beruflichen Aufgaben signifikant ein.

Mehr als ein Drittel der Patienten mit chronischer Pankreatitis geben eine moderate bis schwere Einschränkung ihrer Lebensqualität durch Symptome wie Schmerzen, Blähungen und Gewichtsabnahme an. Über die Hälfte der Patienten berichtet aber auch über Schlafstörungen und Angst um die Gesundheit. Auch Fatigue und Sorgen um das finanzielle Auskommen sind häufig berichtete Probleme (Fitzsimmons et al. 2005).

Sonderformen der chronischen Pankreatitis weisen einige Besonderheiten auf.

17.7 Besonderheiten der hereditären chronischen Pankreatitis

Die hereditäre chronische Pankreatitis ist eine autosomal-dominant vererbte Erkrankung, die meist durch Mutationen im kationischen Trypsinogen-Gen (PRSS1) verursacht wird. Registerstudien in Europa zu Genotyp-Phänotyp-Korrelationen haben heterogene Ergebnisse in Bezug auf klinische Unterschiede zwischen Patientengruppen mit unterschiedlichen Mutationen hinsichtlich der klinischen Erstmanifestation und des Verlaufs der endokrinen und exokrinen Funktion gezeigt (Rebours et al. 2009; Howes et al. 2004). Im Vergleich zu Patienten mit chronischer Pankreatitis anderer Genese treten die Symptome deutlich früher auf. Die kumulative Prävalenz von exokriner oder endokriner Insuffizienz ist deutlich höher als bei Patienten mit chronischer Pankreatitis anderer Ätiologie (Howes et al. 2004). Prospektive Untersuchungen zum klinischen Verlauf der hereditären chronischen Pankreatitis unter besonderer Berücksichtigung des Verlaufs der Schmerzen sowie der endokrinen und exokrinen Insuffizienz liegen bislang jedoch noch nicht vor.

17.8 Besonderheiten der tropischen Pankreatitis

Die tropische Pankreatitis ist eine Form der idiopathischen chronischen Pankreatitis, die besonders junge Patienten betrifft. Erstbeschreibungen stammen aus Südindien, jedoch werden Fälle heute vor allem aus den Entwicklungsländern in Asien, Afrika und Zentralamerika berichtet, in denen Malnutrition und die hohe Aufnahme von Zyanoglykosiden in Maniok für die Erkrankung verantwortlich gemacht wurden. Die zweite Hypothese wurde im Verlauf der letzten Jahrzehnte pathophysiologisch wieder verlassen. Klinisch ist diese Form der chronischen Pankreatitis vor allem durch die hohe Inzidenz eines Diabetes und die frühe Ausbildung von Kalzifikationen gekennzeichnet (Braganza et al. 2011).

Literatur

American Diabetes Association (2012) Diagnosis and classification of diabetes mellitus. Diabetes Care 35 (Suppl 1): 64–71

Ammann RW (1996) Pain profile in alcoholic and nonalcoholic chronic pancreatitis (CP). Pancreas 12: 315–318

Braganza JM, Lee SH, McCloy RF, McMahon MJ (2011) Chronic pancreatitis. Lancet 377: 1184–1197

DiMagno EP, Go VL, Summerskill WH (1973) Relations between pancreatic enzyme ouputs and malabsorption in severe pancreatic insufficiency. N Engl J Med 288: 813–815

Fitzsimmons D, Kahl S, Butturini G, van Wyk, Bornman P, Bassi C et al (2005) Symptoms and quality of life in chronic pancreatitis assessed by structured interview and the EORTC QLQ-C30 and QLQ-PAN26. Am J Gastroenterol 100: 918–926

Howes N, Lerch MM, Greenhalf W, Stocken DD, Ellis I, Simon P et al (2004) Clinical and genetic characteristics of hereditary pancreatitis in Europe. Clin Gastroenterol Hepatol 2: 252–261

Keller J, Layer P (2008) Idiopathic chronic pancreatitis. Best Pract Res Clin Gastroenterol 22: 105–113

Layer P, Yamamoto H, Kalthoff L, Clain JE, Bakken LJ, DiMagno EP (1994) The different courses of early- and late-onset idiopathic and alcoholic chronic pancreatitis. Gastroenterology 107: 1481–1487

Mullady DK, Yadav D, Amann ST, O'Connell MR, Barmada MM, Elta GH et al (2011) Type of pain, pain-associated complications, quality of life, disability and resource utilisation in chronic pancreatitis: a prospective cohort study. Gut 60: 77–84

Park DH, Kim M, Chari ST (2009) Recent advances in autoimmune pancreatitis. Gut 58: 1680–1689

Rebours V, Boutron-Ruault M, Schnee M, Férec C, Le Maréchal C, Hentic O et al (2009) The natural history of hereditary pancreatitis: a national series. Gut 58: 97–103

Rosendahl J, Bödeker H, Mössner J, Teich N (2007) Hereditary chronic pancreatitis. Orphanet J Rare Dis 2: 1

Spanier BWM, Dijkgraaf MGW, Bruno MJ (2008) Epidemiology, aetiology and outcome of acute and chronic pancreatitis: an update. Best Pract Res Clin Gastroenterol 22: 45–63

Toskes PP, Hansell J, Cerda J, Deren JJ (1971) Vitamin B 12 malabsorption in chronic pancreatic insufficiency. N Engl J Med 284: 627–632

Witt H, Apte MV, Keim V, Wilson JS (2007) Chronic pancreatitis: challenges and advances in pathogenesis, genetics, diagnosis, and therapy. Gastroenterology 132: 1557–1573

17

Endoskopische und bildgebende Diagnostik der chronischen Pankreatitis – Evidenz

Ralf Jakobs

H. G. Beger et al. (Hrsg.), *Erkrankungen des Pankreas,*
DOI 10.1007/978-3-642-37964-2_18, © Springer-Verlag Berlin Heidelberg 2013

Die Diagnose der chronischen Pankreatitis (CP) basiert auf der Kombination klinischer, funktioneller und bildgebender Kriterien. Der transabdominelle Ultraschall (TUS) ist aufgrund der geringen Kosten und der breiten Verfügbarkeit Methode der ersten Wahl. Er erlaubt bei gut ausgebildeten Untersuchern die Diagnose der CP mit einer Sensitivität von 60–81 %, einer Spezifität von 70–97 % und einem sehr hohen negativen wie positiven prädiktiven Wert. Die Computertomographie kann für spezielle Situationen, z. B. schlechte Darstellbarkeit wegen Luftüberlagerung, vor einer geplanten Operation oder bei Tumorverdacht, reserviert bleiben. Methoden mit einer besseren Ortsauflösung und der Möglichkeit der funktionellen Beurteilung – wie Endosonographie und Sekretin-stimulierte Kernspintomographie – werden insbesondere zur Absicherung und Diagnose früher Stadien der CP empfohlen.

Die Diagnose der chronischen Pankreatitis basiert auf klinischen, morphologischen und funktionellen Parametern (Hoffmeister et al. 2012) und ist in den fortgeschrittenen Stadien mit ausgeprägten Organveränderungen und schweren funktionellen Einschränkungen einfach. In den frühen Stadien ist die Diagnose umso mehr eine Herausforderung, und es kann Jahre dauern, bis sie korrekt erhoben wird (Chowdhury et al. 2005; Morris-Stiff et al. 2009).

Zur morphologischen Diagnostik wurden in den letzten Jahrzehnten verschiedene bildgebende und endoskopische Verfahren entwickelt, deren Einsatz und Wertigkeit geprägt ist von der Dynamik des technischen Fortschritts, aber auch nationalen Besonderheiten. Die bildgebenden und endoskopischen Techniken konkurrieren bzw. ergänzen sich mit laborchemischen Funktionstests.

Nach der aktuellen deutschen S3-Leitlinie zur chronischen Pankreatitis ist der transabdominelle Ultraschall (TUS) im diagnostischen Algorithmus die bildgebende Basisdiagnostik der ersten Wahl (Hoffmeister et al. 2012). Da das Pankreas wegen Luftüberlagerung nicht immer komplett dargestellt werden kann, können fokale Veränderungen in den Frühstadien der Diagnostik entgehen (Bolondi et al. 1987; Buscail et al. 1995). Trotzdem zeigen verschiedene Studien, dass die Methode bei gut ausgebildeten Untersuchern eine Sensitivität von 60–81 % und eine Spezifität von 70–97 % erreicht (Buscail et al. 1995; Foster et al. 1984; Hoffmeister et al. 2012; Hollerbach et al. 1994, 2001) (◘ Abb. 18.1).

In internationalen Leitlinien wird dem TUS nur untergeordnete Bedeutung beigemessen (Bornman et al. 2010; Frulloni et al. 2010) und die Computertomographie präferiert. Eine aktuelle niederländische Umfrage belegt den unterschiedlichen Stellenwert des Ultraschalls in verschiedenen Fachgruppen: Während aus der Gesamtgruppe der beteiligten Ärzte nur 24,2 % den TUS für die Erstdiagnose einer chronischen Pankreatitis einsetzen und die Computertomographie als Methode der ersten Wahl ansehen, präferieren Gastroenterologen den transkutanen Schall in 71,4 % (Van Esch et al. 2012).

Nur einzelne Studien vergleichen den TUS mit anderen Verfahren für die Diagnose der chronischen Pankreatitis. In einer prospektiven Serie von 156 Patienten wurde schon vor mehr als 30 Jahren für den TUS im Vergleich zur endoskopisch-retrograden Pankreatikographie (ERP) eine höhere Sensitivität (97 % vs. 80 %), gleich hohe Spezifität (97 %)und ein höherer positiver prädiktiver Wert (95 % vs. 90 %) festgestellt (Gebel et al. 1985). In einer anderen Studie hatte der TUS verglichen mit ERCP, Computertomographie und endoskopischem Ultraschall allerdings die geringste Sensitivität (58 % vs. 74 % vs. 75 % vs. 88 %) und Spezifität (75 % vs.100 % vs. 95 % vs. 100 %) (Buscail et al. 1995). In der klinischen Realität kommt dem transkutanen Ultraschall in Deutschland aber erhebliche Bedeutung zu, da er breit verfügbar, kostengünstig und strahlungsfrei ist und einen sehr hohen negativen wie positiven prädiktiven Wert (je 86 %) für das Vorliegen einer chronischen Pankreatitis hat (Hollerbach et al. 1994).

Die über Jahre als diagnostischer Standard geltende endoskopisch-retrograde Pankreatikographie (ERP) wird

Widmung. Meinem klinischen Lehrer Professor Dr. Jürgen F. Riemann, langjähriger Direktor der Medizinischen Klinik C am Klinikum Ludwigshafen, gewidmet zu seinem 70. Geburtstag.

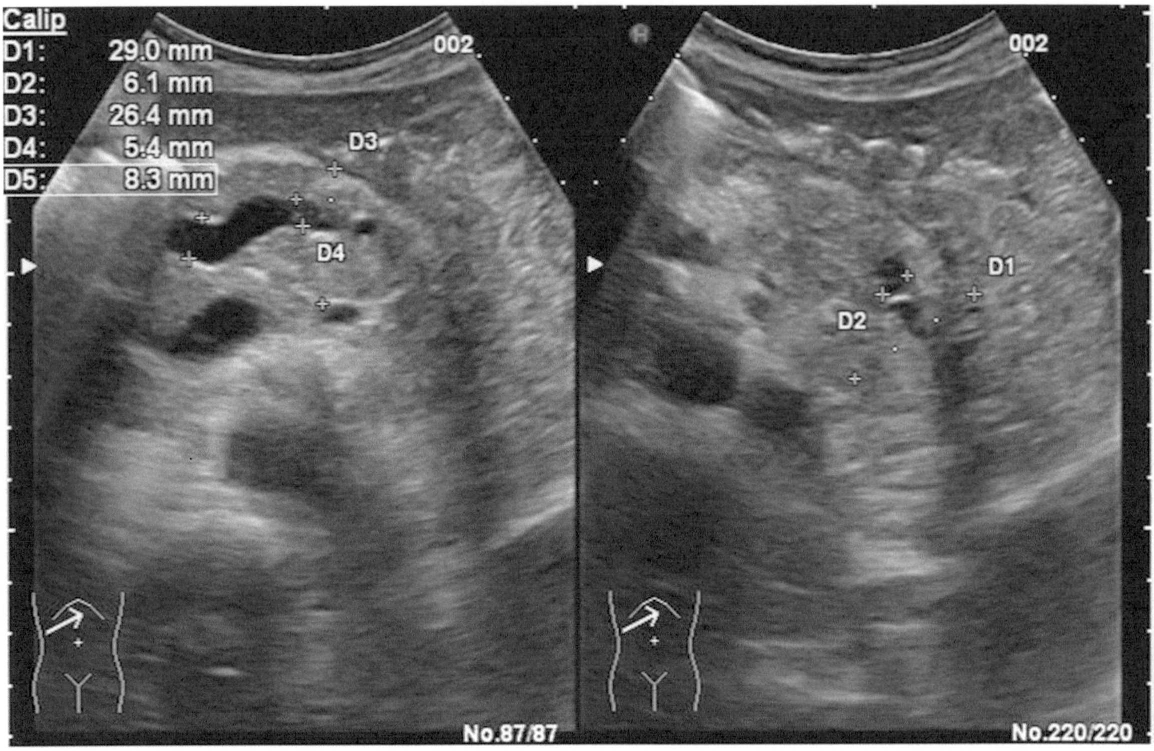

■ **Abb. 18.1** Transabdomineller Ultraschall bei 37-jähriger Patientin mit chronischen Oberbauchschmerzen. Erstdiagnose der chronischen Pankreatitis: dilatierter Pankreashauptgang mit Fibrosierungen der Gangwand und des Parenchyms

trotz ihrer hohen diagnostischen Sensitivität (70–80 %) und Spezifität (80–100 %) (Buscail et al. 1995; Chowdhury et al. 2005; Sarner u. Cotton 1984; Stevens et al. 2010; Wiersema et al. 1993) wegen der methodenbedingten Komplikationen nur noch in Ausnahmefällen zur Diagnostik der chronischen Pankreatitis empfohlen (Bornman et al. 2010; Frulloni et al. 2010; Hoffmeister et al. 2012) (■ Abb. 18.2). Die Kombination von ERP und einer invasiven endoskopischen Sekretionsanalyse gilt aber unter wissenschaftlichen Aspekten immer noch als Standardmethode zur Diagnose früher wie fortgeschrittener Stadien einer CP (Hoffmeister et al. 2012) und ist Gegenstand der Cambridge-Klassifikation (■ Tab. 18.1) (Sanyal et al. 2012), die in modifizierter Form auch für andere Bildgebungsverfahren verwendet wird (Hoffmeister et al. 2012). In der Abgrenzung zur autoimmunen Pankreatitis hat die ERP noch in ausgewählten Fällen einen Stellenwert (Hoffmeister et al. 2012).

Aufgrund der im Vergleich zu Kernspintomographie und Endosonographie breiteren Verfügbarkeit gilt international die Multidetektor-Computertomographie (MD-CT) als Standardmethode zur Diagnostik der CP mit einer Sensitivität von 75–90 % und einer Spezifität von 85 % (Bornman et al. 2010; Buscail et al. 1995; Frulloni et al. 2010). Typische Befunde bei fortgeschrittener CP zeigt die folgende Übersicht:

Computertomographische Befunde vereinbar mit der Diagnose einer chronischen Pankreatitis (Bornman et al. 2010)

- Atrophie des Drüsenparenchyms
- Dilatation des Pankreasganges
- Steine im Pankreasgang
- intra- und peripankreatische Zystenformationen
- Verdickung der peripankreatischen Faszien
- Milzvenenthrombose

Vorteil gegenüber den Ultraschalltechniken ist die sichere Darstellung des Pankreas wie der umliegenden Strukturen auch bei Meteorismus, Nachteile der CT sind bekanntermaßen die Strahlenbelastung und die im Vergleich zum TUS deutlich höheren Kosten. Die CT weist zudem Defizite in der Diagnose der frühen chronischen Pankreatitis auf, da die diagnostischen Kriterien oft fehlen. Bei klinischem Verdacht auf eine CP und unauffälliger oder nicht wegweisender CT und TUS ist der Einsatz einer Bildgebung mit deutlich höherer Ortsauflösung wie der Endosonographie gerechtfertigt (Hoffmeister et al. 2012; Morris-Stiff et al. 2009).

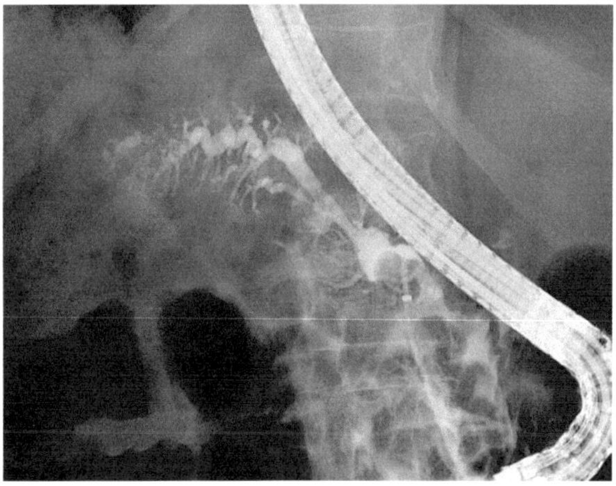

Abb. 18.2 ERCP bei chronischer Pankreatitis nach Pankreassteinextraktion (Stadium 4): unregelmäßiger, dilatierter Wirsungianus mit > 3 verplumpten Seitenästen

Tab. 18.1 Cambridge-Kriterien der chronischen Pankreatitis in der endoskopisch-retrograden Pankreatikographie (ERP). (Nach Sanyal et al. 2012)

Stadium	Kriterien
Stadium 0: keine CP	Keine pathologischen Veränderungen bei kompletter Darstellung des Pankreasganges
Stadium 1: unsicher	Hauptgang unauffällig; ≤ 3 pathologische Seitenäste
Stadium 2: milde CP	Hauptgang unauffällig; > 3 pathologische Seitenäste
Stadium 3: moderate CP	Hauptgang pathologisch; > 3 pathologische Seitenäste
Stadium 4: schwere CP	wie Stadium 3 plus Zyste, Gangsteine, Strikturen, Einbeziehung von Nachbarorganen

In den letzten Jahren hat die Magnetresonanztomographie (MRT), insbesondere wenn sie mit einer Magnetresonanz-Cholangiopankreatikographie (MRCP) zur Darstellung des Pankreasganges kombiniert wird, bei der Diagnose der chronischen Pankreatitis erheblich an klinischer Bedeutung gewonnen. Die für die ERCP entwickelte Cambridge-Klassifikation (Sanyal et al. 2012) wird bei der CP-Diagnose in der MRT wie auch den anderen Schnittbildverfahren adaptiert (Hoffmeister et al. 2012). Bei den frühen Stadien hat die MRCP aber bisher eine zu geringe Auflösung, um diskrete Veränderungen der Seitenäste darzustellen (Pungpapong et al. 2007; Saftoiu et al. 2008). In der Kombination mit der Darstellung des Parenchyms erreicht sie aber bei der chronischen Pankreatitis – über alle Stadien berechnet – eine diagnostische Sensitivität von etwa 90 % und eine Spezifität von 70–97 % (Hoffmeister et al. 2012; Pungpapong et al. 2007; Tamura et al. 2006; Testoni et al. 2008). Die diffusionsgewichtete Darstellung (Balci 2011; Fatih-Akisik et al. 2009) und die Sekretin-stimulierte MRCP mit Messung des ins Duodenum sezernierten Sekretvolumens sind vielversprechende Techniken, die neben der genaueren Darstellung des Pankreasganges (Sai et al. 2008; Tamura et al. 2006) eventuell eine bessere Diagnose von Frühstadien der CP (Balci et al. 2008) und eine non-invasive Abschätzung der exokrinen Pankreasfunktion ermöglichen (Saftoiu et al. 2008; Sai et al. 2008). Die Datenlage dazu ist allerdings uneinheitlich. So erreicht die MRCP im Vergleich zur klassischen ERCP in einer kleinen Studie mit 16 Patienten zur Diagnose der milden chronischen Pankreatitis nur eine Sensitivität von 56–63 %, aber eine Spezifität von 92 % (Saftoiu et al. 2008). Große prospektive Studien im Vergleich zu anderen bildgebenden Techniken, insbesondere EUS und MD-CT, fehlen allerdings genauso wie ein Langzeit-Follow-up von Patienten mit vermuteter früher CP in der MRT.

Wegen der hohen Ortsauflösung, der geringen Morbidität im Vergleich zur ERP und der Möglichkeit zur gleichzeitigen Punktion hat die Endosonographie in den letzten Jahren zur Diagnose der chronischen Pankreatitis in der klinischen Praxis an Bedeutung gewonnen. Nachteilig ist derzeit die begrenzte Verfügbarkeit, zudem ist sie invasiv, weist aber eine sehr niedrige Komplikationsrate auf. In Vergleichsstudien zur ERP (Kahl et al. 2002a, 2002b; Saftoiu et al. 2008; Sarner u. Cotton 1984) wie auch MRT mit MRCP (Pungpapong et al. 2007) erreichte sie zumindest die gleiche Sensitivität und Spezifität mit etwa 80–100 %, in den frühen Stadien hat sie eine tendenziell höhere Sensitivität und Spezifität als die anderen Verfahren. Verschiedene Klassifikationen, die die Veränderungen des Pankreasganges wie des Parenchyms berücksichtigen (Wiersema et al. 1993), haben zumindest in den frühen Stadien eine große Interobserver-Variabilität (Gardner u. Gordon 2011) und etwas geringe Spezifität, die erst mit der Zahl positiver Einzelkriterien ansteigt (Stevens et al. 2008). Um eine bessere Vergleichbarkeit und höhere Spezifität der Methode zu erzielen, wurde die sogenannte Rosemont-Klassifikation zur Diagnose der chronischen Pankreatitis entwickelt (Catalano et al. 2009). Die Kriterien, die auf Basis eines Konsensus amerikanischer und japanischer Spezialisten festgelegt und nicht durch wissenschaftliche Evidenz abgesichert sind, sind komplex. Ihre Anwendung hat zumindest in einer prospektiven Studie keinen signifikanten Vorteil zur Diagnose der CP im Vergleich zu vorherigen Standard-Klassifikationen ergeben (Stevens et al. 2010), bei allerdings guter Intraobserver Variabilität (Lieb et al. 2011).

Die EUS hat eine gute Korrelation zur Histologie (Chong et al. 2007) und scheint zumindest bei den frühen Formen der CP die höchste Sensitivität und Trennschärfe aufzuweisen (Kahl et al. 2002a; Pungpapong et al. 2007). Sie ist daher auch in den aktuell publizierten deutschen Leitlinien bei unsicherem Befund in der transkutanen Sonographie die empfohlene Methode der Wahl zur Bildgebung (Hoffmeister et al. 2012).

Versuche, die Spezifität der EUS bei der CP-Diagnose durch Feinnadelpunktion mit Zytologie (Hollerbach et al. 2001) oder TruCut-Biopsie (DeWitt et al. 2005) zu verbessern, haben keinen evidenten Vorteil erbracht. Bei fokalen Veränderungen und endosonographischem Verdacht auf ein Pankreaskarzinom kann die EUS-gestützte Punktion mit einer Sensitivität von 56–78 % allerdings hilfreich sein (Hoffmeister et al. 2012).

Neue endosonographische Verfahren wie die Elastographie und kontrastmittelgestützter endoskopischer Ultraschall sind vielversprechende Applikationen, die geeignet sein könnten, frühe Stadien der CP sicherer zu diagnostizieren und in der Abgrenzung fokal entzündlicher Veränderungen und neoplastischer Läsionen bei der chronischen Pankreatitis zu helfen (Giovannini 2011; Janssen et al. 2007). Die Datenlage zu den neuen Techniken ist aber uneinheitlich und kann unter Evidenzkriterien noch nicht abschließend bewertet werden.

18.1 Zusammenfassung

Die Diagnose der chronischen Pankreatitis (CP) basiert auf der Kombination klinischer, funktioneller und bildgebender/morphologischer Kriterien. Der transabdominelle Ultraschall (TUS) ist aufgrund der geringen Kosten und der breiten Verfügbarkeit Methode der ersten Wahl. Er erlaubt bei gut ausgebildeten Untersuchern die Diagnose der CP mit einer hohen Sensitivität und Spezifität und einem hohen negativen wie positiven prädiktiven Wert. International wird oft schon zur Primärdiagnostik eine Computertomographie empfohlen, obwohl diese in vielen Fällen keine wesentlich bessere Aussage als der TUS erlaubt. Methoden mit einer besseren Ortsauflösung und der Möglichkeit der funktionellen Beurteilung – wie Endosonographie und Sekretin-stimulierte Kernspintomographie – werden bei unklarer Situation in den kürzlich publizierten deutschen Leitlinien zur Absicherung empfohlen. Sie weisen derzeit die höchste Sensitivität und Spezifität und den höchsten prädiktiven Wert für das Vorliegen einer chronischen Pankreatitis auf. Insbesondere bei den Frühformen liefert die Endosonographie aktuell in den publizierten Studien die höchste Genauigkeit.

18

Literatur

Albashir S, Bronner MP, Parsi MA, Walsh RM, Stevens T (2010) Endoscopic ultrasound, secretin endoscopic pancreatic function test, and histology: correlation in chronic pancreatitis. Am J Gastroenterol 105: 2498–2503

Balci C (2011) MRI assessment of chronic pancreatitis. Diagn Interv Radiol 17: 249–254

Balci NC, Alkaade S, Magas L, Momtahen AJ, Burton FR (2008) Suspected chronic pancreatitis with normal MRCP: findings on MRI in correlation with secretin MRCP. J Magn Reson Imaging 27: 125–131

Bolondi L, Priori P, Gullo L, Santi V, Li Bassi S, Barbara L, Labo G (1987) Relationship between morphological changes detected by ultrasonography and pancreatic exocrine function in chronic pancreatitis. Pancreas 2: 222–229

Bornman PC, Botha JF, Ramos JM, Smith MD, van der Merwe S, Watermeyer GA, Ziady CCM (2010) Guidelines for the diagnosis and treatment of chronic pancreatitis. S Afr Med J 100: 845–860

Buscail L, Escourrou J, Moreau J, Delvaux M, Louvel D, Lapeyre F et al (1995) Endoscopic ultrasonography in chronic pancreatitis: a comparative prospective study with conventional ultrasonography, computed tomography, and ERCP. Pancreas 10: 251–257

Catalano MF, Lahoti S, Geenen JE, Hogan WJ (1998) Prospective evaluation of endoscopic ultrasonography, endoscopic retrograde pancreatography, and secretin test in the diagnosis of chronic pancreatitis. Gastrointest Endosc 48: 11–17

Catalano MF, Sahai A, Levy M, Romagnuolo J, Wiersema M, Brugge W et al (2009) EUS-based criteria for the diagnosis of chronic pancreatitis: the Rosemont classification. Gastrointest Endosc 69: 1251–1261

Chong AKH, Hawes RH, Hoffman BJ, Adams DB, Lewin DN, Romagnuolo J (2007) Diagnostic performance of EUS for chronic pancreatitis: a comparison with histopathology. Gastrointest Endosc 65: 808–814

Chowdhury R, Bhutani MS, Mishra G, Toskes PP, Forsmark CE (2005) Comparative analysis of direct pancreatic function testing versus morphological assessment by endoscopic ultrasonography for the evaluation of chronic unexplained abdominal pain of presumed pancreatic origin. Pancreas 31: 63–68

DeWitt J, McGreevy K, LeBlanc J, McHenry L, Cummings O, Sherman S (2005) EUS-guided Trucut biopsy of suspected nonfocal chronic pancreatitis. Gastrointest Endosc 62: 76–84

Fatih-Akisik M, Aisen AM, Sandrasegaran K, Jennings SG, Lin C, Sherman S et al (2009) Assessment of chronic pancreatitis: utility of diffusion-weighted MR imaging with secretin enhancement. Radiology 250: 103–109

Foster PN, Mitchell CJ, Robertson DRC, Hamilton I, Irving H, Kelleher J et al (1984) Prospective comparison of three non-invasive tests for pancreatic diseases. Brit Med J 289: 13–16

Frulloni L, Falconi M, Gabbrielli A, Gaia E, Graziani R, Pezzilli R et al (2010) Italian consensus guidelines for chronic pancreatitis. Dig Liver Dis 42 (Suppl 6): S381–S406

Gardner TB, Gordon SR (2011) Interobserver agreement for pancreatic endoscopic ultrasonography determined by same day back-to-back examinations. J Clin Gastroenterol 45: 542–545

Gebel M, Stiehl M, Freise J (1985) Wert der sonografischen Pankreasgangdarstellung für die Diagnose der chronischen Pankreatitis und des Pankreaskarzinoms im Vergleich zur ERCP. Ultraschall 6: 127–130

Giovannini M (2011) Endoscopic ultrasound elastography. Pancreatology 11(Suppl 2): 34–39

Hoffmeister A, Mayerle J, Beglinger C, Büchler MW, Bufler P, Dathe K et al (2012) S3-Leitlinie Chronische Pankreatitis: Definition, Ätiologie, Diagnostik, konservative, interventionell endoskopische und operative Therapie der chronischen Pankreatitis. Leitlinie der Deutschen Gesellschaft für Verdauungs- und Stoffwechselkrankheiten (DGVS). Z Gastroenterol 50: 1176–1224

Hollerbach S, Klamann A, Topalidis T, Schmiegel WH (2001) Endoscopic ultrasonography (EUS) and fine-needle aspiration (FNA) cytology for diagnosis of chronic pancreatitis. Endoscopy 33: 824–831

Hollerbach S, Ruser J, Ochs A, Frick E, Schölmerich J (1994) Aktueller Status des abdominellen pankreatischen Ultraschalls. Eine retrospektive Analyse von 585 Ultraschalluntersuchungen des Pankreas. Med Klin 89: 7–13

Janssen J, Schlorer E, Greiner L (2007) EUS elastography of the pancreas: feasibility and pattern description of the normal pancreas, chronic pancreatitis, and focal pancreatic lesions. Gastrointest Endosc 65: 971–978

Kahl S, Glasbrenner B, Leodolter A, Pross M, Schulz HU, Malfertheiner P (2002a) EUS in the diagnosis of early chronic pancreatitis: a prospective follow-up study. Gastrointest Endosc 55: 507–511

Kahl S, Glasbrenner B, Zimmermann S, Malfertheiner P (2002b) Endoscopic ultrasound in pancreatic diseases. Dig Dis 20: 120–126

Lieb JG 2nd, Palma DT, Garvan CW, Leblanc JK, Romagnuolo J, Farrell JJ et al (2011) Intraobserver agreement among endosonographers for endoscopic ultrasound features of chronic pancreatitis: a blinded multicenter study. Pancreas 40: 177–180

Morris-Stiff G, Webster P, Frost B, Lewis WG, Puntis MC, Roberts SA (2009) Endoscopic ultrasound reliably identifies chronic pancreatitis when other imaging modalities have been non-diagnostic. JOP 10: 280–283

Nattermann C, Goldschmidt AJ, Dancygier H (1993) Endosonography in chronic pancreatitis – a comparison between endoscopic retrograde pancreatography and endoscopic ultrasonography. Endoscopy 25: 565–570

Pungpapong S, Wallace MB, Woodward TA, Noh KW, Raimondo M (2007) Accuracy of endoscopic ultrasonography and magnetic resonance cholangiopancreatography for the diagnosis of chronic pancreatitis: a prospective comparison study. J Clin Gastroenterol 41: 88–93

Saftoiu A, Vilmann P, Gorunescu F et al (2008) Neural network analysis of dynamic sequences of EUS elastography used for the differential diagnosis of chronic pancreatitis and pancreatic cancer. Gastrointest Endosc 68: 1086–1094

Sai JK, Suyama M, Kubokawa Y, Watanabe S (2008) Diagnosis of mild chronic pancreatitis (Cambridge classification): comparative study using secretin injection-magnetic resonance cholangiopancreatography and endoscopic retrograde pancreatography. World J Gastroenterol 14: 1218–1221

Sanyal R, Stevens T, Novak E, Veniero JC (2012) Secretin-enhanced MRCP: review of technique and application with proposal for quantification of exocrine function. Am J Roentgenol 198: 124–132

Sarner M, Cotton PB (1984) Classification of pancreatitis. Gut 25: 756–759

Stevens T, Conwell DL, Zuccaro G Jr, Vargo JJ, Dumot JA, Lopez R (2008) Comparison of endoscopic ultrasound and endoscopic retrograde pancreatography for the prediction of pancreatic exocrine insufficiency. Dig Dis Sci 53: 1146–1151

Stevens T, Lopez R, Adler DG, Al-Haddad MA, Conway J, Dewitt JM, Forsmark CE et al (2010) Multicenter comparison of the interobserver agreement of standard EUS scoring and Rosemont classification scoring for diagnosis of chronic pancreatitis. Gastrointest Endosc 71: 519–526

Stevens T, Zuccaro G Jr, Dumot JA, Vargo JJ, Parsi MA, Lopez R et al (2009) Prospective comparison of radial and linear endoscopic ultrasound for diagnosis of chronic pancreatitis. Endoscopy 41: 836–841

Tamura R, Ishibashi T, Takahashi S (2006) Chronic pancreatitis: MRCP versus ERCP for quantitative caliber measurement and qualitative evaluation. Radiology 238: 920–928

Testoni PA, Mariani A, Curioni S, Zanello A, Masci E (2008) MRCP-secretin test-guided management of idiopathic recurrent pancreatitis: long-term outcomes. Gastrointest Endosc 67: 1028–1034

Van Esch AAJ, Ali UA, van Goor H, Bruno MJ, Drenth JPH (2012) A wide variation in diagnostic and therapeutic strategies in chronic pancreatitis: a Dutch national study. JOP J Pancreas (online) 13: 394–401

Wiersema MJ, Hawes RH, Lehman GA, Kochman ML, Sherman S, Kopecky NK (1993) Prospective evaluation of endoscopic ultrasonography and endoscopic retrograde cholangio-pancreatography in patients with chronic abdominal pain of suspected pancreatic origin. Endoscopy 25: 555–564

Evidenzbasierte medikamentöse Therapie der chronischen Pankreatitis

Alexander Waldthaler, Kerstin Schütte, Peter Malfertheiner

H. G. Beger et al. (Hrsg.), *Erkrankungen des Pankreas*,
DOI 10.1007/978-3-642-37964-2_19, © Springer-Verlag Berlin Heidelberg 2013

Die medikamentöse Therapie der chronischen Pankreatitis (CP) ist im Allgemeinen eine symptomatische Therapie. Drei wesentliche Symptome stehen im Zentrum der Behandlung: Schmerzen sowie der Ausfall der exokrinen und endokrinen Funktionen des Organs. Etablierte kausale medikamentöse Therapien existieren nicht. Das Kapitel gibt einen Überblick über die verfügbaren symptomatischen Therapiemaßnahmen und schließt mit einem Ausblick auf vielversprechende Therapiekonzepte, für deren Anwendung bisher jedoch keine ausreichende Evidenz vorliegt. Im Speziellen wird auf etablierte und obsolete Aspekte der Schmerztherapie eingegangen.

19.1 Einleitung

Die medikamentöse Therapie der chronischen Pankreatitis (CP) ist im Allgemeinen eine symptomatische Therapie. Etablierte kausale medikamentöse Therapien existieren nicht, ebenso ist eine Erholung der Bauchspeicheldrüse nach chronischer Schädigung, im Gegensatz zur möglichen Erholung einer vorübergehenden Funktionseinschränkung im Rahmen der akuten Pankreatitis, unwahrscheinlich. Ätiologische Faktoren der chronischen Pankreatitis sollten, sofern einer Therapie zugänglich, behandelt werden. Hier stehen insbesondere das Einhalten einer Alkohol- und Nikotinkarenz im Vordergrund. Drei wesentliche Symptome stehen im Zentrum der Behandlung: Schmerzen sowie der Ausfall der exokrinen und endokrinen Funktionen des Organs.

19.2 Schmerztherapie

Die Schmerzen bei CP sind individuell sehr unterschiedlich ausgeprägt und müssen beim einzelnen Patienten hinsichtlich Schmerzcharakter, Intensität, Häufigkeit sowie nach Auslösern abgeklärt werden. Häufig beklagen die Patienten postprandial auftretende krampfartige Oberbauchschmerzen. Von manchen Patienten werden jedoch auch dumpfe Dauerschmerzen oder eine Ausstrahlung in den Rücken, ähnlich den typischen Symptomen einer akuten Pankreatitis, beschrieben (► Kap. 17). Im Allgemeinen gelten für die Schmerztherapie bei CP die Empfehlungen der WHO zur analgetischen Therapie nach dem Stufenschema, in modifizierter Form in ◘ Abb. 19.1 dargestellt. Etwa 50 % der Patienten mit Schmerzen benötigen Opioidanalgetika (Nusrat et al. 2012). Hierbei ist bei den meisten Patienten ein niedrig potentes Opioid ausreichend und daher tendenziell, auch aufgrund des günstigeren Nebenwirkungsprofils sowohl gastrointestinal (Übelkeit, Appetitlosigkeit, GI-Passagezeit) als auch psychosozial (Abhängigkeit, Verkehrstauglichkeit), vorzuziehen (Wilder-Smith et al. 1999). In Einzelfällen kann jedoch auch die Verabreichung hochpotenter Opioide notwendig sein. Bei gehäuftem postprandialen Auftreten kann durch diätetische Maßnahmen, wie die Einnahme von mehreren kleinen Mahlzeiten täglich, eine zusätzliche Reduktion der Schmerzen erzielt werden. Bei Vorliegen einer Magenentleerungsstörung durch alkoholische oder diabetische Neuropathien ist die Verabreichung von Prokinetika zu erwägen. Ein positiver Einfluss von Pankreasenzympräparaten (PEP) auf die Schmerzsymptomatik wird kontrovers diskutiert, wobei in einer Metaanalyse der bestehenden Literatur kein eindeutig positiver Effekt nachgewiesen werden konnte (Brown et al. 1997). Ein Rückgang der Schmerzsymptomatik nach vollständiger Fibrosierung der Drüse wurde postuliert (Ammann et al. 1984), wobei hierzu allerdings widersprüchliche Studienergebnisse vorliegen und bei der Mehrheit von Patienten von einer Persistenz der Schmerzen ausgegangen werden muss (Malfertheiner et al. 1987, 1990; Lankisch et al. 1995). Nach langjähriger Anwendung von potenten Analgetika lässt sich auch eine Überlagerung durch Entzugs- oder Abhängigkeitssymptome nur schwer abgrenzen. Bei Patienten mit CP und Schmerzen sind erhöhte Cholezystokinin(CCK)-Werte beschrieben worden, die bei schmerzfreien CP-Patienten nicht im selben Maße vorlagen (Gomez et al. 1991; Garces et al. 1998). Durch die Behandlung mit einem CCK-Antagonisten konnte bei

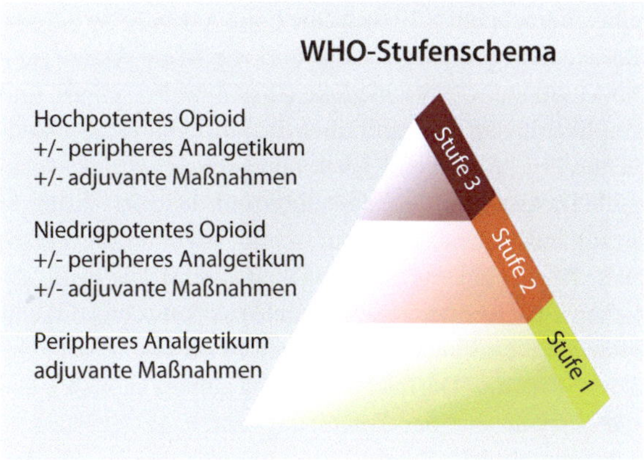

Abb. 19.1 WHO-Stufenschema zur Schmerztherapie

Patienten mit CP sowohl eine Verbesserung des analgetischen Effekts in Kombination mit Opioid-Analgetika als auch ein eigenständiger analgetischer Effekt nachgewiesen werden (McCleane 2000). Ähnliche Arbeiten anderer Autoren kamen ebenfalls zu diesem Ergebnis (Shiratori et al. 2002), es wurde jedoch auch bei Schmerzpatienten mit anderen Grunderkrankungen eine Potenzierung des Effektes von Analgetika durch CCK-Antagonisten erreicht, sodass ein von CP unabhängiger Zusammenhang anzunehmen ist. Die Behandlung mit Octreotid, einem Somatostatin-Analogon war in den 1990er-Jahren zunächst in mehreren kleinen und schließlich in einer großen randomisierten Studie untersucht worden. Hierbei hatte sich Octreotid 3-mal täglich subkutan zur Schmerzlinderung als wirksamer als Placebo erwiesen (Toskes 1993). Dieser Effekt wurde am ehesten mit der Reduktion von CCK oder durch die Reduktion von intrapankreatischem Druck, metabolischem und oxidativem Stress erklärt (Grendell 1992; Lieb u. Forsmark 2009; Kotzampassi et al. 2001). In ähnlichen Studien konnte dieser Erfolg jedoch nicht reproduziert werden (Malfertheiner et al. 1995; Uhl et al. 1999; Büchler et al. 1994), sodass die Behandlung mit Octreotid mit dem Ziel der Analgesie nicht empfohlen werden kann.

19.3 Therapie des pankreopriven Diabetes mellitus (DM 3c)

Die Therapie der endokrinen Pankreasinsuffizienz entspricht weitestgehend der Therapie des Diabetes mellitus (DM) Typ 1 mit absolutem Insulinmangel. Eine Verwendung von Medikamenten, die die Sekretion von Langerhans-Zellen steigern und die Zielgewebe für die Insulinwirkung sensibilisieren, wie sie bei relativem Insulinmangel bei DM Typ 2 angewandt werden, ist nur in Einzelfällen bei Mischformen sinnvoll. Eine Sonderstellung nimmt hierbei die Metformin-Therapie ein, die aktuell in der Initialtherapie bei DM 3c empfohlen wird (Cui u. Andersen 2011). Die Empfehlung gründet sich auf die Einsparung von Insulin wegen des erhöhten Risikos für Pankreaskarzinome unter Insulin- und Insulinsekretagoga-Therapie bei CP-Patienten sowie die antiproliferativen Aspekte bei Pankreaskarzinompatienten, wobei die Datenlage jedoch aktuell unzureichend ist. Einen weiteren Aspekt stellt die Beeinflussung der enteroinsulinären Achse dar. Durch die orale Substitution von Pankreasenzymen konnte eine verstärkte Ausschüttung der sogenannten Inkretin-Hormone Glucagon-ähnliches Polypeptid 1l (GLP-1) und glukoseabhängiges insulinotropes Polypeptid (GIP) mit konsekutiver verstärkter Insulinfreisetzung nachgewiesen werden (Knop et al. 2007). Dies könnte die Notwendigkeit einer Insulinsubstitution verzögern. Zur Einschätzung des Grades der Funktionseinschränkung des endokrinen Pankreas kann die Bestimmung des C-Peptid-Spiegels hilfreich sein. Bei absolutem Insulinmangel ist die Substitution von Insulinen unumgänglich. Bei der Einstellung auf eine Insulintherapie muss dabei berücksichtigt werden, dass bei Patienten mit DM 3c ein besonderes Risiko der Hypoglykämie besteht. Zum einen ist von einer erhaltenen Insulinsensibilität der Zielgewebe auszugehen, zum anderen hat der Organismus bei Verlust der Glukagonsynthese durch das Pankreas sowie bei im Falle einer gleichzeitigen toxischen Schädigung der Leber auch beeinträchtigter hepatischer Glukoneogenese weniger Möglichkeiten, einer Hypoglykämie entgegenzuwirken. Häufig ist auch die Compliance der Patenten nicht sichergestellt. Speziell bei fortgeführtem Alkoholabusus treten starke Blutzuckerschwankungen auf, und die Kohlenhydratzufuhr ist schwer vorhersehbar. Da es sich bei Patienten mit alkoholinduzierter CP und DM 3c zumeist zwar um verhältnismäßig junge, jedoch vom biologischen Allgemeinzustand reduzierte und vorgealterte Patienten handelt und die 10-Jahres-Mortalität nach Diagnosestellung ca. 50 % beträgt, ist daher vor einer strengen Blutzuckereinstellung zur Prävention der Spätfolgen des DM die Vermeidung schwerer Hypo- und Hyperglykämien als primäres Therapieziel zu sehen (Seicean et al. 2006). Bei abstinenten Patienten mit guter Compliance können jedoch individuell alle Therapieoptionen des DM Typ 1 ausgeschöpft werden.

Bei absolutem Insulinmangel ist die Substitution von Insulinen bzw. deren Analoga die Therapie der Wahl. Die Vermeidung von akuten Blutzuckerentgleisungen ist wichtiger als die optimale Blutzuckereinstellung.

19.4 Therapie der exokrinen Pankreasinsuffizienz (EPI)

19.4.1 Ernährung

Patienten mit CP haben durchschnittlich einen geringeren Body-Mass-Index (BMI) als Gesunde. Dies ist auf mehrere Faktoren zurückzuführen: Zum einen nehmen Patienten mit CP aufgrund von Schmerzen und häufigen Stuhlgängen geringere Mengen an Nahrung auf (Bhardwaj et al. 2004), zum anderen wird die Nahrung weniger effektiv verwertet. Zusätzlich geht man bei Vorliegen von CP von einem erhöhten Kalorienbedarf von ca. 35 kcal/kg/d aus (Duggan et al. 2010). Die Anpassung der Ernährung sollte den individuellen Anforderungen des einzelnen Patienten, z. B. BMI, Vorliegen eines Diabetes mellitus, Selbstbeobachtungen bezüglich bestimmter Lebensmittel, gerecht werden. Bei Vorliegen einer exokrinen Pankreasinsuffizienz ist die Resorption von Fetten als Erstes und am schwersten gestört. Die Empfehlung einer speziellen Diät kann nicht gegeben werden. Allgemein gefasst sind mittelkettige und mehrfach ungesättigte Fettsäuren leichter zu verdauen, auch in Hinblick auf den positiven kardiovaskulären Effekt ist die Reduktion von tierischen Fetten zugunsten von Pflanzenfetten anzuraten. Ansonsten sollte aufgrund der zu erwartenden Mangelzustände eine normale Diät mit annähernd normaler Fettaufnahme und -resorption angestrebt werden. Bei persistierender Steatorrhö und Gewichtsverlust trotz Enzymsupplementation kann eine Reduktion der oralen Fettzufuhr und die zusätzliche Gabe von mittelkettigen Fettsäuren (MCT) erwogen werden, wobei sich hierfür in der Primärbehandlung kein Vorteil gegenüber einer optimalen Anpassung der Kost zeigen ließ (Singh et al. 2008). Bei einer deutlich eingeschränkten Fettverdauung kann es zu einem Mangel an fettlöslichen Vitaminen kommen, wobei vor allem ein Mangel an Vitamin A, D und E relevant sein kann (Duggan et al. 2010). Vom übermäßigen Verzehr von Ballaststoffen ist abzuraten, da ein negativer Effekt auf die Symptomatik durch Interaktion mit den pankreatischen Enzymen angenommen wird und die Patienten häufig von einer Verschlechterung der postprandialen Beschwerden berichten (Dutta u. Hlasko 1985).

19.4.2 Enzymsubstitution

Die orale Substitution von Pankreasenzymen wie Amylase, Trypsin, Chymotrypsin und insbesondere Lipase ist von zentraler Bedeutung in der Therapie der exokrinen Pankreasinsuffizienz (EPI). Trotzdem besteht bei vielen Patienten eine Unterversorgung mit Pankreasenzymersatzpräparaten (PEP) (Sikkens et al. 2012). Die Anforderungen an eine Therapie mit PEP sind eine hohe Aktivität der Lipase, Resistenz gegen Magensäure und die frühe Aktivierung im Duodenum. Verschiedene Zusammensetzungen und Applikationsformen sind über die Jahre mit unterschiedlichen Ergebnissen entwickelt und getestet worden, wobei zu berücksichtigen ist, dass aufgrund der Fortschritte in Bezug auf Galenik und Säureschutz ältere Studienergebnisse heute nur bedingt aussagekräftig sind. Die heute üblichen PEP werden zum Großteil aus Schweinepankreas gewonnen und unterscheiden sich in Zusammensetzung, Löslichkeit und Darreichungsform (Lohr et al. 2009). Um die Enzyme vor der Zerstörung durch Magensäure zu schützen, sind die Kapseln von einer magensaftresistenten Schicht umgeben, die sich erst bei einem pH von 5–6 auflöst, was dem physiologischen pH-Wert im Duodenum gesunder Individuen entspricht (Lohr et al. 2009; Gan et al. 1996). Die am weitesten verbreitete Darreichungsform ist eine schnell auflösende Kapsel, die 100–800 PEP-Partikel, sog. Mikrosphären, enthält (Lohr et al. 2009; Halm et al. 1999). Moderne Präparate enthalten solche Mikrosphären in einer Größe von 1–3 mm Durchmesser, die einzeln mit einer Schutzschicht versehen sind, um eine homogene Vermengung von Chymus und Enzymen während des magensaftgeschützten Transports ins Duodenum zu gewährleisten (Lohr et al. 2009; Halm et al. 1999). Die individuelle Auswahl aus den verschiedenen PEP scheint den therapeutischen Effekt zu beeinflussen. Da sich große interindividuelle Unterschiede zeigen, sollte bei Nichtansprechen ein Wechsel auf ein anderes Präparat vorgenommen werden (Lohr et al. 2009; Giuliano et al. 2011). Die Enzyme werden zu den Mahlzeiten eingenommen, wobei die empfohlene Dosis der initialen Therapie der Menge an aufgenommenem Fett angepasst werden muss. Die genaue Dosisempfehlung liegt bei 2000 IE Lipase pro Gramm Fett (Stallings et al. 2008). In den meisten Fällen liegt die benötigte Dosis pro Mahlzeit bei 20.000–40.000 IE. Bei Therapieversagen empfiehlt sich zunächst die Erhöhung der Dosis (Layer u. Keller 2003). Eine Überdosierung oder Intoxikation mit PEP ist nicht möglich, da die Enzyme nicht resorbiert werden. Allerdings wurde bei Patienten mit zystischer Fibrose ein dosisabhängiges Risiko für fibrotische Kolonstenosen mit einer typischen Lokalisation im Colon ascendens beschrieben (Smyth et al. 1994). Diese Beobachtungen scheinen mit der unten beschriebenen pH-Verschiebung und hohen Verfügbarkeit des aktiven Enzyms im distalen Dünndarm und proximalen Kolon in Zusammenhang zu stehen (Smyth et al. 1994; Lebenthal 1994). Die Meinungen zu den Auswirkungen von PEP auf Schmerzen gehen auseinander. Eine Metaanalyse der hierzu veröffentlichten Literatur konnte keinen signifikanten Effekt nachweisen (Brown et al. 1997). Allerdings konnte eine Verminderung der mit CP verbundenen Motilitätsveränderungen durch die Verabreichung von PEP gezeigt werden, die auch zur Abnahme postprandialer dyspeptischer Beschwerden führen kann (Layer et al. 1997; Garces et al. 1998).

19.4.3 Säuresuppression

Bei EPI ist nicht nur die Enzymproduktion in den Azinuszellen gestört, sondern es besteht auch ein enger Zusammenhang mit einer verminderten Sekretin-getriggerten Bikarbonatsekretion in den duktalen Epithelzellen. Gleichzeitig ist der negative Rückkopplungsmechanismus für die gastrale Magenproduktion insuffizient; es wird mehr Magensäure produziert (Bovo et al. 1995; Saunders et al. 1978). Daraus resultiert ein niedrigerer pH-Wert in Magen und Duodenum, der postprandial auf unter 4 fallen kann (Bovo et al. 1995; Dutta et al. 1979; Geus et al. 1999). Dieses saure Milieu führt zu einer irreversiblen Inaktivierung von Pankreasenzymen, besonders der Lipase, sodass nur ein Teil der Enzyme für die Verdauung zur Verfügung steht (DiMagno 2001). Außerdem kommt es zur Ausfällung von Gallensalzen und sekundär zur Gallensalzmalabsorption (Dutta et al. 1986). Zusätzlich verläuft die Freisetzung der PEP pH-abhängig, und eine verzögerte Alkalisierung des Chymus führt damit zu einer verspäteten Auflösung der magensaftresistenten Schicht (Lohr et al. 2009). Die luminale Freisetzung der Enzyme aus PEP geschieht dann nur zu einem kleinen Teil im Duodenum, während eine große Verfügbarkeit von Enzymen im Ileum gezeigt werden konnte (Lebenthal 1994; Dutta et al. 1979). Auf diese Weise werden aber die Aktivität der Lipase und die Aufnahmekapazität des Dünndarms nicht voll ausgeschöpft, was eine Erklärung für die Persistenz von Steatorrhö trotz hoher Dosen PEP bei vielen Patienten sein könnte (Lebenthal 1994).

Der Nutzen einer zusätzlichen Gabe von Protonenpumpeninhibitoren (PPI) zu PEP wird kontrovers diskutiert. In den aktuellen Empfehlungen zur Verwendung von PEP wird die Einnahme von PPI nicht generell empfohlen, sondern als Hilfsmittel genannt, sofern die Behandlung mit PEP allein auch nach Dosissteigerung nicht zur erwünschten Besserung der Symptome geführt hat (Layer u. Keller 2003; Hoffmeister et al. 2012). Die Risiken einer PPI-Therapie sind gering, aber die Begünstigung von bakterieller Überbesiedlung (SIBO) des Dünndarms wurde angenommen. Dies konnte aber in aktuellen Studien widerlegt werden (Ratuapli et al. 2012; Choung et al. 2011). Da CP-Patienten aufgrund anderer Faktoren sehr häufig unter SIBO leiden (40–90 %), sollte unabhängig von der PPI-Therapie bei persistierenden dyspeptischen Symptomen Diagnostik und Therapie einer intestinalen Fehlbesiedelung erwogen werden (Mancilla et al. 2008; Bures et al. 2010).

Die Verwendung von PPI oder H_2-Antagonisten in Kombination mit PEP führt sowohl bei gesunden Individuen als auch bei Patienten mit CP zu einem Anstieg des postprandialen pH-Wertes in Magen und Dünndarm und damit bei CP zu einer Korrektur des sauren pH-Wertes im Duodenum (DiMagno 2001; Nakamura et al. 1995). Dadurch kommt es bei Patienten mit EPI zur signifikanten Reduktion des Fettgehalts im Stuhl, der Verminderung der Gallensalzausfällung und Reduktion der Maldigestion (DiMagno 2001; Bruno et al. 1994) (■ Abb. 19.2). PPI haben dabei keinen direkten negativen Effekt auf die Sekretion der Azinuszellen des Pankreas, und eine reduzierte Dosis PEP in Kombination mit PPI ist genauso wirkungsvoll wie die Standarddosierung PEP (Cai et al. 2007; Vecht et al. 2006).

19.4.4 Supplementierung fettlöslicher Vitamine und Mineralien

Ein Mangel an fettlöslichen Vitaminen, vor allem Vitamin E, aber auch Vitamin A und Vitamin D, ist eine häufige Komplikation der CP, die laborchemisch bei 75 % der Patienten nachgewiesen werden kann (Duggan et al. 2010; Haaber et al. 2000). Des Weiteren sollte bei persistierendem Alkoholkonsum auch an die hiermit verbundenen Mangelzustände von Vitamin B_1, B_2 und B_6 gedacht und gegebenenfalls substituiert werden, während Mangelzustände an Folsäure und Vitamin B_{12} selten sind (Duggan et al. 2010; Glasbrenner et al. 1991). Patienten mit CP haben ein ca. 3-mal erhöhtes Risiko für Osteoporose, die häufig mit einem Mangel an Vitamin D einhergeht, sodass eine Kontrolle und Therapie nach Empfehlung für Osteoporose-Risikogruppen durchgeführt werden sollten (Haaber et al. 2000; Duggan et al. 2012). Magnesiumserumspiegel unterliegen starken Schwankungen, jedoch wurde durch die verstärkte Retention von Magnesium bei CP-Patienten nach intravenöser Gabe auch auf einen Magnesiummangel bei Patienten mit CP rückgeschlossen (Papazachariou et al. 2000).

Die medikamentöse Therapie der EPI muss zunächst durch eine individuelle Anpassung der Ernährungsgewohnheiten unterstützt werden. Eine suffiziente Enzymsubstitution bildet dann die Grundlage für die Symptomkontrolle. Die Kombination mit Protonenpumpeninhibitoren scheint in Hinsicht auf die belegten vorteilhaften Aspekte und geringen Risiken generell gerechtfertigt.

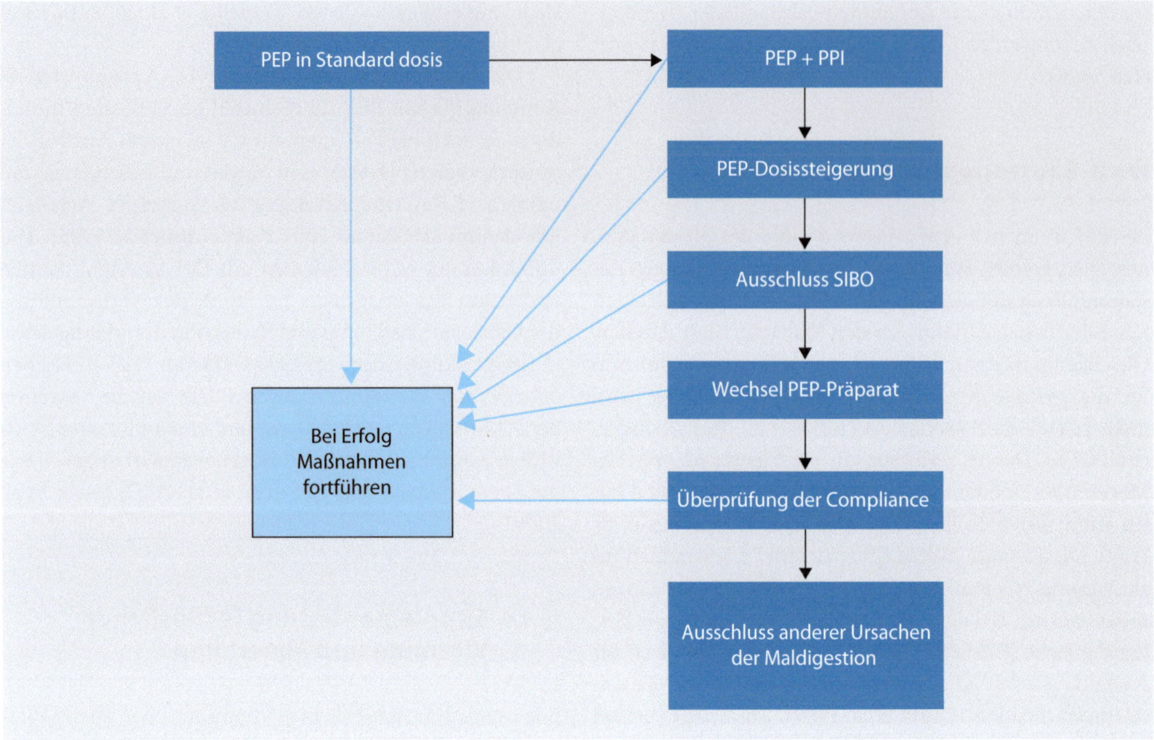

Abb. 19.2 Algorithmus zur Behandlung der Maldigestion bei exokriner Pankreasinsuffizienz

19.5 Medikamentöse Ansätze zur Verhinderung der Krankheitsprogression

19.5.1 Oxidativer Stress bei CP

Eine Verschiebung des Gleichgewichts zwischen antioxidativen und oxidativen Prozessen zugunsten eines erhöhten oxidativen Stresses bei akuter und chronischer Pankreatitis wurde in vielen Arbeiten beschrieben (Grigsby et al. 2012; Singh et al. 2012; Verlaan et al. 2006). Von Braganza et al. wurde 1998 ein umfassendes pathogenetisches Modell zur Entstehung der CP durch oxidativen Stress postuliert (Braganza 1998). Die Krankheitsentstehung ist demnach auf einen insuffizienten Schutz vor gesteigertem oxidativem Stress zurückzuführen. Dieser entsteht durch Induktion von Cytochrom-p450-Enzymen (CYP) nach gehäufter Exposition gegenüber diversen Xenobiotika. CYP übernehmen Phase I des Abbaus, in den meisten Fällen eine Hydroxilierung. In Phase II spielt Glutathion, aber auch Sulfat, Glycin und Glucuronsäure eine zentrale Rolle. Ein Mangel an diesen Stoffen konnte bei Patienten mit CP nachgewiesen werden (Verlaan et al. 2006), bedingt durch insuffiziente Nahrungszufuhr, aber auch durch eine eingeschränkte Neusynthese durch das Pankreas selbst. Somit wird die Anreicherung und gestörte Exozytose an hochreaktiven Stoffwechselprodukten in Phase II begünstigt. Durch deren interstitielle Anreicherung wird eine Mastzelldegeneration hervorgerufen und somit Entzündung, Schmerz und eine Fibrosierung bedingt (Braganza 1998).

Viele Untersuchungen zu Nahrungsmittelzusätzen mit antioxidativem Potenzial wurden durchgeführt. Hierbei ist wichtig zu differenzieren, ob Patienten mit fortgeführtem Alkoholabusus oder alkoholkarente Patienten untersucht wurden. Viele Mangelerscheinungen konnten in ähnlichem Ausmaß auch an Patienten mit chronischem Alkoholabusus ohne CP beschrieben werden und sind somit vermutlich auf Lebensumstände und direkte Effekte von Alkohol zurückzuführen. Da jedoch nur ca. 10 % der Patienten mit langjährigem Alkoholabusus eine Pankreaserkrankung entwickeln, scheinen diese Zusammenhänge nicht relevant. Ebenso sind Mangelerscheinungen, die erst bei Vorliegen einer exokrinen Pankreasinsuffizienz auftreten, mit der Krankheitsprogression an sich nicht in Verbindung zu bringen.

Selen in der Form von Seleniocystein ist ein aktives Zentrum der Glutathion-Peroxidase, eines der wichtigsten Enzyme zum Abbau von Xenobiotika, zur Vermeidung der Entstehung von Lipid-Peroxidasen und den Erhalt von Zellmembranen. Bei Patienten mit CP konnten reduzierte Selenspiegel nachgewiesen werden (Segal et al. 1995; Girish et al. 2011; Vaona et al. 2005), wobei diese bei einer Unterteilung in Subgruppen lediglich bei Patienten mit exokriner Insuffizienz vorlagen bzw. bei Patienten mit ähnlichem sozialem Hintergrund. Ebenso wurden reduzierte Spiegel an Vitamin C bei CP-Patienten mit kontinuierlich hohem Alkoholkonsum (+80 g/d) festgestellt (Girish et al. 2011). Bei Patienten mit CP wurden bei reduzierter Alkoholzufuhr normale Spiegel beobachtet (Girish et al. 2011) und es lagen bei Patienten mit ähnlicher Nahrungszufuhr vergleichbare Spiegel vor (Segal et al. 1995). **Glutathion** wird aus L-Glutaminsäure, L-Cystein und Glycin synthetisiert. In mehreren Studien an CP-Patienten wurden verminderte Spiegel an Glutathion, Glutathion-Peroxidase-Cystein, Cysteinglycin und Superoxid-Dismutase nachgewiesen (Verlaan et al. 2006; Girish et al. 2011; Cullen et al. 2003), während Lipidperoxidation vermehrt festgestellt wurde (Girish et al. 2011). Auch verminderte Plasmaspiegel für Vitamin A, Vitamin E, Carotenoide und Selen wurden bei diesen Patienten gemessen (Girish et al. 2011). **Curcumin** hat ebenfalls antioxidative und antiinflammatorische Wirkungen und konnte bei CP-Patienten die Lipidperoxidation als Ausdruck von oxidativem Stress durch freie Radikale vermindern (Durgaprasad et al. 2005). Therapeutische Ansätze für die kombinierte Verabreichung von Glutathion, Curcumin und anderen antioxidativ wirksamen Substanzen und Vitaminen bestehen, wobei aktuell jedoch kein klinischer Nachweis eines positiven Effektes erbracht wurde. Positive Auswirkungen auf die Lebensqualität von Patienten mit CP wurden durch die Hemmung der Xanthinoxidase durch die Verabreichung von **Allopurinol** beschrieben (Salim 1991), in einer zweiten Arbeit wurde dieser Effekt jedoch nicht festgestellt (Banks et al. 1997). Im Tiermodell konnte an Ratten eine Minderung der Inflammation sowie der Krankheitsprogredienz dargestellt werden (Tasci et al. 2007).

Es gibt Hinweise, dass eine Verschiebung der Balance von antioxidativ und oxidativ wirkenden Substanzen bei CP vorliegt und dieses Ungleichgewicht durch diverse Substanzen positiv beeinflusst werden kann. Ein etabliertes Therapiekonzept liegt jedoch aktuell noch nicht vor.

Literatur

Ammann RW, Akovbiantz A, Largiader F, Schueler G (1984) Course and outcome of chronic pancreatitis. Longitudinal study of a mixed medical-surgical series of 245 patients. Gastroenterology 86(5 Pt 1): 820–828

Banks PA, Hughes M, Ferrante M, Noordhoek EC, Ramagopal V, Slivka A (1997) Does allopurinol reduce pain of chronic pancreatitis? Int J Pancreatol 22(3): 171–176

Bhardwaj P, Thareja S, Prakash S, Saraya A (2004) Micronutrient antioxidant intake in patients with chronic pancreatitis. Trop Gastroenterol 25(2): 69–72

Bovo P, Cataudella G, Di Francesco V, Vaona B, Filippini M, Marcori M et al (1995) Intraluminal gastric pH in chronic pancreatitis. Gut 36(2): 294–298

Braganza JM (1998) A framework for the aetiogenesis of chronic pancreatitis. Digestion 59(Suppl 4): 1–12

Brown A, Hughes M, Tenner S, Banks PA (1997) Does pancreatic enzyme supplementation reduce pain in patients with chronic pancreatitis: a meta-analysis. Am J Gastroenterol 92(11): 2032–2035

Bruno MJ, Rauws EA, Hoek FJ, Tytgat GN (1994) Comparative effects of adjuvant cimetidine and omeprazole during pancreatic enzyme replacement therapy. Dig Dis Sci 39(5): 988–992

Büchler MW, Binder M, Friess H (1994) Role of somatostatin and its analogues in the treatment of acute and chronic pancreatitis. Gut 35(3 Suppl): S15–S19

Bures J, Cyrany J, Kohoutova D, Forstl M, Rejchrt S, Kvetina J et al (2010) Small intestinal bacterial overgrowth syndrome. World J Gastroenterol 16(24): 2978–2990

Cai J, Zhou W, Luo HS, Peng LV (2007) Effect of proton pump inhibitor on amylase release from isolated pancreatic acini. In Vitro Cell Dev Biol Anim 43(1): 25–27

Choung RS, Ruff KC, Malhotra A, Herrick L, Locke GR III, Harmsen WS et al (2011) Clinical predictors of small intestinal bacterial overgrowth by duodenal aspirate culture. Aliment Pharmacol Ther 33(9): 1059–1067

Cui Y, Andersen DK (2011) Pancreatogenic diabetes: special considerations for management. Pancreatology 11(3): 279–294

Cullen JJ, Mitros FA, Oberley LW (2003) Expression of antioxidant enzymes in diseases of the human pancreas: another link between chronic pancreatitis and pancreatic cancer. Pancreas 26(1): 23–27

DiMagno EP (2001) Gastric acid suppression and treatment of severe exocrine pancreatic insufficiency. Best Pract Res Clin Gastroenterol 15(3): 477–486

Duggan S, O'Sullivan M, Feehan S, Ridgway P, Conlon K (2010) Nutrition treatment of deficiency and malnutrition in chronic pancreatitis: a review. Nutr Clin Pract 25(4): 362–370

Duggan SN, O'Sullivan M, Hamilton S, Feehan SM, Ridgway PF, Conlon KC (2012) Patients with chronic pancreatitis are at increased risk for osteoporosis. Pancreas 41(7): 1119–1124

Durgaprasad S, Pai CG, Vasanthkumar, Alvres JF, Namitha S (2005) A pilot study of the antioxidant effect of curcumin in tropical pancreatitis. Indian J Med Res 122(4): 315–318

Dutta SK, Anand K, Gadacz TR (1986) Bile salt malabsorption in pancreatic insufficiency secondary to alcoholic pancreatitis. Gastroenterology 91(5): 1243–1249

Dutta SK, Hlasko J (1985) Dietary fiber in pancreatic disease: effect of high fiber diet on fat malabsorption in pancreatic insufficiency and in vitro study of the interaction of dietary fiber with pancreatic enzymes. Am J Clin Nutr 41(3): 517–525

Dutta SK, Russell RM, Iber FL (1979) Impaired acid neutralization in the duodenum in pancreatic insufficiency. Dig Dis Sci 24(10): 775–780

Gan KH, Geus WP, Bakker W, Lamers CB, Heijerman HG (1996) In vitro dissolution profiles of enteric-coated microsphere/microtablet pancreatin preparations at different pH values. Aliment Pharmacol Ther 10(5): 771–775

Garces MC, Gomez-Cerezo J, Alba D, Codoceo R, Vazquez-Munoz E, Arnalich F et al (1998) Relationship of basal and postprandial intraduodenal bile acid concentrations and plasma cholecystokinin levels with abdominal pain in patients with chronic pancreatitis. Pancreas 17(4): 397–401

Garces MC, Gomez-Cerezo J, Codoceo R, Grande C, Barbado J, Vazquez JJ (1998) Postprandial cholecystokinin response in patients with chronic pancreatitis in treatment with oral substitutive pancreatic enzymes. Dig Dis Sci 43(3): 562–566

Geus WP, Eddes EH, Gielkens HA, Gan KH, Lamers CB, Masclee AA (1999) Post-prandial intragastric and duodenal acidity are increased in patients with chronic pancreatitis. Aliment Pharmacol Ther 13(7): 937–943

Girish BN, Rajesh G, Vaidyanathan K, Balakrishnan V (2011) Assessment of oxidative status in chronic pancreatitis and its relation with zinc status. Indian J Gastroenterol 30(2): 84–88

Giuliano CA, Dehoorne-Smith ML, Kale-Pradhan PB (2011) Pancreatic enzyme products: digesting the changes. Ann Pharmacother 45(5): 658–666

Glasbrenner B, Malfertheiner P, Büchler M, Kuhn K, Ditschuneit H (1991) Vitamin B12 and folic acid deficiency in chronic pancreatitis: a relevant disorder? Klin Wochenschr 69(4): 168–172

Gomez CJ, Codoceo R, Fernandez CP, Molina F, Tenias JM, Vazquez JJ (1991) Basal and postprandial cholecystokinin values in chronic pancreatitis with and without abdominal pain. Digestion 48(3): 134–140

Grendell JH (1992) Receptor strategies in pancreatitis. Yale J Biol Med 65(5): 431–436

Grigsby B, Rodriguez-Rilo H, Khan K (2012) Antioxidants and chronic pancreatitis: theory of oxidative stress and trials of antioxidant therapy. Dig Dis Sci 57(4): 835–841

Haaber AB, Rosenfalck AM, Hansen B, Hilsted J, Larsen S (2000) Bone mineral metabolism, bone mineral density, and body composition in patients with chronic pancreatitis and pancreatic exocrine insufficiency. Int J Pancreatol 27(1): 21–27

Halm U, Loser C, Lohr M, Katschinski M, Mossner J (1999) A double-blind, randomized, multicentre, crossover study to prove equivalence of pancreatin minimicrospheres versus microspheres in exocrine pancreatic insufficiency. Aliment Pharmacol Ther 13(7): 951–957

Hoffmeister A, Mayerle J, Beglinger C, Büchler MW, Bufler P, Dathe K et al (2012) [S3-Consensus guidelines on definition, etiology, diagnosis and medical, endoscopic and surgical management of chronic pancreatitis. German Society of Digestive and Metabolic Diseases (DGVS)]. Z Gastroenterol 50(11): 1176–1224

Knop FK, Vilsboll T, Larsen S, Hojberg PV, Volund A, Madsbad S et al (2007) Increased postprandial responses of GLP-1 and GIP in patients with chronic pancreatitis and steatorrhea following pancreatic enzyme substitution. Am J Physiol Endocrinol Metab 292(1): E324–E330

Kotzampassi K, Koufogiannis D, Eleftheriadis E (2001) Sustained reduction of portal pressure by administration of octreotide-LAR in portal hypertensive rats. Hepatol Res 19(2): 108–116

Lankisch PG, Seidensticker F, Lohr-Happe A, Otto J, Creutzfeldt W (1995) The course of pain is the same in alcohol- and nonalcohol-induced chronic pancreatitis. Pancreas 10(4): 338–341

Layer P, der Ohe MR, Holst JJ, Jansen JB, Grandt D, Holtmann G et al (1997) Altered postprandial motility in chronic pancreatitis: role of malabsorption. Gastroenterology 112(5): 1624–1634

Layer P, Keller J (2003) Lipase supplementation therapy: standards, alternatives, and perspectives. Pancreas 26(1): 1–7

Lebenthal E (1994) High strength pancreatic exocrine enzyme capsules associated with colonic strictures in patients with cystic fibrosis: »more is not necessarily better«. J Pediatr Gastroenterol Nutr 18(4): 423–425

Lieb JG, Forsmark CE (2009) Review article: pain and chronic pancreatitis. Aliment Pharmacol Ther 29(7): 706–719

Lohr JM, Hummel FM, Pirilis KT, Steinkamp G, Korner A, Henniges F (2009) Properties of different pancreatin preparations used in pancreatic exocrine insufficiency. Eur J Gastroenterol Hepatol 21(9): 1024–1031

Malfertheiner P, Büchler M, Stanescu A, Ditschuneit H (1987) Pancreatic morphology and function in relationship to pain in chronic pancreatitis. Int J Pancreatol 2(1): 59–66

Malfertheiner P, Mayer D, Büchler M, Dominguez-Munoz JE, Schiefer B, Ditschuneit H (1995) Treatment of pain in chronic pancreatitis by inhibition of pancreatic secretion with octreotide. Gut 36(3): 450–454

Malfertheiner P, Pieramico O, Büchler M, Ditschuneit H (1990) Relationship between pancreatic function and pain in chronic pancreatitis. Acta Chir Scand 156(4): 267–270

Mancilla AC, Madrid SAM, Hurtado HC, Orellana BC, Pena ZM, Tobar AE et al (2008) [Small intestine bacterial overgrowth in patients with chronic pancreatitis]. Rev Med Chil 136(8): 976–980

McCleane GJ (2000) The cholecystokinin antagonist proglumide has an analgesic effect in chronic pancreatitis. Pancreas 21(3): 324–325

Nakamura T, Arai Y, Tando Y, Terada A, Yamada N, Tsujino M et al (1995) Effect of omeprazole on changes in gastric and upper small intestine pH levels in patients with chronic pancreatitis. Clin Ther 17(3): 448–459

Nusrat S, Yadav D, Bielefeldt K (2012) Pain and opioid use in chronic pancreatitis. Pancreas 41(2): 264–270

Papazachariou IM, Martinez-Isla A, Efthimiou E, Williamson RC, Girgis SI (2000) Magnesium deficiency in patients with chronic pancreatitis identified by an intravenous loading test. Clin Chim Acta 302(1–2): 145–154

Quilliot D, Walters E, Bonte JP, Fruchart JC, Duriez P, Ziegler O (2005) Diabetes mellitus worsens antioxidant status in patients with chronic pancreatitis. Am J Clin Nutr 81(5): 1117–1125

Ratuapli SK, Ellington TG, O'Neill MT, Umar SB, Harris LA, Foxx-Orenstein AE et al (2012) Proton pump inhibitor therapy use does not predispose to small intestinal bacterial overgrowth. Am J Gastroenterol 107(5): 730–735

Salim AS (1991) Role of oxygen-derived free radical scavengers in the treatment of recurrent pain produced by chronic pancreatitis. A new approach. Arch Surg 126(9): 1109–1114

Saunders JH, Cargill JM, Wormsley KG (1978) Gastric secretion of acid in patients with pancreatic disease. Digestion 17(4): 365–369

Segal I, Gut A, Schofield D, Shiel N, Braganza JM (1995) Micronutrient antioxidant status in black South Africans with chronic pancreatitis: opportunity for prophylaxis. Clin Chim Acta 239(1): 71–79

Seicean A, Tantau M, Grigorescu M, Mocan T, Seicean R, Pop T (2006) Mortality risk factors in chronic pancreatitis. J Gastrointestin Liver Dis 15(1): 21–26

Shiratori K, Takeuchi T, Satake K, Matsuno S (2002) Clinical evaluation of oral administration of a cholecystokinin-A receptor antagonist (loxiglumide) to patients with acute, painful attacks of chronic pancreatitis: a multicenter dose-response study in Japan. Pancreas 25(1): e1–e5

Sikkens EC, Cahen DL, van Eijck C, Kuipers EJ, Bruno MJ (2012) Patients with exocrine insufficiency due to chronic pancreatitis are undertreated: a Dutch national survey. Pancreatology 12(1): 71–73

Singh N, Bhardwaj P, Pandey RM, Saraya A (2012) Oxidative stress and antioxidant capacity in patients with chronic pancreatitis with and without diabetes mellitus. Indian J Gastroenterol 31(5): 226–231

Singh S, Midha S, Singh N, Joshi YK, Garg PK (2008) Dietary counseling versus dietary supplements for malnutrition in chronic pancreatitis: a randomized controlled trial. Clin Gastroenterol Hepatol 6(3): 353–359

Smyth RL, van Velzen D, Smyth AR, Lloyd DA, Heaf DP (1994) Strictures of ascending colon in cystic fibrosis and high-strength pancreatic enzymes. Lancet 343(8889): 85–86

Stallings VA, Stark LJ, Robinson KA, Feranchak AP, Quinton H (2008) Evidence-based practice recommendations for nutrition-related management of children and adults with cystic fibrosis and pancreatic insufficiency: results of a systematic review. J Am Diet Assoc 108(5): 832–839

Tasci I, Deveci S, Isik AT, Comert B, Akay C, Mas N et al (2007) Allopurinol in rat chronic pancreatitis: effects on pancreatic stellate cell activation. Pancreas 35(4): 366–371

Toskes PP (1993) A multi-center controlled trial of octreotide for the pain of chronic pancreatitis. Pancreas 8: 774

Uhl W, Anghelacopoulos SE, Friess H, Büchler MW (1999) The role of octreotide and somatostatin in acute and chronic pancreatitis. Digestion 60(Suppl 2): 23–31

Vaona B, Stanzial AM, Talamini G, Bovo P, Corrocher R, Cavallini G (2005) Serum selenium concentrations in chronic pancreatitis and controls. Dig Liver Dis 37(7): 522–525

Vecht J, Symersky T, Lamers CB, Masclee AA (2006) Efficacy of lower than standard doses of pancreatic enzyme supplementation therapy during acid inhibition in patients with pancreatic exocrine insufficiency. J Clin Gastroenterol 40(8): 721–725

Verlaan M, Roelofs HM, van Schaik A, Wanten GJ, Jansen JB, Peters WH et al (2006) Assessment of oxidative stress in chronic pancreatitis patients. World J Gastroenterol 12(35): 5705–5710

Wilder-Smith CH, Hill L, Osler W, O'Keefe S (1999) Effect of tramadol and morphine on pain and gastrointestinal motor function in patients with chronic pancreatitis. Dig Dis Sci 44(6): 1107–1116

20

Evidenz der interventionell-endoskopischen Therapie bei chronischer Pankreatitis

Axel Eickhoff, Jürgen F. Riemann

H. G. Beger et al. (Hrsg.), *Erkrankungen des Pankreas*,
DOI 10.1007/978-3-642-37964-2_20, © Springer-Verlag Berlin Heidelberg 2013

Die moderne interventionelle Endoskopie bietet ein großes Spektrum an Möglichkeiten, Komplikationen der chronischen Pankreatitis zu behandeln. Aufgrund der geringeren Invasivität der endoskopischen Verfahren (Stenting, Drainage, Lithotripsie) sind diese in ausgewiesenen Zentren heute als First-line-Therapie anzustreben. Dabei stellt die Behandlung eine große interdisziplinäre Herausforderung dar.

20.1 Hintergrund

Viele der am Gallengangsystem etablierten endoskopischen Techniken wurden in den letzten fünfzehn Jahren auch in das Behandlungskonzept der chronischen Pankreatitis (CP) eingebracht. Etwa 30–60 % der Patienten entwickeln im Verlauf ihrer CP Komplikationen von Gangstenosen und/oder Parenchymverkalkungen mit persistierenden Schmerzen bis hin zur Ausbildung eines Pankreaskarzinoms. Folgende Komplikationen der chronischen Pankreatitis können eine Indikation zur endoskopischen Intervention darstellen:

- Schmerzen bei Pankreasgangstenosen und -steinen/-verkalkungen
- Ikterus und/oder Cholangitis bei benignen, distalen Gallengangsstenosen
- Pseudozysten des Pankreas, die lokale Symptome verursachen

Ziel aller Therapieansätze ist die Symptomlinderung (Schmerzreduktion, exokrine Insuffizienz) und die Verhinderung einer Progression der Erkrankung. Im Frühstadium steht immer die konservative, symptomatische Behandlung im Vordergrund. Dennoch erfordert heute das Auftreten von Komplikationen ein interdisziplinäres Patientenmanagement mit Anwendung von endoskopischen und chirurgischen Methoden als komplementäre und nicht-konkurrierende Therapieoptionen. Inzwischen liegen von der europäischen Fachgesellschaft (ESGE) und der Deutschen Gesellschaft für Verdauungs- und Stoffwechselerkrankungen (DGVS) aktuelle evidenzbasierte Leitlinien zur Behandlung der CP vor.

20.2 Pankreasgangstenosen und Pankreasgangsteine

Die Mehrzahl der Patienten leidet im Verlauf an abdominellen Schmerzen, die meist das führende Symptom sind. Bei andauernden analgetikapflichtigen Schmerzen sollte daher eine interventionelle oder operative Therapie erfolgen (Evidenzgrad 2b). Eine alleinige endokrine oder exokrine Insuffizienz stellt dagegen keine Indikation zur Intervention dar (starker Konsens; Hoffmeister et al. 2012).

Die Ätiologie der Schmerzen ist heterogen und erklärt wahrscheinlich auch das unterschiedliche und im Einzelfalle schlecht vorhersagbare Ansprechen auf die jeweilige Therapie. Verschiedene morphologische Veränderungen und Faktoren tragen zur Schmerzgenese bei:

- Lokale Entzündung (akut und chronisch) des azinären Gewebes unter Beteiligung von neurostimulatorischen Zytokinen (z. B. Substanz P)
- Pankreasgangobstruktion mit Druckerhöhung im Parenchym
- Pankreatisches Kompartmentsyndrom mit Gewebeischämie
- Lokale Kompression durch Pseudozysten, Gallengangsstenosen
- Extrapankreatische Ursachen (Meteorismus bei Steatorrhö, peptisches Ulkus)

Die Möglichkeiten, den Druck in Pankreasgang und Pankreasgewebe durch eine Drainage zu senken, ist schon die Rationale der Pankreasdrainageoperationen zur Therapie der CP gewesen. Dieser Effekt kann auch durch eine interventionelle Beseitigung von Abflusshindernissen (Stenosen und Steine) im Gang erreicht werden. Stenosen, die rezidivierende Schübe verursachen, eine Pseudozyste oder Fistel unterhalten und/oder weitere Komplikationen verursachen, sollten daher mittels endoskopischer Stent-

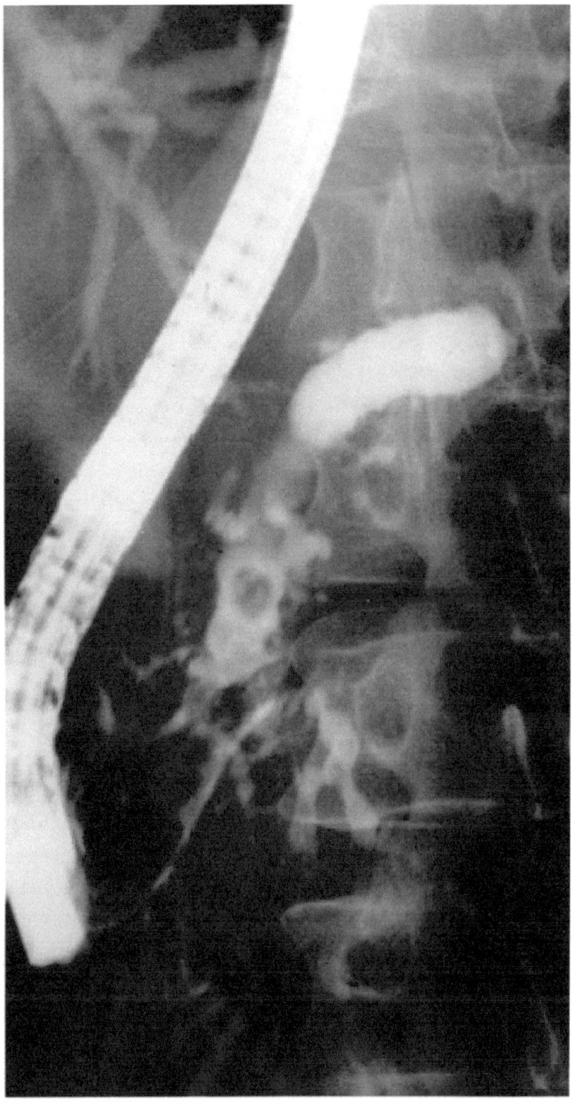

Abb. 20.1 Gangstenose mit Pankreatikolithiasis

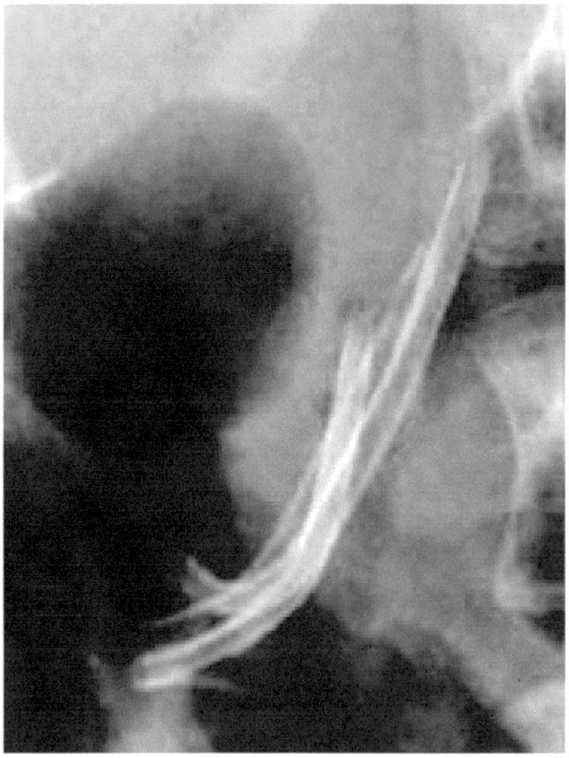

Abb. 20.2 Multistenting bei proximaler Stenose

therapie / Dilatation behandelt werden. Bis dato liegen allerdings keine prospektiv-randomisierten Studien vor, die einen signifikanten Langzeiteffekt einer Stentdrainage bei dominanter Stenose des Pankreasgangs gezeigt haben (Evidenzgrad 4, starker Konsens) (Dumonceau et al. 2012; Hoffmeister et al. 2012).

Das Konzept der endoskopisch-interventionellen Therapie beinhaltet neben den rein endoskopischen Techniken auch die extrakorporale Stoßwellentherapie (ESWL) oder andere intraduktale Lithotripsiemethoden bzw. im Einzelfalle auch endosonographisch und radiologisch gesteuerte Interventionen (Adamek et al. 1999).

Führt eine dominante Striktur im proximalen Pankreasgang zu einer Obstruktion mit prästenotischer Gangdilatation, kann eine Pankreasgangendoprothese zur endoskopischen Drainage implantiert werden (Abb. 20.1 u. Abb. 20.2). Vor der Endoprotheseneinlage ist bei hochgradigen Stenosen oft eine Bougierung oder Ballondilatation erforderlich, um die Passage zu ermöglichen (Evidenzgrad 4; Hoffmeister et al. 2012). Eine Endoprothese mit maximal möglichem Außendurchmesser wird implantiert, um einen ausreichenden Dilatationseffekt zu gewährleisten. In den meisten Arbeitsgruppen wird ein programmierter Wechsel der Prothesen in festen dreimonatigen Intervallen favorisiert (Ponchon et al. 1996; Smits et al. 1995). Generelle Empfehlungen zur Gesamtliegedauer werden auch in der aktuellen Leitlinie der DGVS aufgrund fehlender Evidenz (s. o.) nicht ausgesprochen; in der Regel wird ein Intervall von 9–12 Monaten angegeben.

Die Implantation multipler Endoprothesen (sog. Multistenting), wie sie bei benignen Stenosen des Gallengangs praktiziert wird, ist bei der Pankreasgangtherapie aufgrund der anatomischen Verhältnisse und der natürlichen Pankreasgangweite schwieriger, kann aber im Einzelfall durchaus sinnvoll sein (Dumonceau et al. 2012).

Die Einlage kurzer selbstexpandierender, vollummantelter Metallstents bei papillennahen Pankreasgangstenosen hat im Einzelfall einen guten und anhaltenden Effekt auf die Symptomatik und sollte als Alternative bei Kontraindikation gegen eine OP individuell gewählt werden (Hoffmeister et al. 2012). Die Verwendung von nichtummantelten Metallstents bei benignen Stenosen ist heute

■ Tab. 20.1 Ergebnisse der endoskopischen Therapie bei chronischer Pankreatitis und führender Stenose

Autor u. Jahr	Patienten (n)	Beobachtungszeitraum (Monate)	Klinische Besserung (%)
Cremer 1991	75	37	94
Binmoeller 1995	93	39	74
Ponchon 1995	23	26	61
Smits 1995	49	34	82
Hammarström 1997	13	68	67
Jakobs 1999	27	44	56
Boerma 2000	16	51	69
Morgan 2002	25	k.A.	71
Rösch 2002*	1018	59	88
Eleftherladis 2005	100	69	62
Farnbacher 2006	98	46	65

* auch Subgruppe mit Stenosen und Steinen

obsolet, da bei diesen Stents im Langzeitverlauf nahezu obligat eine Okklusion durch hyperplastisches Gewebe auftritt (Eickhoff et al. 2003).

Eine Vielzahl retrospektiver und prospektiver klinischer Serien belegen, dass die interventionelle Endotherapie bei obstruktiven Pankreasgangveränderungen bei der Mehrheit der Patienten oft zumindest kurzfristig zu einer deutlichen Besserung der Schmerzsituation und einer signifikanten Reduktion der Analgetikamedikation führt (■ Tab. 20.1). Auch im Langzeitverlauf mit Nachbeobachtungszeiten über 14,4 Jahren konnte durch die endoskopisch-interventionelle Therapie bei mehr als 60 % der nachuntersuchten Patienten eine operative Intervention vermieden und eine gute Schmerzreduktion erzielt werden (Delhaye et al. 2004; Dumonceau et al. 2012; Rösch et al. 2002).

Steine im Pankreaskopf können wie Stenosen zu einer Gangobstruktion führen. Die Erfolgsrate der primären Pankreasgangsteinextraktion korreliert eng mit der Lokalisation, der Zahl und Größe der Steine (■ Tab. 20.2). Oft ist zur Therapie der Pankreatikolithiasis ein komplexeres Therapiekonzept erforderlich, bei dem die extrakorporale Stoßwellenlithotripsie (ESWL) mittlerweile fester Bestandteil ist. Aktuell mehren sich die Hinweise darauf, dass für die Effektivität des Verfahrens nicht unbedingt die anschließende endoskopische Entfernung der Steine/Fragmente entscheidend ist. Durch die ESWL ist in bis zu 99 % der Fälle eine zumindest partielle Steinfragmentation

■ Tab. 20.2 Günstige Kriterien für eine erfolgreiche Steinextraktion am Pankreasgang

Steinlage	Pankreaskopf bzw. proximales Korpus
Steinzahl (n)	1 (bis zu 3)
Steindurchmesser (mm)	maximal 10 mm

und bei 42–72 % der Patienten eine komplette Steinfreiheit erreichbar (Evidenzgrad 2b). Dies resultiert mittelfristig zumindest bei 50–80 % der Patienten in einer deutlichen Besserung der Schmerzsituation bis hin zur kompletten Schmerzfreiheit (Giovannini 2005).

Inzwischen liegen zur Frage interventionelle endoskopische Therapie (ERCP +/– ESWL) versus OP (Resektion oder Drainage) zwei größere, prospektiv-randomisierte Studien vor (Cahen et al. 2007, 2011). In der ersten Studie von Dite et al. (2003) waren nach einer Beobachtungszeit von 5 Jahren von 72 Patienten statistisch vergleichbar viele komplett (OP 34 % vs. Endoskopie 15 %) oder partiell schmerzfrei (52 % vs. 46 %). In dieser Studie waren im Endoskopiearm komplexe Behandlungskonzepte wie die ESWL nicht vorgesehen und eine erneute endoskopische Therapie bei Rezidivsymptomen nicht erlaubt, sodass das Potenzial der endoskopisch-interventionellen Therapie nicht komplett ausgenutzt werden konnte. In der zweiten Studie von Cahen et al. (2007, 2011) war die initiale Stenttherapie relativ kurz, da die Stents sofort nach Regression der Stenose im Pankreatogramm entfernt und nicht wie üblich über 1 Jahr kontinuierlich belassen wurden, um den Bougierungseffekt maximal auszunutzen. Darüber hinaus wurden fast nur Patienten mit fortgeschrittener chronischer Pankreatitis behandelt, dies könnte die schlechten Langzeitergebnisse der endoskopischen Therapie ebenfalls erklären. Zusammenfassend kann gefolgert werden, dass trotz der in den o. g. Studien gezeigten Vorteile für die postoperativen (OP-)Patienten im Langzeitverlauf die endoskopische Intervention heute als erste Therapieoption eingesetzt werden kann, da eine Vielzahl der Patienten bereits davon profitiert (ESGE- und DGVS-Leitlinie 2012). Neben den guten initialen Erfolgen ist durch Ausnutzung der gesamten interventionellen Optionen und der Möglichkeit der erneuten endoskopischen Therapie bei klinischen Rezidiven bei der Mehrzahl der Patienten mit obstruktiven Strikturen und/oder Steinen eine effektive Therapie auch im Langzeitverlauf möglich (Delhaye et al. 2004; Rösch et al. 2002).

Bei inoperablen Patienten mit Schmerzen, die auf eine interventionell-endoskopische Therapie am Pankreasgang nicht oder nur unzureichend ansprechen, sollte eine suffiziente medikamentöse Analgesie als Basistherapie und in Ermangelung ursachenspezifischer Behandlungsoptionen

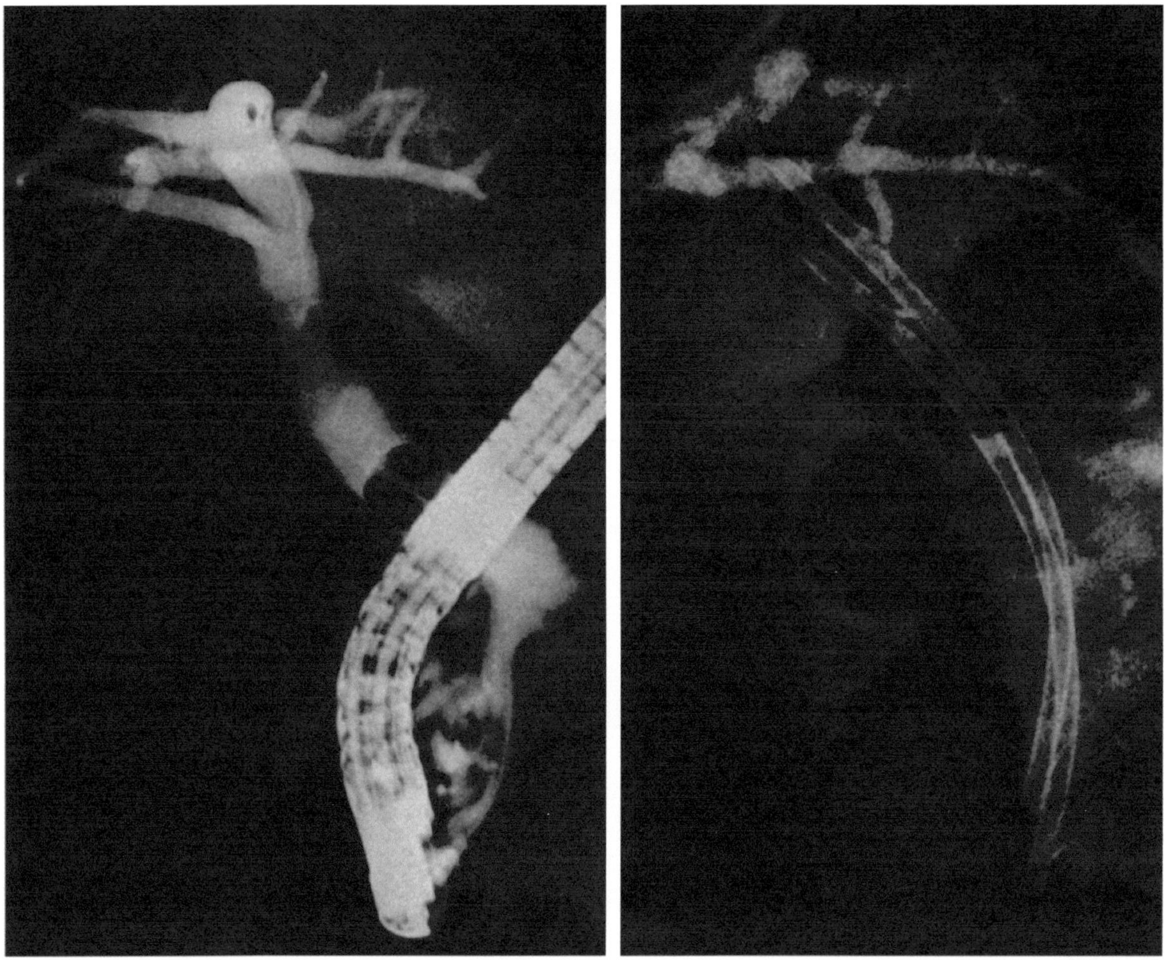

◘ **Abb. 20.3** DHC-Röhrenstenose, Plastikprotheseneinlage

der Standard sein. Für ausgewählte Fälle, die auf sämtliche anderen Verfahren nicht angesprochen haben, kann heute die endosonographisch gesteuerte Blockade des Plexus coeliacus eine sinnvolle Alternative darstellen. In zwei Metaanalysen konnte immerhin eine Schmerzreduktion von 50 % angegeben werden, dieser Effekt hielt allerdings nur wenige Wochen bis Monate an. Eine EUS-gesteuerte bilaterale Injektion sollte einer unilateralen, zentralen Injektion vorgezogen werden (Evidenzgrad 4).

Indikation zum Pankreasgangstenting

- »Erste Wahl« bei isolierten, papillennahen Stenosen und/oder Konkrementen
- Kunststoffprothesen mit steigendem Durchmesser (7–11,5 Fr), ummantelte Metallstents stellen mögliche zukünftige Option dar
- Nach maximal 1 Jahr erfolgloser konservativer und/oder interventioneller Therapie: OP-Indikation prüfen

20.3 Gallengangsstenosen

Die Inzidenz von Stenosen des distalen Gallengangs wird bei chronischer Pankreatitis auf 8–23 % geschätzt (Vijungco u. Prinz 2003):

- narbige Strikturen im intrapankreatischen Verlauf des Gangs
- Kompression durch Pseudozysten
- entzündlich geschwollener Pankreaskopf bei akutem Schub

Das klinische Problem der Prothesentherapie in diesem Kollektiv ist der Langzeitverlauf der Patienten. Nur ein Drittel der Patienten profitiert langfristig von einer endoskopischen Therapie (Cahen et al. 2005). Liegen Verkalkungen im Pankreaskopf vor, sollte eine operative Therapie vorgezogen werden. Eine endoskopische Stenttherapie kommt daher nur als Überbrückung bis zur OP, als Akutintervention bei Cholangitis oder bei nichtoperablen Patienten zum Einsatz (Evidenz 2b) (◘ Abb. 20.3).

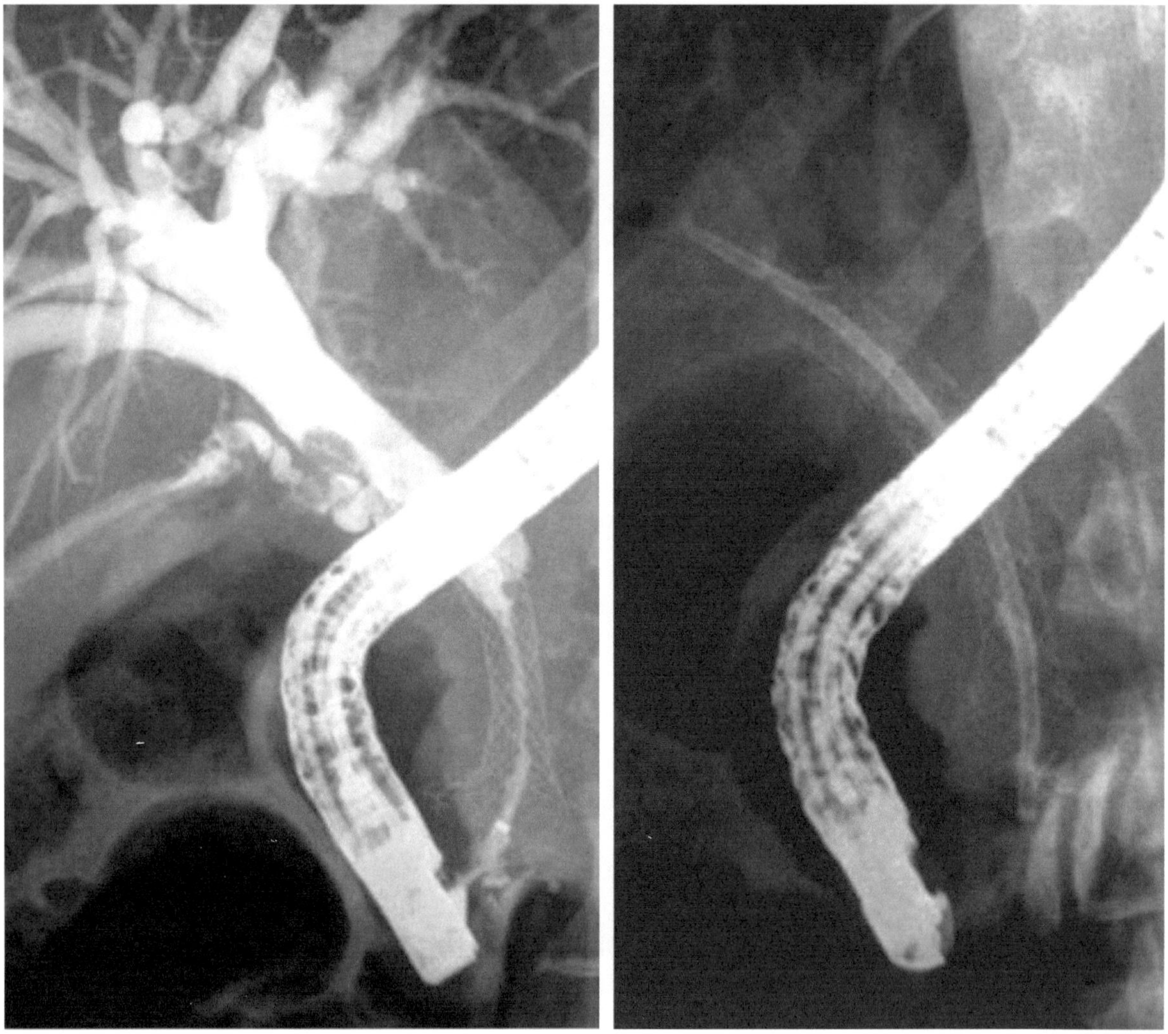

Abb. 20.4 Okkludierter Metallstent bei DHC-Röhrenstenose, Stent-in-Stent

Mit dem klassischen Behandlungskonzept, eine Endoprothese zu implantieren, kann selbst bei längerfristiger Prothesenversorgung nur bei etwa 11–28 % mit einer Beseitigung der Stenose gerechnet werden.

Die Implantation kurzer selbstexpandierender Metallstents in den distalen Gallengang ist eine mögliche Alternative (Evidenzgrad 4). Die kurz- und mittelfristigen Ergebnisse sind überzeugend gut mit einer technischen Erfolgsrate von annähernd 100 % und einer Offenheitsrate von ebenfalls bis zu 100 % in einem Nachbeobachtungszeitraum von bis zu 2 Jahren. Im Langzeitverlauf ist allerdings durch Einwachsen hyperplastischen Gewebes eine Okklusion ein häufiges Problem. Aus diesem Grund sollten heute nur partiell oder komplett ummantelte Metallstents verwendet werden, hierzu liegen aktuell kleinere Fallserien vor (Abb. 20.4).

Bei der Therapie postoperativer benigner Gallengangsstenosen konnte gezeigt werden, dass durch die Verwendung multipler (bis zu 6) dicklumiger Plastikprothesen ein guter und langanhaltender Dilatationseffekt erreicht wird. Auch bei Patienten mit einer Gallengangsstenose bei CP scheint dieses »Multistenting«-Konzept bessere Resultate zu erzielen. Nach Implantation einer maximal möglichen Anzahl von Plastikprothesen und einer an den lokalen Effekt adaptierten, flexiblen Versorgungsdauer kann eine komplette Beseitigung der Stenosen bei 44–60 % der Patienten erreicht werden (Tab. 20.3). Bei Patienten, die inoperabel sind oder eine Operation ablehnen, scheint das »Multistenting«-Konzept derzeit das erfolgversprechendste Vorgehen, das zumindest mittelfristig die permanente Endoprotheseneinlage überflüssig machen könnte. Prospektiv-randomisierte Studien zu dieser Frage liegen bislang aber nicht vor (Evidenz 2b).

Tab. 20.3 Effekt der endoskopischen Therapie von Gallengangsstenosen bei chronischer Pankreatitis

Autor u. Jahr	n	Langzeiterfolg (%)	Stentokklusion (%)	Stentmigration (%)	Follow-up (Monate)
Deviere 1990	25	12	8	10	14
Barthet 1994	19	10	0	1	18
Smits 1996	58	28	36	4	49
Farnbacher 2000	31	32	29	23	28
Eickhoff 2001	39	31	22	12	58
Kahl 2003	61	26	25	/	40
Draganov 2002	9	44	/	/	48
Pozsar 2004	29	60	/	/	12
Catalano 2004	12	100	/	/	12

* Erweiterung des Stenosedurchmessers von 1 auf 3 mm und Rückgang der prästenotischen Dilatation; Normalisierung der Cholestaseparameter

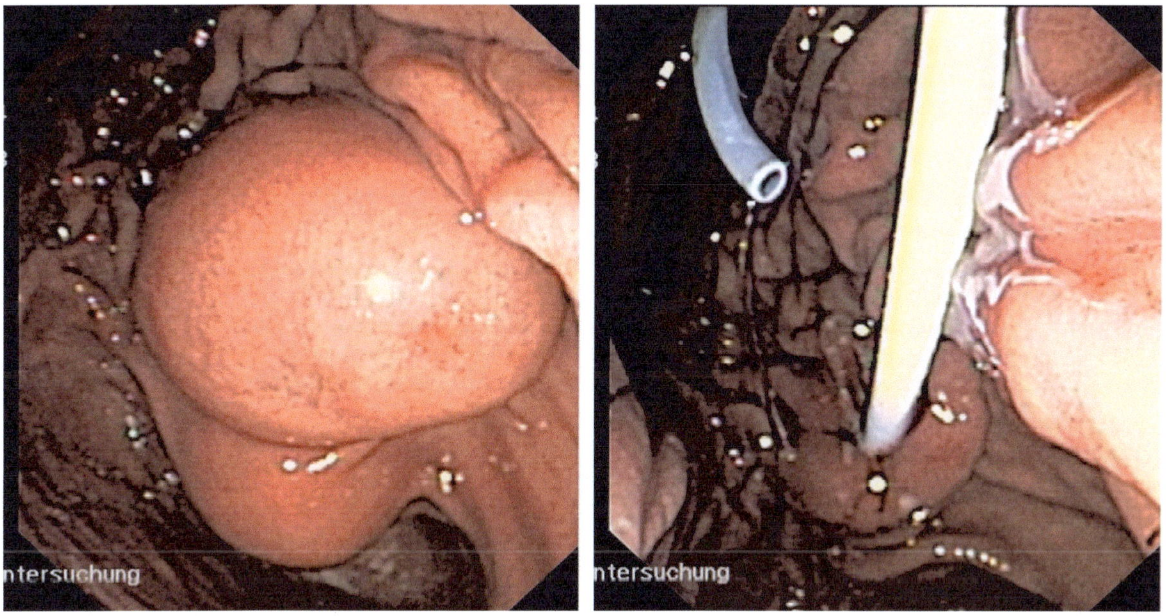

Abb. 20.5 Pseudozyste initial und nach Pigtail-Drainage

20.4 Pseudozysten des Pankreas

In den letzten Jahren hat sich die endoskopisch-interventionelle Pseudozystendrainage in viszeralmedizinischen Zentren bei symptomatischen Patienten als Standardeingriff durchgesetzt (Evidenz 2a). Wenn die Pseudozyste Anschluss an den Pankreasgang hat, kann eine transpapilläre Drainage des Ganges durchgeführt werden (Evidenz 3b) (Hoffmeister et al. 2012; Lehman 2002).

Bei Pseudozysten, die keinen Anschluss an das Pankreasgangsystem haben und zu einer Vorwölbung der Magenwand oder Duodenalwand führen, ist die transmurale Drainage zu bevorzugen. Die EUS wird heute vor jeder Drainage dringend empfohlen (Evidenz 3). Wenn die Möglichkeit besteht, eine Drainage unter direkter endosonographischer Kontrolle mit einem Longitudinalscanner durchzuführen (Möglichkeit der Dopplerkontrolle des Punktionsweges!), ist dies der direkten endoskopischen Therapie unter Sicherheitsaspekten vorzuziehen (Giovannini 2005). Mit einem HF-Nadelmesser wird eine Verbindung zwischen Magen bzw. Duodenallumen und Pseudozystenlumen geschaffen, der Zugangsweg erweitert, und

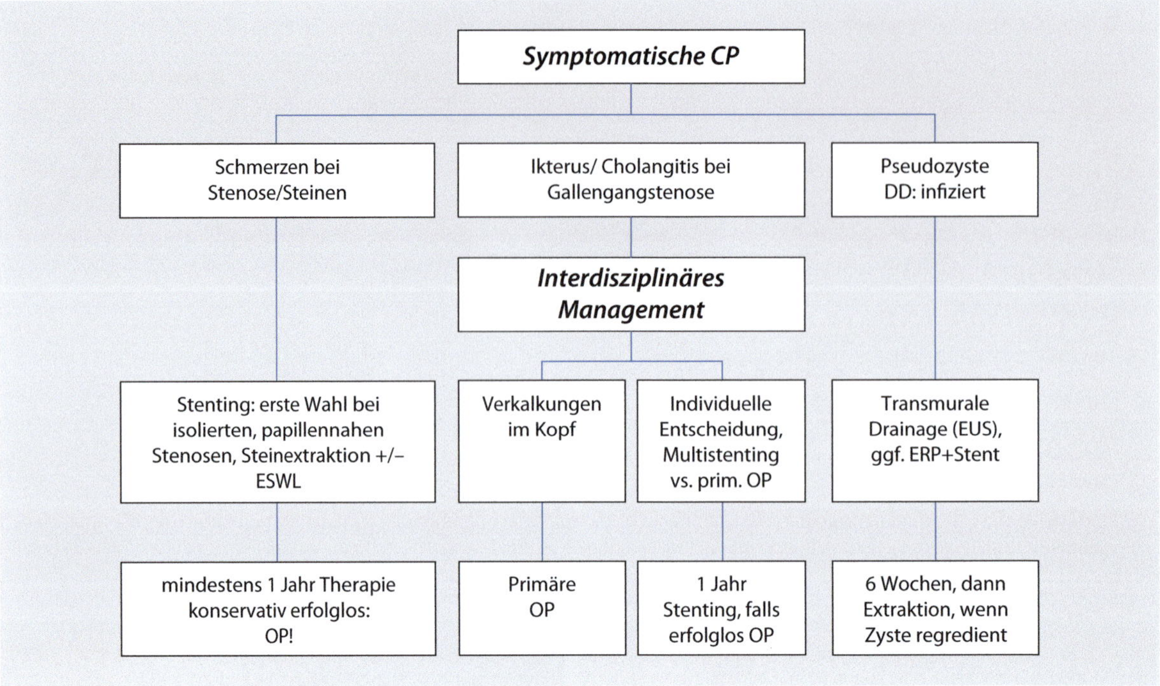

Abb. 20.6 Algorithmus zur Behandlung der symptomatischen chronischen Pankreatitis

anschließend werden ein oder zwei Pigtaildrainagen platziert. Die Drainagen bleiben etwa 4–6 Wochen in situ und können, wenn sich die Zyste entleert hat, endoskopisch extrahiert werden (Evidenz 4) (Abb. 20.5).

Wenn das Pseudozystenlumen infiziert ist, kann neben den Pigtaildrainagen zusätzlich eine transmurale nasozystische Sonde zur Spülung eingelegt werden. Mittels transmuraler und transpapillärer Drainage gelingt es auch langfristig, etwa 71–93 % der Pseudozysten permanent zu beseitigen (Abb. 20.6).

Literatur

Adamek HE, Jakobs R, Buttmann A, Schneider ARJ, Riemann JF (1999) Long term follow up of patients with chronic pancreatitis and pancreatic stones treated with extracorporeal shock wave lithotripsy. Gut 45: 402–405

Barthet M, Bernard JP, Duval JL, Affriat C, Sahel J (1994) Biliary stenting in benign biliary stenosis complicating chronic calcifying pancreatitis. Endoscopy 26: 569–572

Binmoeller KF, Jue P, Seifert H, Nam WC, Izbicki J, Soehendra N (1995) Endoscopic pancreatic stent drainage in chronic pancreatitis and a dominant stricture: long term results. Endoscopy 27: 638–644

Boerma D, Huibregtse K, Gulik TM, Rauws EA, Obertop H, Gouma DJ (2000) Long-term outcome of endoscopic stent placement for chronic pancreatitis associated with pancreas divisum. Endoscopy 32: 452–456

Cahen DL, Gouma DJ, Laramée P et al (2011), Long-term outcomes of endoscopic vs surgical drainage of the pancreatic duct in patients with chronic pancreatitis. Gastroenterology 141: 1690–1695

Cahen DL, Gouma DJ, Nio Y, Rauws EA at al (2007) Endoscopic versus surgical drainage of the pancreatic duct in chronic pancreatitis. N Engl J Med 356: 676–684

Cahen DL, van Berkel AM, Oskam D, Rauws EA, Weverling GJ, Huibregtse K, Bruno MJ (2005) Long-term results of endoscopic drainage of common bile duct strictures in chronic pancreatitis. Eur J Gastroenterol Hepatol 17: 103–108

Catalano MF, Linder JD, George S, Alcocer E, Geenen JE (2004) Treatment of symptomatic distal common bile duct stenosis secondary to chronic pancreatitis: comparison of single vs. multiple simultaneous stents. Gastrointest Endosc 60: 945–952

Cremer M, Deviere J, Delhaye M, Baize M, Vandermeeren A (1991) Stenting in severe chronic pancreatitis; results of medium term follow-up in 76 patients. Endoscopy 23: 171–176

Delhaye M, Arvanitakis M, Verset G, Cremer M, Deviere J (2004) Long-term clinical outcome after endoscopic pancreatic ductal drainage for patients with painful chronic pancreatitis. Clin Gastroenterol Hepatol 2: 96–106

Devière J, Devaere S, Baize M, Cremer M (1990) Endoscopic biliary drainage in chronic pancreatitis. Gastrointest Endosc 36: 96–100

Dite P, Ruzicka M, Zboril V, Novotny I (2003) A prospective randomised trial comparing endoscopic with surgical therapy for chronic pancreatitis. Endoscopy 35: 553–558

Draganov P, Hoffman B, Marsh W, Cotton P, Cunningham J (2002) Long-term outcome in patients with benign biliary strictures treated endoscopically with multiple stents. Gastrointest Endosc 55: 680–686

Dumonceau JM, Delhaye M, Tringali A et al (2012) Endoscopic treatment of chronic pancreatitis: European Society of Gastrointestinal Endoscopy (ESGE) Clinical Guideline. Endoscopy 44(8): 784–800

Eickhoff A, Jakobs R, Leonhardt A, Eickhoff JC, Riemann JF (2003) Self-expandable metal mesh stents for common bile duct stenosis in chronic pancreatitis: retrospective evaluation of long-term

follow-up and clinical outcome pilot study. Z Gastroenterol 41: 649–654
Eickhoff A, Jakobs R, Leonhardt A, Eickhoff JC, Riemann JF (2001) Endoscopic stenting for common bile duct stenoses in chronic pancreatitis: results and impact on long-term outcome. Eur J Gastroenterol Hepatol 13: 1161–1167
Eleftherladis N, Dinu F, Delhaye M et al (2005) Long-term outcome after pancreatic stenting in severe chronic pancreatitis. Endoscopy 37: 223–230
Farnbacher MJ, Mühldorfer S, Wehler M, Fischer B, Hahn EG, Schneider HT (2006) Interventional endoscopic therapy in chronic pancreatitis including temporary stenting: a definitive treatment? Scand J Gastroenterol 41: 111–117
Farnbacher MJ, Rabenstein T, Ell C, Hahn EG, Schneider HT (2000) Is endoscopic drainage of common bile duct stenoses in chronic pancreatitis up-to-date? Am J Gastroenterol 95: 1466–1471
Giovannini M (2005) Endoscopic ultrasound-guided pancreatic pseudocyst drainage. Gastrointest Endosc Clin N Am 15: 179–188
Guda NM, Partington S, Freeman ML (2005) Extracorporeal shock wave lithotripsy in the management of chronic calcific pancreatitis: a meta-analysis. JOP 6: 6–12
Hammarström LE, Stridbeck H, Ihse I (1997) Endoscopic drainage in benign pancreatic disease: immediate and medium term outcome. Br J Surg 163: 577–589
Hoffmeister A, Mayerle J, Beglinger C et al (2012) S3-Consensus guidelines on definition, etiology, diagnosis and medical, endoscopic and surgical management of chronic pancreatitis German Society of Digestive and Metabolic Diseases (DGVS). Z Gastroenterol 50(11): 1176–1224
Jakobs R, Riemann JF (1999) The role of endoscopy in acute recurrent and chronic pancreatitis and pancreatic cancer. Gastroenterol Clin North Am 28: 783–800
Kahl S, Zimmermann S, Genz I et al (2003) Risk factors for failure of endoscopic stenting of biliary strictures in chronic pancreatitis: a prospective follow-up study. Am J Gastroenterol 98: 2448–2453
Lehman GA (2002) Role of ERCP and other endoscopic modalities in chronic pancreatitis. Gastrointest Endosc 56 (Suppl): S237–240
Morgan DE, Smith JK, Kidaday M, Wilcox CM (2003) Endoscopic stent therapy in advanced chronic pancreatitis: relationships between ductal changes, clinical response, and stent patency. Am J Gastroenterol 98: 821–826
Ponchon T, Bory RM, Hedelius F, Roubein LD, Paliard P, Napoleon B et al (1996) Endoscopic stenting for pain relief in chronic pancreatitis: results of a standardized protocol. Gastrointest Endosc 42: 452–456
Pozsar J, Sahin P, Laszlo F, Forro G, Topa L (2004) Medium-term results of endoscopic treatment of common bile duct strictures in chronic calcifying pancreatitis with increasing numbers of stents. J Clin Gastroenterol 38: 118–123
Rösch T, Daniel S, Scholz M, Huibregtse K, Smits S, Schneider T et al (2002) Endoscopic treatment of chronic pancreatitis: a multicenter study of 1000 patients with long-term follow-up. Endoscopy 34: 756–761
Smits M, Badiga SM, Rauws EAJ, Tytgat GNJ, Huibregtse K (1995) Long term results of pancreatic stents in chronic pancreatitis. Gastrointest Endosc 42: 461–467
Smits ME, Rauws EA, van Gulik TM, Gouma DJ, Tytgat GN, Huibregtse K (1996) Long-term results of endoscopic stenting and surgical drainage for biliary stricture due to chronic pancreatitis. Br J Surg 83: 764–768
Vijungco JD, Prinz RA (2003) Management of biliary and duodenal complications of chronic pancreatitis. World J Surg 27: 1258–1270

Pseudozysten bei akuter und chronischer Pankreatitis – Diagnostik, interventionelle und chirurgische Therapie

Peter Simon, Julia Mayerle, Markus M. Lerch

H. G. Beger et al. (Hrsg.), *Erkrankungen des Pankreas*,
DOI 10.1007/978-3-642-37964-2_21, © Springer-Verlag Berlin Heidelberg 2013

Die Entwicklung von Pankreaspseudozysten ist eine häufige Komplikation nach akuter oder bei chronischer Pankreatitis. Ihre Einteilung und Definition erfolgt nach der Atlanta-Klassifikation. Die Diagnosestellung erfolgt meist unter Zuhilfenahme bildgebender Verfahren wie dem transabdominellen Ultraschall, dem CT oder dem endoskopischen Ultraschall, wobei letzteres Verfahren die höchste Sensitivität und Spezifität aufweist. Unterschiedliche Therapieverfahren tragen zur erfolgreichen Behandlung bei: 1) die endoskopische transpapilläre oder transmurale Drainage, 2) die perkutane Drainage oder 3) die chirurgisch laparoskopische oder offene Pseudozysto-Intestinostomie. Eine stadienadaptierte effektive und sichere Therapie von Pankreaspseudozysten kann am besten in einem interdisziplinären Ansatz erfolgen.

21.1 Definition von Pseudozysten

Zystische Veränderungen des Pankreas sind ein seit Langem bekanntes Problem. Bereits 1862 beschrieb J. Cruveilhier in seinem Essay *Sur L'Anatomie Pathologique* die erste Pankreaspseudozyste, deren Entstehung er auf die Obstruktion des Ductus Wirsungianus zurückführte. 1875 berichtete Le Dentu über die erste chirurgische Intervention an einer Pankreaspseudozyste, mit damals allerdings tödlichem Ausgang für den Patienten.

Eugene Opie (1873–1971) trug Anfang des zwanzigsten Jahrhunderts wesentlich zum Verständnis der Pankreaspseudozyste bei, indem er die echte Zyste, die von einem Epithel ausgekleidet wird, von der Pseudozyste unterschied, die von einer Wand aus Kollagen und Granulationsgewebe umgeben ist. Ausgehend von dieser Unterscheidung entstand 1993 die Atlanta-Klassifikation zur Charakterisierung von Pankreaspseudozysten, die zwischen akuten und chronischen Pseudozysten unterscheidet, wobei für die Definition die Chronizität der zugrundeliegenden Erkrankung maßgeblich war. Die revidierte Atlanta-Klassifikation unterscheidet heute streng zwischen peripankreatischen Flüssigkeitsansammlungen, die im Rahmen einer akuten Pankreatitis auftreten und keine Wand haben, Pankreaspseudozysten, die älter als 4 Wochen sein sollten, nur flüssigen Inhalt und kein Gewebe enthalten dürfen und die von einer bindegewebigen Wand begrenzt werden, und zuletzt den abgekapselten Nekrosen, die sich ausschließlich durch den Nachweis von zusätzlichem gewebigen Nekroseinhalt von Pseudozysten unterscheiden (Bradley 1992; Banks et al. 2013). Die Autoren der revidierten Atlanta-Klassifikation gehen davon aus, dass abgekapselte Nekrosen ausschließlich nach akuter Pankreatitis und Pseudozysten fast nur bei chronischer Pankreatitis auftreten. Dies ist nicht unbedingt durch wissenschaftliche Studien belegt. Auch die Frage, ob die Unterscheidung zwischen Pseudozyste und abgekapselter Nekrose mit bindegewebiger Wand therapeutische Konsequenzen hat, bleibt ungeklärt, zumal für den Nachweis von alten Nekroseanteilen zum Beispiel EUS und MRT wesentlich sensitiver sind als das am häufigsten eingesetzte CT. Was im CT also wie eine Pseudozyste aussieht (und entsprechend behandelt wird), kann im endoskopischen Ultraschall oder MRT durchaus einer abgekapselten Nekrose entsprechen.

21.2 Inzidenz und Ätiologie von Pseudozysten

Pankreaspseudozysten entstehen als häufige Komplikation der akuten oder chronischen Pankreatitis. Die Inzidenz von Pankreaspseudozysten bei akuter Pankreatitis wird mit 6–18,5% angegeben. Die Inzidenz von Pankreaspseudozysten bei chronischer Pankreatitis liegt bei 20–40 %, wenn man Autopsiebefunde zum Maßstab erhebt sogar bei 34 %. Ungeklärt ist, inwieweit mikrozystische Läsionen des Pankreas zu den chronischen Pankreaspseudoyzsten gerechnet werden sollten. Pankreaspseudozysten treten am häufigsten bei Patienten mit alkoholischer Pankreatitis auf (70–78 %) (Ammann et al. 1984). Die zweithäufigste

Ursache ist die idiopathische Pankreatitis (6–16 %), gefolgt von der biliären Pankreatitis (6–8 %) (Andrén-Sandberg u. Maleckas 2003).

21.3 Diagnostische Verfahren

Die Diagnose einer Pankreaspseudozyste erfolgt meist bildgebend, wobei dem transabdominellen Ultraschall eine wesentliche Bedeutung bei der Erstdiagnostik zukommt. Das CT ist die Bildgebungsmethode der Wahl. Es hat eine Sensitivität von 82–100 % bei einer Spezifität von 98 % und einem negativen Vorhersagewert (NPV) von 92–94 %. Eine korrekte Diagnosestellung ist in 88–94 % der Fälle möglich (Balthazar et al. 1994). Bei der Differenzierung zwischen Pseudozysten und abgekapselten chronischen Nekrosen ist das CT, wie oben gesagt, MRT und EUS deutlich unterlegen. Zur Diskriminierung zwischen einer akuten Flüssigkeitsansammlung (▶ Kap. 10), einem Pankreasabszess und einer akuten Pankreaspseudozyste hat die Endosonographie die höchste Sensitivität (93–100 %) und Spezifität (92–98 %) (Lehman 1999). Sie bietet gemeinsam mit der ERCP die Möglichkeit zur therapeutischen Intervention bei einer symptomatischen Pseudozyste. Die diagnostische Punktion einer Pseudozyste hilft bei der Unterscheidung zwischen zystischen Malignomen und Pseudozysten. Bei einem CEA > 192 ng/ml kann mit einer Sensitivität von 73 % und einer Spezifität von 84 % von einer malignen Läsion ausgegangen werden (Brugge et al. 2004). Eine weitere Möglichkeit, zystische Malignome von Pankreaspseudozysten zu unterscheiden, ist wahrscheinlich die Bestimmung der Viskosität der Zystenflüssigkeit. Die Viskosität der Zystenflüssigkeit wird im Wesentlichen durch Glykoproteine, die den Hauptanteil der durch ein zystisches Malignom sezernierten Proteine ausmachen (z. B. MUC1), und dem DNA-Gehalt der Zystenflüssigkeit bestimmt. Ähnlich wie für das CEA konnte bei hoher Viskosität eine positive Korrelation mit dem Vorhandensein von zystischen Malignomen gezeigt werden (Linder et al. 2006).

21.4 Spontanverlauf von Pseudozysten

Die oft entscheidende Frage im klinischen Alltag ist die Indikation zur Intervention bei akuten oder chronischen Pseudozysten. Ältere Studien zum klinischen Verlauf der Pankreaspseudozysten berichten von einer Rate an spontaner Rückbildung, die zwischen 8 und 70 % liegt. In Anbetracht dieser weiten Spanne von spontanen Rückbildungen scheint es notwendig, geeignete Parameter zu identifizieren, die helfen, den natürlichen Verlauf vorherzusagen. Zwei wesentliche Faktoren sind die Größe der Pseudozyste und die Zeitspanne seit der Diagnosestellung. Bradley hat den Verlauf von 93 Patienten (31 mit akuter Pseudozyste, 62 mit einer chronischen Pseudozyste) verfolgt. 42 % der akuten Pseudozysten, die jünger als 6 Wochen waren, bildeten sich ohne Intervention zurück. Hingegen bildeten sich nur 8 % der akuten Pseudozysten, die länger als 7 Wochen bestanden, noch spontan zurück (Bradley et al. 1976). Gouyon konnte 1997 in einer multivariaten Analyse überzeugend zeigen, dass der einzige unabhängige Parameter für die spontane Rückbildung von Pankreaspseudozysten die Zystengröße ist. Bei einer Größe von weniger als 4 cm kam es zu einer signifikant häufigeren spontanen Rückbildung und einer geringeren Komplikationsrate (Gouyon et al. 1997). Maringhini jedoch fand, dass akute Pankreaspseudozysten sich selbst mit einer Größe über 4 cm noch in 65 % der Fälle spontan zurückbilden können (Maringhini et al. 1999). Neoptolemos konnte zeigen, dass im Fall einer akuten Pankreaspseudozyste der Schweregrad der vorausgegangenen Pankreatitis die spontane Rückbildungsrate beeinflusst (Neoptolemos 1993). Im Falle einer leichten Pankreatitis mit weniger als 25 % Pankreasnekrose bildeten sich alle Pankreaspseudozysten spontan zurück. Mindestens fünf Studien belegen, dass akute Pankreaspseudozysten mit einem Durchmesser von unter 4 cm sich zum größten Teil spontan zurückbilden können und bei Symptomlosigkeit eine therapeutische Intervention nicht indiziert ist.

Anders stellt sich die Situation für chronische Pankreaspseudozysten dar. Die höchste Rate an spontanen Rückbildungen für Pankreaspseudozysten auf dem Boden einer chronischen Pankreatitis wurde mit 26 % angegeben (Gouyon et al. 1997). Die überwiegende Zahl der Studien berichtet von einer spontanen Rückbildungsrate von weniger als 10 %. Weitere Faktoren, die eine spontane Rückbildung unwahrscheinlich machen, sind das Auftreten mehrerer Zysten, die Lage im Pankreasschwanz, eine Wanddicke von mehr als 1 cm, eine fehlende Kommunikation mit dem Ductus Wirsungianus, eine proximale Gangstenose, eine biliäre oder traumatische Genese oder eine Größenzunahme in der Verlaufskontrolle.

21.5 Therapie von Pankreaspseudozysten

Zur Behandlung von Pankreaspseudozysten nach akuter und bei chronischer Pankreatitis nimmt die DGVS-Leitlinie, die von zehn medizinischen und chirurgischen Fachgesellschaften interdisziplinär erarbeitet wurde, ausführlich und differenziert Stellung (Hoffmeister et al. 2012; Mayerle et al. 2013).

Die erste erfolgreiche Drainageoperation einer Pankreaspseudozyste wurde von Bozeman im Jahre 1882 beschrieben. Er exzidierte erfolgreich eine 10 kg schwere Zyste. In der Vergangenheit wurde die Entscheidung, bei wem, wann und durch welches Verfahren Pankreaspseudozysten behandelt werden sollten, kontrovers diskutiert. Innerhalb der ersten 6 Wochen nach akuter Pankreatitis bilden sich wie oben erwähnt ca 40 % der Pseudozysten spontan zurück. Diese bedürfen demzufolge keinerlei Therapie. Etwa 20 % der Patienten mit Pseudozysten entwickeln Komplikationen wie Infektion, Verlagerung von angrenzendem Gewebe oder benachbarten Organen, Zystenruptur oder eine persistierende Pankreatitis. Die Behandlung von Pseudozysten erfolgt deshalb entweder zur Therapie bei Komplikationen oder zur Abwendung dieser Komplikationen und kann entweder operativ oder minimal-invasiv oder endoskopisch erfolgen. Die verschiedenen Verfahren weisen hinsichtlich ihres technischen Erfolges und der Rezidivrate vergleichbare Ergebnisse auf. Wegen der geringeren Belastung des Patienten in Bezug auf Morbidität und Mortalität sollten heute wenn möglich endoskopische Verfahren vorgezogen werden (Lerch et al. 2009).

21.6 Behandlung bei Pseudozysten mit Komplikationen

Verursacht eine Pankreaspseudozyste Komplikationen, sollte eine interventionelle oder operative Behandlung erfolgen **(Evidenzgrad 2a, Empfehlungsgrad B, starker Konsens)**.

Die Datenlage zur interventionellen Therapie von Pankreaspseudozysten als Schmerztherapie ist sehr spärlich, da derzeit keine einzige randomisierte kontrollierte Studie vorliegt. Die Mehrzahl der Daten beruht auf retrospektiven Fallserien (Traverso et al. 1979; Usatoff et al. 2000; Nealon u. Walser 2003; Cheruvu et al. 2003; Bartoli et al. 2005; Johnson et al. 2009). Basierend auf dieser schlechten Datenlage gibt es drei systematische Reviews der verfügbaren Evidenz (Lerch et al. 2009; Aghdassi et al. 2008; NIH 2002). In den zusammengefassten Studien konnte jeweils bei einem großen Teil der Patienten Schmerzfreiheit erreicht werden, sowohl mit chirurgischen als auch endoskopischen oder perkutanen Drainageverfahren. Da in diesen retrospektiven Serien eine hohe Rate an Schmerzfreiheit erreicht werden konnte (etwa 80 %), kamen alle drei systematischen Reviews zu dem Ergebnis, dass zwar auch eine konservative Therapie der chronischen Pankreatitis bei einem gewissen Prozentsatz der Patienten zur Schmerzfreiheit führt, jedoch die perkutane, endoskopische oder chirurgische Drainage die effektivere Schmerztherapie darstellt. Im Vergleich der drei Verfahren lässt sich aus den publizierten Daten kein signifikanter Unterschied ableiten. Zusammenfassend ist nach derzeit geringer Datenlage dennoch davon auszugehen, dass eine Pseudozystendrainage die Schmerzen der Patienten bessert. Entsprechende randomisierte kontrollierte Studien sollten dringlich erfolgen.

Noch spärlicher ist die Datenlage zur geeigneten therapeutischen Intervention bei anderen Komplikationen durch Pankreaspseudozysten. Führen Pankreaspseudozysten zu einer Stenose von Gallengang oder Pankreasgang, so sollte die Pseudozyste behandelt werden. Klingt die Cholestase durch Pseudoyzstendrainage alleine nicht ab, kann auch eine Steneinlage in den Gallengang oder ein resezierendes Verfahren inidziert sein. Als weitere Komplikationen, die eine endoskopische oder operative Therapie der Pseudozyste veranlassen, sind folgende zu werten: die Kompression großer abdomineller Gefäße; die klinische relevante Magenausgangsstenose oder Duodenalstenose; die Infektion der Pankreaspseudozyse; die pankreatikopleurale Fistel, Völlegefühl, Übelkeit und Erbrechen durch die Pankreaspseudozyste. Die endoskopisch interventionelle Therapie von eingebluteten Pseudozysten ist mit einem hohen Nachblutungsrisiko verbunden. Eingeblutete Pseudozysten sollten daher chirurgisch und mit der Möglichkeit der Butstillung therapiert werden.

21.7 Behandlung von symptomatischen Pseudozysten

Bei symptomatischen Pankreaspseudozysten kann die initiale Therapie eine endoskopische Drainage der Pseudozysten darstellen, und eine operative Therapie kann bei Rezidiv der Pseudozyste erfolgen **(Evidenzgrad 3a, Empfehlungsgrad C, starker Konsens)**. Die Wahl zwischen endoskopischer und operativer Pseudozystendrainage soll aufgrund der Zystenlokalisation und der Art zusätzlicher pathomorphologischer Veränderungen getroffen werden **(Evidenzgrad 3b, Empfehlungsgrad A, starker Konsens)**. Endoskopische Verfahren zur Drainage von Pankreaspseudozysten sind komplikationsärmer als operative Verfahren. Nicht alle Pseudozysten lassen sich jedoch dauerhaft erfolgreich durch eine alleinige endoskopische Pseudozystendrainage drainieren und erfordern dann ein operatives Vorgehen. Studien, die beide Verfahren vergleichen, liegen nicht vor. Angestrebt wird ein interdisziplinäres Therapiekonzept (Lerch et al. 2009; Barthet et al. 2008). Vor allem Pseudozysten, die mehrfach gekammert sind, multiple Pseudozysten und Pseudozysten, die weit ins kleine Becken reichen, sind oftmals einer chirurgischen Therapie zugänglicher als der Endoskopie.

21.8 Behandlung asymptomatischer Pseudozysten

Asymptomatische Pankreaspseudozysten, die eine Größe von mehr als 5 cm Durchmesser haben und sich innerhalb von 6 Wochen nicht zurückbilden, können behandelt werden **(Evidenzgrad 2a, Empfehlungsgrad C, mehrheitliche Zustimmung)**. Pankreaspseudozysten, die in bildgebenden Verfahren von einer bindegewebigen Wand von mehr als 5 mm umgeben sind, eignen sich besonders für eine endoskopische oder operative Drainage. Gouyon konnte in einer multivariaten Analyse zeigen, dass eine Pseudozystengröße < 4 cm der einzige prognostisch günstige Faktor für eine spontane Rückbildung ist (Gouyon et al. 1997). Bradley et al. (1979) konnten zeigen, dass unbehandelte Zysten > 5 cm in 41 % der Fälle zu Komplikationen (Ruptur, Infektion, Ikterus, oder Einblutung) führen.

21.9 Wahl des Verfahrens zur Pseudozystendrainage

Die Drainage von Pseudozysten kann transgastral, transduodenal oder transpapillär durchgeführt werden. Eine perkutane Drainage ist ebenfalls möglich, jedoch mit dem Risiko einer externen Fistelbildung verbunden und für die Patienten beschwerlich **(Evidenzgrad 4, Empfehlungsgrad D, starker Konsens)**. Für die endoskopisch transmurale Drainage von Pseudozysten sollte der Untersucher den Zugangsweg wählen, der ihm bei der Beurteilung durch den endoskopischen Ultraschall am sichersten erscheint. Dies hängt von der Größe, der Gefäßnachbarschaft und Lokalisation der Pseudozyste ab. Vergleichende Untersuchungen, die eine Überlegenheit des endoskopischen Zugangswegs entweder durch die Magen- oder Duodenalwand zeigen würden, liegen nicht vor. Transkutane Drainagen beinhalten erfahrungsgemäß das Risiko persistierender kutaner Fistelbildung. Darüber hinaus kann die liegende transkutane Drainage die Lebensqualität des Patienten beeinträchtigen. Ist die Drainage von Pseudozysten indiziert, ist daher die endoskopische transmurale Drainage zu bevorzugen (Lerch et al. 2009; Barthet et al. 2008).

21.10 Die Rolle des endoskopischen Ultraschalls

Transmurale Punktionen sollten mit endosonographischer Kontrolle erfolgen **(Evidenzgrad 3, Empfehlungsgrad B, starker Konsens)**. Die Endosonographie stellt ein Verfahren dar, mit dem die Wandbeschaffenheit, der Inhalt, die Lokalisation und die Beziehung zu benachbarten Blutgefäßen am besten beurteilt werden kann. Zur Verringerung der Rate an Fehlpunktionen und Komplikationen sollte daher die endoskopische transmurale Punktion unter endosonographischer Kontrolle erfolgen (Varadarajulu et al. 2008). Die Erfolgsrate wird bei den 1126 publizierten Patienten mit transmuraler Drainage einer Pankreaspseudozyste mit 79,2 % angegeben, wobei die neueren Studien Erfolgsraten von deutlich über 85 % berichten, was den chirurgischen Ergebnissen entspricht. Die Letalitätsrate in größeren Serien mit über 30 Patienten liegt bei 0,2 %. Die Rezidivrate wird mit 7,6 % und die Komplikationsrate wird mit 12,8 % angegeben (Lerch et al. 2009).

21.11 Die Rolle der diagnostischen Punktion zystischer Läsionen

Eine diagnostische Zystenpunktion kann bei Verdacht auf infizierten Zysteninhalt oder bei Neoplasieverdacht erfolgen **(Evidenzgrad 4, Empfehlungsgrad D, starker Konsens)**. Führt die diagnostische Zystenpunktion zum Nachweis einer Infektion des Zysteninhaltes, so ist die Drainage der Pseudozyste indiziert. Bei Nachweis von Malignität sollte eine operative Therapie erfolgen. Die diagnostische Punktion einer Pseudozyste mittels EUS hilft bei der Unterscheidung zwischen zystischen Malignomen und Pseudozysten. Kurz zusammengefasst: Ergibt die EUS-gestützte Punktion einer Zyste ein CEA > 400 ng/ml, eine variable erhöhte oder niedrige Amylase (Lipase), eine hohe Viskosität, Muzin oder epitheliale Zellen im Zysteninhalt, so muss vom Vorliegen einer muzinösen Neoplasie ausgegangen werden. Es handelt sich dann meist um eine muzinös zystische Neoplasie (MCN), die gehäuft bei Frauen im Alter von 30–50 Jahren auftritt, meist im Pankreasschwanz lokalisiert ist und bildgebend wandständige Knoten aufweist. Typisch ist hierbei das sogenannte »Eierschalen-Muster«. Bei nicht invasivem Wachstum ist die Prognose nach einer Operation gut. Wird jedoch ein invasives Wachstum nachgewiesen, so beträgt das mittlere Überleben 45 Monate. Bei einem CEA-Wert > 6000 ng/ml ist von einer malignen Läsion auszugehen. Das Zystenpunktat einer MCN unterscheidet sich wenig von einer intraduktalen papillär-muzinösen Neoplasie (IPMN). Die IPMN ist als präkanzeröse Läsion zu werten. Das maligne Potenzial hängt von der Lokalisation (Hauptgang oder Seitengang) und der Größe der Läsion sowie der soliden Anteile ab. Eine IPMN, die vom Hauptgang ausgeht, sollte immer reseziert werden, da in 52–92 % der Fälle sich in einem Zeitraum von 8 Jahren ein Karzinom aus dieser Läsion entwickelt. Für Läsionen des Seitengangs gilt dies für 6–46 % (Tanaka et al. 2006). Läsionen, die < 1 cm im MRT oder EUS sind und von einem Seitengang ausgehen, können nach einem Jahr bildgebend kontrolliert werden. Seitengang-Läsionen, die zwischen 1 und 3 cm groß sind und keine soliden Anteile aufweisen, sollten nach 6 Monaten erneut kontrolliert werden. Hingegen müssen Läsionen, die > 3 cm sind oder wandständige Knoten oder eine Zytologie mit höhergradigen Dysplasien aufweisen, reseziert werden. Die IPMN kann multifokal auftreten und verhält sich in diesem Fall eher aggressiver (Brugge et al. 2004). Das seröse Zystadenom wird in 30 % der zystischen Läsionen ohne Anamnese für eine Pankreatitis diagnostiziert und entartet praktisch nie maligne. Das Zystenpunktat ist hier negativ für Muzin, CEA oder Amylase. Es findet sich ein glykogenreiches Epithel in der Zytologie.

21.12 Umgang mit malignomverdächtigen zystischen Läsionen

Bei Verdacht auf einen malignen zystischen Prozess soll ein chirurgisches Vorgehen gewählt werden **(Evidenzgrad 4, Empfehlungsgrad A, starker Konsens)**. In 1 % aller CT-Untersuchungen des Abdomens findet sich eine zystische Läsion des Pankreas als Zufallsbefund (Spinelli et al. 2004). Mehr als zwei Drittel dieser Läsionen sind dysontogentische Zysten oder Pankreaspseudozysten. Die Prävalenz von Pankreaspseudozysten bei der chronischen Pankreatitis liegt bei 20–40 %. Von den zystischen Läsionen, die keine Pankreaspseudozyste darstellen, sondern echte zystische Neoplasien sind, sind 30 % benigne seröse Zystadenome, 45 % der resezierten Läsionen sind muzinös-zystische Tumoren und 25 % intraduktale papillär-muzinöse Neoplasien. Seltener finden sich solide pseudopapilläre Neoplasien oder zystische Azinuszellkarzinome. Zur Einordnung der Artdiagnose mit zystischen Tumoren bei symptomlosen Patienten ist die Frage des Ganganschlusses (IPMN und Pankreaspseuodyzste) und der Größe der zystischen Läsion (Indikation zur Resektion bei IPMN oder Therapieindikation bei Pseudozyste) wesentlich. Die diagnostische Punktion einer zystischen Läsion mittels EUS hilft bei der Unterscheidung zwischen Prämalignom, Malignom und Pseudozyste.

Eine dringliche Indikation zum operativen Vorgehen besteht immer bei Verdacht auf ein Malignom oder eine Vorstufe eines Malignoms, da hier Heilung erzielt werden kann und bei malignen Befunden nach Resektion das 5-Jahres-Überleben bei 63 % liegt (Lerch et al. 2009; Grützmann et al. 2010; Megibow et al. 2011; Werner et al. 2011).

21.13 Transpapilläre oder transmurale Pseudozystendrainage

Vor endoskopischer oder chirurgischer Pseudozystendrainage kann eine Darstellung des Pankreasgangs erfolgen **(Evidenzgrad 3b, Empfehlungsgrad C, starker Konsens)**. Ob vor einer transgastralen oder transduodenalen Zystendrainage eine ERCP mit dem Versuch einer Ableitung der Pseudozyste über die Papille durchgeführt werden soll, wird noch kontrovers diskutiert. Einerseits ist die Ableitung der Pseudozyste über einen Stent im Pankreasgang die »physiologischste« Drainage. Je nach Studie haben 22–57 % der Pankreaspseudozysten eine Verbindung mit dem Pankreasgangsystem (Nealon u. Walser 2003). Eine ERP kann nach heutigem Stand zum Nachweis einer Gangverbindung oder zum Ausschluss einer Pankreasgangruptur (8 % nach akuter nekrotisierender Pankreatitis) einer endoskopischen transmuralen Drainage vorausgehen. Eine transmurale Drainage bei nicht erkannter Pankreasgangruptur oder bei Anschluss der Pankreaspseudozyste an einen stenosierten Pankreasgang ist in Bezug auf einen langfristigen Therapieerfolg weniger Erfolg versprechend. Andererseits liegt die Erfolgsquote der versuchten transpapillären Drainagen bei maximal 60 %. Ein solcher Versuch setzt den Patienten dem Risiko einer ERCP-induzierten Pankreatitis aus, wohingegen die direkte transgastrale oder transduodenale Zystendrainage sehr effektiv und komplikationsarm ist (Lerch et al. 2009; Barthet et al. 2008). Unabdingbar ist eine peri-interventionelle Antibiotikatherapie vor der ERCP, wenn der Verdacht auf Pankreaspseudozysten besteht oder diese die Indikation zur ERCP oder ERP darstellen. Bei Kommunikation mit dem Pankreasgangsystem besteht sonst die Gefahr einer Retention von infiziertem Kontrastmittel. Ohne Antibiotikaprophylaxe steigt die untersuchungsbedingte Inzidenz von infizierten Pseudozysten und Pankreasabszessen nach ERCP an (Barthet et al. 1995).

Für die Praxis

- Pankreaspseudozysten nach akuter oder bei chronischer Pankreatitis sind häufig.
- Meist bilden sie sich spontan zurück und bedürfen keiner Behandlung.
- Pseudozysten, die Symptome verursachen oder zu Komplikationen führen, sollten entweder endoskopisch-interventionell oder chirurgisch behandelt werden.
- Asymptomatische Pseudozysten können behandelt werden, wenn sie sich innerhalb von 6 Wochen nicht zurückbilden oder größer als 5 cm im Durchmesser messen. Grund für die Behandlung ist die hohe Komplikationsrate großer Pseudozysten, auch wenn sie noch keine Symptome verursachen.
- Die Einschätzung von Pankreaspseudozysten erfolgt am besten mittels EUS. Ebenso sollte eine endoskopisch-interventionelle Drainage nur unter EUS-Kontrolle erfolgen.
- Eine Pseudozystendrainage sollte immer unter antibiotischer Abschirmung erfolgen.

Literatur

Aghdassi A, Mayerle J, Kraft M et al (2008) Diagnosis and treatment of pancreatic pseudocysts in chronic pancreatitis. Pancreas 36: 105–112

Ammann RW, Akovbiantz A, Largiader F, Schueler G (1984) Course and outcome of chronic pancreatitis. Longitudinal study of a mixed medical-surgical series of 245 patients. Gastroenterology 86: 820–828

Andrén-Sandberg A, Maleckas A (2003) Pancreatic pseudocysts. Diagnosis, treatment and results in the 2003s. A literature study aiming at evidence based surgery. BIM Publishing, S 262

Balthazar EJ, Freeny PC, van Sonnenberg E (1994) Imaging and intervention in acute pancreatitis. Radiology 193: 297–306

Banks PA, Bollen TL, Dervenis C et al (2013) Classification of acute pancreatitis – 2012: revision of the Atlanta classification and definitions by international consensus. Gut 62: 102–111

Barthet M, Lamblin G, Gasmi M et al (2008) Clinical usefulness of a treatment algorithm for pancreatic pseudocysts. Gastrointest Endosc 67: 245–252

Barthet M, Sahel J, Bodiou-Bertei C, Bernard JP (1995) Endoscopic transpapillary drainage of pancreatic pseudocysts. Gastrointest Endosc 42: 208–213

Bartoli E, Delcenserie R, Yzet T et al (2005) Endoscopic treatment of chronic pancreatitis. Gastroenterol Clin Biol 29: 515–521

Bradley EL 3rd (1993) A clinically based classification system for acute pancreatitis. Summary of the international symposium on acute pancreatitis, Atlanta, Ga, September 11 through 13, 1992. Arch Surg 128: 586–590

Bradley EL, Clements JL Jr, Gonzalez AC (1979) The natural history of pancreatic pseudocysts: a unified concept of management. Am J Surg 137: 135–141

Bradley EL, Gonzalez AC, Clements JL Jr (1976) Acute pancreatic pseudocysts: incidence and implications. Ann Surg 184: 734–737

Brugge WR, Lewandrowski K, Lee-Lewandrowski E et al (2004) Diagnosis of pancreatic cystic neoplasms: a report of the cooperative pancreatic cyst study. Gastroenterology 126: 1330–1336

Cheruvu CV, Clarke MG, Prentice M, Eyre-Brook IA (2003) Conservative treatment as an option in the management of pancreatic pseudocyst. Ann R Coll Surg Engl 85: 313–316

Gouyon B, Levy P, Ruszniewski P et al (1997) Predictive factors in the outcome of pseudocysts complicating alcoholic chronic pancreatitis. Gut 41: 821–825

Grützmann R, Niedergethmann M, Pilarsky C, Klöppel G, Saeger HD (2010) Intraductal papillary mucinous tumors of the pancreas: biology, diagnosis, and treatment. Oncologist 15: 1294–1309

Hoffmeister A, Mayerle J, Beglinger C et al (2012) [S3-Consensus guidelines on definition, etiology, diagnosis and medical, endoscopic and surgical management of chronic pancreatitis German Society of Digestive and Metabolic Diseases (DGVS)]. Z Gastroenterol 50: 1176–1224

Johnson MD, Walsh RM, Henderson JM et al (2009) Surgical versus nonsurgical management of pancreatic pseudocysts. J Clin Gastroenterol 43: 586–590

Lehman GA (1999) Pseudocysts. Gastrointest Endosc 49: S81–84

Lerch MM, Stier A, Wahnschaffe U, Mayerle J (2009) Pancreatic pseudocysts: observation, endoscopic drainage, or resection? Dtsch Arztebl Int 106: 614–621

Linder JD, Geenen JE, Catalano MF (2006) Cyst fluid analysis obtained by EUS-guided FNA in the evaluation of discrete cystic neoplasms of the pancreas: a prospective single-center experience. Gastrointest Endosc 64: 697–702

Maringhini A, Uomo G, Patti R et al (1999) Pseudocysts in acute nonalcoholic pancreatitis: incidence and natural history. Dig Dis Sci 44: 1669–1673

Mayerle J, Hoffmeister A, Werner J et al (2013) Chronic pancreatitis – definition, etiology, investigation and treatment. Dtsch Arztebl Int 110: 387–393

Megibow AJ, Baker ME, Gore RM, Taylor A (2011) The incidental pancreatic cyst. Radiol Clin North Am 49: 349–359

Nealon WH, Walser E (2003) Duct drainage alone is sufficient in the operative management of pancreatic pseudocyst in patients with chronic pancreatitis. Ann Surg 237: 614–620; discussion 620–612

Neoptolemos JP (1993) Acute pancreatitis. Lancet 342: 1061

NIH state-of-the-science statement on endoscopic retrograde cholangiopancreatography (ERCP) for diagnosis and therapy. NIH Consens State Sci Statements 2002;19: 1–26

Spinelli KS, Fromwiller TE, Daniel RA et al (2004) Cystic pancreatic neoplasms: observe or operate. Ann Surg 239: 651–657; discussion 657–659

Tanaka M, Chari S, Adsay V et al (2006) International consensus guidelines for management of intraductal papillary mucinous neoplasms and mucinous cystic neoplasms of the pancreas. Pancreatology 6: 17–32

Traverso LW, Tompkins RK, Urrea PT, Longmire WP Jr (1979) Surgical treatment of chronic pancreatitis. Twenty-two years' experience. Ann Surg 190: 312–319

Usatoff V, Brancatisano R, Williamson RC (2000) Operative treatment of pseudocysts in patients with chronic pancreatitis. Br J Surg 87: 1494–1499

Varadarajulu S, Christein JD, Tamhane A, Drelichman ER, Wilcox CM (2008) Prospective randomized trial comparing EUS and EGD for transmural drainage of pancreatic pseudocysts (with videos). Gastrointest Endosc 68: 1102–1111

Werner JB, Bartosch-Härlid A, Andersson R (2011). Cystic pancreatic lesions: current evidence for diagnosis and treatment. Scand J Gastroenterol 46: 773–788

Operative Gangdrainage bei chronischer Pankreatitis

Tobias Keck, Ulrich T. Hopt

H. G. Beger et al. (Hrsg.), *Erkrankungen des Pankreas*,
DOI 10.1007/978-3-642-37964-2_22, © Springer-Verlag Berlin Heidelberg 2013

Die intraduktale Druckerhöhung mit Pankreasgangstenosen und Pankreasgangsteinen als Korrelat der Abflussstörung kann zur Schmerzgenese und Auslösung von Schmerzattacken bei der chronischen Pankreatitis beitragen. Eine Entlastung des Pankreasganges unter Einbeziehung von Pankreasgängen II. und III. Ordnung kann hierbei gute Ergebnisse mit Schmerzfreiheit liefern. Während die klassischen reinen Drainageoperationen mit laterolateraler Pankreatikojejunostomie im Langzeitverlauf in der Mehrzahl der Fälle nicht zu einer Schmerzfreiheit führen, liefern die Hybridverfahren mit Erweiterung der Drainageoperation auf den Pankreaskopf vergleichbare Ergebnisse zu den resezierenden Verfahren. Sollte eine Rekanalisation der Pfortader nicht möglich sein oder ein fixierter und langstreckiger Pfortaderverschluss vorliegen, so findet sich in dieser Indikation eine gute Einsatzmöglichkeit für die drainierenden oder besser noch die erweitert drainierenden Verfahren.

22.1 Einleitung

Die pathophysiologische progressive Inflammation des Pankreas bei der chronischen Pankreatitis wird begleitet von einer progredienten Zerstörung von Pankreasgewebe bis zur kompletten Parenchymzerstörung des Pankreas. Dieser Parenchymverlust ist begleitet von exokrinem und endokrinem Funktionsverlust der Drüse mit der Entwicklung eines Diabetes mellitus und Malabsorptionssyndrom. Die Erkrankung führt in der Summe ihrer Folgen zu einer 4-fach erhöhten Mortalität im Vergleich zur Normalbevölkerung (Nøjgaard et al. 2011), die Inzidenz des Pankreaskarzinoms beträgt im Verlauf der chronischen Pankreatitis ca. 3 % und führt damit zu einer 10-fach erhöhten Inzidenz im Vergleich zur Normalbevölkerung (Lankisch et al. 1993).

Indikation zur Operation der chronischen Pankreatitis besteht zum Ersten bei therapierefraktären Schmerzen und zum Zweiten bei Komplikationen durch die Pankreatitis wie Duodenalstenose, Gallengangsstenosen oder symptomatischen Pseudozysten. Seltene Indikationen sind pankreatikopleurale Fisteln, ein diskonnektierter Pankreasgang mit pankreatogenem Aszites oder der Verdacht auf eine sekundäre Pankreasneoplasie. Der Schrittmacher der Entzündung der chronischen Pankreatitis ist der entzündlich veränderte Pankreaskopfpseudotumor, weshalb sich operative Behandlungsstrategien, die den Pankreaskopf adressieren (Beger-Operation, pyloruserhaltende Pankreaskopfresektion, Whipple-Operation) vielerorts als Standardverfahren für die Behandlung der chronischen Pankreatitis etabliert haben.

Operative Verfahren zur Behandlung der chronischen Pankreatitis müssen sich an deren Effizienz zur Beseitigung der zur Operation führenden Indikation messen. Diese Parameter sind die Beseitigung von Schmerzen und die Beherrschung assoziierter Organkomplikationen. In der Langzeitbeurteilung gelten die Lebensqualität, die berufliche und soziale Rehabilitation sowie der exokrine und endokrine Funktionserhalt des Pankreas als wichtige Zielgrößen zur Beurteilung der Effizienz einer operativen Technik.

22.2 Rationale der Gangdrainage

Eine wichtige Theorie der Schmerzentstehung bei der chronischen Pankreatitis geht von einer Druckerhöhung im Pankreasgangsystem als kontribuierender oder auslösender Faktor für die Schmerzentstehung der Schmerzattacken bei chronisch rezidivierender Pankreatitis aus. Ursache sind in der Regel kalzifizierende und fibrosierende Prozesse im Pankreasgangsystem, die zu Stenosen und Abflussbehinderungen führen. Da die Pathogenese des Schmerzes im Rahmen der chronischen Pankreatitis vielschichtige, den Komponenten »periphere Nozizeption«, »periphere/pankreatische Nozizeption und Neuroplastizität« sowie »zentrale Neuropathie und Neuroplastizität« genügende, differenzierte Strategien der Schmerzbehandlung erfordern (Demir et al. 2011), sind nicht nur die Mechanismen, die eine Entfernung der Nozizeptoren durch chirurgische Entfernung des Pankreaskopfes erreichen, effizient.

Für endoskopische Verfahren mit dem Ziel der Entlastung des Pankreasgangsystems (Endoprothesen, Stein-

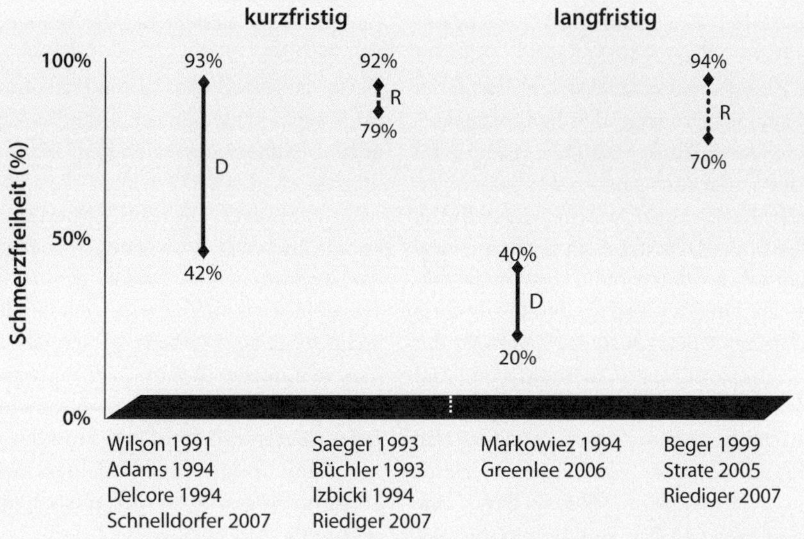

Abb. 22.1 Drainage (D) vs. Resektion (R) zur Schmerzkontrolle bei chronischer Pankreatitis. Kurzfristige Schmerzkontrolle ist auch durch drainierende Operationen (D) gegeben. Langfristig sind die resezierenden Verfahren (R) in Hinblick auf die Schmerzfreiheit überlegen

extraktion, Steinzertrümmerung und Gangdilatation) konnte eine temporäre Schmerzlinderung für etwa ein Jahr gezeigt werden (Ponchon et al. 1995). In einer großen multizentrischen Studie (Rösch et al. 2002) konnte des Weiteren dargelegt werden, dass durch multiple Interventionen etwa 65 % der Patienten schmerzfrei waren und die Rate an Patienten, die chirurgisch behandelt werden musste, gesenkt werden konnte. Diese Maßnahmen sind einschränkend mit rezidivierenden Krankenhausaufenthalten und damit verbundener Berufsunfähigkeitassoziiert, da Stentwechsel etwa in dreimonatigem Abstand erfolgen müssen (Bartoli et al. 2005; Kahl et al. 2003). In der Langzeitbeobachtung dieser Patienten zeigt sich weiterhin, dass 49 % der Patienten nach nicht erfolgreicher endoskopischer Therapie nach einem Jahr operiert werden mussten.

Diese Ergebnisse konnten jüngst zwei aktuelle prospektiv randomisiert kontrollierte Studien bestätigen. Hier zeigte sich, dass die chirurgische Therapie der endoskopischen Therapie in den wichtigen Therapiezielen primärer Erfolg der Maßnahme, Schmerzbehandlung und Lebensqualität überlegen ist (Cahen et al. 2007; Díte et al. 2003). Insbesondere die Studie von Cahen und Koautoren ist in Zusammenhang mit diesem Kapitel interessant, da in dieser Studie die operative Gangdrainage mit der interventionellen Gangdrainage verglichen wurde. Für spezielle, seltenere Indikationen wie die isolierte proximale Pankreasgangstenose ohne entzündlichen Pankreaskopftumor und ohne Kalzifikationen kann die endoskopische Gangdrainage auch einen langfristigen Therapieerfolg gewährleisten.

22.3 Indikation zur operativen Gangdrainage und Verfahrenswahl

Bei der Mehrzahl der Patienten mit chronischer Pankreatitis (ca. 85 %) zeigt sich ein entzündlicher Pseudotumor im Pankreaskopf, der durch rein drainierende Operationen nicht adäquat chirurgisch adressiert wird (Keck et al. 2009). Bei isoliertem Gangaufstau haben drainierende Verfahren dennoch eine Indikation. Für die laterolaterale Pankreatikojejunostomie konnte eine deutliche Überlegenheit gegenüber der rein endoskopischen Therapie gezeigt werden (Cahen et al. 2007). Insgesamt weisen die drainierenden operativen Verfahren jedoch weniger gute Langzeitergebnisse auf (Abb. 22.1) (Adams et al. 1994; AGA 1998; Beger et al. 1999; Büchler et al. 1995; Delcore et al. 1994; Greenlee et al. 1990; Izbicki et al. 1994; Jimenez et al. 2003; Riediger et al. 2007; Saeger et al. 1995; Schnelldorfer et al. 2007; Strate et al. 2005; Wilson et al. 1992).

Indikationen für eine operative Gangdrainage

- Erweitertes Pankreasgangsystem >7 mm ohne entzündlichen Pankreaskopftumor
- Aufstau des Pankreasgangs bei portaler Hypertension mit Verschluss der mesenterikoportalen Achse
- Small Duct chronische Pankreatitis

Drainierende Verfahren sind insbesondere in seltenen Fällen von einem stark erweiterten Pankreasgangsystem ohne entzündlichen Pankreaskopftumor (Büchler u. Warshaw 2008) Erfolg versprechend. Diese Verfahren ermöglichen eine laterale Drainage des Pankreassekretes durch eine laterolaterale Pankreatikojejunostomie im linksseitigen (Puestow) oder auch pankreaskorpusseitigen (Partington-Rochelle) Pankreasgangsystem (Mannell et al. 1988; Taylor et al. 1981). Pankreassteine im gesamten Pankreasgangsystem können so entfernt und segmentale Stenosen beseitigt werden. Entscheidend für den Erfolg eines drainierenden Verfahrens scheint auch der Zeitpunkt der Intervention zu sein. Nealon (Nealon u. Thompson 1993) konnte in einer kleinen Studie mit 18 Patienten in prospektiver Nachbeobachtung zeigen, dass in der operativen Gruppe im Vergleich zur konservativ behandelten Gruppe die Dekompression des Pankreasgangsystems durch eine Partington-Rochelle-Operation den Funktionsverlust der Drüse verlangsamen kann. Diese Ergebnisse können alternativ jedoch auch durch eine endoskopische Gangdrainage erreicht werden (Binmoeller et al. 1995).

Übersicht über teilweise historische Verfahren zur operativen Gangdrainage in der Behandlung der chronischen Pankreatitis

- **Operation nach Puestow und Gillesby (1958):** laterolaterale Dekompression des Pankreasgangs im Pankreasschwanz bis zum Pankreaskörper. Historisches Verfahren.
- **Operation nach Partington-Rochelle (1960):** laterolaterale Dekompression des Pankreasgangs unter Einschluss der Nebengänge. Primäre Schmerzfreiheit bei 61–90 %. Rezidivierende Schmerzen bei 30 % nach 3–5 Jahren (Mannell et al. 1988; Taylor et al. 1981).
- **Operation nach Frey (1987):** laterolaterale Dekompression des Pankreasgangs in Verbindung mit einer Ausschälung des Pankreaskopfes. Dieses Verfahren verbindet die Einfachheit der drainierenden Operation mit der Entlastung des Pankreaskopfes und kann daher als Hybridverfahren gelten. Die Ergebnisse sind den rein drainierenden Verfahren deutlich überlegen (siehe Text) (Frey u. Smith 1987; Frey u. Amikura 1994).
- **Operation nach Izbicki (1998):** V-förmige Exzision des Parenchyms der Pankreasvorderfläche mit Einbeziehung des Pankreaskopfes für die Indikation der Small Duct chronischen Pankreatitis mit einem Gangdiameter von 3 mm oder weniger (Izbicki 1998).

Eine weitere Indikation für die Verfahren der operativen Gangdrainage besteht bei der malignen Transformation der Pfortader mit ausgeprägter Kollateralisierung bei fixierter langstreckiger Pfortaderstenose. Für die kurzstreckige segmentale Stenose ohne Verschluss der Pfortader oder mesenterikoportalen venösen Gefäßachse konnten Blöchle et al. (1997) zeigen, dass bei der segmentalen nicht-okklusiven portalen Hypertension durch die dekomprimierende Entfernung von **Stenosen** im Rahmen der Resektion des Pankreaskopfes der mesenterikoportale venöse Abfluss wiederhergestellt werden konnte. Für den nicht fixierten **Pfortaderverschluss** konnten wir nach interventioneller Rekanalisierung zeigen, dass eine operative Resektion des Pankreaskopfes mit anschließendem freien mesenterikoportalen Fluss erreicht werden kann und somit drainierende Verfahren nicht obligat in dieser Situation eingesetzt werden müssen (◘ Abb. 22.2) (Adam et al. 2004).

Eine das gesamte Organ betreffende »small duct disease« ohne sichtbare Erweiterung des Pankreasgangs, die differenzialdiagnostisch von der zunehmend diagnostizierten Autoimmunpankreatitis abzugrenzen ist, ist durch eine Pankreaskopfresektion nicht adäquat behandelt (Rossi et al. 1987). Für diese seltene Entität wurde das Verfahren der **V-förmigen Exzision** der Pankreasvorderfläche unter Einbeziehung des Pankreaskopfes beschrieben (Izbicki et al. 1998), welches als Drainageverfahren zu einer langfristigen Schmerzfreiheit und Verbesserung der Lebensqualität bei mehr als 85 % der behandelten Patienten führte (Yekebas et al. 2006).

Als Hybrid-OP mit partieller Resektion des Pankreaskopfes wird häufig auch die Frey-Operation bei den drainierenden Verfahren zur Behandlung der chronischen Pankreatitis genannt. Es handelt sich hierbei um eine umschriebene Ausschälung im Pankreaskopfbereich mit einer longitudinalen Pankreatikojejunostomie im Pankreasgangbereich (Frey u. Amikura 1994; Frey u. Smith 1987). Es ist zu ergänzen, dass die Frey-Operation unter Erweiterung der Drainage auf eine ausreichende Resektion des entzündlichen Pankreaskopftumors hervorragende Langzeitergebnisse im Vergleich zur klassischen Drainageoperation liefert. Die Frey-Operation liefert hierbei in vergleichenden Studien zu den resezierenden Verfahren keine wesentlichen Unterschiede in Hinblick auf Schmerzfreiheit, Lebensqualität sowie endokrine und exokrine Funktion des Organs (Izbicki et al. 1995, 1997; Keck et al. 2010, 2012; Strate et al. 2005) (◘ Tab. 22.1).

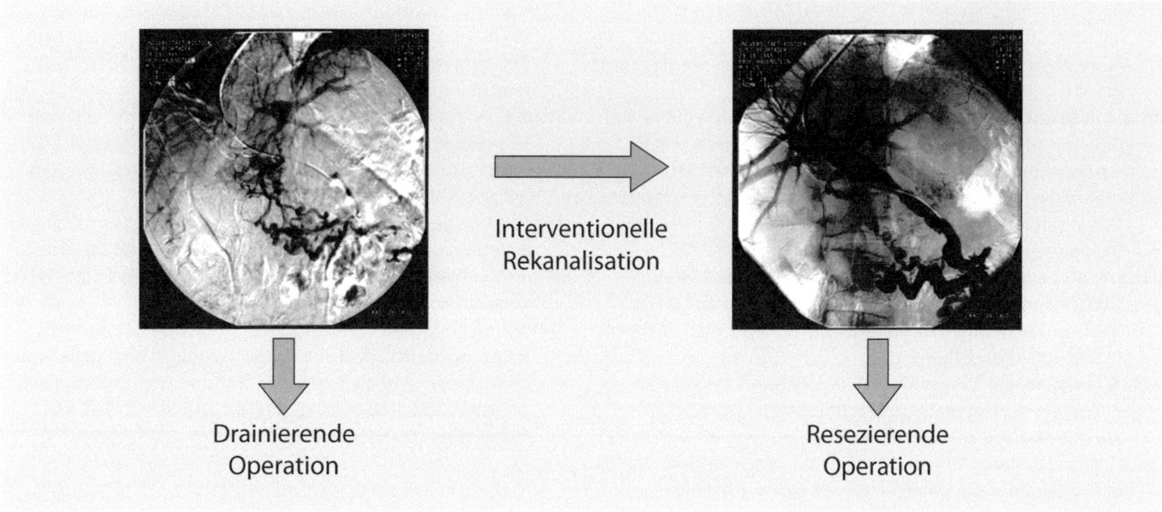

Abb. 22.2 Alternatives Vorgehen zur operativen Gangdrainage bei chronischer Pankreatitis bei portalvenösem Verschluss mit maligner Transformation der Pfortader und Kollateralisierung: interventionelle Rekanalisierung und Pankreaskopfresektion (Beger-OP oder pylorus-erhaltende Pankreaskopfresektion). (Adam et al. 2004)

Tab. 22.1 Vergleichende Untersuchungen zur Frey-Operation vs. Beger-Operation

Autor/Jahr	Beger vs. Frey (n)	Unterschiede	Follow-up-Zeit
Izbicki et al. 1995	20 vs. 22	NS	≈ 1,5 Jahre
Izbicki et al. 1997 f/u	38 vs. 36	NS	≈ 2,5 Jahre
Strate et al. 2005 f/u	34 vs. 33	NS	≈ 9 Jahre
Keck et al. 2010 u. 2012	42 vs. 50	NS	≈ 5 Jahre

NS = keine Unterschiede bezüglich Schmerzen, Lebensqualität sowie endokrinem und exokrinem Funktionserhalt; f/u = erweiterte Nachuntersuchungsstudie des Patientenguts

Literatur

Adam U, Makowiec F, Riediger H et al (2004) Pancreatic head resection for chronic pancreatitis in patients with extrahepatic generalized portal hypertension. Surgery 135: 411–418. doi: 10.1016/j.surg.2003.08.021

Adams DB, Ford MC, Anderson MC (1994) Outcome after lateral pancreaticojejunostomy for chronic pancreatitis. Ann Surg 219: 481–487; discussion 487–489

AGA (1998) American Gastroenterological Association Medical Position Statement: treatment of pain in chronic pancreatitis. Gastroenterology 115: 763–764

Bartoli E, Delcenserie R, Yzet T et al (2005) Endoscopic treatment of chronic pancreatitis. Gastroenterol Clin Biol 29: 515–521

Beger HG, Schlosser W, Friess HM, Büchler MW (1999) Duodenum-preserving head resection in chronic pancreatitis changes the natural course of the disease: a single-center 26-year experience. Ann Surg 230: 512–519; discussion 519–523

Binmoeller KF, Jue P, Seifert H et al (1995) Endoscopic pancreatic stent drainage in chronic pancreatitis and a dominant stricture: long-term results. Endoscopy 27: 638–644. doi: 10.1055/s-2007-1005780

Bloechle C, Busch C, Tesch C et al (1997) Prospective randomized study of drainage and resection on non-occlusive segmental portal hypertension in chronic pancreatitis. Br J Surg 84: 477–482

Büchler MW, Friess H, Müller MW et al (1995) Randomized trial of duodenum-preserving pancreatic head resection versus pylorus-preserving Whipple in chronic pancreatitis. Am J Surg 169: 65–69; discussion 69–70

Büchler MW, Warshaw AL (2008) Resection versus drainage in treatment of chronic pancreatitis. Gastroenterology 134: 1605–1607. doi: 10.1053/j.gastro.2008.03.029

Cahen DL, Gouma DJ, Nio Y et al (2007) Endoscopic versus surgical drainage of the pancreatic duct in chronic pancreatitis. N Engl J Med 356: 676–684. doi: 10.1056/NEJMoa060610

Delcore R, Rodriguez FJ, Thomas JH et al (1994) The role of pancreatojejunostomy in patients without dilated pancreatic ducts. Am J Surg 168: 598–601; discussion 601–602

Demir IE, Tieftrunk E, Maak M et al (2011) Pain mechanisms in chronic pancreatitis: of a master and his fire. Langenbecks Arch Surg 396: 151–160. doi: 10.1007/s00423-010-0731-1

Díte P, Ruzicka M, Zboril V, Novotný I (2003) A prospective, randomized trial comparing endoscopic and surgical therapy for chronic pancreatitis. Endoscopy 35: 553–558. doi: 10.1055/s-2003-40237

Frey CF, Amikura K (1994) Local resection of the head of the pancreas combined with longitudinal pancreaticojejunostomy in the management of patients with chronic pancreatitis. Ann Surg 220: 492–504; discussion 504–507

Frey CF, Smith GJ (1987) Description and rationale of a new operation for chronic pancreatitis. Pancreas 2: 701–707

Greenlee HB, Prinz RA, Aranha GV (1990) Long-term results of side-to-side pancreaticojejunostomy. World J Surg 14: 70–76

Izbicki JR, Bloechle C, Broering DC et al (1998) Longitudinal V-shaped excision of the ventral pancreas for small duct disease in severe chronic pancreatitis: prospective evaluation of a new surgical procedure. Ann Surg 227: 213–219

Izbicki JR, Bloechle C, Knoefel WT et al (1994) Complications of adjacent organs in chronic pancreatitis managed by duodenum-preserving resection of the head of the pancreas. Br J Surg 81: 1351–1355

Izbicki JR, Bloechle C, Knoefel WT et al (1995) Duodenum-preserving resection of the head of the pancreas in chronic pancreatitis. A prospective, randomized trial. Ann Surg 221: 350–358

Izbicki JR, Bloechle C, Knoefel WT et al (1997) [Drainage versus resection in surgical therapy of chronic pancreatitis of the head of the pancreas: a randomized study]. Chirurg 68: 369–377

Jimenez RE, Fernandez-Del Castillo C, Rattner DW, Warshaw AL (2003) Pylorus-preserving pancreaticoduodenectomy in the treatment of chronic pancreatitis. World J Surg 27: 1211–1216. doi: 10.1007/s00268-003-7240-0

Kahl S, Zimmermann S, Pross M et al (2003) [Endoscopic biliary drainage in patients with pancreatic cancer]. Zentralbl Chir 128: 406–410. doi: 10.1055/s-2003-40037

Keck T, Adam U, Makowiec F et al (2012) Short- and long-term results of duodenum preservation versus resection for the management of chronic pancreatitis: a prospective, randomized study. Surgery 152: S95–S102. doi: 10.1016/j.surg.2012.05.016

Keck T, Marjanovic G, Fernandez-del Castillo C et al (2009) The inflammatory pancreatic head mass: significant differences in the anatomic pathology of German and American patients with chronic pancreatitis determine very different surgical strategies. Ann Surg 249: 105–110. doi: 10.1097/SLA.0b013e31818ef078

Keck T, Wellner UF, Riediger H et al (2010) Long-term outcome after 92 duodenum-preserving pancreatic head resections for chronic pancreatitis: comparison of Beger and Frey procedures. J Gastrointest Surg 14: 549–556. doi: 10.1007/s11605-009-1119-9

Lankisch PG, Löhr-Happe A, Otto J, Creutzfeldt W (1993) Natural course in chronic pancreatitis. Pain, exocrine and endocrine pancreatic insufficiency and prognosis of the disease. Digestion 54: 148–155

Mannell A, Adson MA, McIlrath DC, Ilstrup DM (1988) Surgical management of chronic pancreatitis: long-term results in 141 patients. Br J Surg 75: 467–472

Nealon WH, Thompson JC (1993) Progressive loss of pancreatic function in chronic pancreatitis is delayed by main pancreatic duct decompression. A longitudinal prospective analysis of the modified puestow procedure. Ann Surg 217: 458–466; discussion 466–468

Nøjgaard C, Becker U, Matzen P et al (2011) Progression from acute to chronic pancreatitis: prognostic factors, mortality, and natural course. Pancreas 40: 1195–1200. doi: 10.1097/MPA.0b013e318221f569

Ponchon T, Bory RM, Hedelius F et al (1995) Endoscopic stenting for pain relief in chronic pancreatitis: results of a standardized protocol. Gastrointest Endosc 42: 452–456

Riediger H, Adam U, Fischer E et al (2007) Long-term outcome after resection for chronic pancreatitis in 224 patients. J Gastrointest Surg 11: 949–959; discussion 959–960. doi: 10.1007/s11605-007-0155-6

Rösch T, Daniel S, Scholz M et al (2002) Endoscopic treatment of chronic pancreatitis: a multicenter study of 1000 patients with long-term follow-up. Endoscopy 34: 765–771. doi: 10.1055/s-2002-34256

Rossi RL, Rothschild J, Braasch JW et al (1987) Pancreatoduodenectomy in the management of chronic pancreatitis. Arch Surg 122: 416–420

Saeger HD, Schwall G, Trede M (1995) [The Whipple partial duodenopancreatectomy – its value in the treatment of chronic pancreatitis]. Zentralbl Chir 120: 287–291

Schnelldorfer T, Lewin DN, Adams DB (2007) Operative management of chronic pancreatitis: longterm results in 372 patients. J Am Coll Surg 204: 1039–1045; discussion 1045–1047. doi: 10.1016/j.jamcollsurg.2006.12.045

Strate T, Taherpour Z, Bloechle C et al (2005) Long-term follow-up of a randomized trial comparing the beger and frey procedures for patients suffering from chronic pancreatitis. Ann Surg 241: 591–598

Taylor RH, Bagley FH, Braasch JW, Warren KW (1981) Ductal drainage or resection for chronic pancreatitis. Am J Surg 141: 28–33

Wilson TG, Hollands MJ, Little JM (1992) Pancreaticojejunostomy for chronic pancreatitis. Aust N Z J Surg 62: 111–115

Yekebas EF, Bogoevski D, Honarpisheh H et al (2006) Long-term follow-up in small duct chronic pancreatitis: a plea for extended drainage by »V-shaped excision« of the anterior aspect of the pancreas. Ann Surg 244: 940–946; discussion 946–948. doi: 10.1097/01.sla.0000246914.25884.e9

Duodenumerhaltende Pankreaskopfresektion

Ansgar M. Chromik, Waldemar Uhl, Hans G. Beger

H. G. Beger et al. (Hrsg.), *Erkrankungen des Pankreas*,
DOI 10.1007/978-3-642-37964-2_23, © Springer-Verlag Berlin Heidelberg 2013

Die duodenumerhaltende Pankreaskopfresektion hat in den letzten 20 Jahren das operative Spektrum bei der Behandlung der chronischen Pankreatitis nachhaltig erweitert. Insbesondere bei Patienten mit einem entzündlichen Kopftumor erlaubt diese von Beger entwickelte Methode, eine organ- und funktionserhaltende Resektion des entzündlich veränderten Pankreaskopfes mit einer maximalen Dekompression von Pankreasgang, Gallengang und Pfortaderachse. In der Folgezeit kamen weitere Modifikationen wie die duodenumerhaltende Pankreaskopfresektion nach Frey, die Berner Modifikation oder die »Longitudinal V-shaped Excision« hinzu. Diese Verfahren unterscheiden sich voneinander u. a. im Resektionsausmaß des Kopfbereichs, im Ausmaß der Pfortaderdekompression, in der Einbeziehung einer biliodigestiven Anastomose sowie insgesamt im technischen Aufwand der Pankreasanastomose und im Schwierigkeitsgrad.

23.1 Indikationen

Es gilt als allgemein anerkannt, dass die initiale Therapie einer CP primär konservativ und symptomorientiert eingeleitet wird. Jedoch kommt es in vielen Fällen zu einem sekundären oder auch primären Versagen dieser Therapie. Spätestens zu diesem Zeitpunkt sollte ein erfahrener Pankreaschirurg mit in die therapeutischen Überlegungen mit einbezogen werden.

Zu den wichtigsten Operationsindikationen bei CP zählen die therapierefraktären Schmerzen, die ein Leitsymptom der CP darstellen und zu einem erheblichen Maß die reduzierte Lebensqualität der Patienten bestimmen (◘ Tab. 23.1). Die Schmerzentstehung wird als ein multifaktorieller Prozess aus intraduktaler und intraparenchymatöser Druckerhöhung sowie neuromodulatorischen Vorgängen der peripankreatischen Nozizeption verstanden (Ceyhan et al. 2010). Als Schrittmacher dieser Vorgänge wird der Kopf des Pankreas verstanden, was Resektion von Parenchym im Kopfbereich sinnvoll macht (Beger u. Büchler 1990).

Aus der häufigen Lokalisation von entzündlichen Tumoren im Pankreaskopf und der anatomischen Nähe zu Nachbarorganen und Strukturen lassen sich weitere OP-Indikationen direkt ableiten. Dazu zählen die Duodenalstenose mit Passagestörung sowie die Stenosierung des intrapankreatischen Ductus choledochus. Eine in ihrer Bedeutung häufig unterschätzte Indikation zur Operation stellt die fortschreitende lokale Kompromittierung der venösen mesentericoportalen Achse mit V. mesenterica sup., V. portae und V. lienalis durch einen entzündlichen Pankreaskopftumor dar. Hier kann eine zunehmende Stenosierung bei ausbleibender Operation letztendlich in einem vollständigen Verschluss der venösen Gefäßachse resultieren. Die Folge sind portale Hypertension mit ihren weitreichenden deletären und prognoselimitierenden Komplikationen.

Weitere seltenere Indikationen sind große Pseudozysten oder interne Pankreasfisteln (z. B. pankreatico-pleurale Fisteln). Die Ausbildung eines Pseudoaneurysmas im Stromgebiet von Truncus coeliacus oder A. mesenterica sup. mit lebensbedrohlichen akuten Blutungsereignissen kann – bei Versagen von interventionell-radiologischen Maßnahmen (Coling, Stenting) – eine dringliche Indikation zur Operation darstellen. Unbestritten stellt der Malignitätsverdacht eines Pankreaskopftumors immer eine OP-Indikation dar.

23.2 Ziele und Spektrum der operativen Therapie

Schmerzreduktion, Verbesserung der Lebensqualität und Vermeidung der o. g. Organ- und Gefäßkomplikationen (Duodenalstenose, Gallengangsstenose, Pfortaderthrombose) sollten die Ziele der chirurgischen Therapie sein. Eine optimale operative Therapie sollte darüber hinaus mit geringer Morbidität und Letalität behaftet sein, eine geringe Rezidivquote haben und die endokrine und exokrine Funktion des Organs möglichst erhalten. Prinzipiell richtet sich die operative Therapie der CP nach dem

Tab. 23.1 Operationsindikation bei chronischer Pankreatitis

OP-Indikation	Häufigkeit/Bedeutung
Therapierefraktäre Schmerzen	+++/+++
Entzündlicher Pankreaskopftumor	+++/+++
Choledochusstenose	++/++
Duodenalstenose	++/+
Stenosen im venösen mesentericoportalen Stromgebiet	+/+++
Arterielle Gefäßkomplikationen (Pseudoaneurysma)	+/++
Pseudozysten im Pankreaskopf	++/+

pathomorphologischen Befund des individuellen Patienten. Hier ergibt sich naturgemäß ein breites Spektrum an operativen Eingriffen – zwischen resezierenden und drainierenden Eingriffen. Am einen Ende des Spektrums standen in der Historie zunächst die resezierenden Eingriffe wie die Duodenohemipankreatektomie, die entweder als klassische Duodenohemipankreatektomie (kDHP) nach Kausch-Whipple (Kausch 1912; Whipple et al. 1935) oder als pyloruserhaltende Variante (ppDHP) nach Traverso-Longmire (Traverso et al. 1978) durchgeführt wurde. Am anderen Ende des Spektrums standen reine Drainage-Operationen wie die longitudinale Pankreatikojejunostomie nach Partington-Rochelle (1960).

Obwohl kDHP und ppDHP effektiv die Organkomplikationen der CP beheben können, waren die Langzeitergebnisse nicht immer zufriedenstellend (Forssmann et al. 1997). Beide Operationen führen zu erheblichem Verlust von Pankreasparenchym und zum Verlust des Duodenums mit entsprechender möglicher Kompromittierung der endokrinen und exokrinen Funktion. Weitere Langzeitfolgen nach DHP sind rezidivierende Cholangitiden, Magenausgangsstenosen oder Ulzerationen im Anastomosenbereich (Hildebrand et al. 2011; Jimenez et al. 2000). Daher sollen im Folgenden die unterschiedlichen organerhaltenden Operationsmethoden bei CP mit entzündlichem Kopftumor erläutert werden (Tab. 23.2).

23.3 Duodenumerhaltende Pankreaskopfresektion nach Beger

Für die häufig vorkommende chronische Kopfpankreatitis mit entsprechendem entzündlichem Kopftumor stellt die duodenumerhaltende Pankreaskopfresektion (DEPKR) innerhalb des operativen Spektrums ein etabliertes Verfahren dar, das sowohl drainierende als auch resezierende Elemente in sich vereint. In der von Beger 1972 entwickelten und im Jahr 1980 erstmals publizierten DEPKR (Beger et al. 1980) wird nach Durchtrennung des Organs auf Pfortaderebene eine subtotale Resektion des Pankreaskopfes einschließlich Processus uncinatus vorgenommen, wobei an der Konkavität des Duodenums und im Bereich der dorsalen Pankreaskapsel ein schmaler Parenchymrest verbleibt. Im Anschluss erfolgt je eine pankreatojejunale Anastomose auf die linksseitige Resektionsfläche und auf den verbleibenden Parenchymanteil im Pankreaskopfrest über eine gemeinsame, nach Y-Roux ausgeschaltete Schlinge. Wird durch die subtotale Kopfresektion allein noch keine ausreichende Dekompression des präpapillären intrapankreatischen Ductus choledochus erzielt, muss ggf. eine partielle Eröffnung des Ductus choledochus erfolgen und der intrapankreatische Anteil des Ductus choledochus in die jejunale Anastomose im Sinne einer bilio-enterischen Ableitung mit einbezogen werden, was in ca. 25 % der Fälle notwendig wird (Beger et al. 1980, 1999; Beger 1987). Bei ausgeprägter Stenose des Pankreasganges und konsekutiver Gangdilatation nach links wurde von Beger eine weitere Modifikation beschrieben, bei der zwischen der linksseitigen Resektionsfläche und dem Jejunum keine termino-terminale, sondern – nach Gangeröffnung nach linksseitig – eine latero-terminale Pankreatikojejunostomie vorgenommen wird (Beger 1987), was in knapp 10 % der Fälle indiziert ist (Beger et al. 1999). Prinzipiell sollte bei der DEPKR das resezierte Gewebe per Schnellschnitt auf das Vorliegen eines okkulten Pankreaskarzinoms untersucht werden, da hierdurch das Resektionsmaß auf eine onkologische Operation (kDHP/ppDHP) erweitert werden muss.

Vorteile der DEPKR sind geringe Morbiditätsraten (15–32 %), äußerst geringe Letalitätsraten (0–3 %) und eine dauerhafte Verbesserung der Schmerzsymptomatik bei 75–88 % der Patienten (Beger et al. 1999; Büchler et al. 1997). Entscheidend ist, dass bei dieser Operation – im Gegensatz zur kDHP oder ppDHP – die gastroduodenale und die bilioduodenale Passage erhalten bleiben. Die organerhaltende und parenchymsparende Resektionsweise ermöglicht es, ein Maximum an endokriner und exokriner Funktion zu bewahren (Büchler et al. 1997). Allerdings machen die komplette Freipräparation der Pfortaderachse, die Durchtrennung des Pankreas und die zwei Pankreasanastomosen diese Operation zu einem anspruchsvollen Eingriff, insbesondere bei portaler Hypertension (Tab. 23.2).

23.4 DEPKR nach Frey

In der Folgezeit wurden einige Varianten der initial von Beger beschriebenen DEPKR in das chirurgische Methodenspektrum aufgenommen (Tab. 23.2). Bei der von Frey

■ Tab. 23.2 Merkmale unterschiedlicher Pankreaseingriffe bei chronischer Pankreatitis mit Kopftumor

OP-Verfahren	kDHP/ppDHP	DEPKR Beger	DEPKR Frey	DEPKR Bern	Longitudinal V-shaped Excision
Erhalt von Magen, Duodenum, Gallenwegen	nein	ja	ja	ja	ja
Resektion des Pankreaskopfes	komplett	subtotal	limitiert	subtotal	lokal (im Gangbereich)
Durchtrennung des Pankreas auf Pfortaderebene	ja	ja	nein	nein	nein
Ausmaß der Pfortaderdekompression	maximal	maximal	gering	groß	minimal
Zahl der notwendigen pankreato-enterischen Anastomosen	eine	zwei	eine	eine	eine
Bilio-enterische Anastomose	immer	optional	nein	optional	nein
Longitudinale Pankreasgangdrainage	nein	optional	immer	nein	immer + V-förmige Exzision
Anwendbarkeit bei malignen Tumoren	ja	nein	nein	nein	nein
Erstbeschreibung	Kausch 1912, Whipple et al. 1935, Traverso et al. 1978	Beger et al. 1980	Frey et al. 1987	Gloor et al. 2001	Izbicki et al. 1998b

kDHP = klassische Duodenohemipankreatektomie, ppDHP = pyloruserhaltende Duodenohemipankreatektomie, DEPKR = duodenumerhaltende Pankreaskopfresektion

im Jahr 1987 beschriebenen DEPKR-Variante wird ebenfalls eine Resektion von Parenchym im Pankreaskopf und Processus uncinatus vorgenommen, die mit einer longitudinalen Pankreatikojejunostomie im Pankreaskörper und Pankreasschwanz kombiniert wird. Damit handelt es sich – so Frey in der Originalbeschreibung – gleichsam um eine Kombination der DEPKR nach Beger und der longitudinalen Pankreatikojejunostomie nach Partington-Rochelle (Frey u. Smith 1987). Im Gegensatz zur DEPKR nach Beger erfolgt bei Frey jedoch keine Durchtrennung des Pankreas auf Pfortaderebene. Außerdem ist die longitudinale Pankreatikojejunostomie integraler und obligater Bestandteil dieser Operationstechnik, wohingegen dieser Schritt bei der DEPKR nach Beger nur optional war (Frey u. Smith 1987; Beger et al. 1980). Als weiteres Unterscheidungsmerkmal ist das Resektionsausmaß im Pankreaskopf bei der DEPKR nach Frey geringer als bei der DEPKR nach Beger, weshalb auch von einer »limitierten« oder »lokalen« Resektion gesprochen und diese operative Methode häufig auch als lokale Pankreaskopfresektion mit longitudinaler Pankreatikojejunostomie (LR-LPJ) bezeichnet wird (Frey u. Amikura 1994). Daher ist dieses Verfahren vor allem für Patienten mit einem nur gering ausgeprägten Pankreaskopftumor geeignet, bei denen gleichzeitig die Gangdilatation im Mittelpunkt steht. Die im Vergleich zur DEPKR nach Beger deutlich geringere Gewebeausbeute der Kopfresektion (2–11 g vs. 20–50 g) unterstreicht diesen Zusammenhang (Frey u. Amikura 1994; Beger et al. 1997). Das Ausmaß der Dekompression der Pfortaderachse ist vergleichsweise gering. Als weiteres Unterscheidungsmerkmal unterbleibt bei der DEPKR nach Frey die Eröffnung und anschließende Reanastomosierung des intrapankreatischen Ductus choledochus (Frey u. Smith 1987) (■ Tab. 23.2). Diese Methode hat sich vor allem in den USA durchgesetzt, wo die entzündliche Kopfvergrößerung bei der CP häufig geringer ausgeprägt ist (Keck et al. 2009).

In randomisiert kontrollierten Studien zeigten sich für die DEPKR nach Frey ebenfalls exzellente postoperative Ergebnisse. So waren Morbidität (19–22 %) und Letalität (0–3 %) sehr gering. Eine Schmerzreduktion konnte bei 93–95 % und eine Verbesserung der Lebensqualität bei 67–75 % der Patienten erreicht werden. Eine De-novo-Entstehung eines Diabetes mellitus fand sich bei etwa 20 % der Patienten (Izbicki et al. 1997, 1998a).

23.5 Berner Modifikation der DEPKR

Die sogenannte Berner Modifikation der DEPKR, die erstmals 2001 von der Arbeitsgruppe um Büchler publiziert wurde, kombiniert Merkmale der DEPKR nach Beger und der DEPKR nach Frey. Ähnlich wie bei der DEPKR nach Beger erfolgt eine subtotale Resektion des Pankreaskopfes mit Dekompression und ggf. Eröffnung des intrapankreatischen Gallengangs mit entsprechender Anastomosierung. Vergleichbar mit der DEPKR nach Frey und im Gegensatz zur DEPKR nach Beger unterbleibt bei der Berner Modifikation die Durchtrennung des Organs auf Pfortaderebene. Auch ist eine Pankreasgangdrainage nach links über eine longitudinale Pankreatikojejunostomie nicht Teil der Operation. Dennoch ist der Dekompressionseffekt auf die Pfortader größer als bei der DEPKR nach Frey (Gloor et al. 2001) (◘ Tab. 23.2). In einer randomisiert kontrollierten Studie konnte gezeigt werden, dass OP-Dauer und Krankenhausverweildauer nach der Berner Modifikation signifikant geringer im Vergleich zur DEPKR nach Beger waren. Bezüglich der endokrinen Funktion und der Gewichtszunahme zeigte sich kein Unterschied (Koninger et al. 2008).

23.6 Weitere Varianten der DEPKR

Neben den o. g. Modifikationen wurden noch weitere Varianten der DEPKR beschrieben (Strate et al. 2000), die sich jedoch nicht in dem gleichen Maße durchsetzen konnten. Zu nennen sind hier z. B. die »denvervated pancreatic flap«-Technik nach Warren (Warren et al. 1984), die komplette Pankreaskopfresektion mit Pankreatikoduodenostomie nach Takada (Takada et al. 1993) sowie weitere Varianten mit Ableitung des linksseitigen Pankreasrestes in den Magen als Pankreatogastrostomie nach Kimura-Sapy (Kimura et al. 1996; Sapy et al. 1998) – zum Teil mit segmentaler Duodenektomie und Hepatico-Duodenostomie nach Nakao (1998).

23.6.1 Die V-shaped Exzision beim Small Duct Disease

Als eigenständiges chirurgisches Behandlungskonzept der sog. Small Duct Disease hat die **Longitudinal V-shaped Excision (LVsE)** nach der Erstbeschreibung durch Izbicki 1998 zunehmend an Bedeutung gewonnen (Izbicki et al. 1998b). Ziel der Operation ist es, eine adäquate Drainage von Pankreashauptgang und der Seitenäste 2. und 3. Ordnung zu erreichen. Bei der V-shaped Excision wird auf der Vorderfläche des Pankreas über dem nicht gestauten Pankreasgang (≤ 3 mm) eine V-förmige Exzision von entzündlichem Parenchym vorgenommen, sodass eine längliche dreiecksförmige Resektionshöhle um den Pankreasgang resultiert. Dabei erfolgt falls nötig auch eine Dekompression – jedoch keine Eröffnung – des intrapankreatischen Ductus choledochus im Kopfbereich. Im Anschluss erfolgt eine longitudinale Pankreatikojejunostomie. Hierbei handelt es sich mehr um eine ausgedehnte Drainage-Operation mit lokaler Exzision von Parenchym im Bereich des gesamten Pankreasganges als um eine Kopfresektion (Izbicki et al. 1998b). Auch nach dieser Methode konnten in einer Langzeitanalyse (644 Patienten, mittlere Nachbeobachtung von 83 Monaten) exzellente Werte für postoperative Morbidität (19,6 %), 30-Tages-Letalitit (0 %) sowie für die Schmerzreduktion (Reduktion des Schmerzscores um 95 %) mit einer Schmerzfreiheit von 73 % erreicht werden. Im Langzeitverlauf kam es nur bei 43 % zu einem Diabetes mellitus bei einer unveränderten exokrinen Funktion in 78 % der Fälle (Yekebas et al. 2006) (◘ Tab. 23.2).

23.7 Vergleich der DEPKR mit anderen Verfahren

In zahlreichen Studien wurden DEPKR und kDHP/ppDHP als OP-Verfahren bei CP verglichen (▶ Kap. 26). Hier konnte gezeigt werden, dass die duodenumerhaltende Pankreaskopfresektion (Beger und Frey) und die Duodenohemipankreatektomie (klassisch oder pyloruserhaltend) als mindestens gleichwertig anzusehen sind, wobei sich bezüglich OP-Dauer, Krankenhausverweildauer, exokriner Funktion, Gewichtszunahme, beruflicher Rehabilitation und Lebensqualität signifikante Vorteile zugunsten der duodenumerhaltenden Pankreaskopfresektion zeigten (▶ Kap. 26). Die aktuelle S3-Leitlinie legt sich allerdings nicht auf ein OP-Verfahren fest, sondern empfiehlt allgemein bei einem entzündlichen Pankreaskopftumor eine Pankreaskopfresektion, welche die individuellen pathomorphologischen Aspekte des Patienten berücksichtigen sollte (Hoffmeister et al. 2012).

Literatur

Beger HG (1987) [Duodenum-preserving resection of the head of the pancreas in chronic pancreatitis]. Langenbecks Arch Chir 372: 357–362

Beger HG, Büchler M (1990) Duodenum-preserving resection of the head of the pancreas in chronic pancreatitis with inflammatory mass in the head. World J Surg 14(1): 83–87

Beger HG et al (1997) [Duodenum-preserving pancreatic head resection – -a standard method in chronic pancreatitis]. Chirurg 68(9): 874–880

Beger HG et al (1980) [Experiences with duodenum-sparing pancreas head resection in chronic pancreatitis]. Chirurg 51(5): 303–307

Beger HG et al (1999) Duodenum-preserving head resection in chronic pancreatitis changes the natural course of the disease: a single-center 26-year experience. Ann Surg 230(4): 512–519; discussion 519–523

Büchler MW et al (1997) Duodenum-preserving pancreatic head resection: long-term results. J Gastrointest Surg 1(1): 13–19

Ceyhan GO et al (2010) Fate of nerves in chronic pancreatitis: neural remodeling and pancreatic neuropathy. Best Pract Res Clin Gastroenterol 24(3): 311–322

Forssmann K et al (1997) [Postoperative follow-up in patients with partial Whipple duodenopancreatectomy for chronic pancreatitis]. Z Gastroenterol 35(12): 1071–1080

Frey CF, Smith GJ (1987) Description and rationale of a new operation for chronic pancreatitis. Pancreas 2(6): 701–707

Frey CF, Amikura K (1994) Local resection of the head of the pancreas combined with longitudinal pancreaticojejunostomy in the management of patients with chronic pancreatitis. Ann Surg 220(4): 492–504; discussion 504–507

Gloor B et al (2001) A modified technique of the Beger and Frey procedure in patients with chronic pancreatitis. Dig Surg 18(1): 21–25

Hildebrand P et al (2011) Evaluation of the quality of life after surgical treatment of chronic pancreatitis. JOP 12(4): 364–371

Hoffmeister A et al (2012) [S3-Consensus guidelines on definition, etiology, diagnosis and medical, endoscopic and surgical management of chronic pancreatitis German Society of Digestive and Metabolic Diseases (DGVS)]. Z Gastroenterol 50(11): 1176–1224

Izbicki JR, Bloechle C (1997) [Drainage operation as therapeutic principle of surgical organ saving treatment of chronic pancreatitis]. Chirurg 68(9): 865–873

Izbicki JR et al (1998a) Extended drainage versus resection in surgery for chronic pancreatitis: a prospective randomized trial comparing the longitudinal pancreaticojejunostomy combined with local pancreatic head excision with the pylorus-preserving pancreatoduodenectomy. Ann Surg 228(6): 771–779

Izbicki JR et al (1998b) Longitudinal V-shaped excision of the ventral pancreas for small duct disease in severe chronic pancreatitis: prospective evaluation of a new surgical procedure. Ann Surg 227(2): 213–219

Jimenez RE et al (2000) Outcome of pancreaticoduodenectomy with pylorus preservation or with antrectomy in the treatment of chronic pancreatitis. Ann Surg 231(3): 293–300

Kausch W (1912) Das Carcinom der Papilla duodeni und seine radikale Entfernung. Beitr Klin Chir 78: 439–486

Keck T et al (2009) The inflammatory pancreatic head mass: significant differences in the anatomic pathology of German and American patients with chronic pancreatitis determine very different surgical strategies. Ann Surg 249(1): 105–110

Kimura W et al (1996) A new method of duodenum-preserving subtotal resection of the head of the pancreas based on the surgical anatomy. Hepatogastroenterology 43(8): 463–472

Koninger J et al (2008) Duodenum-preserving pancreatic head resection – a randomized controlled trial comparing the original Beger procedure with the Berne modification (ISRCTN No. 50638764). Surgery 143(4): 490–498

Nakao A (1998) Pancreatic head resection with segmental duodenectomy and preservation of the gastroduodenal artery. Hepatogastroenterology 45(20): 533–535

Partington PF, Rochelle RE (1960) Modified Puestow procedure for retrograde drainage of the pancreatic duct. Ann Surg 152: 1037–1043

Sapy P, Arkosy P, Szappanos M (1998) Simple reconstructive method in cases of duodenum-preserving subtotal resection of the head of pancreas. Hepatogastroenterology 45(23): 1870–1873

Strate T et al (2000) Modifications of the duodenum-preserving pancreatic head resection. Ann Ital Chir 71(1): 71–79

Takada T et al (1993) Duodenum-preserving pancreatoduodenostomy. A new technique for complete excision of the head of the pancreas with preservation of biliary and alimentary integrity. Hepatogastroenterology 40(4): 356–359

Traverso LW, Longmire WP Jr (1978) Preservation of the pylorus in pancreaticoduodenectomy. Surg Gynecol Obstet 146(6): 959–962

Warren WD et al (1984) A denervated pancreatic flap for control of chronic pain in pancreatitis. Surg Gynecol Obstet 159(6): 581–583

Whipple AO, Pearson WB, Mullins CR (1935) Treatment of carcinoma of the ampulla of Vater. Ann Surg 102: 763–769

Yekebas EF et al (2006) Long-term follow-up in small duct chronic pancreatitis: a plea for extended drainage by »V-shaped excision« of the anterior aspect of the pancreas. Ann Surg 244(6): 940–946; discussion 946–948

Sind partielle Duodenopankreatektomie oder totale Pankreatektomie bei chronischer Pankreatitis noch zu rechtfertigen?

Michael H. Schoenberg, Frank Treitschke

H. G. Beger et al. (Hrsg.), *Erkrankungen des Pankreas*,
DOI 10.1007/978-3-642-37964-2_24,

Bei der chronischen Pankreatitis kommt es oft zu einer entzündlichen Raumforderung im Pankreaskopf mit lokalen Komplikationen durch Obstruktion benachbarter Organstrukturen und Schmerzen. Die chirurgischen Behandlungsverfahren sind der endoskopischen Therapie und resezierende Operationen einer Drainageoperation überlegen. Die Pankreaskopfresektion ist eine sichere und effektive Methode in der Therapie der chronischen Pankreatitis. Bei gleichwertigen Langzeitergebnissen ist die duodenumerhaltende Pankreaskopfresektion (DEPKR) der Whipple-Operation im Sinne eines schonenderen, organerhaltenden Eingriffs vorzuziehen. Die totale Pankreatektomie sollte nur in Einzelfällen bei chronischer Pankreatitis nach strenger Indikationsstellung durchgeführt werden. Insgesamt sollte das Resektionsausmaß nach dem Grundsatz »So viel wie nötig, so wenig wie möglich« durchgeführt werden.

Die chronische Pankreatitis wurde erstmals 1946 von Comfort und Mitarbeitern als eigenes Krankheitsbild beschrieben (Comfort et al. 1946). Der fortschreitende Entzündungsprozess in der Bauchspeicheldrüse mit einem progressiven Verlust des Pankreasgewebes führt zur exokrinen und endokrinen Insuffizienz. Im Vordergrund der Klinik stehen bei Patienten mit chronischer Pankreatitis die medikamentös schwer beherrschbaren Oberbauchschmerzen.

Im Frühstadium steht die konservative symptomatische Behandlung im Vordergrund. Das Vorliegen von dauerhaften analgetikapflichtigen Schmerzen erfordert ein interdisziplinäres Behandlungsmanagement von konservativen, endoskopisch interventionellen oder chirurgischen Verfahren. Sowohl chirurgische als auch endoskopische Therapiemethoden können schmerzmittelpflichtige Schmerzen bei chronischer Pankreatitis effizient behandeln (Chauhan u. Forsmark 2010). In zwei prospektiv randomisierten Studien wurde jedoch gezeigt, dass die chirurgische Behandlung der endoskopischen Therapie überlegen ist (Cahen et al. 2007; Dite et al. 2003).

Die Indikation zur Operation ist gegeben, wenn medikamentös schwer beherrschbare Schmerzen und/oder Organkomplikationen durch die chronische Pankreatitis entstanden sind. Dabei sollte organsparend nach dem Motto »So viel wie nötig, so wenig wie möglich« operiert werden (Schoenberg et al. 1999). Des Weiteren ergibt sich eine Operationsindikation bei Patienten mit einem **Pankreaskopftumor unklarer Dignität**.

In der chirurgischen Behandlung der chronischen Pankreatitis können drainierende oder resezierende Verfahren zur Anwendung kommen. Die operative Therapie ist auf folgende drei Ziele ausgerichtet: 1. Elimination des Schmerzsyndroms oder zumindest deutliche Verbesserung der Schmerzen; 2. Behandlung der lokalen Komplikationen (Obstruktionen des Pankreas- und Gallenganges, Duodenalstenose, Einengung der Pfortader mit portalem Hypertonus) bei 3. einer möglichst geringen Beeinträchtigung der exokrinen und insbesondere endokrinen Funktion.

Dem differenzierten Indikationsspektrum entsprechend stehen heute in Pankreaszentren verschiedene etablierte Operationstechniken zur Verfügung. Neben der Erfolgsrate sind in die Entscheidungsfindung zur Therapie das perioperative Risiko, mögliche Komplikationen und die Letalität der operativen Behandlungsverfahren mit einzubeziehen, d. h., das individuelle OP-Risiko ist im Einzelfall gegenüber dem therapeutischen Nutzen abzuwägen.

Die historisch mit einer hohen Morbidität und Mortalität einhergehende Pankreaschirurgie hat sich in den letzten zwei Jahrzehnten durch Verbesserung der OP-Technik, des perioperativen Managements und der Bildung von Pankreaszentren deutlich verbessert (Keck et al. 2007; Calasan et al. 2009).

Bei Patienten mit einem erweiterten Pankreashauptgang (Gang > 7 mm) und Oberbauchschmerzen ohne Pankreaskopftumor besteht die Indikation zu einer gangdrainierenden Operation (Partington u. Rochelle 1960). Dieses Operationsverfahren führt nur bei etwa 50 % der Patienten

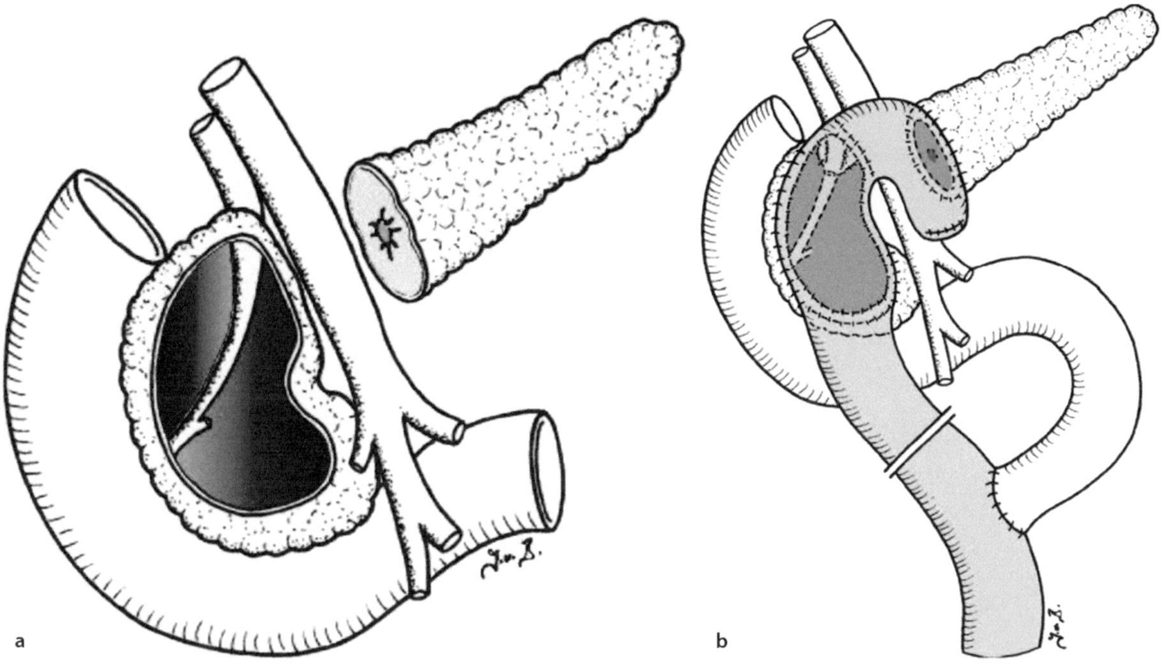

■ **Abb. 24.1** DEPKR nach Beger. **a** Situs nach Resektion mit Ausschälung des Pankreaskopfes und Durchtrennung des Pankreas über der Pfortader; **b** Situs nach Rekonstruktion: zwei Anastomosen der Jejunalschlinge auf Pankreaskorpus und -kopf. (Aus Strobel et al. 2009)

zu lang anhaltendem Erfolg, d. h. völliger Schmerzfreiheit (Schoenberg et al. 1999; Markowitz et al. 1994).

Bei mehr als Dreiviertel der Patienten mit einer chronischen Pankreatitis besteht ein vergrößerter entzündlicher Pankreaskopftumor mit im Gefolge entstandenen Organkomplikationen wie Choledochus-, Duodenum-, Pfortaderstenose mit portalem Hypertonus. Die klinische Symptomatik dieser Patienten kann in der Regel nur durch resezierende Verfahren beseitigt bzw. verbessert werden. Das operative Standardverfahren bei chronischer Pankreatitis mit entzündlichem Pankreaskopftumor ist daher die Bauchspeicheldrüsenkopfentfernung.

Historisch betrachtet wurde zumeist die partielle Duodenopankreatektomie (PD) nach Kausch-Whipple oder sogar die totale Pankreatektomie durchgeführt. Die PD ist jedoch eine primär onkologische Operation und stellt für die Veränderungen bei chronischer Pankreatitis tendenziell eine Übertherapie dar. Dieses Resektionsverfahren mit und ohne Erhalt des Pylorus wird noch heute häufig in den USA bei chronischer Pankreatitis durchgeführt. Die pyloruserhaltende Variante der Whipple-OP (ppPD) hat im Vergleich mit der klassischen Kausch-Whipple-Operation (PD) signifikante Vorteile. Die Patienten nehmen relativ schnell wieder an Gewicht zu und haben tendenziell eine bessere Glukosehomöostase (Kozuschek et al. 1994).

Vor allem in Deutschland und in Europa haben sich die Varianten der **duodenumerhaltenden** Pankreaskopfresektion (OP nach Beger, Frey, Berner Modifikation) durchgesetzt (Beger et al. 1980; Frey u. Smith 1987; Köninger et al. 2004). Die 1980 von Beger erstmals beschriebene Technik wurde von Frey im Sinne einer Kombination mit einer lateralen Gangdrainage modifiziert. Die Berner OP-Technik stellt eine weitere technische Vereinfachung dar (■ Abb. 24.1 bis ■ Abb. 24.3). Die Entfernung des Duodenums bei Patienten mit chronischer Pankreatitis ist wegen der fehlenden onkologischen Problematik nicht erforderlich. Die duodenumerhaltende Pankreaskopfresektion (DEPKR) stellt im Vergleich zur PD oder ppPD einen weniger ausgedehnten Eingriff dar. Die Schmerzausschaltung ist besser, die physiologische Duodenalpassage und damit die hormonellen Regulationsmechanismen bleiben erhalten. Dies ist mit den deutlich besseren Kurzzeitergebnissen in prospektiv randomisierten Studien belegt (■ Tab. 24.1) (Büchler et al. 1995; Izbicki et al. 1998; Köninger et al. 2008).

Unabhängig von der jeweiligen Operationstechnik konnte in einer Vielzahl von Studien belegt werden, dass die Pankreaskopfresektion eine sichere und effektive Operationsmethode ist (Frey u. Smith 1987; Köninger et al. 2004; Jimenez et al. 2003; Beger et al. 1984; Büchler et al. 1997). In der Heidelberger Metaanalyse zum Vergleich der duodenumerhaltenden Resektion mit der ppPD konnte gezeigt werden, dass die Ergebnisse hinsichtlich der Schmerzausschaltung und der endokrinen Insuffizienz gleichwertig sind. Mittelfristig hat die duodenumerhaltende Resektion Vorteile beim Erhalt der endokrinen

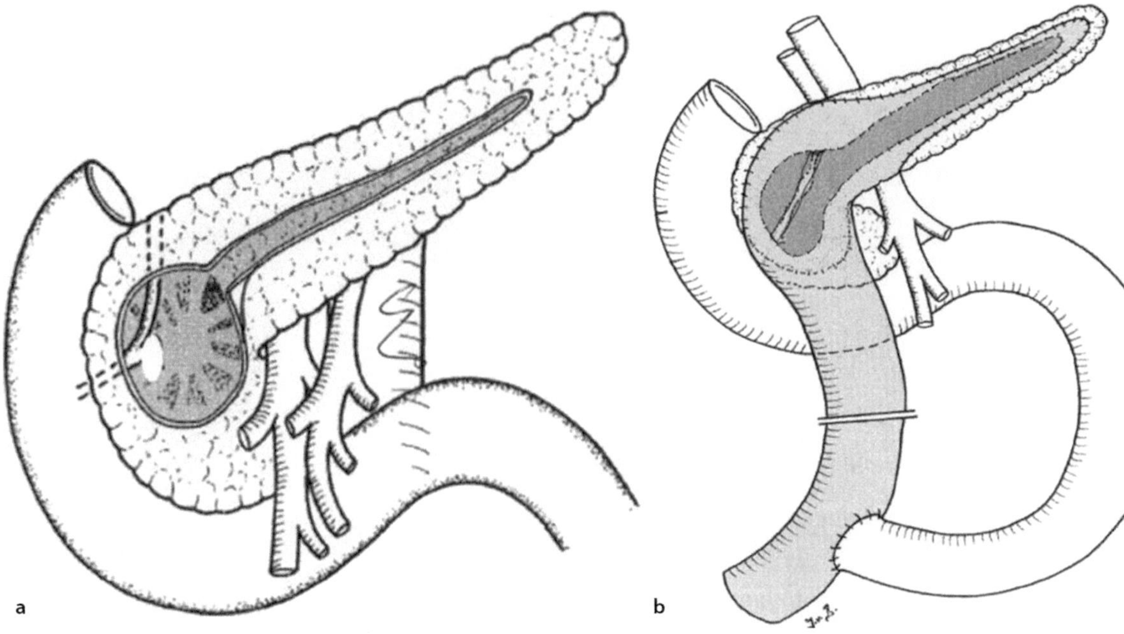

Abb. 24.2 DEPKR nach Frey. **a** Situs nach Resektion mit umschriebener Resektion im Pankreaskopf und longitudinaler Eröffnung des Pankreasgangs nach links; **b** Situs nach Rekonstruktion mit Drainage in eine Jejunalschlinge. (Aus Strobel et al. 2009)

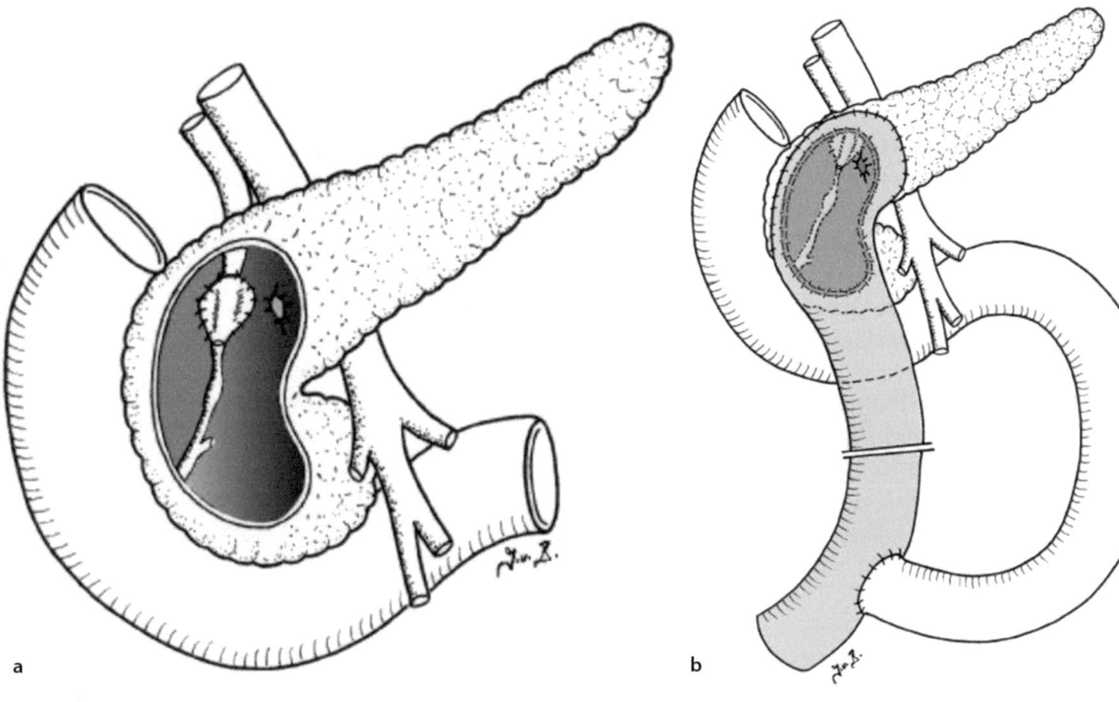

Abb. 24.3 DEPKR, Berner Modifikation. **a** Situs nach Resektion mit Ausschälung des Pankreaskopfes, aber ohne Durchtrennung des Pankreas über der Pfortader; **b** Situs nach Rekonstruktion mit einer einzigen Seit-zu-Seit-Anastomose und zusätzlicher Eröffnung des Gallengangs. (Aus Strobel et al. 2009)

Funktion, der postoperativen Gewichtszunahme und Lebensqualität (Diener et al. 2008).

Diese anfänglichen Vorteile der DEPKR verschwinden jedoch nach einem längeren Follow-up (7–14 Jahre) (Müller et al. 2008; Strate et al. 2008). Die Langzeitergebnisse sind sowohl für die Schmerzausschaltung und Lebensqualität als auch für die exokrine und endokrine Funktion identisch. Es bleibt abzuwarten, ob diese zurzeit

■ Tab. 24.1 Randomisierte kontrollierte Studien

Autor	Jahr	Resektion	n	Morbidität n (%)	Mortalität n (%)	Outcome	Follow-up
Büchler*	1995	Beger versus ppPD	20 20	3 (15 %) 4 (20 %)	0 (0 %) 0 (0 %)	Häufiger Schmerzfreiheit (75 % vs. 40 %, p < 0,05), bessere Gewichtszunahme (4,1 vs. 1,9, p < 0,05) und weniger pathologische OGTT (p < 0,01) nach **Beger**	6 Monate
Follow-up Müller*	2008	Beger versus ppPD	15 14	Re-Operation 2 (10 %) 0 (0 %)	Spätmortalität 5 (25 %) 5 (25 %)	Schmerzfreiheit, endokrine Funktion und Lebensqualität in beiden Gruppen vergleichbar	14 Jahre
Izbicki**	1998	Frey versus ppPD	31 30	6 (19 %) 16 (53 %)	1 (3 %) 0 (0 %)	Rückgang der Schmerzen vergleichbar; verbesserte Lebensqualität (71 % vs. 43 %, p < 0,01) und häufigere Arbeitsfähigkeit (71 % vs. 43 %, p < 0,05) nach **Frey**	2 Jahre
Follow-up Strate**	2008	Frey versus ppPD	30 27		Spätmortalität 6 (20 %) 4 (15 %)	Schmerzfreiheit, endokrine Funktion und Lebensqualität in beiden Gruppen vergleichbar	7 Jahre
Köninger	2008	Beger versus Bern	32 33	6 (20 %) 7 (21 %)	0 (0 %) 0 (0 %)	Vergleichbare Lebensqualität	2 Jahre

ppPD = pyloruserhaltende partielle Duodenopankreatektomie; * = Primär- (Büchler) und folgende Langzeitstudie (Müller); ** = Primär- (Izbicki) und folgende Lanzeitstudie (Strate)

bestehende Evidenz durch die noch nicht vorliegenden Ergebnisse der ChroPac-Studie (Diener et al. 2010) bestätigt oder widerlegt wird.

24.1 Totale Pankreatektomie

Claget führte 1944 die erste totale Pankreatektomie wegen einer chronischen Pankreatitis durch (Claget et al. 1946). Warren et al. schlugen 1966 die totale Pankreatektomie zur Behandlung der chronischen Pankreatitis nach vorausgegangener nicht erfolgreicher Pankreasoperation vor (Warren et al. 1966). Danach wurde in mehreren retrospektiven Studien mit kleinen Fallzahlen eine signifikante Verbesserung der Schmerzen nach totaler Pankreatektomie in bis zu 70 % der Fälle berichtet. Gleichzeitig wurden aber auch eine hohe Spätmortalität und schwerwiegende Komplikationen wegen des pankreopriven Diabetes mellitus mitgeteilt (Braasch et al. 1978). Die Ergebnisse haben letztendlich zu einer Einstellung der **primären** totalen Pankreatektomie wegen chronischer Pankreatitis geführt.

Nicht nur durch die verbesserte perioperative Morbidität und Mortalität (Müller et al. 2007), sondern auch durch die Fortschritte in der autologen Transplantation von Inselzellen erlebte die totale Pankreatektomie wegen chronischer Pankreatitis eine Renaissance. Gruessner und Mitarbeiter zeigten anhand der Daten aus ihrer Klinik, dass 72 % der Patienten mit chronischer Pankreatitis nach totaler Pankreatektomie mit autologer Inselzelltransplantation ohne Analgetika schmerzfrei sind. Im Gegensatz zu den organsparenden Pankreaskopfresektionen ist diese Quote der Schmerzfreiheit jedoch nicht besser, und zwei Drittel der Patienten wurden trotz Autotransplantation diabetisch (Gruessner et al. 2004).

24.2 Hereditäre Pankreatitis

Die autosomal-dominant vererbte hereditäre Pankreatitis stellt ein klinisches Szenario einer vererbten Prädisposition zur Entwicklung eines Pankreaskarzinoms dar. Diese tritt bereits bei jugendlichen Patienten auf. Sie manifestiert sich klinisch mit rezidivierenden Episoden einer akuten Pankreatitis mit Übergang in eine chronische Pankreatitis. Diese vererbte Form wird in 70 % der Fälle durch Mutationen der Protease Serin1 (PRSS1) ausgelöst (Whitcomb et al. 1996). Betroffene Patienten haben ein 50- bis 70-fach erhöhtes relatives Risiko und ein Lebenszeitrisiko von 44 %, ein Pankreaskarzinom zu entwickeln. Wird die Erkrankung von der väterlichen Seite vererbt und/oder der Patient raucht, ist das Risiko weit höher. Die Indikation zur Pankreasresektion ist insbesondere gegeben, wenn in der Schnittbilddiagnostik ein tumorsuspekter Befund vorliegt (Brand et al. 2007). Nur die totale Pankreatektomie verhindert sicher das Auftreten eines Pankreaskarzinoms. Obwohl prädisponierende Mutationen vorliegen, kann das Verfahren jedoch nicht für asymptomatische Patienten generell empfohlen werden. Derzeit gibt es keinerlei datenbasierte Beweise für den Nutzen eines solch aggressiven Vorgehens. Trotzdem kann nach heutigem Kenntnisstand die prophylaktische totale Pankreatektomie bei Hochrisikopersonen aufgrund der schlechten Prognose des Pankreaskarzinoms sinnvoll erscheinen.

Literatur

Beger HG, Krautzberger W, Bittner R et al (1984) Duodenum-sparing pancreas head resection in chronic pancreatitis – results after 10 years' use. Langenbecks Arch Chir 362: 229–236

Beger HG, Witte C, Krautzberger W (1980) Experiences with duodenum-sparing pancreas head resection in chronic pancreatitis. Chirurg 51: 303–307

Braasch JW, Vito L, Nugent FW (1978) Total pancreatectomy of end-stage chronic pancreatitis. Ann Surg 188: 317–322

Brand RE, Lerch MM, Rubinstein WS et al (2007) Advances in counselling and surveillance of patients at risk for pancreatic cancer. Gut 56: 1460–1469

Büchler MW, Friess H, Bittner R et al (1997) Duodenum-preserving pancreatic head resection: long-term results. J Gastrointest Surg 1: 13–19

Büchler MW, Friess H, Müller MW et al (1995) Randomized trial of duodenum-preserving pancreatic head resection versus pylorus-preserving Whipple in chronic pancreatitis. Am J Surg 169: 65–69

Cahen DL, Gouma DJ, Nio Y et al (2007) Endoscopic versus surgical drainage of the pancreatic duct in chronic pancreatitis. N Engl J Med 356: 676–684

Calasan I, Junger M, Schwendtner P, Pommer S, Schoenberg MH (2009) Pankreaschirurgie an einem Krankenhaus der Grund- und Regelversorgung. Zentralbl Chir 134: 160–165

Chauhan S, Forsmark CE (2010) Pain management in chronic pancreatitis: a treatment algorithm. Best Pract Res Clin Gastroenterol 24: 323–335

Claget OT et al (1946) Total pancreatectomy; a symposium presenting four successful cases and a report on metabolic observations. Proc Staff Meet Mayo Clin 21: 25–46

Comfort MW, Gambill EE, Baggenstoss AH (1946) Chronic relapsing pancreatitis; a study of 29 cases without associated disease of the biliary or gastrointestinal tract. Gastroenterology 6: 376–408

Diener MK, Bruckner T, Contin P et al (2010) ChroPac-trial: duodenum-preserving pancreatic head resection versus pancreatoduodenectomy for chronic pancreatitis. Trial protocol of a randomised controlled multicentre trial. Trials 11: 47

Diener MK, Rahbari NN, Fischer L et al (2008) Duodenum-preserving pancreatic head resection versus pancreatoduodenectomy for surgical treatment of chronic pancreatitis: a systematic review and meta-analysis. Ann Surg 247: 950–961

Dite P, Ruzicka M, Zboril V et al (2003) A prospective, randomized trial comparing endoscopic and surgical therapy for chronic pancreatitis. Endoscopy 35: 553–558

Frey CF, Smith GJ (1987) Description and rationale of a new operation for chronic pancreatitis. Pancreas 2: 701–707

Gruessner RW, Sutherland DE, Dunn DL et al (2004) Transplant options for patients undergoing total pancreatectomy for chronic pancreatitis. J Am Coll Surg 198: 559–569

Izbicki JR, Bloechle C, Broering DC et al (1998) Extended drainage versus resection in surgery for chronic pancreatitis: a prospective randomized trial comparing the longitudinal pancreaticojejunostomy combined with local pancreatic head excision with the pylorus-preserving pancreatoduodenectomy. Ann Surg 228: 771–779

Jimenez RE, Fernandez-del Castillo C, Rattner DW et al (2003) Pylorus-preserving pancreaticoduodenectomy in the treatment of chronic pancreatitis. World J Surg 27: 1211–1216

Keck T, Makowiec F, Adam U et al (2007) Does hospital volume have influence on the results of pancreatic surgery? Zentralblatt für Chirurgie 132: 26–31

Köninger J, Friess H, Müller M et al (2004) Duodenum-preserving pancreas head resection – An operative technique for retaining the organ in the treatment of chronic pancreatitis. Chirurg 75: 781–788

Köninger J, Seiler CM, Sauerland S et al (2008) Duodenum-preserving pancreatic head resection – A randomized controlled trial comparing the original Beger procedure with the Berne modification (ISRCTN No. 50638764). Surgery 143: 490–498

Kozuschek W, Reith HB, Waleczek H, Haarmann W, Edelmann M, Sonntag D (1994) A comparison of long term results of the standard Whipple procedure and the pylorus preserving pancreatoduodenectomy. J Am Coll Surg 178(5): 443–453

Markowitz JS, Rattner DW, Warshaw AL (1994) Failure of symptomatic relief after pancreaticojejunal decompression for chronic pancreatitis. Strategies for salvage. Arch Surg 129(4): 374–379

Müller MW, Friess H, Kleeff J, Dahmen R, Wagner M, Hinz U, Breisch-Girbig D, Ceyhan GO, Büchler MW (2007) Is there still a role for total pancreatectomy? Ann Surg 246(6): 966–974; discussion 974–975

Müller MW, Friess H, Martin DJ et al (2008) Long-term follow-up of a randomized clinical trial comparing Beger with pylorus-preserving Whipple procedure for chronic pancreatitis. Br J Surg 95: 350–356

Partington PF, Rochelle REL (1960) Modified Puestow procedure for retrograde drainage of the pancreatic duct. Ann Surg 152: 1037–1043

Schoenberg MH, Schlosser W, Beger HG (1999) Die chirurgische Therapie der chronischen Pankreatitis. Dt Ärztebl 96: A-625–631

Strate T, Bachmann K, Busch P et al (2008) Resection vs drainage in treatment of chronic pancreatitis: long-term results of a randomized trial. Gastroenterology 134: 1406–1411

Strobel O, Büchler MW, Werner J (2009) Duodenumerhaltende Pankreaskopfresektion. Der Chirurg 80: 20–27

Warren KW, Poulantzas JK, Kune GA (1966) Life after total pancreatectomy for chronic pancreatitis: clinical study of eight cases. Ann Surg 164: 830–834

Whitcomb DC, Gorry MC, Preston RA et al (1996) Hereditary pancreatitis is caused by a mutation in the cationic trypsinogen gene. Nat Genet 14: 141–145

Nervenblockade und Splanchnicusresektion in der Behandlung des chronischen Schmerzsyndroms bei Patienten mit chronischer Pankreatitis

F. Francesco di Mola, Jörg Köninger, Pierluigi di Sebastiano

H. G. Beger et al. (Hrsg.), *Erkrankungen des Pankreas*,
DOI 10.1007/978-3-642-37964-2_25, © Springer-Verlag Berlin Heidelberg 2013

Die Behandlung von Patienten mit chronischer Pankreatitis und Schmerzsyndrom erfordert ein exaktes Wissen um die Pathogenese der Erkrankung. Bei Patienten mit chronischer Pankreatitis und dilatiertem Pankreasgang ist der entzündliche Tumor im Kopf der Bauchspeicheldrüse der Motor der Erkrankung und wohl auch die Ursache für das chronische Schmerzsyndrom. Bei diesen Patienten versprechen unterschiedliche chirurgische Verfahren einen guten Behandlungserfolg, die allesamt die Resektion des entzündlichen Tumors im Kopf der Bauchspeicheldrüse beinhalten. Deutlich schwieriger stellt sich die Behandlung der Patienten mit sogenannter »small duct disease« dar. Neben der Limitiertheit der konservativen Therapie haben chirurgisch resezierende und drainierende Verfahren bei diesen Patienten eine hohe Versagerquote in der Behandlung der chronischen Schmerzen, sodass hier in Einzelfällen eine Indikation für die genannten denervierenden Verfahren besteht.

25.1 Einleitung

Die Behandlung des chronischen Schmerzsyndroms bei Patienten mit chronischer Pankreatitis stellt eine Herausforderung für Chirurgen, Gastroenterologen und Schmerztherapeuten dar. Während der Schmerzcharakter zu Beginn der Erkrankung an eine akute Pankreatitis denken lässt, ändert er sich im Verlauf, um dann in immer kürzeren Abständen wiederzukehren und schlussendlich in einen konstanten Schmerz überzugehen, der häufig mit den zur Verfügung stehenden Schmerzmitteln nur unzureichend behandelt werden kann. Während die chirurgische Therapie bei Patienten mit erweitertem Pankreasgang Erfolg versprechend ist, sind die notwendigen therapeutischen Strategien bei Patienten mit »small duct disease« deutlich komplexer. In diesen Fällen ist die konservative Therapie oft ineffizient, wobei auch die chirurgische Sanierung in vielen Fällen keine Linderung herbeiführen kann.

In diesen Fällen sieht die WHO (World Health Organization) einen dreistufigen Behandlungsplan vor, der mit nicht opiathaltigen Schmerzmitteln beginnt und dann entsprechend auf Opioide erweitert wird. Trotz entsprechender Eskalation sind die Effekte derartiger Konzepte beschränkt, vor allem auch aufgrund der nicht unerheblichen Nebenwirkungen der Opiate wie Übelkeit, Obstipation, Verwirrtheit, Somnolenz und Abhängigkeit nach langer Einnahme. Die Substitution von Pankreasenzymen kann durchaus eine Rolle in der Behandlung des Schmerzsyndroms spielen. Ebenso die lokale Bestrahlung, wobei zuverlässige Daten in der entsprechenden Literatur fehlen. Invasivere Verfahren zur Schmerzbehandlung beinhalten die chirurgische oder interventionelle Ausschaltung oder Resektion des Ganglion coeliacum oder der Splanchnicusnerven. Das weite Spektrum von Behandlungsmethoden, die bei der Behandlung des chronischen Schmerzsyndroms zum Einsatz kommen, spiegeln die Komplexität und die multifaktoriellen Ursachen des Schmerzsyndroms bei der chronischen Pankreatitis wider (Bradley u. Bem 2003).

25.2 Grundzüge der Neuroanatomie

Afferente Nervenfasern, die Schmerzimpulse von der Bauchspeicheldrüse in das zentrale Nervensystem transportieren, verlaufen gemeinsam mit den entsprechenden efferenten sympathischen Nervenfasern, die das drüsige Organ innervieren. Entsprechend führt eine Unterbrechung dieser Nervenstränge zu einer Einschränkung sowohl sensorischer Effekte als auch motorischer Reaktionen wie beispielsweise entsprechender Vasodilatationen. Die afferenten Fasern, die in der Bauchspeicheldrüse ihren Ursprung haben, durchqueren das Ganglion coeliacum, um als Splanchnicusnerven die Axone der sympathischen Nerven in der hinteren Nervenwurzel in der Höhe T5–10 zu erreichen. Von hier aus führen die Axone nach cranial und kaudal über verschiedene Segmente hinweg, um dann über das Hinterhorn in das Rückenmark einzutreten. Ob der Vagusnerv selbst afferente Fasern des von der Bauchspeicheldrüse sympathisch vermittelten Schmerzes überträgt, wird nach wie vor diskutiert (Ray u. Neill 1947).

Die exakte Kenntnis der Neuroanatomie in diesem Bereich und der unterschiedlichen Wege der Schmerzübertragung ist essenziell, um valide chirurgische Strategien zur Unterbrechung der Schmerzleitung von der Drüse zum Cortex zu entwickeln.

25.3 Behandlung auf der Ebene des zentralen Nervensystems

Operative Techniken, die auf der Ebene des zentralen Nervensystems ansetzen, sind die stereotaktische Thalamotomie, die anterolaterale Chordotomie, die anterolaterale Kommissurotomie und die posteriore Rhizotomie (Lindsay 1994). Aufgrund der erheblichen Nebenwirkungen und Kollateralschäden, die mit diesen invasiven Eingriffen verbunden sind, kommen diese Techniken bei einzelnen Patienten mit fortgeschrittenen terminalen Tumoren der Bauchspeicheldrüse zur Anwendung, nicht aber routinehaft bei Patienten mit chronisch entzündlicher Erkrankung.

Verbreitet zum Einsatz kommen bevorzugt zentral ansetzende Schmerzmedikamente wie Opiate mit sehr langer Wirkungsdauer in steigender Dosierung.

Die epidurale Applikation von Schmerzmitteln zur Behandlung des Schmerzsyndroms bei chronischer Pankreatitis spielt an sich keine wesentliche Rolle. Eine peridurale Anästhesie kann aber durchaus hilfreich sein, um ein somatisches Schmerzproblem von anderen Ursachen abzugrenzen. Patienten, die durch eine Periduralanästhesie schmerzfrei werden, sind ggf. geeignete Kandidaten für eine chirurgische Therapie, während die Wirkungslosigkeit einer periduralen Anästhesie unter Umständen auf eine andere Ursache des »pankreatischen Schmerzes« hinweisen kann.

25.4 Behandlung auf der Ebene des sympathischen Nervensystems

Der größte Teil der von der Bauchspeicheldrüse kommenden Schmerzsensationen wird über das sympathische Nervensystem übertragen, entsprechend zielt der überwiegende Teil der chirurgischen Maßnahmen zur Behandlung des chronischen Schmerzsyndroms bei der chronischen Pankreatitis auf diese gut definierten Strukturen.

25.4.1 Postgangliäre Neurotomie

Das Ziel dieser Behandlungstechnik besteht darin, die Schmerzübertragung zwischen dem Parenchym der Bauchspeicheldrüse und den coeliakalen Ganglien zu unterbrechen. Letztendlich genau so, als ob eine komplette Pankreatektomie durchgeführt würde. 1958 haben Yoshioka und Wakabayashi diese Technik der kompletten Denervierung der Bauchspeicheldrüse erstmals beschrieben (Yoshioka u. Wakabayashi 1958). Die Ergebnisse dieser sehr aufwändigen und komplexen Operation waren in der Erstpublikation ausgezeichnet, diese ursprünglich sehr ermutigenden Resultate konnten aber im Weiteren von anderen Arbeitsgruppen nicht mehr reproduziert werden. Andere Operationstechniken der Denervierung der Bauchspeicheldrüse beinhalten die komplette Herauslösung des Organs aus dem Retroperitoneum unter Erhalt der vaskulären Strukturen, wobei die Erfolge deutlich hinter den Erwartungen zurückblieben bzw. in keinem vernünftigen Verhältnis zum operativen Aufwand standen. Komkova et al. haben 1987 gute Erfolge bei der Behandlung des chronischen Schmerzsyndroms bei chronischer Pankreatitis beschrieben, indem die Denervierung durch Kryochirurgie durchgeführt wurde. Die Technik fand jedoch keine Verbreitung und ist zwischenzeitlich verlassen (Komkova 1987).

25.4.2 Ganglion coeliacum

Auf diesem Niveau gibt es unterschiedliche funktionierende Ansätze: die temporäre Blockade des Ganglions und die interventionelle oder chirurgische endgültige Zerstörung oder Entfernung und damit Ausschaltung des Ganglions.

Zeitweilige Ausschaltung des Ganglion coeliacum (CPB)
Der Plexus coeliacus, durch den der größte Anteil der afferenten Fasern der Bauchspeicheldrüse und der anderen viszeralen Organe hindurch zieht, befindet sich vor der Bauchschlagader in Höhe des Abganges des Truncus coeliacus (Hoffman 2002). Die Unterbrechung der Nervenfasern in eben diesem Knoten kann erwiesenermaßen die Schmerzen bei Patienten mit chronischer Pankreatitis erheblich reduzieren. Im Allgemeinen wird diese Blockade durch Injektion eines Steroids in Verbindung mit einem Lokalanästhetikum durchgeführt (Hoffman 2002; Levy u. Wiesema 2003; Wiersema u. Wiersema 1996). Ursprünglich wurde die CPB chirurgisch durchgeführt, wobei heutzutage die Instillation der Medikamente endoskopisch bzw. endosonographisch kontrolliert (EUS) durchgeführt wird, wodurch ein sehr kontrollierter direkter Zugang zum Ganglion zur Verfügung steht. In unterschiedlichen Studien konnte die Überlegenheit des endosonographisch kontrollierten Zugangs über invasivere Verfahren gezeigt

werden, wobei in neuerer Zeit eine Injektion direkt in das Ganglion selbst oder alternativ bilaterale paragangliäre Injektionen favorisiert werden (Levy et al. 2008; Sahai et al. 2009). In einer Studie an 18 Patienten mit chronischer Pankreatitis und Schmerzsyndrom konnte in der EUS-Behandlungsgruppe eine Reduzierung des persistierenden Schmerzes bei 50 % der Patienten erreicht werden (5 von 10), wohingegen ein entsprechender Effekt nach CT-gesteuerter Punktion nur bei 25 % der Patienten (2 von 8) zu erreichen war (Gress et al. 1999). Die Dauer der Schmerzlinderung hielt bei den »Respondern« beider Gruppen bis zu 24 Wochen an (Gress et al. 2001). Ein Vergleich der Kosten zwischen EUS und CT-gesteuerter Punktion ergab einen Kostenvorteil von etwa 200 Dollar im Vergleich zur CT-gesteuerten Injektion. In einer Folgestudie an einer deutlich größeren Patientengruppe konnte eine signifikante Verbesserung der Schmerzproblematik bei 55 % der Patienten nach 4 und 8 Wochen gezeigt werden. Eine aktuelle Metaanalyse bestätigt diese Ergebnisse im Wesentlichen und beschreibt eine Erfolgsrate dieser Methode von 32,7 % bei allerdings sehr kurzer Beobachtungszeit (Kaufman et al. 2010).

Zusammengefasst ist die PCB eine sichere und effektive Prozedur zur Behandlung des chronischen Schmerzsyndroms bei der chronischen Pankreatitis. Die wesentlichen Nebenwirkungen und Komplikationen sind eine transitorische Hypotension (20–40 %), eine im Allgemeinen passagere Diarrhö (4–38 %) und eine kurzzeitige Zunahme des Schmerzes unmittelbar nach der Intervention, wobei Hypotension und Diarrhö am ehesten auf eine durch die fehlende sympathische Innervation phasenweise nicht gegengesteuerte Parasympathikuswirkung zurückzuführen sind; diese unerwünschten Effekte dauern im Allgemeinen lediglich 2 Tage an (Eisenberg et al. 1995; Patt u. Reddy 1994). Seltenere Nebenwirkungen der Behandlung sind einseitige oder doppelseitige Lähmungserscheinungen der unteren Extremität, Kontrollverlust von Blasen- und Mastdarmsphinkter, retroperitoneale Hämatome und anhaltende Magenentleerungsstörung (Lillemoe et al. 1993). Im Vergleich zu anderen Techniken zeichnet sich der endoskopische ultraschallgesteuerte Zugang aber durch eine deutlich geminderte Komplikationsrate aus, weil diese Technik eben den direkten Zugang zum Ganglion ermöglicht und dorsale Strukturen wie Nervenwurzeln, somatische Nervenfasern und Pleuraraum nicht tangiert werden.

Dauerhafte Blockade des Ganglions und Neurolyse Diese Technik entspricht der obengenannten Prozedur, wobei das Lokalanästhetikum zu 50 % durch eine neurolytische Lösung wie beispielsweise Alkohol ersetzt wird. Die Daten bezüglich der Effizienz dieser Methode sind durchaus widersprüchlich (Leung et al. 1983). Bei einem großen Teil der Patienten ist die Schmerzkontrolle mangelhaft, oft finden sich rezidivierende Schmerzattacken nach unterschiedlich langen Phasen der relativen Schmerzfreiheit. Die Ursache für die geringe Effizienz der Methode ist nicht klar. Die exakte Platzierung der Nadeln spielt gegebenenfalls eine Rolle, ebenso die durch die starke peripankreatische Fibrose deutlich verschlechterte Verteilung der Flüssigkeit im Gewebe. Langfristig kommt es unter Umständen aber auch zu einer Regenerierung nicht komplett zerstörter Nervenfasern. Interessanterweise führte bei Patienten mit chronischer Pankreatitis eine exaktere Platzierung der Applikationsnadeln im Ganglion aber nicht zu einer Verbesserung der Schmerzreduktion (Harada et al. 1997).

Chirurgische Ganglionektomie Die chirurgische Technik der Resektion des Ganglion coeliacum wurde 1943 von Mallet-Guy erstmals beschrieben (Mallet-Guy 1943). Die Autoren haben Patienten mit chronischer Pankreatitis und Schmerzsyndrom über einen linksseitigen retroperitonealen Zugang operiert. Nach dieser Intervention waren 88 % der Patienten über einen Zeitraum von 5 Jahren beschwerdefrei (Mallet-Guy 1983). Diese hervorragenden Daten konnten allerdings von anderen Arbeitsgruppen nicht reproduziert werden (DeTakats u. Walter 1947). Die Ursache für das Versagen der Methode der linksseitigen Ganglionektomie und Splanchnicusresektion lässt sich eventuell dadurch erklären, dass auf der Höhe des Ganglion coeliacum relativ häufig sympathische Nervenfasern die Mittellinie überqueren und so die einseitige Resektion kompensieren. Der alternative Ansatz, die Nervendestruktion von der rechten Seite aus durchzuführen, hat sich als technisch zu aufwändig gezeigt und wird deshalb nicht durchgeführt.

Splanchnicusresektion Die Bedeutung der kompletten Denervierung der Bauchspeicheldrüse bei der Behandlung des chronischen Schmerzsyndroms wurde erstmals von Rheinhoff beschrieben. Der Umfang des beschriebenen Eingriffes umfasste eine beidseitige Splanchnicusresektion, Sympathektomie und Vagotomie (Reinhoff u. Baker 1947). Kurz darauf wurden weitere interessante Arbeiten publiziert, im Rahmen deren die beidseitige Sympathektomie und Vagotomie über einen transthorakalen Zugang durchgeführt wurde. Nachteilig erwies sich dabei aber die mit diesem Eingriff relativ häufig assoziierte Problematik der Magenentleerungsstörung (Stone u. Chauvin 1990). Nachdem diese Eingriffe in der Anfangsphase überwiegend in konventioneller OP-Technik durchgeführt wurden, folgten in jüngerer Zeit Beschreibungen thorakoskopischer und laparoskopischer Techniken mit guten Kurzzeitergebnissen. Die Langzeitergebnisse waren aber durchweg mäßig mit einer hohen Rate an Therapieversagern bzw. weiterem Schmerzmittelbedarf (Cuschieri et al. 1994; Andren-Sandberg et al. 1996). Nachdem die ersten Patienten lediglich einseitig reseziert wurden, mit den beschriebenen mäßigen Ergebnissen, wurde der Eingriff im Weiteren auf eine beidseitige Resektion der Nervi splanchnici ausgedehnt um die entsprechende Schmerzregion besser abzudecken, wobei die einseitige Resektion auf die Fälle beschränkt wurde, bei denen die ursprüngliche Schmerzproblematik tatsächlich auf die rechte oder linke Seite lokalisiert werden konnte, letztendlich blieben aber auch nach Ausweitung der Eingriffe auf ein beidseitiges Vorgehen die Ergebnisse unbefriedigend (Sastre et al. 1992).

Im Weiteren wurden noch transabdominale, transhiatale Techniken der beidseitigen Splanchnicusresektion beschrieben, wobei auch nach diesen Eingriffen die Langzeitergebnisse schlecht waren.

Aufgrund der Tatsache, dass die Splanchnicusnerven den größten Anteil der sensiblen, vom Pankreas kommenden Nervenfasern tragen, ist es an sich zu erwarten, dass die Durchtrennung dieser Nervenstränge zu einer deutlichen und anhaltenden Verminderung der Schmerzen bei Patienten mit chronischer Entzündung der Bauchspeicheldrüse führt. Umso mehr überrascht der hohe Anteil an Therapieversagern trotz korrekter OP-Technik und ausgedehnter Resektion. Mögliche Erklärungen für dieses Phänomen könnten in der relativen Variabilität der Nervenanatomie in diesem Bereich liegen, denkbar ist auch, dass alternative Nervenbahnen gewissermaßen rekrutiert und aktiviert werden, um den Ausfall der resezierten Bahnen zu kompensieren. Eine weitere Überlegung gründet auf der Tatsache, dass die chronische Entzündung der Bauchspeicheldrüse und die entsprechende desmoplastische Reaktion zu einer erheblichen Mitbeteiligung des umliegenden Gewebes und auch der Nachbarorgane führt, sodass die Innervation und Schmerzgenese letztendlich doch nicht genau definiert werden kann. Tatsächlich findet man bei Patienten mit chronischem Schmerzsyndrom auch nach totaler Pankreatektomie Therapieversager, die durch eine Beteiligung somatischer Nerven an dem chronisch entzündlichen Prozess erklärbar wären.

Literatur

Andren-Sandberg A, Zoucas E, Ihse I et al (1996) Thoracoscopic splanchnicectomy for chronic severe pancreatic pain. Semin Laparosc Surg 3: 29–33

Bradley EL, Bem J (2003) Nerve block and neuroablative surgery for chronic pancreatitis. W J Surg 27: 1241–1248

Cuschieri A, Shimi SM, Crosthwaite G et al (1994) Bilateral endoscopic splanchnicectomy through posterior thoracoscopic approach. J R Coll Surg Edinb 39: 44–47

DeTakats G, Walter LE (1947) The treatment of pancreatic pain by splanchnic nerve section. Surg Gynecol Obstet 85: 742–749

Eisenberg E, Carr DB, Chalmers TC (1995) Neurolytic celiac plexus block for treatment of cancer pain: a meta-analysis. Anesth Analg 80(2): 290–295

Gress F, Schmitt C, Sherman S, Ciaccia D, Ikenberry S, Lehman G (2001) Endoscopic ultrasound-guided celiac plexus block for managing abdominal pain associated with chronic pancreatitis: a prospective single center experience. Am J Gastroenterol 96(2): 409–416

Gress F, Schmitt C, Sherman S, Ikenberry S, Lehman G (1999) A prospective randomized comparison of endoscopic ultrasound- and computed tomography-guided celiac plexus block for managing chronic pancreatitis pain. Am J Gastroenterol 94(4): 900–905

Harada N, Wiersema MJ, Wiersema LM (1997) Endosonography-guided gastrointestinal endoscopy. OSG Clin N Am 7: 237–245

Hoffman BJ (2002) EUS-guided celiac plexus block/neurolysis. Gastrointest Endosc 56: S26–S28

Kaufman M, Singh G, Das S et al (2010) Efficacy of endoscopic ultrasound-guided celiac plexus block and celiac plexus neurolysis for managing abdominal pain associated with chronic pancreatitis and pancreatic cancer. J Clin Gastroenterol 44(2): 127–134

Komkova T (1987) Cryosurgery of pancreas due to chronic painful pancreatitis. In: Kogan AS (Hrsg) Cryosurgery Irkutsk, The USSR Ministry of Health, Institute for Doctors Advancement of Irkutsk, S 80–84

Leung J, Bowen-Wright M, Aveling W et al (1983) Coeliac plexus block for pain in pancreatic cancer and chronic pancreatitis. Br J Surg 70: 730–732

Levy MJ, Topazian MD, Wiersema MJ et al (2008) Initial evaluation of the efficacy and safety of endoscopic ultrasoundguided direct ganglia neurolysis and block. Am J Gastroenterol 103(1): 98–103

Levy MJ, Wiersema MJ (2003) EUS-guided celiac plexus neurolysis and celiac plexus block. Gastrointest Endosc 57(7): 923–930

Lillemoe KD, Cameron JL, Kaufman HS et al (1993) Chemical splanchnicectomy in patients with unresectable pancreatic cancer: a prospective randomized trial. Ann Surg 217(5): 447–457

Lindsay KW (1994) An introduction to neurosurgery. London, Butterworth Heinemann, S 306–307

Mallet-Guy P (1943) La splanchnicectomie gauche dans le traitement des pancreatites chroniques. Presse Med 51: 145–146

Mallet-Guy P (1983) Late and very late results of resections of the nervous system in the treatment of chronic relapsing pancreatitis. Am J Surg 145: 234–238

Patt RB, Reddy S (1994) Spinal neurolysis for cancer pain: indications and recent results. Ann Acad Med Singapore 23(2) 216–220

Ray BS, Neill L (1947) Abdominal visceral sensation in man. Ann Surg 126: 709–722

Reinhoff WE, Baker BM (1947) Pancreolithiasis and chronic pancreatitis: preliminary report of a case of apparently successful treatment by transthoracic sympathectomy and vagotomy. JAMA 132: 20–30

Sahai V, Lemelin V, Lam E, Paquin SC (2009) Central vs. bilateral endoscopic ultrasound-guided celiac plexus block or neurolysis: a comparative study of short-term effectiveness. Am J Gastroenterol 104(2): 326–329

Sastre B, Carabalona B, Crespy B et al (1992) Transhiatal bilateral splanchnicectomy for pain control in pancreatic cancer: basic anatomy, surgical technique, and immediate results in fifty-one cases. Surgery 111: 640–646

Stone HH, Chauvin EJ (1990) Pancreatic denervation for pain relief in chronic alcohol associated pancreatitis. Br J Surg 77: 303–305

Wiersema MJ, Wiersema LM (1996) Endosonography-guided celiac plexus neurolysis. Gastrointest Endosc 44(6): 656–662

Yoshioka H, Wakabayashi T (1958) Therapeutic neurotomy on the head of the pancreas for relief of pain due to chronic pancreatitis. Arch Surg 76: 546–554

Evidenz der operativen Therapie der chronischen Pankreatitis

Ansgar M. Chromik, Waldemar Uhl

H. G. Beger et al. (Hrsg.), *Erkrankungen des Pankreas*,
DOI 10.1007/978-3-642-37964-2_26, © Springer-Verlag Berlin Heidelberg 2013

Die chronische Pankreatitis stellt eine interdisziplinäre Erkrankung dar, bei der unterschiedliche Therapiekonzepte miteinander konkurrieren. Zum einen interventionell-endoskopische und chirurgische Verfahren, zum anderen unterschiedliche chirurgische Verfahren untereinander. Dabei ist es in den letzten 20 Jahren gelungen, die Evidenzlage schrittweise zu verbessern. Bei dem Vergleich interventionell-endoskopischer und chirurgischer Verfahren konnte gezeigt werden, dass bei Patienten mit chronischer Pankreatitis und Gangokklusion im Pankreaskopf und Pankreaskorpus eine Drainage-Operation der interventionellen Therapie vorzuziehen ist. Ein weiteres häufiges klinisches Problem stellt der entzündliche Pankreaskopftumor dar. Hier konnte beim Vergleich unterschiedlicher chirurgischer Verfahren in mehreren Studien gezeigt werden, dass die duodenumerhaltende Pankreaskopfresektion und die Duodenohemipankreatektomie als mindestens gleichwertig anzusehen sind.

26.1 Evidenz der Differenzialtherapie der chronischen Pankreatitis

Der Begriff der **Evidence based medicine** (EbM) wurde maßgeblich von David Sackett geprägt und ist definiert als der »gewissenhafte, ausdrückliche und vernünftige Gebrauch der gegenwärtig besten wissenschaftlichen Beweise für Entscheidungen in der Versorgung individueller Patienten.« Weiterhin bedeutet EbM, »die individuelle klinische Erfahrung mit den besten zur Verfügung stehenden externen Nachweisen aus der systematischen Forschung zu integrieren« (Sackett et al. 1996). Gerade am Krankheitsbild der chronischen Pankreatitis kann man leicht nachvollziehen, dass sowohl die Einbeziehung von externen Nachweisen (d. h. die **Evidence** im engeren Sinne) als auch die individuelle klinische Erfahrung für die Festlegung einer optimalen Therapie entscheidend sind. Darüber hinaus vereinigt die chronische Pankreatitis (CP) paradigmatisch Kennzeichen einer interdisziplinären Erkrankung, da sowohl interventionell-endoskopische als auch chirurgische Maßnahmen zum Einsatz kommen. Diese sollten für jeden individuellen Patienten zwischen beiden Fachdisziplinen erörtert werden, um eine definitive Therapie gemeinsam festzulegen. Gerade deshalb ist es wichtig, die operativen und interventionell-endoskopischen Therapiemethoden untereinander und gegeneinander abzuwägen. In den letzten Jahren konnten zunehmend externe Nachweise **(Evidence)** zur interdisziplinären Differenzialtherapie (chirurgisch vs. interventionell-endoskopisch) oder zur chirurgischen Differenzialtherapie (Vergleich unterschiedlicher OP-Verfahren) in Form von randomisiert kontrollierten Studien (RCTs = **Randomized controlled trials**) erbracht werden. Daher sollen im Folgenden einige Aspekte der Differenzialtherapie anhand der aktuellen Datenlage aus RCTs, die einen besonders hohen Evidenzgrad aufweisen, erläutert werden.

26.2 Vergleich operativer und interventionell-endoskopischer Therapieverfahren

In zwei randomisiert kontrollierten Studien (RCTs) wurden operative und interventionell-endoskopische Therapien miteinander verglichen, wobei hier Patienten mit CP eingeschlossen wurden, bei denen eine Pankresgangobstruktion durch Konkremente oder Strikturen im Pankreaskopf und Pankreaskorpus vorlag (◘ Tab. 26.1). So wurden in der Studie von Dite et al. (2003) operative (Resektionen und Drainageoperation) und interventionell-endoskopische Verfahren (endoskopische Papillotomie, Steinentfernung und Stenteinlage in den Ductus pancreaticus) verglichen. Insbesondere bezüglich der Schmerzreduktion zeigte sich die operative Therapie überlegen. In einer weiteren randomisiert kontrollierten Studie von Cahen et al. (2007) wurden dieselben interventionellen Verfahren zuzüglich einer extrakorporalen Stoßwellenlithotripsie (ESWL) mit der Drainageoperation nach Partington-Rochelle verglichen.

Tab. 26.1 Randomisiert kontrollierte Studien (RCT) zur chirurgischen vs. interventionell-endoskopischen Therapie bei chronischer Pankreatitis

Autor	Jahr	Chirurgischer Studienarm	vs.	Interventioneller Studienarm	f/u	Ergebnis (Chirurgie vs. interventionelle Therapie)
Dite	2003	n=36 80 % Resektion 20 % Drainage-OP	vs.	n=36 100 % EPT 52 % Stent 23 % Steinextr.	5a	Vorteil chirurgische Therapie: **Schmerzfreiheit 34 % vs. 15 %**** **Zunahme Körpergewicht 47 % vs. 29 % ****
Cahen	2007	n=20 10 % Resektion 90 % Drainage-OP	vs.	n=19 100 % EPT 100 % Stent 84 % Steinextr. 84 % ESWL	2a	Vorteil chirurgische Therapie: **Schmerzscore 25 vs. 51 ***** **Schmerzfreiheit 75 % vs. 32 % **** **Lebensqualität **** **Anzahl der Intverventionen 3 vs. 8 *****
Cahen	2011	Langzeitergebnisse der Studie von Cahen			6,5a	Vorteil chirurgische Therapie: **Schmerzfreiheit 80 % vs. 38 % *** **Anzahl der Interventionen 4 vs. 12 ***** Kein Unterschied: Schmerzscore, Lebensqualität

RCT = randomisiert kontrollierte Studie (Randomized controlled trial), vs. = versus, f/u = Nachbeobachtungszeit (follow-up), EPT = endoskopische Papillotomie, Stent = Stenteinlage in den Ducuts pancreaticus, Steinextr. = Steinextraktion, ESWL = extrakorporale Stoßwellenlithotripsie, fettgedruckt sind signifikante Ergebnisse mit den Signifikanzniveaus * p ≤ 0,05, ** p ≤ 0,01, *** p ≤ 0,001

Hier zeigte die chirurgische Therapie ebenfalls einen signifikanten Vorteil in Bezug auf Schmerzlinderung und Lebensqualität. Interessanterweise wurde diese Studie bereits nach 39 randomisierten Patienten vorzeitig beendet, da in einer Interimsanalyse ein eindeutiger Vorteil für die chirurgische Therapie gezeigt werden konnte (Cahen et al. 2007). Auch nach über 6,5 Jahren konnte in einer Langzeitanalyse desselben Studienkollektivs noch ein Vorteil der chirurgischen Therapie in Bezug auf Schmerzfreiheit nachgewiesen werden. Ein weiterer wichtiger Aspekt dieser Analyse war, dass 68 % der Patienten aus der interventionell-endoskopischen Gruppe weitere Interventionen – und 47 % sogar eine Operation im weiteren Verlauf benötigten (Cahen et al. 2011). Auch wenn die Datenlage nicht gerade umfangreich ist, sollte bei Patienten mit CP und Gangokklusion – etwa durch Konkremente – primär eine Drainiageoperation der interventionellen Therapie vorgezogen werden. Denn nur so kann eine irreversible funktionelle und morphologische Schädigung des Organs mit der Notwendigkeit weiterer Interventionen und Operationen verhindert werden (Cahen et al. 2011). Mehrere nicht randomisierte Studien konnten vergleichbare Schlussfolgerungen zugunsten einer primären chirurgischen Therapie ziehen (Rutter et al. 2010; Nealon u. Thompson 1993), wobei die wissenschaftliche Debatte noch anhält (Nguyen-Tang u. Dumonceau 2010).

26.3 Vergleich unterschiedlicher Operationsverfahren

Bei der chirurgischen Differenzialtherapie der CP sieht die Datenlage wesentlich besser aus. Insbesondere bei der Suche nach dem optimalen Verfahren für Patienten mit einem entzündlichen Kopftumor wurden zahlreiche Studien durchgeführt. Hier konkurrieren zwei chirurgische Konzepte: die Duodenohemipankreatektomie (DHP) – entweder in der pyloruserhaltenden (ppDHP) oder der klassischen Variante mit distaler Magenresektion (kDHP) – und die duodenumerhaltende Pankreaskopfresektion (DEPKR) mit ihren unterschiedlichen Varianten Beger, Frey und Berner-Modifikation (► Kap. 23). Letztere wurden in einigen RCTs auch direkt miteinander verglichen, so z. B. Beger vs. Frey (Izbicki u. Bloechle 1997; Strate et al. 2005) oder Beger vs. Berner-Modifikation (Köninger et al. 2008), ohne dass eines der DEPKR-Verfahren eine eindeutige Überlegenheit zeigen konnte.

Anders ist die Situation beim Vergleich der Operationsverfahren DHP und DEPKR. Hier liegen aktuell fünf RCTs vor, in denen die Operationsverfahren DHP und DEPKR miteinander verglichen wurden (Büchler et al. 1995; Izbicki et al. 1998; Klempa et al. 1995; Farkas et al. 2006; Keck et al. 2012). In der Studie von Büchler et al. (1995) und Klempa et al. (1995) wurde die DEPKR nach Beger mit der ppDHP bzw. mit der kDHP verglichen. In zwei weiteren Studien von Izbicki et al. (1998) und Farkas

◘ Tab. 26.2 Perioperative Ergebnisse randomisiert kontrollierter Studien (RCT) DEPKR vs. DHP

Autor	Büchler	Klempa	Izbicki	Farkas	Diener	Keck
Studientyp	RCT	RCT	RCT	RCT	Metaanalyse	RCT
Jahr	1995	1995	1998	2006	2008	2012
Studien-Design	DEPKR-Beger (n = 20) vs. ppDHP (n = 20)	DEPKR-Beger (n = 22) vs. kDHP (n = 21)	DEPKR-Frey (n = 31) vs. ppDHP (n = 30)	DEPKR-Frey (modif., n = 20) vs. ppDHP (n = 20)	Metaanalyse der Studien Büchler et al. 1995, Izbicki et al. 1998, Klempa et al. 1995, Farkas et al. 2006	DEPKR-mix. (n = 42) (Beger 19, Frey 23) vs. ppDHP (n = 43)
Postoperative Morbidität	15 % vs. 20 % n.s	63 % vs. 57 % n. s.	**19 % vs. 53 % ***	**0 % vs. 40 % ***	Kein Unterschied	33 % vs. 30 % n. s.
Letalität	0 % vs. 0 % n. s.	5 % vs. 0 % n. s.	3 % vs. 0 % n. s.	0 % vs 0 % n. s.	k. A.	0 % vs. 0 % n. s.
Relaparotomie-rate	0 % vs. 0 % n. s.	k. A.	0 % vs. 0 % n. s.	0 % vs. 0 %n. s.	k. A.	2 % vs. 2 % n. s.
OP-Dauer (min)	k. A.	k. A.	**245 vs. 328 ***	**142 vs. 278 ***	**Vorteil ** Frey vs. ppDHP**	**360 vs. 435 ****
Intraoperative Bluttransfusion	k. A.	k. A.	**1,2 vs. 3,2 Units ***	k. A.	**Vorteil * DEPKR vs. DHP**	76 % vs. 79 % n. s.; 600 vs. 1200ml n. s.
Krankenhaus-Verweildauer (d)	13 vs. 14 n. s.	**16,5 vs. 21,7 ***	k. A.	**8,5 vs. 13,8 ***	**Vorteil ** DEPKR vs. DHP**	13 vs. 14 n. s.

RCT = randomisiert kontrollierte Studie (Randomized controlled trial), DEPKR = duodenumerhaltende Pankreaskopfresektion, DHP = Duodenohemipankreatektomie, vs. = versus, ppDHP = pyloruserhaltende (pylorus preserving) Duodenohemipankreatektomie, kDHP = klassische Duodenohemipankreatektomie, modif. = modifiziert, mix. = gemischte Verfahren, n. s. = nicht signifikant, k. A. keine Angabe in der Originalarbeit, min = Minuten, d = Tage, Units = Transfusionseinheiten, fettgedruckt sind signifikante Ergebnisse mit den Signifikanzniveaus * $p \leq 0,05$, ** $p \leq 0,01$, *** $p \leq 0,001$

et al. (2006) wurde die DEPKR nach Frey (Izbicki et al. 1998) bzw. eine modifizierte DEPKR nach Frey (Farkas et al. 2006) mit der ppDHP verglichen. Diese vier Studien (Büchler et al. 1995; Izbicki et al. 1998; Klempa et al. 1995; Farkas et al. 2006) wurden von Diener 2008 in einer Metaanalyse zusammengefasst und ausgewertet (Diener et al. 2008) (◘ Tab. 26.2 u. ◘ Tab. 26.3). Die aktuellste Studie von Keck et al. (2012) verglich beide DEPKR-Methoden (Beger oder Frey) mit der ppDHP. Die ◘ Tab. 26.2 und ◘ Tab. 26.3 geben detailliert Überblick über die perioperativen bzw. die funktionellen Ergebnisse der vorliegenden kontrolliert randomisierten Studien sowie der Metaanalyse von Diener. In ◘ Tab. 26.4 sind stichwortartig die gegenwärtigen Erkenntnisse der Studien zusammengefasst.

26.4 Perioperative Ergebnisse

Wie aus ◘ Tab. 26.2 ersichtlich, zeigten sich bezüglich der postoperativen Morbidität bei den beiden Studien mit DEPKR nach Frey signifikante Vorteile für diese Methode gegenüber der ppDHP (Izbicki et al. 1998; Farkas et al. 2006), jedoch ließen sich diese Vorteile in der Metaanalyse von Diener et al. (2008) nicht mehr nachweisen. Auch in der aktuellen Studie von Keck et al. (2012) ergab sich kein Unterschied zwischen den OP-Verfahren DEPKR und DHP, sodass diese Verfahren im Hinblick auf postoperative Morbidität zumindest als gleichwertig angesehen werden können. Dies gilt auch für die Letalität und die Relaparotomieraten, denn in allen fünf Einzelstudien konnten hier hervorragende Ergebnisse erzielt werden – ohne signifikante Unterschiede zwischen den OP-Verfahren (Büchler et al. 1995; Izbicki et al. 1998; Klempa et al. 1995; Farkas et al. 2006; Keck et al. 2012). Unter den ersten vier Studien ließen sich vereinzelt signifikante Vorteile für die DEPKR bezüglich der OP-Dauer (Izbicki et al. 1998; Farkas et al. 2006), der intraoperativen Gabe von Erythrozytenkonzentraten (Izbicki et al. 1998) und der Krankenhausverweildauer (Klempa et al. 1995; Farkas et al. 2006) nachweisen. Dies führte dazu, dass die Metaanalyse für diese Parameter einen signifikanten Vorteil der DEPKR gegenüber der DHP subsumiert (Diener et al. 2008). Die Studie von Keck konnte lediglich einen Vorteil für die DEPKR in Bezug auf die OP-Dauer bestätigen (Keck et al. 2012) (◘ Tab. 26.2 u. ◘ Tab. 26.4).

Tab. 26.3 Funktionelle Ergebnisse randomisiert kontrollierter Studien (RCT) DEPKR vs. DHP

Autor	Büchler	Klempa	Izbicki	Farkas	Diener	Keck
Studientyp	RCT	RCT	RCT	RCT	Metaanalyse	RCT
Jahr	1995	1995	1998	2006	2008	2012
Studien-Design	DEPKR-Beger (n=20) vs. ppDHP (n=20)	DEPKR-Beger (n=22) vs. kDHP (n=21)	DEPKR-Frey (n=31) vs. ppDHP (n=30)	DEPKR-Frey (modif., n=20) vs. ppDHP (n=20)	Metaanalyse der Studien Büchler et al. 1995, Izbicki et al. 1998, Klempa et al. 1995, Farkas et al. 2006	DEPKR-mix. (n=42) (Beger 19, Frey 23) vs. ppDHP (n=43)
Schmerz-freiheit	f/u 6m	f/u 6–60m	f/u 12–36m	f/u 12m		f/u 66m
	75 % vs. 40 % *	70 % vs. 60 % n.s; **starke Schmerzen 0 % vs. 30 % ***	Schmerzscore Reduktion um 94 % vs. 95 % n. s.	85 % vs. 90 % n. s.	Kein Unterschied	67 % vs. 67 % n. s.
	f/u 14a (Müller et al. 2008)		f/u 7a (Strate et al. 2008)			
	Kein Unterschied		Kein Unter-schied			
Exokrine Insuffizienz	f/u 6m	f/u 6–60m	f/u 12–36m	f/u 12m		f/u 66m
	k. A.	**Postop. 20 % vs. 100 % ***	De novo 7 % vs. 58 % n. s.	k. A.	**Vorteil ** DEPKR vs. DHP**	Postop. 76 % vs. 63 % n. s.; de novo 21 % vs. 26 % n. s.
	f/u 14a (Müller et al. 2008)		f/u 7a (Strate et al. 2008)			
	Enzymsubst. 47 % vs. 42 %, n. s.		86 % vs. 96 % n. s.			
Endokrine Funktion	f/u 6m	f/u 6–60m	f/u 12–36m	f/u 12m		f/u 66m
	Vorteil * Beger vs. ppDHP	Postop. DM 25 % vs. 50 % n. s. De novo DM 12 % vs. 38 % n. s.	Postop. DM 74 % vs. 76 % n. s. De novo DM 20 % vs. 30 % n. s.	k. A.	Kein Unterschied	45 % vs. 44 % n. s. de novo: 24 % vs. 19 % n. s.
	f/u 14a (Müller et al. 2008)		f/u 7a (Strate et al. 2008)			
	IDDM 46 % vs. 79 % n. s.		IDDM 61 % vs. 65 % n. s.			
Gewichts-zunahme	f/u 6m	f/u 6–60m	f/u 12–36m	f/u 12m		f/u 66m
	88 % vs. 67 % n. s. **4,1 kg vs. 1,9 kg ***	6,4 kg vs. 4,9 kg n.s **Normgewicht bei 80 % vs. 30 % ***	6,7 kg vs. 1,9 kg n. s. 81 % vs. 40 % n. s.	**7,8 kg vs. 3,2 kg ***	**Vorteil *** DEPKR vs. DHP**	k. A.

■ **Tab. 26.3** Fortsetzung

Autor	Büchler	Klempa	Izbicki	Farkas	Diener	Keck
Berufliche Rehabilitation	f/u 6m	f/u 6–60m	f/u 12–36m	f/u 12m		f/u 66m
	80 % vs. 67 % n. s.	75 % vs. 50 % n. s.	68 % vs. 43 % n. s.	78 % vs. 65 % n. s.	**Vorteil * DEPKR vs. DHP**	k. A.
	f/u 14a (Müller et al. 2008)		f/u 7a (Strate et al. 2008)			
	46 % vs. 14 % n. s. **Vollzeitarbeit 95,4m vs. 49,5m ***		42 % vs. 39 % n. s.			
Lebensqualität	f/u 6m	f/u 6–60m	f/u 12–36m	f/u 12m		f/u 66m
	k. A.	k. A.	**Verbesserung um 71 % vs. 53 % ***	k. A.	**Vorteil * DEPKR vs. DHP**	Kein Unterschied QLQ-30
	f/u 14a (Müller et al. 2008)		f/u 7a (Strate et al. 2008)			
	EORTC-QLQ-30 n. s. **Appetitverlust Vorteil DEPKR vs. DHP ***		EORTC-QLQ-30 n. s.			

RCT = randomisiert kontrollierte Studie (Randomized controlled trial), DEPKR = duodenumerhaltende Pankreaskopfresektion, DHP = Duodenohemipankreatektomie, vs. = versus, ppDHP = pyloruserhaltende (pylorus preserving) Duodenohemipankreatektomie, kDHP = klassische Duodenohemipankreatektomie, modif. = modifiziert, mix. = gemischte Verfahren, f/u = Nachbeobachtungszeit (Follow-up), n. s. = nicht signifikant, k. A. = keine Angabe in der Originalarbeit, postop. = postoperativ, Enzymsubst. = Notwendigkeit der Enzymsubstitution, DM = Diabetes mellitus, IDDM = insulinabhängiger (insulin dependent) DM, min = Minuten, d = Tage, m = Monate, fettgedruckt sind signifikante Ergebnisse mit den Signifikanzniveaus * $p \leq 0{,}05$, ** $p \leq 0{,}01$, *** $p \leq 0{,}001$

■ **Tab. 26.4** Vergleich duodenumerhaltende Pankreaskopfresektion (DEPKR) vs. Duodenohemipankreatektomie (DHP)

Parameter	Ergebnis
Postoperative Gesamtmorbidität	Kein Unterschied
Letalität	Kein Unterschied
Relaparotomierate	Kein Unterschied
OP-Dauer	Vorteil DEPKR
Intraoperative Bluttransfusionen	Vorteil DEPKR
Krankenhausverweildauer	Vorteil DEPKR
Schmerzfreiheit/ Schmerzreduktion	Kein Unterschied
Exokrine Funktion	Möglicher Vorteil DEPKR Langfristig kein Unterschied
Endokrine Funktion	Kein Unterschied
Postoperative Gewichtszunahme	Vorteil DEPKR
Berufliche Rehabilitation	Vorteil DEPKR
Lebensqualität	Vorteil DEPKR

26.5 Funktionelle Ergebnisse

26.5.1 Schmerzreduktion

Die Reduktion der Schmerzen bzw. das Erzielen einer Schmerzfreiheit gilt als wichtigstes Ziel jeder operativen Therapie bei CP. Für diesen primären Endpunkt zeigten die initialen Studien von Büchler und Klempa einen signifikanten Vorteil für die DEPKR (Büchler et al. 1995; Klempa et al. 1995). Die nachfolgenden Studien konnten bezüglich der Schmerzfreiheit keinen Vorteil für eines der OP-Verfahren zeigen (Izbicki et al. 1998; Farkas et al. 2006; Diener et al. 2008; Keck et al. 2012). Für die Patientenkollektive der Studien von Büchler et al. (1995) und Izbicki et al. (1998) liegen darüber hinaus Ergebnisse zweier Langzeit-Nachbeobachtungsstudien mit einer medianen Nachbeobachtungszeit von 14 (Müller et al. 2008) bzw. 7 Jahren (Strate et al. 2008) vor, in denen sich ebenfalls kein signifikanter Unterschied bezüglich der Schmerzreduktion zwischen den DEPKR-Verfahren und der ppDHP zeigen ließ. Daher können heute die DEPKR-Methoden und die kDHP/ppDHP bezüglich der Schmerzreduktion als gleichwertig angesehen werden (Diener et al. 2008) (▫ Tab. 26.3 u. ▫ Tab. 26.4).

26.5.2 Exokrine Funktion, endokrine Funktion und Gewichtszunahme

Bezüglich der exokrinen Funktion sind die vorhandenen Ergebnisse nur wenig belastbar, da nur in drei Studien verwertbare Informationen vorlagen (Klempa et al. 1995; Izbicki et al. 1998; Keck et al. 2012) und die exokrine Funktion zudem unterschiedlich evaluiert wurde. Vor diesem Hintergrund muss auch das Ergebnis der Metaanalyse mit Zurückhaltung betrachtet werden, die hier einen signifikanten Vorteil für die DEPKR konstatiert (Diener et al. 2008). Die aktuelle Studie von Keck et al. (2012) sowie die Langzeit-Nachbeobachtungen der Büchler- und Izbicki-Studien zeigten keinen Vorteil für eine der Methoden im Hinblick auf die exokrine Funktion (Müller et al. 2008; Strate et al. 2008) (▫ Tab. 26.3 u. ▫ Tab. 26.4). Bezüglich der endokrinen Funktion ließ sich einzig in der Studie von Büchler et al. (1995) nach 6 Monaten ein signifikanter Vorteil in Bezug auf die Glukosetoleranz in der DEPKR-Gruppe nachweisen. Alle anderen Studien einschließlich der Metaanalyse konnten keinen signifikanten Vorteil zeigen (Klempa et al. 1995; Izbicki et al. 1998; Diener et al. 2008; Müller et al. 2008; Strate et al. 2008). Die Ergebnisse für postoperative Gewichtszunahme nach einer operativen Therapie waren eindeutig. In zwei der Studien war die postoperative Gewichtszunahme signifikant höher als nach DHP (Büchler et al. 1995; Farkas et al. 2006), und es konnte häufiger ein Normalgewicht erzielt werden (Klempa et al. 1995). Diese positiven Einzelergebnisse spiegeln sich auch in der Metaanalyse wider, die hier einen deutlichen Vorteil zugunsten der DEPKR aufzeigt (Diener et al. 2008) (▫ Tab. 26.3 u. ▫ Tab. 26.4).

26.5.3 Berufliche Rehabilitation und Lebensqualität

Bezüglich der beruflichen Rehabilitation konnte die Metaanalyse einen signifikanten Vorteil zugunsten der DEPKR aufweisen (Diener et al. 2008), auch wenn die Einzelstudien keinen signifikanten Unterschied zeigen konnten (Büchler et al. 1995; Izbicki et al. 1998; Klempa et al. 1995; Farkas et al. 2006). Auch in Bezug auf die Lebensqualität zeigte sich in der Metaanalyse ein signifikanter Vorteil zugunsten der DEPKR (Diener et al. 2008). Allerdings muss angemerkt werden, dass nur in einer der vier zusammengefassten Studien (Izbicki et al. 1998) die Lebensqualität direkt bewertet wurde. Die bereits erwähnten Langzeitanalysen zeigten für den Grad der beruflichen Rehabilitation und die Lebensqualität keinen signifikanten Unterschied (Müller et al. 2008; Strate et al. 2008). Allerdings ergab sich in der Langzeitstudie des Büchler-Kollektivs für Teilaspekte der beiden Parameter ein Vorteil zugunsten der DEPKR (Dauer einer Vollzeitbeschäftigung, Appetitverlust) (Müller et al. 2008) (▫ Tab. 26.3 u. ▫ Tab. 26.4).

26.6 Ausblick

Auch wenn die einzelnen RCTs schon wichtige **»Evidence«** bei der Suche nach der optimalen Operation bei chronischer Pankreatitis mit entzündlichem Kopftumor geliefert haben, fehlen bisher noch multizentrische Studien. Diese Lücke wird durch die ChroPac-Studie geschlossen werden, die als multizentrische randomisiert kontrollierte Studie die Frage nach der optimalen Operation (DHP vs. DEPKR) beantworten will (Diener et al. 2010).

Literatur

Büchler MW et al (1995) Randomized trial of duodenum-preserving pancreatic head resection versus pylorus-preserving Whipple in chronic pancreatitis. Am J Surg 169(1): 65–69; discussion 69–70

Cahen DL et al (2011) Long-term outcomes of endoscopic vs surgical drainage of the pancreatic duct in patients with chronic pancreatitis. Gastroenterology 141(5): 1690–1695

Cahen DL et al (2007) Endoscopic versus surgical drainage of the pancreatic duct in chronic pancreatitis. N Engl J Med 356(7): 676–684

Diener MK et al (2010) ChroPac-trial: duodenum-preserving pancreatic head resection versus pancreatoduodenectomy for chronic pancreatitis. Trial protocol of a randomised controlled multicentre trial. Trials 11: 47

Diener MK et al (2008) Duodenum-preserving pancreatic head resection versus pancreatoduodenectomy for surgical treatment of chronic pancreatitis: a systematic review and meta-analysis. Ann Surg 247(6): 950–961

Dite P et al (2003) A prospective, randomized trial comparing endoscopic and surgical therapy for chronic pancreatitis. Endoscopy 35(7): 553–558

Farkas G et al (2006) Prospective randomised comparison of organ-preserving pancreatic head resection with pylorus-preserving pancreaticoduodenectomy. Langenbecks Arch Surg 391(4): 338–342

Izbicki JR et al (1998) Extended drainage versus resection in surgery for chronic pancreatitis: a prospective randomized trial comparing the longitudinal pancreaticojejunostomy combined with local pancreatic head excision with the pylorus-preserving pancreatoduodenectomy. Ann Surg 228(6): 771–779

Izbicki JR, Bloechle C (1997) [Drainage operation as therapeutic principle of surgical organ saving treatment of chronic pancreatitis]. Chirurg 68(9): 865–873

Keck T et al (2012) Short- and long-term results of duodenum preservation versus resection for the management of chronic pancreatitis: a prospective, randomized study. Surgery 152(3 Suppl 1): S95–S102

Klempa I et al (1995) [Pancreatic function and quality of life after resection of the head of the pancreas in chronic pancreatitis. A prospective, randomized comparative study after duodenum preserving resection of the head of the pancreas versus Whipple's operation]. Chirurg 66(4): 350–359

Köninger J et al (2008) Duodenum-preserving pancreatic head resection – a randomized controlled trial comparing the original Beger procedure with the Berne modification (ISRCTN No. 50638764). Surgery 143(4): 490–498

Müller MW et al (2008) Long-term follow-up of a randomized clinical trial comparing Beger with pylorus-preserving Whipple procedure for chronic pancreatitis. Br J Surg 95(3): 350–356

Nealon WH, Thompson JC (1993) Progressive loss of pancreatic function in chronic pancreatitis is delayed by main pancreatic duct decompression. A longitudinal prospective analysis of the modified puestow procedure. Ann Surg 217(5): 458–466; discussion 466–468

Nguyen-Tang T, Dumonceau JM (2010) Endoscopic treatment in chronic pancreatitis, timing, duration and type of intervention. Best Pract Res Clin Gastroenterol 24(3): 281–298

Rutter K et al (2010) Hospitalization, frequency of interventions, and quality of life after endoscopic, surgical, or conservative treatment in patients with chronic pancreatitis. World J Surg 34(11): 2642–2647

Sackett DL et al (1996) Evidence based medicine: what it is and what it isn't. BMJ 312(7023): 71–72

Strate T et al (2008) Resection vs drainage in treatment of chronic pancreatitis: long-term results of a randomized trial. Gastroenterology 134(5): 1406–1411

Strate T et al (2005) Long-term follow-up of a randomized trial comparing the beger and frey procedures for patients suffering from chronic pancreatitis. Ann Surg 241(4): 591–598

Langzeitverlauf der chronischen Pankreatitis

Kerstin Schütte, Alexander Waldthaler, Peter Malfertheiner

H. G. Beger et al. (Hrsg.), *Erkrankungen des Pankreas*,
DOI 10.1007/978-3-642-37964-2_27, © Springer-Verlag Berlin Heidelberg 2013

Der Verlauf der Schmerzen, der progrediente Funktionsverlust infolge einer fortschreitenden Fibrosierung sowie das Auftreten anderer Komplikationen bestimmen den natürlichen Verlauf der chronischen Pankreatitis. Eine chronische Pankreatitis reduziert die Lebensqualität und die Lebenserwartung der betroffenen Patienten. Im Falle einer alkoholinduzierten chronischen Pankreatitis ist ein fortgesetzter Alkoholabusus mit einem signifikant verkürzten Überleben assoziiert, und fortgesetztes Rauchen führt auch unter Alkoholabstinenz zu einer rascheren Progression der chronischen Pankreatitis. Schmerzen sind der häufigste Grund für eine interventionell-endoskopische oder operative Therapie. Dabei scheint im Langzeitergebnis die operative Therapie der endoskopischen überlegen zu sein.

Der Langzeitverlauf der chronischen Pankreatitis wird vom Fortschreiten der morphologischen Veränderungen infolge der Fibrosierung, dem Verlauf der Schmerzen und des endokrinen und exokrinen Funktionsverlustes sowie dem Auftreten von Komplikationen der Erkrankung, von denen das Pankreaskarzinom die gefürchtetste ist, bestimmt. Da jedoch eine signifikante Anzahl von Patienten mit chronischer Pankreatitis auch Komorbiditäten aufweist, von denen eine chronische Alkoholkrankheit mit ihren Folgen häufig die dominierende ist, sind Charakterisierungen des Langzeitverlaufs der Erkrankung erschwert. Hinzu kommen als weitere komplizierende Faktoren die Variabilität der klinischen Symptome mit oft später Diagnosestellung, die Variabilität der diagnostischen Kriterien sowie die fehlende Möglichkeit histologischer Untersuchungen im Verlauf.

Dennoch erlauben einige auch prospektive Untersuchungen Aussagen zum Verlauf der klinischen Symptome und der beobachteten morphologischen Veränderungen. Dabei sind die publizierten Daten im Hinblick auf den Einfluss der Ätiologie auf den Verlauf der chronischen Pankreatitis zum Teil widersprüchlich. In der Endstrecke des Verlaufs, im Stadium der fortgeschrittenen Fibrose, scheint es nur diskrete Unterschiede zwischen den unterschiedlichen ätiologischen Patientengruppen zu geben. Eine Ausnahme bilden die autoimmune Pankreatitis, bei der durch eine Steroidtherapie eine Besserung des klinischen Bildes erzielt werden kann, sowie die chronisch obstruktive Pankreatitis, in deren Verlauf es nach Beseitigung der Obstruktion zu einer Verbesserung des klinischen Bildes kommen kann. Die Progression bis zum Endzustand der fortgeschrittenen Fibrose unterscheidet sich zwischen den verschiedenen ätiologischen Gruppen hingegen zum Teil beträchtlich.

Die Lebenserwartung von Patienten mit chronischer Pankreatitis im Vergleich mit einer gesunden Normalbevölkerung ist verkürzt.

In einer multizentrischen Langzeitstudie an 2015 Patienten mit chronischer Pankreatitis konnte gezeigt werden, dass 10 Jahre nach der Diagnosestellung 70 % der Patienten lebten, während nach 20 Jahren bereits 55 % der Patienten verstorben waren. In einer multivariaten Analyse konnten Alter, Nikotinabusus, Alkoholabusus und die Entwicklung einer Leberzirrhose als signifikante Einflussfaktoren identifiziert werden (Lowenfels et al. 1994). Nur bei etwa 20 % der Patienten steht die Todesursache in einem direkten Zusammenhang mit der chronischen Pankreatitis (Levy et al. 1989), bei den übrigen Patienten dominieren Langzeitfolgen des Rauchens oder des Alkoholabusus sowie kardiovaskuläre Erkrankungen. Bei Patienten mit hereditärer chronischer Pankreatitis scheint die Lebenserwartung jedoch nicht kürzer als in der gesunden Normalbevölkerung, sofern sie nicht an einem Pankreaskarzinom erkranken (Rebours et al. 2009).

27.1 Morphologische Veränderungen

Mit der Erkrankungsdauer steigt das Risiko höhergradiger fibrotischer Veränderungen des Pankreas. Diese verursachen, gemeinsam mit den intraduktalen Konkrementen in der Spätphase der Erkrankung, die unregelmäßigen Pankreasgangverläufe, die ein diagnostisches Kriterium für die Diagnose der chronischen Pankreatitis sind und zum Staging der morphologischen Veränderungen herangezogen werden (Cambridge-Klassifikation) (Sarner u. Cotton 1984). In der späten Erkrankungsphase können bei bis zu 90 % der Patienten Kalzifikationen beobachtet werden, die jedoch bei einem kleinen Teil von Patienten im weiteren Verlauf auch spontan wieder verschwinden (Ammann et al. 1988, 1996).

27.2 Schmerzverlauf

Für Patienten mit chronischer Pankreatitis sind anhand des Schmerzverlaufes zwei unterschiedliche Schmerztypen charakterisiert worden. Die in klinischen Studien schwierige objektive Erfassung des Symptoms Schmerz, die Tatsache, dass annähernd asymptomatische Patienten häufig unerfasst bleiben und der retrospektive Charakter der meisten Studien machen verlässliche Aussagen zum Schmerzverlauf schwierig. Die beobachteten morphologischen Veränderungen korrelieren nicht mit der Inzidenz und der Schwere der Schmerzen (Ammann u. Müllhaupt 1999; Malfertheiner et al. 1990). Die alkoholinduzierte chronische Pankreatitis ist durch zwei klinische Krankheitsphasen charakterisiert. Während initial wiederholte akute Pankreatitiden mit in diesem Rahmen auftretenden Schmerzen das Bild dominieren, bestimmen die Folgen des endokrinen und exokrinen Funktionsverlustes das klinische Bild in der späteren Erkrankungsphase, in der sich morphologisch häufig Kalzifikationen des Organs zeigen.

Bei einem Teil der Patienten (in der Literatur bis 80 %) wird ein Verschwinden des Schmerzes im Langzeitverlauf beschrieben (sog. Burn-out) (Lankisch et al. 1995). Eine prospektive Kohortenstudie konnte dies sogar für 95,6 % der Patienten nach einer medianen Zeit von 10 Jahren nach Krankheitsbeginn zeigen. Dieser Zeitpunkt fiel mit dem Auftreten der exokrinen und/oder endokrinen Insuffizienz zusammen (Müllhaupt et al. 2005). Andere Studien belegen einen Zusammenhang zwischen der Abnahme des Schmerzes und dem Auftreten einer Pankreasinsuffizienz nicht (Lankisch et al. 1993).

Der Einfluss interventioneller Therapien (operative resezierende und/oder drainierende Verfahren und endoskopische Interventionen wie Stenteinlagen und ESWL) auf den Verlauf der Schmerzen wurde in vielen klinischen Studien mit zum Teil widersprüchlichen Ergebnissen adressiert.

Unabhängig von der vorangegangenen Schmerztherapie konnte in einigen Studien durch eine Resektion des Pankreaskopfes, der als Schrittmacher der chronischen Entzündung gilt, auch eine langfristige Schmerzfreiheit erreicht werden (Alexakis et al. 2004). Die Wahrscheinlichkeit des Erreichens einer Schmerzfreiheit scheint dabei höher zu sein, wenn der operative Eingriff früher im Verlauf der Erkrankung durchgeführt wird (Ahmed Ali et al. 2012a). Durch die postoperativ verringerte Schubfrequenz, die Verringerung der Schmerzintensität bis hin zur Schmerzfreiheit und die daraus resultierende verbesserte Lebensqualität verändert der operative Eingriff häufig den natürlichen Verlauf der Erkrankung (Beger et al. 1999). Nach duodenumerhaltender Pankreaskopfresektion sind bis zu 80 % der Patienten langfristig schmerzfrei (Beger 1987). In Bezug auf den Schmerzverlauf ist die operative Therapie der endoskopischen überlegen, jedoch liegen hier nur wenige qualitativ hochwertige Studien mit adäquaten Patientenzahlen vor (Ahmed Ali et al. 2012b; Díte et al. 2003; Cahen et al. 2005). Ein großer Teil der Patienten, bei denen initial durch eine endoskopische Therapie eine Beschwerdelinderung erzielt werden kann, muss im Langzeitverlauf dennoch operativ therapiert werden (Cahen et al. 2011).

27.3 Entwicklung der exokrinen Insuffizienz

Mit fortschreitender Fibrose nimmt die Prävalenz einer exokrinen Pankreasinsuffizienz zu (Ammann et al. 1996). Auch unter Noxenkarenz schreitet die exokrine Pankreasinsuffizienz bei Patienten mit alkoholinduzierter chronischer Pankreatitis voran, jedoch weniger schnell und weniger ausgeprägt als bei Patienten, die einen Alkoholabusus fortführen (Gullo et al. 1988). Die Entwicklung einer exokrinen Insuffizienz läuft bei Patienten mit nichtalkoholischer chronischer Pankreatitis langsamer ab als bei Patienten mit alkoholinduzierter chronischer Pankreatitis, bei denen eine exokrine Insuffizienz bereits im Median 6 Jahre nach Krankheitsbeginn beobachtet wird (Lankisch et al. 1995; Ammann et al. 1987). Dies trifft insbesondere auf Patienten mit hereditärer und »juveniler« chronischer Pankreatitis zu. Nach einer Erkrankungszeit von 10 Jahren leiden 80 % der Patienten mit alkoholinduzierter chronischer Pankreatitis an einer exokrinen Insuffizienz (Ammann u. Müllhaupt 1999).

Durch eine operative Gangdekompression konnte in Studien bei einigen Patienten das Fortschreiten des Funktionsverlustes verzögert werden (Nealon u. Thompson 1993). Eine resezierende Pankreasoperation hingegen kann die Manifestation einer exokrinen Insuffizienz beschleunigen (van der Gaag et al. 2012). Dabei ist die Durchführung einer Pankreaslinksresektion häufiger vom Auftreten einer exokrinen und endokrinen Insuffizienz gefolgt als eine Pankreassegmentresektion. Duodenumerhaltende Pankreaskopfresektionen unterscheiden sich im Langzeitverlauf im Hinblick auf die Lebensqualität sowie die exokrine und endokrine Funktion nicht von duodenumresezierenden Verfahren (Keck et al. 2012).

27.4 Entwicklung der endokrinen Insuffizienz

Unabhängig von der Ätiologie tritt die endokrine Insuffizienz bei den meisten Patienten erst nach der exokrinen Insuffizienz auf und wird bei 30–50 % der Patienten mit chronischer Pankreatitis im Verlauf diagnostiziert (Mitchell et al. 2003). Der pankreoprive Diabetes entsteht dabei zum einen infolge einer β-Zell-Dysfunktion in einem chronisch entzündlichen Milieu, zum anderen durch Zerstörung von β-Zellen im Rahmen der fortschreitenden Fibrosierung (Sasikala et al. 2012) oder infolge einer resezierenden Therapie. Zusätzlich bestehen ein Defizit an pankreatischem Polypeptid, eine hepatische Insulinresistenz sowie eine gesteigerte periphere Insulinresistenz. Bei der alkoholinduzierten chronischen Pankreatitis wird die endokrine Insuffizienz im Median 8 Jahre nach Krankheitsbeginn diagnostiziert, während dies bei Patienten mit der frühen Form der idiopathischen chronischen Pankreatitis erst nach 27 Jahren zutrifft. Die tropische Pankreatitis zeichnet sich dadurch aus, dass bereits zum Zeitpunkt der Diagnose bei etwa 70 % der Patienten sowohl eine exokrine als auch eine endokrine Insuffizienz vorliegen.

27.5 Einfluss von Rauchen auf den Verlauf der chronischen Pankreatitis

In großen retrospektiven Studien konnte gezeigt werden, dass Rauchen einen signifikanten Einfluss auf die Entstehung und den Verlauf der chronischen Pankreatitis hat. Rauchen ist dabei ein vom Alkohol unabhängiger Risikofaktor und erhöht das Risiko für die Entstehung einer chronischen Pankreatitis auf das 2,8-Fache (95 % KI 1,8–4,2). Dieses Risiko sinkt für Patienten, die mit dem Rauchen aufgehört haben, auf das 1,4-Fache (95 % KI 1,1–1,9) ab (Andriulli et al. 2010; Tostrup et al. 2009). Für Patienten mit alkoholinduzierter chronischer Pankreatitis konnte gezeigt werden, dass die Diagnose bei Rauchern 4,7 Jahre früher als bei Nichtrauchern gestellt wird und dass Rauchen unabhängig vom Alkoholkonsum das Risiko des Auftretens von Verkalkungen (HR 4,9, 95 % KI 2,3–10,5) und eines Diabetes mellitus (HR 2,3, 95 % KI 1,2–4,2) signifikant erhöht (Maisonneuve et al. 2005). Auch bei Patienten mit idiopathischer chronischer Pankreatitis ist bei Rauchern das Risiko des Auftretens von Kalzifikationen (HR 2,09, 95 % KI 1,07–4,1) und Diabetes mellitus (HR 3,94, 95 % KI 1,14–13,6) signifikant erhöht (Maisonneuve et al. 2006). Dabei ist der Effekt des Rauchens auf die Progression der Erkrankung dosisabhängig (Rebours et al. 2012). Patienten, die in den ersten Jahren nach Diagnose einer chronischen Pankreatitis mit dem Rauchen aufhören, vermindern das Risiko des Auftretens von Komplikationen (Talamini et al. 2007).

Literatur

Ahmed Ali U, Nieuwenhuijs VB, van Eijck CH, Gooszen HG, van Dam RM, Busch OR et al (2012) Clinical outcome in relation to timing of surgery in chronic pancreatitis: a nomogram to predict pain relief. Arch Surg 147: 925–932

Ahmed Ali U, Pahlplatz JM, Nealon WH, van Goor H, Gooszen HG, Boermeester MA. Endoscopic or surgical intervention for painful obstructive chronic pancreatitis (2012) Cochrane Database Syst Rev 1: CD007884

Alexakis N, Connor S, Ghaneh P, Raraty M, Lombard M, Smart H et al (2004) Influence of opioid use on surgical and long-term outcome after resection for chronic pancreatitis. Surgery 136: 600–608

Ammann RW, Buehler H, Muench R, Freiburghaus AW, Siegenthaler W (1987) Differences in the natural history of idiopathic (nonalcoholic) and alcoholic chronic pancreatitis. A comparative long-term study of 287 patients. Pancreas 2: 368–377

Ammann RW, Heitz PU, Klöppel G (1996) Course of alcoholic chronic pancreatitis: a prospective clinicomorphological long-term study. Gastroenterology 111: 224–231

Ammann RW, Muellhaupt B (1999) The natural history of pain in alcoholic chronic pancreatitis. Gastroenterology 116: 1132–1140

Ammann RW, Muench R, Otto R, Buehler H, Freiburghaus AU, Siegenthaler W (1988) Evolution and regression of pancreatic calcification in chronic pancreatitis. A prospective long-term study of 107 patients. Gastroenterology 95: 1018–1028

Andriulli A, Botteri E, Almasio PL, Vantini I, Uomo G, Maisonneuve P, ad hoc Committee of the Italian Association for the Study of the Pancreas (2010) Smoking as a cofactor for causation of chronic pancreatitis: a meta-analysis. Pancreas 39(8): 1205–1210

Beger HG (1987) [Duodenum-preserving resection of the head of the pancreas in chronic pancreatitis]. Langenbecks Arch Chir 372: 357–362

Beger HG, Schlosser W, Friess HM, Büchler MW (1999) Duodenum-preserving head resection in chronic pancreatitis changes the natural course of the disease: a single-center 26-year experience. Ann Surg 230(4): 512–519

Cahen DL, Gouma DJ, Laramée P, Nio Y, Rauws EAJ, Boermeester MA et al (2011) Long-term outcomes of endoscopic vs surgical drainage of the pancreatic duct in patients with chronic pancreatitis. Gastroenterology 141: 1690–1695

Cahen DL, van Berkel AM, Oskam D, Rauws EAJ, Weverling GJ, Huibregtse K et al (2005) Long-term results of endoscopic drainage of common bile duct strictures in chronic pancreatitis. Eur J Gastroenterol Hepatol 17: 103–108

Díte P, Ruzicka M, Zboril V, Novotný I (2003) A prospective, randomized trial comparing endoscopic and surgical therapy for chronic pancreatitis. Endoscopy 35: 553–558

van der Gaag NA, van Gulik TM, Busch ORC, Sprangers MA, Bruno MJ, Zevenbergen C et al (2012) Functional and medical outcomes after tailored surgery for pain due to chronic pancreatitis. Ann Surg 255: 763–770

Gullo L, Barbara L, Labò G (1988) Effect of cessation of alcohol use on the course of pancreatic dysfunction in alcoholic pancreatitis. Gastroenterology 95: 1063–1068

Keck T, Adam U, Makowiec F, Riediger H, Wellner U, Tittelbach-Helmrich D et al (2012) Short- and long-term results of duodenum preservation versus resection for the management of chronic pancreatitis: a prospective, randomized study. Surgery 152: S95–S102

Lankisch PG, Löhr-Happe A, Otto J, Creutzfeldt W (1993) Natural course in chronic pancreatitis. Pain, exocrine and endocrine pancreatic insufficiency and prognosis of the disease. Digestion 54: 148–155

Lankisch PG, Seidensticker F, Löhr-Happe A, Otto J, Creutzfeldt W (1995) The course of pain is the same in alcohol- and nonalcohol-induced chronic pancreatitis. Pancreas 10: 338–341

Levy P, Milan C, Pignon JP, Baetz A, Bernades P et al (1989) Mortality factors associated with chronic pancreatitis. Unidimensional and multidimensional analysis of a medical-surgical series of 240 patients. Gastroenterology 96: 1165–1172

Lowenfels AB, Maisonneuve P, Cavallini G, Ammann RW, Lankisch PG, Andersen JR et al (1994) Prognosis of chronic pancreatitis: an international multicenter study. International Pancreatitis Study Group. Am J Gastroenterol 89: 1467–1471

Maisonneuve P, Lowenfels AB, Müllhaupt B, Cavallini G, Lankisch PG, Andersen JR et al (2005) Cigarette smoking accelerates progression of alcoholic chronic pancreatitis. Gut 54: 510–514

Maisonneuve P, Frulloni L, Müllhaupt B, Faitini K, Cavallini G, Lowenfels AB et al (2006) Impact of smoking on patients with idiopathic chronic pancreatitis. Pancreas 33: 163–168

Malfertheiner P, Pieramico O, Büchler M, Ditschuneit H (1990) Relationship between pancreatic function and pain in chronic pancreatitis. Acta Chir Scan 156(4): 267–270

Mitchell RMS, Byrne MF, Baillie J (2003) Pancreatitis. Lancet 361: 1447–1455

Müllhaupt B, Truninger K, Ammann R (2005) Impact of etiology on the painful early stage of chronic pancreatitis: a long-term prospective study. Z Gastroenterol 43: 1293–1301

Nealon WH, Thompson JC (1993) Progressive loss of pancreatic function in chronic pancreatitis is delayed by main pancreatic duct decompression. A longitudinal prospective analysis of the modified puestow procedure. Ann Surg 217: 458–466

Rebours V, Vullierme MP, Hentic O, Maire F, Hammel P, Ruszniewski P, Lévy P (2012) Smoking and the course of recurrent acute and chronic alcoholic pancreatitis: a dose-dependent relationship. Pancreas 41(8): 1219–1224

Rebours V, Boutron-Ruault M, Jooste V, Bouvier A, Hammel P, Ruszniewski P et al (2009) Mortality rate and risk factors in patients with hereditary pancreatitis: uni- and multidimensional analyses. Am J Gastroenterol 104: 2312–2317

Sarner M, Cotton PB (1984) Classification of pancreatitis. Gut 25: 756–759

Sasikala M, Talukdar R, Pavan kumar P, Radhika G, Rao GV, Pradeep R et al (2012) β-Cell dysfunction in chronic pancreatitis. Dig Dis Sci 57: 1764–1772

Talamini G, Bassi C, Falconi M, Sartori N, Vaona B, Bovo P, Benini L, Cavallini G, Pederzoli P, Vantini I (2007) Smoking cessation at the clinical onset of chronic pancreatitis and risk of pancreatic calcifications. Pancreas 35(4): 320–326

Tolstrup JS, Kristiansen L, Becker U, Grønbaek M (2009) Smoking and risk of acute and chronic pancreatitis among women and men: a population-based cohort study. Arch Intern Med 23; 169(6): 603–609

Ist die chronische Pankreatitis eine Risikoerkrankung für das Pankreaskarzinom?

Beat Gloor, Eliane Angst

H. G. Beger et al. (Hrsg.), *Erkrankungen des Pankreas*,
DOI 10.1007/978-3-642-37964-2_28, © Springer-Verlag Berlin Heidelberg 2013

Das relative Risiko, an einem Pankreaskarzinom zu erkranken, ist bei Patienten mit chronischer Pankreatitis im Vergleich zur Normalbevölkerung um einen Faktor 6,1–28,9 erhöht. Diese Zahl steigt auf 56,4–84,4 bei der hereditären chronischen Pankreatitis. Der natürliche Verlauf einer chronischen Pankreatitis ist auch ohne die Entwicklung eines Pankreaskarzinoms ungünstig. Im Vergleich zur Normalpopulation haben Patienten mit chronischer Pankreatitis eine 4-fach höhere Letalität. Die Letalität ist jedoch nicht mit der chronischen Pankreatitis assoziiert, sondern mit gastrointestinalen Erkrankungen (19,5 %), Neoplasien (19,5 %) und Herzkreislauferkrankungen. Systematische Reihenuntersuchungen zur Früherkennung eines Pankreaskarzinoms in der Gruppe der Patienten mit chronischer Pankreatitis sind trotz des erhöhten Karzinomrisikos nicht angezeigt. Eine Ausnahme sind Patienten mit hereditärer chronischer Pankreatitis, die ohnehin im Rahmen der genetischen Beratung eine Langzeitbetreuung benötigen.

Die chronische Pankreatitis stellt einen erheblichen Risikofaktor dar, um später an einem Pankreaskarzinom zu erkranken (Raimondi et al. 2010).

In einer Metaanalyse zeigte sich ein relatives Risiko von 13,3 (6,1–28,9) im Vergleich zur Normalbevölkerung (Raimondi et al. 2010). Das größte relative Risiko von 69,0 (56,4–84,4) besteht bei der hereditären Pankreatitis (Raimondi et al. 2010).

Während einer Entzündung im Bereich des Pankreas können die pankreatischen Sternzellen (PSC) aktiviert werden zu einem Phänotyp, der ähnlich dem Myofibroblasten ist. Die Aktivierung kann exogen durch Alkohol und seine Metaboliten (Apte et al. 2000), oxidativen Stress, Wachstumsfaktoren und proinflammatorische Zytokine verursacht werden. Die PSC antworten mit einer exzessiven Synthese von extrazellulärer Matrix (v. a. Kollagen) und entwickeln die Fähigkeit zu proliferieren, zu migrieren und zu phagozytieren (Apte et al. 2009). Die Grundlagenforschung fokussierte lange auf die Biologie der Krebszelle selbst. In den letzten Jahren wurde die Wichtigkeit des Stromas und der desmoplastischen Reaktion entdeckt. Es wird angenommen, dass Pankreaskarzinomzellen PSC in den Tumor rekrutieren können und diese das Wachstum der Pankreaszellen günstig beeinflussen und damit Angiogenese und Invasion in die direkte Umgebung begünstigen. Die PSC wiederum sind für die Produktion der desmoplastischen Reaktion im Pankreaskarzinom verantwortlich (Apte et al. 2009).

Alkohol ist als Risikofaktor für die chronische Pankreatitis am besten etabliert. Starker Alkoholkonsum ist in verschiedenen epidemiologischen Studien mit chronischer Pankreatitis assoziiert (Apte et al. 2009; Tramacere et al. 2010). Eine Metaanalyse zeigte, dass der Konsum von drei oder mehr Alkoholeinheiten pro Tag das Risiko, an einem Pankreaskarzinom zu erkranken, um 20 % erhöht, verglichen mit kleinerem Alkoholkonsum (Tramacere et al. 2010). Da jedoch nur 10 % der schweren Alkoholiker eine chronische Pankreatitis entwickeln, sind andere Risikofaktoren mutmaßlich auch vorhanden. Rauchen ist ein unabhängiger Risikofaktor für die chronische Pankreatitis und für das Pankreaskarzinom (Nitsche et al. 2011). Schwere Alkoholiker rauchen häufiger und intensiver als Patienten mit einer leichteren Form des Alkoholmissbrauches (Yadav et al. 2009). Das Rauchen beschleunigt die Progression der chronischen Pankreatitis. In einer europäischen Studie zeigte sich, dass bei Rauchern die chronische Pankreatitis 5 Jahre früher auftrat als bei Nichtrauchern. Die Prävalenz von Verkalkungen war bei Rauchern höher (Maisonneuve et al. 2005).

Da das Pankreaskarzinom auch bei Patienten ohne Tabak- und Alkoholkonsum auftritt, gibt es wahrscheinlich genetische Faktoren, welche zur Krankheit prädisponieren. Es ist jedoch noch nicht klar, welche genetischen Faktoren bei diesen Patienten zur Entwicklung einer chronischen Pankreatitis führen. Es gibt Hinweise darauf, dass genetische Polymorphismen wichtig sind (Apte et al. 2009). Die G191R-Mutation von PRSS2 (anionisches Trypsinogen) scheint protektiv zu sein (Apte et al. 2009). Hingegen scheint die SPINK1(Trypsin-Inhibitor)-Mutation das Risiko zu erhöhen (Nitsche et al. 2011).

28.1 Geht das Risiko zurück, wenn die Noxen sistiert werden?

Es bleibt kontrovers, ob die Abstinenz die Progression der chronischen Pankreatitis günstig beeinflusst. Die meisten Verlaufsstudien zeigen keine Verbesserung (DiMagno u. DiMagno 2009). In einem Rattenmodell zeigte sich, dass durch Alkohol induzierte Schäden am Pankreas auch nach Abstinenz irreversibel sind (Li et al. 2010). In einer prospektiven Studie jedoch wurde gezeigt, dass durch Abstinenz die Frequenz der Pankreatitis-Schübe abnimmt (Nordback et al. 2009). Entsprechend ist es pragmatisch, die Abstinenz zu empfehlen, nicht aber darauf zu beharren.

Beim Rauchen hingegen sind die Daten klarer. Epidemiologische Studien haben gezeigt, dass Raucherentwöhnung das Risiko für das Pankreaskarzinom innerhalb von 2 Jahren um 49 % reduziert. Nach ca. 10 Jahren Raucherentwöhnung geht das Risiko deutlich zurück und gleicht sich dem eines lebenslangen Nichtrauchers an. 20–25 % der Pankreaskarzinome sind mit Rauchen assoziiert (Mulder et al. 2002; Fuchs et al. 1996; Iodice et al. 2008).

Die Raucherentwöhnung ist deshalb ein wichtiger Schritt in der Prävention des Pankreaskarzinoms.

28.2 Langzeitverlauf

Der natürliche Verlauf einer chronischen Pankreatitis ist auch ohne die Entwicklung eines Pankreaskarzinoms ungünstig. In einer dänischen Studie wurde gezeigt, dass im Vergleich zur Normalpopulation Patienten mit chronischer Pankreatitis eine 4-fach erhöhte Letalität hatten. Die Letalität war jedoch nicht mit der chronischen Pankreatitis assoziiert, sondern mit gastrointestinalen Erkrankungen (19,5 %), Neoplasien (19,5 %) und Herzkreislauferkrankungen (Nojgaard et al. 2010). Die Entwicklung eines Pankreaskarzinoms ist deshalb nicht der einzige limitierende Faktor für diese Patienten.

28.3 Ist Screening für die Früherkennung von Karzinomen bei chronischer Pankreatitis sinnvoll?

Es wurden viele Forschungsresultate in den letzten Jahren veröffentlicht, welche vielversprechende Ergebnisse zeigten. Einerseits bieten sich interessante Möglichkeiten mit molekularer Bildgebung: Antigene, welche von PanIN-3 und Karzinomzellen exprimiert werden, können mit radioisotopenmarkierten Antikörpern markiert und mit SPECT detektiert werden (Yoshimoto et al. 2012). Diese werden aktuell in klinischen Studien getestet. Andererseits werden auch Methoden entwickelt, bei denen das Proteom und die Nukleinsäuren in Speichel und Serum untersucht werden können. Bei der Untersuchung einer kleinen Zahl von Patienten konnte im Serum gezeigt werden, dass das »heat shock protein 70« (HSP70) bei Patienten mit Karzinom deutlich erhöht ist im Vergleich zu Gesunden und Patienten mit chronischer Pankreatitis (Dutta et al. 2012). In einer größeren chinesischen Serie wurden MikroRNAs im Plasma und das CA 19-9 im Serum bestimmt. Diese Werte unterschieden Patienten mit einem Pankreaskarzinom von gesunden Patienten mit chronischer Pankreatitis auch bereits im Stadium I (Liu et al. 2012). Diese Resultate müssen jedoch an anderen Populationen und großen Gruppen wiederholt und validiert werden, bevor sie in den klinischen Alltag einziehen können.

Klassisch werden bildgebende Verfahren angewendet. Die Evidenz für die systematische bildgebende Untersuchung ist schwach (Grad V): Es wurden lediglich Kohortenstudien bei Risikogruppen durchgeführt (Grover u. Syngal 2010). Eine 2009 publizierte prospektive Studie evaluierte ein Screening-Programm. Dabei wurden Hochrisikopatienten beim familiären Pankreaskarzinom jährlich durch Endosonographie, Magnetresonanztomographie mit Cholangiopankreatikographie und Angio-MR untersucht. Bei persistierend auffälligen Befunden wurden die Patienten exploriert und bei intraoperativer sonographischer Bestätigung reseziert. Es konnten zwar frühe Veränderungen wie PanIN gefunden werden, aber die Ausbeute war sehr klein, und die Bedeutung von niedriggradigen PanIN in dieser Patientenpopulation ist unklar. Dies wiegt die große psychologische Belastung und die hohen Kosten nicht auf, obwohl Patienten mit Mutationen und hereditären Formen sehr motiviert sind für präventive Untersuchungen (Langer et al. 2009). Insgesamt ist das Screening für das Pankreaskarzinom auch bei genetischen Fällen noch nicht genügend sicher, dass eine klare Empfehlung dafür abgegeben werden kann und es müssen individualisierte Entscheidungen getroffen werden (Steinberg et al. 2009). Da das Screening bei chronischer Pankreatitis noch schwieriger ist, wird es deshalb nur in Protokollen empfohlen bei besonderen Risikogruppen.

Bei der chronischen Pankreatitis soll nur gescreent werden, falls es sich um eine hereditäre Pankreatitis handelt (Grover u. Syngal 2010).

Dann ist die systematische Untersuchung mittels Endosonographie bei einem erfahrenen Untersucher am besten geeignet.

Literatur

Apte M, Pirola R, Wilson J (2009) New insights into alcoholic pancreatitis and pancreatic cancer. J Gastroenterol Hepatol 24 Suppl 3: S51–56. doi:JGH6071

Apte MV, Phillips PA, Fahmy RG, Darby SJ, Rodgers SC, McCaughan GW, Korsten MA, Pirola RC, Naidoo D, Wilson JS (2000) Does alcohol directly stimulate pancreatic fibrogenesis? Studies with rat pancreatic stellate cells. Gastroenterology 118(4): 780–794. doi:S0016508500257752

DiMagno MJ, DiMagno EP (2009) Chronic pancreatitis. Curr Opin Gastroenterol 25(5): 454–459. doi:10.1097/MOG.0b013e32832e1600

Dutta SK, Girotra M, Singla M, Dutta A, Otis Stephen F, Nair PP, Merchant NB (2012) Serum HSP70: a novel biomarker for early detection of pancreatic cancer. Pancreas 41(4): 530–534. doi:10.1097/MPA.0b013e3182374ace

Fuchs CS, Colditz GA, Stampfer MJ, Giovannucci EL, Hunter DJ, Rimm EB, Willett WC, Speizer FE (1996) A prospective study of cigarette smoking and the risk of pancreatic cancer. Arch Intern Med 156(19): 2255–2260

Grover S, Syngal S (2010) Hereditary pancreatic cancer. Gastroenterology 139(4): 1076–1080, 1080 e1071–1072. doi:10.1053/j.gastro.2010.08.012

Iodice S, Gandini S, Maisonneuve P, Lowenfels AB (2008) Tobacco and the risk of pancreatic cancer: a review and meta-analysis. Langenbecks Arch Surg 393(4): 535–545. doi:10.1007/s00423-007-0266-2

Langer P, Kann PH, Fendrich V, Habbe N, Schneider M, Sina M, Slater EP, Heverhagen JT, Gress TM, Rothmund M, Bartsch DK (2009) Five years of prospective screening of high-risk individuals from families with familial pancreatic cancer. Gut 58(10): 1410–1418. doi:10.1136/gut.2008.171611

Li J, Zhou C, Wang R, Liu R, Huang Z, Tang C (2010) Irreversible exocrine pancreatic insufficiency in alcoholic rats without chronic pancreatitis after alcohol withdrawal. Alcohol Clin Exp Res 34(11): 1843–1848. doi:ACER1272 [pii] 10.1111/j.1530-0277.2010.01272.x

Liu J, Gao J, Du Y, Li Z, Ren Y, Gu J, Wang X, Gong Y, Wang W, Kong X (2012) Combination of plasma microRNAs with serum CA19-9 for early detection of pancreatic cancer. Int J Cancer 131(3): 683–691. doi:10.1002/ijc.26422

Maisonneuve P, Lowenfels AB, Mullhaupt B, Cavallini G, Lankisch PG, Andersen JR, Dimagno EP, Andren-Sandberg A, Domellof L, Frulloni L, Ammann RW (2005) Cigarette smoking accelerates progression of alcoholic chronic pancreatitis. Gut 54(4): 510–514. doi:54/4/510 [pii] 10.1136/gut.2004.039263

Mulder I, Hoogenveen RT, van Genugten ML, Lankisch PG, Lowenfels AB, de Hollander AE, Bueno-de-Mesquita HB (2002) Smoking cessation would substantially reduce the future incidence of pancreatic cancer in the European Union. Eur J Gastroenterol Hepatol 14(12): 1343–1353

Nitsche C, Simon P, Weiss FU, Fluhr G, Weber E, Gartner S, Behn CO, Kraft M, Ringel J, Aghdassi A, Mayerle J, Lerch MM (2011) Environmental risk factors for chronic pancreatitis and pancreatic cancer. Dig Dis 29(2): 235–242. doi:000323933 [pii] 10.1159/000323933

Nojgaard C, Bendtsen F, Becker U, Andersen JR, Holst C, Matzen P (2010) Danish patients with chronic pancreatitis have a four-fold higher mortality rate than the Danish population. Clin Gastroenterol Hepatol 8(4): 384–390. doi:S1542-3565(09)01320-2 [pii] 10.1016/j.cgh.2009.12.016

Nordback I, Pelli H, Lappalainen-Lehto R, Jarvinen S, Raty S, Sand J (2009) The recurrence of acute alcohol-associated pancreatitis can be reduced: a randomized controlled trial. Gastroenterology 136(3): 848–855. doi:S0016-5085(08)02075-1 [pii] 10.1053/j.gastro.2008.11.044

Raimondi S, Lowenfels AB, Morselli-Labate AM, Maisonneuve P, Pezzilli R (2010) Pancreatic cancer in chronic pancreatitis; aetiology, incidence, and early detection. Best Pract Res Clin Gastroenterol 24(3): 349–358. doi:S1521-6918(10)00021-1 [pii] 10.1016/j.bpg.2010.02.007

Steinberg WM, Barkin JS, Bradley EL, 3rd, DiMagno E, Layer P, Canto MI, Levy MJ (2009) Should patients with a strong family history of pancreatic cancer be screened on a periodic basis for cancer of the pancreas? Pancreas 38(5): e137–150. doi:10.1097/MPA.0b013e3181a86b2c

Tramacere I, Scotti L, Jenab M, Bagnardi V, Bellocco R, Rota M, Corrao G, Bravi F, Boffetta P, La Vecchia C (2010) Alcohol drinking and pancreatic cancer risk: a meta-analysis of the dose-risk relation. Int J Cancer 126(6): 1474–1486. doi:10.1002/ijc.24936

Yadav D, Hawes RH, Brand RE, Anderson MA, Money ME, Banks PA, Bishop MD, Baillie J, Sherman S, DiSario J, Burton FR, Gardner TB, Amann ST, Gelrud A, Lawrence C, Elinoff B, Greer JB, O'Connell M, Barmada MM, Slivka A, Whitcomb DC (2009) Alcohol consumption, cigarette smoking, and the risk of recurrent acute and chronic pancreatitis. Arch Intern Med 169(11): 1035–1045. doi:169/11/1035 [pii] 10.1001/archinternmed.2009.125

Yoshimoto M, Hayakawa T, Mutoh M, Imai T, Tsuda K, Kimura S, Umeda IO, Fujii H, Wakabayashi K (2012) In vivo SPECT imaging with 111In-DOTA-c(RGDfK) to detect early pancreatic cancer in a hamster pancreatic carcinogenesis model. J Nucl Med 53(5): 765–771. doi:10.2967/jnumed.111.099630

Autoimmunpankreatitis

Pathogenese der Autoimmunpankreatitis

Frank Bergmann

H. G. Beger et al. (Hrsg.), *Erkrankungen des Pankreas*,
DOI 10.1007/978-3-642-37964-2_29, © Springer-Verlag Berlin Heidelberg 2013

Die Autoimmunpankreatitis ist eine Sonderform der chronischen Pankreatitis, definiert durch typische klinische Manifestation mit obstruktiver Gelbsucht, gegebenenfalls mit Nachweis einer tumorösen Läsion, gutes therapeutisches Ansprechen auf Steroide und ihr histologisches Bild mit lymphoplasmazellulären Infiltraten und Fibrose. Wenngleich die genauen Mechanismen der Krankheitsentstehung bislang ungeklärt sind, ist von einer Th1-mediierten Entzündungsreaktion auszugehen, die sich gegen Gangstrukturen und Azini richtet, offenbar unter dem Einfluss von unterschiedlichen Autoantikörpern. Prädisponierende genetische Veränderungen wurden beschrieben, ferner scheinen ethnische bzw. regionale Faktoren Einfluss zu nehmen. Analog zu chronischen Pankreatitiden anderer Ursache stellen Autoimmunpankreatitiden einen Risikofaktor für die Entstehung duktaler Pankreaskarzinome dar.

29.1 Kausale Pathogenese/Ätiologie

Die Autoimmunpankreatitis stellt eine Sonderform der chronischen Pankreatitis dar, definiert durch typische klinische Manifestation mit obstruktiver Gelbsucht, gegebenenfalls mit Nachweis einer tumorösen Läsion, gutes therapeutisches Ansprechen auf Steroide und ihr histologisches Bild mit lymphoplasmazellulären Infiltraten und Fibrose (Shimosegawa et al. 2011). Schätzungen zufolge sind autoimmune Prozesse ursächlich für 6–15 % aller chronischen Pankreatitiden (Finkelberg et al. 2006; Stone et al. 2012). Die genauen Mechanismen der Krankheitsentstehung sind bislang nicht geklärt (Detlefsen et al. 2010; Seleznik et al. 2012). Patienten mit Autoimmunpankreatitis zeigen gegenüber alkoholischer oder Gallenstein-assoziierter Pankreatitis eine signifikante Vermehrung aktivierter HLA-DR+CD4+ und HLA-DR+CD8+ T-Zellen, und es zeichnet sich ab, dass es im Rahmen einer Immunantwort vom Th1-Typ (Okazaki et al. 2000) zu einer Schädigung von Pankreasgängen und Azini kommt (Detlefsen et al. 2010; Löhr et al. 2010). Ob charakteristische Ablagerungen von Complement C3C, IgG4 und IgG an der Basalmembran kleiner und mittelgroßer Pankreasgänge, des Gallengangs und von Azini aktiven Einfluss auf die Entzündung haben oder ob es sich um sekundäre Phänomene handelt, bleibt zu klären (Detlefsen et al. 2010). Fest steht, dass im Rahmen von Autoimmunpankreatitiden unterschiedliche Autoantikörper nachgewiesen werden können, darunter Autoantikörper gegen Laktoferrin, Carboanhydrase II und IV, Trypsin-Inhibitor, Trypsinogen, alpha-Amylase, Hitzeschockprotein 10 und plasminogenbindendes Protein-Peptid (Okazaki et al. 2000; Smyk et al. 2012). Im Gegensatz zu anderen Autoimmunerkrankungen, wie zum Beispiel der primären biliären Zirrhose, wurde bei der Autoimmunpankreatitis bislang kein krankheitsspezifischer Autoantikörper identifiziert (Smyk et al. 2012). Klinische und pathologische Unterschiede zwischen westlichen und asiatischen Ländern deuten darauf hin, dass ethnische oder regionale Faktoren Einfluss auf die Pathogenese der Autoimmunpankreatitis haben könnten (Kamisawa et al. 2011). Ferner gelang die Identifizierung genetisch prädisponierender Faktoren (Kawa et al. 2002; Ota et al. 2011; Smyk et al. 2012; Umemura et al. 2006), denen zum Teil Funktionen bei der Immunmodulation von autoreaktiven Effektor- und Memory-T-Zell-vermittelten Autoimmunprozessen zugeschrieben werden (Ota et al. 2011).

29.2 Formale Pathogenese

Formalpathogenetisch werden zwei Typen (Typ 1, »lymphoplasmocytic sclerosing pancreatitis«, und Typ 2, »idiopathic duct-centric pancreatitis«) der Autoimmunpankreatitis unterschieden (Chari et al. 2010; Shimosegawa et al. 2011; Zhang et al. 2011) (◘ Tab. 29.1). Beide Typen sind histologisch durch ein periduktal betontes lymphoplasmazelluläres Entzündungsinfiltrat charakterisiert (◘ Abb. 29.1a), das typischerweise um Pankreasgänge mittleren und größeren Kalibers akzentuiert ist, bis unmittelbar unter das Gangepithel reicht, dieses jedoch nur selten infiltriert oder schädigt (Zhang et al. 2011). Entzündungsinfiltrate finden sich auch im übrigen Pankreasparenchym und enthalten typischerweise neben zahlreichen

◘ Tab. 29.1 Morphologische Charakteristika der Autoimmunpankreatitis. (Nach Zhang et al. 2011)

Pathologische Charakteristika	Typ 1	Typ 2
Periduktales lymphoplasmazelluläres Infiltrat	ja	ja
Entzündliches zellreiches Stroma	ja	ja
Storiformes Fibrosemuster	ausgeprägt	gelegentlich
Obliterative Phlebitis	ja	gelegentlich
Lymphfollikel	häufig prominent	gelegentlich
IgG4-positive Plasmazellen	ausgeprägt	vereinzelt
Granulozytäre Epithelläsionen	nein	ja
Neutrophile Granulozyten in Azini	nein	sehr häufig

Lymphozyten und Plasmazellen oft herdförmig betont eosinophile Granulozyten, außerdem Makrophagen und Mastzellen (◘ Abb. 29.1c) (Zamboni et al. 2004; Zhang et al. 2011). Neutrophile Granulozyten kommen vor allem beim Typ 2 vor (Chari et al. 2010; Zhang et al. 2011), was mit duktalen oder in den Läppchen lokalisierten Mikroabszessen verbunden sein kann (Deshpande et al. 2011). In der Regel treten keine Nekrosen auf (Zhang et al. 2011). Charakteristisch ist außerdem eine konzentrische, periduktale Fibrose, die zu einer Einengung der Gänge mit sternförmig imponierenden Lumen führt (◘ Abb. 29.1b) (Zamboni et al. 2004; Zhang et al. 2011). Die oftmals ausgeprägten periduktalen lymphoplasmazellulären Infiltrate können die periduktale Fibrose kaschieren, in späteren Krankheitsstadien und in antiinflammatorisch therapierten Fällen ist diese jedoch gut sichtbar (Zhang et al. 2011). Intraduktale Proteinpräzipitate und Verkalkungen, wie sie gehäuft im Verlauf alkoholisch bedingter Pankreatitiden vorkommen, sind für die Autoimmunpankreatitis ungewöhnlich (Esposito et al. 2008; Hart et al. 2012). Die Läppchenarchitektur ist bei der Autoimmunpankreatitis meist erhalten, häufig findet sich jedoch eine fokale Zerstörung der Läppchen (Zhang et al. 2011).

Über die bereits beschriebenen Veränderungen hinaus zeichnet sich die Typ-1-Autoimmunpankreatitis durch ein storiformes Fibrosemuster (◘ Abb. 29.1e), oft prominente Lymphfollikel sowie entzündliche Mitbeteiligung von Gefäßen aus (Zhang et al. 2011). Das fischgrätenartige Muster der storiformen Fibrose resultiert aus Fibroblastenproliferaten und Kollagenbändern, die verhältnismäßig kurze, vernetzte Bündel bilden, außerdem aus dichten, die Fibrose durchsetzenden lymphoplasmazellulären Entzündungsinfiltraten (Zhang et al. 2011). Prominente Lymphfollikel finden sich im Pankreas und häufig auch im peripankreatischen Fettgewebe (Zamboni et al. 2004; Zhang et al. 2011). Die lymphoplasmazellulär geprägte Entzündung betrifft auch Blutgefäße (◘ Abb. 29.1d), und zwar insbesondere Venen im Pankreas und im angrenzenden Gewebe (Zhang et al. 2011). Die Vaskulitis greift hierbei von außen in Form einer Periphlebitis zunehmend auf die gesamte Gefäßwand über, was schließlich zu einem Gefäßverschluss im Sinne einer obliterierenden Phlebitis führt (Zhang et al. 2011). Arterien sind in gleicher Weise seltener betroffen (Zhang et al. 2011). Ein weiteres Charakteristikum der Autoimmunpankreatitis vom Typ 1 ist die Vermehrung IgG4-positiver Plasmazellen (◘ Abb. 29.1g) (Chari et al. 2010; Shimosegawa et al. 2011; Zhang et al. 2011). Typisch ist der Nachweis von mindestens 10 immunhistochemisch IgG4-positiven Plasmazellen pro hochauflösendem Gesichtsfeld (40-fache mikroskopische Vergrößerung) (Chari et al. 2010; Shimosegawa et al. 2011). Allerdings kann das Ausmaß erheblich variieren, und IgG4-positive Plasmazellen können auch in anderen Formen der chronischen Pankreatitis und in duktalen Pankreaskarzinomen auftreten (Ghazale et al. 2007; Zhang et al. 2011). Eine Erhöhung des Serum-IgG4-Spiegels findet sich bei bis zu 80 % der Patienten mit Typ-1-Autoimmunpankreatitis (Ghazale et al. 2007).

Für die Typ-2-Autoimmunpankreatitis sind granulozytäre Epithelläsionen pathognomonisch (Chari et al. 2010; Shimosegawa et al. 2011; Zhang et al. 2011). Hierbei handelt es sich um periduktale Infiltrate neutrophiler Granulozyten, die vornehmlich Gänge kleineren und mittleren Durchmessers betreffen, im Gegensatz zu den lymphoplasmazellulären Infiltraten oft das Gangepithel infiltrieren und zerstören und sich auch im Ganglumen finden (◘ Abb. 29.1f) (Deshpande et al. 2011; Zamboni et al. 2004; Zhang et al. 2011). In geringerem Ausmaß wurden granulozytäre Ganginfiltrate auch in der Autoimmunpankreatitis vom Typ 1 beschrieben (Deshpande et al. 2011), und überlappende Formen der Typ-1- und Typ-2-Autoimmunpankreatitis werden diskutiert.

29.3 Krankheitsmanifestation

Autoimmunpankreatitiden imponieren makroskopisch häufig als umschriebene, tumoröse Läsionen (Zamboni et al. 2004). Während die Typ-2-Autoimmunpankreatitis meist auf das Pankreas beschränkt bleibt, kann sich die Autoimmunpankreatitis Typ 1 auch auf das peripankreatische Fettgewebe ausbreiten (Chari et al. 2010). Ungeachtet

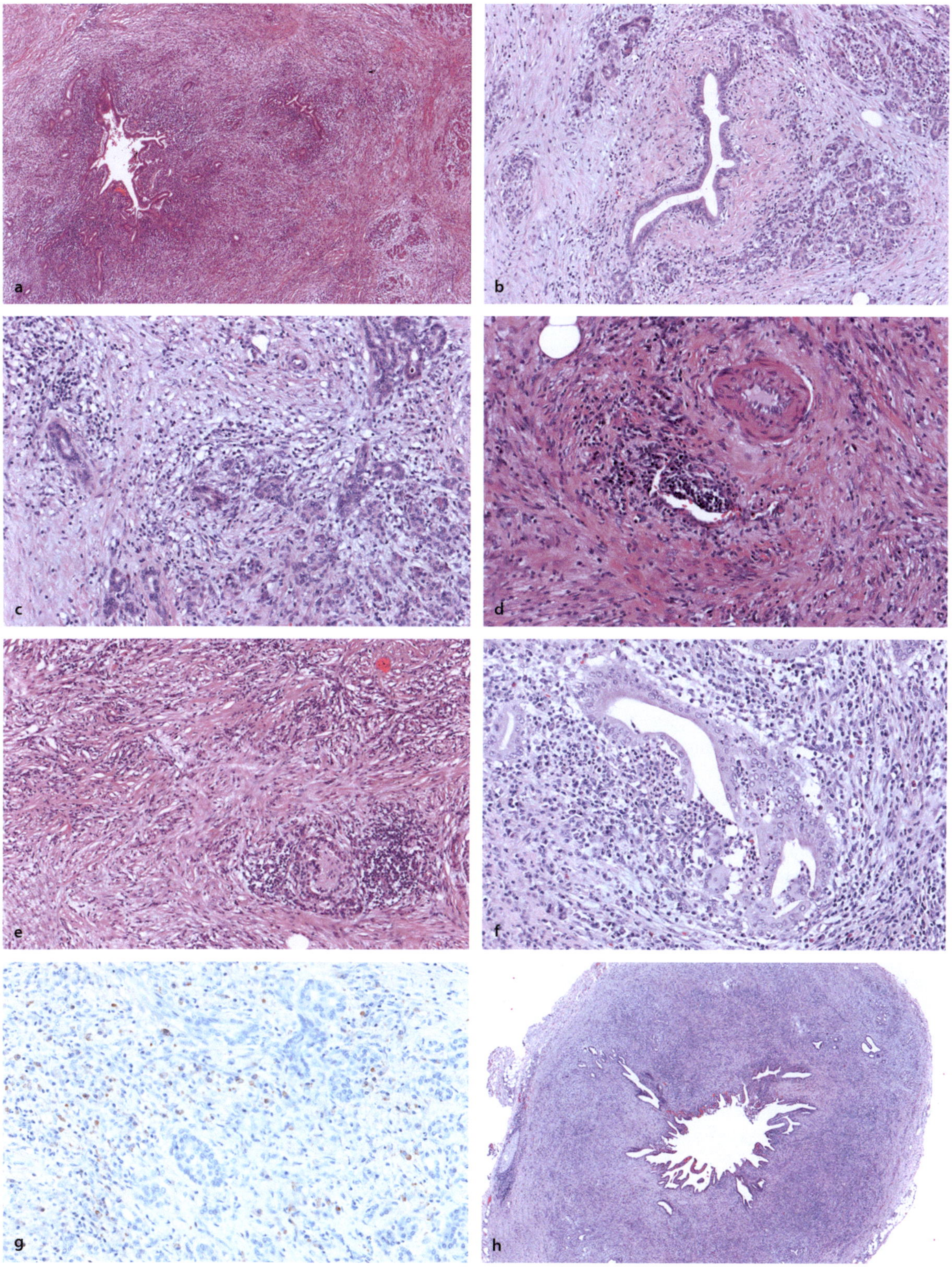

◘ **Abb. 29.1** Histomorphologische Veränderungen bei Autoimmunpankreatitiden. **a** Dichte, periduktal betonte lymphoplasmazelluläre Entzündungsinfiltrate; **b** konzentrische periduktale Fibrose; **c** lymphoplasmazellulär geprägte Entzündungsinfiltrate in Pankreasläppchen; **d** Venulitis (links unten) und obliterierende Arteriitis (rechts oben); **e** storiformes Fibrosemuster; **f** granulozytäre Epithelläsion; **g** Vermehrung immunhistochemisch IgG4-positiver Plasmazellen; **h** entzündliche Gallengangsbeteiligung mit lymphoplasmazellulärem Entzündungsinfiltrat und Wandfibrose bei Typ-1-Autoimmunpankreatitis des Subtyps befallen Autoimmunpankreatitiden am weitaus häufigsten den Pankreaskopf (ca. 75 %), gefolgt vom Pankreasschwanz (ca. 15 %) und dem Pankreaskörper (ca. 6 %), die gesamte Bauchspeicheldrüse ist in weniger als 4 % der Fälle betroffen (Detlefsen et al. 2012).

Bei der Typ-1-Autoimmunpankreatitis wird in bis zu 43 % der Fälle eine entzündliche Mitbeteiligung des Gallengangs beobachtet (◘ Abb. 29.1h) (Detlefsen et al. 2012). Die Beobachtung, dass die Typ-1-Autoimmunpankreatitis mit extrapankreatischer Krankheitsmanifestation assoziiert sein kann, führte in den letzten Jahren zur Beschreibung eines neuen Krankheitsbildes, der sogenannten IgG4-assoziierten Krankheit (Stone et al. 2012; Zen u. Nakanuma 2010). Diese kann nahezu sämtliche Organsysteme betreffen wie das Gallengangsystem, Speicheldrüsen, periorbitales Gewebe, Nieren, Lunge, Lymphknoten, Meningen, Aorta, Brust, Prostata, Schilddrüse, Perikard oder Haut (Stone et al. 2012; Takuma et al. 2011). Die Krankheit umfasst Krankheiten, die bislang auf einzelne Organsysteme bezogen wurden, wie z. B. den Küttner-Tumor der Speicheldrüsen oder die retropritoneale Fibrose (Morbus Ormond), und zeichnet sich neben IgG4-Vermehrung durch entsprechende histomorphologische Veränderungen aus, wie für die Autoimmunpankreatitis vom Typ 1 beschrieben (Stone et al. 2012). Bemerkenswert ist, dass 30 % der Patienten mit IgG4-assoziierter Krankheit trotz immunhistochemischen Nachweises IgG4-positiver Plasmazellen normale IgG4-Serumspiegel aufweisen (Sah u. Chari 2011). Die Krankheitsmanifestation in mehreren Organen kann synchron oder aber auch metachron über Zeiträume von Monaten oder Jahren auftreten (Stone et al. 2012).

Bei der Autoimmunpankreatitis Typ 2 ist eine Beteiligung des Gallengangs wesentlich seltener (ca. 10 % der Fälle) (Detlefsen et al. 2012). Bei etwa einem Viertel der Patienten mit Autoimmunpankreatitis Typ 2 und ca. 5 % der Patienten mit Autoimmunpankreatitis Typ 1 findet sich eine Assoziation mit chronisch entzündlichen Darmerkrankungen, insbesondere der Colitis ulcerosa (Detlefsen et al. 2012).

29.4 Autoimmunpankreatitis versus duktales Pankreaskarzinom

Aufgrund ihres makroskopisch tumorösen Aspekts ist die Autoimmunpankreatitis differenzialdiagnostisch von duktalen Pankreaskarzinomen abzugrenzen, was histologisch in der Regel einfach möglich ist (Mogler et al. 2012). Ferner liegen Hinweise vor, dass die Autoimmunpankreatitis, vergleichbar mit anderen chronischen Pankreatitiden, einen Risikofaktor für die Entstehung duktaler Pankreaskarzinome darstellt (Gupta et al. 2013).

Literatur

Chari ST, Klöppel G, Zhang L, Notohara K, Lerch MM, Shimosegawa T, Autoimmune Pancreatitis International Cooperative Study Group (APICS) (2010) Histopathologic and clinical subtypes of autoimmune pancreatitis: the Honolulu consensus document. Pancreas 39(5): 549–554. doi: 10.1097/MPA.0b013e3181e4d9e5

Deshpande V, Gupta R, Sainani N, Sahani DV, Virk R, Ferrone C, Khosroshahi A, Stone JH, Lauwers GY (2011) Subclassification of autoimmune pancreatitis: a histologic classification with clinical significance. Am J Surg Pathol 35(1): 26–35. doi: 10.1097/PAS.0b013e3182027717

Detlefsen S, Bräsen JH, Zamboni G, Capelli P, Klöppel G (2010) Deposition of complement C3c, immunoglobulin (Ig)G4 and IgG at the basement membrane of pancreatic ducts and acini in autoimmune pancreatitis. Histopathology 57(6): 825–835. doi: 10.1111/j.1365-2559.2010.03717.x

Detlefsen S, Zamboni G, Frulloni L, Feyerabend B, Braun F, Gerke O, Schlitter AM, Esposito I, Klöppel G (2012) Clinical features and relapse rates after surgery in type 1 autoimmune pancreatitis differ from type 2: a study of 114 surgically treated European patients. Pancreatology 12(3): 276–283. doi: 10.1016/j.pan.2012.03.055

Esposito I, Born D, Bergmann F, Longerich T, Welsch T, Giese NA, Büchler MW, Kleeff J, Friess H, Schirmacher P (2008) Autoimmune pancreatocholangitis, non-autoimmune pancreatitis and primary sclerosing cholangitis: a comparative morphological and immunological analysis. PLoS One 3(7): e2539. doi: 10.1371/journal.pone.0002539

Finkelberg DL, Sahani D, Deshpande V, Brugge WR (2006) Autoimmune pancreatitis. N Engl J Med 355(25): 2670–2676

Ghazale A, Chari ST, Smyrk TC, Levy MJ, Topazian MD, Takahashi N, Clain JE, Pearson RK, Pelaez-Luna M, Petersen BT, Vege SS, Farnell MB (2007) Value of serum IgG4 in the diagnosis of autoimmune pancreatitis and in distinguishing it from pancreatic cancer. Am J Gastroenterol 102(8): 1646–1653

Gupta R, Khosroshahi A, Shinagare S, Fernandez C, Ferrone C, Lauwers GY, Stone JH, Deshpande V (2013) Does autoimmune pancreatitis increase the risk of pancreatic carcinoma? A retrospective analysis of pancreatic resections. Pancreas 42(3): 506–510. doi: 10.1097/MPA.0b013e31826bef91

Hart PA, Kamisawa T, Brugge WR, Chung JB, Culver EL, Czakó L, Frulloni L, Go VL, Gress TM, Kim MH, Kawa S, Lee KT, Lerch MM, Liao WC, Löhr M, Okazaki K, Ryu JK, Schleinitz N, Shimizu K, Shimosegawa T, Soetikno R, Webster G, Yadav D, Zen Y, Chari ST (2012) Long-term outcomes of autoimmune pancreatitis: a multicentre, international analysis. Gut Dec 11 [Epub ahead of print]

Kamisawa T, Chari ST, Giday SA, Kim MH, Chung JB, Lee KT, Werner J, Bergmann F, Lerch MM, Mayerle J, Pickartz T, Lohr M, Schneider A, Frulloni L, Webster GJ, Reddy DN, Liao WC, Wang HP, Okazaki K, Shimosegawa T, Klöppel G, Go VL (2011) Clinical profile of autoimmune pancreatitis and its histological subtypes: an international multicenter survey. Pancreas 40(6): 809–814. doi: 10.1097/MPA.0b013e3182258a15

Kawa S, Ota M, Yoshizawa K, Horiuchi A, Hamano H, Ochi Y, Nakayama K, Tokutake Y, Katsuyama Y, Saito S, Hasebe O, Kiyosawa K (2002) HLA DRB10405-DQB10401 haplotype is associated with autoimmune pancreatitis in the Japanese population. Gastroenterology 122(5): 1264–1269

Löhr JM, Faissner R, Koczan D, Bewerunge P, Bassi C, Brors B, Eils R, Frulloni L, Funk A, Halangk W, Jesenofsky R, Kaderali L, Kleeff J, Krüger B, Lerch MM, Lösel R, Magnani M, Neumaier M, Nittka S, Sahin-Tóth M, Sänger J, Serafini S, Schnölzer M, Thierse HJ, Wandschneider S, Zamboni G, Klöppel G (2010) Autoantibodies against the exocrine pancreas in autoimmune pancreatitis: gene and protein expression profiling and immunoassays identify pancreatic enzymes as a major target of the inflammatory process. Am J Gastroenterol 105(9): 2060–2071. doi: 10.1038/ajg.2010.141

Mogler C, Flechtenmacher C, Schirmacher P, Bergmann F (2012) Schnellschnittdiagnostik in der Viszeralchirurgie. Leber, Gallenwege und Pankreas. Pathologe 33(5): 413–423. doi: 10.1007/s00292-012-1602-z

Okazaki K, Uchida K, Ohana M, Nakase H, Uose S, Inai M, Matsushima Y, Katamura K, Ohmori K, Chiba T (2000) Autoimmune-related pancreatitis is associated with autoantibodies and a Th1/Th2-type cellular immune response. Gastroenterology 118(3): 573–581

Ota M, Ito T, Umemura T, Katsuyama Y, Yoshizawa K, Hamano H, Kawa S (2011) Polymorphism in the KCNA3 gene is associated with susceptibility to autoimmune pancreatitis in the Japanese population. Dis Markers 31(4): 223–229. doi: 10.3233/DMA-2011-0820

Sah RP, Chari ST (2011) Serologic issues in IgG4-related systemic disease and autoimmune pancreatitis. Curr Opin Rheumatol 23(1): 108–113. doi: 10.1097/BOR.0b013e3283413469

Seleznik GM, Reding T, Romrig F, Saito Y, Mildner A, Segerer S, Sun LK, Regenass S, Lech M, Anders HJ, McHugh D, Kumagi T, Hiasa Y, Lackner C, Haybaeck J, Angst E, Perren A, Balmer ML, Slack E, MacPherson A, Manz MG, Weber A, Browning JL, Arkan MC, Rülicke T, Aguzzi A, Prinz M, Graf R, Heikenwalder M (2012) Lymphotoxin β receptor signaling promotes development of autoimmune pancreatitis. Gastroenterology 143(5): 1361–1374. doi: 10.1053/j.gastro.2012.07.112

Shimosegawa T, Chari ST, Frulloni L, Kamisawa T, Kawa S, Mino-Kenudson M, Kim MH, Klöppel G, Lerch MM, Löhr M, Notohara K, Okazaki K, Schneider A, Zhang L; International Association of Pancreatology (2011) International consensus diagnostic criteria for autoimmune pancreatitis: guidelines of the International Association of Pancreatology. Pancreas 40(3): 352–358. doi: 10.1097/MPA.0b013e3182142fd2

Smyk DS, Rigopoulou EI, Koutsoumpas AL, Kriese S, Burroughs AK, Bogdanos DP (2012) Autoantibodies in autoimmune pancreatitis. Int J Rheumatol 2012: 940831. doi: 10.1155/2012/940831

Stone JH, Zen Y, Deshpande V (2012) IgG4-related disease. N Engl J Med 366(6): 539–551. doi: 10.1056/NEJMra1104650

Takuma K, Kamisawa T, Igarashi Y (2011) Autoimmune pancreatitis and IgG4-related sclerosing cholangitis. Curr Opin Rheumatol 23(1): 80–87. doi: 10.1097/BOR.0b013e3283412f60.

Umemura T, Ota M, Hamano H, Katsuyama Y, Kiyosawa K, Kawa S (2006) Genetic association of Fc receptor-like 3 polymorphisms with autoimmune pancreatitis in Japanese patients. Gut 55(9): 1367–1368

Zamboni G, Lüttges J, Capelli P, Frulloni L, Cavallini G, Pederzoli P, Leins A, Longnecker D, Klöppel G (2004) Histopathological features of diagnostic and clinical relevance in autoimmune pancreatitis: a study on 53 resection specimens and 9 biopsy specimens. Virchows Arch 445(6): 552–563

Zen Y, Nakanuma Y (2010) IgG4-related disease: a cross-sectional study of 114 cases. Am J Surg Pathol 34(12): 1812–1819. doi: 10.1097/PAS.0b013e3181f7266b

Zhang L, Chari S, Smyrk TC, Deshpande V, Klöppel G, Kojima M, Liu X, Longnecker DS, Mino-Kenudson M, Notohara K, Rodriguez-Justo M, Srivastava A, Zamboni G, Zen Y (2011) Autoimmune pancreatitis (AIP) type 1 and type 2: an international consensus study on histopathologic diagnostic criteria. Pancreas 40(8): 1172–1179. doi: 10.1097/MPA.0b013e318233bec5

Klinische Manifestation der Autoimmunpankreatitis

Stefan Fritz, Jens Werner

H. G. Beger et al. (Hrsg.), *Erkrankungen des Pankreas,*
DOI 10.1007/978-3-642-37964-2_30, © Springer-Verlag Berlin Heidelberg 2013

Die Klinik der Autoimmunpankreatitis (AIP) ist äußerst variabel, wodurch die Diagnosestellung erschwert wird. Als Leitsymptome gelten ein Verschlussikterus und mittelgradige abdominelle Schmerzen in Verbindung mit einer fokalen oder diffusen Pankreasvergrößerung. Da mittels abdomineller Schnittbildgebung mitunter fokale Raumforderungen imponieren, ist die Differenzialdiagnose zum Pankreaskarzinom von großer Bedeutung, weil sich dadurch eine vollkommen andere Therapiestrategie ergibt. Aufgrund der sehr ähnlichen klinischen Manifestation sollten die AIP-Subtypen 1 und 2 nur mittels histologischer Diagnose durch einen erfahrenen Pankreaspathologen erfolgen. Beide Subtypen sind gekennzeichnet durch ein außerordentlich gutes Ansprechen auf eine Kortikosteroidtherapie.

Die Autoimmunpankreatitis (AIP) ist eine seltene Erkrankung des Pankreas, welche erst in den letzten zehn Jahren genauer untersucht und charakterisiert wurde (Finkelberg et al. 2007; Kwon et al. 2007; Pearson et al. 2003). Bei der AIP handelt es sich um eine durch Autoimmunprozesse ausgelöste Bauchspeicheldrüsenentzündung (Chari et al. 2010). Histopathologisch werden zwei Arten der AIP, die lymphoplasmozytisch sklerosierende Pankreatitis (LPSP oder Typ 1) und die idiopathische gangzentrierte (»duct-centric«) Pankreatitis (IDCP oder Typ 2) unterschieden (Zamboni et al. 2004). Es wird angenommen, dass die AIP, und darunter insbesondere der Typ 1, eine pankreatische Manifestation einer immunkomplexvermittelten Systemerkrankung darstellt, die durch IgG4 vermittelt wird (Deshpande et al. 2006; Zhang u. Smyrk 2010). Zur detaillierten Beschreibung der Pathogenese und Histopathologie der beiden AIP-Entitäten verweisen wir auf ► Kap. 29.

30.1 Epidemiologie

Es wird davon ausgegangen, dass bei etwa 5–6 % der chronischen Pankreatitiden eine autoimmune Genese in Erwägung zu ziehen ist (Chari et al. 2006; Kim et al. 2004). Die meisten Berichte über die AIP stammen aus Japan, Europa und den USA (Shimosegawa et al. 2011). Trotz einer zunehmenden Anzahl an wissenschaftlichen Publikationen bleibt die Inzidenz, Prävalenz und ethnische Verteilung dieser Erkrankung weitgehend unbekannt (Forcione u. Brugge 2010). Insgesamt geht man heute davon aus, dass mehr Männer als Frauen an der AIP erkranken. Das mittlere Erkrankungsalter liegt bei etwa 56 Jahren, mit einer Spanne von 40 bis 60 Jahren (Schneider u. Lohr 2009).

30.2 Klinische Symptomatik

Als klinische Leitsymptome der AIP gelten ein Verschlussikterus, mäßiggradige abdominelle Schmerzen und ein signifikanter Gewichtsverlust (Finkelberg et al. 2006; Kamisawa et al. 2011; Raina et al. 2009). Dabei wird in der Literatur übereinstimmend berichtet, dass der obstruktive Ikterus in Verbindung mit einer pankreatischen Raumforderung oder einer generalisierten Auftreibung des Pankreas in der bildgebenden Diagnostik die häufigste klinische Präsentation von Patienten mit AIP darstellt (Chari et al. 2010; Frulloni et al. 2009). Die Ursache für den Verschlussikterus liegt in einer fibroinflammatorischen Obstruktion des Ductus hepatocholedochus. In manchen Fällen können auch septische Cholangitiden der Diagnose einer AIP vorausgehen (Schneider u. Lohr 2009). Davon abgesehen kann die klinische Symptomatik bei AIP-Patienten extrem variabel sein. Die meisten Patienten mit AIP klagen über in der Regel leichte abdominelle Beschwerden und Schmerzen, die über Wochen bis Monate anhalten. Es gibt jedoch auch Patienten, die angeben, vollkommen schmerzfrei zu sein. Im Vergleich zu Patienten mit alkoholischer chronischer Pankreatitis sind die Häufigkeit und Intensität der Schmerzepisoden weniger stark ausgeprägt. Heftige Schmerzattacken, wie sie bei der akuten Pankreatitis auftreten, finden sich äußerst selten (Schneider u. Lohr 2009).

Etwa ein Drittel der Patienten verliert signifikant an Gewicht, was bis hin zur Kachexie führen kann. Bei bis zu 50 % der Patienten mit AIP besteht zudem eine Glukoseintoleranz (Takuma et al. 2012). In vielen Fällen wird die Diagnose einer AIP in Verbindung mit der Erstdiagnose eines Diabetes mellitus gestellt. Bisweilen geht jedoch auch eine Verschlechterung eines bestehenden Diabetes mit dem Auftreten einer AIP einher (Hardacre et al. 2003). Viele Patienten mit AIP weisen ferner eine exokrine Pankreasinsuffizienz auf. AIP tritt in zwei Drittel der Fälle isoliert auf, bei einem Drittel besteht eine Assoziation mit anderen autoimmunbedingten Erkrankungen wie beispielweise dem Sjögren-Syndrom, der primär biliären Sklerose (PBS), der primär sklerosierenden Cholangitis (PSC), dem Morbus Crohn oder der Colitis ulcerosa, dem systemischen Lupus erythematodes (SLE), der retroperitonealen Fibrose oder der Hashimoto-Thyreoiditis. Bei einigen Patienten stehen diese Symptome gegenüber der AIP klinisch im Vordergrund. Relativ häufig bestehen entzündliche und sklerosierende Veränderungen im Bereich des distalen Ductus choledochus und zum Teil sogar der Gallenblase. Wegen der Ähnlichkeit zwischen der primär sklerosierenden Cholangitis (PSC) und der AIP wurde eine Assoziation der beiden Erkrankungen diskutiert. Im Gegensatz zur PSC finden sich jedoch bei der AIP keine Veränderungen der intrahepatischen Gallenwege. Außerdem sprechen die AIP-assoziierten Gallengangsveränderungen im Gegensatz zur PSC gut auf Steroide an. Assoziationen der AIP mit einer autoimmunen Hepatitis sind zwar beschrieben, treten jedoch eher selten auf (Schneider u. Lohr 2009). Als AIP-typischer laborchemischer Befund finden sich erhöhte IgG4-Level von mehr als dem Zweifachen der Norm (Ghazale et al. 2008; Morselli-Labate u. Pezzilli 2009; Sugumar u. Chari 2010).

30.3 Abdominelle Bildgebung

Als abdominelle Bildgebung zur Beurteilung des Pankreas eignen sich die Magnetresonanztomographie (MRT) bzw. die Magnetresonanz-Cholangiographie (MRCP) oder die Computertomographie (CT). Die AIP tritt als fokale Raumforderung im Pankreas auf (»mass-forming«) oder als generalisierte Auftreibung der gesamten Drüse, während Pseudozysten oder Verkalkungen, wie bei der chronischen Pankreatitis üblich, in der Regel nicht auftreten (Frulloni et al. 2009). Von klinischer Relevanz ist die differenzialdiagnostische Abgrenzung der fokalen Läsion vom Pankreaskarzinom und der diffusen Pankreasvergrößerung von anderen akuten oder chronischen Pankreatitiden oder von Lymphomen (Frulloni et al. 2009). CT- oder MR-morphologisch kann eine wurstartige diffuse Vergrößerung des Pankreas (»sausage-shape«) mit einem charakteristischen Randenhancement auffallen (Rehnitz et al. 2011). Am Pankreasgang fallen unregelmäßige, teils diffuse, teils segmentale Stenosen auf (Sahani et al. 2009), welche mit Wandunregelmäßigkeiten assoziiert sein können. Das Auftreten von Pankreasnekrosen ist im Rahmen der AIP bislang nicht beschrieben (Frulloni et al. 2009).

30.4 Differenzialdiagnostische Abgrenzung zum Pankreaskarzinom

Abgesehen von der im Vergleich zum Pankreaskarzinom mitunter sehr ähnlichen Morphologie der Schnittbildgebung kann auch die klinische Symptomatik der beiden Erkrankungen nahezu identisch sein (Gardner et al. 2009). So kann bei beiden Erkrankungen ein schmerzloser Ikterus in Verbindung mit einem Gewichtsverlust auftreten. Zudem treten beide Erkrankungen vor allem bei Männern im fortgeschrittenen Lebensalter auf (Takuma et al. 2012). Wird ein betroffener Karzinompatient unter dem Verdacht auf eine AIP fälschlicherweise zunächst einer konservativen Therapie zugeführt, so kann wertvolle Zeit verloren gehen und im schlimmsten Fall bei Feststellung des Irrtums der Tumor inoperabel geworden sein. In bis zu 10 % der Fälle tritt auch bei Patienten mit duktalem Pankreaskarzinom eine Erhöhung des IgG4-Serumlevels auf, sodass auch hier eine valide Differenzierung zwischen den beiden Erkrankungen schwierig ist (Forcione u. Brugge 2010; Ghazale et al. 2007). Es überrascht dementsprechend wenig, dass in etwa 2,5 % aller Pankreaskopfresektionen unter dem Verdacht auf ein Pankreaskarzinom in der endgültigen Histologie eine AIP als Zufallsbefund diagnostiziert wird (Hardacre et al. 2003). Zur Vermeidung von unnötigen Pankreasresektionen können die bestehenden diagnostischen Kriterien herangezogen und bei unklaren Fällen eine interdisziplinäre Teamentscheidung veranlasst werden (Agrawal et al. 2012).

30.5 Klinische Unterschiede zwischen AIP Typ 1 und Typ 2

In der internationalen AIP-Konsensuskonferenz von Honolulu 2009 wurde der Notwendigkeit zur Unterscheidung von zwei unterschiedlichen AIP-Subtypen Rechnung getragen. Während die histomorphologischen Aspekte der AIP vom Typ 2 in zahlreichen Berichten detailliert aufgeführt sind (Kloppel 2007; Notohara et al. 2003; Zhang et al. 2011), ist bis heute über das klinische Profil der betroffenen Patienten und deren therapeutisches Outcome nur wenig bekannt (Forcione u. Brugge 2010; Sah et al. 2010). Nahezu alle diagnostischen Kriterien zur AIP beziehen sich auf die AIP Typ 1 (Sugumar u. Chari 2010). Zur AIP vom Typ 2 gibt es bisher kaum verlässliche Daten, da sie weitaus schwieriger zu diagnostizieren ist und in jedem Fall eine histologische Sicherung als notwendig erachtet wird (Chari et al. 2010). So verwundert es nicht, dass bis heute nur wenige, zum Teil widersprüchliche Studien vorliegen, die untersucht haben, wie sich die klinische Symptomatik zwischen AIP Typ 1 und Typ 2 unterscheidet. Erschwerend kommt hinzu, dass einige Experten die Meinung vertreten, dass mit den verfügbaren diagnostischen Kriterien selbst histopathologisch nicht in allen Fällen sicher zwischen AIP Typ 1 und Typ 2 unterschieden werden kann, da es bisweilen zu signifikanten Überlappungen kommt (Chari et al. 2010).

Obwohl die klinische Symptomatik in manchen Fällen eher eine AIP vom Typ 2 vermuten lässt, sind die bestehenden Kriterien nicht geeignet, sie sicher zu diagnostizieren (Park et al. 2009; Sugumar u. Chari 2010). Auffällig ist, dass das Verhältnis von Patienten, bei denen AIP Typ 1 oder 2 diagnostiziert wurde, weltweit stark variiert (Chari et al. 2010). Bei AIP-Studien aus Asien dominieren Patienten vom Typ 1, während in den europäischen Serien eine Mischung aus Typ 1 und 2 vorherrscht (Maire et al. 2011; Shimosegawa et al. 2011; Sugumar u. Chari 2010). Studien zum AIP-Typ 2 liegen aus den USA und Europa vor, weisen jedoch nur sehr kleine Fallzahlen bis maximal 33 Patienten auf. Ob das unterschiedliche Verteilungsmuster der beiden AIP-Subtypen real existierende regionale Unterschiede widerspiegelt oder ob es sich lediglich um Konsequenzen einer unterschiedlichen Anwendung von Diagnostik und Diagnosekriterien handelt, ist nicht klar (Chari et al. 2010).

Man geht heute davon aus, dass sich die klinische Symptomatik von Patienten mit AIP Typ 1 nicht wesentlich von Typ 2 unterscheidet (Shimosegawa et al. 2011). Beiden Subtypen ist eine klinische Präsentation mit Ikterus und einer Raumforderung im Pankreas bzw. einer diffusen Vergrößerung des gesamten Organs gemeinsam, und beide Subtypen sprechen außerordentlich gut auf eine Behandlung mit Kortikosteroiden an (Chari 2007; Chari et al. 2010). Unterschiede betreffen vielmehr die demographische Verteilung, die Serologie, die Beteiligung anderer Organe sowie die Rezidivrate nach erfolgreicher Behandlung (Chari et al. 2010). Unter Berücksichtigung größerer Fallserien wird heute angenommen, dass Patienten vom AIP-Typ 2 im Durchschnitt jünger sind als Patienten vom Typ 1. Während etwas mehr Männer an AIP Typ 1 erkranken als Frauen, ist die Geschlechtsverteilung bei AIP Typ 2 wahrscheinlich eher ausgeglichen (Park et al. 2009). Der Anteil an extrapankreatischen Manifestationen soll bei AIP Typ 2 geringer sein als beim Typ 1. AIP vom Typ 2 scheint in den meisten Fällen eher isoliert aufzutreten, mit Ausnahme einer gelegentlich assoziierten Colitis ulcerosa (Chari et al. 2010). Bei Patienten mit Typ-2-AIP lässt sich zudem seltener eine Erhöhung des IgG4-Serumlevels beobachten (Chari et al. 2009; Sugumar u. Chari 2010). Zudem wird berichtet, dass AIP vom Typ 2, im Gegensatz zum Typ 1, nach erfolgreicher Behandlung nur selten Rezidive aufweisen soll (Sah u. Chari 2012).

Da aufgrund der ähnlichen Symptomatik ohne eine versierte histopathologische Untersuchung die Unterscheidung zwischen AIP Typ 1 und 2 nicht möglich ist, wurde während der Honolulu-Konferenz vereinbart, dass beide Erkrankungen als AIP bezeichnet werden sollten und dass eine Differenzierung der AIP-Subtypen derzeit nur durch einen erfahrenen, auf Pankreaserkrankungen spezialisierten Pathologen vorgenommen werden kann (Chari et al. 2010).

Literatur

Agrawal S, Daruwala C, Khurana J (2012) Distinguishing autoimmune pancreatitis from pancreaticobiliary cancers: current strategy. Ann Surg 255: 248–258

Chari ST (2007) Current concepts in the treatment of autoimmune pancreatitis. Jop 8: 1–3

Chari ST, Kloeppel G, Zhang L, Notohara K, Lerch MM, Shimosegawa T (2010) Histopathologic and clinical subtypes of autoimmune pancreatitis: the honolulu consensus document. Pancreatology 10: 664–672

Chari ST, Longnecker DS, Kloppel G (2009) The diagnosis of autoimmune pancreatitis: a Western perspective. Pancreas 38: 846–848

Chari ST, Smyrk TC, Levy MJ, Topazian MD, Takahashi N, Zhang L, Clain JE, Pearson RK, Petersen BT, Vege SS, Farnell MB (2006) Diagnosis of autoimmune pancreatitis: the Mayo Clinic experience. Clin Gastroenterol Hepatol 4: 1010–1016; quiz 1934

Deshpande V, Chicano S, Finkelberg D, Selig MK, Mino-Kenudson M, Brugge WR, Colvin RB, Lauwers GY (2006) Autoimmune pancreatitis: a systemic immune complex mediated disease. Am J Surg Pathol 30: 1537–1545

Finkelberg DL, Sahani D, Deshpande V, Brugge WR (2006) Autoimmune pancreatitis. N Engl J Med 355: 2670–2676

Forcione DG, Brugge WR (2010) New kid on the block? Autoimmune pancreatitis. Best Pract Res Clin Gastroenterol 24: 361–378

Frulloni L, Scattolini C, Falconi M, Zamboni G, Capelli P, Manfredi R, Graziani R, D'Onofrio M, Katsotourchi AM, Amodio A, Benini L, Vantini I (2009) Autoimmune pancreatitis: differences between the focal and diffuse forms in 87 patients. Am J Gastroenterol 104: 2288–2294

Gardner TB, Levy MJ, Takahashi N, Smyrk TC, Chari ST (2009) Misdiagnosis of autoimmune pancreatitis: a caution to clinicians. Am J Gastroenterol 104: 1620–1623

Ghazale A, Chari ST, Smyrk TC, Levy MJ, Topazian MD, Takahashi N, Clain JE, Pearson RK, Pelaez-Luna M, Petersen BT, Vege SS, Farnell MB (2007) Value of serum IgG4 in the diagnosis of autoimmune pancreatitis and in distinguishing it from pancreatic cancer. Am J Gastroenterol 102: 1646–1653

Ghazale A, Chari ST, Zhang L, Smyrk TC, Takahashi N, Levy MJ, Topazian MD, Clain JE, Pearson RK, Petersen BT, Vege SS, Lindor K, Farnell MB (2008) Immunoglobulin G4-associated cholangitis: clinical profile and response to therapy. Gastroenterology 134: 706–715

Hardacre JM, Iacobuzio-Donahue CA, Sohn TA, Abraham SC, Yeo CJ, Lillemoe KD, Choti MA, Campbell KA, Schulick RD, Hruban RH, Cameron JL, Leach SD (2003) Results of pancreaticoduodenectomy for lymphoplasmacytic sclerosing pancreatitis. Ann Surg 237: 853–858; discussion 858–859

Kamisawa T, Kim MH, Liao WC, Liu Q, Balakrishnan V, Okazaki K, Shimosegawa T, Chung JB, Lee KT, Wang HP, Lee TC, Choudhuri G (2011) Clinical characteristics of 327 Asian patients with autoimmune pancreatitis based on Asian diagnostic criteria. Pancreas 40: 200–205

Kim KP, Kim MH, Song MH, Lee SS, Seo DW, Lee SK (2004) Autoimmune chronic pancreatitis. Am J Gastroenterol 99: 1605–1616

Kloppel G (2007) Chronic pancreatitis, pseudotumors and other tumor-like lesions. Mod Pathol 20(Suppl 1): S113–S131

Kwon S, Kim MH, Choi EK (2007) The diagnostic criteria for autoimmune chronic pancreatitis: it is time to make a consensus. Pancreas 34: 279–286

Maire F, Le Baleur Y, Rebours V, Vullierme MP, Couvelard A, Voitot H, Sauvanet A, Hentic O, Levy P, Ruszniewski P, Hammel P (2011) Outcome of patients with type 1 or 2 autoimmune pancreatitis. Am J Gastroenterol 106: 151–156

Morselli-Labate AM, Pezzilli R (2009) Usefulness of serum IgG4 in the diagnosis and follow up of autoimmune pancreatitis: A systematic literature review and meta-analysis. J Gastroenterol Hepatol 24: 15–36

Notohara K, Burgart LJ, Yadav D, Chari S, Smyrk TC (2003) Idiopathic chronic pancreatitis with periductal lymphoplasmacytic infiltration: clinicopathologic features of 35 cases. Am J Surg Pathol 27: 1119–1127

Park DH, Kim MH, Chari ST (2009) Recent advances in autoimmune pancreatitis. Gut 58: 1680–1689

Pearson RK, Longnecker DS, Chari ST, Smyrk TC, Okazaki K, Frulloni L, Cavallini G (2003) Controversies in clinical pancreatology: autoimmune pancreatitis: does it exist? Pancreas 27: 1–13

Raina A, Yadav D, Krasinskas AM, McGrath KM, Khalid A, Sanders M, Whitcomb DC, Slivka A (2009) Evaluation and management of autoimmune pancreatitis: experience at a large US center. Am J Gastroenterol 104: 2295–2306

Rehnitz C, Klauss M, Singer R, Ehehalt R, Werner J, Buchler MW, Kauczor HU, Grenacher L (2011) Morphologic patterns of autoimmune pancreatitis in CT and MRI. Pancreatology 11: 240–251

Sah RP, Chari ST (2012) Autoimmune pancreatitis: an update on classification, diagnosis, natural history and management. Curr Gastroenterol Rep 14: 95–105

Sah RP, Chari ST, Pannala R, Sugumar A, Clain JE, Levy MJ, Pearson RK, Smyrk TC, Petersen BT, Topazian MD, Takahashi N, Farnell MB, Vege SS (2010) Differences in clinical profile and relapse rate of type 1 versus type 2 autoimmune pancreatitis. Gastroenterology 139: 140–148; quiz e112–143

Sahani DV, Sainani NI, Deshpande V, Shaikh MS, Frinkelberg DL, Fernandez-del Castillo C (2009) Autoimmune pancreatitis: disease evolution, staging, response assessment, and CT features that predict response to corticosteroid therapy. Radiology 250: 118–129

Schneider A, Lohr JM (2009) [Autoimmune pancreatitis]. Internist (Berl) 50: 318–330

Shimosegawa T, Chari ST, Frulloni L, Kamisawa T, Kawa S, Mino-Kenudson M, Kim MH, Kloppel G, Lerch MM, Lohr M, Notohara K, Okazaki K, Schneider A, Zhang L (2011) International consensus diagnostic criteria for autoimmune pancreatitis: guidelines of the International Association of Pancreatology. Pancreas 40: 352–358

Sugumar A, Chari ST (2010) Diagnosis and treatment of autoimmune pancreatitis. Curr Opin Gastroenterol 26: 513–518

Takuma K, Kamisawa T, Gopalakrishna R, Hara S, Tabata T, Inaba Y, Egawa N, Igarashi Y (2012) Strategy to differentiate autoimmune pancreatitis from pancreas cancer. World J Gastroenterol 18: 1015–1020

Zamboni G, Luttges J, Capelli P, Frulloni L, Cavallini G, Pederzoli P, Leins A, Longnecker D, Kloppel G (2004) Histopathological features of diagnostic and clinical relevance in autoimmune pancreatitis: a study on 53 resection specimens and 9 biopsy specimens. Virchows Arch 445: 552–563

Zhang L, Chari S, Smyrk TC, Deshpande V, Kloppel G, Kojima M, Liu X, Longnecker DS, Mino-Kenudson M, Notohara K, Rodriguez-Justo M, Srivastava A, Zamboni G, Zen Y (2011) Autoimmune pancreatitis (AIP) type 1 and type 2: an international consensus study on histopathologic diagnostic criteria. Pancreas 40: 1172–1179

Zhang L, Smyrk TC (2010) Autoimmune pancreatitis and IgG4-related systemic diseases. Int J Clin Exp Pathol 3: 491–504

Evidenz der Labor- und bildgebenden Diagnostik bei Autoimmunpankreatitis

Georg Beyer, Markus M. Lerch, Julia Mayerle

H. G. Beger et al. (Hrsg.), *Erkrankungen des Pankreas*,
DOI 10.1007/978-3-642-37964-2_31, © Springer-Verlag Berlin Heidelberg 2013

Die Autoimmunpankreatitis ist eine seltene Erkrankung, die klinisch häufig nicht von einem Pankreaskarzinom zu unterscheiden ist. Neue internationale Diagnosekriterien schlagen ein stufenweises diagnostisches Vorgehen unter Berücksichtigung von Parenchymkonfiguration, Gallen- und Pankreasgangdarstellung, Serologie, extrapankreatischen Manifestationen und Ansprechen auf eine Steroidtherapie vor. Es werden zwei Subtypen der Erkrankung unterschieden, die sich hinsichtlich ihrer Histologie wie auch des klinischen Profils unterscheiden. Wichtig, um unnötige Operationen zu verhindern, ist das Wissen über diese Sonderform der chronischen Pankreatitis.

31.1 Einleitung

Die Autoimmunpankreatitis führt häufig zu einem schmerzlosen Ikterus und ist so klinisch vom Pankreaskarzinom nicht zu unterscheiden. Pankreastumoren haben zudem eine wesentlich höhere Inzidenz und eine sehr schlechte Prognose. Die AIP hingegen zeigt ein gutes Ansprechen auf Steroide, wenn die Diagnose zeitnah gestellt wird. Aus diesem Grund ist ein gezieltes Vorgehen und die Verwendung von sehr spezifischen Tests notwendig, um zum einen die Therapie eines bösartigen Tumors nicht zu verzögern und zum anderen unnötige operative Eingriffe zu vermeiden. In den letzten 15 Jahren sind verschiedene Leitlinien zur Diagnose der AIP veröffentlicht worden. Asiatische Leitlinien basierten dabei auf Bildgebung und Serologie, da dort vor allem der Typ 1 diagnostiziert wird, während in Europa und Nordamerika der histologischen Sicherung eine größere Rolle zukam, da man hier in bis zu 35 % der Fälle den seronegativen Typ 2 findet (Kamisawa et al. 2011).

Im Jahre 2011 hat die International Association of Pancreatology einheitliche Diagnosekriterien vorgeschlagen (Shimosegawa et al. 2011). Erstmals wird von Beginn an zwischen den beiden Typen unterschieden, wobei histopathologische Eigenschaften als Grundlage dienen (Zhang et al. 2011). In die Diagnosestellung gehen Histologie (H), Konfiguration des Parenchyms (P), Gallen- und Pankreasgangdarstellung (D), Serologie (S), extrapankreatische Organmanifestationen (other organ involvement, OOI) und das Ansprechen auf Steroidtherapie (Rt) ein (◘ Tab. 31.1). Die Einzelkriterien werden je nach diagnostischer Wertigkeit in Level 1 (hoch) und Level 2 (geringer) eingestuft (◘ Tab. 31.2 u. ◘ Tab. 31.3). Eine prospektive Evaluation der neuen Diagnosekriterien steht noch aus.

31.2 Autoimmunpankreatitis Typ 1

Hierbei handelt es sich um die pankreatische Manifestation des IgG4-assoziierten Syndroms und sie ist als solche Teil einer Multisystemerkrankung. Die Diagnose lässt sich in 70 % der Fälle erfahrungsgemäß ohne Biopsie oder Therapieversuch stellen.

31.3 Autoimmunpankreatitis Typ 2

Dieser seltenere Subtyp bleibt üblicherweise auf das Pankreas begrenzt. Die Patienten sind jünger und leiden in bis zu 30 % der Fälle gleichzeitig an einer chronisch entzündlichen Darmerkrankung. Da ein Biomarker fehlt und Herdbefunde häufiger sind, kann die endgültige Diagnose nur durch Biopsie gestellt werden. Die Differenzierung von Tumoren ist zudem schwieriger.

31.4 Beurteilung des Parenchyms (P)

31.4.1 Schnittbildverfahren

Die typischen Konfigurationen bei AIP sind entweder diffuse (wurstartige) Schwellung des gesamten Organs oder tumorartige Herdbefunde, die Durchmesser von 5 cm und mehr erreichen können und bevorzugt im Kopf, Korpus oder Processus uncinatus liegen. Typisch sind glatte, scharfe Begrenzungen und eine kapselartige hypodense

Tab. 31.1 Diagnosestellung der AIP nach ICDC

Typ 1	Diagnostische Grundlage	Bildgebung	Weitere
Definitiv	Histologie	Typisch/unklar	LPSP Nachweis (Level 1 H)
	Bildgebung	Typisch	Jedes nicht-D Level 1/Level2
		Unklar	Zwei oder mehr Level 1 od. 2
	Ansprechen auf Steroide	Unklar	Level 1 S/OOI + Rt od. Level 1 D + Level 2 S/OOI/H + Rt
Wahrscheinlich		Unklar	Level 2 S/OOI/H + Rt
Typ 2	**Bildgebung**	**Weitere**	
Definitiv	Typisch/unklar	Histologisch gesicherte IDCP (Level 1 H) oder chronisch entzündliche Darmerkrankung + Level 2 H + Rt	
Wahrscheinlich	Typisch/unklar	Level 2 H/chronisch entzündliche Darmerkrankung + Rt	

Tab. 31.2 Kriterien für die Diagnose einer AIP Typ 1

Kriterium	Level 1	Level 2
P Parenchym Bildgebung	Typisch Diffus vergößert mit »late enhancement« (manchmal kapselartige Randverstärkung)	Unklar Herdförmig/fokal vergrößert mit »late enhancement«
D Duktale Bildgebung	Lange (> ⅓ des Verlaufs) oder multiple Strikturen des Pankreasgangs ohne proximale Dilatation	Segmentale/fokale Strikturen mit proximaler Dilatation bis max. 5 mm
S Serologie	IgG4 > 2-fach erhöht	IgG4 1- bis 2-fach erhöht
OOI (Beteiligung anderer Organe)	a) oder b) a) Histologie anderer Organe, mindestens 3 der folgenden Merkmale: – Lymphoplasmazelluläres Infiltrat und Fibrose ohne Granulozyten – wirbelförmige Fibrose – obliterierende Phlebitis – IgG4-positive Plasmazellen (> 10 pro Gesichtsfeld) b) Radiologische Hinweise, mindestens einer der folgenden: – segmentale/multiple proximale Gallengangsstrikturen – retroperitoneale Fibrose	a) oder b) a) Histologie anderer Organe inklusive des Gallengangs; beide Kriterien müssen erfüllt sein: – Lymphoplasmarzelluläres Infiltrat ohne Granulozyten – IgG4-positive Plasmazellen (> 10 pro Gesichtsfeld) b) Radiologisch oder in körperlicher Untersuchung Nachweis von mindestens einem der folgenden Hinweise: – symmetrisch vergößerte Speicheldrüsen – Einbeziehung der Nieren
H Histologie Pankreas	LPSP (siehe Histologie) TruCut oder Resektat 3 von 4 (Tab. 31.4)	LPSP (siehe Histologie) TruCut 2 von 4 (Tab. 31.4)
Rt Erfolg der Steroidtherapie	Schnelles Ansprechen (≤ 2 Wochen) auf einen Therapieversuch mit radiologischem Nachweis einer deutlichen Befundbesserung	

Außenzone als Korrelat des entzündlichen Exsudats. Herdförmige Vergrößerungen weisen in manchen Fällen eine verminderte oder verzögerte Kontrastmittelaufnahme (late enhancement) im Vergleich zum gesunden Pankreasgewebe auf (vermutlich Minderperfusion als Folge der Fibrose und vergrößertem interstitiellen Raum). In der MRT erscheinen die betroffenen Areale im Vergleich zum Lebergewebe hypointens in der T1- und hyperintens in der T2-Wichtung (Manfredi et al. 2011; Sahani et al. 2004). Vergrößerte Lymphknoten (perikpankreatisch, im Leberhilus, am Truncus coeliacus) lassen sich bei etwa der Hälfte der Patienten feststellen, mit Einzeldurchmessern von bis zu 30 mm. Herdbefunde treten bei der AIP vom Typ 2 häufiger auf als bei Typ 1 (84 % vs. 60 %) (Sah et al. 2010),

Tab. 31.3 Kriterien für die Diagnose einer AIP Typ 2

Kriterium	Level 1	Level 2
P Parenchym Bildgebung	Typisch Diffus vergößert mit »late enhancement« (manchmal kapselartige Randverstärkung)	Unklar bis atypisch* Herdförmig/fokal vergrößert mit »late enhancement«
D Duktale Bildgebung ERP	Lange (> ⅓ des Verlaufs) oder multiple Strikturen des Pankreasgangs ohne proximale Dilatation	Segmentale/fokale Strikturen mit proximaler Dilatation bis 5 mm
OOI andere Organe		Klinische Diagnose einer chronisch entzündlichen Darmerkrankung
H Histologie Pankreas	Beide Kriterien – GELs (granulozytäre epitheliale Läsionen) mit oder ohne granulozytäres Azinusinfiltrat – Abwesenheit oder wenige (> 10 pro Gesichtsfeld) IgG4-positive Plasmazellen	Beide Kriterien – Granulozytäres und lymphoplasmatisches Azinusinfiltrat – Abwesenheit oder wenige (> 10 pro Gesichtsfeld) IgG4-positive Plasmazellen
Rt Erfolg der Steroidtherapie	Schnelles Ansprechen (≤ 2 Wochen) auf einen Therapieversuch mit radiologischem Nachweis einer Heilung oder deutlichen Besserung	

*Einige AIP-Fälle zeigen ein atypisches Bild mit einer hypodensen Masse, Gangerweiterung oder Atrophie.

worin eine der Schwierigkeiten in der Unterscheidung vom Pankreastumor liegt. In der CT und MRT lassen sich Manifestationen an anderen Organen und ggf. die Mitbeteiligung der Gallenwege erkennen. Spezielle Verfahren wie die Anwendung der diffusionsgewichteten MRT zur Unterscheidung zwischen AIP und Pankreaskarzinom sind vielversprechend, befinden sich aber noch in der Erprobung (Kamisawa et al. 2010).

Im fortgeschrittenen Krankheitsstadium kommen typische Kennzeichen der chronischen Pankreatitis hinzu wie fibrotische Veränderungen, Pankreasgangsteine und Pankreasatrophie.

31.4.2 Sonographie und endoskopischer Ultraschall

Bei diffuser Schwellung stellt sich das Pankreas mit verringerter Echogenität und einem ggf. verschmälerten Ductus pancreaticus dar. Die entzündliche Kapsel kann auch im Ultraschall dargestellt werden. Bei Ausweitung der Entzündung auf den Gallengang weist dieser eine gleichmäßige, dreischichtige Verdickung der Wand (»sandwich pattern«) mit einer echoarmen Mittelschicht auf, die zu Strikturen mit mäßiger prästenotischer Erweiterung führen kann (Sahani et al. 2004; Buscarini et al. 2011).

Der EUS kommt neben der rein bildgebenden Funktion zudem eine Rolle bei der Entnahme von Gewebsproben zur Unterscheidung der AIP-Typen und dem Ausschluss von malignen Tumoren zu.

31.5 Beurteilung des Pankreas- und Gallengangs (D)

31.5.1 ERCP/MRCP

Auch wenn die retrograde Cholangiopankreatikographie ihre Rolle in der Diagnostik sonstiger Pankreaserkrankungen weitestgehend verloren hat, kann sie im Falle der AIP hilfreich sein (Hoffmeister et al. 2012). Sie sollte im diagnostischen Vorgehen allerdings erst erwogen werden, wenn weniger invasive Mittel ausgeschöpft sind (Kamisawa et al. 2013). Sugumar et al. (2011) haben in einer internationalen Studie vier pankreatographische Kernkriterien der AIP herausgearbeitet, wobei die Zusammennahme von Kriterium 2 und 3 die sensitivste und gleichzeitig spezifischste Kombination war.

1. Striktur bzw. Verengung des Pankreasgangs auf mehr als ein Drittel seines Verlaufs
2. Fehlen von Gangdilatation > 5 mm proximal der Struktur
3. Multiple Strikturen/Engstellen
4. Vom verengten Hauptgang abgehende Nebengänge mit Kontrastmittelfüllung (Nebengänge sind bei einer tumorbedingten Hauptgangstenose praktisch immer verschlossen)

Über Unterschiede hinsichtlich der Gangstrukturen zwischen Typ 1 und 2 ist bisher nichts bekannt. Problematisch ist bei isolierter Betrachtung die Unterscheidung von AIP mit Herdbefunden im Bereich des Pankreaskopfes von Pankreaskopftumoren. So konnte das typische »double

Tab. 31.4 Histopathologische Diagnosekriterien der Autoimmunpankreatitis und Unterscheidung der Typen 1 und 2

	Histopathologisches Merkmal	Typ 1 (LPSP)	Typ 2 (IDCP)
Gemeinsame Kriterien	Periduktales lymphoplasmazelluläres Infiltrat	Vorhanden	Vorhanden
	Entzündliches zellreiches Stroma	Vorhanden	Vorhanden
Diagnose Typ 1	Wirbelförmige Fibrose	Sehr prominent	Weniger auffällig
	Obliterierende Phlebitis	Vorhanden	Selten
	Prominente Lymphfollikel	Vorhanden	Selten
	IgG4-positive Plasmazellen	Vermehrt (> 10 pro Gesichtsfeld)	Weniger auffällig
Diagnose Typ 2	Granulozytäre epitheliale Läsionen (GELs)	Abwesend	Vorhanden
	Neutrophiles periazinäres Infiltrat	Abwesend	Sehr häufig

duct sign« in Studien bei bis zu 67 % der AIP-Patienten gesehen werden (Moon et al. 2008). Eine Beteiligung der Gallengänge bei AIP ist die häufigste extrapankreatische Manifestation. Im Unterschied zur primär sklerosierenden Cholangitis ist eine Cholangitis bei AIP durch längerstreckige Stenosen, seltenere intrahepatische Beteiligung und das Fehlen von Gallengangsdivertikeln gekennzeichnet (Kim et al. 2013). Gallengangskarzinome sind an unregelmäßigeren Wandveränderungen, abrupten Übergängen, weniger symmetrischen Erscheinungsbildern und solitären Lokalisationen zu erkennen (Kim et al. 2012). Die MRCP ist in der ICDC-Klassifikation nicht erfasst, da der Pankreasgang insbesondere bei diffuser Schwellung oft nicht ausreichend zu beurteilen ist. Ihr könnte eine Rolle in der Verlaufsbeurteilung und Therapiekontrolle zukommen.

31.6 Serologie (S)

Serologische Marker spielen nur in der Diagnose der AIP vom Typ 1eine Rolle. Obwohl eine Vielzahl von serologischen Veränderungen beschrieben wurde, ist in der Diagnosestellung nur das erhöhte IgG4 von Bedeutung. IgG4 macht bei Gesunden weniger als 5 % des Gesamt-IgG aus und ist weder in der Lage, Antigen zu komplexieren noch eine Komplementreaktion auszulösen. Die Rolle des IgG4 in der Pathogenese der AIP ist unklar. Bei einem Serum-IgG4-Wert über dem Doppelten der oberen Normgrenze liegt der positive Vorhersagewert für das Vorliegen einer AIP bei ca. 75 %. Ist der Wert auf weniger als das Doppelte erhöht, sinkt die Spezifität und die Genauigkeit des Tests, da auch 10 % der Pankreaskarzinompatienten ein erhöhtes IgG4 aufweisen und das Pankreaskarzinom insgesamt die häufigere Erkrankung darstellt (Hamano et al. 2011; Ghazale et al. 2007). Patienten mit erhöhtem IgG4, aber ohne AIP, sind häufiger Frauen, haben seltener doppelt erhöhte Werte. Tumorpatienten weisen häufiger ein erhöhtes CA 19-9 auf als AIP-Patienten.

Die AIP scheint zudem mit dem Auftreten einer Vielfalt von Autoantikörpern assoziiert zu sein (Löhr et al. 2010; Frulloni et al. 2009; Okazaki et al. 2000; Asada et al. 2006), doch konnte im Einzelnen kein Zusammenhang von diagnostischem Wert identifiziert werden. Über Unterschiede zwischen den Subtypen hinsichtlich des Auftretens von Autoantikörpern ist wenig bekannt.

31.7 Histologie

Die histopathologische Aufarbeitung ist der sicherste Weg, eine AIP zu diagnostizieren, und zugleich die einzige Möglichkeit, Typ 1 und Typ 2 sicher voneinander zu unterscheiden. Eine International Consensus Study on Histopathologic Diagnostic Criteria aus dem Jahr 2011 hat beide Typen charakterisiert (Zhang et al. 2011). Beiden gemeinsam ist ein periduktales, lymphoplasmazelluläres Infiltrat. Die Fibrosereaktion ist reich an Entzündungszellen und unterscheidet sich dadurch von der Fibrosierung im Zuge anderer Formen der chronischen Pankreatitis. Kalzifikationen finden sich bei der AIP nur im Spätstadium der Erkrankung. Das entzündliche Stroma breitet sich diffus aus und geht mit einer fokalen Zerstörung der Azini einher. Es werden zwei Formen unterschieden: die lymphoplasmatisch sklerosierende Pankreatitis (Lymphoplasmatic Sclerosing Pancreatitis, LPSP) mit IgG4-positiven Plasmazellen bei Typ 1 und die idiopathische gangzentrierte Pankreatitis (Idiopathic Duct Centric Pancreatitis, IDCP) mit granulozytären epithelialen Läsionen (GELs) bei Typ 2 (▪ Tab. 31.4).

Einschränkend muss hinzugefügt werden, dass die genannten Kriterien an Resektionspräparaten erarbeitet wurden. Eine Übertragbarkeit auf Proben aus EUS-gestützten Biopsien scheint aber prinzipiell möglich (Kanno et al.

2012; Levy et al. 2011). Neben der Sicherung der Diagnose AIP kommt der Gewinnung von Gewebe eine Rolle in der Differenzialdiagnose, insbesondere beim Ausschluss maligner Tumoren, zu.

EUS-gestützte Verfahren sind heute der Standard und der perkutanen Punktion überlegen. Wegen der Gefahr der Stichkanalmetastasierung sollten perkutane Verfahren bei Verdacht auf Malignität vermieden werden (Kamisawa et al. 2013). Feinnadelaspirationen mit 22- oder 19-G-Nadeln sind ein sicherer Weg zur Gewinnung von Zytologien, und die Genauigkeit zum Ausschluss eines bösartigen Tumors ist hoch. Ob die Qualität der so gewonnenen Proben ausreicht, um die Diagnose AIP akkurat zu stellen und Subtypen zu unterscheiden, wird kontrovers diskutiert (Kanno et al. 2012; Mizuno et al. 2009; Ishikawa et al. 2012). Als alternative Methode wurde die Hohlnadelbiopsie (EUS-guided tru-cut-biopsy, EUS-TCB) entwickelt, bei der ganze Gewebszylinder entnommen werden können. Das Verfahren scheint der FNA im direkten Vergleich überlegen zu sein (Mizuno et al. 2009) und die Qualität aureichend, um den Typ 2 zu diagnostizieren (Levy et al. 2011). Das Verfahren ist jedoch nur in wenigen Zentren verfügbar, und nicht alle Regionen des Pankreas sind gleich gut erreichbar.

31.8 Extrapankreatische Manifestationen

Die AIP Typ 1 ist die pankreatische Manifestation des IgG4-assoziierten Syndroms und als solche in 50–60 % mit extrapankreatischen Manifestationen vergesellschaftet (Kamisawa et al. 2011; Sah et al. 2010). Typischerweise findet sich auch dort ein IgG4-positives lymphoplasmazelluläres Infiltrat. Das Auftreten dieser Symptome kann zeitgleich, aber auch zeitlich unabhängig erfolgen. Häufige Lokalisationen sind:

- chronisch sklerosierende Sialadenitis, Beteiligung der Tränendrüsen
- IgG4-assoziierte Cholangitis (IAC), Beteiligung der Gallengänge
- IgG4-assoziierte tubulo-interstitielle Nephritis
- renale Parenchymläsionen
- retroperitoneale Fibrose
- chronische Thyreoiditis
- Prostatitis
- Lungenbeteiligung
- Lymphadenopathie

Patienten mit Typ 2 haben seltener weitere betroffene Organe, doch sind sie in 16–48 % der Fälle auch an CED erkrankt, und in 25 % sind auch die Gallenwege von der AIP betroffen.

31.9 Therapieversuch mit Steroiden (Rt)

Eine probatorische Therapie mit 0,6–1 mg Prednisolon pro kg KG über 2 Wochen sollte nur unter zwei Bedingungen erfolgen: weitestgehend ausgeschöpfte sonstige diagnostische Mittel und Ausschluss von Malignität (Shimosegawa et al. 2011). In einer 22 Patienten umfassenden prospektiven Studie unterstreichen Moon et al. (2008) den diagnostischen Nutzen bei Patienten mit durch andere Befunde gestütztem hohen AIP-Verdacht, ohne negative Konsequenzen für Patienten mit resezierbarem Pankreaskarzinom. Nach 2 Wochen muss der Behandlungserfolg radiologisch (Rückbildung von pathologischen Veränderungen wie Vergrößerung des Pankreas und Gangstrikturen) und labormedizinisch (IgG4 und CA 19-9 sinken) evaluiert werden. Nachweisliche Befundbesserung in der Bildgebung kommt die größte Bedeutung zu, allerdings kann diese verzögert auftreten und sich manchmal über Wochen und Monate hinziehen sowie mit einer Pankreasatrophie einhergehen. Alleinige Symptomremission und eine Verbesserung des Allgemeinzustands muss als unspezifischer Effekt der Steroidtherapie gewertet werden und kann auch bei Karzinompatienten auftreten. Dies gilt in ähnlicher Weise für das Serum-IgG4, welches unabhängig von der zugrunde liegenden Erkrankung unter Immunsuppression fällt. Konstantes oder steigendes CA 19-9 spricht für das Vorliegen eines malignen Tumors. Spontane Verbesserung einer tumorinduzierten Pankreatitis kann ebenfalls als Therapieerfolg fehlinterpretiert werden. Fällt der Therapieversuch negativ aus, sollte immer von einer malignen Pankreaserkrankung ausgegangen und eine chirurgische Behandlung, soweit möglich, angestrebt werden.

Literatur

Asada M, Nishio A, Uchida K et al (2006) Identification of a novel autoantibody against pancreatic secretory trypsin inhibitor in patients with autoimmune pancreatitis. Pancreas 33: 20–26. doi: 10.1097/01.mpa.0000226881.48204.fd

Buscarini E, Lisi SD, Arcidiacono PG et al (2011) Endoscopic ultrasonography findings in autoimmune pancreatitis. World J Gastroenterol 17: 2080–2085. doi: 10.3748/wjg.v17.i16.2080

Frulloni L, Lunardi C, Simone R et al (2009) Identification of a novel antibody associated with autoimmune pancreatitis. N Engl J Med 361: 2135–2142. doi: 10.1056/NEJMoa0903068

Ghazale A, Chari ST, Smyrk TC et al (2007) Value of serum IgG4 in the diagnosis of autoimmune pancreatitis and in distinguishing it from pancreatic cancer. Am J Gastroenterol 102: 1646–1653. doi: 10.1111/j.1572-0241.2007.01264.x

Hamano H, Kawa S, Horiuchi A et al (2001) High serum IgG4 concentrations in patients with sclerosing pancreatitis. N Engl J Med 344: 732–738. doi: 10.1056/NEJM200103083441005

Hoffmeister A, Mayerle J, Beglinger C et al (2012) [S3-Consensus guidelines on definition, etiology, diagnosis and medical, endoscopic and surgical management of chronic pancreatitis German Society of Digestive and Metabolic Diseases (DGVS)]. Z Für Gastroenterol 50: 1176–1224. doi: 10.1055/s-0032-1325479

Ishikawa T, Itoh A, Kawashima H et al (2012) Endoscopic ultrasound-guided fine needle aspiration in the differentiation of type 1 and type 2 autoimmune pancreatitis. World J Gastroenterol 18: 3883–3888. doi: 10.3748/wjg.v18.i29.3883

Kamisawa T, Chari ST, Giday SA et al (2011) Clinical profile of autoimmune pancreatitis and its histological subtypes: an international multicenter survey. Pancreas 40: 809–814. doi: 10.1097/MPA.0b013e3182258a15

Kamisawa T, Chari ST, Lerch MM et al (2013) Recent advances in autoimmune pancreatitis: type 1 and type 2. Gut. doi: 10.1136/gutjnl-2012-304224

Kamisawa T, Takuma K, Anjiki H et al (2010) Differentiation of autoimmune pancreatitis from pancreatic cancer by diffusion-weighted MRI. Am J Gastroenterol 105: 1870–1875. doi: 10.1038/ajg.2010.87

Kanno A, Ishida K, Hamada S et al (2012) Diagnosis of autoimmune pancreatitis by EUS-FNA by using a 22-gauge needle based on the International Consensus Diagnostic Criteria. Gastrointest Endosc 76: 594–602. doi: 10.1016/j.gie.2012.05.014

Kim JH, Byun JH, Kim SY et al (2013) Sclerosing cholangitis with autoimmune pancreatitis versus primary sclerosing cholangitis: comparison on endoscopic retrograde cholangiography, MR cholangiography, CT, and MRI. Acta Radiol. doi: 10.1177/0284185113481018

Kim JH, Byun JH, Lee SJ et al (2012) Differential diagnosis of sclerosing cholangitis with autoimmune pancreatitis and periductal infiltrating cancer in the common bile duct at dynamic CT, endoscopic retrograde cholangiography and MR cholangiography. Eur Radiol 22: 2502–2513. doi: 10.1007/s00330-012-2507-1

Levy MJ, Smyrk TC, Takahashi N et al (2011) Idiopathic duct-centric pancreatitis: disease description and endoscopic ultrasonography-guided trucut biopsy diagnosis. Pancreatology 11: 76–80. doi: 10.1159/000324189

Löhr J-M, Faissner R, Koczan D et al (2010) Autoantibodies against the exocrine pancreas in autoimmune pancreatitis: gene and protein expression profiling and immunoassays identify pancreatic enzymes as a major target of the inflammatory process. Am J Gastroenterol 105: 2060–2071. doi: 10.1038/ajg.2010.141

Manfredi R, Frulloni L, Mantovani W et al (2011) Autoimmune pancreatitis: pancreatic and extrapancreatic MR imaging-MR cholangiopancreatography findings at diagnosis, after steroid therapy, and at recurrence. Radiology 260: 428–436. doi: 10.1148/radiol.11101729

Mizuno N, Bhatia V, Hosoda W et al (2009) Histological diagnosis of autoimmune pancreatitis using EUS-guided trucut biopsy: a comparison study with EUS-FNA. J Gastroenterol 44: 742–750. doi: 10.1007/s00535-009-0062-6

Moon S-H, Kim M-H, Park DH et al (2008) Is a 2-week steroid trial after initial negative investigation for malignancy useful in differentiating autoimmune pancreatitis from pancreatic cancer? A prospective outcome study. Gut 57: 1704–1712. doi: 10.1136/gut.2008.150979

Okazaki K, Uchida K, Ohana M et al (2000) Autoimmune-related pancreatitis is associated with autoantibodies and a Th1/Th2-type cellular immune response. Gastroenterology 118: 573–581

Sah RP, Chari ST, Pannala R et al (2010) Differences in clinical profile and relapse rate of type 1 versus type 2 autoimmune pancreatitis. Gastroenterology 139: 140–148; quiz e12–13. doi: 10.1053/j.gastro.2010.03.054

Sahani DV, Kalva SP, Farrell J et al (2004) Autoimmune pancreatitis: imaging features. Radiology 233: 345–352. doi: 10.1148/radiol.2332031436

Shimosegawa T, Chari ST, Frulloni L et al (2011) International consensus diagnostic criteria for autoimmune pancreatitis: guidelines of the International Association of Pancreatology. Pancreas 40: 352–358. doi: 10.1097/MPA.0b013e3182142fd2

Sugumar A, Levy MJ, Kamisawa T et al (2011) Endoscopic retrograde pancreatography criteria to diagnose autoimmune pancreatitis: an international multicentre study. Gut 60: 666–670. doi: 10.1136/gut.2010.207951

Zhang L, Chari S, Smyrk TC et al (2011) Autoimmune pancreatitis (AIP) type 1 and type 2: an international consensus study on histopathologic diagnostic criteria. Pancreas 40: 1172–1179. doi: 10.1097/MPA.0b013e318233bec5

Therapie der Autoimmunpankreatitis

Stephan L. Haas, Matthias Löhr

H. G. Beger et al. (Hrsg.), *Erkrankungen des Pankreas*,
DOI 10.1007/978-3-642-37964-2_32, © Springer-Verlag Berlin Heidelberg 2013

Die Therapie der autoimmunen Pankreatitis (AIP) besteht in erster Linie in einer Prednisolontherapie mit initial 0,6 mg/kg Körpergewicht und Tag über 4 Wochen und anschließender Reduktion um 10 mg/Woche bis auf 5 mg/Woche, danach wird Prednisolon abgesetzt. Dies resultiert in einer nahezu hundertprozentigen initialen Ansprechrate. Ein Relaps tritt bei ca. 31 % der Patienten mit AIP Typ 1 und 9 % der Patienten mit AIP Typ 2 auf. Der Relaps manifestiert sich am häufigsten im distalen Gallengang.

Die autoimmune Pankreatitis (AIP) ist seit ca. 20 Jahren bekannt (Yoshida et al. 1995). Es gibt jedoch erst seit 2 Jahren einen Konsensus zur Einteilung und Diagnostik der AIP (Shimosegawa et al. 2011; Kamisawa et al. 2011), der jetzt auch auf Deutsch vorliegt (Löhr et al. 2012). Entsprechend spärlich sind die Berichte zur Therapie (Detlefsen et al. 2011). Neben einzelnen Serien gibt es jetzt eine Studie der internationalen Studiengruppe ICDC (Hart et al. 2012a), die als Grundlage verwendet wird, da prospektive Studien fehlen. Es wird auch auf die Ergebnisse der eigenen Patienten eingegangen, die in die internationale Studiengruppe eingeflossen sind (Hart et al. 2012a). Evidenzbasierte Daten zur Therapie stehen noch nicht zur Verfügung

Grundsätzlich stehen zur Therapie der AIP medikamentöse, endoskopische und chirurgische Maßnahmen zur Verfügung.

32.1 Operative Therapie

Prinzipiell stellt die AIP keine Indikation zur Operation (Pankreasresektion) dar, wenn die Diagnose gestellt worden ist. Besteht allerdings der geringste Zweifel, insbesondere bei Verdacht auf ein Pankreasadenokarzinom (PDAC) (Takuma et al. 2012), so sollte in jedem Fall zumindest eine Exploration mit intraoperativer Biopsie durchgeführt werden, um dem Patienten die Chance auf eine kurative Behandlung zu ermöglichen (Zyromski et al. 2008). Eine Pankreaskopfresektion geht mit einer Gallengangsresektion und Rekonstruktion (Hepatikojejunostomie) einher. Insbesondere bei der AIP Typ 1 mit IgG4-assoziierter Cholangitis (IAC) (Alderlieste et al. 2009; Maillette de Buy Wenniger et al. 2012) kann postoperativ von der Anastomose beginnend ein Entzündungsschub (»flare«) auftreten, der aszendierend bis in die intrahepatischen Gallenwege fortschreiten kann (Marrache et al. 2005). Diese IgG4-Cholangitis kann in seltenen Fällen so schwerwiegend verlaufen, dass die Patienten nur mit einer dringlichen (HU) Lebertransplantation zu retten sind (Zamboni et al. 2004). Dieses »flare«-Phänomen ist von den chronisch-entzündlichen Darmerkrankungen (CED), insbesondere dem Morbus Crohn (MC) aus früheren Zeiten bekannt, bei dem nach Darmresektion ebenfalls im Bereich der Anastomose ein Entzündungsschub mit Stenosebildung resultierte, was zum sparsamen Einsatz der Chirurgie und veränderten Anastomosetechniken geführt hat (Hoffmann et al. 2008). Diese aszendierende Cholangitis nach Pankreasresektion mit Hepatikojejunostomie kann das Bild eines Cholangiokarzinoms nachahmen. Allerdings kann die IgG4-Cholangiopathie/immunassoziierte Cholangiopathie auch unabhängig von einer Operation mit einem Cholangiokarzinom verwechselt werden – sowie auch vice versa das Cholangiokarzinom als immunassoziierte Cholangiopathie fehldiagnostiziert wurde (Nguyen-tat et al. 2012; Li et al. 2012). Die immunassoziierte Cholangiopathie wird wie die AIP mit Steroiden behandelt und weist ebenfalls exzellente Ansprechraten auf (▶ Abschn. 27.3) (Maillette de Buy Wenniger et al. 2012; Sekhon et al. 2005).

Aus der Nachbeobachtung von AIP-Patienten, die aufgrund des Verdachts auf ein Pankreaskarzinom operiert wurden und keine IAC/aszendierende Cholangitis entwickelten, haben wir gelernt, dass so gut wie keiner dieser Patienten nach einer Operation einer weiteren medikamentösen Therapie der AIP bedurfte: die Remissionsraten liegen bei 98 % (Hart et al. 2012a). Dies lässt jedoch nicht den Schluss zu, dass die Chirurgie eine wirksame Therapie der AIP darstellt.

Die Rate derjenigen Patienten, die nach Diagnosestellung keine weitere (medikamentöse) Therapie benötigen, da sie asymptomatisch sind und einzig und allein nachbeobachtet werden, schwankt je nach Patientengut zwischen 25 und 35 % (Detlefsen et al. 2011; Hart et al.

2012a; Takuma et al. 2011). Trotz fehlender medikamentöser Therapie liegt in diesem Patientenkollektiv die langfristige Remissionsrate bei 55 % (Hart et al. 2012a).

32.2 Endoskopische Therapie

Bei Verschlussikterus insbesondere bei assoziierter stenosierender IgG-Cholangiopathie kann, wie bei dem Verschlussikterus anderer Ätiologie (Löhr et al. 2013), die Indikation zur endoskopischen Therapie mit Einlage einer Plastikendoprothese bestehen. Eine solche Komplikation hat eine höhere Inzidenz bei AIP Typ 1 im Vergleich zu AIP Typ 2 (Detlefsen et al. 2012). Die Kenntnis der Diagnose AIP ist wichtig, da sie das therapeutische und strategische Vorgehen wesentlich bestimmt. Die relativ hohen Raten von endoskopischen Interventionen in der Literatur erklären sich aus der häufigen Unkenntnis der korrekten Diagnose. Patienten werden mit der Diagnose Verschlussikterus unklarer Ätiologie stationär aufgenommen und endoskopischen Maßnahmen zugeführt. In Kenntnis einer zugrunde liegenden Autoimmunpankreatitis kann oftmals auf eine endoskopische Intervention verzichtet werden, da sich der Verschlussikterus unter der Kortikoidtherapie rasch zurückbildet.

Grundsätzlich sollte die ERCP so schonend wie möglich durchgeführt werden. Dies bedeutet, dass eine genügend große Plastikendoprothese in den Gallengang platziert wird, aber auf eine Dilatation wenn irgend möglich verzichtet wird. Die Plastikprothesen werden nicht wie üblich 12 Wochen belassen, sondern können aufgrund der regelhaften raschen Remission schon nach kurzer Zeit entfernt werden. Die normalerweise empfohlenen Liegezeiten für Plastikstents von bis zu 3 Monaten sollten nicht ausgeschöpft werden. Bei neu gestellter Diagnose einer AIP, die eine ERCP notwendig machte, soll die endoskopische Entlastung erfolgen, dann aber parallel mit Steroiden behandelt werden (► Abschn. 27.3). Entsprechend kurz sollte die Verweildauer der biliären Plastikendoprothese gehalten werden.

Weiter zentral gelegene Stenosen, insbesondere intrahepatische Stenosen, stellen primär keine Indikation zur endoskopischen Therapie dar, sondern sollten zunächst medikamentös (Prednisolon) angegangen werden, da die IAC in der Regel gut auf Steroide anspricht. Trotz niedriger Evidenz wird von einigen Zentren Ursodesoxycholsäure – in Analogie zu anderen cholestatischen Erkrankungen (z. B. PBC) – eingesetzt.

Die Veränderungen im Pankreasgang sind bei AIP in der Regel irregulär und zeigen keine prominenten Stenosen oder Dilatationen. Es besteht entsprechend keine Indikation zur endoskopischen Therapie.

Wird eine ERCP durchgeführt, kann die Möglichkeit genutzt werden, eine Biopsie aus der Papille zu entnehmen und immunhistochemisch auf IgG4 zu überprüfen, um die Diagnose der AIP auch histologisch zu sichern (Detlefsen et al. 2011). Neue Ergebnisse weisen jedoch nach, dass dies eine unsichere Methode zur Diagnosestellung ist.

32.3 Medikamentöse Therapie

Die medikamentöse Therapie der AIP stellt das zentrale Behandlungselement dar (Hart et al. 2012a). Hierbei steht eine Kortikoidtherapie an erster Stelle. In Europa lehnt sich die Steroidtherapie an der Therapie des akuten Schubes chronisch-entzündlicher Darmerkrankungen an (Hoffmann et al. 2008). In der initialen Phase wird Prednisolon in einer täglichen Dosis von 0,6 mg/kg Körpergewicht über einen Zeitraum von 4 Wochen empfohlen. Anschließend wird die Dosis schrittweise um 5 mg/Woche reduziert. In Europa und USA wird die Steroidtherapie nach einer Dosisreduktion auf 10 mg/Tag für eine Woche und anschließend 5 mg/Tag für eine Woche vollständig abgesetzt. In Asien favorisiert man dagegen eine anschließende Erhaltungstherapie mit einer Niedrigdosierung von 2,5–5 mg über 24–36 Monate (Löhr et al. 2012; Kamisawa u. Takeuchi 2012).

Die Steroidtherapie resultiert in einer Remissionsrate von annähernd 100 % (Hart et al. 2012a).

In einer großen, kürzlich publizierten Studie mit dem Einschluss von mehr als 1.000 Patienten hatten von 978 mit AIP Typ 1 31 % (302/978) einen Relaps, der sich vor allem im (distalen) Gallengang und/oder dem Pankreaskopf manifestierte (Hart et al. 2012a). Von den Patienten mit AIP Typ 2 hatten immerhin 9 % einen Relaps (Hart et al. 2012a).

Liegt die Steroidbehandlung bei einem Relaps lange zurück, kann erneut mit Steroiden behandelt werden. Beim Wiederauftreten der Erkrankung unmittelbar oder kurz nach Beendigung der ersten Steroidtherapie kann der Verlauf als steroidrefraktär betrachtet werden. Hier sollte – trotz noch begrenzter Evidenz und Erfahrung – zu alternativen Immunsuppressiva ausgewichen werden. Die Behandlung der AIP folgt hier weitgehend den bei den CED bekannten Prinzipien (Hoffmann et al. 2008). Mittel der ersten Wahl ist Azathioprin, womit in 85 % eine dauerhafte Remission erzielt werden konnte (Hart et al. 2012a). Es sind aber bereits praktisch alle derzeit zur Verfügung stehenden Immunsuppressiva bei AIP eingesetzt worden (Hart et al. 2012b). Dazu liegen jedoch lediglich Fallbeschreibungen bzw. Serien mit sehr wenigen Patienten vor (Sodikoff et al. 2012).

Ein relativ guter Indikator für die Wahrscheinlichkeit eines Relapses bzw. eines steroidrefraktären Verlaufes ist das Persistieren eines initial erhöhten Gesamt-IgG bzw. IgG4-Spiegels im Serum (Hart et al. 2012a). Bei der AIP Typ 2 tritt so gut wie nie ein Relaps auf (Hart et al. 2012a).

Bei AIP-assoziierter Cholangitis (IAC), insbesondere mit Beteiligung der intrahepatischen Gallenwege, kann Ursodesoxycholsäure (UDC) – in Analogie zur PBC – eingesetzt werden. Zu dieser empirischen Empfehlung gibt es jedoch keine publizierten Daten (Chari et al. 2010). Ebenso wird, in Analogie zur PSC, bei rezidivierenden bakteriellen Cholangitiden und intermittierendem Ikterus die prophylaktische orale Antibiose empfohlen, wobei hier Ciprofloxazin das Mittel der Wahl ist (Maillette de Buy Wenniger et al. 2012).

Im Gefolge einer AIP kann sich auch bei knapp der Hälfte der Patienten ein Diabetes mellitus manifestieren (Hart et al. 2012a; Miyamoto et al. 2012), ggf. wird dieser sogar vor der Diagnose einer AIP festgestellt, was wiederum die Differenzialdiagnose des Pankreaskarzinoms auf den Plan ruft (»Ikterus und neudiagnostizierter Diabetes mellitus«). Die Behandlung erfolgt entsprechend den geltenden Richtlinien der Deutschen Diabetes Gesellschaft (DDG). Zu beachten ist, dass sich der Diabetes unter hoch dosierter Steroidtherapie teilweise oder gar vollständig zurückbilden kann; dieses Paradoxon ist nur für die AIP beschrieben (Miyamoto et al. 2012).

Schließlich können Patienten mit AIP auch eine exokrine Pankreasinsuffizienz entwickeln. Hierzu liegen derzeit allerdings praktisch keine publizierten Daten vor (Frulloni et al. 2010). Diese Form der exokrinen Pankreasinsuffizienz kann ähnlich der endokrinen Pankreasinsuffizienz lediglich vorübergehender Natur sein und sich unter Steroidtherapie vollständig zurückbilden. Als Restzustand nach Autoimmunpankreatitis lässt sich jedoch bei immerhin 28 % der Patienten eine persistierende Pankreasatrophie nachweisen (Hart et al. 2012a). Selbstverständlich benötigen diese Patienten entsprechend den geltenden Leitlinien eine dauerhafte Substitution von Pankreasenzymen (Hoffmeister et al. 2012).

32

Literatur

Alderlieste YA, van den Elzen BD, Rauws EA, Beuers U (2009) Immunoglobulin G4-associated cholangitis: one variant of immunoglobulin G4-related systemic disease. Digestion 79(4): 220–228

Chari ST, Kloeppel G, Zhang L, Notohara K, Lerch MM, Shimosegawa T (2010) Histopathologic and clinical subtypes of autoimmune pancreatitis: the Honolulu consensus document. Pancreas 39(5): 549–554

Detlefsen S, Lohr JM, Drewes AM, Frokjaer JB, Kloppel G (2011) Current concepts in the diagnosis and treatment of type 1 and type 2 autoimmune pancreatitis. Recent Pat Inflamm Allergy Drug Discov 5(2): 136–149

Detlefsen S, Zamboni G, Frulloni L, Feyerabend B, Braun F, Gerke O, Schlitter AM, Esposito I, Kloppel G (2012) Clinical features and relapse rates after surgery in type 1 autoimmune pancreatitis differ from type 2: a study of 114 surgically treated European patients. Pancreatology 12(3): 276–283

Frulloni L, Scattolini C, Katsotourchi AM, Amodio A, Gabbrielli A, Zamboni G, Benini L, Vantini I (2010) Exocrine and endocrine pancreatic function in 21 patients suffering from autoimmune pancreatitis before and after steroid treatment. Pancreatology 10(2–3): 129–133

Hart PA, Kamisawa T, Brugge WR, Chung JB, Culver EL, Czako L, Frulloni L, Go VL, Gress TM, Kim MH et al (2012a) Long-term outcomes of autoimmune pancreatitis: a multicentre, international analysis. Gut

Hart PA, Topazian MD, Witzig TE, Clain JE, Gleeson FC, Klebig RR, Levy MJ, Pearson RK, Petersen BT, Smyrk TC et al (2012b) Treatment of relapsing autoimmune pancreatitis with immunomodulators and rituximab: the Mayo Clinic experience. Gut

Hoffmann JC, Preiss JC, Autschbach F, Buhr HJ, Hauser W, Herrlinger K, Hohne W, Koletzko S, Krieglstein CF, Kruis W et al (2008) [Clinical practice guideline on diagnosis and treatment of Crohn's disease]. Z Gastroenterol 46(9): 1094–1146

Hoffmeister A, Mayerle J, Beglinger C, Büchler M, Bufler P, Dathe K, Friess H, Izbicki JR, Kahl S, Klar E et al (2012) S3-Leitlinie Chronische Pankreatitis: Definition, Ätiologie, Diagnostik, konservative, interventionell endoskopische und operative Therapie der chronischen Pankreatitis. Leitlinie der Deutschen Gesellschaft für Verdauungs- und Stoffwechselkrankheiten (DGVS). Z Gastroenterol, in press

Kamisawa T, Chari ST, Giday SA, Kim MH, Chung JB, Lee KT, Werner J, Bergmann F, Lerch MM, Mayerle J et al (2011) Clinical profile of autoimmune pancreatitis and its histological subtypes: an international multicentre survey. Pancreas 40(6): 809–814

Kamisawa T, Takeuchi T (2012) Treatment of autoimmune pancreatitis with the anecdotes of the first report. Int J Rheumatol 2012: 597–643

Li J, Zhao C, Shen Y (2012) Autoimmune cholangitis and cholangiocarcinoma. J Gastroenterol Hepatol 27(12): 1783–1789

Löhr JM, Haas SL, Lindgren F, Enochsson L, Hedström A, Swahn F, Segersvärd R, Arnelo U (2013) Conservative treatment of chronic pancreatitis. Digest Dis, in press

Löhr JM, Verbeke C, Haas SL (2012) Autoimmunpankreatitis. Der Gastroenterologe 7(6): 493–506

Maillette de Buy Wenniger L, Rauws EA, Beuers U (2012) What an endoscopist should know about immunoglobulin-G4-associated disease of the pancreas and biliary tree. Endoscopy 44(1): 66–73

Marrache F, Hammel P, O'Toole D, Cazals-Hatem D, Vullierme MP, Sibert A, Ponsot P, Maire F, Hentic O, Sauvanet A et al (2005) Severe cholangitis following pancreaticoduodenectomy for pseudotumoral form of lymphoplasmacytic sclerosing pancreatitis. Am J Gastroenterol 100(12): 2808–2813

Miyamoto Y, Kamisawa T, Tabata T, Hara S, Kuruma S, Chiba K, Inaba Y, Kuwata G, Fujiwara T, Egashira H et al (2012) Short and long-term outcomes of diabetes mellitus in patients with autoimmune pancreatitis after steroid therapy. Gut Liver 6(4): 501–504

Nguyen-tat M, Gamstatter T, Marquardt JU, Geissinger E, Schadmand-Fischer S, Lang H, Siegel E, Schuchmann M, Galle PR, Worns MA (2012) IgG4-related sclerosing cholangitis mimicking cholangiocarcinoma. Z Gastroenterol 50(9): 1008–1012

Sekhon JS, Chung RT, Epstein M, Kaplan MM (2005) Steroid-responsive (autoimmune?) sclerosing cholangitis. Dig Dis Sci 50(10): 1839–1843

Shimosegawa T, Chari ST, Frulloni L, Kamisawa T, Kawa S, Mino-Kenudson M, Kim MH, Kloppel G, Lerch MM, Löhr M et al (2011) International consensus diagnostic criteria for autoimmune pancreatitis: guidelines of the International Association of Pancreatology. Pancreas 40(3): 352–358

Sodikoff JB, Keilin SA, Cai Q, Bharmal SJ, Lewis MM, Raju GS, Willingham FF (2012) Mycophenolate mofetil for maintenance of remission in steroid-dependent autoimmune pancreatitis. World J Gastroenterol 18(18): 2287–2290

Takuma K, Kamisawa T, Gopalakrishna R, Hara S, Tabata T, Inaba Y, Egawa N, Igarashi Y (2012) Strategy to differentiate autoimmune pancreatitis from pancreas cancer. World J Gastroenterol 18(10): 1015–1020

Takuma K, Kamisawa T, Tabata T, Inaba Y, Egawa N, Igarashi Y (2011) Short-term and long-term outcomes of autoimmune pancreatitis. Eur J Gastroenterol Hepatol 23(2): 146–152

Yoshida K, Toki F, Takeuchi T, Watanabe S, Shiratori K, Hayashi N (1995) Chronic pancreatitis caused by an autoimmune abnormality. Proposal of the concept of autoimmune pancreatitis. Dig Dis Sci 40: 1561–1568

Zamboni G, Luttges J, Capelli P, Frulloni L, Cavallini G, Pederzoli P, Leins A, Longnecker D, Kloppel G (2004) Histopathological features of diagnostic and clinical relevance in autoimmune pancreatitis: a study on 53 resection specimens and 9 biopsy specimens. Virchows Arch 445(6): 552–563

Zyromski NJ, Sandoval JA, Pitt HA, Ladd AP, Fogel EL, Mattar WE, Sandrasegaran K, Amrhein DW, Rescorla FJ, Howard TJ et al (2008) Annular pancreas: dramatic differences between children and adults. J Am Coll Surg 206(5): 1019–1025; discussion 1025–1017

Langzeitverlauf der Autoimmunpankreatitis

Andre L. Mihaljevic, Helmut Friess, Jörg Kleeff

H. G. Beger et al. (Hrsg.), *Erkrankungen des Pankreas*,
DOI 10.1007/978-3-642-37964-2_33, © Springer-Verlag Berlin Heidelberg 2013

Auch wenn die Autoimmunpankreatitis bereits Mitte der 1990er-Jahre beschrieben wurde, so wurden grundlegende Kenntnisse zu Pathogenese, Diagnostik und Therapie der AIP erst in der letzten Dekade gewonnen. Entsprechend limitiert ist die Datenlage zum Langzeitverlauf der Erkrankung. Beide bisher beschriebenen Formen der AIP (Typ 1 und Typ 2) zeigen ein exzellentes Ansprechen auf eine Steroidtherapie. Aufgrund der klinisch schwierigen Abgrenzung zu malignen Erkrankungen des Pankreas wird aber weiterhin eine Vielzahl von Patienten mit AIP unnötigerweise operiert. Ungefähr ein Drittel der Patienten mit AIP Typ 1 erleiden im Verlauf ein Rezidiv ihrer Erkrankung. Bei der AIP Typ 2 scheint die Rezidivrate nach erfolgreicher Erstbehandlung deutlich geringer zu sein. Ob eine immunsuppressive Erhaltungsmedikation indiziert und sinnvoll ist, wird kontrovers diskutiert und kann nicht abschließend beurteilt werden. Eine Nachsorge erscheint aufgrund der hohen Rezidivrate sowie der assoziierten Erkrankungen sinnvoll.

33.1 Einleitung

Die Autoimmunpankreatitis (AIP) wurde 1995 erstmalig von Yoshida et al. (1995) als steroid-sensitive Sonderform der chronischen Pankreatitis beschrieben. Hamano et al. (2001) konnten erstmalig den Zusammenhang zwischen der AIP und erhöhten IgG4-Serumwerten nachweisen, welches bis heute ein wesentliches Diagnostikum darstellt. Aufgrund des klinischen Verlaufs sowie des unterschiedlichen pathologischen Erscheinungsbilds wurden in der Folge zwei Formen der AIP beschrieben (▶ Kap. 30): Die AIP Typ 1 zeigt histologisch das Bild einer lymphoplasmazellulären sklerosierenden Pankreatitis, meist erhöhte IgG4-Werte im Serum und kann vergesellschaftet sein mit anderen IgG4-assoziierten Erkrankungen wie z. B. der IgG4-assoziierten lymphoplasmazellulären Cholangitis, der chronischen Sialadenitis, der tubulointerstitiellen Nephritis oder der retroperitonealen Fibrose (Mihaljevic et al. 2008). Die AIP Typ 1 kann somit als Erscheinungsform einer IgG4-assoziierten Systemerkrankung angesehen werden. Die AIP Typ 2 hingegen zeigt histologisch das Bild einer idiopathischen zentro-duktalen Pankreatitis mit granulozytären epithelialen Läsionen, selten erhöhte IgG4-Werte im Serum und ist, mit Ausnahme von chronisch-entzündlichen Darmerkrankungen in bis zu 30 % der Fälle, nicht mit anderen Systemerkrankungen assoziiert (Park et al. 2009; Kamisawa et al. 2011).

Seit 2001 sind unterschiedliche Definitionssysteme vorgeschlagen worden, um die AIP und ihre beiden Erscheinungsformen (Typ 1 und Typ 2) insbesondere in der diagnostischen Abgrenzung zu malignen Tumoren des Pankreas zu definieren (Park et al. 2009; Kamisawa et al. 2011; Chari et al. 2006; Kim et al. 2006; Pearson et al. 2003). Seit 2011 existiert eine Konsensus-Definition der International Association of Pancreatology (Shimosegawa et al. 2011).

Aufgrund dieser erst in der letzten Dekade erarbeiteten Krankheitsdefinition fehlen prospektive Langzeitbeobachtungsstudien weitgehend. Erschwert werden diese durch die insgesamt geringe Inzidenz der Erkrankung, welche sich aus den vorhandenen Daten allerdings nur abschätzen lässt. Eine nationale Untersuchung aus Japan im Jahre 2012 ermittelte eine Inzidenz von 0,9 pro 100.000 und eine Prävalenz von 2,2 pro 100.000 Einwohner (Kanno et al. 2012). Diese Zahlen decken sich mit einer japanischen Voruntersuchung aus dem Jahre 2002 (Nishimori et al. 2007). Ob diese Zahlen für den europäischen Raum und Nordamerika ebenfalls gelten, ist unklar. Auffällig ist, dass hier, anders als im asiatischen Raum, mehr AIP Typ 2 vorzuliegen scheinen (Klöppel et al. 2010; Zamboni et al. 2004; Notohara et al. 2003). Die AIP Typ 1 zeigt eine Krankheitshäufung in der 6. bis 7. Lebensdekade, während die AIP Typ 2 ca. 10 Jahre früher auftritt (Sugumar u. Chari 2011). Den Langzeitverlauf der AIP zu beschreiben ist aus den genannten Gründen daher nur vorläufig und keinesfalls umfassend möglich.

33.2 Definition von Remission und Rezidiv

Eine weitere Schwierigkeit in der Beschreibung des Langzeitverlaufs besteht in den unscharfen Definitionen einer Remission bzw. eines Rezidivs. Manche Autoren benutzen rein **klinische Parameter** zur Remissionsbeurteilung unter Steroidtherapie (Verschwinden der Symptome, z. B. der Cholestase). Diese symptomatische Remission ist zumindest bei der AIP Typ 1 von einer **serologischen Remission** (Normalisierung der IgG4-Serumwerte) abzugrenzen. Daneben können aber auch **biochemische** Parameter (z. B. Normalisierung der Cholestasewerte oder Leberfunktionsparameter) bei Vorliegen einer Gallengangsobstruktion oder einer IgG4-assoziierten Cholangitis (AIP Typ 1) sowie **radiologische** Kriterien zur Remissionsbeurteilung (Verschwinden der Raumforderungen im Pankreas oder an extrapankreatischen Manifestationsorten) herangezogen werden. Der Goldstandard zur Diagnostik sowie zur Remissionsbeurteilung der AIP in Form der **histologischen** Sicherung wird nur von den wenigsten Autoren konsequent genutzt, was sich mit den technischen Schwierigkeiten sowie der Komplikationsrate der Pankreaspunktion erklären lässt.

Es ist verständlich, dass diese unterschiedlichen Beurteilungskriterien in verschiedenen Untersuchungen zu unterschiedlichen Ansprech- und Rezidivraten führen. Eine symptomatische Remission ist unter Steroidtherapie meist binnen zwei Wochen erreichbar (Moon et al. 2008), während eine biochemische Remission mit Normalisierung der Cholestaseparameter meist länger dauert. Eine serologische und gar radiologische Besserung ist erst nach Wochen bis Monaten zu erwarten. Bei Letzterer ist zu beachten, dass aufgrund des fibroinflammatorischen Verlaufs der AIP nicht selten morphologische Residuen oder gar eine Atrophie des Pankreas verbleiben, welche sich niemals vollständig normalisieren (Chari u. Murray 2008). Genauso kann ein Rezidiv symptomatisch, biochemisch, serologisch, radiologisch oder histologisch festgestellt werden, weist aber nur in den seltensten Fällen Kriterien aus allen Kategorien auf.

33.3 Verlauf nach chirurgischer Resektion

Aufgrund der klinisch schwierigen Differenzierung der AIP von Tumoren des Pankreas werden weiterhin viele Patienten reseziert. In einer Untersuchung aus Holland zeigten 9,9 % der Patienten nach Pankreatikoduodenektomie in der abschließenden histopathologischen Aufarbeitung eine Pankreatitis und immerhin 3,8 % eine AIP (De Castro et al. 2010; van Heerde et al. 2012). Dies deckt sich mit Untersuchungen aus anderen Zentren. Dabei werden für die Pankreaschirurgie niedrige Morbiditäts- und Mortalitätsraten berichtet (Clark et al. 2013), die allerdings gegen den Goldstandard der medikamentösen Steroidtherapie verglichen werden müssen. Erstaunlicherweise erreicht die chirurgische Resektion insbesondere bei der AIP Typ 1 vergleichbar hohe Remissionsraten von annähernd 99 % wie die Steroidtherapie (Hart et al. 2012a). Bei der AIP Typ 2 hingegen scheint die Rate geringer zu sein (Hart et al. 2012a). Interessanterweise sind Remissionen aber auch nach palliativchirurgischen Eingriffen in bis zu 50 % der Fälle bei der AIP Typ 2 und in bis zu 95 % der Fälle bei Typ 1 beschrieben (Hart et al. 2012a). Dies lässt sich zumindest zum Teil mit der hohen Spontanremission eines AIP-Schubes erklären, der unter alleiniger konservativer Therapie (ohne Steroide) bei bis zu 50 % liegt (Hart et al. 2012a; Kamisawa et al. 2010). Auch die Rezidivrate scheint nach erfolgter chirurgischer Resektion nicht schlechter zu sein als nach Steroidtherapie (Clark et al. 2013; Hart et al. 2012a; Miura et al. 2013).

33.4 Verlauf nach Steroidtherapie

Das Ansprechen auf eine initiale Steroidtherapie liegt in den bisher publizierten Studien bei über 90 % (▶ Kap. 32), welches durch die aktuell größte internationale Studie mit über 1000 Patienten aus 10 Ländern bestätigt wird (Hart et al. 2012a). Hier zeigte sich ein Ansprechen bei 99,6 % der Patienten mit einer AIP Typ 1 und bei 92,3 % der Patienten mit der selteneren AIP Typ 2. Daher kann die Steroidtherapie als Therapie der Wahl angesehen werden; eine chirurgische Resektion ist bei klarer Diagnosestellung nicht indiziert.

Leider zeigt ein beträchtlicher Teil der Patienten nach erfolgreicher Initialbehandlung ein Rezidiv der Erkrankung. In einer Reihe kleinerer Patientenkollektive wurde eine Rezidivrate zwischen 30 und 50 % beschrieben. So beschreiben Ghazale et al. (2008) ein Rezidiv bei 16 von 30 Patienten (53 %) mit IgG4-assoziierter Cholangitis nach einer medianen Beobachtungszeit von 29,5 Monaten. Park et al. (2008) publizierten eine Rezidivrate von 33 % bei 40 medikamentös erfolgreich behandelten Patienten mit AIP nach einer medianen Nachbeobachtungszeit von 40 Monaten. Sah et al. (2010) konnten unterschiedliche Rezidivraten bei 78 Patienten mit AIP Typ 1 (Rezidivrate 47 % in einem Nachbeobachtungszeitraum von median 40 Monaten) und bei 19 Patienten mit AIP Typ 2 (keine Rezidive in einem Nachbeobachtungszeitraum von 29 Monaten) zeigen. Unterschiedliche Rezidivraten für AIP Typ 1 und 2 konnten durch die internationale Studie von Hart et al. bestätigt werden. Hier zeigten 35,8 % der Patienten mit AIP Typ 1, aber nur 15,3 % der Patienten mit AIP Typ 2 ein Rezidiv. Multiple Rezidive sind für AIP Typ 1, nicht jedoch für Typ 2 beschrieben, was aber der dürren prospektiven Langzeitdatenlage geschuldet sein mag.

Die Lokalisation des Rezidivs muss hierbei nicht dem Muster der Primärerkrankung folgen, zeigt aber das für die jeweilige AIP-Art typische Befallsmuster. Das heißt, während Rezidive der AIP Typ 2 auf das Pankreas beschränkt sind, können Rezidive der AIP Typ 1, wie schon die Primärerkrankung, als IgG4-assoziierte autoimmune Cholangitis, interstitielle Nephritis, Sialadenitis u. a. auftreten (Sah et al. 2010). Die IgG4-assoziierte lymphoplasmazelluläre Cholangitis scheint mit knapp 50 % der Fälle sogar noch vor der AIP mit 42 % die häufigste Rezidivlokalisation zu sein (Hart et al. 2012a).

Rezidive können in über 95 % der Fälle erneut erfolgreich mit Steroiden behandelt werden (Hart et al. 2012a), ansonsten können andere Immunsuppressiva wie Azathioprin, Mycophenolat Mofetil oder Rituximab erfolgreich zur Anwendung kommen (Hart et al. 2012b).

33.5 Prädiktoren für ein Rezidiv

Eine Reihe von Untersuchungen haben sich mit Prädiktoren für ein Rezidiv befasst. Ghazale et al. (2008) fanden in ihrer Untersuchung bei Patienten mit IgG4-assoziierter Cholangitis eine höhere Rezidivrate bei Befall des proximalen Gallengangssystems (ca. 65 %) als bei Befall des distalen Gallenwegssystems (25 %). Dieser klinisch prädiktive Marker konnte in der Studie von Sah et al. (2010) an 78 Patienten mit AIP Typ 1 und 19 Patienten mit AIP Typ 2 in der multivarianten Analyse bestätigt werden (Hazard Ratio 2,12; 95 % CI: 1,04–4,34; $p = 0{,}038$). Darüber hinaus identifizierten diese Autoren aber auch eine diffuse Schwellung des Pankreas als signifikanten Prädiktor für ein Rezidiv (HR 2,00; 95 % CI: 1,01–3,96; $p = 0{,}049$), während eine Pankreatikoduodenektomie einen negativen Prädiktor darstellte (HR 0,25; 95 % CI: 0,07–0,67; $p = 0{,}004$).

Wie schwierig eine Analyse bei diesen kleinen Fallzahlen ist, zeigt die Studie von Hart et al. (2012a), welche die o. g. Prädiktoren an über 1000 Patienten testete und keine Assoziation fand. Weder eine diffuse Schwellung der Bauchspeicheldrüse noch das Befallsmuster (proximal vs. distal) bei IgG4-assoziierter Cholangitis zeigten einen signifikanten Unterschied zwischen der Gruppe mit bzw. ohne Rezidiv. Auch das Vorliegen eines normalen vs. erhöhten IgG4-Serumwertes nach Therapie ließ sich nicht als Prädiktor nutzen. Einzig das Vorliegen einer IgG4-assoziierten Cholangitis (unabhängig von der Lokalisation derselben) zeigte einen signifikanten Unterschied zwischen der Rezidiv- vs. Nicht-Rezidivgruppe (96 von 171 Patienten mit IgG4-assoziierter Cholangitis hatten mindestens ein Rezidiv, während nur 142 von 551 Patienten ohne IgG4-assoziierter Cholangitis ein Rezidiv erlebten ($p < 0{,}001$).

Park et al. (2008) konnten keine klinischen Prädiktoren für ein Rezidiv bei 40 Patienten mit AIP finden. Eine genetische Analyse mehrerer HLA-Loci zeigte jedoch eine erhöhte Assoziation von Rezidiven mit einer Substitution von Aspartat zu Nicht-Aspartat in Aminosäure 57 des HLA-DQβ1 (Rezidivgruppe 100 % vs. 29,6 % in der Gruppe ohne Rezidiv). Inwieweit andere genetische Marker als Prädiktoren für ein Rezidiv genutzt werden können, müssen zukünftige Untersuchungen zeigen.

33.6 Pro und Kontra der immunsuppressiven Erhaltungstherapie

Ob eine immunsuppressive Erhaltungstherapie nach erfolgreicher medikamentöser Therapie einer AIP indiziert ist, wird kontrovers diskutiert. In den japanischen Leitlinien wird eine Steroiderhaltungstherapie empfohlen (Kamisawa et al. 2010). Begründet wird dies mit der erhöhten Rezidivrate ohne Erhaltungstherapie in kleineren asiatischen Patientengruppen (10 %, 4/41 [Kamisawa et al. 2008] vs. 53 %, 16/30 [Hirano et al. 2007]). Auch in der Untersuchung von Hart et al. (2012a) zeigte die Mehrheit der AIP-Patienten ein Rezidiv (67 %) nach Absetzen der Steroidbehandlung, während nur in 15 % der Fälle ein Rezidiv unter Steroidreduktion und in 18 % der Fälle unter Steroiderhaltungstherapie auftrat (Hart et al. 2012a). Allerdings sind diese Untersuchungen bzgl. der Fragestellung, ob eine Erhaltungstherapie indiziert ist, nur von limitierter Aussagekraft, da sie entweder nur kleine Patientengruppen betrafen oder nicht als prospektive Studien angelegt waren. Gegen eine Steroiderhaltungstherapie spricht, dass insgesamt nur ca. 30 % der Patienten ein Rezidiv erleiden, somit also eine Mehrheit der Patienten einer unnötigen und nebenwirkungsreichen Behandlung unterzogen wird (Sugumar u. Chari 2011). Des Weiteren sprechen die Rezidive, wie oben erwähnt, meist erneut unproblematisch auf eine Steroidtherapie an.

Eine abschließende Beurteilung der Erhaltungstherapie steht also noch aus und wird aufgrund der dafür notwendigen hohen Fallzahl bei gleichzeitiger niedriger Inzidenz der Erkrankung wohl nicht in einer randomisierten, kontrollierten Studie beantwortet werden können.

33.7 Spätfolgen der Autoimmunpankreatitis

Auch die Spätfolgen der AIP sind aufgrund der lückenhaften Datenlage nicht klar beschrieben. Eine Studie von Sah et al. (2010) zeigte aber zumindest für beide Typen der AIP ein ähnliches 5-Jahres-Gesamtüberleben wie für eine alters- und geschlechtsgewichtete Kontrollgruppe.

Zur Frage, ob die AIP ein Risikofaktor für die Entstehung des duktalen Pankreaskarzinoms darstellt, ähnlich wie die chronische Pankreatitis (Mihaljevic et al. 2011), gibt es nur wenige Einzelfallbeschreibungen (Witkiewicz et al. 2008; Ghazale u. Chari 2007; Inoue et al. 2006). In einer molekulargenetischen Analyse konnte gezeigt werden, daß k-ras-Mutationen, welche beim duktalen Adenokarzinom regelhaft auftreten, auch bei Patienten mit AIP vermehrt vorliegen (Kamisawa et al. 2009). Allerdings waren die Patienten in den genannten Einzelfallbeschreibungen im Schnitt 72 Jahre alt, sodass unklar bleibt, ob zwischen dem synchronen oder metachronen Auftreten von Pankreaskarzinomen bei AIP ein Zusammenhang besteht. Auch in einer Kohortenstudie konnte bei über 1000 AIP-Patienten nur in 5 Fällen ein Pankreaskarzinom diagnostiziert werden (einmal synchron, viermal metachron) (Hart et al. 2012a). Das mediane Alter dieser Patienten war 77 Jahre, und alle hatten eine AIP Typ 1. Deutlich häufiger traten Magenkarzinome (11 Patienten) und Lungenkarzinome (9 Patienten) auf. Bei den Patienten mit Magenkarzinom kamen 9 von 11 allerdings aus Japan oder Korea, wo die Magenkarzinominzidenz deutlich höher ist als in anderen Ländern. Auch wurden in dieser Studie keine Risikofaktoren (Rauchen etc.) berichtet, sodass der Zusammenhang zwischen AIP und dem Auftreten maligner Erkrankungen unklar bleibt.

Deutlich gehäuft scheint das Auftreten von Pankreasgangsteinen bei der AIP zu sein (Kamisawa u. Okamoto 2007; Takayama et al. 2004). In einer anderen Studie konnten bei 7 % (46 von 659 Patienten unter Nachbeobachtung) Pankreassteine nachgewiesen werden (Hart et al. 2012a). Darüber hinaus berichten mehrere Autoren, dass ca. 30 % der Patienten mit AIP eine Pankreasatrophie entwickeln (Kamisawa et al. 2008; Nishino et al. 2006). Pankreasgangsteine bilden sich dabei häufiger bei Patienten mit rezidivierender AIP als bei Patienten mit einmaligem Schub (Hart et al. 2012a).

Das Verhältnis des Diabetes mellitus zur AIP ist komplex und nicht vollständig geklärt. Auch hier ergibt sich aufgrund der meist kleinen Patientenkollektive ein heterogenes Bild. Zum einen kann ein Diabetes mellitus bereits vor Auftreten einer Autoimmunpankreatitis vorliegen oder aber erst durch diese ausgelöst werden. Zum anderen kann die bei der AIP indizierte Steroidtherapie einen negativen Einfluss auf den Glukosehaushalt bewirken, gleichzeitig jedoch die dadurch eingeleitete Remission der AIP zu einer Verbesserung der Glukosestoffwechsellage führen.

Überprüft man diese theoretischen Überlegungen anhand der publizierten Daten, so zeigt sich, dass in der größten Kohorte von Hart et al. (2012a) nur 17 % bzw. 13 % der Patienten mit AIP Typ 1 bzw. Typ 2 eine orale Diabetesmedikation und nur 23 % bzw. 9 % Insulin erhielten. Dies unterscheidet sich deutlich von anderen publizierten Daten, in denen bis zu 45 % der Patienten eine endokrine Insuffizienz aufwiesen (Nishino et al. 2006; Ito et al. 2007). In einer Arbeit von Miyamoto et al. (2012), welche zwischen präexistentem Diabetes mellitus und synchronem Diabetes mellitus bei AIP-Erstdiagnose unterschied, zeigten von 69 Patienten 13 Patienten einen präexistenten Diabetes, während bei 17 Patienten ein Diabetes mellitus neu diagnostiziert wurde. Nach Steroidtherapie kam es in den beschriebenen Kollektiven zum Teil zu einer Verbesserung, teils zu keiner Änderung und zum Teil zu einer Verschlechterung der Glukosestoffwechsellage. Die publizierten Zahlen gehen auch hier weit auseinander. Während Ito et al. (2007) von einer Verschlechterung bei bis zu 75 % der Patienten mit präexistentem Diabetes berichten, zeigten Miyamoto et al. (2012) eine Verbesserung bei über 50 % der Patienten, unabhängig davon, ob der Diabetes mellitus vorbestand oder synchron auftrat.

Ähnlich heterogen sehen die Daten zum Verlauf der exokrinen Insuffizienz bei der AIP aus. Bei bis zu 38 % der Patienten mit AIP scheint sich eine exokrine Insuffizienz unter Steroidtherapie zurückbilden zu können (Nishino et al. 2006; Ito et al. 2007).

Literatur

Chari ST, Murray JA (2008) Autoimmune pancreatitis, Part II: the relapse. Gastroenterology 134(2): 625–628

Chari ST, Smyrk TC, Levy MJ, Topazian MD, Takahashi N, Zhang L, Clain JE, Pearson RK, Petersen BT, Vege SS, Farnell MB (2006) Diagnosis of autoimmune pancreatitis: the Mayo Clinic experience. Clin Gastroenterol Hepatol 4(8): 1010–6; quiz 934

Clark CJ, Morales-Oyarvide V, Zaydfudim V, Stauffer J, Deshpande V, Smyrk TC, Chari ST, Fernández-Del Castillo C, Farnell MB (2013) Short-term and long-term outcomes for patients with autoimmune pancreatitis after pancreatectomy: a multi-institutional study. J Gastrointest Surg 17(5): 899–906

De Castro SMM, De Nes LCF, Nio CY, Velseboer DC, Ten Kate FJW, Busch ORC, Van Gulik TM, Gouma DJ (2010) Incidence and characteristics of chronic and lymphoplasmacytic sclerosing pancreatitis in patients scheduled to undergo a pancreatoduodenectomy. HPB (Oxford) 12(1): 15–21

Ghazale A, Chari S (2007) Is autoimmune pancreatitis a risk factor for pancreatic cancer? Pancreas 35(4): 376

Ghazale A, Chari ST, Zhang L, Smyrk TC, Takahashi N, Levy MJ, Topazian MD, Clain JE, Pearson RK, Petersen BT, Vege SS, Lindor K, Farnell MB (2008) Immunoglobulin G4-associated cholangitis: clinical profile and response to therapy. Gastroenterology 134(3): 706–715

Hamano H, Kawa S, Horiuchi A, Unno H, Furuya N, Akamatsu T, Fukushima M, Nikaido T, Nakayama K, Usuda N, Kiyosawa K (2001) High serum IgG4 concentrations in patients with sclerosing pancreatitis. N Engl J Med 344(10): 732–738

Hart PA, Kamisawa T, Brugge WR, Chung JB, Culver EL, Czakó L, Frulloni L, Go VLW, Gress TM, Kim M H, Kawa S, Lee KT, Lerch MM, Liao W-C, Löhr M, Okazaki K, Ryu JK, Schleinitz N, Shimizu K, Shimosegawa T, Soetikno R, Webster G, Yadav D, Zen Y, Chari

ST (2012a) Long-term outcomes of autoimmune pancreatitis: a multicentre, international analysis. Gut Dec 11

Hart PA, Topazian MD, Witzig TE, Clain JE, Gleeson FC, Klebig RR, Levy MJ, Pearson RK, Petersen BT, Smyrk TC, Sugumar A, Takahashi N, Vege SS, Chari ST (2012b) Treatment of relapsing autoimmune pancreatitis with immunomodulators and rituximab: the Mayo Clinic experience. Gut Sept 16

van Heerde MJ, Biermann K, Zondervan PE, Kazemier G, Van Eijck CHJ, Pek C, Kuipers EJ, Van Buuren HR (2012) Prevalence of autoimmune pancreatitis and other benign disorders in pancreatoduodenectomy for presumed malignancy of the pancreatic head. Dig Dis Sci 57(9): 2458–2465

Hirano K, Tada M, Isayama H, Yagioka H, Sasaki T, Kogure H, Nakai Y, Sasahira N, Tsujino T, Yoshida H, Kawabe T, Omata M (2007) Long-term prognosis of autoimmune pancreatitis with and without corticosteroid treatment. Gut 56(12): 1719–1724

Inoue H, Miyatani H, Sawada Y, Yoshida Y (2006) A case of pancreas cancer with autoimmune pancreatitis. Pancreas 33(2): 208–209

Ito T, Nishimori I, Inoue N, Kawabe K, Gibo J, Arita Y, Okazaki K, Takayanagi R, Otsuki M (2007) Treatment for autoimmune pancreatitis: consensus on the treatment for patients with autoimmune pancreatitis in Japan. J Gastroenterol 42 Suppl 18: 50–58

Kamisawa T, Chari ST, Giday SA, Kim M-H, Chung JB, Lee KT, Werner J, Bergmann F, Lerch MM, Mayerle J, Pickartz T, Lohr M, Schneider A, Frulloni L, Webster GJM, Reddy DN, Liao W-C, Wang H-P, Okazaki K, Shimosegawa T, Kloeppel G, Go VLW (2011) Clinical profile of autoimmune pancreatitis and its histological subtypes: an international multicenter survey. Pancreas 40(6): 809–814

Kamisawa T, Okamoto A, Wakabayashi T, Watanabe H, Sawabu N (2008) Appropriate steroid therapy for autoimmune pancreatitis based on long-term outcome. Scand J Gastroenterol 43(5): 609–613

Kamisawa T, Okamoto A (2007) Prognosis of autoimmune pancreatitis. J Gastroenterol 42 Suppl 18: 59–62

Kamisawa T, Okazaki K, Kawa S, Shimosegawa T, Tanaka M (2010) Japanese consensus guidelines for management of autoimmune pancreatitis: III. Treatment and prognosis of AIP. J Gastroenterol 45(5): 471–477

Kamisawa T, Tsuruta K, Okamoto A, Horiguchi S, Hayashi Y, Yun X, Yamaguchi T, Sasaki T (2009) Frequent and significant K-ras mutation in the pancreas, the bile duct, and the gallbladder in autoimmune pancreatitis. Pancreas 38(8): 890–895

Kanno A, Nishimori I, Masamune A, Kikuta K, Hirota M, Kuriyama S, Tsuji I, Shimosegawa T (2012) Nationwide epidemiological survey of autoimmune pancreatitis in Japan. Pancreas 41(6): 835–839

Kim K-P, Kim M-H, Kim JC, Lee SS, Seo DW, Lee SK (2006) Diagnostic criteria for autoimmune chronic pancreatitis revisited. World J Gastroenterol 12(16): 2487–96

Klöppel G, Detlefsen S, Chari ST, Longnecker DS, Zamboni G (2010) Autoimmune pancreatitis: the clinicopathological characteristics of the subtype with granulocytic epithelial lesions. J Gastroenterol 45(8): 787–793

Mihaljevic AL, Calzada-Wack J, Hölzlwimmer G, Tost M, Esposito I (2008) Histopathological features of autoimmune pancreatitis. Minerva Gastroenterol Dietol 54(4): 365–374

Mihaljevic AL, Kleeff J, Friess H (2011) Adenocarcinoma of the pancreas. In: Surgical Management of Hepatobiliary and Pancreatic Disorders. Informa Healthcare, London, S 380–400

Miura F, Sano K, Amano H, Toyota N, Wada K, Kadowaki S, Shibuya M, Takada T, Soejima Y, Kondo F (2013) Long-term surgical outcomes of patients with type 1 autoimmune pancreatitis. World J Surg 37(1): 162–168

Miyamoto Y, Kamisawa T, Tabata T, Hara S, Kuruma S, Chiba K, Inaba Y, Kuwata G, Fujiwara T, Egashira H, Koizumi K, Sekiya R, Fujiwara J, Arakawa T, Momma K, Asano T (2012) Short and long-term outcomes of diabetes mellitus in patients with autoimmune pancreatitis after steroid therapy. Gut Liver 6(4): 501–504

Moon S-H, Kim M-H, Park DH, Hwang CY, Park SJ, Lee SS, Seo DW, Lee SK (2008) Is a 2-week steroid trial after initial negative investigation for malignancy useful in differentiating autoimmune pancreatitis from pancreatic cancer? A prospective outcome study. Gut 57(12): 1704–1712

Nishimori I, Tamakoshi A, Otsuki M (2007) Prevalence of autoimmune pancreatitis in Japan from a nationwide survey in 2002. J Gastroenterol 42 Suppl 18: 6–8

Nishino T, Toki F, Oyama H, Shimizu K, Shiratori K (2006) Long-term outcome of autoimmune pancreatitis after oral prednisolone therapy. Intern Med 45(8): 497–501

Notohara K, Burgart LJ, Yadav D, Chari S, Smyrk TC (2003) Idiopathic chronic pancreatitis with periductal lymphoplasmacytic infiltration: clinicopathologic features of 35 cases. Am J Surg Pathol 27(8): 1119–1127

Okazaki K, Kawa S, Kamisawa T, Naruse S, Tanaka S, Nishimori I, Ohara H, Ito T, Kiriyama S, Inui K, Shimosegawa T, Koizumi M, Suda K, Shiratori K, Yamaguchi K, Yamaguchi T, Sugiyama M, Otsuki M (2006) Clinical diagnostic criteria of autoimmune pancreatitis: revised proposal. J Gastroenterol 41(7): 626–631

Park DH, Kim M-H, Chari ST (2009) Recent advances in autoimmune pancreatitis. Gut 58(12): 1680–1689

Park DH, Kim M-H, Oh HB, Kwon O-J, Choi Y-J, Lee S-S, Lee TY, Seo D-W, Lee S-K (2008) Substitution of aspartic acid at position 57 of the DQbeta1 affects relapse of autoimmune pancreatitis. Gastroenterology 134(2): 440–446

Pearson RK, Longnecker DS, Chari ST, Smyrk TC, Okazaki K, Frulloni L, Cavallini G (2003) Controversies in clinical pancreatology: autoimmune pancreatitis: does it exist? Pancreas 27(1): 1–13

Sah RP, Chari ST, Pannala R, Sugumar A, Clain JE, Levy MJ, Pearson RK, Smyrk TC, Petersen BT, Topazian MD, Takahashi N, Farnell MB, Vege SS (2010) Differences in clinical profile and relapse rate of type 1 versus type 2 autoimmune pancreatitis. Gastroenterology 139(1): 140–148; quiz e12–13

Shimosegawa T, Chari ST, Frulloni L, Kamisawa T, Kawa S, Mino-Kenudson M, Kim M-H, Klöppel G, Lerch MM, Löhr M, Notohara K, Okazaki K, Schneider A, Zhang L (2011) International consensus diagnostic criteria for autoimmune pancreatitis: guidelines of the International Association of Pancreatology. Pancreas 40(3): 352–358

Sugumar A, Chari ST (2011) Autoimmune pancreatitis. J Gastroenterol Hepatol 26(9): 1368–1373

Takayama M, Hamano H, Ochi Y, Saegusa H, Komatsu K, Muraki T, Arakura N, Imai Y, Hasebe O, Kawa S (2004) Recurrent attacks of autoimmune pancreatitis result in pancreatic stone formation. Am J Gastroenterol 99(5): 932–937

Witkiewicz AK, Kennedy EP, Kennyon L, Yeo CJ, Hruban RH (2008) Synchronous autoimmune pancreatitis and infiltrating pancreatic ductal adenocarcinoma: case report and review of the literature. Hum Pathol 39(10): 1548–1551

Yoshida K, Toki F, Takeuchi T, Watanabe S, Shiratori K, Hayashi N (1995) Chronic pancreatitis caused by an autoimmune abnormality. Proposal of the concept of autoimmune pancreatitis. Dig Dis Sci 40(7): 1561–1568

Zamboni G, Lüttges J, Capelli P, Frulloni L, Cavallini G, Pederzoli P, Leins A, Longnecker D, Klöppel G (2004) Histopathological features of diagnostic and clinical relevance in autoimmune pancreatitis: a study on 53 resection specimens and 9 biopsy specimens. Virchows Arch Dec 445(6): 552–563

Kongenitale Anomalien des Pankreas

Pancreas divisum: Klinik, Diagnostik und interventionelle Behandlung

Philipp Bender, Horst Neuhaus

H. G. Beger et al. (Hrsg.), *Erkrankungen des Pankreas*,
DOI 10.1007/978-3-642-37964-2_34, © Springer-Verlag Berlin Heidelberg 2013

Das Pancreas divisum kann in Einzelfällen zu behandlungsbedürftigen Erkrankungen und Symptomen wie einer rezidivierenden akuten Pankreatitis, einer chronischen Pankreatitis sowie abdominellen Schmerzen führen. Aktueller Goldstandard der Diagnostik ist die Sekretin-stimulierte MRCP. Die endoskopische Therapie mittels Minorpapillotomie, ggf. Gangdilatation und kurzfristiger Stenteinlage beruht auf dem Prinzip der intraduktalen Druckreduzierung und ist langfristig bei bis zu 70 % der behandelten Patienten klinisch erfolgreich. Die endoskopische Minorpapillotomie ist ein komplexes interventionelles Verfahren und sollte in Zentren mit einer hohen Expertise hierfür erfolgen. Wichtige Komplikationen sind Blutungen, Perforationen, Infektionen und die postinterventionelle Pankreatitis, deren Risiko durch eine vorübergehende Stentimplantation und die postinterventionelle Gabe von Indomethacin reduziert werden kann.

34.1 Einführung

Das Pancreas divisum ist eine häufige embryologische Fehlbildung des Pankreasorgans und tritt bei ca. 7 % der Bevölkerung auf (Stimec et al. 1996). Im Rahmen der Entwicklung kommt es hierbei zu einer inkompletten Verschmelzung der ventralen und dorsalen Pankreasanlage, bei welcher der Ductus Santorini die größte Menge des Pankreassekretes über die Minorpapille drainiert. Beim kompletten Pancreas divisum besteht keine Verbindung zwischen dem Ductus Santorini und dem Ductus Wirsungianus, beim inkompletten besteht eine kleine Verbindung beider Gangsysteme.

Sowohl beim kompletten als auch beim inkompletten Pancreas divisum kann es aufgrund einer in Relation zum Gang kleinen Papille und der resultierenden intraduktalen Druckerhöhung im Pankreashauptgang zu rezidivierenden akuten und chronischen Pankreatitiden sowie chronischen abdominellen Beschwerden kommen.

34.2 Klinik

Die klinischen Symptome umfassen anhaltende oder rezidivierende abdominelle Schmerzen sowie eher unspezifische epigastrische Beschwerden. Der Zusammenhang dieser Symptomatik mit einem Pancreas divisum wird aktuell jedoch kontrovers diskutiert. Insgesamt scheinen lediglich 5 % der Patienten überhaupt Symptome zu entwickeln, der Rest der Patienten bleibt asymptomatisch.

Einige Studien zeigen, dass das Pancreas divisum als Risikofaktor für die chronische und rezidivierende Pankreatitis anzusehen ist (Gonoi et al. 2011). Andere Studien ergaben dagegen keinen Zusammenhang mit chronischen oder rezidivierenden Pankreatitiden. Jedoch lässt die Kombination eines Pancreas divisum mit genetischen Mutationen z. B im SPINK-, CFTR- oder PRSS1-Gen, mit autoimmuner Pankreatitis oder zusätzlichem Alkoholkonsum eine multifaktorielle Genese bei der Entwicklung von Pankreatitiden vermuten (Bertin et al. 2012; Shanbhogue et al. 2009).

34.3 Diagnostik

Diagnostischer Goldstandard ist die nichtinvasive MRCP mit intravenöser Sekretinstimulation. Hiermit kann ein Pancreas divisum mit einer Sensitivität von ca. 74 % und einer Spezifität von ca. 96 % diagnostiziert werden (Mosler et al. 2012). Ohne Sekretinstimulation kann die Diagnose eines Pancreas divisum in einem bedeutenden Prozentsatz falsch-negativ ausfallen. Weitere negativ beeinflussende Faktoren sind zudem eine suboptimale MRT-Technik und die Unerfahrenheit des jeweiligen Untersuchers (Carnes et al. 2008).

Eine ERCP, die früher als Goldstandard der Diagnostik eines Pancreas divisum angesehen wurde, ist aufgrund der Invasivität, der damit verbundenen Risiken und Komplikationen primär nicht indiziert. Eine ERCP sollte nur bei gleichzeitiger therapeutischer Intention erfolgen

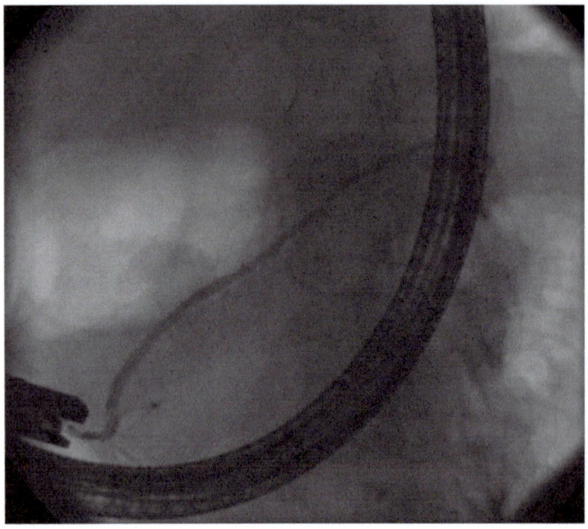

■ Abb. 34.1 Dorsale Duktographie über die Minorpapille

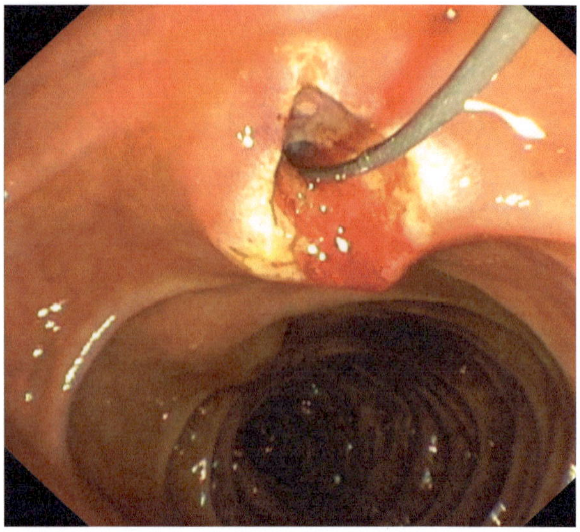

■ Abb. 34.2 Einsehbarer Ductus Santorini bei unmittelbar vorausgegangener Papillotomie der Minorpapille

und nicht primär zur Diagnosesicherung. Die endoskopische Darstellung einer prominenten Minorpapille kann auf ein Pancreas divisum hindeuten, welches nach Sondierung der Minorpapille und entsprechender Gangdarstellung mittels Kontrastmittel diagnostiziert werden kann (■ Abb. 34.1). Zudem sollte auch die Kanülierung der Majorpapille erfolgen. Hierbei kann dann der Gangabbruch des Ductus Wirsungianus dargestellt werden, der von anderen Ursachen (benigner und maligner Genese) durch den gleichmäßigen Übergang des Hauptganges in zart auslaufende Seitenäste abzugrenzen ist.

Mittels Endosonographie (EUS) kann ein Pancreas divisum nach aktueller Studienlage mit einer Sensitivität von bis zu 86 % nachgewiesen werden (Kushnir et al. 2013).

34.4 Indikation zur endoskopischen Therapie

Bei nachgewiesenem inkomplettem und komplettem Pancreas divisum besteht bei Patienten mit assoziierten abdominellen Beschwerden, chronischer Pankreatitis oder rezidivierender akuter Pankreatitis prinzipiell eine Therapieindikation.

Das therapeutische endoskopische Prinzip beruht auf der intraduktalen Druckreduzierung durch eine Papillotomie der Minorpapille und ggf. der Dilatation einer Stenose des Ductus Santorini (■ Abb. 34.2).

Hierdurch kann anhand der aktuellen Studienlage ein therapeutischer Langzeiterfolg im Sinne einer Reduktion der Episoden einer akuten Pankreatitis in 71 %, der chronischen Pankreatitis in 46 % sowie der Reduktion der Schmerzen in 55 % der Fälle erreicht werden (Borak et al. 2009).

34.5 Sedierung und Analgesie

Zur Sedierung wird üblicherweise Propofol in Kombination mit Midazolam und ggf. einem Opioidanalgetikum verwendet, somit kann auch über einen längeren Zeitraum eine adäquate tiefe Sedierung und Analgesie gewährleistet werden.

34.6 Auffinden der Minorpapille

Initial erfolgt mit dem Duodenoskop die Einstellung der Minorpapille, im Regelfall zeigt sie sich ca. 1–3 cm rechts lateral und proximal der Majorpapille.

Kommt die Minorpapille jedoch initial nicht gut zur Darstellung, kann versucht werden, mittels Farbkontrastierung mit Methylenblau oder Indigokarmin die Minorpapille zu lokalisieren (Park et al. 2003). Durch das Auftragen über einen Sprühkatheter auf das vermutliche Areal der Minorpapille kommt es zur Auswaschung des Farbstoffes im Bereich der Papillenöffnung. Um die Sekretion über die Papille zu fördern, kann zuvor intravenös Sekretin verabreicht werden. Die sekretionsfördernde Wirkung setzt dann innerhalb von 1–3 min nach Applikation ein und hält ca. 15 min an.

34.7 Kanülierung, Papillotomie und postinterventionelles Procedere

Nach der Identifikation der Minorpapille erfolgt entweder die Kanülierung mittels eines dünnen Führungsdrahtes, eines 3- oder 5-Fr-Standardkatheters oder direkt mittels Papillotom. Da die Untersuchung in therapeutischer Intention erfolgt, sollte die Kanülierung direkt über das Papillotom erfolgen. Schwierigkeiten bei der Kanülierung können z. B. aufgrund einer abnormen Anatomie, eines Duodenaldivertikels, ödematöser/entzündlicher Veränderungen, z. B. nach vorangegangener Intervention, oder von neoplastischen Läsionen auftreten. Die Kanülierung der Minorpapille gelingt erfahrenen Untersuchern in bis zu 95 % der Fälle (Benage et al. 1990; Sherman u. Lehman 1998).

Die Papillotomie erfolgt dann üblicherweise mittels Pull-type-Papillotom analog zur Technik der Majorpapillotomie über den zuvor eingebrachten Führungsdraht. Alternativ kann die Papillotomie mit dem Nadelmesser entweder über einen Führungsdraht oder über einen zuvor eingebrachten Plastikstent erfolgen. Beide Verfahren unterscheiden sich in ihrer Effektivität nicht (Moffatt et al. 2011).

Initial erfolgt das Einlegen des Führungsdrahtes bis in den mittleren Pankreasabschnitt, hierüber kann dann das Papillotom in das Papillenostium vorgebracht werden, der Schneidedraht sollte sich ca. bei 11 Uhr befinden. Unter moderater Spannung des Schneidedrahtes erfolgt nun Schritt für Schritt die Papillotomie, wobei der Schneidedraht bis maximal zur Hälfte eingeführt werden sollte.

Nach der Papillotomie erfolgt die Implantation eines Plastikstents zur Reduktion einer postinterventionellen Pankreatitis und Vermeidung von Gangstrikturen (◘ Abb. 34.3). In der Regel werden hierfür 3–5 Fr-Plastikstents vorzugsweise ohne Flap verwendet. In den meisten Fällen erfolgt der spontane Abgang des Stents nach einigen Tagen, sodass eine erneute Endoskopie zur Stententfernung meist entfällt. Das prophylaktische Stenting sollte in der Regel für ca. 3–6 Tage erfolgen. Nach ca. 1 Woche kann dann durch eine Röntgenkontrolle überprüft werden, ob der Stent bereits spontan abgegangen ist oder sich noch in situ befindet. In diesem Fall sollte die endoskopische Entfernung erfolgen. Eine unnötig lange Stenteinlage kann zu Gangverletzungen, Gangveränderungen und Infektionen führen; daher sollte die Liegedauer des Stents kurz gehalten werden.

Durch die postinterventionelle rektale Applikation von Indometacin kann die Rate an Pankreatitiden weiterhin signifikant gesenkt werden. Nach der Minorpapillotomie sollte daher bei fehlenden Kontraindikationen stets die rektale Applikation von 100 mg als Suppositorium erfolgen (Elmunzer et al. 2012).

34.8 Komplikationen

Bei Patienten mit einem Pancreas divisum, bei denen eine ERCP durchgeführt wird, muss bei ca. 7,8 % der behandelten Patienten mit Komplikationen in Form von Pankreatitis (6,8 %), Blutungen (0,7 %), Perforation (0,2 %), Cholezystitis (0,1 %) und kardialen oder respiratorischen Störungen (0,1 %) gerechnet werden (Moffatt et al. 2011). Insbesondere bei einer durchgeführten Minorpapillotomie steigt das Risiko für die Entwicklung einer postinterventionellen Pankreatitis auf 10,6 % an. Als Risikofaktoren hierfür gelten ein Alter < 40 Jahre, weibliches Geschlecht, vorangegangene Papillotomie und der mehrfache Versuch der Papillenkanülierung (Moffatt et al. 2011).

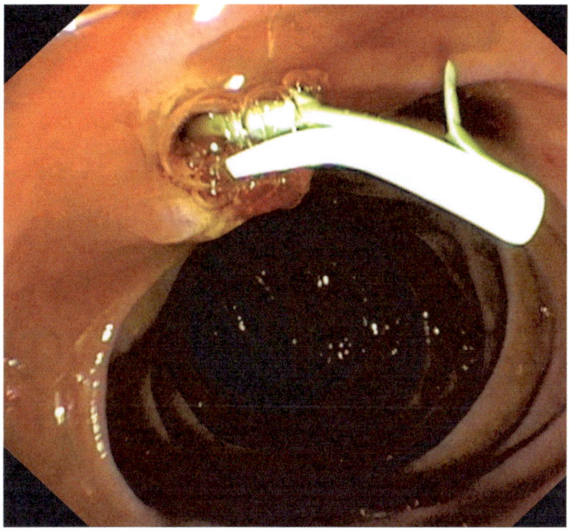

◘ **Abb. 34.3** Postinterventionelle Stenteinlage

Eine relevante Spätkomplikation ist die Restenosierung der Papille, welche bei ca. 11,5–19 % der Patienten beobachtet wird (Kozarek et al. 1995).

Literatur

Benage D, McHenry R, Hawes RH, O'Connor KW, Lehman GA (1990) Minor papilla cannulation and dorsal ductography in pancreas divisum. Gastrointest Endosc 36(6): 553–557

Bertin C, Pelletier AL, Vullierme MP, Bienvenu T, Rebours V, Hentic O, Maire F, Hammel P, Vilgrain V, Ruszniewski P, Lévy P (2012) Pancreas divisum is not a cause of pancreatitis by itself but acts as a partner of genetic mutations. Am J Gastroenterol 107(2): 311–317. doi: 10.1038/ajg.2011.424. Epub 2011 Dec 13

Borak GD, Romagnuolo J, Alsolaiman M, Holt EW, Cotton PB (2009) Long-term clinical outcomes after endoscopic minor papilla therapy in symptomatic patients with pancreas divisum. Pancreas 38(8): 903–906. doi: 10.1097/MPA.0b013e3181b2bc03

Carnes ML, Romagnuolo J, Cotton PB (2008) Miss rate of pancreas divisum by magnetic resonance cholangiopancreatography in clinical practice. Pancreas 37(2): 151–153. doi: 10.1097/MPA.0b013e318164cbaf

Elmunzer BJ, Scheiman JM, Lehman GA, Chak A, Mosler P, Higgins PD, Hayward RA, Romagnuolo J, Elta GH, Sherman S, Waljee AK, Repaka A, Atkinson MR, Cote GA, Kwon RS, McHenry L, Piraka CR, Wamsteker EJ, Watkins JL, Korsnes SJ, Schmidt SE, Turner SM,

Nicholson S, Fogel EL; U.S. Cooperative for Outcomes Research in Endoscopy (USCORE) (2012) A randomized trial of rectal indomethacin to prevent post-ERCP pancreatitis. N Engl J Med 366(15): 1414–1422. doi: 10.1056/NEJMoa1111103

Gonoi W, Akai H, Hagiwara K, Akahane M, Hayashi N, Maeda E, Yoshikawa T, Tada M, Uno K, Ohtsu H, Koike K, Ohtomo K (2011) Pancreas divisum as a predisposing factor for chronic and recurrendt idiopathic pancreatitis: initial in vivo survey. Gut 60(8): 1103–1108. doi: 10.1136/gut.2010.230011. Epub 2011 Feb 15

Kozarek RA, Ball TJ, Patterson DJ, Brandabur JJ, Raltz SL (1995) Endoscopic approach to pancreas divisum. Dig Dis Sci 40(9): 1974–1981

Kushnir VM, Wani SB, Fowler K, Menias C, Varma R, Narra V, Hovis C, Murad FM, Mullady DK, Jonnalagadda SS, Early DS, Edmundowicz SA, Azar RR (2013) Sensitivity of endoscopic ultrasound, multidetector computed tomography, and magnetic resonance cholangiopancreatography in the diagnosis of pancreas divisum: a tertiary center experience. Pancreas 42(3): 436–441. doi: 10.1097/MPA.0b013e31826c711a

Liao Z, Gao R, Wang W, Ye Z, Lai XW, Wang XT, Hu LH, Li ZS (2009) A systematic review on endoscopic detection rate, endotherapy, and surgery for pancreas divisum. Endoscopy 41(5): 439–444. doi: 10.1055/s-0029-1214505. Epub 2009 Mar 31

Moffatt DC, Coté GA, Avula H, Watkins JL, McHenry L, Sherman S, Lehman GA, Fogel EL (2011) Risk factors for ERCP-related complications in patients with pancreas divisum: a retrospective study. Gastrointest Endosc 73(5): 963–970. doi: 10.1016/j.gie.2010.12.035. Epub 2011 Mar 9

Mosler P, Akisik F, Sandrasegaran K, Fogel E, Watkins J, Alazmi W, Sherman S, Lehman G, Imperiale T, McHenry L (2012) Accuracy of magnetic resonance cholangiopancreatography in the diagnosis of pancreas divisum. Dig Dis Sci 57(1): 170–174. doi: 10.1007/s10620-011-1823-7. Epub 2011 Jul 15

Park SH, de Bellis M, McHenry L, Fogel EL, Lazzell L, Bucksot L, Sherman S, Lehman GA (2003) Use of methylene blue to identify the minor papilla or its orifice in patients with pancreas divisum. Gastrointest Endosc 57(3): 358–363

Shanbhogue AK, Fasih N, Surabhi VR, Doherty GP, Shanbhogue DK, Sethi SK (2009) A clinical and radiologic review of uncommon types and causes of pancreatitis. Radiographics 29(4): 1003–1026. doi: 10.1148/rg.294085748

Sherman S, Lehman GA (1998) Endoscopic pancreatic sphincterotomy: techniques and complications. Gastrointest Endosc Clin N Am 8(1): 115–124

Stimec B, Bulajić M, Korneti V, Milosavljević T, Krstić R, Ugljesić MItal J (1996) Ductal morphometry of ventral pancreas in pancreas divisum. Comparison between clinical and anatomical results. Gastroenterol 28(2): 76–80

Pancreas divisum: Wann ist eine operative Therapie indiziert?

Hans G. Beger

H. G. Beger et al. (Hrsg.), *Erkrankungen des Pankreas*,
DOI 10.1007/978-3-642-37964-2_35, © Springer-Verlag Berlin Heidelberg 2013

Pancreas divisum ist ein relativ häufiger MRCP-Befund. Pancreas divisum führt bei langstreckigen Gangstenosen im Ductus Santorini und Ductus Wirsungianus häufig zu rezidivierenden Pankreatitiden und einer chronisch rezidivierenden Pankreatitis. Primäre Therapieoptionen bietet die interventionelle Endoskopie. Eine chirurgische Therapie ist indiziert, wenn nach mehrfachen interventionellen Eingriffen erneut Schmerzepisoden und Pankreatitisschübe auftreten. Bei Gangdilatation des Pankreashauptganges mit Stenosen im präpapillären Ductus pancreaticus ist eine Gangdrainage nach Partington-Rochelle indiziert. Die duodenumerhaltende Pankreaskopfresektion bewirkt ohne großes Operationsrisiko eine langanhaltende Unterbrechung des klinischen Verlaufs der chronischen Pankreatitis. Bei akut rezidivierender Pankreatitis bewirkt die duodenumerhaltende Pankreaskopfresektion eine signifikante Verbesserung des Schmerzbildes und eine Erhaltung der endokrinen und exokrinen Funktionen.

35.1 Einleitung

Das Pancreas divisum ist die häufigste kongenitale Anomalie des Pankreas (Gregg 1997; Cotton 1980). In Autopsieserien wird das Pancreas divisum in 4–20 % gefunden (Smanio 1969), in ERCP-Serien in 6 % (Warshaw et al. 1990; Delhaye et al. 1985). Patienten mit akut ideopathischer Pankreatitis zeigen bis zu 25 % eine häufige Koinzidenz mit dem Pancreas divisum (Gregg 1997).

Nach ERCP-Kriterien sind mehrere Einmündungsanomalien von Ductus Santorini und Ductus Wirsungianus bekannt (▶ Kap. 34). Bei hochgradiger Stenose insbesondere des Ductus Wirsungianus bis zur Konfluenz können sich bereits im jugendlichen Alter Pankreatitisschübe entwickeln (Richter et al. 1981). Durch eine langstreckige Stenose des Ductus Wirsungianus mit inadäquatem Pankreassekretfluss oder bei einer stenosierten Papilla kommt es zu einer Ganghypertension und zur Drucksteigerung im Pankreasparenchym, die zu einer akut rezidivierenden Pankreatitis bzw. bei langjährigem Bestehen des Pathomechanismus zum chronischen Pankreatitisverlauf führen (Bernard et al. 1990; Varshney u. Johnson 1999; Stern 1986) (◘ Abb. 35.1). Bei einer Subgruppe von Patienten besteht ein Pancreas divisum, zusätzlich kommt Alkoholmissbrauch hinzu, der zum Vollbild einer chronischen Pankreatitis führt. Rezidivierende Pankreatitisschübe und Einschränkung des Glukosestoffwechsels sowie Verminderung der exokrinen Pankreasfunktionen zeigen das klinische Vollbild einer chronisch persistierenden Pankreatitis an (Wind et al. 1992).

Viele interventionelle endoskopische Verfahren sind in Anwendung und bewirken häufig temporäre Verbesserung der Beschwerden: Die endoskopische Papillotomie, mit und ohne Stentimplantation der Papilla major, Sphincteroplastik, Gangstenting, Pankreasgangdrainage des Ductus Wirsungianus über das Konfluenz der Gänge hinaus sowie Papillotomie der Papilla minor und Stenting des Ductus Santorini können zur Schmerzverminderung und Verminderung der Pankreatitisepisoden führen (Laus et al. 192; Prabhu et al. 1989; McCarthy et al. 1988; Cohen u. Siegel 2001; Ertan 2000; Sherman et al. 1994; Gerke et al. 2004; Kozarek 1990; Derfus et al. 1990; Simmons et al. 1988; Ikkenberry et al. 1994; Weiner et al. 1994; Kozarek et al. 1995; Siegel et al. 1993; Bradley u. Stephan 1996; Cotton 1978). In den meisten prospektiven Serien der letzten Jahre bewirken interventionelle endoskopische Maßnahmen, auch mehrfach ausgeführt, nur eine zeitlich begrenzte Verbesserung (Gerke et al. 2004). Da die rezidivierenden Pankreatitiden bzw. die chronische Pankreatitis bei Pancreas divisum auf einer Ganganomalie im Pankreaskopf beruht und die pathomorphologischen Folgen überwiegend im Pankreaskopfparenchym auftreten, sind Gangdrainageverfahren wie die Partington-Rochelle-Drainage des Pankreashauptganges von der Papilla major bis über das Knie zum Pankreasschwanz hin (Warshaw et al. 1990; Wind et al. 1992) und die duodenumerhaltende Pankreaskopfresektion als operative Verfahren meistens im fortgeschrittenen Stadium (Beger u. Büchler 1990; Schlosser et al. 2005) nach erfolglosen interventionellen Therapieperioden indiziert.

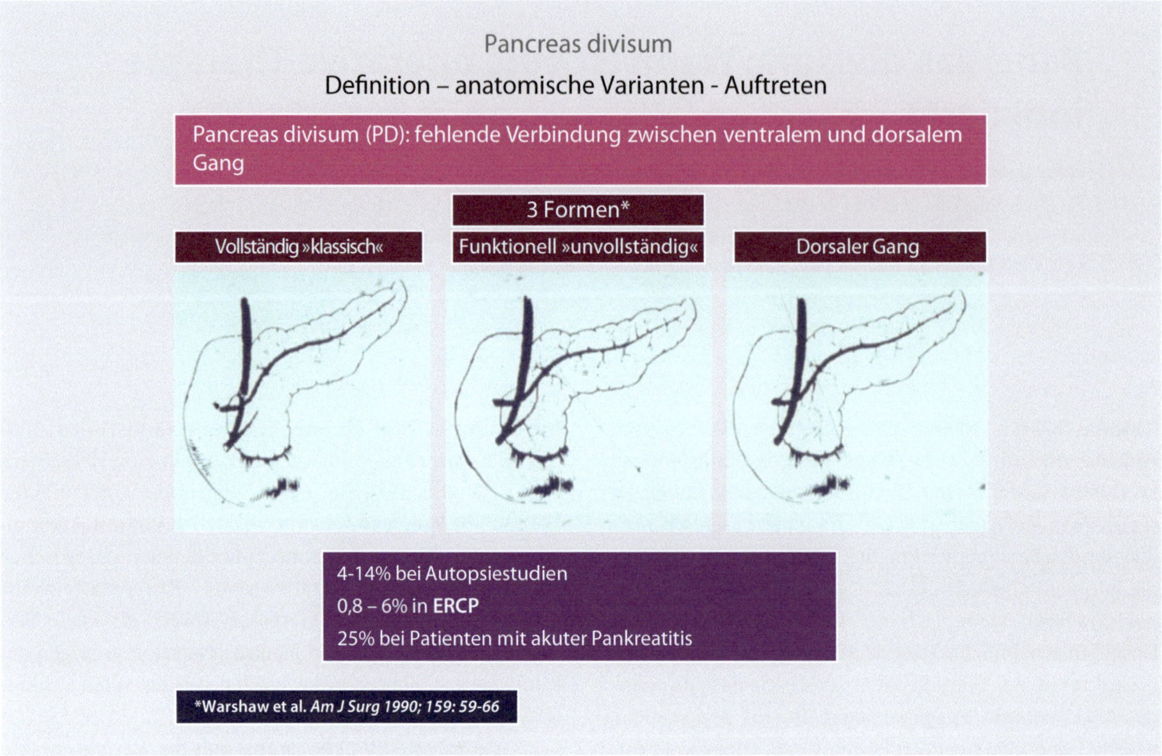

Abb. 35.1 Pancreas divisum: Definition und anatomische Varianten

35.2 Indikation zur Operation

Patienten mit chronisch rezidivierenden Oberbauchschmerzen, die trotz Anwendung interventioneller, endoskopischer Therapieverfahren wieder zunehmende Beschwerdeperioden bis hin zu Schmerzattacken und Pankreatitisschüben erfahren, sind Kandidaten für eine operative Therapie (▣ Abb. 35.2). Zeigen ERCP und/oder MRCP eine Gangdilatation in Corpus und Cauda des Pankreas, ist eine modifizierte Partington-Rochelle-Gangdrainage indiziert (Warshaw et al. 1990; Alvarez et al. 1991; Bornman et al. 1980; Siegel et al. 1993). Der Pankreasgang wird im linken Pankreas nicht bis zur Cauda eröffnet und das ventrale Gewebe im Pankreaskopf v-förmig exzidiert, wie von Partington-Rochelle angegeben. Über eine Seit-zu-Seit-Anastomose mit der obersten ausgeschalteten Jejunumschlinge wird der Pankreassaft in den oberen Gastrointestinaltrakt abgeleitet. Bei etwa 20 % der Patienten sind inkomplette chirurgische Drainageverfahren, einschließlich der Drainage einer Pseudozyste, ausgeführt worden, die zum Wiederauftreten der Beschwerden führten (Alvarez et al. 1991; Bornman et al. 1980). Die duodenumerhaltende Pankreaskopfresektion ist eine subtotale Resektion des Pankreaskopfes, die den Hauptteil des Kopfes bis zur Papillenregion des Ductus Santorini und des Ductus Wirsungianus in das Resektat einbezieht. Der Pankreassaft wird durch eine End-zu-Seit-Anastomose in die oberste Jejunumschlinge abgeleitet. Bei 30 Patienten verbesserte sich der Glukosemetabolismus nach duodenumerhaltender Pankreaskopfresektion früh-postoperativ und im Median nach 39,3 Monaten (5–109 Monaten) deutlich. Der Schmerzstatus der Patienten war spätoperativ bei einer Follow-up-Rate von 89 % auch nach 39,3 Monaten (median) spät-postoperativ, ebenso wie die Häufigkeit von Pankreatitisattacken und die Häufigkeit von Rehospitalisationen signifikant vermindert. Die Langzeitergebnisse nach Anwendung der duodenumerhaltenden subtotalen Pankreaskopfresektion bei chronischer Pankreatitis oder bei rezidivierender akuter Pankreatitis waren abhängig (Bradley u. Stephan 1996) von der präoperativen Dauer der angewandten endoskopisch-interventionellen Verfahren in der Gruppe mit hochgradigem Pancreas divisum und Alkoholexposition zu ca. 70 % gut (Schlosser et al. 2005) (▣ Tab. 35.1). Die meisten Patienten kommen im Stadium des eingeschränkten Glukosestoffwechsels und einer meist nicht hochgradig ausgeprägten exokrinen Pankreasfunktionseinschränkung zur operativen Therapie. Die früher bei ausgeprägtem Pancreas divisum angewandte transduodenale Sphincteroplastik ist durch endoskopische Techniken abgelöst worden. Die Whipple-Typ-Pan-

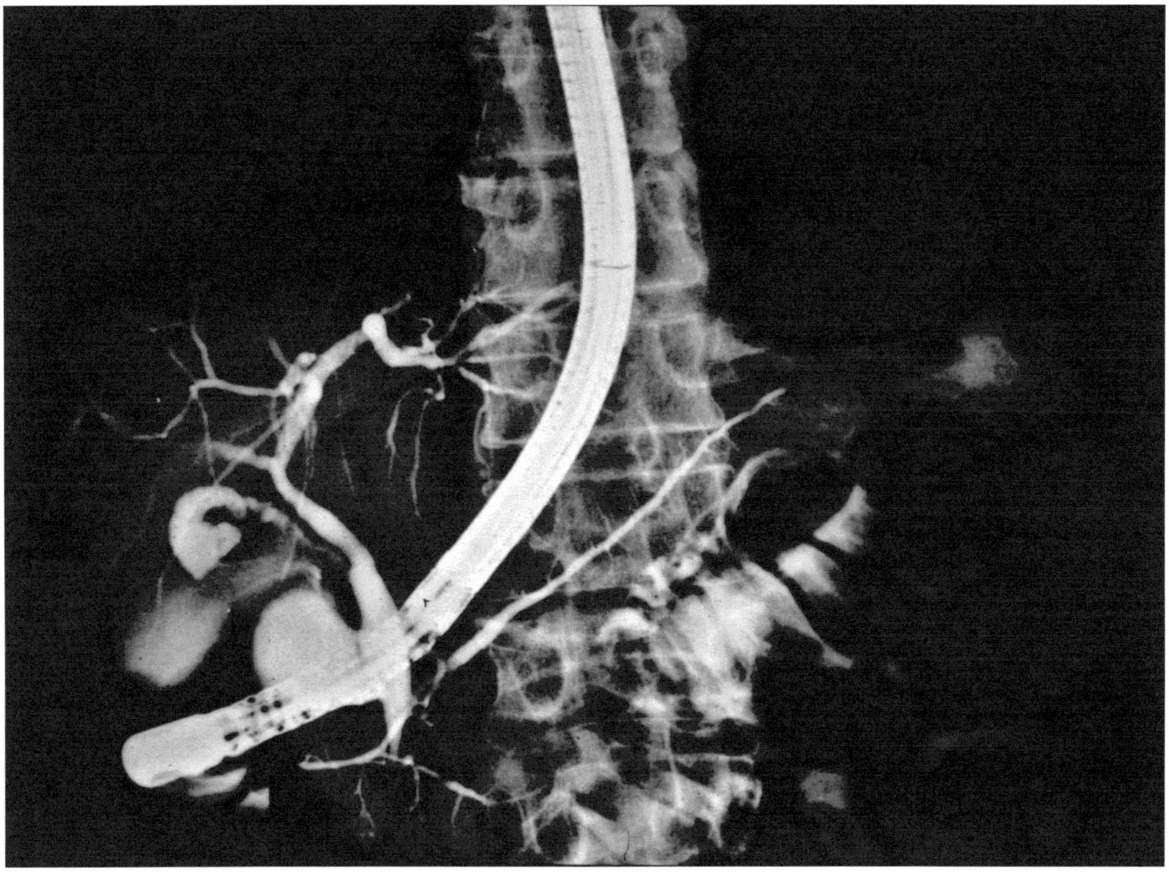

Abb. 35.2 Pancreas divisum mit fehlender Darstellung des Ductus Wirsungianus und chronischer Pankreatitis mit Gangstein in der ventralen Pankreasanlage/Processus uncinatus. Pancreas divisum mit entzündlichem Pankreaskopftumor bei normalem Pankreaskorpus-schwanzbereich mit Gangdilatation im linken Pankreas

Tab. 35.1 Pancreas divisum nach operativer Therapie mit duodenumerhaltender Pankreaskopfresektion; Schmerzstatus 39,6 Monate (median) Follow-up. (Nach Schlosser et al. 2005)

	CP n = 30	rAP n = 6	Total n = 36	
Postop. KLZ	14,8 T	15,5 T	14,9 T	
Frühpostop. Morbidität	7 Pat.	2 Pat.	9 Pat.	(25 %)
Reoperation	1	–	1 Pat.	(3 %)
Krankenhausletalität	0	0	0	(0 %)
Nach 39,6 Monaten Follow-up			Total	n = 32
Normal OGTT			24	(75 %)
Eingeschränkt			3	(9 %)
IDDM			5	(16 %)
Schmerzstatus 39,5 Monate Follow-up (n = 32)				
Täglich Schmerzen (präop. 38 %)			3	(9 %)
Wöchentl./monatlich (57 %)			11	(34 %)
Keine (3 %)			16	(50 %)

kreaskopfresektion bei ausgesprochen schwerem Pancreas divisum mit einem entzündlichen Tumor im Pankreaskopf und schweren Gangdestruktionen führt zur Schmerzfreiheit bzw. -minderung, hat aber langfristig eine vom Operationsverfahren bestimmte Dauermorbidität wie IDDM, rezidivierende Cholangitiden und Diarrhöepisoden bei Nahrungsfehlern und Gewichtsschwankungen zur Folge.

Literatur

Alvarez C, Widdison AL, Reber HA (1991) New perspectives in the surgical management of chronic pancreatitis. Pancreas 6: 576–581

Beger HG, Büchler M (1990) Duodenum-preserving resection of the head of the pancreas in chronic pancreatitis with inflammatory mass in the head. World J Surg 14: 83–87

Bernard J, Sahel J, Giovanni M (1990) Pancreas divisum is a probable cause of acute pancreatitis: a report of 137 cases. Pancreas 5: 248–254

Bornman PC, Marks IN, Girdwood AH et al (1980) Is pancreatic duct obstruction or stricture a major cause of pain in calcific pancreatitis? Br J Surg 67: 425–428

Bradley EL, Stephan RN (1996) Accessory duct sphincteroplasty is preferred for long term prevention of recurrent acute pancreatitis in patients with pancreas divisum. J Am Coll Surg 183: 65–70

Cohen SA, Siegel JH (2001) Pancreas divisum: Endoscopic therapy. Surg Clin North Am 81: 467–477

Cotton PB (1980) Congenital anomaly of pancreas divisum as cause of obstructive pain and pancreatitis. Gut 21: 105–114

Cotton PB (1978) Duodenoscopic papillotomy at the minor papilla of Vater for recurrent dorsal pancreatitis. Endoscop Digest 3: 27–28

Delhaye M, Engelholm L, Cremer M (1985) Pancreas divisum: congenital anatomic variant or anomaly? Gastroenterology 89: 951–958

Derfus GA, Geenen JE, Hogan WJ (1990) Effect of endoscopic pancreatic duct stent placement on pancreatic ductal morphology. Gastrointest Endosc 36: A206

Ertan A (2000) Long term results after endoscopic pancreatic stent placement without pancreatic papillotomy in acute recurrent pancreatitis due to pancreas divisum. Gastrointest Endosc 52: 134–137

Gerke H, Byrne MF, Stiffier HL et al (2004) Outcome of endoscopic minor papillotomy in patients with symptomatic pancreas divisum. JOP 5: 122–131

Gregg JA (1997) Pancreas divisum: its association with pancreatitis. AmJ Surg 134: 539–543

Ikkenberry SO, Sherman S, Hawes RH et al (1994) The occlusion rate of pancreatic stents. Gastrointest Endosc 40: 611–613

Kozarek RA, Ball TJ, Patterson DJ et al (1995) Endoscopic approach in pancreas divisum. Dig Dis Sci 40: 1974–1981

Kozarek RA (1990) Pancreatic stents can induce ductal changes consistent with chronic pancreatitis. Gastrointest Endosc 36: 93–95

Laus JI, Geenen JE, Hogan WJ et al (1992) Endoscopic therapy in patients with pancreas divisum and acute pancreatitis: a prospective, randomized trial. Gastrointest Endosc 38: 430–434

McCarthy J, Geenen JE, Hogan WJ (1988) Preliminary experience with endoscopic stent placement in benign pancreatic diseases. Gastrointest Endosc 34: 16–18

Prabhu M, Geenen JE, Hogan WJ et al (1989) Role of endoscopic stent placement in the treatment of acute recurrent pancreatitis associated with pancreas divisum: a prospective assessment. Gastrointest Endosc 35: 165

Richer JA, Schapiro RH, Mulley A (1981) Association of pancreas divisum and pancreatitis and its treatment by sphincteroplasty of the accessory ampulla. Gastroenterology 81: 1104–1110

Schlosser W, Rau BM, Poch B, Beger HG (2005) Surgical treatment of pancreas divisum causing chronic pancreatitis: the outcome benefits of duodenum-preserving pancreatic head resection. J Gastrointest Surg 9: 710–715

Sherman S, Howes R, Nisi R et al (1994) Randomized controlled trial of minor papilla sphincterotomy in pancreas divisum patients with pain only. Gastroenterology 108: 348A

Siegel JH, Cooperman AM, Pullano W et al (1993) Pancreas divisum: observation, endoscopic drainage, and surgical treatment results in 65 patients. Surg Laparosc Endosc 3: 281–285

Simmons TC, Henderson DR, Glentten F (1988) Pancreatic abscess associated with pancreas divisum. J Natl Med Assoc 80: 453–458

Smanio T (1969) Proposed nomenclature and classification of the human pancreatic ducts and duodenal papillae: study based on 200 post mortems. Int Surg 52: 152–154

Stern CD (1986) A historical perspective on the discovery of the accessory duct of the pancreas, the ampulla of Vater and pancreas divisum. Gut 27: 203–212

Varshney S, Johnson CD (1999) Pancreas divisum. Int J Pancreatol 25: 135–141

Warshaw AL, Simeone JF, Schapiro RH (1990) Evaluation and treatment of the dominant dorsal duct syndrome (pancreas divisum redefined). Am Surg 159: 59–66

Weiner G, Geenen JE, Hogan WJ et al (1994) Stent therapy in patients with pancreatic type pain and pancreas divisum: a randomized controlled clinical trial. Gastroenterology 106: 330A

Wind P, Berger A, Chevallier JM (1992) Pancreas divisum, chronic pancreatitis and diabetes mellitus: improvement by pancreaticojejunostomy. Ann Chir 46: 625–629

Pancreas anulare: Klinik, Diagnostik und operative Therapie

Michael Rünzi

H. G. Beger et al. (Hrsg.), *Erkrankungen des Pankreas*,
DOI 10.1007/978-3-642-37964-2_36, © Springer-Verlag Berlin Heidelberg 2013

Die seltene angeborene Anomalie des Pankreas führt zu einer Stenose des Duodenums mit klinischer Symptomatik. Bereits im Säuglingsalter können Beschwerden wie galliges Erbrechen und Nahrungsintoleranz auftreten. Beim Erwachsenen können dyspeptische Symptome bis hin zu einer Magenentleerungsstörung führend sein. Die Diagnose wird endoskopisch gestellt und radiologisch bestätigt. Die chirurgische Sanierung ist die gebotene Therapie.

Das Pancreas anulare ist eine seltene angeborene Anomalie, bei der sich das parenchymatöse Pankreas ringförmig um das Duodenum formt. Aus Autopsiebefunden kann eine Prävalenz von 5–15 Fällen pro 100.000 Erwachsene abgeleitet werden (Ravitch u. Woods 1950). Ferner wird in anderen Serien geschätzt, dass eine Frequenz von 1:12.000 Lebendgeburten die Häufigkeit widerspiegelt (Lankisch u. Banks 1998). Dies entspricht mutmaßlich der wahren Prävalenz, da verlässliche diagnostische Serien nicht existieren. Untersuchungen mittels Einsatz von ERCP konnten eine Prävalenz von 1:250 oder 400 Fälle auf 100.000 Erwachsene aufzeigen (Baggott u. Long 1991).

Es wird berichtet, dass ein Pancreas anulare bei weiteren angeborenen Anomalien wie zum Beispiel dem Down-Syndrom (Torfs u. Christianson 1998), dem Ehlers-Danlos Syndrom Typ II (Lehnen et al. 2011) und beim Rothmund-Thomson-Syndrom (Polese et al. 2011) auftreten kann. Bei dieser Anomalie besteht ein partiell oder zirkulär geschlossener Pankreasgewebsring speziell um den zweiten Abschnitt des Duodenums mit einem Ausmaß von ca. 0,5–5 cm. Zumeist ist eine Stenose oralwärts des Gewebsringes gegeben als Ausdruck einer Obstruktion des Duodenallumens. Häufig ist der Gewebsring unmittelbar mit der Darmwand verbunden (Kozianka u. Dittrich 1992).

Verschiedene Theorien zur Entwicklung des Pancreas anulare wurden beschrieben. Gemäß Lecco (1910) kommt es bei der rechten vorderen Pankreasknospe zu einer Kontaktadhärenz an die duodenale Wand, die sich dann teilweise ringförmig durch Rotation um das Duodenum herum bildet. Diese These wird von verschiedenen pathologischen Berichten unterstützt, die im Gewebe des Pancreas anulare Inselzellen mit Anreicherungen an pankreatischem Polypeptid fanden, welches der rechten ventralen Anlage zugeordnet wird (Sessa et al. 1983; Suda 1990). Die Hypothese von Baldwin (1910) geht von einer Anlagestörung der linksseitigen vorderen Knospe aus, die sich dann zirkulär um das Duodenum ausformt. Letztlich wird spekulativ eine Hypertrophie beider Lagen um das Duodenum herum angenommen.

36.1 Klinik

Das Ausmaß der Duodenalstenose bestimmt die klinische Symptomatik und das Manifestationsalter der Beschwerden. Schon im Säuglingsalter kann es zu lebensbedrohlichen Komplikationen kommen, wie eine Übersichtsarbeit an 281 Fällen zeigte, bei denen sich 50 % im Kindesalter und 86 % bereits in der neonatalen Periode manifestierten (Kiernan et al. 1980). Beim Neugeborenen ist das klinische Bild durch eine Intoleranz der Nahrungsaufnahme, anhaltendes galliges Erbrechen und eine Schwellung im Oberbauch durch Überdehnung des Magens/proximalen Duodenums charakterisiert. Im Erwachsenenalter umfassen die Beschwerden Unwohlsein, Aufstoßen und Völlegefühl bis hin zu epigastrischem Schmerz, Übelkeit und Brechreiz, Gewichtsverlust, Ulcera ventriculi und oberen gastrointestinalen Blutungen. Diese Beschwerden manifestieren sich beim adulten Pancreas anulare zwischen der dritten und sechsten Lebensdekade. Assoziationen mit einer rekurrenten Pankreatitis, aber auch einer chronischen Pankreatitis sind beschrieben (England et al. 1995; Dowsett et al. 1989; Gilinsky et al. 1987; Chen et al. 2003). Verschiedene Berichte aus Beobachtungen von Pancreas anulare in Familien lassen einen autosomal-dominanten Vererbungsgang vermuten (Lankisch u. Banks 1998).

36.2 Diagnose

Bei Neugeborenen kann durch die Abdomenübersicht in zwei Ebenen anhand des klassischen »Doppelluftblasen-Zeichens« (Luft im Magen und proximalen Duodenum) die Diagnose einer duodenalen Obstruktion gestellt werden. Das Passagehindernis wird im Erwachsenenalter dagegen oftmals durch die Assoziation klinischer Beschwerden evident. Im Rahmen der Abklärung lässt sich an typischer Stelle im zweiten Abschnitt des Duodenums eine zirkuläre Einengung in einer Bariumpassage bzw. Gastroduodenoskopie erkennen. Eine kürzlich durchgeführte Studie konnte bei 42 Patienten ein Pancreas anulare identifizieren, wobei in 24 Fällen mittels CT und/oder MRT bzw. bei 29 Patienten mittels ERCP die Diagnose gesichert wurde. Die Sekretin-stimulierte MRCP erwies sich als verlässlichste diagnostische Methode (Sandrasegaran et al. 2009).

36.3 Therapie

Die einzige sichere Behandlung des symptomatischen Pancreas anulare ist die chirurgische Intervention. Hierbei kann sowohl eine Durchtrennung oder ventrale Resektion des auf dem Duodenum liegenden Gewebsringes und Spaltung des stenosierten Anteiles durchgeführt werden. Andererseits kann eine Duodenojejunostomie, dies insbesondere im Neugeborenen-/Kleinkindalter, notwendig sein (Hill 1993).

Literatur

Baggott BB, Long WG (1991) Annular pancreas as a cause of extrahepatic biliary obstruction. Am J Gastroenterol 86: 224–226

Baldwin WA (1910) A specimen of annular pancreas. Anat Rec 4: 299–304

Chen YC, Yeh CN, Tseng JH (2003) Symptomatic adult annular pancreas. J Clin Gastroenterol 36: 446–450

Dowsett JF, Rode J, Russell RCG (1989) Annular pancreas: a clinical, endoscopic, and immunohistochemical study. Gut 30: 130–135

England RE, Newcomer MK, Leung JWC, Cotton PB (1995) Case report: Annular pancreas divisum – a report oft two cases and review of the literature. Br J Radiol 68: 324–328

Gilinsky NH, Lewis JW, Flueck JA, Fried AM (1987) Annular pancreas associated with diffuse chronic pancreatitis. Am J Gastroenterol 82: 681–684

Hill ID (1993) Congenital abnormalities oft he exocrine pancreas. In: Go VLW et al (Hrsg) The pancreas: biology, pathobiology, and disease, 2. Aufl. Raven Press, New York, S 1029–1040

Kiernan PD, ReMine SG, Kiernan PC, ReMine WH (1980) Annular pancreas. Mayo Clinic experience from 1957 to 1976 with review of the literature. Arch Surg 115: 46–50

Kozianka J, Dittrich H (1992) Pankreasanomalien. In: Kozuschek W und Paquet K-J (Hrsg) Pankreas – Diagnostik, Therapie. Karger, Basel, S 51–57

Lainakis N, Antypas S, Panagidis A et al (2005) Annular pancreas in two consecutive siblings: an extremely rare case. Eur J Pediatr Surg 15: 364–368

Lankisch PG, Banks PA (1998) Pancreatitis, general considerations: embryology, 1. Aufl. Springer, Berlin, S 1–14

Lecco TM (1910) Zur Morphologie des Pankreas annulare. Sitzungsberichte der Heidelberger Akademie der Wissenschaften 119: 391–406

Lehnen H, Schwennicke G, Rommen W, Mayer K, Maiwald R (2011) Maternal Ehlers-Danlos syndrome type II occuring with foetal duodenal atresia and annular pancreas: first description. Z Geburtshilfe Neonatol 215: 83–95

Polese L, Medigliano S, Mungo B, Pennelli G, Norberto L (2011) Report on a case of Rothmund-Thomson syndrome associated with esophageal stenosis. Dis Esophagus 24: E41–44

Ravitch MM, Woods AC Jr (1950) Annular pancreas. Ann Surg 132: 1116–1127

Sandrasegaran K, Patel A, Fogel EL, Zyromski NJ, Pitt HA (2009) Annular pancreas in adults. Am J Roentgenol 193: 455–460

Sessa F, Fiocca R, Tenti P et al (1983) Pancreatic polypeptide rich tissue in the annular pancreas. A distinctive feature of ventral primordium derivatives. Virchows Archiv A Pathol Anat Histopathol 399: 227–232

Suda K (1990) Immunohistochemical and gross dissection studies of annular pancreas. Acta Pathologica Japonica 40: 505–508

Torfs CP, Christianson RE (1998) Anomalies in Down syndrome individuals in a large population-based registry. Am J Med Genet 77: 431–438

Ektopes Pankreas: Klinik, Diagnostik und Therapie

Michael Rünzi

H. G. Beger et al. (Hrsg.), *Erkrankungen des Pankreas*,
DOI 10.1007/978-3-642-37964-2_37, © Springer-Verlag Berlin Heidelberg 2013

Das ektope Pankreas ist zumeist ein Zufallsbefund. Häufig findet man es pylorusnah im Magen bzw. im Duodenum. Bei oft fehlender klinischer Symptomatik bedarf es keiner speziellen Therapie. Gelegentlich kann es die Ursache für unklare Blutungen sein, in diesen Fällen ist eine endoskopische Abtragung zu empfehlen. Die Prognose ist gut, selten kann es mutmaßlich zu Entartung führen.

Das ektope Pankreas wird definiert als dystopes Pankreasgewebe im Magen-Darm-Trakt ohne anatomische und vaskuläre Kontinuität zum eigentlichen Pankreasorgan. In der Nomenklatur wird das ektope Pankreas auch als heterotopes oder akzessorisches Pankreas bzw. als aberrantes Pankreas bezeichnet. Erstmals berichtete Schultz 1727 hiervon, erste histologische Befunde wurden 1859 erhoben (Hsia et al. 1999). Das ektope Pankreas ist häufig ein Zufallsbefund, eine Inzidenz wird in sektionalen Studien mit 0,55–15 % berichtet (Barbosa et al. 1946; Dolan et al. 1974). In ca. 70 % aller Fälle findet man ektopes Pankreasgewebe im oberen Verdauungstrakt mit einer Bevorzugung des Magens (25 %, nahe des Pylorus gelegen) und Duodenums (30 %) sowie im Jejunum (15 %) (Pearson 1951). In vielen weiteren Geweben kann ektopes Pankreas gefunden werden, so u. a. im Meckel-Divertikel, in Leber, Gallenblase, Milz und Mesenterium.

Es handelt sich in der Pathogenese mutmaßlich um eine Störung in der endodermalen Stammzelldifferenzierung, sodass multiple ventrale Pankreasknospen letztlich nicht atrophieren und im Rahmen der Migration in andere Gewebe versprengt werden (Gray u. Skandalakis 1972; Tadokoro et al. 2011).

37.1 Klinik

In der überwiegenden Mehrzahl der Fälle mit Nachweis von ektopem Pankreasgewebe besteht keine klinische Symptomatik. Zumeist handelt es sich um bis zu 2 cm große Gewebsinseln. Eine mögliche Symptomatik des ektopen Pankreas ist bunt und umfasst neben einer Dyspepsie, Unwohlsein mit Übelkeit und gegebenenfalls Brechreiz auch epigastrische Schmerzen. Das Auftreten von erheblichen oberen gastrointestinalen Blutungen aus dann fälschlicherweise angenommenen Ulcera ventriculi wurde beschrieben (Dolan et al. 1974). Die Entartung zu Karzinomen wurde ebenfalls berichtet (Hill 1993) wie auch im Rahmen eines Karzinoidsyndroms (Yuan et al. 2009). Grundsätzlich ist von Relevanz, dass versprengtes Pankreasgewebe die pathophysiologischen Veränderungen wie normales Pankreas im Sinne von Entzündung, Nekrose oder Blutungen durchlaufen kann. Dies kann andererseits auch bei einer Pankreatektomie zum Ausbleiben eines Diabetes mellitus führen (Barnet et al. 1985).

37.2 Diagnose

Eine sichere Diagnose wird durch eine typische Morphe, erhoben bei einer Endoskopie und gesichert durch die Histologie, gestellt. Eine umschriebene, leicht erhabene Struktur mit einer zentralen Delle wird recht häufig im Magen im Bereich des präpylorischen Antrums als »klassische Lokalisation« gefunden. Diese noduläre Struktur erinnert an einen adenomatösen Polypen, imponiert manchmal auch als kleines Ulkus und sollte bei unklarem Befund histologisch gesichert werden. Allerdings muss häufig eine Knopflochbiopsie vorgenommen werden, um an die überwiegend submukosalen parenchymatösen Strukturen zu kommen. Ein kürzlich berichteter Fall beschreibt die Diagnose einer ektopen Pankreasblutung im Jejunum im Rahmen einer Kapselendoskopie (Lee et al. 2012).

37.3 Therapie

Es besteht kein Konsens bezüglich des Erkennens einer ektopen Pankreasinsel und den klinischen Symptomen, sodass das therapeutische Vorgehen uneinheitlich ist. Näherungsweise wurde vorgeschlagen, dass Veränderungen mit einer Größe von mehr als 1,5 cm potenziell symptomatisch sein könnten und entfernt werden sollten (Armstrong et al. 1981). Zwei aktuelle Studien berichten über die präliminären, aber wohl komplikationsarmen

Erfahrungen bei der endoskopischen submukösen Dissektion (ESD) im Rahmen der Behandlung von gastralen bzw. duodenalen Tumoren (Catalano et al. 2012). Die vorherige Differenzierung mittels endoskopischen Ultraschalls war nicht eindeutig. Histologisch fand sich bei 6 von 20 Patienten mit gastralen submukösen Tumoren ektopes Pankreasgewebe und in 5 von 78 Fällen ektopes Pankreasgewebe im Duodenum, in allen Fällen gelang eine vollständige Resektion mittels ESD.

Literatur

Armstrong CP, King PM, Dixon JM, Macleod IB (1981) The clinical significance of heterotopic pancreas in the gastrointestinal tract. Br J Surg 68: 384–387

Barbosa JJ, Dockerty MB, Waugh JM (1946) Pancreatic heterotopia. Surg Gynecol Obstet 82: 527–542

Barnet J, Kamke W, Frosch B (1985) Das Adenomyom des Magens (Pankreasheterotopie) – Kasuistik und Literaturübersicht. Leber Magen Darm 15, 152–156

Catalano F, Rodella L, Lombardo F, Silano M, Tomezzoli A, Fuini A, Di Cosmo MA, De Manzoni G, Trecca A (2012) Endoscopic submucosal dissection in the treatment of gastric submucosal tumors: results from a retrospective cohort study. Gastric Cancer 28: Dec 28 [Epub ahead of print]

Dolan RV, ReMine WH, Dockerty MG (1974) The fate of heterotopic pancreatic tissue. A study of 212 cases. Arch Surg 109: 762–765

Gray SW, Skandalakis JE (1972) Embryology for surgeons: the embryological basis for the treatment of congenital defects. WB Saunders, Philadelphia: S 263–282

Hill ID (1993) Congenital abnormalities oft he exocrine pancreas. In: Go VLW et al (Hrsg) The pancreas: biology, pathobiology, and disease, 2. Aufl. Raven Press, New York, S 1029–1040

Hsia CY, Wu CW, Lui WY (1999) Heterotopic pancreas: a difficult diagnosis. J Clin Gastroenterol 28: 144–147

Lee MJ, Chang JH, Maeng ICH, Park JY, IM YS, Kim TH, Han S-W, Lee DS (2012) Ectopic pancreas bleeding in the jejunum revealed by capsule endoscopy. Clin Endosc 45: 194–197

Pearson S (1951) Aberrant pancreas: review of the literature and report of three cases. Arch Surg 63: 168–184

Tadokoro H, Takase M, Nobukawa B (2011) Development and congenital anomalies of the pancreas. Ana Res Int, doi:10.1155/2011/351217

Yuan Z, Chen J, Zheng Q, Huan X-Y, Yang Z, Tang J (2009) Heterotopic pancreas in the gastrointestinal tract. World J Gastroenterol 15: 3701–3703

Kongenitale Dilatation des Gallengangs und pankreatikobiliäre Fehleinmündung – Klassifikation, Diagnose, Therapie

Wataru Kimura

H. G. Beger et al. (Hrsg.), *Erkrankungen des Pankreas*,
DOI 10.1007/978-3-642-37964-2_38, © Springer-Verlag Berlin Heidelberg 2013

Kongenitale Dilatation der Gallengänge und pankreatikobiliäre Fehleinmündung sind selten diagnostizierte Anomalien, die in asiatischen Ländern etwas häufiger diagnostiziert und therapiert werden. In Abhängigkeit vom Ausmaß der zystischen Gallengangsdilatation und der Kombination mit Fehleinmündung des Pankreasganges werden nach ERCP-Kriterien verschiedene Typen I–III und Schweregrade unterschieden. Die signifikant häufigere Entwicklung eines Gallengangskarzinoms bzw. Gallenblasenkarzinoms bei kongenitaler Gangdilatation wird auf eine durch den Reflux von Pankreassaft in den Gallengang unterhaltene Entzündung des Gallengangs-/Gallenblasenepithels zurückgeführt. Bei klinischen Beschwerden sollte auch im jugendlichen Alter operiert werden. Bei Tumorverdacht muss eine komplette Resektion des dilatierten Gallengangsegmentes mit onkologischer Lymphgewebsdissektion erfolgen. Die Ableitung der Lebergalle über eine hochgezogene Jejunumschlinge nach der Resektion ist das Verfahren der Wahl.

38.1 Klinik und Diagnose

38.1.1 Klinisches Bild

Die kongenitale Dilatation des Gallenganges ist eine Anomalie, die extrahepatische Gallengänge und/oder intrahepatische Gallengänge sowie die Gallenblaseneinmündung in unterschiedlichem Ausmaß einbezieht; die Veränderungen können spindelförmige bis zystische Formen annehmen (Kimura et al. 1985) und führen meistens zu einer Krankheit (◘ Abb. 38.1).

Typischerweise ist der Gallenhauptgang zystisch dilatiert, das bewirkt die Bezeichnung Choledochuszyste.

Obwohl die Erkrankung selten ist, führt sie allein und in Zusammenhang mit der pankreatikobiliären Fehleinmündung (Maljunction) zu therapeutischen Konsequenzen (◘ Abb. 38.2). Durch den Fortschritt in der bildgebenden Technik und Endoskopie mit primärer Anwendung der ERCP und der Magnetresonanztomographie ist der Dilatationsgrad des Gallenganges und sind die Veränderungen am Zusammenfluss von Galle und Pankreasgang eindeutig zu diagnostizieren.

Ein Drittel der bisher berichteten Fallserien stammen aus Japan; die Erkrankung der kongenitalen Dilatation des Gallenganges ist 5- bis 7-fach häufiger in asiatischen Ländern als in westlichen Staaten. Die Erkrankung wird innerhalb der ersten drei Lebensjahrzehnte diagnostiziert und ist auch bei Kindern klinisch relevant. Die Erkrankung wird häufiger bei Frauen gefunden. Das Geschlechtsverhältnis männlich/weiblich ist 1:3.

In der Klassifikation der variablen Veränderungen haben sich die Alonso-Lej- und die Todani-Klassifikation weltweit durchgesetzt (Alonso Lej et al. 1959; Todani 1997). Die Alonso-Lej-Klassifikation unterscheidet drei Kategorien:

- Typ 1: Gallengang zystisch dilatiert
- Typ 2: Gallengangsdivertikulum zwischen Papille und Gallenblaseneinmündung
- Typ 3: zystische Erweiterung der Papilla Vateri

Die Typen 1 und 2 treten seltener isoliert auf. Die Todani-Klassifikation unterteilt den Typ 3 mit zystischer Erweiterung der Papilla Vateri in Abhängigkeit der Beteiligung der Einmündung des Pankreasganges.

Pathogenetisch wird ein Ungleichgewicht der Epithelproliferation im Gallenhauptgang und einer in der frühen Entwicklung auftretenden Stenose des Ductus choledochus kausale Bedeutung zugemessen.

Babbit hat 1968 erstmals auf die Kombination der kongenitalen Dilatation des Gallenganges mit der pankreatikobiliären Maljunction hingewiesen (Babbit 1968). Als pankreatikobiliäre Maljunction wird eine Fehleinmündung des Pankreashauptganges in den Gallengang

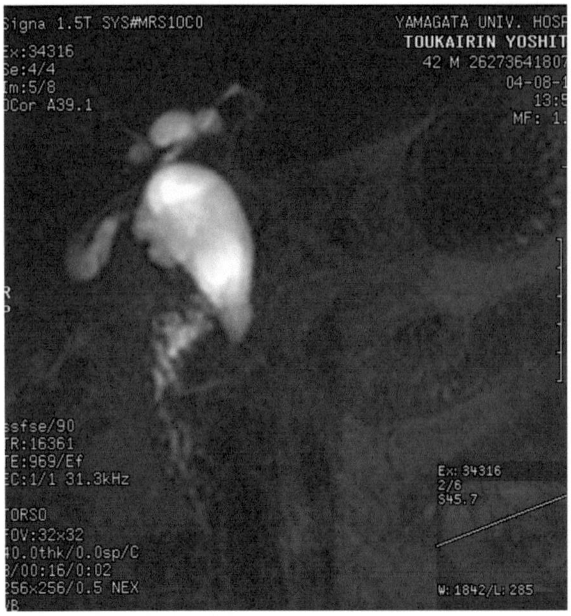

■ **Abb. 38.1** ERCP-Befunde einer kongenitalen Dilatation der Gallengänge. Zystische Form der Dilatation

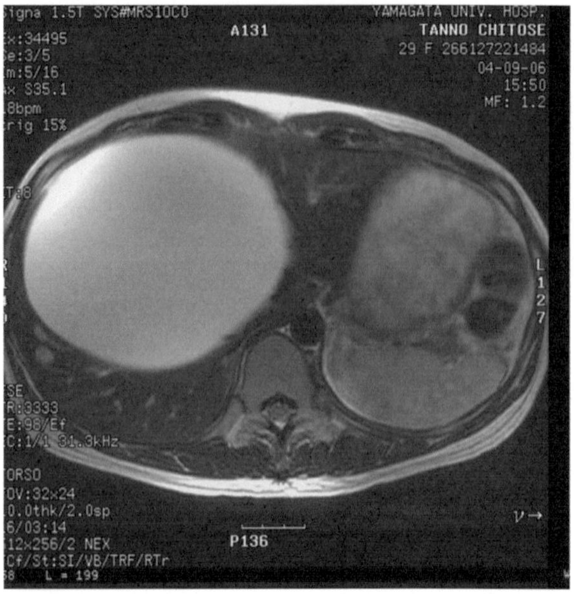

■ **Abb. 38.2** Abdominelle CT-Darstellung bei pankreatikobiliärer Fehleinmündung

außerhalb der Duodenumwand und vor dem Muskelapparat des Sphincter Oddi bezeichnet. Das pathophysiologisch wirksame Prinzip der pankreatikobiliären Maljunction beruht auf der Regurgitation des Pankreassaftes in den Gallengang, bedingt durch den höheren Sekretionsdruck im Pankreasgang (Anderson u. Hagstrom 1962). Der kontinuierliche Reflux des Pankreassekretes in den Gallengang wird durch die erhöhten Amylasewerte im Gallengang gemessen bzw. bestätigt. Der zystische Typ 1 der Gallengangsdilatation tritt meistens in Kombination mit der pankreatikobiliären Maljunction auf. Reflux des Pankreassaftes in den Gallengang wird als Ursache der Dilatation des Gallenganges eingestuft.

Gegen diese Hypothese spricht, dass eine pankreatikobiliäre Fehleinmündung ohne Dilatation des Gallenganges gefunden wird und eine experimentelle Infusion von Pankreassaft in den Gallengang bei Versuchstieren nicht zu einer Dilatation des Gallenganges führt. Die kongenitale Dilatation des Gallengangs und die pankreatikobiliäre Maljunction werden als eine genetisch bedingte Kombination, die häufig gemeinsam auftreten, betrachtet, obwohl es vom klinischen Standpunkt unterscheidbare Entwicklungsstörungen sind.

Von großer klinischer Bedeutung ist die Tatsache, dass die kongenitale Gallengangsdilatation in etwa 30 % der Fälle zu einem Gallengangskarzinom führt. Die pankreatikobiliäre Fehleinmündung mit Reflux des Pankreassaftes in den dilatierten Gallengang und die Bildung von onkogenen, chemischen Prozessen in der Mukosa des Gallenganges gilt als pathophysiologisches Prinzip der Entstehung des Karzinoms im dilatierten Gallengang und der Gallenblase. Die Stase von Pankreas und Gallensaft bewirkt im dilatierten Gallengang eine zelluläre Epithelproliferation. Der chronische Entzündungsprozess im Bereich des Gallengangsepithels setzt einen karzinogenetischen Prozess in den Gallenwegen in Gang. Die pankreatikobiliäre Maljunction ohne Dilatation des Gallenganges geht überzufällig häufig auch mit dem Risiko der Entstehung eines Gallenblasenkarzinoms einher.

38.1.2 Diagnose

Die klinische Triade Bauchschmerzen, Gelbsucht und zystische Masse im rechten Oberbauch ist typisch für die kongenitale Dilatation. Bauchschmerzen im Oberbauch werden in etwa 80 %, Gelbsucht in 30–50 % und ein zystischer abdomineller Tumor in 10 % der Fälle gefunden. Episoden mit hohem Fieber, Nausea und Erbrechen werden durch die Cholangitis und/oder durch eine begleitende Pankreatitis verursacht; sie sind nicht selten bei kongenitaler Gallengangsdilatation.

Das Blutbild lässt eine Erhöhung der Pankreasamylase ohne akute Pankreatitis, eine Leukozytose und eine Erhöhung des C-reaktiven Proteins bei florider Cholangitis erkennen. Die abdominelle Ultraschalluntersuchung (■ Abb. 38.3) ist wegweisend, wenn eine zystische Masse im rechten Oberbauch diagnostiziert werden kann.

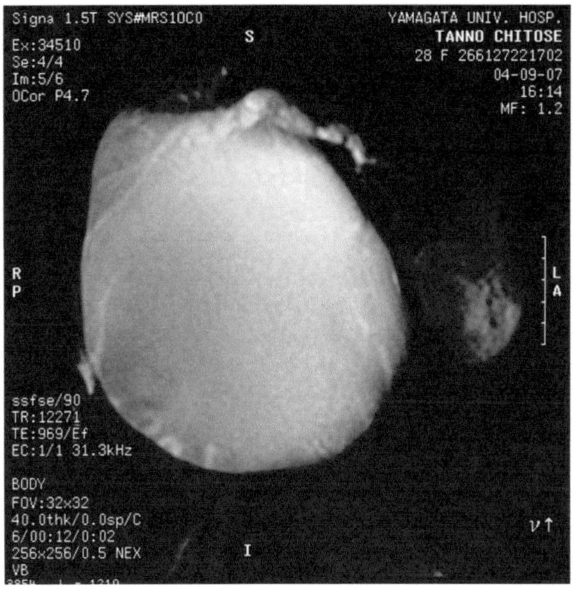

Abb. 38.3 Abdominelle CT-Darstellung bei Gallengangsdilatation

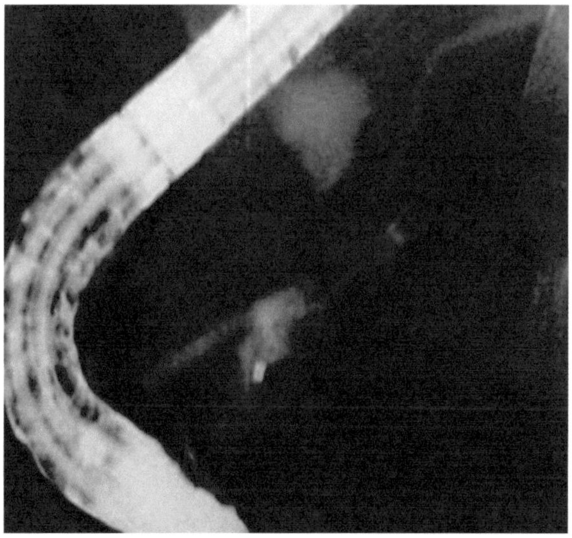

Abb. 38.4 ERCP-Befund bei pankreatikobiliärer Fehleinmündung

Die abdominelle CT-Untersuchung im Oberbauch beantwortet die Fragen: 1. Ausdehnung der Gallengangsdilatation, 2. Veränderungen der Anatomie im Papillenbereich und 3. das Vorhandensein einer Gewebsmasse in den Gallenwegen mit Verdacht auf eine Tumorbildung: Die ERCP oder die MRCP zeigen die Veränderungen im Bereich der Papilla Vateri eindeutig in Bezug auf Bestehen und Grad einer pankreatikobiliären Fehleinmündung (Abb. 38.4).

38.2 Therapeutische Strategien

Eine Gallengangsdilatation mit klinisch relevanten Beschwerden insbesondere einer Cholangitis stellt unabhängig vom Alter eine OP-Indikation dar. Operationsziel ist Vorbeugung weiterer Cholangitisepisoden und Unterbindung der Entwicklung eines Gallengangskarzinoms. Das Operationsprinzip ist die Resektion des dilatierten Gallengangssegmentes, häufig einschließlich der Gallenblase. Die oberste Jejunumschlinge mit Hepatikojejunumanastomose wird interponiert. Die Resektion des Gallenganges erfolgt bis unmittelbar vor die Einmündung des Pankreasganges mit Blindverschluss des distalen Gallenganges.

38.2.1 Operative Therapie bei segmentaler kongenitaler Gallengangsdilatation

Ziel der chirurgischen Therapie ist die komplette Entfernung des dilatierten Gallenganges. Bei Ausdehnung der Gallengangsdilatation in das intrapankreatische Segment des Ductus choledochus ist die Resektion des Gallengangs entlang des intrapankreatischen Kanals mit erheblichen Risiken einer akuten Pankreatitis bzw. Pankreasfistelbildung belastet. Als Resektionsprinzip im Bereich der distalen Gallengangsdilatation hat sich die Erhaltung eines 5–10 mm langen Segmentes des intrapankreatischen Gallenganges mit Blindverschluss bewährt.

Zur Eradikation des chronischen Entzündungsprozesses im Epithel des distalen Gallengangs wird die Mukosa bis zur Einmündung des Pankreasganges disseziert bzw. die Mukosa denutiert und der Gallengang deutlich oberhalb der Pankreasgangeinmündung blind verschlossen.

Die proximale Resektion des erweiterten kongenital dilatierten Gallenganges sollte immer vollständig sein. Geht die Dilatation des Gallenganges über die Hepaticusgabel in den rechten oder linken oder beide Hepaticusgänge, sollte eine bilaterale Resektion der dilatierten Segmente mit getrennter Neueinpflanzung der Hepaticusgänge in die Jejunumschlinge ausgeführt werden. Im Falle einer einseitigen Ductus-hepaticus-Dilatation wird die Resektion bis zur Grenze der Hepaticusdilatation ausgeführt und der andere Gallengang isoliert mit der hochgezogenen Jejunumschlinge anastomosiert. Selten muss zusätzlich eine Lebersegmentresektion oder eine Lobektomie ausgeführt werden.

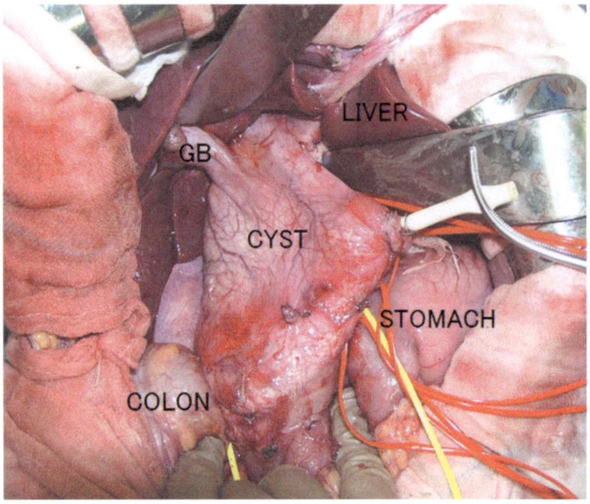

Abb. 38.5 OP-Situs bei kongenitaler Dilatation des Ductus hepatocholedochus mit zystischer Erweiterung

38.2.2 Operative Therapie bei kongenitaler Gallengangsdilatation mit Gallengangskarzinom

Die Gallengangsresektion bei Karzinom im Gallengang erfolgt im Prinzip unter vollständiger Einbeziehung der dilatierten Gänge im Leberhilus bis zur Papille. Die Lymphdissektion bezieht nicht nur die Lymphknoten im Lig. hepatoduodenale, sondern auch die peripankreatischen und die Leberhiluslymphknoten mit ein.

Eine Schnellschnittuntersuchung der Schnittränder ist erforderlich.

Bei einem Karzinom im distalen Gallengang des Typs 1 der kongenitalen Gallengangsdilatation ist eine Pankreatikoduodenektomie erforderlich. Im seltenen Fall eines Karzinoms im Ductus hepaticus ist eine komplette extrahepatische Gallengangsresektion mit rechter oder linker Lobektomie der Leber – auch gegebenenfalls mit Einbeziehung des Lobos caudatus – erforderlich.

38.2.3 Kongenitale Gallengangsdilatation bei vorausgegangener Zystoduodenostomie oder Zystojejunostomie

Die einfache Drainage des zystisch erweiterten Hauptgallenganges bei Typ 1 und Typ 2 der kongenitalen Gallengangsdilatation ist eine unbefriedigende Kurzzeittherapie. Das Risiko eines Gallengangskarzinoms im drainierten, dilatierten Gallengang bleibt gleich hoch. Ziel der operativen Therapie bei Re-OP ist die Komplettresektion des dilatierten Gallenganges mit Rekonstruktion durch die ausgeschaltete Jejunumschlinge und Roux-en-Y-Fußpunkt-Anastomose (Abb. 38.5).

38.3 Die Verfahren bei Gallengangsdilatation mit kompletter klinischer Beschwerdefreiheit

Bei Kindern im Alter von 4–16 Jahren mit bekannter kongenitaler Gallengangsdilatation, jedoch ohne jede Beschwerden ist eine jährliche bzw. 2-jährliche Beobachtung mittels Dünnschicht-CT das Verfahren der Wahl. Beim Auftreten von Wandverdickungen und ungeklärter Massezunahme sowie intrahepatischen und intraduktalen Gallengangssteinen ist eine Langzeitbeobachtung mit eventueller Steinextraktion und Wiederherstellung eines normalen Gallenflusses indiziert. Bei rezidivierenden Beschwerden mit Cholangitis ist auch im jugendlichen Alter eine Resektion der zystischen Dilatation zu empfehlen.

38.4 Pankreatikobiliäre Fehleinmündung

Die pankreatikobiliäre Maljunction ist eine kongenitale Anomalie, bei der die Einmündung von Pankreasgang in den Gallengang außerhalb der Wand des Duodenums und des Ringmuskels des Sphincter Oddi stattfindet. Als Folge des Fehlens der Sphincterfunktion des Sphincter Oddi am Zusammenfluss des Pankreas- und Gallenganges kommt es zu einem kontinuierlichen pankreatikobiliären Refluxrisiko. Als Folge des Refluxes kann es zu einer Cholangitis und zu einer Steinbildung sowie zur Induktion einer malignen Transformation mit Bildung eines Gallenblasenkarzinoms (Anderson u. Hagstrom 1962) oder eines distalen Gallengangskarzinoms sowie zur akuten und chronischen Pankreatitis kommen. Das Karzinomrisiko in den Gallenwegen nimmt bei pankreatikobiliärer Maljunction mit dem Alter zu. Die pankreatikobiliäre Fehleinmündung ist eine seltene kongenitale Anomalie, in asiatischen Ländern häufiger als in Europa, und wird auch ohne Gallengangsdilatation beobachtet. Bei isolierter Fehleinmündung des Pankreasganges ohne kongenitale Dilatation des Gallenganges beträgt das Risiko eines Gallenwegskarzinoms 30–40 %. Ein Gallenblasenkarzinom wird bei bis zu 90 % der Patienten bei isolierter Fehleinmündung der Pankreasgänge ohne Gallengangsdilatation beobachtet (Kimura et al. 1985).

38.4.1 Diagnose

Bei pankreatikobiliärer Fehleinmündung haben höchste diagnostische Genauigkeit die ERCP bzw. die MRCP mit

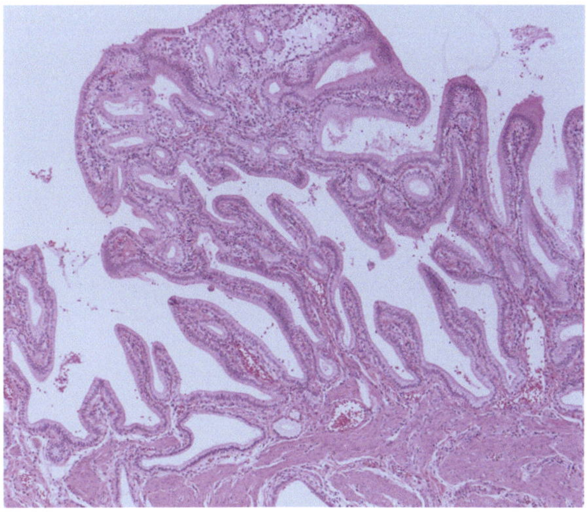

Abb. 38.6 Histologie aus dem Gallenblasenepithel mit Darstellung einer Wandverdickung

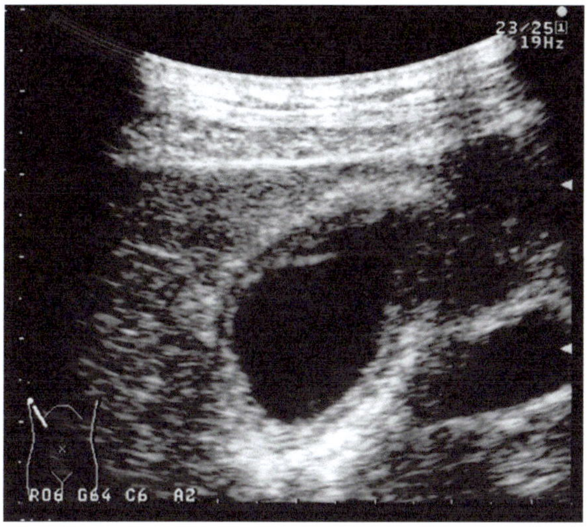

Abb. 38.7 Wandverdickung in der Gallenblase; abdominelle US-Untersuchung

Darstellung eines langen Common channel und der abnormal hohen Einmündung des Pankreasganges in den Gallengang. Ein hoher Amylasegehalt in der Galle des Gallengangs oder der Gallenblase ist ein biochemischer Hinweis mit hoher Treffsicherheit. Die Frühdiagnose der pankreatikobiliären Fehleinmündung bei fehlender kongenitaler Dilatation des Gallenganges ist schwer. Ein wesentlicher Aspekt der Diagnostik ist der Ausschluss einer Tumorbildung in der Gallenblase mit zirkumferenter Wandverdickung mittels abdomineller Ultraschalluntersuchung, insbesondere wenn die Gallenblase steinfrei ist (Abb. 38.6).

38.4.2 Therapeutische Strategien

Bei Patienten mit pankreatikobiliärer Fehleinmündung ohne kongenitale Dilatation des Gallenganges sollte eine prophylaktische laparoskopische Cholecystektomie zur Prävention eines Gallenblasenkarzinoms, das bei dieser Kombination häufig auftritt, diskutiert werden (Abb. 38.7). Die operative Trennung von Gallenwegen und Pankreassekretreflux in den Gallengang durch Resektion des Ductus choledochus und Rekonstruktion mittels Hepatikojejunostomie wird kontrovers eingestuft. Als Folge einer Hepatikojejunostomie ist eine chronische Cholangitis nicht selten und spricht gegen diese Galle ableitende operative Therapie (Kobayashi et al. 2004).

Literatur

Alonso Lej F, Rever WB Jr, Pessagno DJ (1959) Chongenital choledochal cyst, report of a 2 and an analysis of 94 cases. Int Abst Surg 108: 1–29

Anderson MC, Hagstrom WJ Jr (1962) A comparison of pancreatic and biliary pressures recorded simultaneously in man. Can J Surg 5: 461–470

Babbit DP (1968) Congenital choledochal cysts: new etiological concept based on anomalous relationships of the common bile duct and pancreatic bulb. Ann Radiol 12: 231–240

Kimura K, Ohto M, Saisho H, UnozawaT, Morita M, Ebara M, Matsutani S, Okuda K (1985) Association of gallbladder carcinoma and anomalous pancreaticobiliary duct union. Gastroenterology 89: 1258–1265

Kobayashi S, Asano T, Yamasaki M, Kenmochi T, Saigo K, Ochiai T (2004) Prophylactic excision of the gallbladder and bile duct for patients with pancreaticobiliary maljunction. Arch Surg 136: 759–763

Todani T (1997) Congenital choledochal dilatation. Classification, clinical features, and long term results. J Hepatobiliary Pancreat Surg 4: 276–282

Endokrine Tumoren

Klassifikation und Pathologie endokriner Tumoren des Pankreas

Günter Klöppel

H. G. Beger et al. (Hrsg.), *Erkrankungen des Pankreas*,
DOI 10.1007/978-3-642-37964-2_39, © Springer-Verlag Berlin Heidelberg 2013

Die endokrinen Pankreastumoren werden seit 2010 einer neuen histologischen und einer neuen TNM-Klassifikation unterworfen. Diese Klassifikationen verlangen eine weitgehend standardisierte morphologische Diagnostik und eine Kenntnis der wesentlichen Charakteristika der einzelnen Tumortypen. Das folgende Kapitel informiert in komprimierter Form über die o. g. Punkte.

39.1 Einleitung

Die neuroendokrinen Neoplasien des Pankreas (PanNEN) entstammen dem disseminierten neuroendokrinen Zellsystem (DeLellis u. Tischler 1990). Dieses wird durch Zellen mit endokriner Funktion gebildet, die sich durch die Expression der neuroendokrinen Marker Synaptophysin und Chromogranin A auszeichnen. Die einzelnen Zelltypen sind durch die Produktion spezieller Peptidhormone charakterisiert.

Die PanNEN gehören zu den seltenen Tumoren des Pankreas (Capelli et al. 2009). Dennoch haben sie heutzutage eine große klinische Bedeutung, da sie prognostisch günstiger als viele andere Pankreastumoren sind und im Gegensatz zu früher spezifischer behandelt werden können. Die Verbesserung der Behandlung beruht auf neuen Therapieoptionen, jedoch auch auf einer verfeinerten Diagnostik und Klassifikation, die sich an den Vorgaben der »European Neuroendocrine Tumor Society« (ENETS), der UICC (Sobin et al. 2009) und der WHO 2010 (Bosman et al. 2010) orientieren.

39.2 Klassifikation

WHO-Klassifikation Der 2010 erschienenen histologischen WHO-Klassifikation der gastroenteropankreatischen NEN liegt die Annahme zugrunde (Rindi et al. 2010), dass alle PanNEN, seien sie auch noch so gut differenziert, potenziell maligne sind. Ob dieses maligne Potenzial eines NEN gering oder hoch ist, wird von der histologischen Differenzierung, proliferativen Aktivität, Größe, Ausdehnung und Assoziation mit Syndromen bestimmt. Histologisch gut differenzierte NEN werden unter dem Begriff des neuroendokrinen Tumors (NET) zusammengefasst und dabei nach einem proliferationsbasierten Grading in G1 (Ki67/MIB1-Index ≤ 2 %) oder G2 (Ki67/MIB1-Index > 2–20 %) NET unterschieden (◘ Tab. 39.1) (Rindi et al. 2006). Histologisch schlecht differenzierte und hoch proliferierende NEN werden unter dem Begriff des neuroendokrinen Karzinoms (NEC) zusammengeführt, wobei sie das Grading G3 (Ki67/MIB1-Index > 20 %) erhalten (◘ Tab. 39.1). Zusätzlich werden die NEC, in Analogie zu den gleichartigen Neoplasien in der Lunge, in einen kleinzelligen und großzelligen Subtyp unterteilt. Die gemischt differenzierten Neoplasien mit Anteilen eines Adenokarzinoms und eines NEC werden als MANEC (»mixed adenoneuroendocrine carcinoma«) bezeichnet.

TNM-Klassifikation Ergänzt wird die WHO-Klassifikation der NEN durch eine lokalisationsbezogene TNM-Stadieneinteilung nach ENETS (Rindi et al. 2006, 2007) oder UICC/AJCC (Sobin et al. 2009; siehe klinischer Beitrag).

Prognostische Klassifikation Die WHO- und TNM-Klassifikationen erlauben, das Metastasierungsrisiko eines individuellen PanNEN und damit auch Prognose und Behandlungsoption weiter abzuschätzen (◘ Tab. 39.2).

Funktionelle Klassifikation Auf der Basis einer hormonellen Symptomatik werden die PanNET zwischen funktionell aktiven und nicht aktiven PanNET unterschieden, d. h. zwischen PanNET mit oder ohne Hormonsyndrom. PanNET mit einem hormonellen Syndrom werden als Insulinome, Gastrinome, Glukagonome und VIPome bezeichnet; Tumoren ohne hormonelles Syndrom erhalten, auch wenn sie immunhistologisch durch eine Hormonproduktion, z. B. Glukagon, charakterisiert sind, den Namen PanNET mit Glukagonproduktion. PanNEC sind in der Regel so schlecht differenziert, dass sie kein spezielles Hormon bilden und damit auch kein hormonelles Syndrom hervorrufen.

Tab. 39.1 WHO-Klassifikation 2010 der pankreatischen neuroendokrinen Neoplasien

1. Neuroendokriner Tumor		
NET	G1 (Karzinoid)	Ki67 < 2 %
NET	G2*	Ki67 2–20 %
2. Neuroendokrines Karzinom		
NEC	G3	Ki67 > 20 %
	Groß- oder kleinzellig	
3. Gemischtes adenoneuroendokrines Karzinom		
MANEC	G3	
4. Hyperplastische und präneoplastische Läsionen		

* Im seltenen Falle eines NET mit einem Ki67/MIB1-Index über 20 % kann dieser primär gut differenzierte Tumor den Grad »G3« erhalten

Tab. 39.2 Metastasierungsrisiko gut differenzierter neuroendokriner Neoplasien des Pankreas basierend auf der WHO-Klassifikation 2010 und der ENETS-TNM-Einteilung

Metastasierungsrisiko	Differenzierung, Proliferation, Funktion	Größe, Lokalisation, Ausbreitung	Klassifikation
Minimal (»benignes Verhalten«)	Hoch differenziert, G1 (< 2 % Ki67), funktionell aktiv oder inaktiv	Bis zu 2 cm Ø, keine Angioinvasion	NET, G1 T1 N0 M0
Gering (»benignes oder niedrigmalignes Verhalten«)	Hoch differenziert, G2 (> 2–5 % Ki67), funktionell aktiv oder inaktiv	Intermediäre Größe (2–4 cm Ø), ohne oder mit Angioinvasion	NET, G2 T2 N0 M0
Erheblich (»niedrigmalignes Verhalten[a]«)	Hoch differenziert, G1 oder G2 (< 2–20 % Ki67), funktionell aktiv oder inaktiv	4 cm Ø und mehr oder Infiltration angrenzender Organe und/oder Metastasen	NET, G1/G2 T2/T3 N0/1 M0/1
Hochmalignes Verhalten	Niedrig differenziert vom großzelligen oder kleinzelligen Typ, G3 (> 20 %), funktionell inaktiv	Größe und Ausdehnung beliebig	NEC, G3 Jedes T, N, M

Größen-Klassifikation Hinsichtlich ihrer Größe werden PanNEN in Mikroadenome und Makrotumoren unterteilt. Mikroadenome sind maximal 0,5 cm groß und damit kaum mit dem bloßen Auge erkennbar. Makrotumoren sind in der Regel durch ihre Größe über 0,5 cm gut zu identifizieren.

39.3 Diagnostik

Die empfohlene morphologische Diagnostik umfasst den Einsatz der neuroendokrinen Marker Synaptophysin (Abb. 39.1a) und Chromogranin A (Abb. 39.1b) sowie des Proliferationsmarkers Ki67/MIB1 (Abb. 39.1c) (Klöppel et al. 2009). Optional können zur epithelialen und funktionellen Charakterisierung, zur Metastasendiagnostik bei unbekanntem Primärtumor und zur Lokalisationsdiagnostik sowie für Therapieentscheidungen die immunhistologische Expression von Zytokeratinen (CK 8 und 18), Hormonen, Transkriptionsfaktoren (Isl-1, CDX2) und Somatostatinrezeptoren (insbesondere SSTR2, Abb. 39.1d) herangezogen werden (Anlauf et al. 2011; Hermann et al. 2011). Die Expression des SSTR2 hat diagnostische und therapeutische Bedeutung. Einerseits ermöglicht die Somatinrezeptor-Szintigraphie (DODTATOC-PET) das Staging und die Verlaufskontrolle maligner PanNET, andererseits kann eine Radiorezeptor-Therapie mit Somatostatin-Analoga wirksam sein. Der immunhistochemische Nachweis eines Hormons deutet nicht notwendigerweise auf eine manifeste hormonelle Symptomatik hin (siehe Klassifikation), wobei jedoch umgekehrt bei hormonellen Syndromen die verantwortlichen Hormone immunhistochemisch immer nachweisbar sind.

39.4 Häufigkeiten

PanNEN machen etwa 12 % aller gastroenteropankreatischen NEN aus. Etwa 6–7 % sind niedrig differenzierte NEN (NEC) (Niederle et al. 2010). Unter den resezierten PanNET machen die funktionell aktiven Tumoren

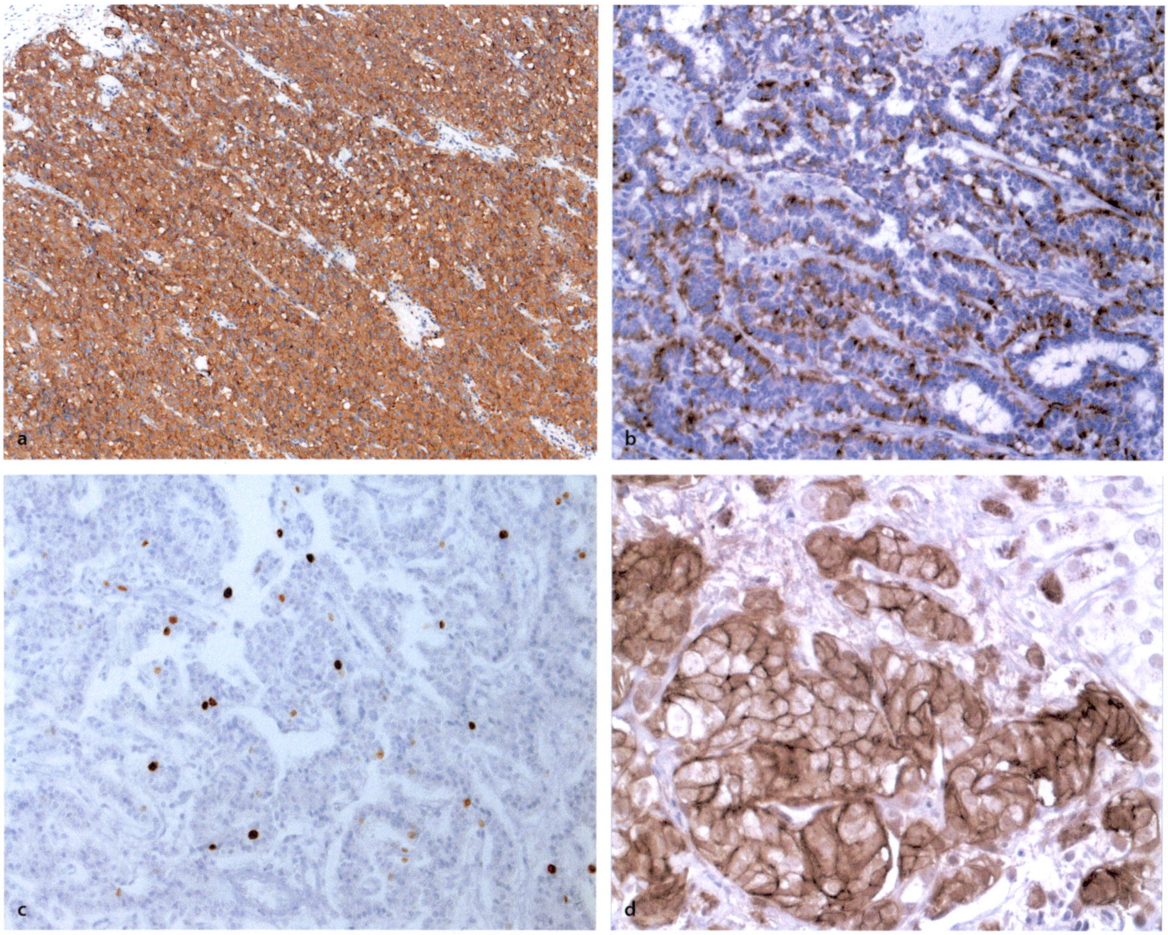

■ **Abb. 39.1** Immunfärbungen. **a** Synaptophysin; **b** Chromogranin A; **c** MIB-1 (6 %); **d** Somatostatinrezeptor SSTR2

weniger als 50 % aus (Klöppel 2011). Mit etwa 40–70 % sind die Insulinome die bei weitem häufigsten funktionell aktiven Pankreastumoren.

39.5 Pathologie

Makroskopisch stellen sich die sporadischen gut differenzierten NEN, die PanNET, als solitäre, runde, gut umschriebene Tumoren mit einem Durchmesser zwischen 0,5 und 10 cm dar; im Mittel liegt der Durchmesser bei 2–3 cm (■ Abb. 39.2a), jedoch werden in zunehmenderem Maße kleinere Tumoren reseziert (■ Abb. 39.2b). Ihr zumeist hoher Bindegewebsgehalt macht die Tumoren konsistenter als das umgebende Gewebe. Zystische Veränderungen (Konukiewitz et al. 2011), Verkalkungen und Einblutungen können vorkommen. Schlecht differenzierte pankreatische NEN, die PanNEC, sind im Durchschnitt zum Zeitpunkt der Diagnose größer als PanNET (2 vs. 4 cm) und zeigen häufig Nekrosen.

Mikroskopisch sind die PanNET trabekulär (■ Abb. 39.2c), (pseudo)glandulär (■ Abb. 39.2d) oder solid (■ Abb. 39.2e) aufgebaut und zeigen ein mehr oder weniger ausgeprägtes hyalines Stroma, bei Insulinomen gelegentlich mit Amyloidablagerungen. Die Zellen sind monomorph und zytoplasmareich. Das Tumorgewebe kann normale Gangstrukturen und Inseln enthalten. PanNEC sind polymorphe und mitosenreiche Karzinome, entweder vom kleinzelligen oder großzelligen Typ (■ Abb. 39.3).

39.6 Kriterien für malignes Verhalten

- PanNET, die kleiner als 2 cm sind, geringe Proliferationsaktivität zeigen (G1-Ki67-Positivität in < 2 % der Tumorzellen), keine Angioinvasion aufweisen und nicht metastasiert haben, verhalten sich in den meisten Fällen benigne. Bei PanNET-G2 mit oder ohne Angioinvasion besteht bereits ein deutliches Malignitätsrisiko.

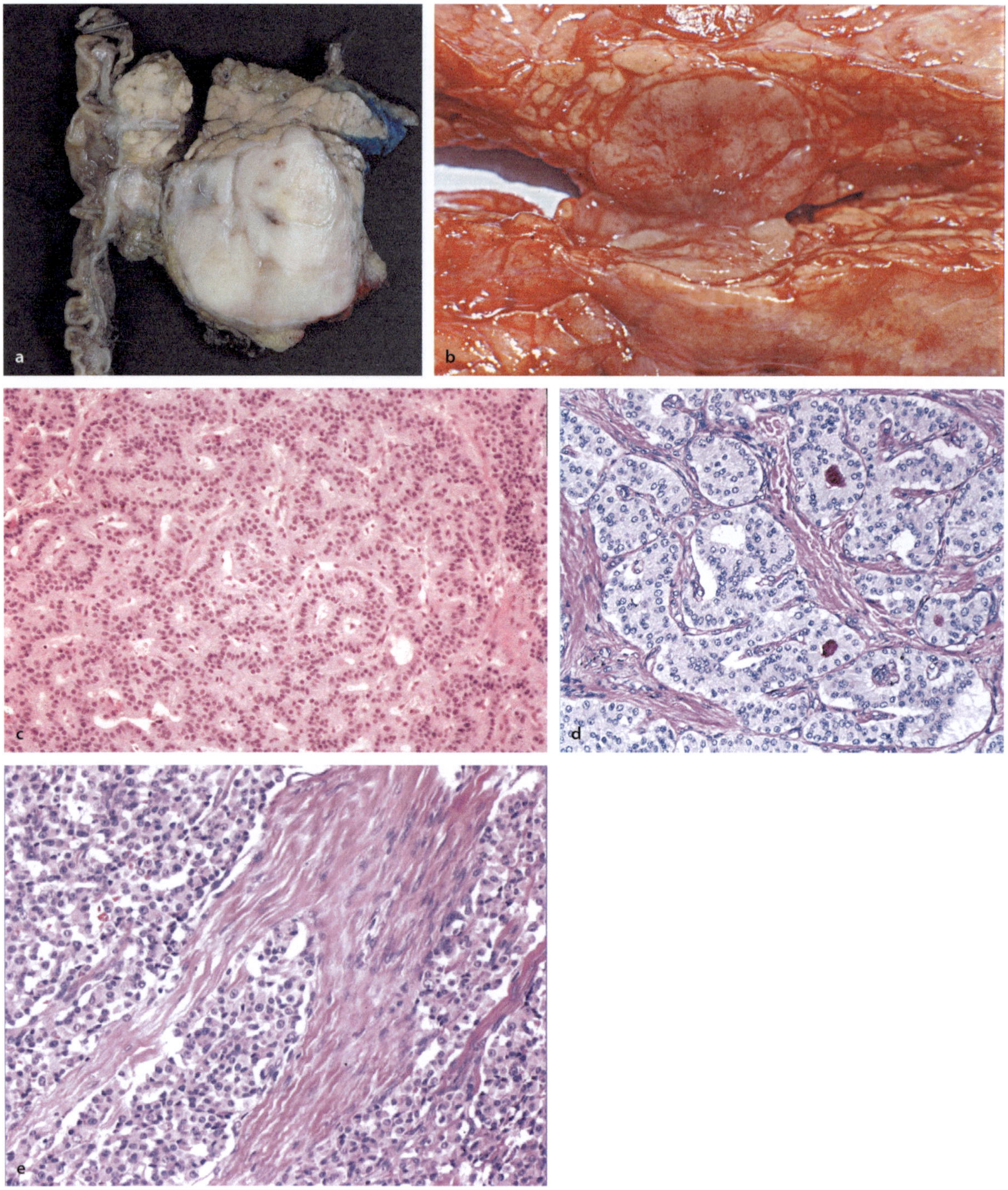

Abb. 39.2 Makroskopie und Histologie von PanNET. **a** Nichtfunktioneller 3 cm großer neuroendokriner Tumor im Bereich des Pankreaskopfes; **b** nichtfunktioneller 1,5 cm großer neuroendokriner Tumor im Bereich des Pankreaskörpers; **c** trabekuläres Muster; **d** glanduläres Muster und Psammomkörperchen; **e** solides Muster

- PanNET über 2 cm (Abb. 39.2a), auch wenn sie G1 sind und keine Angioinvasion oder Metastasen zeigen, besitzen ebenfalls ein deutliches Malignitätsrisiko. Mit Angioinvasion und steigender proliferativer Aktivität (G2) nimmt das Risiko weiter zu.
- PanNET mit lokal invasivem Wachstum und/oder Metastasen sind eindeutig maligne.
- PanNEC, gleich welcher Größe, sind hochmaligne, wobei der kleinzellige Subtyp meist noch schlechter verläuft als der großzellige Subtyp (Abb. 39.3).

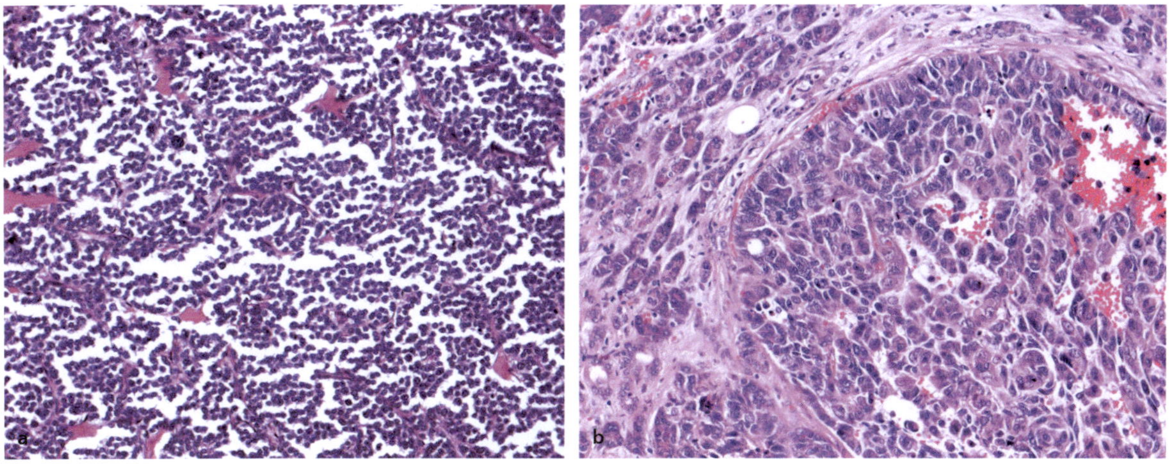

■ **Abb. 39.3** Histologie von PanNEC. **a** Kleinzelliger und **b** großzelliger Typ

39.7 Biologische Besonderheiten der PanNET

Insulinome, die häufigsten funktionell aktiven PanNET, sind in über 90 % der Fälle gutartig, unabhängig vom Schweregrad der klinischen Symptomatik. Gastrinome, Glukagonome, VIPome und ACTH-produzierende PanNET sind in 60–90 % der Fälle bösartig. Die nichtfunktionellen PanNET sind ebenfalls überwiegend maligne (60–80 %).

Multiple Tumoren, vor allem zusammen mit Mikroadenomen, sind hinweisend auf eine hereditäre Erkrankung vom Typ 1 der multiplen endokrinen Neoplasie (MEN1), bei der sich jedoch nur sehr selten maligne PanNET entwickeln.

39.8 Ausbreitung, Prognose

Maligne Tumoren können sich durch Invasion in die Umgebung zu erkennen geben, aber auch noch gut begrenzt erscheinen. Die ersten Metastasen finden sich in den regionalen Lymphknoten und dann in der Leber. Eine darüber hinausgehende Metastasierung (z. B. Knochenmetastasen) ist selten und tritt in der Regel erst nach längerem Verlauf auf. Patienten mit einem metastasierten Tumor haben eine mittlere Überlebenszeit von 4 Jahren, wobei Verläufe bis zu 10 Jahren und mehr möglich sind. Wegen des langsamen Wachstums der PanNET können sich Metastasen erst Jahre nach Entfernung des Primärtumors bemerkbar machen.

39.9 Differenzialdiagnose

Die prognostisch günstigen PanNET müssen von den prognostisch ungünstigen PanNEC, duktalen Adenokarzinomen und den Azinuszellkarzinomen abgegrenzt werden. Sie können leicht mit den sich prognostisch ebenfalls sehr günstig verhaltenden solid-pseudopapillären Neoplasien verwechselt werden. In allen Fällen ist die diffuse und starke Positivität für neuroendokrine Marker richtungweisend für die Diagnose der PanNET. Unter den seltenen Metastasen im Pankreas, die mit PanNEN verwechselt werden können, sind Metastasen von Melanomen, kleinzelligen Bronchialkarzinomen und klarzelligen Nierenzellkarzinomen zu nennen (Capelli et al. 2009; Klöppel 2011).

39.10 Tumorentitäten

Insulinome In 90 % der Fälle sind die Insulinome solitäre runde Tumoren mit einem Durchmesser zwischen 1 und 2 cm (Donow et al. 1990). Multiples Auftreten findet sich im Rahmen einer MEN1 oder einer Insulinomatose (Anlauf et al. 2011) (■ Tab. 39.3). Maligne Insulinome machen 5–10 % aus, wobei diese Tumoren generell größer als 2 cm und oft immunhistochemisch multihormonal sind (Donow et al. 1990) (■ Abb. 39.4). Als nichtneoplastische Läsion, die zu einem Hypoglykämiesyndrom bei Erwachsenen führen kann, muss die Nesidioblastose abgegrenzt werden (■ Tab. 39.3).

Gastrinome Die Tumoren sind solitär und meist über 2 cm groß, zeigen keine bevorzugte Lokalisation im Pankreas und haben zum Zeitpunkt der Diagnose meist bereits metastasiert (Anlauf et al. 2006a; Donow et al. 1991; Weber et al. 1995). Im Gegensatz zu den pankreatischen kommen die duodenalen Gastriome nicht nur sporadisch, sondern auch assoziiert mit einer MEN1 vor (■ Tab. 39.3) (Anlauf et al. 2008; Donow et al. 1991; Pipeleers-Marichal et al. 1990). Obwohl die duodenalen Gastrinome oft klein

Tab. 39.3 Neuroendokrine Pankreasneoplasien und -läsionen und ihre hormonellen Syndrome

Neoplasie/Läsion	Syndrom	Malignität	Häufigkeit
Insulinom, sporadisch solitär	Persistierende hyperinsulinämische Hypoglykämie (PHH)	5–10 % der Patienten	90 % der PHH-Patienten
Insulinom, MEN1-assoziiert	PHH	selten (< 1 %)	5–6 % der PHH-Patienten
Insulinomatose (multiple Insulinome)	Rezidivierte PHH	selten (1 %)	3 % der PHH-Patienten
Nesidioblastose – beim Erwachsenen	PHH	keine	1 % der PHH-Patienten
Gastrinom, sporadisch solitär – pankreatisch – duodenal – andere	Zollinger-Ellison-Syndrom (ZES)	> 60 % > 80 %	30 % 70 % sehr selten
Gastrinom, MEN1-assoziiert – duodenal	Zollinger-Ellison-Syndrom	> 80 %	30 % aller ZES-Patienten
Glukagonom, sporadisch solitär	Glukagonom-Syndrom	> 80 %	5 % aller glukagon-produzierenden NET
Glukagonzelladenomatose	Glukagonom-Syndrom (sehr selten)	keine	sehr selten
VIPom, sporadisch solitär – pankreatisch – extrapankreatisch	Verner-Morrison-Syndrom	> 80 % selten	95 % aller VMS-Patienten 5 %
Neuroendokrine Tumoren, sporadisch, solitär, Expression von – ACTH – GHRF – Kalzitonin – Serotonin	Cushing Akromegalie Diarrhö, Hyperkalzämie Diarrhö, Flush	meist maligne	sehr selten

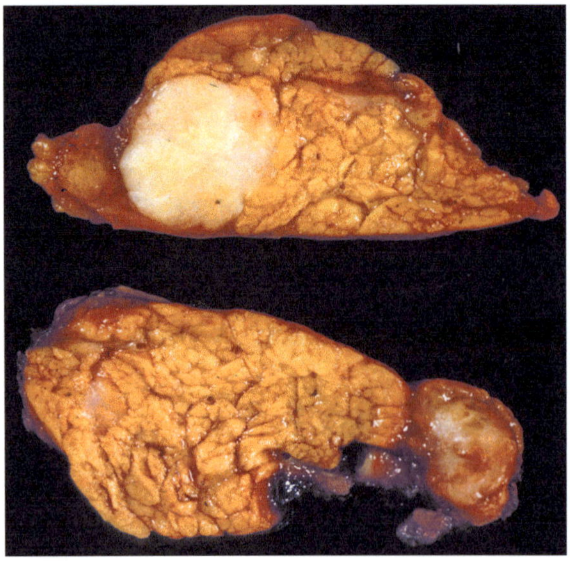

Abb. 39.4 Schnittflächen eines Pankreasresektates mit einem malignen Insulinom (oben) und einer am Pankreasgewebe anhängenden Lymphknotenmetastase (unten)

(< 1 cm) sind (Bartsch et al. 2007; Burke u. Helwig 1989; Donow et al. 1991; Thompson et al. 1989), entwickeln sie früh Lymphknotenmetastasen. Die MEN1-assoziierten treten im Unterschied zu den sporadischen duodenalen Gastrinomen multipel auf und gehen von einer Gastrinzellhyperplasie aus (Anlauf et al. 2005; Pipeleers-Marichal et al. 1990). Prognostisch verhalten sich die duodenalen Gastrinome – im Gegensatz zu den pankreatischen Gastrinomen – trotz nachgewiesener LK-Metastasen günstiger; eine Lebermetastasierung ist selten (Donow et al. 1991; Weber et al. 1995).

Glukagonome Die Tumoren sind solitär und meistens zwischen 3 und 4 cm groß. Sie zeigen keine bevorzugte Lokalisation im Pankreas und sind meistens maligne (Tab. 39.3) (Ruttmann et al. 1980).

VIPome Die Tumoren sind zwischen 2 und 7 cm groß, treten bevorzugt im Pankreasschwanzbereich auf und sind alle maligne (Tab. 39.3).

Sonstige Tumoren mit hormonellen Syndromen Hierzu zählen der ACTH-Tumor (mit Cushing-Syndrom; etwa 10 % aller paraneoplastischen Cushing-Fälle), der GHRF-PanNET (growth hormone relasing factor; Akromegalie),

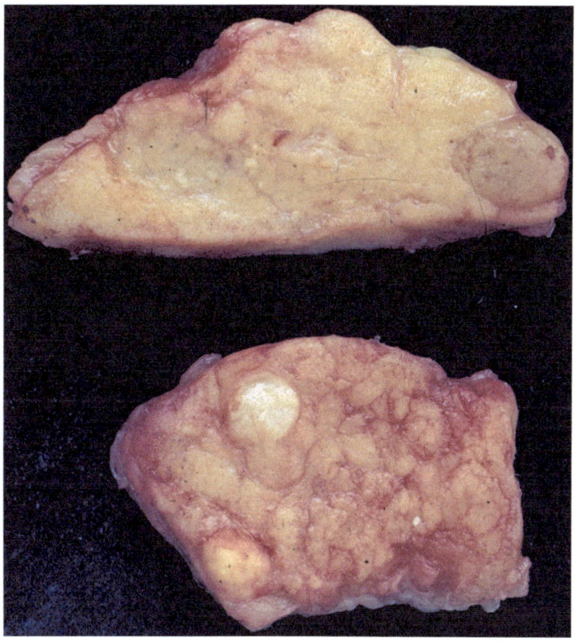

■ **Abb. 39.5** Multiple endokrine Neoplasie Typ 1: Schnittflächen resezierter Pankreassegmente mit multiplen neuroendokrinen Tumoren

der Kalzitonin-PanNET (z. T. mit Durchfällen und/oder Hyperkalzämie) (Fleury et al. 1998; Heitz et al. 1981) und der serotoninproduzierende Tumor (sehr selten mit Karzinoid-Syndrom) (La Rosa et al. 2011; McCall et al. 2012). Somatostatinome wurden beschrieben (Krejs et al. 1979), aber in den letzten Jahren nicht mehr beobachtet (Garbrecht et al. 2008). Selten sind PanNET mit multihormonaler Symptomatik (z. B. Zollinger-Ellison-Syndrom mit einem Hypoglykämiesyndrom oder einem Cushing-Syndrom).

Multiple endokrine Neoplasie (MEN) Typ 1 und von-Hippel Lindau(VHL)-Syndrom Bei MEN1 finden sich multiple NET im Pankreas (■ Tab. 39.3) (Anlauf et al. 2006a, 2006b, 2007; Pipeleers-Marichal et al. 1990). Die meisten Tumoren sind kleiner als 0,5 cm (»Mikroadenome«) und damit makroskopisch nicht sichtbar (■ Abb. 39.5). Ihre Zahl ist variabel. Den vielen Mikroadenomen stehen nur einzelne Makrotumoren (> 0,5 cm) gegenüber, die oft zystisch sind (Konukiewitz et al. 2011). Bei 30 % der MEN1-Patienten wird einer der Makrotumoren zum Insulinom. Bei allen anderen Patienten sind die Makrotumoren funktionell inaktiv und bestehen aus Glukagon- und zum Teil aus PP-Zellen (Anlauf et al. 2006b). Eine Metastasierung ist selten.

Beim VHL-Syndrom können solitäre, aber auch multiple NET vorkommen, die oft eine typische hellzellige Komponente aufweisen. Sie sind funktionell nicht aktiv und können gleichzeitig mit serösen mikrozystischen Adenomen auftreten (Lubensky et al. 1998).

Nichtfunktionelle Tumoren Etwa 70 % der resezierten PanNET zeigen klinisch kein Überfunktionssyndrom und werden nur durch Größe, Invasion angrenzender Organe oder Metastasierung auffällig (Klöppel 2011). Über zwei Drittel von ihnen sind maligne. Die PanNET enthalten immunhistologisch oft Glukagon- oder PP-Zellen, gefolgt von Somatostatin-Zellen. Nichtfunktionell sind auch die PanNEC, die immer maligne verlaufen.

Gemischte Karzinome Es kann sich um adeno-neuroendokrine oder azinär-neuroendokrine Mischtumoren handeln. Definitionsgemäß muss ein Anteil mindestens 30 % vom Tumor ausmachen (■ Tab. 39.1) (Klöppel et al. 2009; Klöppel 2011; Rindi et al. 2010). Diese Tumoren sind im Pankreas, im Gegensatz zum Kolon, selten. Für die prognostische Einordnung dieser Tumoren ist wichtig, dass jede Tumorkomponente einem gesonderten Grading unterworfen wird.

Literatur

Anlauf M, Bauersfeld J, Raffel A et al (2009) Insulinomatosis. A multicentric insulinoma disease that frequently causes early recurrent hyperinsulinemic hypoglycemia. Am J Surg Pathol 33: 339–346

Anlauf M, Enosawa T, Henopp T et al (2008) Primary lymph node gastrinoma or occult duodenal microgastrinoma with lymph node metastases in a MEN1 patient: the need for a systematic search for the primary tumor. Am J Surg Pathol 33: 1101–1105

Anlauf M, Garbrecht N, Henopp T et al (2006a) Sporadic versus hereditary gastrinomas of the duodenum and pancreas: distinct clinico-pathological and epidemiological features. World J Gastroenterol 12: 5440–5446

Anlauf M, Garbrecht N, Schmitt A, Henopp T, Komminoth P, Heitz PU, Perren A, Klöppel G (2007) Hereditary neuroendocrine tumors of the gastroenteropancreatic system.

Anlauf M, Gerlach P, Schott M et al (2011) Pathologie neuroendokriner Neoplasien. Chirurg 82: 567–573

Anlauf M, Perren A, Meyer CL et al (2005) Precursor lesions in patients with multiple endocrine neoplasia type 1-associated duodenal gastrinomas. Gastroenterology 128: 1187–1198

Anlauf M, Schlenger R, Perren A et al (2006b) Microadenomatosis of the endocrine pancreas in patients with and without the multiple endocrine neoplasia type 1 syndrome. Am J Surg Pathol 30: 560–574

Bartsch DK, Langer P, Rothmund M (2007) Surgical aspects of gastrinoma in multiple endocrine neoplasia type 1. Wien Klin Wochenschr 119: 602–608

Bosman FT, Carneiro F, Hruban RH et al (2010) WHO classification of tumours of the digestive tract, liver, biliary tree and pancreas. IARC Press, Lyon

Capelli P, Martignoni G, Pedica F et al (2009) Endocrine neoplasms of the pancreas. Pathologic and genetic features. Arch Pathol Lab Med 133: 350–364

DeLellis, Tischler AS (1990) The dispersed neuroendocrine cell system. In: Kovacs K, Asa SL (Hrsg) Functional endocrine pathology (Vol. 1). Blackwell, Boston, S 493–508

Donow C, Pipeleers-Marichal M, Schröder S et al (1991) Surgical pathology of gastrinoma. Site, size, multicentricity, association with multiple endocrine neoplasia type 1, and malignancy. Cancer 68: 1329–1334

Donow C, Pipeleers-Marichal M, Stamm B et al (1990) Pathologie des Insulinoms und Gastrinoms. Lokalisation, Größe, Multizentrizität, Assoziation mit der multiplen endokrinen Neoplasie Typ I und Malignität. Dtsch Med Wochenschr 115: 1386–1391

Fleury A, Fléjou JF, Sauvanet A et al (1998) Calcitonin-secreting tumors of the pancreas: about six cases. Pancreas 16: 545–550

Garbrecht N, Anlauf M, Schmitt A et al (2008) Somatostatin-producing neuroendocrine tumors of the duodenum and pancreas: incidence, types, biological behavior, association with inherited syndromes, and functional activity. Endocr Relat Cancer 15: 229–241

Heitz PU, Klöppel G, Polak JM et al (1981) Ectopic hormone production by endocrine tumors: localization of hormones at the cellular level by immunocytochemistry. Cancer 48: 2029–2037

Hermann G, Konukiewitz B, Schmitt A et al (2011) Hormonally defined pancreatic and duodenal neuroendocrine tumors differ in their transcription factor signatures: expression of ISL1, PDX1, NGN3, and CDX2. Virchows Arch 459: 147–154

Klöppel G (2011) Classification and pathology of gastroenteropancreatic neuroendocrine neoplasms. Endocr Relat Cancer 18 (Suppl 1): S1–S16

Klöppel G, Couvelard A, Perren A et al (2009) ENETS Consensus Guidelines for the standards of care in neuroendocrine tumors: towards a standardized approach to the diagnosis of gastroenteropancreatic neuroendocrine tumors and their prognostic stratification. Neuroendocrinology 90: 162–166

Konukiewitz B, Enosawa T, Klöppel G (2011) Glucagon expression in cystic pancreatic neuroendocrine neoplasms: an immunohistochemical analysis. Virchows Arch 458: 47–53

Krejs GJ, Orci L, Conlon JM et al (1979) Somatostatinoma syndrome. Biochemical, morphologic and clinical features. N Engl J Med 301: 285–292

La Rosa S, Franzi F, Albarello L et al (2011) Serotonin-producing enterochromaffin cell tumors of the pancreas: clinicopathologic study of 15 cases and comparison with intestinal enterochromaffin cell tumors. Pancreas 40: 883–895

Lubensky IA, Pack S, Ault D et al (1998) Multiple neuroendocrine tumors of the pancreas in von Hippel-Lindau disease patients: histopathological and molecular genetic analysis. Am J Pathol 153: 223–231

McCall CM, Shi C, Klein AP, Konukiewitz B, Edil BH, Ellison TA, Wolfgang CL, Schulick RD, Klöppel G, Hruban RH (2012) Serotonin expression in pancreatic neuroendocrine tumors correlates with a trabecular histologic pattern and large duct involvement. Hum Pathol 43: 1169–1176

Niederle MB, Hackl M, Kaserer K et al (2010) Gastroenteropancreatic neuroendocrine tumours: the current incidence and staging based on the WHO and European Neuroendocrine Tumour Society classification: an analysis based on prospectively collected parameters. Endocr Relat Cancer 17: 909–918

Pipeleers-Marichal M, Somers G, Willems G et al (1990) Gastrinomas in the duodenums of patients with multiple endocrine neoplasia type 1 and the Zollinger-Ellison syndrome. N Engl J Med 332: 723–727

Rindi G, Klöppel G, Ahlman H et al (2006) TNM staging of foregut (neuro)endocrine tumors: a consensus proposal including a grading system. Virchows Arch 449: 395–401

Rindi G, Klöppel G, Couvelard A et al (2007) TNM staging of midgut and hindgut (neuro)endocrine tumors: a consensus proposal including a grading system. Virchows Arch 451: 757–762

Rindi, Arnold R, Bosman FT et al (2010) Nomenclature and classification of neuroendocrine neoplasms of the digestive system. In: Bosman FT, Carneiro F, Hruban RH, Theise N (Hrsg) WHO classification of tumours of the digestive system. IARC Press, Lyon, S 13–14

Ruttmann E, Klöppel G, Bommer G et al (1980) Pancreatic glucagonoma with and without syndrome. Immunocytochemical study of 5 tumour cases and review of the literature. Virchows Arch [A] Pathol Anat 388: 51–67

Sobin LH, Gospodarowicz MK, Wittekind C (2009) UICC: TNM classification of malignant tumours, 7. Aufl. Wiley-Blackwell, Oxford

Thompson NW, Vinik AI, Eckhauser FE (1989) Microgastrinomas of the duodenum. A cause of failed operations for the Zollinger-Ellison syndrome. Ann Surg 209: 396–404

Weber HC, Venzon DJ, Lin JT et al (1995) Determinants of metastatic rate and survival in patients with Zollinger-Ellison syndrome: a prospective long-term study. Gastroenterology 108: 1637–1649

Klinische Manifestationen endokriner Tumoren des Pankreas

Bernhard O. Böhm

H. G. Beger et al. (Hrsg.), *Erkrankungen des Pankreas*,
DOI 10.1007/978-3-642-37964-2_40, © Springer-Verlag Berlin Heidelberg 2013

Endokrine Pankreastumoren sind im Vergleich zum Pankreaskarzinom seltene Tumoren. Ihre Häufigkeit nimmt in der westlichen Welt zu, und bedingt durch die günstige Prognose steigt die Zahl der Betroffenen. Die Klinik von Insulinom und Gastrinom kann bereits zielführend sein; in Teilen gilt dies auch für die seltenen Entitäten wie zum Beispiel das VIPom und auch das Glukagonom. Vielfach ist das klinische Bild jedoch nicht zwingend typisch für das Vorliegen eines neuroendokrinen Pankreastumors. Insbesondere die nicht sezernierenden neuroendokrinen Pankreastumoren werden mehrheitlich als Zufallstumor (Inzidentalom) oder erst durch ihren Volumeneffekt klinisch apparent.

40.1 Epidemiologie

Die neuroendokrinen Tumoren (NET) des Gastrointestinaltraktes sind durch ihr histologisch relativ homogenes Erscheinungsbild und die im Vergleich zu Karzinomen mehrheitlich langsame Wachstumsgeschwindigkeit geprägt (Hammar u. Sale 1975; Kulke et al. 2012).

Neuroendokrine Tumoren des Pankreas (PET) machen etwa 1–2 % aller neu diagnostizierten Tumoren der Bauchspeicheldrüse aus (Kulke et al. 2012). Im Gegensatz zu dem viel häufiger auftretenden Pankreaskarzinom ist die Langzeitprognose bei Patienten mit diesen Tumoren (PET) deutlich besser, woraus sich eine Prävalenz von bis zu 10 % aller Patienten mit Pankreastumoren ergibt (Kaplan u. Michelassi 1986; Yao et al. 2007, 2008a,b). Während einige Tumoren sehr ausgeprägte Hormonexzesse zeigen und damit klinisch bereits richtungsweisende klinische Symptome verursachen können, gibt es auch nichtfunktionelle neuroendokrine Tumoren (Mozell et al. 1990).

Die Inzidenz wird mit etwa 0,4–1,5 Neuerkrankungen pro Jahr pro 100.000 Einwohner angegeben (Yao et al. 2007, 2008a,b). Es wird insgesamt ein Anstieg bei Inzidenz und Prävalenz der neuroendokrinen Tumoren beobachtet. Die Ursachen der deutlichen Zunahme neuroendokriner Tumoren sind bisher nicht untersucht; eine wichtige Rolle kommt gewiss einer zunehmenden Früherkennung dieser Tumoren infolge des vermehrten Einsatzes der bildgebenden Diagnostik zu.

40.2 Häufige funktionelle neuroendokrine Tumoren der Bauchspeicheldrüse

Zu den häufigen funktionellen neuroendokrinen Tumoren zählen das Insulinom und das Gastrinom mit einer Inzidenz von ca. 1:500.000 pro Jahr (Jensen u. Norton 2010; Kaplan u. Michelassi 1986; Kulke et al. 2012).

40.2.1 Insulinom

Die typischen Beschwerden sind wiederkehrende Unterzuckerungen sowie neurologische und psychiatrische Veränderungen. Zur klassischen klinischen Symptomatik gehört die bereits 1935 beschriebene Whipple-Trias mit Hypoglykämien (Glukosewerte unter 45 mg/dl), mit Hypoglykämie assoziierte neurologische und autonome Symptome sowie eine rasche Besserung der Klinik bei der Infusion von Glukoselösungen (Whipple u. Franz 1935). Das Bild der neuroglycopenischen Beschwerden kann beim Betroffenen sich sehr wechselnd zeigen und dabei Symptome wie Schwächegefühl, Konfusion, Schwindel, Sehstörungen, Kopfschmerzen und einen Bewusstseinsverlust mit einschließen. Zudem können sich adrenerge Symptome durch die neurohumorale Gegenregulation zeigen mit Tachykardie, Schwitzen, Palpitationen, zum Teil auch einem aggressiven Verhalten (Jensen u. Norton 2010; Kaplan u. Michelassi 1986; Kulke et al. 2012).

Eine Gewichtszunahme tritt seltener als vermutet ein. In einer Serie der Mayo Klinik zeigten nur 20 % der Patienten eine Gewichtszunahme (Service et al. 1976). Ob ein unterschiedliches Sekretom des Tumors (Anteile von Insulin versus Proinsulin) für die unterschiedlichen Phänotypen mitverantwortlich sein könnte, ist bisher nicht geklärt (Alsever et al. 1975).

Insulinome sind mehrheitlich sehr kleine Tumoren (< 2 cm), gleichwohl wurden auch vereinzelt sehr große Insulinome (> 5 cm) beschrieben, die neben den Folgen des Hormonexzesses auch zu mechanischen Komplikationen führten. In gleicher Weise kann ein metastasiertes Insulinom neben der Hypoglykämiesymptomatik zu einer durch die Tumormasse unmittelbar verursachten klinischen Symptomatik führen.

Maligne Insulinome können weiterhin eine Vielzahl von Hormonen produzieren und auch sezernieren, sodass sich bei Vorliegen eines Karzinoms neben einer ausgeprägten Hypoglykämieneigung in Abhängigkeit von weiteren Sekretionsprodukten (ACTH, MSH, Calcitonin, PP, andere) ein sehr buntes klinisches Bild etablieren kann (Alexandraki u. Grossman 2010; Asa et al. 1980; Ohneda et al. 1979; Polak et al. 1976; Vieweg et al. 1969).

40.2.2 Gastrinom (Zollinger-Ellison-Syndrom)

Etwa 40 % der sporadischen Gastrinome sind Tumoren der Bauchspeicheldrüse (◘ Tab. 40.1). Der Gastrinexzess führt zu einem Überschuss an Magensäure mit Ulzerationen des Magens und des Zwölffingerdarms (Jensen u. Norton 2010; Kaplan u. Michelassi 1986; Wolfe u. Jensen 1987; Zollinger u. Ellison 1955). Es handelt sich um das Leitsymptom bei 90–95 % aller Patienten (Jensen u. Norton 2010; Kaplan u. Michelassi 1986; Roy et al. 2000). Insbesondere das Wiederauftreten von Geschwüren nach operativer Magenteilentfernung sowie Komplikationen der Geschwürkrankheit wie Blutungen aus dem Magen-Darm-Trakt und perforierten Geschwüren (Magendurchbruch) weisen auf ein Gastrinom hin (Tricia et al. 2012; Vinik u. Glaser 1981; Weber et al. 2007). Der vermehrt in die Speiseröhre zurückfließende Magensaft befördert eine mehrheitlich schwer kontrollierbare Refluxerkrankung. Zusätzlich kann eine chronisch-sekretorische Diarrhö bei etwa 10–20 % der Patienten auftreten (Jensen u. Norton 2010; Kaplan u. Michelassi 1986; Tricia et al. 2012; Vinik u. Glaser 1981; Yu et al. 1999).

40.3 Seltene funktionelle neuroendokrine Tumoren der Bauchspeicheldrüse

40.3.1 VIPome

VIPome setzen vasoaktives intestinales Peptid (VIP) frei. Dieses Hormon verursacht massive wässrige Durchfälle (> 5 l/Tag; bis zu 20 l/Tag) (Jensen u. Norton 2010; Kaplan u. Michelassi 1986; Vertier u. Morrison 1958). Klinisch führend sind daher eine meist schwere Dehydratation, schwere Hypokaliämien bis hin zu Muskellähmungen sowie eine Hypochlorhydrie und Hypomagnesiämie.

40.3.2 Glukagonom (Diabetes-Dermatitis-Syndrom)

Diese Tumoren sind extrem selten. In der Klinik führend sind eher nur mäßig erhöhte Blutzuckerwerte verbunden mit einem schweren Exanthem (Erythema necrolyticum migrans) (Friesen et al. 1974; Mallinson et al. 1974, 1978; McGavran et al. 1966). Die durch das Glukagon getriggerte katabole Stoffwechsellage führt zum Gewichtsverlust, es können Durchfälle auftreten sowie Allgemeinsymptome wie eine Anämie. Ferner sind eine Glossitis und eine Stomatitis häufig anzutreffen (Wermers et al. 1996; Unger u. Orci 1981).

40.3.3 Somatostatinom

Das klinische Bild wird dominiert durch den inhibitorischen Effekt des natürlichen Somatostatins (SMS), das an alle SMS-Rezeptorsubtypen bindet und dadurch zu einem sehr vielfältigen systemischen Bild führen kann (Unger 1977). Neben einer verminderten Wirkung von Wachstumshormon mit konsekutiver Änderung der Körperzusammensetzung kann eine vermehrte Fetteinlagerung durch eine Teilhemmung der Schilddrüsenfunktion eintreten. Sämtliche GI-Hormone werden durch SMS inhibiert, sodass es u. a. zu Motilitätsstörungen mit Hemmung der Magenentleerung kommen kann (Völlegefühl), Malabsorptionszeichen (Fettstühle) sowie Hemmung der Gallenblasenmotilität mit Entwicklung von Gallensteinen (Krejs et al. 1979; Larsson et al. 1977).

Der Glukosestoffwechsel kann dabei sehr uneinheitlich durch den Hormonexzess beeinflusst werden, bedingt durch eine Hemmung der Insulinfreisetzung und durch eine gleichzeitige Hemmung der Glukagonfreisetzung, sodass unmittelbar postprandial eine Neigung zu hyperglykämischen Episoden möglich ist, während längere Fastenperioden sogar zu niedrigen Blutzuckerwerten führen können. Mehrheitlich ist das Krankheitsbild trotz Hormonexzess klinisch inapparent (Krejs et al. 1979; Larsson et al. 1977; Unger 1977).

40.3.4 PPom

Eine eindeutige klinische Symptomatik kann diesem Tumortyp nicht zugeordnet werden. Die Klinik kann alleine

Tab. 40.1 Klinik neuroendokriner Pankreastumoren

Tumorentität	Klinik
Hormonaktive Tumoren	
Häufige neuroendokrine Tumoren	
Insulinom	Rezidivierende Hypoglykämie, Neuroglykopenie, Gewichtszunahme
Inselzellkarzinom	Schwer kontrollierbare Hypoglykämien, Freisetzung weiterer Hormone mit entsprechender Klinik (ACTH/MSH, Calcitonin)
Gastrinom	Rezidivierende Ulcera duodeni et ventriculi, Refluxerkrankung, Bauchschmerzen, wässrige Diarrhö
Seltene neuroendokrine Tumoren	
VIPom	Massive wässrige Diarrhö, massive Dehydratation, schwere Hypokaliämie mit Schwäche, Muskelkrämpfen, Muskellähmungen, Flush
Glukagonom	Gewichtsverlust, (milder) Diabetes mellitus, nekrotisierendes, migratorisches Erythem, Durchfälle, Glossitis und Stomatitis
Somatostatinom	Völlegefühl (intestinale Motilitätsstörung), Cholelithiasis, (milder) Diabetes mellitus, Malabsorption mit breiigen Durchfällen, Fettstühle, Bauchschmerzen, Gewichtsverlust
PPom	Keine eindeutige Klinik, Volumeneffekte des Tumors
Karzinoid	Paroxysmaler Flush, Diarrhöen, Pellagra, Rechtsherzinsuffizienz
Kortikotrophinom	Vollmondgesicht, Plethora, stammbetonte Fettsucht, diabetische Stoffwechsellage, verstärkte Hautpigmentierung
Parathyrinom	Hyperkalzämiesyndrom mit Magen- und Knochenschmerzen, Dehydratation, Nierensteine
Nicht hormonaktive Tumoren	Volumeneffekte des Tumors

durch die Volumeneffekte des Tumors bestimmt werden (Friesen et al. 1980; O'Dorisio u. Vinik 1985; Vinik u. Glaser 1981). PP ist ein häufig anzutreffendes endokrines Markersignal pankreatischer neuroendokriner Tumoren, ohne dass sich eine entsprechende Klinik mit diesem Hormonexzess verbinden lässt (Friesen et al. 1980; Friesen u. McGuigan 1975; Polak et al. 1976).

40.3.5 Pankreatisches Karzinoid (atypisches Karzinoid-Syndrom)

Es zeigt sich beim pankreatischen Karzinoid das typische klinische Bild eines Karzinoidsyndroms mit paroxsymalem Flush, Diarrhöen, intestinalen Beschwerden und in der weiteren Folge durch die kardiale Affektion Zeichen der Rechtsherzinsuffizienz (Mozell et al. 1990; Vinik u. Glaser 1981). Ferner führt der Tumor zu einem Nikotinsäuremangel mit Pellagrasymptomatik. Die Besonderheit des pankreatischen Karzinoids ist das Vorliegen einer typischen Karzinoidsymptomatik ohne Vorliegen von Lebermetastasen.

40.3.6 Pankreatisches Kortikotrophinom (ektopes ACTH-Syndrom)

In der Regel ausgeprägtes Cushing-Bild, verursacht durch eine ektope bzw. paraneoplastische Freisetzung von ACTH, MSH und damit extremer Erhöhung der Kortisolwerte (Alexandraki u. Grossman 2010; Asa et al. 1980). Klinisch zeigt sich das Vollbild des Hyperkortisolismus (Vollmondgesicht, Plethora, stammbetonte Fettsucht, diabetische Stoffwechsellage, Hypertonie) mit einer verstärkten Hautpigmentierung durch den MSH-Effekt.

40.3.7 Pankreatisches Parathyrinom (ektopes Hyperkalzämie-Syndrom)

Dieses ektope PTH-Syndrom gleicht in der Regel dem Bild eines klinisch manifesten Hyperparathyreoidismus bis hin zum klassischen Bild eines ungezügelten Hyperkalzämie-Syndroms mit »Stein-, Bein- und Magenpein« (Friesen et al. 1980; Friesen u. Allen 1975; Rizzoli et al. 1990).

40.4 Neuroendokrine Tumoren bei MEN1-Syndrom

30–80 % der Patienten mit einem MEN1-Syndrom weisen enteropankreatische Tumoren auf (Brandi et al. 2001; Grama et al. 1992; Schaaf 2003). Das deutsche MEN1-Register mit mehr als 300 Indexpatienten berichtet über eine Prävalenz von etwa 50 % an gastroenteropankreatischen (GEP) Tumoren (Schaaf 2003). Etwa 50 % dieser MEN1-assoziierten pankreatischen Tumoren können Gastrin sezernieren und führen somit zum klinischen Bild eines Zollinger-Ellison-Syndroms mit rezidivierenden Magen- und Duodenalulzera, wässrigen Diarrhöen, zum Teil krampfartiger abdomineller Beschwerdesymptomatik. Da Gastrinome im Kontext mit einem MEN1-Syndrom häufiger maligne sind und somit auch häufiger metastasieren können, kann sich zudem das klinische Bild einer Tumorkachexie zeigen (Brandi et al. 2001; Grama et al. 1992; Karges et al. 2002, 1998; Lowney et al. 1998).

Dieses Beschwerdebild gilt es abzugrenzen vom MEN1-assoziierten primären Hyperparathyreoidismus mit Hyperkalzämiesyndrom. Hier kann es ebenfalls zu Magen- und Duodenalulzera kommen sowie zu einer Kalium-abhängigen Steigerung einer Homonfreisetzung (Brandi et al. 2001; Grama et al. 1992; Lamers et al. 1977).

Insulinome sind neben dem Gastrinom die zweithäufigste hormonaktive Entität bei MEN1-Syndrom. Das klinische Bild folgt dabei der typischen Klinik eines Insulinoms ohne MEN1-Syndrom. In seltenen Fällen können auch bihormonelle bzw. multihormonale Tumoren auftreten, die z. B. Gastrin und Insulin freisetzen. Abhängig von der jeweiligen Quantität und damit Dominanz der sezernierten Hormone ergibt sich ein charakteristisches klinisches Bild.

Wie bei Patienten ohne MEN1-Syndrom sind Glukagon(Glukagonom)- bzw. VIP(VIPom)-freisetzende Tumoren selten (Bassett et al. 1997). Das klinische Bild folgt dabei der typischen Klinik des jeweils dominierenden hormonellen Signals. Selten finden sich auch Wachstumshormon-freisetzende Tumoren verbunden mit dem klinischen Bild einer Akromegalie (Sano et al. 1988).

40.5 Nichtfunktionelle Tumoren der Bauchspeicheldrüse

35–50 % der neuroendokrinen Tumoren der Bauchspeicheldrüse sind nichtfunktionell, das heißt, sie produzieren bzw. sezernieren keine Hormone. Insbesondere bei hereditären Tumorsyndromen (MEN1-Syndrom) finden sich nichtfunktionelle Tumoren, die meist multipel vorliegen können und zudem mit funktionellen Pankreastumoren auftreten können (Mozell et al. 1990). Bei fehlender Funktionalität erfolgt die Diagnose relativ spät. Erste Symptome – abdominelle Schmerzen (35–55 %), ein tastbarer Tumor (10–40 %), Gewichtsverlust (30–45 %) – sind durch das raumfordernde Tumorwachstum bedingt (Tricia et al. 2012). Bis zu 25 % der Tumoren werden zufällig als »Inzidentalom des Pankreas« diagnostiziert (Tricia et al. 2012; Weber et al. 2007).

40.6 Änderung des klinischen Bildes

Bei Persistenz endokrin aktiver Pankreastumoren kann es über die Zeit zu einer Änderung des klinischen Bildes kommen. Die Veränderungen des klinischen Bildes stehen im Zusammenhang mit der Plastizität der (neuro)endokrinen Zellen, die ihr Sekretionsmuster verändern können (Hammar u. Sale 1975; Sano et al. 1988). Wynick und Mitarbeiter (1988) berichteten, dass bei 7 % der neuroendokrinen Pankreastumoren über einen Zeitraum von 19 Monaten eine durch das Sekretionsprodukt getriggerte Änderung der Klinik beobachtet wird. Sogar ein vollkommener klinischer Befundwandel ist in Einzelfällen beobachtet worden (Ohneda et al. 1979).

Literatur

Alexandraki KI, Grossman AB (2010) The ectopic ACTH syndrome. Rev Endocr Metab Disord 11: 117–126

Alsever RN, Roberts JP, Gerber JG, Mako ME, Rubenstein AH (1975) Insulinoma with low circulating insulin levels: the diagnostic value of proinsulin measurements. Ann Intern Med 82(3): 347–350

Asa SL, Kovacs K, Killinger DW, Marcon N, Platts M (1980) Pancreatic islet cell carcinoma producing gastrin, ACTH, α-endorphin, somatostatin and calcitonin. Am J Gastroenterol 74: 30–35

Bassett JHD, Williamson C, Pang J et al (1997) Glucagonomas in multiple endocrine neoplasia type 1. J Endocrinol 152: 68

Brandi ML, Gagel RF, Angeli A et al (2001) Guidelines for diagnosis and therapy of MEN type 1 and type 2. J Clin Endocrinol Metab 86: 5658–5671

Friesen SR, Allen MS (1975) Malignant hyperparathyroidism of pancreatic and parathyroid origins. Bull Soc Int Chir 5: 439–441

Friesen SR, Hermreck AS, Mantz FA Jr (1974) Glucagon, gastrin, and carcinoid tumors of the duodenum, pancreas, and stomach: polypeptide »apudomas« of the foregut. Am J Surg 127: 90–101

Friesen SR, Kimmel JR, Tomita T (1980) Pancreatic polypeptide as screening marker for pancreatic polypeptide apudomas in multiple endocrinopathies. Am J Surg 139(1): 61–72

Friesen SR, McGuigan JE (1975) Ectopic apudocarcinomus and associated endocrine hyperplasias of the foregut. Ann Surg 182: 371–385

Grama D, Skogseid B, Wilander E et al (1992) Pancreatic tumors in multiple endocrine neoplasia type 1: clinical presentation and surgical treatment. World J Surg 16: 611–619

Hammar S, Sale G (1975) Multiple hormone producing islet cell carcinomas of the pancreas. A morphological and biochemical investigation. Hum Pathol 6: 349–362

Jensen RT, Norton JA (2010) Endocrine tumors of the pancreas and the gastrointestinal tract. In: Feldman M, Friedman LS, Bradt LJ (Hrsg) Sleisinger and Fordtran's gastrointestinal and liver disease, 9. Aufl. W.B. Saunders, Philadelphia, S 491–523

Kaplan EL, Michelassi F (1986) Endocrine tumors of the pancreas and their clinical syndromes. Surg Annu 18: 181–223

Karges W, Ludwig L, Kessler H, Wissmann A, Wagner PK, Boehm BO (1998) Menin mutations in the diagnosis and prediction of multiple endocrine neoplasia type 1. Langenbecks Arch Surg 383(2): 183–186

Karges W, Schaaf L, Dralle H, Boehm BO (2002) Clinical and molecular diagnosis of multiple endocrine neoplasia type 1. Langenbecks Arch Surg 386(8): 547–552

Krejs GJ, Orci L, Conlon JM et al (1979) Somatostatinoma syndrome: biochemical, morphologic and clinical features. N Engl J Med 301: 285–292

Kulke MH, Benson AB 3rd, Bergsland E, Berlin JD, Blaszkowsky LS, Choti MA, Clark OH, Doherty GM, Eason J, Emerson L, Engstrom PF, Goldner WS, Heslin MJ, Kandeel F, Kunz PL, Kuvshinoff BW 2nd, Moley JF, Pillarisetty VG, Saltz L, Schteingart DE, Shah MH, Shibata S, Strosberg JR, Vauthey JN, White R, Yao JC, Freedman-Cass DA, Dwyer MA (2012) National Comprehensive Cancer Networks. Neuroendocrine tumors. J Natl Compr Canc Netw 10(6): 724–764

Lamers CB, Buis JT, van Tongeren J (1977) Secretin-stimulated serum gastrin levels in hyperparathyroid patients from families with multiple endocrine adenomatosis type I. Ann Intern Med 86(6): 719–724

Larsson L-I, Hirsch MA, Holst JJ et al (1977) Pancreatic somatostatinoma: clinical features and physiological implications. Lancet 1: 666–668

Lowney JK, Frisella MM, Lairmore TC, Doherty GM (1998) Pancreatic islet cell tumor metastasis in multiple endocrine neoplasia type 1: correlation with primary tumor size. Surgery 124: 1043–1049

Mallinson C, Bloom SR (1978) The hyperglycemic, cutaneous syndrome: pancreatic glucagonoma. In: Friesen SR (Hrsg) Surgical endocrinology: clinical syndromes. JB Lippincott, Philadelphia, S 171–202

Mallinson CN, Bloom SR, Warin AP, Salmon PR, Cox B (1974) A glucagonoma syndrome. Lancet 2: 1–5

McGavran MH, Unger RH, Recant L, Polk HC, Kilo C, Levin ME (1966) A glueagon-secreting alpha-cell carcinoma of the pancreas. N Engl J Med 274: 1408–1413

Mozell E, Stenzel P, Woltering EA, Rösch J, O'Dorisio TM (1990) Functional endocrine tumors of the pancreas: clinical presentation, diagnosis, and treatment. Curr Probl Surg 27(6): 301–386

O'Dorisio T, Vinik A (1985) Pancreatic polypeptide and mixed peptide-producing tumors of the gastrointestinal tract. In: Cohen S, Soloway RD (Hrsg) Contemporary Issues in Gastroenterology, Churchill-Livingstone, New York

Ohneda A, Otsuki M, Fujiya H, Yaginuma N, Kokubo T, Ohtani H (1979) A malignant insulinoma transformed into a glucagonoma syndrome. Diabetes 28: 962–969

Polak JM, Bloom SR, Adrian TE, Heitz P, Bryant MG, Pearse AG (1976) Pancreatic polypeptide in insulinomas, gastrinomas, vipomas, and glucagonomas. Lancet 1(7955) 328–330

Polak JM, Pearse AGF, Grimelius L, Bloom SR, Arimura A (1975) Growth-hormone release-inhibiting hormone in gastrointestinal and pancreatic D cells. Lancet 1: 1220–1222

Rizzoli R, Sappino AP, Bonjour JP (1990) Parathyroid hormone-related protein and hypercalcemia in pancreatic neuro-endocrine tumors. Int J Cancer 46(3): 394–398

Roy PK, Venzon DJ, Shojamanesh H et al (2000) Zollinger-Ellison syndrome: clinical presentation in 261 patients. Medicine (Baltimore) 79: 379–411

Sano T, Asa SL, Kovacs K (1988) Growth hormone-releasing hormone-producing tumors: clinical, biochemical, and morphological manifestations. Endocr Rev 9: 357–373

Schaaf L (2003) Deutsche MEN1-Datenbank. Netzwerk Hypophysen- und Nebennierenerkrankungen, 4. Aufl. Erlangen

Service FJ, Dale AJ, Elveback LR, Jiang NS (1976) Insulinoma: clinical and diagnostic features of 60 consecutive cases. Mayo Clin Proc 51(7): 417–429

Tricia A, Moo-Young, Prinz RA (2012) Endocrine tumors of the pancreas. In: Blumgart's surgery of the liver, pancreas and biliary tract. Elsevier, S 934–944

Unger RH (1977) Somatostatinoma. N Engl J Med 296: 998–1000

Unger RH, Orci L (1981) Glucagon and the A cell: physiology and pathophysiology. N Engl J Med 304: 1518–1524, 1575–1580

Vertier JV, Morrison AB (1958) Islet cell tumor and a syndrome of refractory watery diarrhea and hypokalemia. Am J Med 25: 374–380

Vieweg WV, Graber AL, Cerchio GM (1969) Pancreatic islet cell carcinoma with hyperinsulinism and probable, ectopic ACTH-MSH secretion. Arch Intern Med 124: 731–735

Vinik A, Glaser B (1981) Pancreatic endocrine tumors. In: Pancreatic Disease [TL Dent], 427. Grune & Stratton, New York

Weber KJ, Lin J, Prinz RA (2007) Endocrine tumors of the pancreas: clinical picture, diagnosis, and therapy. In: Surgery of the liver, biliary tract and pancreas. Elsevier, S 904–914

Wermers RA, Fatourechi V, Kvols LK (1996) Clinical spectrum of hyperglucagonemia associated with malignant neuroendocrine tumors. Mayo Clinic Proceedings 71(11): 1030–1038

Whipple AO, Franz VK (1935) Adenoma of islet cells with hyperinsulinism. Am Surg 101: 1299–1335

Wolfe MM, Jensen RT (1987) Zollinger-Ellison syndrome. Current concepts in diagnosis and management. N Engl J Med 317: 1200–1209

Wynick D, Williams SJ, Bloom SR (1988) Symptomatic secondary hormone syndromes in patients with established malignant pancreatic endocrine tumors. N Engl J Med 319: 605–607

Yao JC, Eisner MP, Leary C et al (2007) Population-based study of islet cell carcinoma. Ann Surg Oncol 14: 3492–3500

Yao JC, Hassan M, Phan A et al (2008) One hundred years after »carcinoid«: epidemiology of and prognostic factors for neuroendocrine tumors in 35,825 cases in the United States. J Clin Oncol 26: 3063–3072

Yao JC, Rindi G, Evans DB (2008) Pancreatic endocrine tumors. In: DeVita VT, Lawrence TS, Rosenberg SA (Hrsg) Cancer: principles and practice of oncology, 8. Aufl. Wolters Kluwer/Lippincott Williams & Wilkins, Philadelphia, S 1702–1721

Yu F, Venzon DJ, Serrano J et al (1999) Prospective study of the clinical course, prognostic factors, causes of death, and survival in patients with long-standing Zollinger-Ellison syndrome. J Clin Oncol 17: 615–630

Zollinger RM, Ellison EH (1955) Primary peptic ulcerations of the jejunum associated with islet cell tumors of the pancreas. Ann Surg 142: 709–723

Laborchemische und genetische Diagnostik endokriner Tumoren des Pankreas

Konrad Streetz, Wolfram Karges

H. G. Beger et al. (Hrsg.), *Erkrankungen des Pankreas*,
DOI 10.1007/978-3-642-37964-2_41, © Springer-Verlag Berlin Heidelberg 2013

Die Labordiagnostik dient der Erkennung einer klinisch relevanten Hormonaktivität (Funktionalität) von pankreatischen neuroendokrinen Tumoren (pNET). Gastrinome werden durch Messung des erhöhten Serumgastrins (falls erforderlich im Sekretintest) bei gleichzeitiger gastraler Hyperazidität diagnostiziert. Typisch für Insulinome sind symptomatische Hypoglykämien im Nüchternzustand (standardisierter Fastentest) mit einem erhöhten Insulin-Glucose-Quotienten im Plasma. Den wichtigsten Marker für die Verlaufsbeurteilung non-funktionaler und funktionaler pNET stellt das Chromogranin A im Serum dar. Die MEN1-Gendiagnostik ist bei Patienten mit pNET indiziert, wenn nach etablierten Kriterien der Verdacht auf ein MEN1-Syndrom besteht. Bei positivem MEN1-Mutationsnachweis wird eine genetische Familienberatung und Gendiagnostik empfohlen, außerdem ein regelmäßiges Nachsorgeprogramm, das obligate und fakultative Labordiagnostik beinhaltet.

41.1 Labordiagnostik

41.1.1 Bedeutung der Labordiagnostik bei pNET

In der Primärdiagnostik von pankreatischen neuroendokrinen Tumoren (pNET) besitzt die Labordiagnostik eine zentrale Bedeutung, da sie die Differenzierung hormonaktiver (funktionaler) Tumoren von hormoninaktiven (nonfunktionalen) Tumoren ermöglicht (Arnold et al. 2004). Auch im weiteren Behandlungsverlauf von pNET spielen Laborparameter eine wichtige Rolle zur Erkennung von Tumorrezidiven.

Hormonaktive pNET sind durch eine autonome, nicht in hormonalen Regelkreisen gesteuerte Hypersekretion von biologisch aktiven neuroendokrinen Peptiden (»Hormonexzess«) gekennzeichnet. Die tumorbedingte Sekretion von Insulin, Gastrin oder (wesentlich seltener) anderen Hormonen ist oft mit charakteristischen klinischen Symptomen und Befunden assoziiert. Der Nachweis eines tumorassoziierten Hormonexzesses erfolgt hierbei je nach Erkrankung entweder durch eine basale Blutentnahme oder im Rahmen eines endokrinologischen Funktionstests.

41.1.2 Laborparameter bei pNET – Kategorien und Prinzipien

Die bei pNET im Blut analysierten neuroendokrinen Laborparameter können generell in zwei Kategorien eingeteilt werden. Einerseits handelt es sich um biologisch aktive Peptidhormone (z. B. Insulin, Gastrin, VIP), mit denen die Funktionalität (Hormonaktivität) eines pNET definiert werden kann (◘ Tab. 41.1). Die korrekte Erkennung hormonaktiver pNET ist zur Tumorklassifikation von zentraler Bedeutung und besitzt in vielen Fällen direkte Konsequenzen für die chirurgische und medikamentöse Therapie. Die wichtige Unterscheidung von hormonaktiven und hormoninaktiven pNET ist hierbei eine Domäne der labormedizinischen und klinischen Diagnostik, da in der (Immun-)Histologie nicht zwischen beiden Entitäten unterschieden werden kann.

Zur zweiten Kategorie von Laborparametern gehören neuroendokrine Peptide (z. B. Chromogranin A, PP), die fakultativ von hormonaktiven oder hormoninaktiven pNET sezerniert werden können und deren diagnostische Rolle vorrangig in der Tumornachsorge liegt (◘ Tab. 41.1).

Um Fehlinterpretationen zu vermeiden, sollten neuroendokrine Laborparameter nicht isoliert, sondern stets im funktionellen Kontext mit anderen Laborbefunden und klinischen Informationen bewertet werden. Ein Beispiel hierfür stellt die deutliche Erhöhung von Gastrin und Chromogranin A dar, die einerseits auf ein (Rezidiv-) Gastrinom hinweist, aber auch allein durch Einnahme von Protonenpumpeninhibitoren (PPI) ausgelöst werden kann.

41.1.3 Chromogranin A

Chromogranin A ist als ein Glykoprotein Bestandteil der Sekretgranula neuroendokriner Zellen und wird zusammen mit Peptidhormonen sezerniert. Chromogranin A

Tab. 41.1 Labordiagnostik und klinische Befunde bei pankreatischen neuroendokrinen Tumoren (pNET)

Parameter	Material/Test	Erkrankung (Indikation)	Klinische Symptomatik	Besonderheiten
Chromogranin A	Serum	funktionale und nicht-funktionale pNET, Basisdiagnostik bei MEN1	bei nicht-funktionalen pNET: keine spezifische Symptomatik, bei funktionalen pNET: abhängig vom Hormonexzess	allgemeiner Marker bei NET cave: falsch-positiv bei PPI-Therapie
Gastrin	Serum a) nüchtern b) im Sekretintest	Gastrinom (Zollinger-Ellison-Syndrom), Basisdiagnostik bei MEN1	rezidivierende gastrointestinale Ulzera, Diarrhö	hohe Rate falsch-positiver Nüchternwerte, z. B. unter PPI Einnahme
Insulin Glucose C-Peptid	Serum/Plasma a) nüchtern b) im Fastentest	Insulinom, Basisdiagnostik bei MEN1	Nüchternhypoglykämie mit adrenergen und neuroglucopenischen Symptomen	Ausschluss einer Sulfonylharnstoffeinnahme
Glucagon	Serum	Glucagonom	Hautveränderungen (nekrolytisches migratorisches Erythem), Hyperglykämie	häufig im Rahmen von MEN1
5-HIES	24-h-Sammelurin	funktionale pNET	Karzinoidsyndrom	selten bei pNET
Pankreatisches Polypeptid (PP)	Serum	funktionale und nicht-funktionale pNET	bei nicht-funktionalen pNET: keine spezifische Symptomatik, bei funktionalen pNET: abhängig vom Hormonexzess	kein Hormonexzess-Syndrom
Vasoaktives intestinales Polypeptid (VIP)	Serum	VIPom (Verner-Morrison-Syndrom)	Exzessive sekretorische Diarrhö, Exsikkose, Hypochlorhydrie, Hypokaliämie	präanalytische Besonderheiten beachten (Probenentnahme)
Somatostatin	Serum	Somatostatinom	Diabetes mellitus, Steatorrhö, Cholelithiasis	häufig malignes Verhalten, MEN1-assoziiert
Calcitonin	Serum	Calcitonin-produzierender pNET	Diarrhö Flush	Ausschluss medulläres Schilddrüsenkarzinom
GHRH	Serum	GHRH-om	Diarrhö Akromegalie	sehr selten
CRH, ACTH	Serum	CRH-om, ACTH-om	Cushing-Syndrom	sehr selten
Neurotensin	Serum	Neurotensin-produzierender pNET	Hypotension Tachykardie	Rarität

ist ein sensitives und spezifisches Markerprotein zur Detektion von neuroendokrinen Tumoren (Falconi et al. 2012). Erhöhte Serumspiegel lassen sich bei vielen lokal begrenzten und metastasierten pankreatischen und nicht-pankreatischen NET nachweisen. Im Gegensatz zu Chromogranin A wird Synaptophysin – ein weiterer mikro-vesikulärer Membranbestandteil – quantitativ nicht relevant sezerniert und lässt sich nur immunhistochemisch nachweisen.

Chromogranin A sollte bei initialem Verdacht oder Nachweis eines neuroendokrinen Tumors im Serum bestimmt werden, insbesondere vor geplanter Operation (Tumorresektion). Es dient in der weiteren Behandlung als Verlaufsparameter zur Rezidivdiagnostik und Abschätzung der Tumormasse (Falconi et al. 2012). Unter einer medikamentösen Therapie mit PPI finden sich häufig deutlich erhöhte Chromogranin A-Konzentrationen im Serum, sodass PPI eine Woche vor der Analyse abgesetzt werden sollten.

41.1.4 Gastrin

Gastrin ist ein in antralen und duodenalen G-Zellen gebildetes Peptidhormon. Es steigert in den Parietalzellen des Magens die Säureproduktion und erhöht den Tonus der gastralen glatten Muskulatur insbesondere im Kardiasphinkterbereich. Patienten mit Gastrin-produzierenden

NET (Gastrinomen) weisen eine pathologische Hyperazidität des Magens auf, die typischerweise zu multiplen rezidivierenden peptischen Ulzera von Magen, Duodenum und Jejunum und zu nahrungsabhängigen Diarrhöen führt (Zollinger-Ellison-Syndrom).

Wegweisend für das Vorliegen eines Gastrinoms sind Gastrinkonzentrationen im Blut von > 1000 pg/ml bei gleichzeitigem Vorliegen eines pH < 2 im Magen (Jensen et al. 2012). Bei Gastrinwerten zwischen 150 und 1000 pg/ml kann bei gleichzeitiger Hyperazidität mit Hilfe des Sekretin-Stimulationstests die Diagnose des Gastrin-produzierenden NET ebenfalls gestellt werden. Bei diesem Funktionstest werden 2 IE/kg Sekretin i.v. appliziert und es wird bis 30 Minuten nach Injektion mehrfach Gastrin bestimmt. Bei einem Anstieg des Serumgastrins > 200 pg/ml über den Basalwert ist der Sekretintest als pathologisch zu werten. Alternativ ist die Durchführung eines Calcium-Infusionstests (10 mg Ca^{2+}/kg/KG i.v. über 2 h) möglich.

Bei Nachweis einer Hypergastrinämie sind zwei Differenzialdiagnosen als mögliche Quelle falsch-positiver Befunde von besonderer klinischer Bedeutung. Bei der atrophischen Gastritis (Typ-A-Gastritis) mit gastraler Hypoazidität/Anazidität kommt es zur reaktiven Erhöhung von Gastrin, die das 20-Fache des oberen Normbereichs erreichen kann. Wegweisend ist hier der gleichzeitige Nachweis eines neutralen pH ≥ 6 im Magensaft, entweder durch konventionelle pH-Metriesonde oder orientierend mittels pH-Indikatorstreifen im Rahmen einer Gastroskopie. Weitere Hinweise auf eine Typ-A-Gastritis liefern die Labordiagnostik (Parietalzellantikörper, Vitamin B_{12}) und die Magenschleimhautbiopsie.

Auch die Einnahme von Protonenpumpeninhibitoren (PPI) ist häufig mit einem Anstieg des Serumgastrins auf das bis zu 10-Fache des oberen Normbereichs verbunden (Jensen et al. 2012). Die Ursache hierfür liegt in einem therapiebedingten Anstieg des gastralen pH (Säureblockade) mit reaktiver Gastrinsekretion. Zur verlässlichen Interpretation des Serumgastrins sollten PPI daher mindestens 7 Tage vor der Untersuchung abgesetzt werden, sofern klinisch vertretbar. Andere mögliche Ursachen einer Gastrinerhöhung im Serum stellen differenzialdiagnostisch meist kein wesentliches Problem dar. Hierzu zählen Zustand nach Vagotomie, Nahrungsaufnahme, Dilatation des Magens sowie der Genuss von Alkohol, Koffein und Nikotin.

41.1.5 Insulin

Leitbefund von Insulin-produzierenden pankreatischen NET (Insulinomen) sind Hypoglykämien bei Nahrungskarenz (Nüchternhypoglykämien), die durch autonome, nicht in physiologischen Regelkreisen gesteuerte Hypersekretion von Insulin ausgelöst werden (Cryer et al. 2009). Aufgrund ihrer physiologischen Variabilität können Insulinspiegel im Blut generell nur in Kenntnis der gleichzeitigen Plasmaglucose, des Nahrungsstatus (nüchtern/postprandial) und idealerweise des Ernährungszustands des Patienten (Body-Mass-Index in kg/m^2) interpretiert werden.

Der Verdacht auf ein Insulinom beruht auf sympathoadrenergen und neuroglucopenischen Symptomen der Hypoglykämie. Die klassische Whipple-Trias bestehend aus Hypoglykämie (Glucose < 45 mg/dl), hypoglykämischen Symptomen und einer raschen Normalisierung der Symptomatik nach Kohlenhydratzufuhr ist zwar charakteristisch für Insulinome, aber wenig sensitiv und spezifisch. Sofern bei einem Patienten niedrige Blutzuckerwerte dokumentiert wurden oder nach klinischer Einschätzung ein hinreichender Verdacht auf Hypoglykämien besteht, ist die Indikation zur Durchführung eines Fastentests mit Insulin- und Glucosemessung gegeben (Jensen et al. 2012).

Beim standardisierten Fastentest (Hungerversuch) darf der Patient unter stationären Bedingungen nur kalorienfreie Flüssigkeit zu sich nehmen. Es erfolgt ein regelmäßiges Monitoring von Blutglucose (»Point of care«-Messung auf Station) und von klinischen Parametern sowie zu definierten Zeitpunkten die Blutentnahme für Plasmaglucose, Insulin, C-Peptid sowie (fakultativ) Proinsulin und Sulfonylharnstoffe. Der Test dauert maximal 72 Stunden oder bis zum Erreichen einer Hypoglykämie von < 45 mg/dl. Der Test gilt als pathologisch im Sinne eines organischen Hyperinsulinismus (Insulinoms) bei Vorliegen eines Insulin (microU/ml)/Plasmaglucose (mg/dl)-Quotienten von > 0,33 bei gleichzeitiger Hypoglykämie (venöse Plasmaglucose < 45 mg/dl). Beim Insulinom wird typischerweise eine Insulinkonzentration > 6 microU/l sowie ein C-Peptid > 0,7 mg/l beobachtet. Der Fastentest ist auch zur Differenzialdiagnose nicht-insulinabhängiger Nüchternhypoglykämien geeignet.

41.1.6 Andere neuroendokrine Laborparameter

5-Hydroxyindolessigsäure (5-HIES), das Abbauprodukt von Serotonin (5-Hydroxytryptamin, 5-HT), ist ein wichtiger Marker in der Diagnostik von NET des Dünndarms (Jejunums und Ileums). 5-HIES wird im angesäuerten 24-h-Sammelurin bestimmt, wobei die Werte mit der residuellen Tumormasse korrelieren. 5-HIES zählt nicht zu den Routineparametern von pankreatischen NET, da diese nur in Ausnahmefällen 5-HT produzieren.

Pankreatisches Polypeptid (PP) wird in den PP-Zellen der pankreatischen Inseln gebildet. Erhöhte PP-Konzentrationen im Blut können gleichermaßen bei Patienten mit hormoninaktiven oder hormonaktiven pNET auftreten, spezifische Symptome werden durch die PP-Erhöhung nicht hervorgerufen. PP besitzt eine Bedeutung als zusätzlicher Marker für pNET, vor allem präoperativ und im Verlauf bei non-funktionalen Tumoren (Falconi et al. 2012).

Auch die neuronenspezifische Enolase (NSE) im Serum kann als zusätzlicher Marker zur Therapiekontrolle verwendet werden, sie ist jedoch wenig spezifisch für gastroenteropankreatische NET.

Erhöhte Konzentrationen des vasoaktiven intestinalen Polypeptids (VIP) werden bei Patienten mit Verner-Morrison-Syndrom infolge pankreatischer NET gemessen. Das Syndrom ist durch wässrige Diarrhöen, Hypochlorhydrie, Hypokaliämie und abdominelle Schmerzen charakterisiert. Die Bestimmung von VIP ist bei entsprechendem klinischem Verdacht indiziert.

Glucagon, das Sekretionsprodukt der pankreatischen Alpha-Zellen, kann bei Vorliegen eines seltenen Glucagon-produzierenden pNET (Glucagonom) im Serum oder Plasma erhöht gemessen werden. Die Indikation zur Glucagonbestimmung ist gegeben bei Patienten mit pNET, Hyperglykämie und typischen Hautveränderungen (nekrolytisches migratorisches Erythem).

Sehr selten können pankreatische NET andere neuroendokrine Peptide wie Calcitonin oder ACTH sezernieren mit entsprechenden klinischen Symptomen und Zeichen des Hormonexzesses. Die Labordiagnostik richtet sich nach der klinischen Verdachtsdiagnose (◘ Tab. 41.1).

41.1.7 Sonderfall: Labordiagnostik bei MEN1-Patienten

Patienten mit multipler endokriner Neoplasie Typ 1 (MEN1), einem familiären neuroendokrinen Tumorsyndrom, weisen ein lebenslang erhöhtes Risiko für neuroendokrine Neoplasien in Nebenschilddrüse, Pankreas/Duodenum, Hypophyse und anderen endokrinen und non-endokrinen Organen auf. Zur frühzeitigen Erkennung MEN1-assoziierter Tumoren wird daher eine regelmäßige Labordiagnostik bei allen (auch asymptomatischen) MEN1-Patienten und MEN1-Mutationsträgern in jährlichen Abständen empfohlen (Brandi et al. 2001).

Zu den empfohlenen jährlichen Laboruntersuchungen gehören Calcium und Parathormon (PTH), Gastrin, Chromogranin A, Prolactin und IGF-1 sowie fakultativ Nüchtern-Plasmaglucose und Insulin, pankreatisches Polypeptid und Glucagon, ergänzt durch weitere Labordiagnostik je nach individueller Indikation (Thakker et al. 2012). Zusammen mit der bildgebenden Diagnostik und klinischen Untersuchungen sind diese Laboranalysen Bestandteil des regelmäßigen Screeningprogramms bei MEN1 (Karges et al. 2000). Hierzu sollten MEN1-Patienten und deren Familien nach Möglichkeit langfristig in spezialisierten neuroendokrinen Tumorzentren betreut werden.

41.2 Gendiagnostik

41.2.1 MEN1-Gen

NET des Pankreas, Duodenums und Magens sind bei Patienten mit multipler endokriner Neoplasie Typ 1 (MEN1) die zweithäufigste Organmanifestation nach dem primären Hyperparathyreoidismus. In Deutschland kommt es bei der Hälfte (54 %) der MEN1-Patienten zur Entwicklung von gastroentero-pankreatischen NET, meistens als Insulinome, Gastrinome oder non-funktionale pNET (Machens et al. 2007). Die a priori Wahrscheinlichkeit für das Vorliegen eines MEN1-Syndroms ist bei Patienten mit pankreatischen NET mit etwa 5–30 % (je nach Patientenselektion) relativ hoch.

Bei nahezu allen Patienten mit MEN1 sind Keimbahnmutationen des MEN1-Tumor-Suppressor-Gens nachweisbar (Karges 2004). Bis heute wurden weltweit über 1000 Nonsense-, Frameshift- und andere Mutationen des MEN1-Gens identifiziert, die die gesamte kodierende Sequenz betreffen (Newey u. Thakker 2011). Die MEN1-Genanalyse erfolgt mittels DNA-Sequenzierung aus dem peripheren Blut.

41.2.2 MEN1-Gendiagnostik – Ziele und Indikationen

Die MEN1-Genanalyse verfolgt zwei wesentliche Ziele. Sie dient einerseits dazu, bei NET-Patienten den klinischen Verdacht auf ein MEN1-Syndrom durch positiven Mutationsnachweis zu sichern und somit eine familiäre, genetische Ursache der Erkrankung zu bestätigen. Hieraus ergibt sich als Konsequenz, dass dieser Patient – anders als bei sporadischen NET – ein lebenslang erhöhtes Risiko für weitere neuroendokrine Tumoren besitzt, sodass eine strukturierte Weiterbetreuung empfohlen werden sollte (Schaaf et al. 2007). Zweitens dient die MEN1-Genanalyse im Rahmen der Familienuntersuchung dazu, bei erstgradig Verwandten von MEN1-positiven Indexpatienten das Vorliegen einer MEN1-Mutation nachzuweisen oder auszuschließen.

Die klinische Indikation zur MEN1-Gendiagnostik (◘ Tab. 41.2) ist bei Patienten mit ≥ 2 MEN1-assoziierten Tumoren oder anderweitig begründetem Verdacht (u. a. Multifokalität, junges Alter, positive Familienanamnese)

41

Tab. 41.2 Indikationen zur MEN1-Gendiagnostik. (Nach Karges 2004; Thakker 2012)

Indikation beim Index-Patienten	**bei Nachweis eines MEN1-typischen NET** - primärer Hyperparathyreoidismus oder - gastro-entero-pankreatischer NET oder - Hypophysenadenom oder - Thymus-, Bronchus- oder Nebennieren-NET **wenn zusätzlich** - MEN1-typische Zweitneoplasie (s. o.) oder - Alter < 40 Jahre oder - multifokaler NET oder - positive Familienanamnese
Indikationen bei Angehörigen von MEN1-Patienten	- erstgradig Verwandte von symptomatischen MEN1-Patienten - erstgradig Verwandte von asymptomatischen MEN1-Mutationsträgern

gegeben (Thakker et al. 2012). Bei positivem MEN1-Mutationsnachweis besteht bei erstgradig Verwandten des Indexpatienten ebenfalls die Indikation zur Gendiagnostik. Diese sollte spätestens ab dem 12.–14. Lebensjahr erfolgen (Brandi et al. 2001; Karges et al. 2000), nach neueren Empfehlungen sogar deutlich früher (Thakker et al. 2012). Die Gendiagnostik darf nur nach eingehender Beratung mit Zustimmung des Patienten durchgeführt werden.

41.2.3 Andere genetische Diagnostik

Pankreatische NET können im Rahmen sehr seltener neuroendokriner Tumorsyndrome wie dem von-Hippel-Lindau-Syndrom auftreten (VHL-Gendiagnostik). Molekularpathologische genetische Analysen im Tumorgewebe sind bei pankreatischen NET derzeit vor allem wissenschaftlichen Fragestellungen vorbehalten. Sie besitzen in der klinischen Diagnostik von pNET aktuell noch keine gesicherte Bedeutung.

Literatur

Arnold R, Badihian T, Krusche S, Brabant G (2004) Neuroendokrine Tumoren – Klinik, biochemische Diagnostik und natürlicher Verlauf. Onkologe 10: 560–569

Brandi ML, Gagel RF, Angeli A, Bilezikian JP, Beck-Peccoz P, Bordi C, Conte-Devolx B, Falchetti A, Gheri RG, Libroia A, Lips CJ, Lombardi G, Mannelli M, Pacini F, Ponder BA, Raue F, Skogseid B, Tamburrano G, Thakker RV, Thompson NW, Tomassetti P, Tonelli F, Wells SA Jr, Marx SJ (2001) Guidelines for diagnosis and therapy of MEN type 1 and type 2. J Clin Endocrinol Metab 86: 5658–5671

Cryer PE, Axelrod L, Grossman AB, Heller SR, Montori VM, Seaquist ER, Service FJ (2009) Endocrine Society. Evaluation and management of adult hypoglycemic disorders: an Endocrine Society Clinical Practice Guideline. J Clin Endocrinol Metab 94: 709–728

Falconi M, Bartsch DK, Eriksson B, Klöppel G, Lopes JM, O'Connor JM, Salazar R, Taal BG, Vullierme MP, O'Toole D (2012) Barcelona Consensus Conference participants. ENETS Consensus Guidelines for the management of patients with digestive neuroendocrine neoplasms of the digestive system: well-differentiated pancreatic non-functioning tumors. Neuroendocrinology 95(2): 120–134

Jensen RT, Cadiot G, Brandi ML, de Herder WW, Kaltsas G, Komminoth P, Scoazec JY, Salazar R, Sauvanet A, Kianmanesh R (2012) Barcelona Consensus Conference participants. ENETS Consensus Guidelines for the management of patients with digestive neuroendocrine neoplasms: functional pancreatic endocrine tumor syndromes. Neuroendocrinology 95(2): 98–119

Karges W (2004) Molekulare und klinische Genetik neuroendokriner Tumoren des Gastrointestinaltrakts. Onkologe 10: 580–587

Karges W, Schaaf L, Dralle H, Boehm BO (2000) Concepts for screening and diagnostic follow-up in multiple endocrine neoplasia type 1 (MEN1). Exp Clin Endocrinol Diabetes 108: 334–340

Machens A, Schaaf L, Karges W, Frank-Raue K, Bartsch DK, Rothmund M, Schneyer U, Goretzki P, Raue F, Dralle H (2007) Age-related penetrance of endocrine tumours in multiple endocrine neoplasia type 1 (MEN1): a multicentre study of 258 gene carriers. Clin Endocrinol (Oxf) 67: 613–622

Newey PJ, Thakker RV (2011) Role of multiple endocrine neoplasia type 1 mutational analysis in clinical practice. Endocr Pract 17 (Suppl 3): 8–17

Schaaf L, Pickel J, Zinner K, Hering U, Höfler M, Goretzki PE, Spelsberg F, Raue F, von zur Mühlen A, Gerl H, Hensen J, Bartsch DK, Rothmund M, Schneyer U, Dralle H, Engelbach M, Karges W, Stalla GK, Höppner W (2007) Developing effective screening strategies in multiple endocrine neoplasia type 1 (MEN 1) on the basis of clinical and sequencing data of German patients with MEN 1. Exp Clin Endocrinol Diabetes 115(8): 509–517

Thakker RV, Newey PJ, Walls GV, Bilezikian J, Dralle H, Ebeling PR, Melmed S, Sakurai A, Tonelli F, Brandi ML (2012) Endocrine Society. Clinical practice guidelines for multiple endocrine neoplasia type 1 (MEN1). J Clin Endocrinol Metab 97(9): 2990–3011

Bildgebende Diagnostik endokriner Tumoren des Pankreas

Peter Herbert Kann

H. G. Beger et al. (Hrsg.), *Erkrankungen des Pankreas*,
DOI 10.1007/978-3-642-37964-2_42, © Springer-Verlag Berlin Heidelberg 2013

Die Endosonographie ist derzeit als die zuverlässigste Methode in der Bildgebung endokriner Pankreastumoren anzusehen, sofern sie durch einen in der Fragestellung erfahrenen Untersucher durchgeführt wird. Ihre methodische Nachweisgrenze liegt bei einem Tumordurchmesser von 2–3 mm. Eine spezielle Relevanz kann sie bei der Planung der chirurgischen Strategie haben. Auch Schnittbildgebung und Szintigraphie spielen eine relevante Rolle, wenngleich deren Sensitivitäten deutlich geringer sind.

Die bildgebende Diagnostik endokriner Pankreastumoren erfolgt unter folgenden Rahmenbedingungen:

- Lokalisation eines mittels endokrinologischer Standardtestverfahren diagnostizierten hormonell aktiven neuroendokrinen Pankreastumors zur Planung der operativen Therapie (vor allem Insulinom und Gastrinom)
- Screening von Patienten mit genetischen Syndromen (insbesondere MEN1), die für die Entwicklung neuroendokriner Tumoren des Pankreas prädisponieren
- weitergehende Beurteilung von bereits vorbekannten Pankreastumoren, bei denen die Differenzialdiagnose des neuroendokrinen Tumors in Frage steht, ggf. auch mit Gewinnung einer Histologie (z. B. mittels endosonographischer Feinnadelaspirationsbiopsie [Meyer et al. 2003; Chang et al. 2006])

Sonographisch stellen sich endokrine Pankreastumoren in der Regel echoarm dar, sie können aber auch weitgehend isoechogen zum normalen Pankreasgewebe, in seltenen Fällen auch echoreich zur Darstellung kommen (Kann et al. 2007).

Die konventionelle transabdominelle **Sonographie** des Pankreas ist speziell unter dem Aspekt der Planung einer chirurgischen Therapie in der Regel als nicht ausreichend zuverlässig anzusehen, auch wenn sich die Aussagekraft durch die Verwendung eines Ultraschallkontrastmittels verbessern lässt (An et al. 2011).

Der endoskopische Ultraschall **(Endosonographie)**, der mit zirkulären Schallsystemen und auch longitudinalen Scannern durchgeführt werden kann, erlaubt die hochauflösende Darstellung des Pankreas aus dem Magen und dem Duodenum (Kann et al. 2001; Langer et al. 2004; Kann et al. 2005; Langer et al. 2005; Kann et al. 2006, 2007). Mit einer Nachweisgrenze, die bei einem Tumordurchmesser von 2–3 mm liegt, ist die Endosonograpie diesbezüglich den anderen bildgebenden Verfahren mit Ausnahme der intraoperativen Sonographie überlegen (Kann et al. 2006). Die diagnostische Aussagekraft der Endosonographie ist stark von der Expertise und Erfahrung des Untersuchers in der Fragestellung abhängig. Unter günstigen Umständen können bei der korrekten Lokalisation eines Insulinoms Trefferquoten von 90 % erzielt werden (Kann et al. 2005). Eine Stärke der Endosonographie liegt in der Möglichkeit der Charakterisierung der topographischen Beziehungen des Tumors zu kritischen Strukturen in der unmittelbaren Nachbarschaft (Pankreasgang, Gefäße), was für die Planung des operativen Eingriffs bedeutsam sein kann, speziell wenn eine minimal-invasive Vorgehensweise in Frage kommt (Langer et al. 2005). Speziell bei extrapankreatischen Gastrinomen ist die Aussagekraft der Endosonographie eher enttäuschend (Kann 2007).

Eine wichtige Rolle hat die Pankreasendosonographie bei der Langzeitbetreuung von Patienten mit einer MEN1-Erkrankung. Wir haben heute eine recht gute Vorstellung von der Dynamik der Pankreasmanifestation dieser Erkrankung (mittlere Wachstumsgeschwindigkeit bezogen auf den größten einstellbaren Tumordurchmesser 1–1,5 % pro Monat, zu erwartende Tumordurchmesserverdopplung nach 5–10 Jahren; endosonographischer Nachweis eines »neuen« Pankreastumors etwa alle 2 Jahre) und können Tumoren, die sich im Verlauf »untypisch« verhalten, als solche charakterisieren (Kann et al. 2006).

Die Aussagekraft der **Computertomographie** (CT) hat sich bedingt durch technische Neuerungen (Spiral-CT, Multidetektor-CT) verbessert. Ferner macht man sich die hyperintense Darstellung in frühen Kontrastmittelphasen zunutze (Daneshvar et al. 2011). Dennoch gelang in einer nordamerikanischen Untersuchung die korrekte Lokalisation des Insulinoms auch unter Verwendung moderner technischer Bedingungen nur in zwei Dritteln der Fälle (Fidler et al. 2003). Eine Stärke der Schnittbildgebung besteht darin, dass nicht nur das Pankreas, sondern der gesamte Oberbauch dargestellt wird und somit begleitende Probleme, speziell beispielsweise metastasensuspekte Leberrundherde, visualisiert werden können.

Auch die **Kernspintomographie** (Magnetresonanztomographie, MRT) eignet sich zur Darstellung endokriner Pankreastumoren. Bei Verwendung entsprechender technischer Rahmenbedingungen wird über eine hohe Sensitivität des Verfahrens berichtet (Daneshvar et al. 2011). Die diffusionsgewichtete MRT ist möglicherweise in der Lage, auch sehr kleine Insulinome zu detektieren (Anaye et al. 2009).

Unter den **nuklearmedizinischen Verfahren** hat sich insbesondere die Somatostatinrezeptorszintigraphie etabliert. Als neue diagnostische Option zeichnet sich die Kombination schnittbildgebender Verfahren mit der Positronenemissionstomographie ab. Im Falle des Insulinoms bietet sich als Zielstruktur für eine molekulare Bildgebung der Glucogon-like peptide Typ 1 (GLP1)-Rezeptor an (Kiesewetter et al. 2012).

Die **intraoperative Sonographie** ist in Kombination mit der Palpation sicherlich auch heute das letztlich zuverlässigste lokalisationsdiagnostische Verfahren (Fendrich et al. 2004). Die intraoperative Sonographie lässt sich auch bei der laparoskopischen Enukleation eines Tumors einsetzen, speziell wenn ein entsprechender endosonographischer Befund vorbekannt ist und im Rahmen eines fokussierten operativen Eingriffs vom Endosonographeur während der Operation verifiziert werden kann (Langer et al. 2005).

Literatur

An L, Li W, Yao KC, Liu R, Lv F, Tang J, Zhang S (2011) Assessment of contrast-enhanced ultrasonography in diagnosis and preoperative localization of insulinoma. Eur J Radiol 80(3): 675–680

Anaye A, Mathieu A, Closset J, Bali MA, Metens T, Matos C (2009) Successful preoperative localization of a small pancreatic insulinoma by diffusion-weighted MRI. JOP 10(5): 528–531

Chang F, Chandra A, Culora G, Mahadeva U, Meenan J, Herbert A (2006) Cytologic diagnosis of pancreatic endocrine tumors by endoscopic ultrasound-guided fine-needle aspiration: a review. Diagn Cytopathol 34(9): 649–658

Daneshvar K, Grenacher L, Mehrabi A, Kauczor HU, Hallscheidt P (2011) Preoperative tumor studies using MRI or CT in patients with clinically suspected insulinoma. Pancreatology 11(5): 487–494

Fendrich V, Bartsch DK, Langer P, Zielke A, Rothmund M (2004) Diagnostik und operative Therapie beim Insulinom – Erfahrungen bei 40 Patienten. Dtsch Med Wochenschr 129(17): 941–946

Fidler JL, Fletcher JG, Reading CC, Andrews JC, Thompson GB, Grant CS, Service FJ (2003) Preoperative detection of pancreatic insulinomas on multiphasic helical CT. AJR Am J Roentgenol 181(3): 775–780

Kann P, Bittinger F, Engelbach M, Bohner S, Weis A, Beyer J (2001) Endosonography of insulin-secreting and clinically non-functioning neuroendocrine tumors of the pancreas: criteria for benignancy and malignancy. Eur J Med Res 6(9): 385–390

Kann PH (2007) The value of endoscopic ultrasound in localizing gastrinoma. Wien Klin Wochenschr 119(19–20): 585–587

Kann PH, Balakina E, Ivan D, Bartsch DK, Meyer S, Klose KJ, Behr T, Langer P (2006) Natural course of small, asymptomatic neuroendocrine pancreatic tumours in multiple endocrine neoplasia type 1: an endoscopic ultrasound imaging study. Endocr Relat Cancer 13(4): 1195–1202

Kann PH, Ivan D, Pfützner A, Forst T, Langer P, Schaefer S (2007) Preoperative diagnosis of insulinoma: low body mass index, young age, and female gender are associated with negative imaging by endoscopic ultrasound. Eur J Endocrinol 157(2): 209–213

Kann PH, Rothmund M, Zielke A (2005) Endoscopic ultrasound imaging of insulinomas: limitations and clinical relevance. Exp Clin Endocrinol Diabetes 113(8): 471–474

Kiesewetter DO, Gao H, Ma Y, Niu G, Quan Q, Guo N, Chen X (2012) 18F-radiolabeled analogs of exendin-4 for PET imaging of GLP-1 in insulinoma. Eur J Nucl Med Mol Imaging 39(3): 463–473

Langer P, Bartsch DK, Fendrich V, Kann PH, Rothmund M, Zielke A (2005) Minimalinvasive operative Therapie des organischen Hyperinsulinismus. Dtsch Med Wochenschr 130(10): 514–518

Langer P, Kann PH, Fendrich V, Richter G, Diehl S, Rothmund M, Bartsch DK (2004) Prospective evaluation of imaging procedures for the detection of pancreaticoduodenal endocrine tumors in patients with multiple endocrine neoplasia type 1. World J Surg 28(12): 1317–1322

Meyer S, Bittinger F, Keth A, von Mach MA, Kann PH (2003) Endosonographisch gesteuerte transluminale Feinnadelpunktion. Dtsch Med Wochenschr 128(30): 1585–1591

Insulinom: chirurgische Therapie

Andreas Raffel, Markus Krausch, Wolfram Trudo Knoefel

H. G. Beger et al. (Hrsg.), *Erkrankungen des Pankreas*,
DOI 10.1007/978-3-642-37964-2_43, © Springer-Verlag Berlin Heidelberg 2013

Die chirurgische Resektion des pankreatischen Hyperinsulinismus ist die einzige Möglichkeit der Heilung unabhängig von der Tumordignität. Sichere medikamentöse Therapien zur Beherrschung unkontrollierter Hormonexzesse gibt es nicht. Vor dem Hintergrund der in den letzten Jahren neu entdeckten und definierten Krankheitsbilder des pankreatischen Hyperinsulinismus (NIPHS) ist die vom Chirurgen zu wählende adäquate Operationsmethode und -taktik komplexer geworden. Daher muss die chirurgische Vorgehensweise von einer großen Variabilität gekennzeichnet sein. Der endokrin erfahrene Pankreaschirurg verfügt in seinem Repertoire über eine Vielzahl an situationsadaptierten »Standardvorgehensweisen« bis hin zu modifizierten funktions- und morphologieadaptierten Resektionsmöglichkeiten. Chirurgische Standardvorgehensweisen sind die Enukleation, die Pankreasschwanz- oder Pankreassegmentresektion bis hin zur Whipple-OP mit z. B. kombinierter Enukleation oder auch die Pankreatektomie.

43.1 Indikationen zur chirurgischen Therapie, zu speziellen Operationsverfahren und Zielen der operativen Therapie

Die chirurgische Therapie ist bislang der einzige kurative Therapieansatz beim organischen Hyperinsulinismus unabhängig von der Tumordignität. Sichere und nebenwirkungsarme medikamentöse Therapien mit dem Ziel einer Hemmung unkontrollierter Insulinsekretionen gibt es nicht. Auch sind medikamentöse Therapien mit z. B. Somatostatinanaloga oder Diazoxid nur besonderen Situationen vorbehalten.

Vor dem Hintergrund der in den letzten Jahren neu entdeckten und definierten Krankheitsbilder des pankreatischen Hyperinsulinismus ist die vom Chirurgen zu wählende adäquate Operationsmethode und -taktik komplexer geworden (Anlauf et al. 2005, 2009; Klöppel et al. 2008; Raffel et al. 2007). Die ehemalige prozentuale Verteilung der insulinämischen Tumorentitäten hat sich dahingehend verschoben, dass zum jetzigen Zeitpunkt der Wissenschaft ca. 20 % des pankreatischen Hyperinsulinismus sich aus adulten Nesidioblastosen, Insulinomatosen oder hereditären Tumorformen zusammensetzt (■ Abb. 43.1). Daher muss die chirurgische Vorgehensweise durch eine große Vielfältigkeit gekennzeichnet sein. Der endokrin erfahrene Pankreaschirurg verfügt in seinem Repertoire über eine Vielzahl an situationsadaptierten »Standardvorgehensweisen« bis hin zu modifizierten funktions- und morphologieadaptierten Resektionsmöglichkeiten. Eine Operation kann alleine oder aber muss, falls erforderlich bei ausgedehntem lokalem oder metastatischem Befall, in Kombination mit einer Vielzahl potenter additiver Therapien durchgeführt werden.

Das erreichbare chirurgische Ziel beim pankreatischen Hyperinsulinismus ist eine vollständige Heilung des Patienten, was in nahezu 90 % der Fälle gelingt (Grant 2005). Eine endokrine und exokrine Pankreasinsuffizienz sollte allerdings vermieden werden.

Patienten mit einem malignen Insulinom und ausgedehnter Tumorlast sind weniger vital gefährdet durch die typischen onkologischen tumorassoziierten Sekundärprobleme, sondern vielmehr durch die Probleme der exzessiven Insulinsekretion, sodass auch bei fraglicher Inoperabilität bzw. sicher nicht zu erreichender R0-Resektion eine chirurgische Intervention auch im Sinne eines reinen Tumor-Debulkings (mindestens 90 % Tumormassenreduktion) indiziert ist (Pavel et al. 2012). Das zu erreichende maximale Ziel muss eine Verbesserung der Lebensqualität für den Patienten sein. Eine mindestens um 90 % verminderte Tumormasse führt zu einer reduzierten und dadurch zu einer medikamentös kontrollierbaren Insulinausschüttung (Pavel et al. 2012; Jensen et al. 2012). Inwieweit der Primarius als Hauptquelle der unkontrollierten Insulinausschüttung oder nur Metastasen mit einer geringeren Insulinausschüttung einem Debulking zugeführt werden sollen, ist bislang unklar.

43.2 Standardverfahren unter Berücksichtigung von Guidelines

Chirurgische Optionen des benignen organischen Hyperinsulinismus sind Enukleation, Pankreasteil- bzw. Pank-

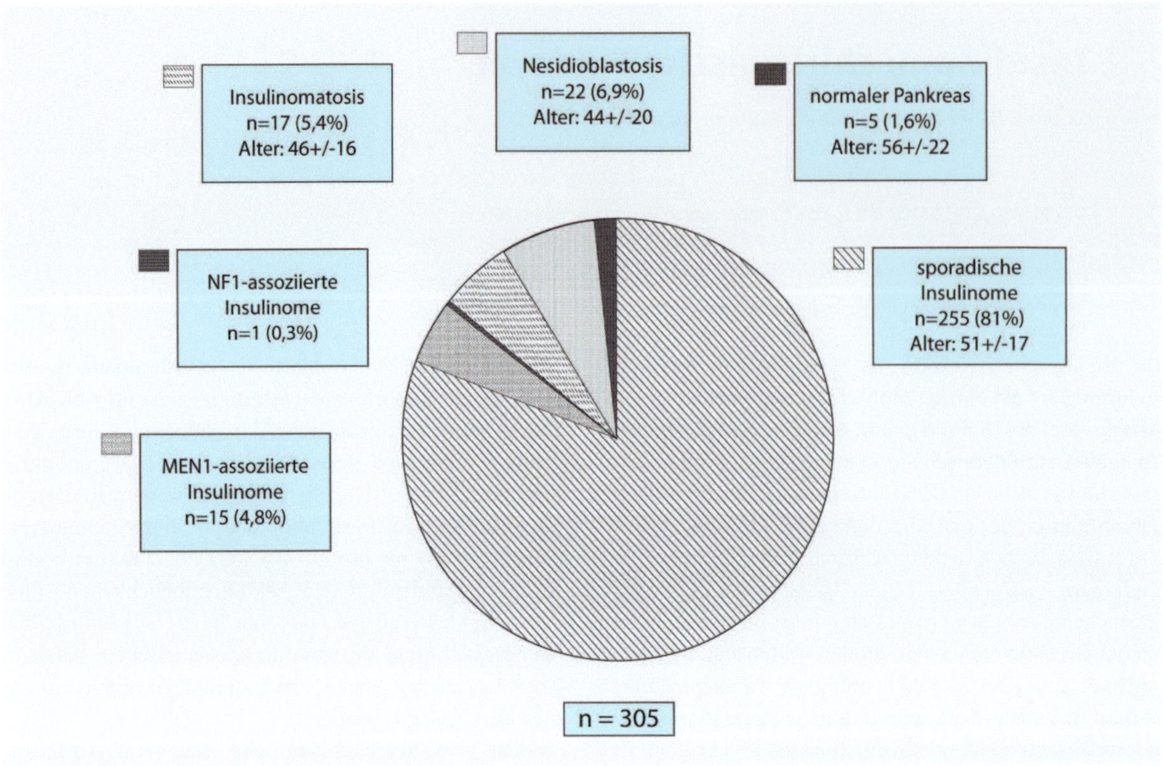

Abb. 43.1 »Patientengut« – UK Düsseldorf, Pathologie Kiel, Pathologie Zürich. (Mit freundl. Genehmigung von M. Anlauf, Institut für Pathologie und Endokrines Tumorzentrum am UK Düsseldorf)

reaslinksresektion bis hin zur pyloruserhaltenden Pankreaskopfresektion (sog. Whipple-OP) oder Pankreatektomie. Hierbei wird das chirurgische Handeln durch die Lage des Tumors im Pankreaskopf, -corpus oder -cauda bestimmt. Zusätzlich muss die Tumorlage im Pankreas selbst berücksichtigt werden. Hierbei bestimmt die Kapselnähe bzw. die relative Nähe zum Ductus pancreaticus die operationsentscheidende Strategie.

43.2.1 Klassische Vorgehensweise

Das klassische Verfahren beim benignen solitären Insulinom ist die Enukleation des Tumors bei kapselnaher Lage. Dies gelingt jedoch nur bei 50–66 % der Tumoren (Goretzki et al. 1998). Es sollte immer eine tumorwandnahe Resektion mit spärlichem gesundem Gewebesaum durchgeführt werden (Abb. 43.2). Ein definierter Sicherheitsabstand, wie z. B. in der kolorektalen Lebermetastasenchirurgie, ist nicht erforderlich. Bei 135 in Düsseldorf operierten Patienten trat in keinem Fall ein Lokalrezidiv beim enukleiertem Insulinom auf. Wenn Rezidive auftraten, handelte es sich um hereditäre Erkrankungen oder Sonderformen des organischen Hyperinsulinismus, wie z. B. der adulten Nesidioblastose oder Insulinomatose. Dies ist umso wichtiger vor dem Hintergrund, da vermutlich OP-technisch bedingt bei neuroendokrinen Tumoren eine erhöhte Fistelgefahr gegeben ist. Ein möglichst großer Abstand zum Pankreasgang sollte gewahrt werden (Inchauste et al. 2012; Fendrich et al. 2011).

Bei tief im Pankreasparenchym liegenden Tumoren ist eine reine Enukleation wegen der Gefahr der Fistel- bzw. Pseudozystenbildung nicht adäquat. In der Regel sollte dann in Abhängigkeit der Tumorlage eine Pankreasschwanz- oder Pankreasteilentfernung durchgeführt werden. Immer unter der Vorstellung, so viel wie möglich gesundes funktionsfähiges Pankreasgewebe zu erhalten, um eine endokrine und exokrine Insuffizienz zu vermeiden. Die Pankreasschwanzresektion kann vor diesem Hintergrund, wie die Enukleation, mit sehr wenig Sicherheitsabstand durchgeführt werden (Abb. 43.3). Hierbei ist der Erhalt der Milz obligat. Dies wird durch sorgfältige Präparation der A. und V. lienalis am Pankreasschwanz erreicht. Einstrahlende Gefäße werden gezielt aufgesucht und ligiert.

Mehrheitlich befinden sich die insulinproduzierenden Betazellen im Pankreasschwanz. Daher ist nur in Ausnahmefällen beim benignen solitären Insulinom, welches

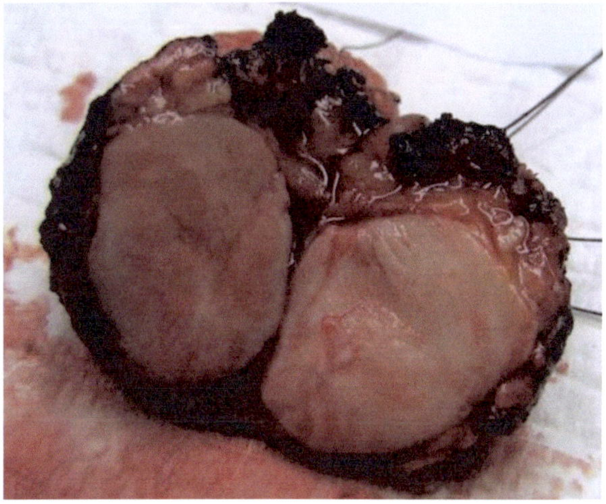

■ Abb. 43.2 Insulinom-Enukleat mit spärlichem gesundem Gewebesaum/Sicherheitsabstand

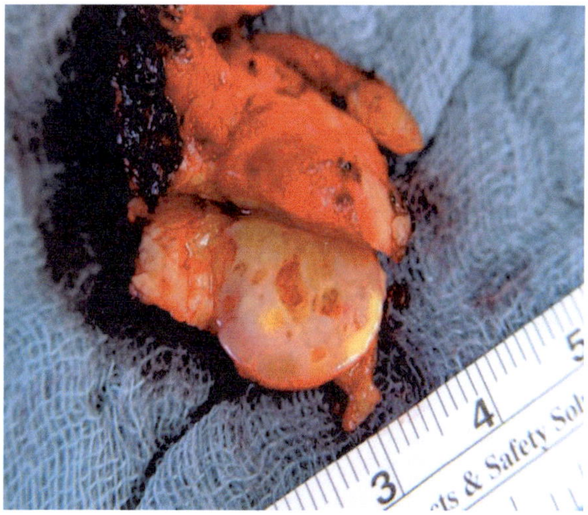

■ Abb. 43.3 Pankreasschwanzresektat mit spärlichem gesundem Gewebesaum/Sicherheitsabstand

im Pankreaskorpus bzw. Übergangsbereich Pankreaskorpus/-schwanz lokalisiert ist, eine Pankreaslinks- bzw. erweiterte Pankreaslinksresektion gerechtfertigt. Vielmehr sollte gezielt eine Pankreasteil- bzw. Pankreassegmentresektion durchgeführt werden (■ Abb. 43.4a). Hierbei bleiben Pankreaskopf und der für die endokrine Funktion so wichtige Pankreasschwanz erhalten. Der enterale Anschluss kann dann wahlweise mit einer dazwischen geschalteten Roux-Y-Jejunalschlinge mit Anastomose zum Pankreasschwanz und Pankreaskopf bzw. nur mit einer Anastomose zum Pankreasschwanz und Blindverschluss der Pankreasresektionskante zum Pankreaskopf hin durchgeführt werden (■ Abb. 43.4b u. ■ Abb. 43.4c). Beide Verfahren sind als gleichwertig anzusehen. Welche Vorgehensweise durchgeführt wird, hängt zum einen von den anatomischen lokalen Gegebenheiten und zum anderen von den persönlichen Erfahrungen des Pankreaschirurgen ab.

43.2.2 Laparoskopie?

Kritisch müssen die in den letzten Jahren propagierten laparoskopischen Vorgehensweisen in der Insulinomchirurgie gesehen werden (Grant 2005). Diese als gegenwärtig anzustrebende Operationsverfahren beim benignen Insulinom zu sehen, ist anzuzweifeln. Die laparoskopische Insulinomresektion ist ein aktuell auf Kongressen und in der Literatur vielfach propagiertes OP-Verfahren, welches allerdings in der realen chirurgischen Klinik nur einen nachgeordneten Stellenwert besitzt. Aus Sicht der Autoren überwiegen die Vorteile der laparoskopischen Pankreaschirurgie bei einem prinzipiell malignen Tumor mit präoperativ histologisch schwierig einzuordnenden Dignitäten, wie dem Insulinom, nicht. Eine eindeutige Dignitätsklärung ist präoperativ nicht möglich. Bei fehlender Tumorlokalisation ist eine gezielte Suche im Pankreas durch bimanuelle Palpation ebenfalls nicht möglich. Die Gefahr multipler Tumoren, Lymphknoten- oder Lebermetastasen zu übersehen, ist groß. Inwieweit durch eine laparoskopische Vorgehensweise eine erhöhte Fistelrate resultiert, ist bislang ungeklärt. Auch lassen sich die in 20 % der Fälle beim pankreatischen Hyperinsulinismus existenten Sonderformen wie Nesidioblastosen, Insulinomatosen oder hereditäre bzw. nichthereditäre Adenomatosen via Laparoskopie nicht eindeutig verifizieren. Inwieweit die laparoskopische Pankreaschirurgie sich letztendlich durchsetzen wird, bleibt abzuwarten. Sicher ist, dass die Langzeitergebnisse laparoskopischer Resektionen sich an den offenen Verfahren messen lassen müssen (Fernandez-Cruz et al. 2008).

43.2.3 Chirurgie beim Malignom

Das chirurgische Handeln wird weiterhin durch die Aggressivität des biologischen Tumorverhaltens bestimmt. Hier spielen infiltrierendes Tumorwachstum in umliegende Organ- bzw. Gefäßstrukturen und Lymphknoten- und/oder Organmetastasierungen eine wesentliche Rolle.

Beim lokal malignen, aber auch bei metastasierten Insulinomen, gilt als primäre Option immer eine chirurgische Tumorresektion. Insbesondere vor dem Hintergrund potenter additiver Therapieoptionen. Nur in seltenen Fällen liegt eine Inoperabilität vor. Eine Reduktion

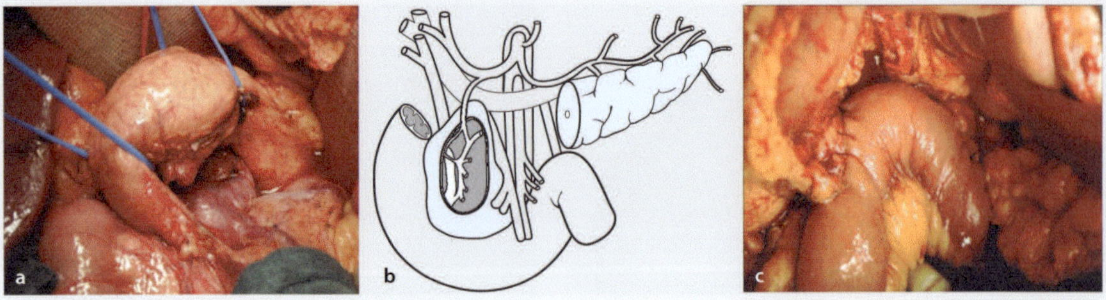

◻ **Abb. 43.4** **a** Pankreaskorpus mit angeschlungenem Tumor; **b** schematische Darstellung nach Resektion des Pankreaskorpus bei in Situ belassenem Pankreasschwanz und -kopf; **c** zwischengeschaltete anastomosierte Jejunumschlinge zum Pankreaskopf und -schwanz

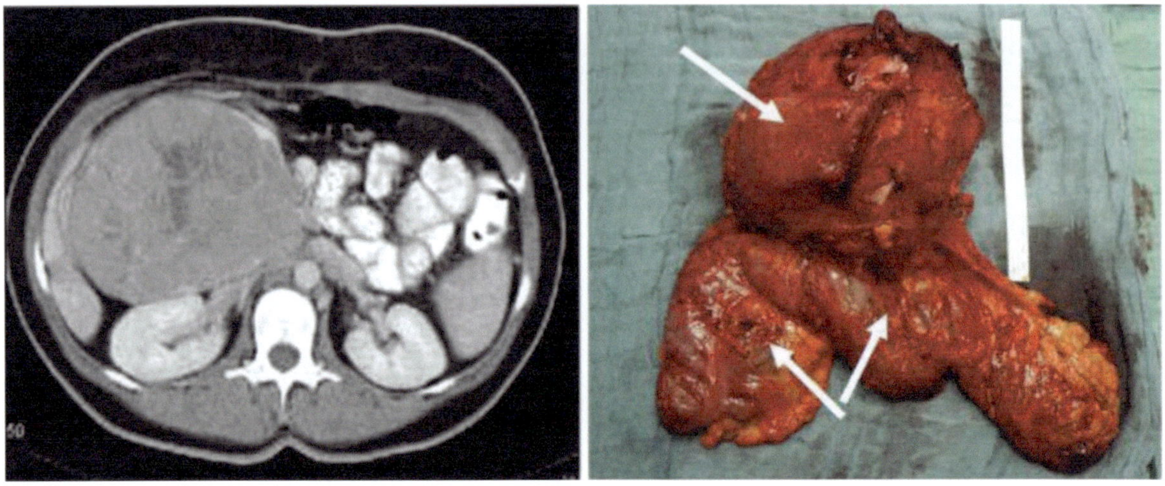

◻ **Abb. 43.5** Multiviszerales Resektat eines 12 cm großen infiltrierend wachsenden Insulinoms (postpylorisch abgesetztes Duodenum mit Colon transversum – siehe weiße Pfeile)

der Tumormasse im Sinne eines reinen Debulkings hat das Ziel einer maximalen Tumorkontrolle. Nach Empfehlungen der European Neuroendocrine Tumor Society von 2012 (ENETS; »consensus guidelines«) soll mindestens eine 90%ige Tumormassenreduktion durchgeführt werden. Wichtig ist, dass die verbleibenden Tumorreste so gering wie möglich sind. Nur so lassen sich durch die chirurgische Intervention künftige Hormonexzesse vermeiden bzw. medikamentös kontrollierbar machen.

Als operative Behandlungsmöglichkeiten stehen onkologische Konzepte nicht nur mit dem Anspruch einer R0-Resektion, wie die pyloruserhaltende Pankreaskopfresektion (sog. Whipple-OP), bis hin zur Pankreatektomie zur Verfügung. Flankiert werden diese Resektionen von einer entsprechenden onkologischen Lymphknotendissektion und Metastasenchirurgie. Auch sind multiviszerale Resektionen sowie mehrfache Rezidivoperationen aufgrund der häufig günstigen Prognose berechtigt (◻ Abb. 43.5).

43.2.4 Chirurgie beim hereditären Insulinom/MEN1

Liegt ein MEN1-assoziierter Hyperinsulinismus vor, sind neben dem Insulinom häufig weitere neuroendokrine Tumoren im endokrinen Pankreas zu finden (◻ Abb. 43.6). Das chirurgische Vorgehen ist dann mit dem Ziel der sicheren Insulinomresektion und entsprechend der weiteren morphologischen Veränderungen funktions- und morphologiegerecht variabel zu wählen (Leitlinien 2002). Die European Neuroendocrine Tumor Society (ENETS) hat in ihren jüngst erschienenen Leitlinien zu einer möglichen Mindestgröße zu resezieren-

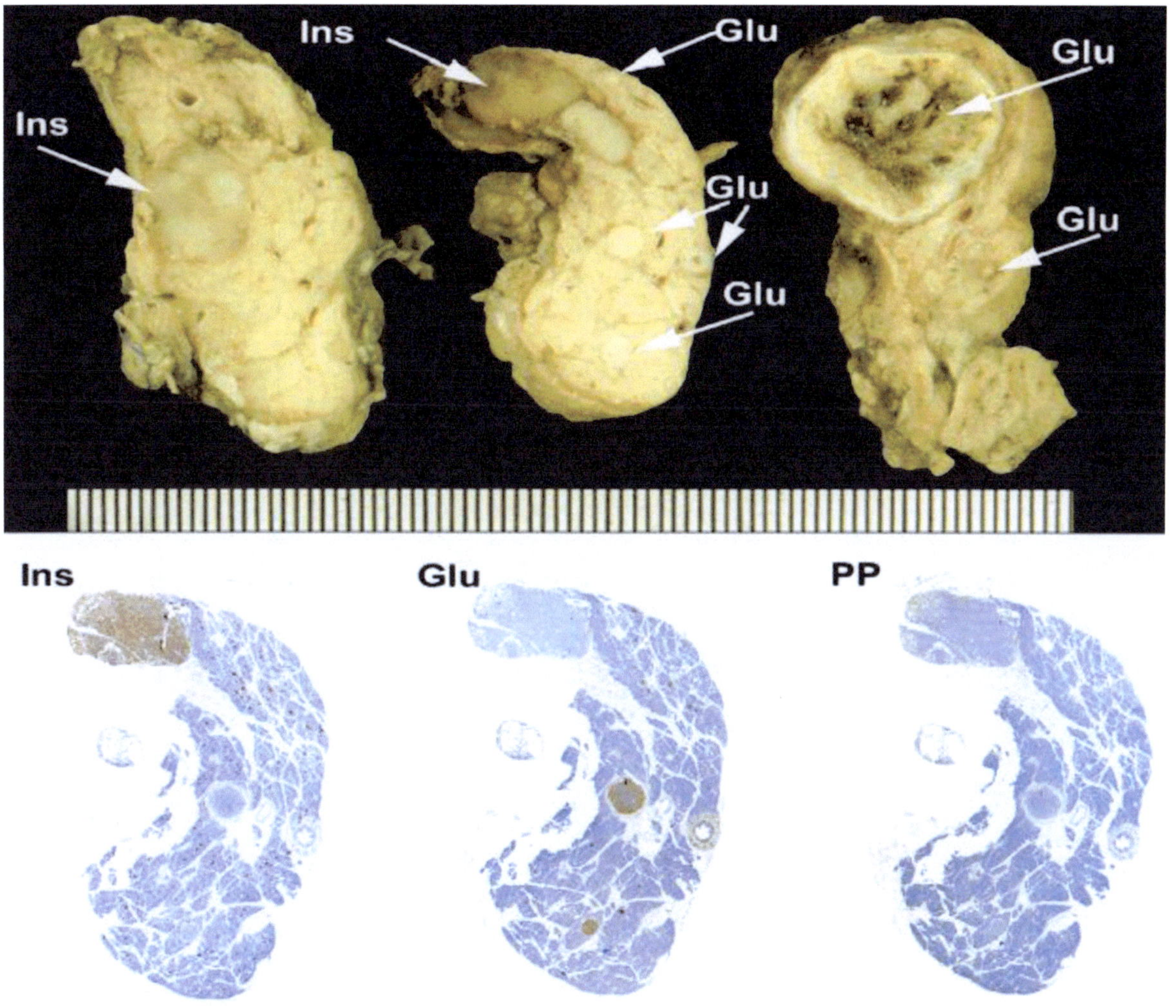

Abb. 43.6 Multiple Mikroadenome (Insulinome/Glukagonome) bei MEN1

der Insulinome keine Stellungnahme in ihren »Minimal Consensus Guidelines« abgegeben. Das Ziel einer chirurgischen Intervention ist »die Kontrolle der inadäquaten Insulinausschüttung durch die Entfernung aller Insulinome«. Eine alleinige Enukleation ist mit einer relativ hohen Rezidivrate bzw. einer Krankheitspersistenz assoziiert. Vielmehr sollte gezielt entweder eine erweiterte Pankreaslinskresekion, ggf. kombiniert mit einer Enukleation im Pankreaskopf, oder aber eine Whipple-OP mit Enukleation ggf. aus dem Pankreaskorpus/-schwanz durchgeführt werden. Bei multiplen diffus im Pankreas verteilten unterschiedlichen neuroendokrinen Tumorentitäten sind auch aggressivere radikale chirurgische Vorgehensweisen wie die Pankreatektomie mit Duodenektomie akzeptierte Therapieverfahren (Gauger et al. 2009; Lopez et al. 2011).

43.3 Prinzipielle operative Schritte

43.3.1 Allgemeine Strategie

Vor Beginn der eigentlichen Pankreasoperation ist eine initiale Exploration der Abdominalhöhle erforderlich. Größe und Lage des Insulinoms sind kein Hinweis für das Vorhandensein bzw. Fehlen von Metastasen. Auch lassen sich kleinere Metastasen nicht immer sicher in der präoperativen Diagnostik identifizieren. Daher ist vor der Tumorresektion eine Inspektion klassischer Metastasierungswege neuroendokriner Tumoren verpflichtend. Es sollte eine Palpation und gerade bei Metastasierungsverdacht ein intraoperativer Ultraschall der Leber immer bei jeder neuroendokrinen Tumorresektion durchgeführt werden.

Die klassische Vorgehensweise beim organischen Hyperinsulinismus schließt eine Bursa-Eröffnung mit

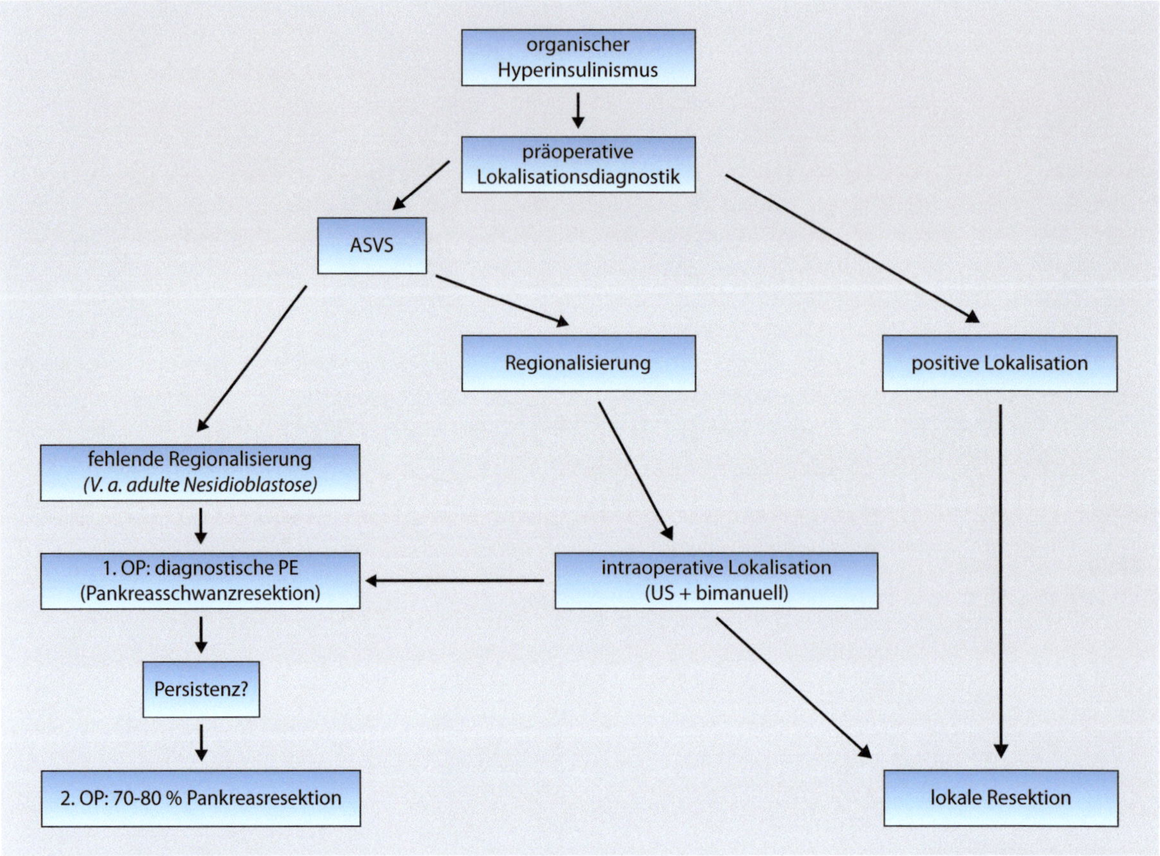

Abb. 43.7 Flowchart: Chirurgische Therapiestrategie bei Verdacht auf eine adulte Nesidioblastose

einem nachfolgenden ausgedehnten Kocher-Manöver ein. Ziel ist der freie Blick auf die Pankreasvorderfläche und die Möglichkeit einer bimanuellen Palpation des gesamten Pankreas. Dies geht mit einer Detektionsrate von bis zu 70 % einher. Gefolgt von einem intraoperativen Ultraschall des gesamten freigelegten Pankreas (Detektionsrate ca. 86 %). Die Kombination beider Vorgehensweisen ermöglicht eine Tumorlokalisation je nach Literaturangabe und eigenen Daten (n = 146 Pat.) in 83–98 % der Fälle (Nikfarjam et al. 2008; Norton et al. 1988). Erst nach eindeutigem Ausschluss weiterer Tumoren im Pankreas ist die Resektion des Tumors indiziert.

Bei Nichtauffinden des Tumors ist der Eingriff zu beenden und der Patient für eine umfassende Lokalisationsdiagnostik einem Zentrum zuzuweisen. Dies kann z. B. mittels eines präoperativen Kalziumstimulationstests zur Regionalisierung pathologischer Insulinsekretion durchgeführt werden. Eine »blinde« subtotale Pankreasresektion sollte auf jeden Fall unterlassen werden (Leitlinien 2002).

43.3.2 Spezielle Strategie bei der adulten Nesidioblastose

Die präoperative Diagnosestellung einer adulten Nesidioblastose und die richtige Therapiestrategie sind schwierig (Abb. 43.7). In der klinischen Realität wird bei erstmaliger hyperinsulinämischer Klinik nur ein Bruchteil der Patienten adäquat behandelt. Bedingt ist dies wahrscheinlich durch den bildmorphologisch fehlenden Nachweis eines Tumors, der wechselnden Symptomatik und nur marginal erhöhten Insulin- und C-Peptid-Werten bei jedoch eindeutiger Hypoglykämie (Goretzki et al. 2010). Das Ausmaß der Pankreasresektion ist bei der adulten Nesidioblastose nicht klar definiert. Die Gefahr der Krankheitspersistenz bei einer zu geringen Resektion auf der einen Seite und einer endokrinen bzw. exokrinen Pankreasinsuffizienz bei einer zu ausgedehnten Resektion ist groß. Frühere Empfehlungen einer maximalen Reduktion des Pankreas auf ein Zehntel bzw. ein Zwanzigstel führen bei Heilung der Nesidioblastose regelhaft zu einem insulinpflichtigen Diabetes mellitus und sollten heutzutage nicht mehr in diesem Ausmaß ausgesprochen werden (Goretzki et al. 1998). Die derzeit besten langfristigen Therapieergebnisse erzielt man bei einer 70- bis 80%igen Organresektion des Pankreas (Klöppel et al. 2008; Raffel et al. 2007; Anlauf et al. 2005). Die Verifizierung einer adulten Nesidioblastose ist durch eine intraoperative Schnellschnittdiagnostik nicht möglich. Zur Vermeidung einer »blinden«, ggf. sogar überflüssigen Pankreasresektion bei fehlendem Tumorkorrelat wird in unserer Klinik trotz präoperativen Verdachts auf eine Nesidioblastose ein Zweischritt-Operationsverfahren durchgeführt (■ Abb. 43.7).

43.3.3 Spezielle Strategie bei der Insulinomatose

Eine chirurgische Strategieempfehlung bei der Insulinomatose gibt es nicht. Auch hier gilt, dass in der klinischen Realität bei erstmaliger hyperinsulinämischer Klinik nur ein Bruchteil der Patienten adäquat diagnostiziert und behandelt wird. Am Beispiel einer Kasuistik aus dem eigenen Patientengut zeigen sich die Schwierigkeiten, das zeitliche Intervall eines erneuten Tumorrezidivs vorherzusagen, und die Wahl des adäquaten Resektionsausmaßes (■ Abb. 43.8).

Es handelt sich um eine junge Frau mit negativer Familienanamnese und unauffälliger Genetik. Bis heute kam es zu insgesamt vier Tumorrezidiven mit unterschiedlich langen Zeitabschnitten (1–9 Jahre). In der 2006 durchgeführten Pankreaskorpusresektion wurde erstmalig die Diagnose einer Insulinomatose mit ca. 70 kleinen Insulinomen und Betazell-Vorläuferläsionen gestellt. Ob die Patientin mit dem verbliebenen Pankreaskopf und dort vermutlich noch lokalisierten Betazell-Vorläuferläsionen geheilt ist, wird letztendlich nur der weitere Verlauf zeigen (Leitlinien 2002).

43.4 Morbidität

Eine intraoperative Verletzung des Pankreasganges ist die Hauptursache für die postoperative Morbidität. Typischerweise treten Pankreasfisteln, Pseudozysten oder Abszesse auf. Pankreasfisteln sind mit einer Häufigkeit von ca. 20–45 % der aufgrund eines neuroendokrinen Tumors durchgeführten Pankreaseingriffe beschrieben (Inchauste et al. 2012; Fendrich et al. 2011; Fernandez-Cruz et al. 2008; Mathur et al. 2009). Gerade bei den postoperativ auftretenden Fistelraten beim neuroendokrinen Pankreastumor ist bekannt, dass diese signifikant erhöht sind. Dies muss wesentlich der chirurgischen Vorgehensweise (Enukleation) im Gegensatz zur Resektion beim Karzinom angelastet werden.

Mehrheitlich können die Fisteln konservativ behandelt werden. Voraussetzung sind eine suffiziente Drainierung sowie eine parenterale Ernährung und die Gabe von Somatostatinanaloga. Ggf. müssen interventionell durch die Radiologen nicht erfasste Verhalte drainiert werden. Nur in seltenen Fällen sind Re-Operationen erforderlich. Bei 4–8 % der operierten Patienten kommt es selten zu einer Gastroparese in Abhängigkeit vom OP-Trauma. Diese kann allerdings sehr gut medikamentös therapiert werden.

43.5 Langzeitverlauf

Die Heilungsrate benigner Insulinome liegt nach vollständiger Resektion bei nahezu 100 %.

Bei Patienten mit einem malignen Tumor ohne Metastasennachweis kann bei R0-Resektion ein tumorfreies 5-Jahres-Überleben in bis zu 63 % der Fälle erzielt werden (Falconi et al. 2006). Allerdings sind die Tumorverläufe bei metastatischer Aussaat sehr variabel. 10 % der Patienten mit Lebermetastasen überleben die ersten beiden postoperativen Jahre nicht. Die Ausnutzung potenter additiver Therapieoptionen ist dann gefordert. Aber auch dann sind Langzeitverläufe ungewöhnlich. Nur ca. 25–35 % der Patienten leben länger als 5 Jahre (Tonelli et al. 2005, 2006). Bestimmend für einen Langzeitverlauf ist eher die Tumorbiologie (Proliferationsindex, molekulare Gegebenheiten) als noch so potente additive Therapiekonzepte (Jonkers et al. 2007).

Patienten mit einer MEN1-Erkrankung haben häufig zahlreiche Insulinome, die aber einer chirurgischen Therapie sehr gut zugänglich sind. Ausnahmsweise nur sind Lebermetastasen bei MEN1-Erkrankung durch ein malignes Insulinom bedingt (Jensen et al. 2012; Lopez et al. 2011; Goudet et al. 2010; Doherty et al. 1998). Allerdings ist die Langzeitprognose bei Patenten mit MEN1 und pankreatischen NEN letztendlich unklar (Jensen et al. 2012). Ungeachtet dessen, dass Patienten eine gleiche MEN1-Mutation in sich tragen, gibt es unterschiedliche Patientengruppen: eine Patientengruppe mit einer sehr aggressiven Tumorbiologie und andererseits eine Gruppe von Patienten, die trotz Metastasen einen sehr milden Tumorverlauf haben (Lopez et al. 2011; Doherty et al. 1998; Jensen et al. 2008). Die zunehmende Etablierung aggressiver chirurgischer Vorgehensweisen und die Möglichkeit weiterentwickelter Therapiemöglichkeiten bei MEN1-assoziierten Tumoren haben das Überleben deutlich positiv beeinflusst.

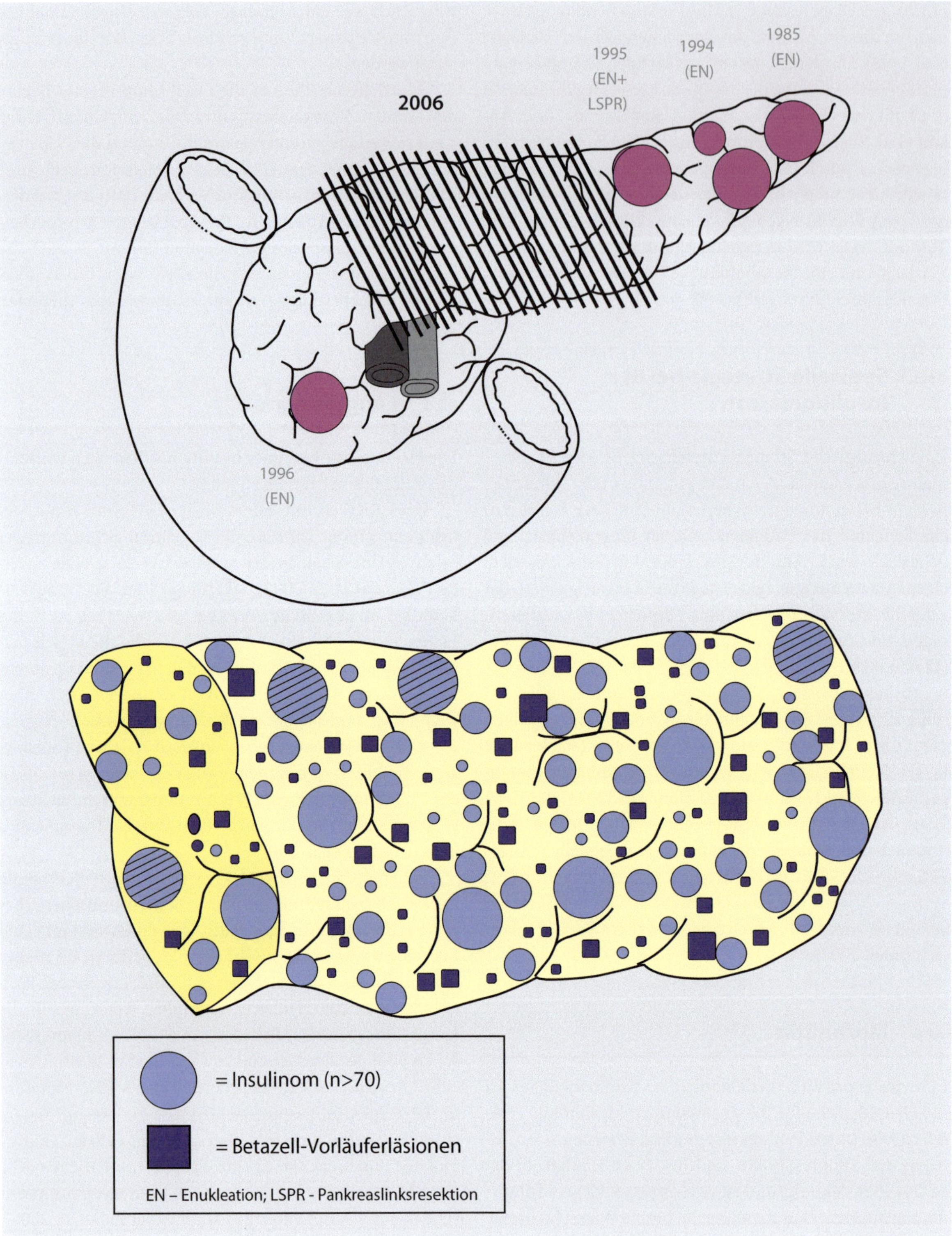

Abb. 43.8 Kasuistik Insulinomatose. (Mit freundl. Genehmigung von M. Anlauf, Institut für Pathologie und Endokrines Tumorzentrum am UK Düsseldorf)

Literatur

Anlauf M, Bauersfeld J, Raffel A et al (2009) Insulinomatosis: a multicentric insulinoma disease that frequently causes early recurrent hyperinsulinemic hypoglycemia. Am J Surg Pathol 33: 339–346

Anlauf M, Wieben D, Perren A et al (2005) Persistent hyperinsulinemic hypoglycemia in 15 adults with diffuse nesidioblastosis: diagnostic criteria, incidence, and characterization of beta-cell changes. Am J Surg Pathol 29: 524–533

Doherty GM, Olson JA, Frisella MM et al (1998) Lethality of multiple endocrine neoplasia type I. World J Surg 22: 581–586

Falconi M, Plockinger U, Kwekkeboom DJ et al (2006) Well-differentiated pancreatic nonfunctioning tumors/carcinoma. Neuroendocrinology 84: 196–211

Fendrich V, Merz MK, Waldmann J et al (2011) Neuroendocrine Pancreatic Tumors are risk factors for pancreatic fistula after pancreatic surgery. Digestive Surgery 28: 263–269

Fernandez-Cruz I, Blanco L, Cosa R et al (2008) Is laparoscopic resection adequate in patients with pancreatic neuroendocrine tumors? World J Surg 32: 904–917

Gauger PG, Doherty GM, Broome JT et al (2009) Completion pancreatectomy and duodeneytomy for recurrent MEN-1 pancreaticoduodenal endocrine neoplasms. Surgery 146: 801–806

Goretzki PE, Raffel A, Röher HD (1998) Neuroendokrine Tumoren. In: Becker H, Encke A, Röher HD (Hrsg) Viszeralchirurgie. Urban & Fischer, München

Goretzki PE, Starke A, Lamers B et al (2010) Pankreatischer Hyperinsulinismus – Wandel des Krankheitsbildes mit spezifischen Unterschieden auch bei sporadischen Erkrankungsformen. Zentralbl Chir 135: 218–225

Goudet P, Murat A, Binquet C et al (2010) Risk factors and causes of death in MEN1 disease. A GTE (Groupe d'Etude des Tumeurs Endocrines) cohort study among 758 patients. World J Surg 34: 249–255

Grant CS (2005) Insulinoma. Best Practice & Research 19(5): 783–798

Inchauste SM, Lanier BJ, Libutti SK et al (2012) Rate of clinically significant postoperative pancreatic fistula in pancreatic neuroendocrine tumors. World J Surg 36: 1517–1526

Jensen RT, Berna MJ, Bingham DB et al (2008) Inherited pancreatic endocrine tumor syndromes: advances in molecular pathogenesis, diagnosis, management, and controversies. Cancer 113: 1807–1843

Jensen RT, Cadiot G, Brandi ML et al (2012) ENETS Consensus guidelines for the management of patients with digestive neuroendocrine neoplasms: functional pancreatic endocrine tumor syndromes. Neuroendocrinology 95: 98–119

Jonkers YM, Claessen SM, Perren A et al (2007) DNA copy number status is a powerful predictor of poor survival in endocrine pancreatic tumor patients. Endocr Relat Cancer 14: 769–779

Klöppel G, Anlauf M, Raffel A et al (2008) Adult diffuse nesidioblastosis: genetically or environmentally induced? Hum Pathol 39: 3–8

Leitlinien zur chirurgischen Therapie von neuroendokrinen Tumoren des gastroenteropankreatischen Systems. – Grundlagen der Chirurgie – Beilage zu den Mitteilungen der Deutschen Gesellschaft für Chirurgie, Heft 3/2002

Lopez CL, Waldmann J, Fendrich V et al (2011) Long-term results of surgery for pancreatic neuroendocrine neoplasms in patients with MEN-1. Langenbecks Arch Surg 396: 1187–1196

Mathur A, Gorden P, Libutti S et al (2009) Insulinoma. Surg Clin North Am 89: 1105–1121

Nikfarjam M, Warshaw AL, Axelrod L et al (2008) Improved contemporary surgical management of insulinomas. A 25-year experience at the Massachusetts General Hospital. Ann Surg 247–272

Norton JA, Cromack TH, Shawker TH et al (1988) Intraoperative ultrasonographic localization of islet cell tumors. A prospective comparison to palpation. Ann Surg 207: 160–168

Pavel M, Baudin E, Couvelard A et al (2012) ENETS Consensus Guidelines for the management of patients with liver and other distant metastases from neuroendocrine neoplasms of foregut, midgut hindgut, and unknown primary. Neuroendocrinology 95: 157–176

Raffel A, Krausch M, Anlauf M et al (2007) Diffuse nesidioblastosis as a cause of hyperinsulinemic hypoglycemia in adults: a diagnostic and therapeutic challenge. Surgery 141: 179–184

Tonelli F, Fratini G, Falchetti A et al (2005) Surgery for gastroenteropancreatic tumours in multiple endocrine neoplasia type 1: review and personal experience. J Intern Med 257: 38–49

Tonelli F, Fratini G, Nesi G et al (2006) Pancreatectomy in multiple endocrine neoplasia type 1-related gastrinomas and pancreatic endocrine neoplasias. Ann Surg 244: 61–70

Gastrinom: chirurgische Therapie

Henning Dralle

H. G. Beger et al. (Hrsg.), *Erkrankungen des Pankreas*,
DOI 10.1007/978-3-642-37964-2_44, © Springer-Verlag Berlin Heidelberg 2013

Gastrinome mit ZES sind eine überaus seltene Tumorentität, für die in der Literatur lediglich aus wenigen hochspezialisierten Zentren über Patientenkollektive im unteren zweistelligen Bereich berichtet wird. Evidenzgrade zu unterschiedlichen Therapiekonzepten können daher nicht angegeben werden. Darüber hinaus ergeben sich deutliche Hinweise dafür, dass in den letzten Jahren unter dem Einfluss der vielfach angewendeten PPI-Therapie Gastrinome zumindest im regional begrenzten Stadium nicht erkannt werden, sodass frühzeitige kurative Operationen unterbleiben und sich damit die Gesamtaussichten der Gastrinomkranken verschlechtern.

44.1 Einleitung

Die früher vielfach mit Skepsis betrachtete Indikationsstellung zur operativen Therapie des Zollinger-Ellison-Syndroms (ZES) hat nicht nur durch die verbesserten Lokalisationsverfahren (Thomas-Marques et al. 2006; Norton et al. 2012), sondern auch durch die in den letzten Jahren deutlich gestiegenen Heilungsergebnisse nach operativer Therapie einen begründeten Wandel erfahren. In erfahrenen Zentren werden heute nicht nur beim sporadischen (Norton et al. 2012), sondern auch beim MEN1-assoziierten Gastrinom Heilungsraten von 50–80 % erreicht (Dickson et al. 2011; Lopez et al. 2011; Thakker et al. 2012; Imamura et al. 2011). Außerdem konnte gezeigt werden, dass operierte ZES-Patienten signifikant seltener Lebermetastasen entwickelten (3 %) als medikamentös behandelte Patienten (23 %) (Fraker et al. 1994). Da Lebermetastasen bei allen Formen des Gastrinoms der wichtigste Prognosefaktor sind, sollten Patienten vor allem mit nichtmetastasierten Gastrinomen wenn immer möglich operativ behandelt werden. Es ist zu befürchten, dass aufgrund des häufigen und langfristigen Einsatzes von Protonenpumpeninhibitoren (PPI) heute vielfach Patienten mit Gastrinom nicht rechtzeitig diagnostiziert werden (Ellison u. Sparks 2003; Corleto et al. 2001) und dadurch die Chance einer kurativen Operation im nichtmetastasierten Stadium verpasst wird.

44.2 Sporadisches Gastrinom

Aus klinischer und chirurgischer Sicht ist nach laborchemischer Verifizierung einer Gastrinom-assoziierten Hypergastrinämie der bestmögliche Ausschluss bzw. Nachweis eines genetisch-bedingten MEN1-Syndroms von entscheidender Bedeutung. Sporadische Gastrinome sind fast immer solitär, häufiger im Pankreas lokalisiert und metastasieren bevorzugt in die Leber; MEN1-Gastrinome sind nahezu immer multipel, meist im Duodenum lokalisiert und metastasieren bevorzugt in die regionalen Lymphknoten, außerdem treten sie in der Regel bei jüngeren Patienten auf – anders als das sporadische Gastrinom. Etwa 20 % der Gastrinompatienten haben eine MEN1-Erkrankung (Brandi et al. 2001; Anlauf et al. 2006; Fendrich et al. 2007; Norton u. Jensen, 2007).

Die Lokalisationsdiagnostik beim sporadischen Gastrinom ist für die Planung des operativen Vorgehens hilfreich, aber für die Indikationsstellung keineswegs ausschlaggebend. In erfahrenen Zentren haben Patienten mit erfolgreicher Tumorlokalisation die gleichen Chancen, geheilt zu werden, wie Gastrinompatienten, bei denen sich der Primärtumor der Lokalisation entzog (Norton et al. 2012). Da das adulte Pankreas keine G-Zellen enthält, ist nachvollziehbar, dass auch die meisten sporadischen Gastrinome (57 %), mit aboral absteigender Häufigkeit, im Duodenum liegen. Bei 19 % wurden die Primärtumoren ausschließlich in periduodenopankreatischen Lymphknoten nachgewiesen (Norton et al. 2004), eine umstrittene Primärtumorlokalisation (Norton et al. 2003), da ohne minutiöse Aufarbeitung des gesamten Duodenums die Primärtumorlokalisation lymphogen metastasierter duodenaler Mikrogastrinome übersehen werden kann (Anlauf et al. 2008). In etwa 5–10 % der Fälle werden Gastrinome auch extraduodenopankreatisch nachgewiesen (Magen, Leber, Gallenwege, Ovar, Herz, Lunge).

Beim lokalisierten sporadischen Gastrinom (◘ Abb. 44.1b,c) ist die Resektionsstrategie bereits präoperativ planbar, sie besteht in der Regel in einer Pankreaslinksresektion (◘ Abb. 44.1c) oder Pankreaskopfresektion (◘ Abb. 44.1b), da lokalisierte sporadische Gastrinome

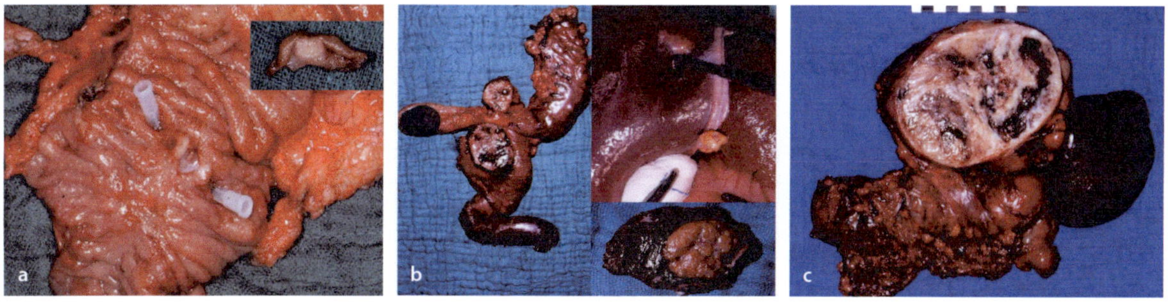

■ **Abb. 44.1** Sporadisch solitäre Gastrinome im **a** Duodenum, **b** Pankreaskopf mit Lymphknoten- und Lebermetastasen und **c** Pankreasschwanz

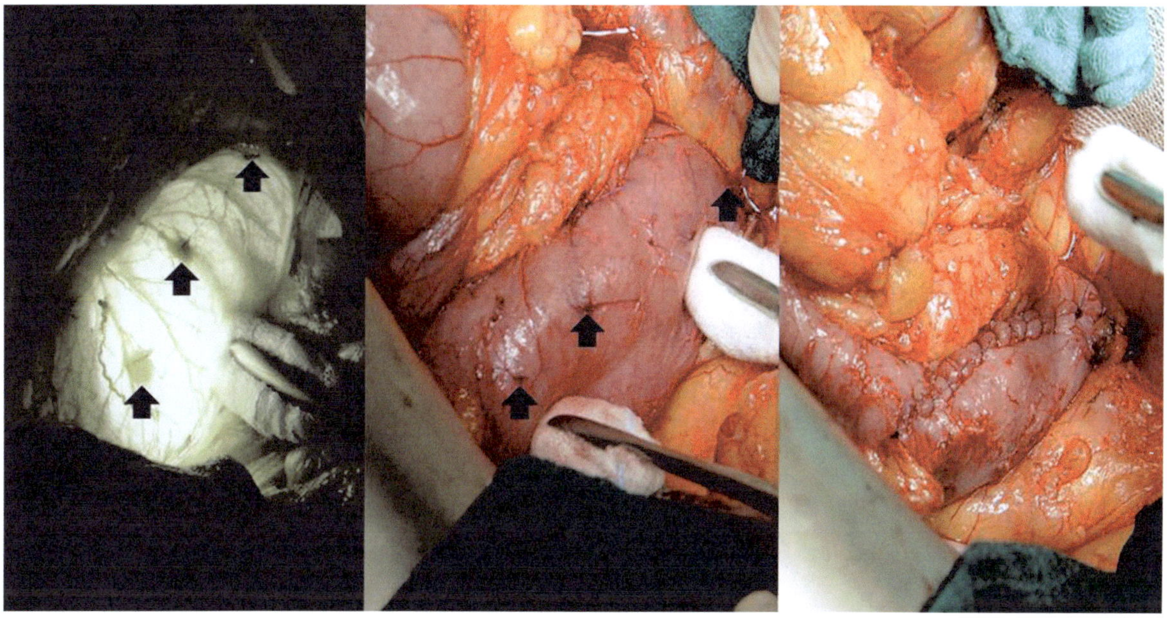

■ **Abb. 44.2** Intraoperativ endoskopische Transillumination des Duodenums bei multiplen MEN1-assoziierten duodenalen Mikrogastrinomen (Pfeile)

meist größer sind und im Pankreas liegen. Auch bei Vorliegen von Lebermetastasen (■ Abb. 44.1b) ist in der Regel die Operationsindikation gegeben, da diese entweder chirurgisch oder interventionell selektiv behandelt werden können.

Beim perioperativ nicht lokalisierten sporadischen Gastrinom ist in erster Linie von einem primären, submukös gelegenen duodenalen Mikrogastrinom auszugehen (■ Abb. 44.1a). Die Operationsstrategie hat daher als ersten Schritt das Ziel, den wahrscheinlich im Duodenum lokalisierten Mikrotumor zu lokalisieren. Dazu ist eine ausgedehnte Kocher-Mobilisation, Inspektion und Feinpalpation des Duodenums erforderlich. Im Zweifelsfall sollte eine intraoperativ endoskopische Transillumination des Duodenums erfolgen, weil hierbei die submukös gelegenen Mikrotumoren meist sehr gut im durchscheinenden Licht erkennbar sind (■ Abb. 44.2). Die Durchführung einer blinden offenen Duodenalexploration ist ungünstig, da sich durch Inzision und Exploration ein Schleimhautödem entwickelt, das die einwandfreie Lokalisation des Mikrotumors erschwert bzw. unmöglich macht.

Obligater Bestandteil der Duodenalexzision sporadischer Mikrogastrinome ist eine systematische Lymphadenektomie im Gastrinom-Dreieck (Stabile et al. 1994), da etwa 80 % der duodenalen Mikrogastrinome regionale Lymphknotenmetastasen aufweisen (Dickson et al. 2011). Zur Sicherung der vollständigen Entfernung der Hypergastrinämiequelle empfiehlt sich die prä- und postresektionelle Bestimmung des basalen Gastrins. Bei einem Abfall des Gastrins um > 20 % nach 30 Minuten besteht ein geringes Rezidivrisiko (Tonelli et al. 2006).

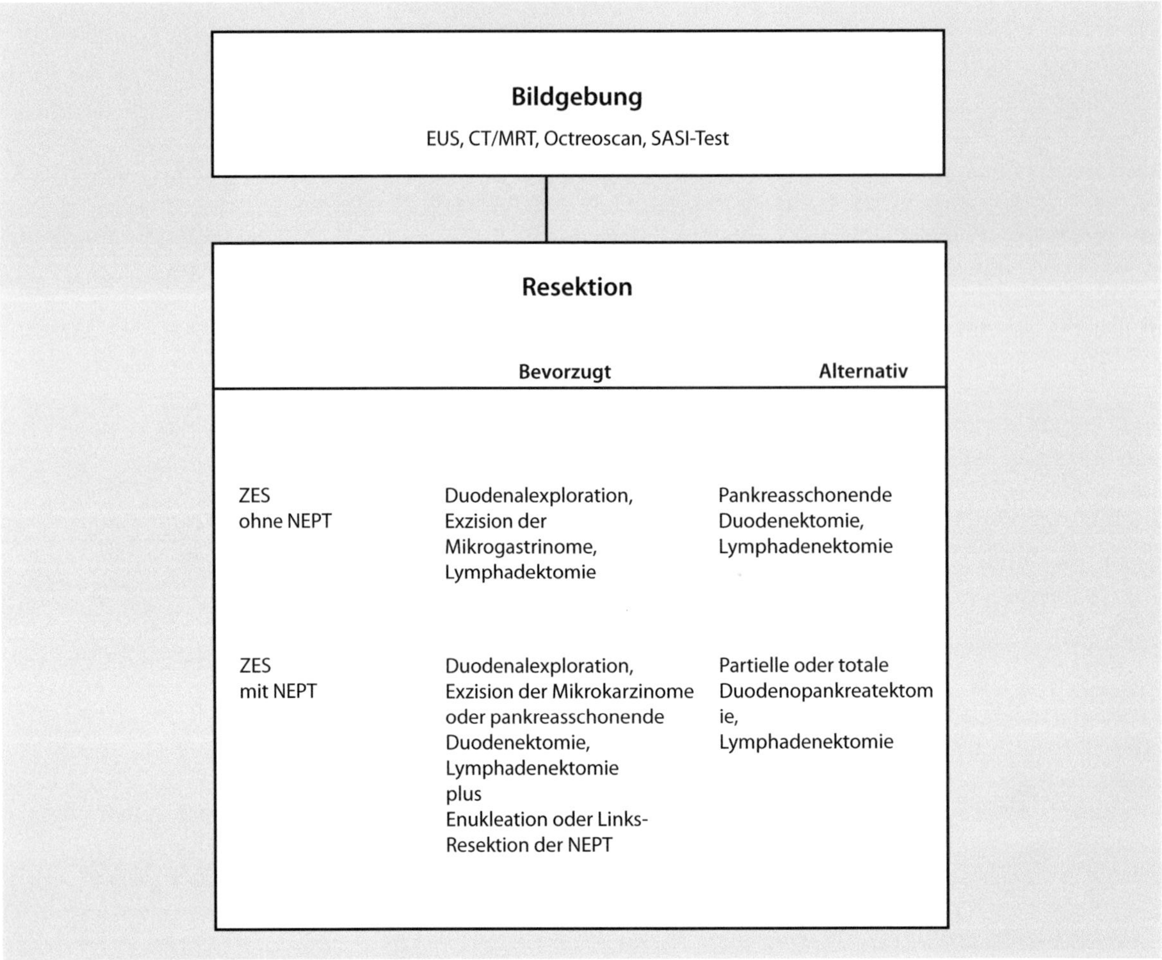

Abb. 44.3 Chirurgische Strategie beim MEN1-ZES

44.3 Gastrinom beim MEN1-Syndrom

Bei Patienten mit MEN1-assoziiertem Gastrinom sind fast immer multiple Mikrogastrinome des Duodenums Ursache des ZES (Pipeleers-Marichal et al. 1990; Anlauf et al. 2006). Immunhistochemisch Gastrin-exprimierende neuroendokrine Pankreastumoren (NEPT) ohne ZES müssen als hormoninaktive NEPT angesehen werden (Anlauf et al. 2006). Sie sind wahrscheinlich die Ursache dafür, dass in der Vergangenheit das Pankreas als relevante Gastrinomquelle bei der MEN1-Erkrankung in Betracht gezogen wurde. Zum Ausschluss einer linkspankreatischen Gastrinquelle sollte beim MEN1-ZES immer präoperativ eine Regionalisierung durch den SASI-Test (selektive arterielle Sekretin-Injektion) durchgeführt werden (Imamura et al. 1989, 2011).

Da beim MEN1-ZES die duodenalen Mikrogastrinome meist mit hormoninaktiven NEPT und nur selten mit Insulinomen assoziiert sind (4–8 %) (Hausman et al. 2004; Bartsch et al. 2005; Anlauf et al. 2006), sind folgende Syndromkonstellationen aus chirurgisch-resektionsstrategischer Sicht zu unterscheiden:

- ZES ohne synchrone hormoninaktive und/oder insulinproduzierende NEPT (etwa 10 %) (Imamura et al. 2001),
- ZES mit synchronen hormoninaktiven und/oder insulinproduzierenden NEPT (etwa 90 %).

Die Größe und Lage, ggf. auch Metastasierung der meist koassoziierten Nicht-Gastrinom-NEPT bei der MEN1-Erkrankung beeinflusst ganz wesentlich die Resektionsstrategie (Abb. 44.3). Relativ selten kann die Exploration und Resektion bei fehlenden NEPT auf das Duodenum beschränkt werden. Imamura konnte zeigen, dass in diesen Fällen die pankreasschonende totale Duodenektomie eine sehr gute Alternative der herkömmlichen Exzision multipler Duodenalgastrinome (Thompson 1998) darstellt, nur zwei der sieben von seiner Arbeitsgruppe publizierten

MEN1-ZES-Patienten hatten postoperativ einen positiven Gastrinstimulationstest (Imamura et al. 2011).

Hormoninaktive NEPT und ZES sind beim MEN1-Syndrom die führenden Todesursachen (Goudet et al. 2010). Ob frühzeitige Interventionen bezüglich des ZES zu längeren krankheitsbezogenen Überlebenszeiten führen, wird aufgrund der Seltenheit und jeweils individuellen Krankheitsexpression kaum zu klären sein. Ausgehend von den Ergebnissen beim sporadischen Gastrinom (Norton et al. 2012) und den exzellenten Ergebnissen nach Duodenektomie beim MEN1-ZES (Imamura et al. 2011) ist jedoch von einer schlüssigen Evidenz auszugehen, dass die Frühoperation mit konsequenter Duodenalexploration und Lymphadenektomie die metachrone Entwicklung von Lebermetastasen verhindern kann und damit einen wesentlichen Vorteil gegenüber der alleinigen PPI-Therapie besitzt.

44.4 Fazit

Für das chirurgische Konzept der Gastrinome sind folgende Erkenntnisse der vergangenen zwei Jahrzehnte von wesentlicher Bedeutung:

- In Übereinstimmung mit der Beobachtung, dass adulte Pankreata keine G-Zellen enthalten, ist als gesichert anzusehen, dass nicht nur beim MEN1-ZES, sondern auch beim sporadischen ZES Hauptlokalisation der Gastrinomerkrankung das Duodenum ist, pankreatische und extraduodenopankreatische Gastrinome dagegen selten sind.
- Die Überlebenszeiten von ZES-Patienten beim präoperativ nicht lokalisierten Gastrinom sind bei entsprechender chirurgischer Expertise besser als beim lokalisierten Gastrinom, sodass der Frühoperation wesentliche Bedeutung im Therapiekonzept des ZES zukommt. Bei konsequenter Chirurgie mit Duodenalexploration und regionaler Lymphknotendissektion werden Heilungsraten bis zu 80 % erreicht.
- Im Gegensatz zum solitär auftretenden sporadischen Gastrinom finden sich beim MEN1-ZES aufgrund der genetisch bedingten Pathogenese fast immer duodenale Mikrogastrinome unterschiedlicher Größe, das Konzept der totalen Duodenektomie beim duodenalen MEN1-ZES erscheint daher schlüssig. Aufgrund begrenzter Erfahrungen können diesbezüglich jedoch noch keine allgemeinen Empfehlungen gegeben werden.
- Für die Resektionsstrategie des MEN1-ZES ist der Nachweis synchron pankreatischer neuroendokriner Tumoren von entscheidender Bedeutung. Zur Planung und Durchführung der Operation ist daher der präoperative Nachweis einer MEN1-Erkrankung ebenso entscheidend wie eine sorgfältige Bildgebung des Pankreas und Regionalisierung der Gastrinquelle durch den SASI-Test. Bei Kombination von ZES mit NEPT ist in der Regel eine kombinierte partielle oder totale Duodenopankreatektomie erforderlich. Insbesondere bei Durchführung Letzterer handelt es sich wegen der resultierenden Insulinpflicht jedoch um Einzelfallentscheidungen, die vor allem vom Ausmaß und Stadium der pankreatischen NEPT bestimmt werden.

Literatur

Anlauf M, Enosawa T, Henopp T, Schmitt A, Gimm O, Brauckhoff M, Dralle H, Musil A, Hauptmann S, Perren A, Klöppel G (2008) Primary lymph node gastrinoma or occult duodenal microgastrinoma with lymph node metastases in a MEN 1 patient. Am J Surg Pathol 32: 1101–1105

Anlauf M, Garbrecht N, Henopp T, Schmitt A, Schlenger R, Raffel A, Krausch M, Gimm O, Eisenberger CF, Knoefel WT, Dralle H, Komminoth P, Heitz PU, Perren A, Klöppel G (2006) Sporadic versus hereditary gastrinomas of the duodenum and pancreas: distinct clinico-pathological and epidemiological features. World J Gastroenterol 12: 5440–5446

Anlauf M, Schlenger R, Perren A, Bauersfeld J, Koch CA, Dralle H, Raffel A, Knoefel WT, Weihe E, Ruszniewski P, Couvelard A, Komminoth P, Heitz PU, Klöppel G (2006) Microadenomatosis oft he endocrine pancreas in patients with and without the multiple endocrine neoplasia type 1 syndrome. Am J Surg Pathol 30: 560–574

Bartsch DK, Fendrich V, Langer P, Celik I, Kann PH, Rothmund M (2005) Outcome of duodenopancreatic resections in patients with multiple endocrine neoplasia type 1. Ann Surg 242: 757–766

Brandi ML, Gagel RF, Angeli A, Bilezikian JP, Beck-Peccoz P, Bordi C, Conte-Devolx B, Falchetti A, Gheri RG, Libroia A, Lips CJ, Lombardi G, Mannelli M, Pacini F, Ponder BA, Raue F, Skogseid B, Tamburrano G, Thakker RV, Thompson NW, Tomassetti P, Tonelli F, Wells Jr SA, Marx SJ (2001) Guidelines for diagnosis and therapy of MEN type 1 and type 2. J Clin Endocrinol Metab 86: 5658–5671

Corleto VD, Annibale B, Gibril F et al. (2001) Does the widespread use of proton pump inhibitors mask, complicate and/or delay the diagnosis of Zollinger-Ellison syndrome? Aliment Pharmacol Ther 15: 1555–1561

Dickson PV, Rich TA, Xing Y, Cote GJ, Wang H, Perrier ND, Evans BD, Lee JE, Grubbs EG (2011) Achieving eugastrinemia in MEN 1 patients: both duodenal inspection and formal lymph node dissection are important. Surgery 150: 1143–1152

Dralle H, Krohn SL, Karges W, Boehm BO, Brauckhoff M, Gimm O (2004) Surgery of resectable nunfunctioning neuroendocrine pancreatic tumors. World J Surg 28: 1248–1260

Ellison EC, Sparks J (2003) Zollinger-Ellison syndrome in the era of effective acid suppression: are we unknowingly growing tumors? Am J Surg 186: 245–248

Fendrich V, Langer P, Waldmann J, Bartsch DK, Rothmund M (2007) Management of sporadic and multiple endocrine neoplasia type 1 gastrinomas. Br J Surg 94: 1331–1341

Fraker DL, Norton JA, Alexander HR, Venzon DJ, Jensen RT (1994) Surgery in Zollinger-Ellison syndrome alters the natural history of gastrinoma. Ann Surg 220: 320–330

Goudet P, Murat A, Binquet C, Cardot-Bauters C, Costa A, Ruszniewski P, Niccoli P, Menegaux F, Chabrier G, Borson-Chazot F, Tabarin A, Bouchard P, Delemer B, Beckers A, Bonithon-Kopp C (2010) Risk factors and causes of death in MEN 1 disease. A GTE (Groupe d'Etude des tumeurs endocrines) cohort study among 758 patients. World J Surg 34: 249–255

Hausman MS, Thompson NW, Gauger PG, Doherty GM (2004) The surgical management of MEN 1 pancratoduodenal neuroendocrine disease. Surgery 136: 1205–1211

Imamura M, Takahashi K, Hattori IY, Satomura K, Tobe T (1989) Curative resection of multiple gastrinomas aided by selective arterial secretin injection test and intraoperative secretin test. Ann Surg 210: 710–718

Imamura M, Komoto I, Ota S, Hiratsuka T, Kosugi S, Doi R, Awane M, Inoue N (2011) Biochemically curative surgery for gastrinomas in multiple endocrine neoplasia type 1 patients. World J Gastroenterol 17: 1343–1353

Lopez CL, Waldmann J, Fendrich V, Langer P, Kann PH, Bartsch DK (2011) Long-term results of surgery for pancreatic neuroendocrine neoplasms in patients with MEN 1. Langenbecks Arch Surg 396: 1187–1196

Norton JA, Alexander HR, Fraker DL et al. (2003) Possible primary lymph node gastrinoma: occurrence, natural history, and predictive factors: a prospective study. Ann Surg 237: 650–430

Norten JA, Alexander HR, Fraker DL, Venzon DJ, Gibril F, Jenson RT (2004) Does the use of routine duodenotomy (DUODX) affect rate of cure, development of liver metastases, or survival in patients with Zollinger-Ellison syndrome? Ann Surg 239: 617–626

Norton JA, Jensen RT (2007) Role of surgery in Zollinger-Ellison syndrome. J Am Coll Surg 205: S34–S37

Norten JA, Fraker DL, Alexander HR, Jensen RT (2012) Value of surgery in patients with negative imaging and sporadic Zollinger-Ellison Syndrome. Ann Surg 256: 509–517

Pipeleers-Marichal M, Somers G, Willems G, Foulis A, Imrie C, Bishop AE, Polak JM, Path FRC, Häcki WH, Stamm B, Heitz PU, Klöppel G (1990) Gastrinomas in the duodenums of patients with multiple endocrine neoplasia type 1 and the Zollinger-Ellison syndrome. N Engl J Med 322: 723–727

Stabile BE, Morrow DJ, Passaro E Jr (1984) The gastrinomas triangle: operative implications. Am J Surg 147: 25–31

Thakker RV, Newey PJ, Walls GV, Bilezikian J, Dralle H, Ebeling PR, Melmed S, Sakurai A, Tonelli F, Brandi ML (2012) Clinical practice guidelines for multiple endocrine neoplasia type 1 (MEN 1). J Clin Endocrinol Metab 97: 2990–3011

Thomas-Marques L, Murat A, Delemer B, Penfornis A, Cardot-Bauters C, Baudin E, Niccoli-Sire P, Levoir D, du Boullay Choplin H, Chabre O, Jovenin N, Cadiot G (2006) Prospective endoscopic ultrasonographic evaluation of the frequency of nonfunctioning pancreatico-duodenal endocrine tumors in patients with multiple endocrine neoplasia type 1. Am J Gastroenterol 101: 266–273

Thompson NW (1998) Current concepts in the surgical management of multiple endocrine neoplasia type 1 pancreatic-duodenal disease. Results in the treatment of 40 patients with Zollinger-Ellison syndrome, hypoglycaemia or both. J Int Med 243: 495–500

Tonelli F, Frantini G, Nesi G, Tommasi MS, Batignani G, Falchetti A, Brandi ML (2006) Pancreatectomy in multiple endocrine neoplasia type 1-related gastrinomas and pancreatic endocrine neoplasia. Ann Surg 244: 61–70

Hormoninaktive endokrine Tumoren des Pankreas – chirurgische Therapie

Peter Langer, Volker Fendrich

H. G. Beger et al. (Hrsg.), *Erkrankungen des Pankreas*,
DOI 10.1007/978-3-642-37964-2_45, © Springer-Verlag Berlin Heidelberg 2013

Die Therapie der ersten Wahl bei hi-PNET besteht in der radikalen Operation mit dem Ziel der kurativen R0-Resektion. Dabei kommen die klassischen Operationsverfahren wie Pankreaskopfresektion und Pankreaslinksresektion zum Einsatz. Im Falle einer vorliegenden Metastasierung bei Diagnosestellung sollte bei Patienten in gutem AZ eine Resektion auch der Metastasen angestrebt werden. Selbst Debulking-Operationen mit vaskulären Rekonstruktionen haben ihre Berechtigung, da hierdurch lange Überlebenszeiten erreicht werden können. Bei hi-PNET im Rahmen der MEN1 sind die Therapie- und Resektionsentscheidungen immer individuell, da die hier meist kleinen hi-PNET nahezu immer multipel auftreten und syn- und/oder metachron bestehende funktionelle PNET in die Entscheidung mit eingehen. Laparoskopische OP-Verfahren gewinnen immer mehr an Stellenwert und sind in Expertenhand dem konventionellen Vorgehen voraussichtlich zumindest ebenbürtig.

45.1 Einführung

Hormoninaktive endokrine Tumoren des Pankreas (hi-PNET) sind Tumoren, welche **nicht** mit einem typischen, durch Hormonüberproduktion bedingten klinischen Syndrom vergesellschaftet sind. Daten mit hohem Evidenzgrad wie z. B. aus prospektiven, randomisierten Studien liegen zur Therapie dieser seltenen Tumoren nicht vor. Die Therapieempfehlungen basieren hauptsächlich auf den Ergebnissen größerer Fallserien und auf Expertenmeinungen.

Hi-PNET wachsen langsam, sind aber in bis zu 70 % der Fälle maligne. Aufgrund ihrer Größe bei Diagnosestellung (oft > 5 cm) sind sporadische hi-PNET in der Bildgebung mittels CT, MRT oder Sonographie meist problemlos zu identifizieren. Im Rahmen hereditärer Syndrome wie multiple endokrine Neoplasie Typ 1 (MEN1) oder von-Hippel-Lindau-Syndrom (VHL) werden im Rahmen von Vorsorgeuntersuchungen oft auch kleine hi-PNET (≤ 1 cm) identifiziert. Außerdem kommen sie im Rahmen dieser Syndrome auch multipel im Pankreas vor. Des Weiteren spielen hi-PNET als Differenzialdiagnose eine Rolle, wenn aufgrund der mittlerweile oft flächendeckenden Anwendung hochauflösender bildgebender Verfahren wie CT und MRT in der Praxis häufiger die Frage nach Entität und Dignität zufällig entdeckter und bisher asymptomatischer Pankreasraumforderungen gestellt wird. Eine positive Somatostatin-Rezeptor-Szintigraphie (SMS) ist hilfreich bei der Differenzialdiagnose, v. a. bei der Abgrenzung zum duktalen Pankreaskarzinom (PC) sowie bei der Evaluierung von Fernmetastasen (■ Tab. 45.1). Beim Vorliegen von multiplen kleinen hi-PNET sollte immer an ein MEN1-Syndrom gedacht werden, da es die häufigsten PNET im Rahmen dieser Erkrankung sind.

45.2 Definition

Hi-PNET sezernieren entweder zu geringe Mengen an funktionell aktiven Hormonen, inaktive Vorstufen oder aber Hormone, die beim Menschen zu keinem typischen klinischen Krankheitsbild führen (z. B. pankreatisches Polypeptid [PP]). Sie rufen deshalb klinisch kein hormonelles Syndrom hervor. Der Begriff »nichtfunktionell« wird unterschiedlich interpretiert. Manche Autoren klassifizieren einen endokrinen Pankreastumor als nichtfunktionell, wenn die o. g. Kriterien erfüllt sind, auch wenn im Serum radioimmunologisch erhöhte Hormonspiegel nachweisbar sind. Von den meisten Autoren werden hi-PNET als Inselzell-Tumoren definiert, die keine hormonbedingte Symptomatik und die keine erhöht messbaren Hormonkonzentrationen im Serum verursachen.

45.3 Therapie

Im Mittelpunkt der Therapie steht die chirurgische Resektion, worauf dieser Beitrag fokussiert. Neben der Chirurgie existieren in der palliativen Situation zum Beispiel bei diffusen Lebermetastasen weitere Therapieoptionen

Tab. 45.1 Differenzialdiagnose duktales Pankreaskarzinom vs. hi-PNET

	PC	hi-PNET
Tumorgröße	meist < 5 cm	oft > 5 cm
CT	hypodens keine Kalzifikationen	hyperdens teilweise Kalzifikationen
Crg A im Serum	negativ	meist positiv
SMS	negativ	meist positiv

PC = duktales Adenokarzinom des Pankreas, hi-PNET = nichtfunktioneller neuroendokriner Pankreastumor, CT = Computertomographie, Crg A = Chromogranin A, SMS = Somatostatin-Rezeptor-Szintigraphie

wie Chemoembolisation, selektive interne Radiotherapie (SIRT) und/oder auch transarterielle Chemoembolisation (TACE).

Die Operationsindikation ist bei hi-PNET immer gegeben, wenn keine diffuse Fernmetastasierung vorliegt und die Tumorgröße ≥ 2 cm beträgt.

Hauptziel ist die kurative R0-Resektion des Primärtumors und ggf. auch seiner Metastasen. In der R0-Resektion besteht die einzige Heilungschance für den Patienten, sie ist außerdem in der Lage, Symptome langfristig zu lindern und steigert die Überlebensrate (Solorzano et al. 2001; Dralle et al. 2004; Fendrich et al. 2009).

Hintergrund für die aggressive Indikationsstellung zur Operation ist die Tatsache, dass hi-PNET langsam wachsen. Die Abgrenzung vom PC ist deshalb immer wichtig, da viele Patienten mit hi-PNET 5 Jahre und länger überleben, selbst wenn bei Diagnosestellung Metastasen vorliegen (Solorzano et al. 2001; Dralle et al. 2004; Bartsch et al. 2000; Fendrich et al. 2006). Bei Patienten mit großen Pankreastumoren ohne hormonelles Syndrom, die sich in gutem Allgemeinzustand befinden, sollte differenzialdiagnostisch immer an einen hi-PNET gedacht werden (Tab. 45.1). Auch bei großen Tumoren mit limitierter Metastasierung kann oft eine R0-Resektion erreicht und damit das Überleben verbessert werden (Solorzano et al. 2001; Bartsch et al. 2000).

Bei kleinen (≤ 2 cm) hi-PNET kann bei klarer Diagnose (z. B. durch Endosonographie[EUS]-gesteuerte Feinnadelaspirationszytologie [FNAC] und/oder positiven SMS-Befund) abgewartet und beobachtet werden. Die meisten hi-PNET ≤ 2 cm sind benigne, und das Metastasierungsrisiko liegt unter 6 %. In unklaren Fällen kann eine Enukleation des Tumors erwogen werden. Diese Situation ist z. B. vorstellbar, wenn in bildgebender Diagnostik eine unklare Pankreasraumforderung < 2 cm auffällt und eine klare histologische Klassifizierung durch z. B. die EUS-gesteuerte FNAC nicht gelingt.

Wird die Entscheidung zur Beobachtung des Befundes gestellt, schließt sich an die Diagnose eine Nachbeobachtung im 3-Monatsintervall im ersten Jahr sowie halbjährlich in den folgenden 4 Jahren an (ENETS-Guidelines; Falconi et al. 2012).

45.4 Operationstechniken beim sporadischen hi-PNET

In Abhängigkeit von der Lokalisation des Tumors im Pankreas kommen für alle hi-PNET ≥ 2 cm die klassischen formalen Resektionsverfahren (Pankreaskopfresektion, Pankreaslinksresektion [PLR]) zum Einsatz.

Die Operation beginnt immer mit der Überprüfung des Leberstatus hinsichtlich Metastasierung durch Inspektion, Palpation und intraoperative Sonographie. Bei hi-PNET ≥ 2 cm im Pankreaskopf sollte immer eine Pankreaskopfresektion durchgeführt werden. Dabei ist der pyloruserhaltenden partiellen Pankreatikoduodenektomie (PPPD) der Vorzug zu geben, da prospektiv randomisierte Studien die Gleichwertigkeit der PPPD gegenüber der klassischen Operation nach Kausch-Whipple dokumentiert haben (Tran et al. 2004). Hi-PNET < 2 cm können durch eine milzerhaltende PLR behandelt werden. Bei sporadischen hi-PNET ≥ 2 cm im Pankreasschwanz ist **immer** eine PLR mit Splenektomie indiziert. Diese sollte der milzerhaltenden Linksresektion gegenüber immer vorgezogen werden, da in 83 % der Fälle peripankreatische Lymphknotenmetastasen, vor allem auch im Milzhilus, vorliegen (Dralle et al. 2004) und deshalb eine Ausräumung des lokalen Lymphabflussgebietes mit der En-bloc-Resektion des Primärtumors immer erfolgen muss.

Im Gegensatz zum PC besteht aufgrund des langsamen Wachstums der hi-PNET auch eine Indikation nicht nur zur Rekonstruktion von infiltrierten Gefäßen (z. B. Vena portae) und zur Entfernung von Tumorthromben aus der Pfortader, sondern auch zur Resektion von synchronen Lebermetastasen (Abb. 45.1) (Dralle et al. 2004; Bartsch et al. 2000). In 80 % der Fälle können die Resektionen in kurativer Intention erfolgen. Dabei liegen die 5- und 10-Jahres-Überlebensraten bei 43–74 % bzw. 44–61 % (Tab. 45.2).

Im deutlichen Gegensatz zum PC haben Debulking-Operationen im Sinne einer zytoreduktiven Chirurgie einen wichtigen Stellenwert bei hi-PNET. Dabei sollten mindestens 90 % der Tumormasse entfernt werden. Solorzano et al. (2001) konnten in einer Studie an 163 Patienten zeigen, dass die mediane Überlebenszeit von Patienten mit einem lokal fortgeschrittenen Tumorleiden, welche nicht operativ therapiert wurden, nur 5,2 Jahre betrug, die me-

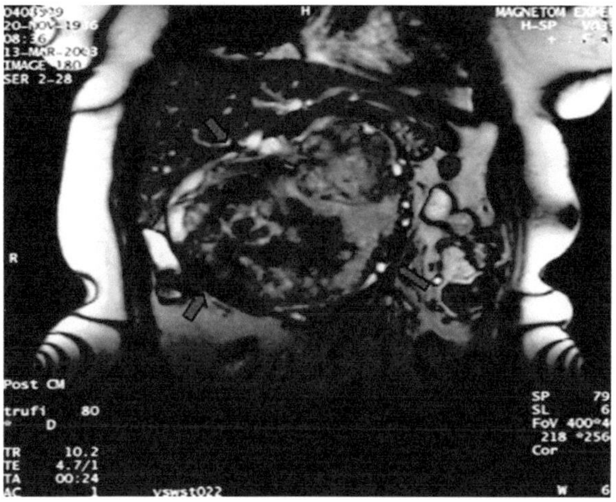

Abb. 45.1 MRT eines 15 × 20 cm großen hi-PNET im Pankreaskopf. Kein Hinweis auf Fernmetastasierung. Der Tumor ließ sich durch totale Pankreatektomie mit Pfortaderersatz resezieren

diane Überlebenszeit von Patienten, bei denen eine Resektion (R0, R1 oder R2) durchgeführt wurde, aber bei immerhin 7,1 Jahren lag (Solorzano et al. 2001).

Dabei ist es immer eine Individualentscheidung, welches Ausmaß kombinierte Resektionen haben sollten bzw. können. So ist z. B. eine einzeitige PLR bei Pankreasschwanz-hi-PNET kombiniert mit der Resektion einer singulären Lebermetastase in günstiger Lokalisation bei einem jungen Patienten in gutem Allgemeinzustand sicher möglich. Grundsätzlich gilt, je ausgedehnter die Pankreasresektion (z. B. langwierige, komplizierte Kopfresektion), desto eher sollte man ein zweizeitiges Vorgehen bevorzugen und Lebermetastasen in einem zweiten Eingriff nach Rekonvaleszenz des Patienten angehen.

Die Mortalitätsraten der Operationen bei hi-PNET liegen je nach Ausmaß der Resektion bei 0–8 % (Bartsch et al. 2000; Metz u. Jensen 2008). Häufige postoperative Komplikationen sind Pankreasfisteln, intraabdominelle Abszesse, Nachblutung und Pankreatitis, welche in bis zu 40 % der Fälle vorkommen (Bartsch et al. 2000; Metz u. Jensen 2008). Diesbezüglich gelten die Regeln der Komplikationsbehandlung wie bei Operationen am exokrinen Pankreas auch. Pankreasfisteln sind nach Linksresektionen häufig und treten in ca. 30 % der Fälle auf. Die Einteilung der Schweregrade erfolgt nach der ISGPF-Klassifikation (Bassi et al. 2005). Die meisten Fisteln nach Linksresektionen sind Grad-A-Fisteln, d. h., sie erfordern keine weitere Intervention und können durch langsames Herauskürzen der Drainage (z. B. in 3-Tages-Schritten um jeweils ca. 2 cm) ausbehandelt werden. Fisteln vom Grad B erfordern eine zusätzliche Drainage (z. B. durch radiologische Intervention und CT-gesteuerte Drainageeinlage), während Fisteln vom Grad C eine Reoperation erfordern.

Tab. 45.2 Ergebnisse chirurgischer Therapie von hi-PNET

Autor, Jahr	n	Resektionsrate (%)	5-Jahres/10-Jahres-Überlebenszeit (%)
Broughan et al. 1986	21	57	63/55
Lo et al. 1996	34	52	49
Solorzano et al. 2001	163	38	43
Eigene Daten 2011	50	85	74/61

Die Meinungen über die Verwendung von Octreotiden in der Prophylaxe und Behandlung der Pankreasfisteln gehen auseinander, da auch Studienergebnisse hierzu konträr sind (Büchler et al. 1992; Yeo et al. 2000).

Wiederholte Resektionen wegen eines Lokalrezidivs und/oder neu aufgetretener Metastasen sind ebenfalls indiziert, um die Überlebenszeit zu verlängern (Fendrich et al. 2006).

Aufgrund der derzeit zur Verfügung stehenden Daten ist es unklar, ob Patienten mit diffuser Fernmetastasierung, v. a. der Leber, von der Entfernung des Primärtumors profitieren. In der bereits zitierten Studie von Solarzano et al. (2001) fand sich in dieser Situation zwar ein tendenzieller, aber kein signifikanter Überlebensvorteil für operierte gegenüber nicht operierten Patienten mit median 3,0 Jahren versus 1,8 Jahren.

Die Autoren diese Beitrages halten eine palliative Tumorresektion bei Vorliegen diffuser Fernmetastasen (z. B. Leber) für gerechtfertigt, vor allem um lokalen Komplikationen wie Infiltration des Truncus coeliacus und der mesenterico-portalen Achse, oberer gastrointestinaler Blutung, intestinaler Obstruktion und Schmerzen, die in der Endphase der Tumorerkrankung auftreten, vorzubeugen. Voraussetzung für einen solchen Eingriff ist natürlich ein guter Allgemeinzustand des Patienten.

45.4.1 Transplantation

Unter Experten steht für junge Patienten mit diffuser Lebermetastasierung immer wieder die orthotope Lebertransplantation oder gar eine Exenteration des Oberbauches mit Cluster-Transplantation von Leber, Duodenum, Pankreas und Dünndarm zur Diskussion. Evidenzbasierte Aussagen sind dazu nicht möglich. Eine Metaanalyse über 103 Patienten mit orthotoper Lebertransplantation bei hepatisch metastasierten neuroendokrinen Karzinomen, die allerdings nur 14 Patienten mit hi-PNET einschloss, ergab eine 5-Jahres-Überlebensrate von 47 % (Lehnert 1998). Nur 39 (38 %) dieser Patienten lebten nach einer mittleren

Nachbeobachtungszeit von 2 Jahren ohne Nachweis eines Rezidivs bzw. Metastasen.

Nicht nur die hohe Morbidität und geringe rezidivfreie 5-Jahres-Überlebensraten (Libutti et al. 2000), sondern auch der evidente Spenderorganmangel stellen diesen Ansatz deutlich in Frage. Ein weiteres Argument dagegen sind die durchaus vorhandenen Behandlungsalternativen für diffuse Lebermetastasen der langsam wachsenden hi-PNET durch z. B. die transarterielle Embolisation (TAE), TACE und SIRT.

45.5 Operationstechniken bei hereditären hi-PNET

Eine große Rolle spielen die hi-PNET im Rahmen hereditärer Syndrome im Kontext der multiplen endokrinen Neoplasie Typ 1 (MEN1) und etwas untergeordneter beim von-Hippel-Lindau-Syndrom (VHL). Ihre Häufigkeit liegt bei MEN1 nach neueren Daten bei ca. 50–80 % (Bartsch et al. 2005; Lopez et al. 2011). Bei VHL sind die hi-PNET mit 5–17 % sehr selten (Libutti et al. 2000), spielen dort aber eine Rolle aufgrund ihres malignen Potenzials.

45.5.1 hi-PNET bei MEN1

Auch mit dem hereditären Hintergrund wird die Indikation zur Operation der hi-PNET erst ab einer Größe von > 2 cm gesehen (ENETS-Guidelines; Falconi et al. 2012). Diese Auffassung geht vor allem auf Daten einer französischen Multizenterstudie zurück, nach der MEN1-Patienten mit hi-PNET < 2 cm bezüglich der Lebenserwartung nicht von einer Operation profitieren (Triponez et al. 2006). Dies wird in Expertenkreisen durchaus kritisch diskutiert. Hintergrund sind ältere retrospektive Daten an kleinen Kollektiven, die zeigten, dass die Rate an Lymphknoten- und Lebermetastasen ab einer Tumorgröße von 2 cm signifikant ansteigt. Deshalb empfahlen viele Autoren vor der Publikation der ENETS-Guidelines, so auch die Autoren dieses Beitrages, die Operation ab einer Tumorgröße von > 1 cm (Bartsch et al. 2005; Lairmore et al. 2000). Ziel der Operation ist die Vermeidung von Lebermetastasen, welche für diese Patienten das entscheidende prognostische Kriterium sind.

Eine Besonderheit besteht bei MEN1 in der Tatsache, dass aufgrund der hereditären Genese nahezu immer multiple endokrine Pankreastumoren teilweise auch unterschiedlicher Entität syn- und metachron vorliegen. Die Entscheidung über Operationsindikation, Zeitpunkt und auch Art der OP ist dann immer eine Individualentscheidung. Diese muss das maligne Potenzial der PNET einerseits, aber auch die Nachteile und mittel- und langfristigen

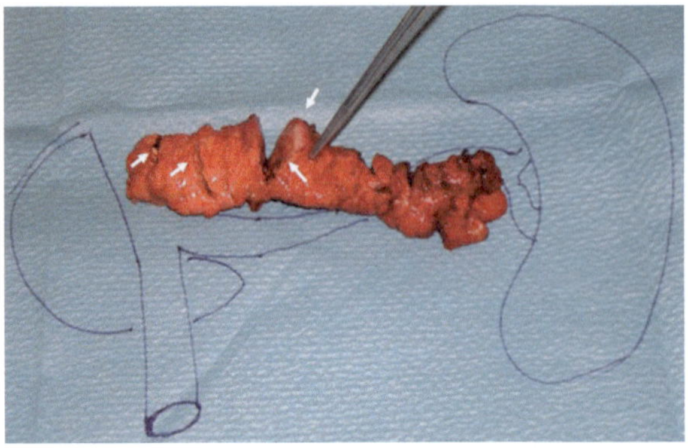

■ **Abb. 45.2** OP-Präparat einer milzerhaltenden Pankreaslinksresektion bei multiplen MEN1-hi-PNET. Makroskopisch sind drei von 3 mm bis 2 cm große Tumoren zu erkennen (Pfeile)

Risiken der Pankreasresektion andererseits bei den meist jungen Patienten gegeneinander abwägen.

Die Art des Eingriffes richtet sich also nach den o. g. Kriterien, nach der Lokalisation der hi-PNET in der Drüse und nach dem Vorhandensein funktioneller PNET und deren OP-Indikation. Aufgrund des malignen Potenzials der PNET sollten formale Resektionen mit Entfernung des Lymphabflussgebietes erfolgen. Dabei können allerdings auch Resektion und Enukleation kombiniert werden, um Parenchym zu sparen. Häufigster Eingriff ist in diesem Zusammenhang die PLR bis auf Höhe der Pfortader mit Enukleation von Tumoren aus dem Pankreaskopf (Thompson et al. 1989) (■ Abb. 45.2). Dieser Eingriff wurde von Thompson 1989 für das MEN1-Zollinger-Ellison-Syndrom (MEN1-ZES) propagiert, hat aber auch bei hi-PNET häufig Anwendung gefunden.

45.5.2 hi-PNET bei VHL

Die auf kleinen Fallsammlungen basierenden Daten und Empfehlungen resultieren in der Strategie, Läsionen < 1 cm Größe mittels bildgebender Verfahren (MRT, CT, Endosonographie) zu beobachten. Bei Tumoren zwischen 1 cm und 3 cm Größe werden Individualentscheidungen getroffen, und hi-PNET > 3 cm sollten immer mittels formaler Pankreasresektion behandelt werden. Grundlage sind Daten, die zeigen, dass bei keinem der Patienten mit Tumoren < 3 cm, allerdings in über 20 % bei Tumoren > 3 cm Lebermetastasen vorlagen (Libutti et al. 2000; Marcos et al. 2002).

45.6 Laparoskopische Operationen

Laparoskopische Pankreasresektionen sind in den letzten Jahren deutlich in den Focus des Interesses gerückt. Für das sporadische Insulinom beispielsweise ist die laparoskopische Enukleation mittlerweile in den meisten Zentren, so auch in den Kliniken der Autoren dieses Beitrags, gegenüber dem konventionellen Zugang bevorzugt. Dies hängt natürlich in großem Maße von der Lokalisation des Tumors in der Drüse ab. Hier gilt die grundsätzliche Regel, dass Operationen links der mesentericoportalen Achse technisch vergleichsweise einfach und mit gleichen Ergebnissen wie die offenen Verfahren durchführbar sind. Große Fallserien und auch Metaanalysen aus Asien und Nordamerika, aber auch aus Europa haben eine Gleichwertigkeit des laparoskopischen Vorgehens gegenüber dem konventionellen zumindest für die PLR nachgewiesen (Jusoh u. Ammori 2012; Mabrut et al. 2005; Song et al. 2011; Venkat et al. 2012). Eine laparoskopische Enukleation käme beispielsweise auch für kleine (< 2 cm) hi-PNET in Betracht, z. B. wenn die Diagnose noch nicht endgültig histologisch geklärt ist oder eine Beobachtung über Jahre nicht in Frage kommt.

Es ist noch nicht hinreichend geklärt, ob eine Ausdehnung der Indikationsstellung der laparoskopischen Verfahren auch für maligne Erkrankungen grundsätzlich vertretbar ist. Die hi-PNET stellen allerdings in Abhängigkeit von ihrer Lokalisation in der Drüse, der Größe des Primärtumors und des Metastasierungsstatus eine mögliche Indikation für dieses Verfahren dar. In der Literatur zeigt sich ein klarer Trend, dass aus onkologischer Sicht zumindest bei der PLR gleiche Ergebnisse erreicht werden können wie beim offenen Vorgehen. In einem systematischen Review von Venkat et al. (2012) zeigten sich diesbezüglich vergleichbare onkologische Ergebnisse, eine langfristige Beurteilung bleibt abzuwarten. In dieser Studie konnte außerdem gezeigt werden, dass die Morbidität des laparoskopischen Vorgehens niedriger war als bei den konventionellen Eingriffen.

So war in der laparoskopischen Gruppe der Blutverlust signifikant geringer, und allgemeine Komplikationen wie auch Wundinfektionen traten signifikant weniger auf als in der konventionellen Vergleichsgruppe (Venkat et al. 2012).

Außerdem zeigte sich in dieser Untersuchung, dass die Krankenhausverweildauer um 4 Tage, ebenfalls statistisch signifikant, kürzer war. Die mittlere Verweildauer liegt bei den den meisten publizierten Studien mit Angaben zu dieser Thematik bei 6–8 Tagen (Song et al. 2011; Venkat et al. 2012; Ammori u. Ayiomamitis 2011; Limongelli et al. 2011). Aus diesen Gründen postulieren einige Autoren bereits einen »Paradigmenwechsel« vom offenen hin zum laparoskopischen Vorgehen (Song et al. 2011; Ammori u. Ayiomamitis 2011).

Eine Multizenteranalyse aus den USA an 212 Patienten von Kooby et al. (2010) zeigte, dass die laparoskopische PLR sowohl kurzfristig als auch langfristig gleiche onkologische Resultate erzielt wie die offene PLR. Es wurden dabei die histopathologische Begutachtung der Schnittränder, die Anzahl resezierter Lymphknoten, aber auch das Langzeitüberleben bei Patienten mit PC analysiert.

In den Kliniken der Autoren wird mittlerweile bei Tumoren, die links der mesentericoportalen Achse lokalisiert sind ohne Hinweis auf Fernmetastasen, die Indikation zur laparoskopischen Exploration gestellt.

Bei hereditären hi-PNET (MEN1) werden laparoskopische Eingriffe zunächst weiter höchst individuelle Entscheidungen bei sehr jungen Patienten im Sinne eines geringen Traumas und eines parenchymsparenden Vorgehens bleiben. Grundsätzliche Empfehlungen können in dieser Situation nicht gegeben werden.

45.6.1 Technik der laparoskopischen Exploration und Pankreaslinksresektion (PLR)

Der Patient wird in Rückenlage mit leicht überstrecktem Oberkörper oder in 30°-Rechts-Seitenlage gelagert. Günstig ist die Lagerung in einer Vakuummatratze. Dies bietet einerseits beste Voraussetzungen zur Vermeidung von Lagerungsschäden und andererseits die Möglichkeit, Patient und Matratze mit dem Tisch während der OP zu drehen und somit Expositionshilfen durch die Schwerkraft zu ermöglichen. Der Kameratrokar wird am Nabel positioniert, zwei bis drei Arbeitstrokare im Mittel- und Oberbauch. Ein Arbeitstrokar (rechter Mittelbauch) dient einem Halteinstrument zum »Aufhalten« der Bursa, indem der Magen nach cranial gehalten wird. Diese Funktion kann auch eine durch die Bauchdecke gestochene und provisorisch geknotete Haltenaht übernehmen. Durch großzügiges Eröffnen der Bursa omentalis mittels Durchtrennung des Ligamentum gastrocolicum erlangt man breitflächigen Zugang zum Pankreas. Die Exploration des Pankreas mittels Freilegung und Inspektion wird jetzt durch den laparoskopischen intraoperativen Ultraschall komplettiert. Dieses Verfahren dient einerseits der Überprüfung der präoperativen Diagnostik (CT, EUS, MRT) und andererseits der Ermittlung der genauen Lagebeziehungen des Tumors zu den großen Gefäßen (VMS, Vena und Arteria lienalis, …) und zu den Gangstrukturen.

Die Arteria lienalis wird am Oberrand der Drüse kurz nach ihrem Abgang aus dem Truncus coeliacus dargestellt. Die Milzvene wird nach Mobilisierung des Pankreas aus dem Retroperitoneum an der Unterfläche der Drüse dargestellt, sie kann meist relativ einfach bis zum Confluens nach rechts verfolgt und unterfahren (Overholt) werden. Die Präparation erfolgt teils stumpf, mit der Elektroschere oder z. B. mit Ligasure® oder Ultracision®. Die Resektion kann dann von der Mitte aus beginnen, indem zunächst Arterie und Vene mittels Clips (z. B. PDS) verschlossen und druchtrennt werden. Das Pankreas wird mit einem Linearstapler durchtrennt und dann unter Mitnahme des Fettgewebes auf der Gerotafaszie aus dem Retroperitoneum gelöst. Die Breves-Gefäße zwischen Magen und Milz werden ebenfalls durchtrennt (Ligasure® oder Ultracision®) und das Präparat, bestehend aus Pankreasschwanz samt Milzgefäßen und Milz en bloc entfernt. Die Bergung erfolgt über einen kleinen Bergeschnitt (Erweitern eines Trokarzugangs z. B. im linken Mittelbauch) in einem Bergebeutel. Durch Zerkleinerung der Milz im Bergebeutel intraabdominell kann der Bergeschnitt sehr klein (ca. 3–5 cm) gehalten werden.

45

Literatur

Ammori BJ, Ayiomamitis GD (2011) Laparoscopic pancreaticoduodenectomy and distal pancreatectomy: a UK experience and a systematic review of the literature. Surg Endosc 25: 2084–2099
Bartsch DK, Fendrich V, Langer P et al (2005) Outcome of duodenopancreatic resections in patients with multiple endocrine neoplasia type 1. Ann Surg 242: 757–764, discussion 764–766
Bartsch DK, Schilling T, Ramaswamy A, Gerdes B, Celik I, Wagner HJ, Simon B, Rothmund M (2000) Management of nonfunctioning islet cell carcinomas. World J Surg 24: 1418–1424
Bassi C, Dervenis C, Butturini G et al (2005) Postoperative pancreatic fistula: an international study group (ISGPF) definition. Surgery 138(1): 8–13
Broughan TA, Leslie JD, Soto JM, Hermann RE (1986) Pancreatic islet cell tumors. Surgery 99(6): 671–678
Büchler MW et al (1992) Role of octreotide in the prevention of postoperative complications following pancreatic resection. Am J Surg 163: 125–130
Dralle H, Krohn SL, Karges W et al (2004) Surgery of resectable nonfunctioning neureoendocrine pancreatic tumors. World J Surg 28: 1248–1260
Falconi M, Bartsch DK, Eriksson B, Klöppel G, Lopes JM, O'Connor JM, Salazar R, Taal BG, Vullierme MP, O'Toole D; Barcelona Consensus Conference participants (2012) ENETS Consensus Guidelines for the management of patients with digestive neuroendocrine neoplasms of the digestive system: well-differentiated pancreatic non-functioning tumors. Neuroendocrinology 95: 120–134
Fendrich V, Langer P, Celik I, Bartsch DK, Zielke A, Ramaswamy A, Rothmund M (2006) An aggressive surgical approach leads to long-term survival in patients with pancreatic endocrine tumors. Ann Surg 244: 845–853
Fendrich V, Waldmann J, Bartsch DK, Langer P (2009) Surgical management of pancreatic endocrine tumors. Nat Rev Clin Oncol 6: 419–428
Fernandez JA, Robles R, Marin C, Hernandez Q, Sanchez Bueno F, Ramirez P, Rodriguez JM, Lujan JA, Navalon JC, Parrilla P (2003) Role of liver transplantation in the management of metastatic neuroendocrine tumors. Transplant Proc 35: 1832–1833
Jusoh AC, Ammori BJ (2012) Laparoscopic versus open dital pancreatectomy: a systematic review of comparative studies. Surg Endosc 26: 904–913
Kooby DA, Hawkins WG, Schmidt CM et al (2010) A multicenter analysis of distal pancreatectomy for adenocarcinoma: is laparoscopic resection appropriate? J Am Coll Surg 210: 779–786
Lairmore TC, Chen VY, DeBenedetti MK et al (2000) Duodenopancreatic resections in patients with multiple endocrine neoplasia type 2. Ann Surg 231: 909–918
Lehnert T (1998) Liver transplantation for metastatic neuroendocrine carcinoma. Transplantation 66: 1307
Libutti SK, Choyke PL, Alexander HR, Glenn G, Bartlett DL, Zbar B, Lubensky I, McKee SA, Maher ER, Linehan WM, Walther MM (2000) Clinical and genetic analysis of patients with pancreatic neuroendocrine tumors associated with von Hippel-Lindau disease. Surgery 128: 1022–1027
Limongelli P, Belli A, Russo G et al (2012) Laparoscopic and open surgical treatment of left-sided pancreatic lesions: clinical outcomes and cost-effectiveness analysis. Surg Endosc [Epub ahead of print]
Lo CY, van Heerden JA, Thompson GB, Grant CS, Söreide JA, Harmsen WS (1996) Islet cell carcinoma of the pancreas. World J Surg 20: 878–883
Lopez CL, Waldmann J, Fendrich V, Langer P, Kann PH, Bartsch DK (2011) Long-term results of surgery for pancreatic neuroendocrine neoplasms in patients with MEN1. Langenbecks Arch Surg 396: 1187–1196
Mabrut JY, Fernandez-Cruz L, Azagra JS et al (2005) Laparoscopic pancreatic resection: results of a multicenter European study of 127 patients. Surgery 137: 597–605
Marcos HB, Libutte SK, Alexander HR, Lubensky IA, Bartlett DI, Walther MM (2002) Neuroendocrine tumors of the pancreas in von-Hippel-Lindau-disease: spectrum of appearances at CT and MR imaging with histologic comparison. Radiology 225: 751–758
Metz DC, Jensen RT (2008) Gastrointestinal neuroendocrine tumors: pancreatic endocrine tumors. Gastroenterology 135: 1469–1492
Solorzano CC, Lee JE, Pisters PTW et al (2001) Nonfunctioning islet cell carcinoma of the pancreas: survival results in a contemporary series of 163 patients. Surgery 130: 1078–1085
Song KB, Kim SC, Park JB, Kim YH, Jung YS, Kim MH, Lee SK, Seo DW, Lee SS, Park do H, Han DJ (2011) Single-center experience of laparoscopic left pancreatic resection in 359 consecutive patients: changing the surgical paradigm of left pancreatic resection. Surg Endosc 25: 3364–3372
Thompson NW, Bondeson AG, Bondeson L, Vinik A (1989) The surgical treatment of gastrinoma in MEN I syndrome patients. Surgery 106(6): 1081–1085
Tran KTC, Smeenk HG, van Eijck CHJ et al (2004) Pylorus preserving pancreaticoduodenectomy versus standard whipple procedure. A prospective, randomized, multicenter analysis of 170 patients with pancreatic and periampullary tumors. Ann Surg 240: 738–745
Triponez F, Goudet P, Dosseh D, Cougard P, Bauters C, Murat A, Cadiot G, Niccoli-Sire P, Calender A, Proye CA; French Endocrine Tumor Study Group (2006) Is surgery beneficial for MEN1 patients with small (< or = 2 cm), nonfunctioning pancreaticoduodenal endocrine tumor? An analysis of 65 patients from the GTE. World J Surg 30: 654–662
Venkat R, Edil BH, Schulick RD et al (2012) Laparoscopic distal pancreatectomy is associated with significantly less overall morbidity compared to the open technique. Ann Surg 255: 1048–1059
Yeo CJ et al (2000) Does prophylactic octreotide decrease the rates of pancreatic fistula and other complications after pancreaticoduodenectomy? Results of a prospective randomized placebo-controlled trial. Ann Surg 232: 419–429

Seltene hormonaktive Tumoren des Pankreas – chirurgische Therapie

Thomas J. Musholt

H. G. Beger et al. (Hrsg.), *Erkrankungen des Pankreas*,
DOI 10.1007/978-3-642-37964-2_46, © Springer-Verlag Berlin Heidelberg 2013

Hormonaktive neuroendokrine Neoplasien des Pankreas umfassen neben Insulinomen und Gastrinomen sogenannte »seltene hormonaktive Tumoren«, welche sehr unterschiedliche Hormone sezernieren können. Die Therapie dieser überwiegend malignen Tumoren erfolgt entsprechend der durch die European Neuroendocrine Tumor Society (ENETS) und die North American Neuroendocrine Tumor Society (NANETS) formulierten Leitlinien. Die operative Therapie stellt hierbei einen zentralen Bestandteil der Therapiestrategien dar, welche einen kurativen oder palliativen Ansatz verfolgen können. Die Indikation zur operativen Therapie und die Wahl des notwendigen Resektionsausmaßes erfordern detaillierte Kenntnisse zur klinischen Situation und optimalerweise zum prospektiven Wachstumsverhalten des Tumors. Beim perioperativen Management ist die häufig ausgeprägte hormonspezifische Symptomatik zur berücksichtigen.

46.1 Einleitung

Die Inzidenz neuroendokriner Neoplasien des Pankreas (pNEN) wird in der Literatur mit 4–12/Mio. Einwohner angegeben. Etwa 45–50 % dieser Tumoren sezernieren Hormone und werden bei entsprechender klinischer Symptomatik der Gruppe der funktionellen neuroendokrinen Neoplasien zugeordnet. Insulinome bilden die größte Untergruppe der funktionellen pNEN (17 %), gefolgt von den Gastrinomen (15 %). Alle restlichen funktionellen Tumoren des Pankreas werden den seltenen hormonaktiven Tumoren zugeordnet (O'Toole et al. 2006). Hierzu gehören VIPome (2 %), Glucagonome (1 %), pankreatische Karzinoide (1 %), Somatostatinome (1 %) sowie Neoplasien mit ektoper Sekretion verschiedener Hormone: adrenocorticotropem Hormon (ACTHoma), Somatoliberin (Growth hormone-releasing hormone [GHRH] = growth hormone releasing factor [GRFomas]), Corticotropin-releasing hormone (CRH), Kalzitonin, Parathormon related peptide, u. a. – nur in Einzelfällen berichteten Hormonen z. B. Renin, Calcitonin, Calcitonin gene-related peptide (CGRP), luteinisierende Hormon (LH), antidiuretisches Hormon (ADH), Insulin-like growth factor 2, Erythropoetin (Delellis u. Xia 2003; Kulke et al. 2010; Kuo et al. 2008; Mehring et al. 1997; Metz u. Jensen 2008; Schneider et al. 2011; ◘ Tab. 46.1). Die Sekretion von pankreatischem Poypeptid (PPom), Chromogranin A oder neuronspezifischer Enolase ist hingegen nicht mit einer spezifischen Symptomatik assoziiert, sodass diese Tumoren den nichtfunktionellen pNEN zugerechnet werden.

Im Gegensatz zu den Insulinomen mit überwiegend benigner Tumorbiologie handelt es sich bei den seltenen funktionell aktiven Neoplasien überwiegend um zwar gut differenzierte Tumoren NET G2, diese weisen jedoch häufig bei Diagnosestellung bereits Lebermetastasen auf. Hierdurch wird die Prognose der Patienten wesentlich eingeschränkt. Für nicht metastasierte, seltene funktionell aktive pNET werden 5-Jahres-Überlebensraten von 60–100 % angegeben. Bei lokal metastasierten Tumoren beträgt die 5-Jahres-Überlebensrate etwa 40–55 % und bei Vorliegen von Lebermetastasen 23–29 % (Eriksson et al. 1990; Modlin et al. 2003; Yao et al. 2007). Aufgrund der Seltenheit der Erkrankungen – die Daten beschränken sich teilweise auf Einzelfallberichte – variieren die in der Literatur angegebenen Überlebensraten jedoch erheblich, sodass die Beurteilung des biologischen Wachstumsverhaltens im Einzelfall nur bedingt möglich ist.

Seltene funktionell aktive neuroendokrine Neoplasien des Pankreas können im Rahmen von bekannten hereditären Erkrankungen wie der multiplen endokrinen Neoplasie Typ I, dem von Hippel-Lindau-Syndrom, der Neurofibromatose Typ I (M. Recklinghausen) und der tuberösen Sklerose (Bourneville-Brissaud-Pringle-Syndrom) auftreten. Bei Vorliegen eines neuroendokrinen Pankreastumors sollte daher eine mögliche hereditäre Genese immer in Erwägung gezogen werden, da aufgrund der zu erwartenden multifokalen Tumoren bzw. bestehender Begleiterkrankungen die Wahl der optimalen Therapie erheblich beeinflusst werden kann und ein Familienscree-

Tab. 46.1 Formen und Symptomatik seltener funktionell aktiver NEN des Pankreas

Name des Tumors (Syndrom)	Hormon	Symptome	Malignität (%)
Glucagonom (Chu et al. 2001; Eldor et al. 2011)	Glucagon	Hautausschlag, Anämie, Diabetes/Glukoseintoleranz, Gewichtsverlust, Thromboembolie	60
VIPom (Verner-Morrison) pankreatische Cholera (WDHA) (Ghaferi et al. 2008; Nikou et al. 2005; Peng et al. 2004; Xiang et al. 2012)	VIP	Schwere wässrige Durchfälle, Hypokaliämie	80
Somatostatinom	Somatostatin	Diabetes mellitus, Cholelithiasis, Diarrhö, Steatorrhö	60
GRFoma (Ghazi et al. 2013)	Growth hormone releasing factor (Somatoliberin)	Akromegalie	30
ACTHom (Cushing Syndrom) (Kondo et al. 2010; La Rosa et al. 2011; Mashoori et al. 2012; Salvatori et al. 2006)	ACTH	Cushing-Syndrom	> 90
Pankreatisches Karzinoid (Karzinoid-Syndrom)	Serotonin Tachykinine Prostaglandine	Diarrhö, Flush	68–88
pNEN mit paraneoplastischer Hyperkalzämie (Abraham et al. 2002; Kanakis et al. 2012; Mao et al. 1995)	PTH-RP	Symptome der Hyperkalzämie	80–90
pNEN mit Hormonsekretion ohne assoziierte Symptome (nichtfunktionell, PPom)	Keine Hormone (PP, CgA, NSE u. a.)	Gewichtsverlust, Hepatomegalie	60–90

ning die Chance zur frühzeitigen Diagnose bei anderen betroffenen Familienmitgliedern eröffnet.

Hinsichtlich der therapeutischen Strategien liegen für die seltenen funktionellen Pankreastumoren nur begrenzte, ausschließlich retrospektive Daten vor. Empfehlungen zum therapeutischen Vorgehen wurden durch die European Neuroendocrine Tumor Society (ENETS) und die North American Neuroendocrine Tumor Society (NANETS) erstellt (Kulke et al. 2010; O'Toole et al. 2006). Analog zum Vorgehen bei nichtfunktionellen NEN des Pankreas ist die Indikation zur operativen Therapie abhängig von dem Ki67-Index bzw. der Mitosezahl/10HPF sowie einer bestehenden lokoregionären Metastasierung und/oder Fernmetastasierung. Insbesondere bei kleinen solitären Tumoren liegen Informationen zum Ki67-Index bzw. der Mitosezahl/10HPF selten vor. Das notwendige Resektionsausmaß ist ohne die Kenntnis des Grading prä- und intraoperativ schwierig festzulegen. Im Zweifel kann eine endosonographisch gesteuerte Punktion des Tumors in Erwägung gezogen werden. Bei bestehender Lebermetastasierung sollte diese erfolgen, um den zu erwartenden Verlauf bei der Wahl der therapeutischen Optionen zu berücksichtigen. Die therapeutische Strategie sollte insbesondere aufgrund der nur limitierten Datenlage im Rahmen eines spezialisierten Tumorboards festgelegt werden.

46.2 Operative Strategien

Eine operative bzw. zytoreduktive Therapie ist in erster Linie bei pNET G1 und G2 mit einem Ki67-Index < 20 % sinnvoll. Bei pNEC (G3, Ki67-Index > 20 %) ist eine operative Therapie selten indiziert. Für diese in der Regel rasch progredienten und diffus metastasierten Tumoren stehen dagegen chemotherapeutische und symptomatische Therapien aufgrund der schlechten Prognose im Vordergrund.

Bei NET G1 und G2 mit kurativ resektablem Befund stellt die Operation aufgrund des zu erwartenden Tumorprogresses und der Auswirkungen der Hormonüberproduktion die Therapie der Wahl dar. Das Resektionsausmaß wird in Abhängigkeit von der Größe des Primärtumors und einer ggf. bestehenden Metastasierung festgelegt. Lokal begrenzte Prozesse mit einer Primärtumorgröße < 2 cm und einem Ki67-Index bzw. einer Mitosezahl ≤ 2 % können ggf. durch eine parenchymerhaltene Resektion (Enukleation, Segmentresektion, milzerhaltende Pankreasschwanzresektion) entfernt werden (Abb. 46.1). Dieses Vorgehen, welches für Insulinome und nichtfunktionelle, gut differenzierte NET etabliert ist, erfordert jedoch eine entsprechende präoperative bildgebende Diagnostik (PET-CT) und ggf. intraoperative Lymphknotenbiopsie, um eine Metastasierung auszuschließen (Siech et al. 2012; Watzka et al. 2013). In Einzelfällen und bei strenger

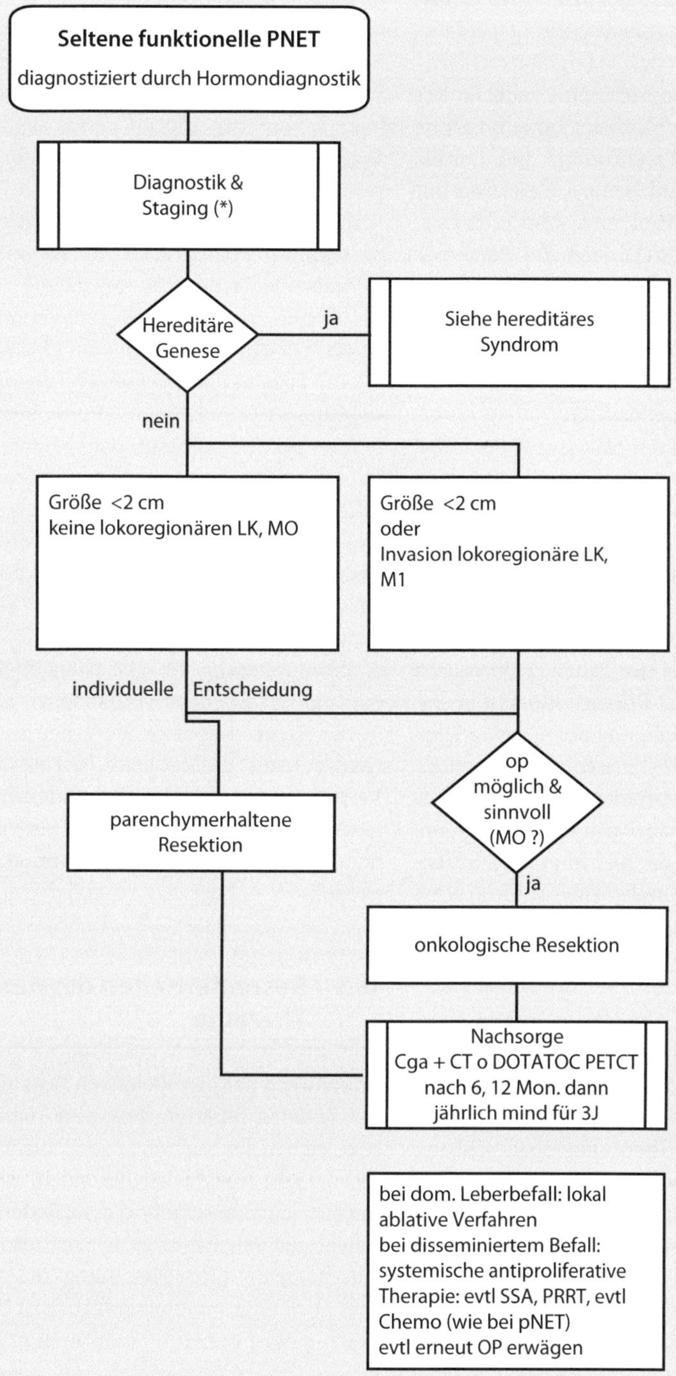

(*) CgA, VIP, Glucagon, PP, NSE, weitere Hormone und Funktiostests nach Klinik; Endosonographie (bei Größe >= 1 cm immer sonst fakultativ; Beurteilung Größe, Lage zum Ductus pancreaticus, lokale LK), OBS, DOTATOC PET CT (bei Größe >= 1 cm immer, sonst fakultativ)

Abb. 46.1 Diagnostischer und therapeutischer Algorithmus zur Behandlung seltener funktionell aktiver neuroendokriner Neoplasien des Pankreas

Indikationsstellung können lokal begrenzte, nicht metastasierte Tumoren auch minimal-invasiv entfernt werden.

Größere Tumoren (> 2 cm) bzw. malignitätsverdächtige Befunde erfordern dagegen meist eine radikale Resektion mit systematischer Lymphadenektomie im Sinne einer partiellen Duodenopankreatektomie bei Lokalisation im Pankreaskopf oder linksseitiger Resektion mit Splenektomie bei Tumoren im Pankreaskorpus oder Pankreasschwanz. Insbesondere Resektionen des Pankreaskopfes sowie Segmentresektionen sind bei neuroendokrinen Neoplasien technisch anspruchsvoll, da im Gegensatz zu den Adenokarzinomen des Pankreas in der Regel keine Obstruktion des Pankreasganges mit konsekutiver Verhärtung des Pankreasparenchyms vorliegt.

In der überwiegenden Zahl der Fälle liegen bei Diagnosestellung jedoch Lymphknotenmetastasen und Lebermetastasen vor. Lebermetastasen, welche die Prognose deutlich negativ beeinflussen, können bei unilobulärem bzw. begrenztem Befall resektabel sein, sodass in diesen Fällen eine vollständige Resektion der Tumoren möglich und angezeigt ist. Auch wenn im Verlauf häufig Rezidive auftreten, wird die Prognose der Patienten hierdurch verbessert. Die Resektabilität des Primärtumors ist in erster Linie abhängig von der Beteiligung der mesenterialen Arterien (Truncus coeliacus u. A. mesenterica superior), während eine Infiltration der Pfortader oder anderer großer Venen ggf. technisch resektabel sein kann. Bei grenzwertig resektablem Befund ist darüber hinaus zu bedenken, dass eine R1-Resektion gegenüber einer R0-Resektion nicht immer mit einer signifikant schlechteren Prognose assoziiert ist, während dies bei R2-Resektionen berichtet wird.

Zur Behandlung der Lebermetastasen stehen heute zahlreiche Verfahren zur Verfügung. Obwohl der positive Einfluss von Resektionen und/oder lokal zytoreduktiven Verfahren (Radiofrequenz- oder Kryoablation, Chemoembolisation, laserinduzierte Thermotherapie, selektive interne Radiotherapie, intraoperative hypertherme Perfusion) auf den Krankheitsverlauf in verschiedenen Studien belegt worden ist – eine Evaluation dieser Verfahren fehlt bislang noch –, ist sowohl für die genannten Verfahren als auch für ein aggressives chirurgisches Vorgehen fraglich, ob die Überlebenszeit der Patienten tatsächlich verlängert wird. In einzelnen Studien zu neuroendokrinen Neoplasien wird eine Verbesserung des 5-Jahres-Überlebens von weniger als 50 % bei alleiniger medikamentöser Therapie auf 60–87 % nach ausgedehnter Resektion bzw. zytoreduktiver Therapie beschrieben (Musholt u. Lang 2009). Ob dies in gleicher Weise auch für die Subgruppe der seltenen hormonaktiven neuroendokrinen Neoplasien gilt, kann derzeit nicht belegt werden.

Technische Innovationen auf dem Gebiet der Leberchirurgie, sequenzielle Resektionsverfahren und die Kombination von Resektionen mit lokal ablativen Verfahren haben die Indikationen zur Leberresektion deutlich erweitert. Für die Resektabilität der Lebermetastasen ist der Erhalt eines ausreichenden, funktionell intakten Lebervolumens von etwa 500 ml notwendig. Auch primär sehr ausgedehnte Befunde sind durch mehrzeitige Resektionsverfahren (zweizeitige Resektion mit Pfortaderligatur im Ersteingriff, In-situ-Split mit zweizeitiger Resektion) oder die Okklusion eines Pfortaderastes einige Wochen vor erweiterter Leberresektion vollständig zu entfernen. Auch Kombinationen von resektiven Verfahren und lokal ablativen Verfahren kommen zum Einsatz.

Im Falle nicht resektabler Lebermetastasen, jedoch begrenztem Primärtumor ist eine Resektion des Primärtumors ggf. sinnvoll, da 1. zur Therapie der Lebermetastasen zahlreiche alternative Therapien zur Verfügung stehen (SIRT, TACE, RF-Ablation, Radiopeptidtherapie) und 2. nicht immer davon ausgegangen werden kann, dass alle Tumorherde in gleichem Maße funktionell aktiv sind und der Primärtumor eine dominante Funktion aufweisen kann.

Voraussetzung für eine palliative Resektion des Primärtumors und/oder vorhandener Lebermetastasen ist in der Regel, dass etwa 90 % der Tumormasse entfernt werden kann, da hierdurch eine signifikante dauerhafte Verminderung der Hormonproduktion bzw. eine Symptomkontrolle zu erreichen ist. Das Vorgehen sollte darüber hinaus durch adjuvante Therapiestrategien flankiert werden.

46.3 Besonderheiten der perioperativen Therapie

Im Rahmen der perioperativen Behandlung der Patienten mit seltenen funktionell aktiven Tumoren des Pankreas, aber auch in der Nachsorge von Patienten mit fortgeschrittenen nicht resektablen Befunden, ist die Kontrolle der mit der Hormonsekretion assoziierten Nebenwirkungen, welche für den Patienten lebensbedrohlich sein können, entscheidend. Eine Hemmung der Tumorprogression, aber auch eine Symptomkontrolle ist bei NET G1 und G2 durch eine spezifische Medikation mit Somatostatinanaloga und/oder Alpha-Interferon, Everolimus, Tyrosinkinase-Inhibitoren (Sunitinib) oder Chemotherapeutika wie Streptozotozin, Doxorubizin, 5-Fu u. a. möglich.

Aufgrund begleitender Durchfälle mit Elektrolytverlusten ist auf eine ausgeglichene Flüssigkeitsbilanz und Elektrolytsubstitution zu achten. Bei Glucagonomen stehen die Kontrolle des Blutzuckerspiegels und ein Ausgleich einer ggf. bestehenden Anämie im Vordergrund. Ein ausgeprägtes Karzinoid-Syndrom ist sehr selten mit pankreatischen NEN assoziiert. Liegt ein solches vor, sollte präoperativ ein Hedinger-Syndrom (Endokardfibrose mit konsekutiver Klappeninsuffizienz und Rechtsherzbelastung) ausgeschlossen bzw. ggf. therapiert werden. Darüber hinaus können intraoperative Manipulationen des Tumors bzw. von Lebermetastasen eine Karzinoidkrise mit ausgeprägter Flushsymptomatik, Hypotension und Bronchospasmus auslösen. Die selten auftretende, aber lebensbedrohliche Komplikation kann durch eine prä- und intraoperative Gabe von Octreotiden beherrscht werden (Akerstrom u. Hellman 2009; Kinney et al. 2001; Kvols et al. 1985).

Eine dauerhafte ektope ACTH-Sekretion oder in sehr seltenen Fällen auch CRH-Sekretion führt zur Ausbildung einer bilateralen Nebennierenhyperplasie und eines Hyperkortisolismus im Sinne eines Cushing-Syndroms. Die medikamentöse Therapie mit Inhibitoren der Steroidgenese sowie Glukokortikoidrezeptorantagonisten kann für eine langzeitige Symptomkontrolle sorgen (Kamenicky et al. 2011). In medikamentös nicht beherrschbaren Situationen kann als Ultima Ratio eine bilaterale Adrenalektomie in Erwägung gezogen werden, um die lebensbedrohlichen Folgen des Hyperkortisolismus zu beherrschen (Chow et al. 2008; Tritos et al. 2011). Da die Indikation zu dieser Maßnahme aufgrund der Auswirkungen der adrenalen Nebennierenrindeninsuffizienz (M. Addison) sehr zurückhaltend und bei fortgeschrittenem Befund gestellt werden sollte, stehen die Patienten zum Zeitpunkt der Operation unter einem erheblichen Leidensdruck. Unter dem ausgeprägten Hyperkortisolismus weisen die Patienten schwere Symptome und Elektrolytentgleisungen auf, welche das operative Risiko entsprechend erhöhen.

46.4 Nachsorge

Da alle neuroendokrinen Neoplasien auch bei fehlenden klinischen Hinweisen für eine Metastasierung als potenziell maligne Tumoren anzusehen sind, ist auch nach vollständiger Tumorresektion eine endokrinologisch-onkologische Nachsorge zu empfehlen. In der Regel werden die Patienten nach 3 und 6 Monaten nachgesorgt. Dabei sollte zunächst in Abhängigkeit der präoperativ bestehenden Aktivität eine Bestimmung der spezifischen Hormone sowie des Chromogranin A erfolgen. Da wie bereits erwähnt nicht alle Tumoranteile in gleichem Maße hormonaktiv sein müssen, ist ebenfalls eine Bildgebung zu empfehlen. Hierbei kommt neben der Sonographie und konventioneller Computertomographie bzw. MRT die Octreotid-Szintigraphie oder idealerweise das PET/CT unter Verwendung von Somatostatin-rezeptorspezifischen Peptiden (DOTATOC, DOTATAE, DOTANOC u. a.) sowie DOPA, bei hochproliferativen Tumoren auch FDG zum Einsatz.

46.5 Zusammenfassung

Seltene hormonaktive Neoplasien des Pankreas umfassen ein breites Spektrum überwiegend maligner Tumoren, welche mit sehr unterschiedlichen hormonspezifischen Symptomen assoziiert sind. Bei Diagnosestellung liegen in der Regel bereits regionale Lymphknotenmetastasen oder Fernmetastasen vor, die die Prognose der Patienten einschränken. Empfehlungen zur Therapie dieser Tumoren wurden durch die European Neuroendocrine Tumor Society (ENETS) und die North American Neuroendocrine Tumor Society (NANETS) formuliert, dennoch bestehen aufgrund der limitierten Datenlage und somit fehlender Evidenz erhebliche Unklarheiten. Die operative Therapie stellt für resektable seltene hormonaktive NEN des Pankreas die Therapie der Wahl dar. Abhängig von der Größe des Primärtumors, dem erwarteten biologischen Verhalten bzw. einer ggf. bestehenden Metastasierung kann die Resektion ggf. parenchymerhaltend erfolgen. Die Festlegung des notwendigen Resektionsausmaßes bei lokal begrenzten Tumoren erfordert somit eine detaillierte präoperative Diagnostik, um die klinische Situation und das zu erwartende Wachstumsverhalten adäquat einschätzen zu können. Hierzu sind insbesondere Informationen über den Proliferationsindex bzw. den Ki67-Index hilfreich. Bei fortgeschrittenen Befunden steht die langfristige Symptomkontrolle im Vordergrund der Therapie. Die operative Therapie ist auch in diesen Fällen zur Reduktion der Tumormasse, Vermeidung von Lokalkomplikationen, Symptomkontrolle und Verbesserung der Prognose der Patienten sinnvoll. Sie sollte jedoch in ein onkologisches Gesamtkonzept, nach Erörterung der Therapieoptionen in einem interdisziplinären Tumorboard, integriert sein. Aufgrund der assoziierten Hormonwirkung mit Symptomen wie schweren Durchfällen, Elektrolytentgleisungen, Hyperglykämien oder auch einem schweren Cushing-Syndrom ist eine besondere perioperative Behandlung der Patienten erforderlich.

Literatur

Abraham P, Ralston SH, Hewison M et al (2002) Presentation of a PTHrP-secreting pancreatic neuroendocrine tumour, with hypercalcaemic crisis, pre-eclampsia, and renal failure. Postgrad Med J 78: 752–753
Akerstrom G, Hellman P (2009) Surgical aspects of neuroendocrine tumours. Eur J Cancer 45(Suppl 1): 237–250
Chow JT, Thompson GB, Grant CS et al (2008) Bilateral laparoscopic adrenalectomy for corticotrophin-dependent Cushing's syndrome: a review of the Mayo Clinic experience. Clin Endocrinol (Oxf) 68: 513–519
Chu QD, Al-Kasspooles MF, Smith JL et al (2001) Is glucagonoma of the pancreas a curable disease? Int J Pancreatol 29: 155–162

Delellis RA, Xia L (2003) Paraneoplastic endocrine syndromes: a review. Endocr Pathol 14: 303–317

Eldor R, Glaser B, Fraenkel M et al (2011) Glucagonoma and the glucagonoma syndrome – cumulative experience with an elusive endocrine tumour. Clin Endocrinol (Oxf) 74: 593–598

Eriksson B, Arnberg H, Lindgren PG et al (1990) Neuroendocrine pancreatic tumours: clinical presentation, biochemical and histopathological findings in 84 patients. J Intern Med 228: 103–113

Ghaferi AA, Chojnacki KA, Long WD et al (2008) Pancreatic VIPomas: subject review and one institutional experience. J Gastrointest Surg 12: 382–393

Ghazi AA, Amirbaigloo A, Dezfooli AA et al (2013) Ectopic acromegaly due to growth hormone releasing hormone. Endocrine 43(2): 293–302

Kamenicky P, Droumaguet C, Salenave S et al (2011) Mitotane, metyrapone, and ketoconazole combination therapy as an alternative to rescue adrenalectomy for severe ACTH-dependent cushing's syndrome. J Clin Endocrinol Metab 96(9): 2796–2804

Kanakis G, Kaltsas G, Granberg D et al (2012) Unusual complication of a pancreatic neuroendocrine tumor presenting with malignant hypercalcemia. J Clin Endocrinol Metab 97: E627–E631

Kinney MA, Warner ME, Nagorney DM et al (2001) Perianaesthetic risks and outcomes of abdominal surgery for metastatic carcinoid tumours. Br J Anaesth 87: 447–452

Kondo T, Matsuyama R, Ashihara H et al (2010) A case of ectopic adrenocorticotropic hormone-producing pancreatic neuroendocrine tumor with multiple liver metastases. Endocr J 57: 229–236

Kulke MH, Anthony LB, Bushnell DL et al (2010) NANETS treatment guidelines: well-differentiated neuroendocrine tumors of the stomach and pancreas. Pancreas 39: 735–752

Kuo SC, Gananadha S, Scarlett CJ et al (2008) Sporadic pancreatic polypeptide secreting tumors (PPomas) of the pancreas. World J Surg 32: 1815–1822

Kvols LK, Martin JK, Marsh HM et al (1985) Rapid reversal of carcinoid crisis with a somatostatin analogue. N Engl J Med 313: 1229–1230

La Rosa S, Marando A, Ghezzi F et al (2011) Cushing's syndrome due to a pancreatic neuroendocrine tumor metastatic to the ovaries: a clinicopathological description of a case. Endocr Pathol 22: 118–124

Mao C, Carter P, Schaefer P et al (1995) Malignant islet cell tumor associated with hypercalcemia. Surgery 117: 37–40

Mashoori N, Rabani AH, Kazemeini AR (2012) Ectopic Cushing's syndrome due to a mesenteric neuroendocrine tumour. Ann R Coll Surg Engl 94: e251–253

Mehring UM, Jager HJ, Kloppel G et al (1997) [Pancreatic polypeptide secreting endocrine pancreas tumor associated with multiple stomach and duodenal ulcers]. Langenbecks Arch Chir 382: 134–137

Metz DC, Jensen RT (2008) Gastrointestinal neuroendocrine tumors: pancreatic endocrine tumors. Gastroenterology 135: 1469–1492

Modlin IM, Lye KD, Kidd M (2003) A 5-decade analysis of 13,715 carcinoid tumors. Cancer 97: 934–959

Musholt TJ, Lang H (2009) [Indications and operative procedures for neuroendocrine liver metastases]. Chirurg 80: 113–121

Nikou GC, Toubanakis C, Nikolaou P et al (2005) VIPomas: an update in diagnosis and management in a series of 11 patients. Hepatogastroenterology 52: 1259–1265

O'Toole D, Salazar R, Falconi M et al (2006) Rare functioning pancreatic endocrine tumors. Neuroendocrinology 84: 189–195

Peng SY, Li JT, Liu YB et al (2004) Diagnosis and treatment of VIPoma in China: (case report and 31 cases review) diagnosis and treatment of VIPoma. Pancreas 28: 93–97

Salvatori R, Fintini D, Westra WH et al (2006) Cushing's Syndrome attributable to ectopic secretion of corticotropin in a patient with two neuroendocrine tumors. Endocr Pract 12: 656–659

Schneider R, Waldmann J, Swaid Z et al (2011) Calcitonin-secreting pancreatic endocrine tumors: systematic analysis of a rare tumor entity. Pancreas 40: 213–221

Siech M, Bartsch D, Beger HG et al (2012) [Indications for laparoscopic pancreas operations: results of a consensus conference and the previous laparoscopic pancreas register]. Chirurg 83: 247–253

Tritos NA, Biller BM, Swearingen B (2011) Management of Cushing disease. Nat Rev Endocrinol 7: 279–289

Watzka FM, Laumen C, Fottner C et al (2013) Resection strategies for neuroendocrine pancreatic neoplasms. Langenbecks Arch Surg 398: 431–440

Xiang G, Liu X, Tan C et al (2012) Diagnosis and treatment of VIPoma: a case report and literature review in China. Pancreas 41: 806–807

Yao JC, Eisner MP, Leary C et al (2007) Population-based study of islet cell carcinoma. Ann Surg Oncol 14: 3492–3500

46

Onkologische Therapie bei Metastasen endokriner Pankreastumoren

Marianne Pavel

H. G. Beger et al. (Hrsg.), *Erkrankungen des Pankreas*,
DOI 10.1007/978-3-642-37964-2_47, © Springer-Verlag Berlin Heidelberg 2013

Das biologische Verhalten von pankreatischen neuroendokrinen Tumoren (NET) ist sehr variabel. Histologie und Funktionalität sind wesentliche Kriterien für die Therapieauswahl. Somatostatinanaloga (SSA) und Interferon-alpha sind etablierte Therapien für die Syndromkontrolle endokrin aktiver NET. Für die antiproliferative Therapie liegt für SSA und die neuen molekularzielgerichteten Therapien der höchste Evidenzgrad vor. Diese Therapien führen jedoch selten zu signifikanten Tumorremissionen. Die systemische Chemotherapie hat weiterhin Bedeutung. Die PRRT hat einen Stellenwert nach Versagen der medikamentösen Therapie. Aufgrund fehlender komparativer Studien ist es ungeklärt, in welcher Sequenz die Therapien bei NET G1/G2 antiproliferativ eingesetzt werden sollten. Die Therapieentscheidung erfolgt individualisiert und interdisziplinär. Neuroendokrine Karzinome (G3) sind gesondert zu betrachten und werden primär mit platinhaltiger Chemotherapie behandelt.

47.1 Allgemeine Behandlungsprinzipien und Therapieoptionen

Die Mehrheit der neuroendokrinen Neoplasien (NEN) wachsen langsam; die Diagnosestellung erfolgt bei larviertem Verlauf spät. Bereits 50 % der Patienten weisen zum Zeitpunkt der Erstdiagnose lokoregionale oder hepatische Metastasen auf, im weiteren Verlauf bis zu 80 % der Patienten.

Die Behandlung metastasierter NEN des Pankreas richtet sich vor allem nach der Funktionalität, der Histologie einschließlich des Grading und dem Wachstumsverhalten. Darüber hinaus haben der Somatostatinrezeptorstatus und die Tumorausdehnung Bedeutung. Da neben systemischen Therapien auch lokoregionale Verfahren bei tumorösem Leberbefall zum Einsatz kommen, ist ein akkurates Staging, einschließlich Somatostatinrezeptorbildgebung notwendig, da der Nachweis extrahepatischer Metastasen die Strategie ändern kann.

In metastasierten Tumorstadien ohne kurativ chirurgische Möglichkeiten sind die Therapieziele Symptomkontrolle, Prävention von Komplikationen und Inhibition des Tumorwachstums. Zu den Therapieoptionen gehören Somatostatinanaloga (SSA), Interferon-alpha, systemische Chemotherapie und neue molekularzielgerichtete Therapien (Tyrosinkinaseinhibitoren, mTOR-Inhibitoren). Ferner kommt die Somatostatinrezeptor-vermittelte Peptidradiorezeptortherapie (PRRT) zum Einsatz.

Aufgrund der Heterogenität der Tumoren und limitierter evidenzbasierter Therapien bestehen keine einheitlichen Therapieansätze, insbesondere nicht für die antiproliferative Therapie. Die Therapieentscheidung erfolgt daher individualisiert, idealerweise unter Zugrundelegung einer interdisziplinären Beurteilung. Nichtsdestotrotz existieren etablierte Therapien für das Management von funktionell aktiven Tumoren. So ist der Einsatz von SSA bei hormonell aktiven pankreatischen NET (z. B. VIPom, Glukagonom, Serotonin-sezernierender NET) Standard.

Bei funktionell aktiven NET besteht immer eine Therapieindikation. Bei nicht funktionell aktiven Tumoren ist das Vorgehen sehr von der histologischen Einordnung und dem Wachstumsverhalten des Tumors bzw. der Metastasen abhängig. In seltenen Fällen (NET G1 mit Ki67 < 1–2 %) kann auch eine abwartende Haltung gerechtfertigt sein.

Da sich das Management funktioneller NET auch in Abhängigkeit von der Art der Funktionalität von dem Vorgehen bei nichtfunktionellen NET unterscheidet, wird dieses gesondert dargestellt.

47.2 Therapie funktionell aktiver pankreatischer NET

Somatostatinanaloga (SSA) und Interferon-alpha wurden in den 1980er-Jahren in die Behandlung des Karzinoid-Syndroms und Peptidhormon-sezernierender NET des Pankreas eingeführt und werden auch als Biotherapie bezeichnet. Heute sind überwiegend lang wirksame SSA

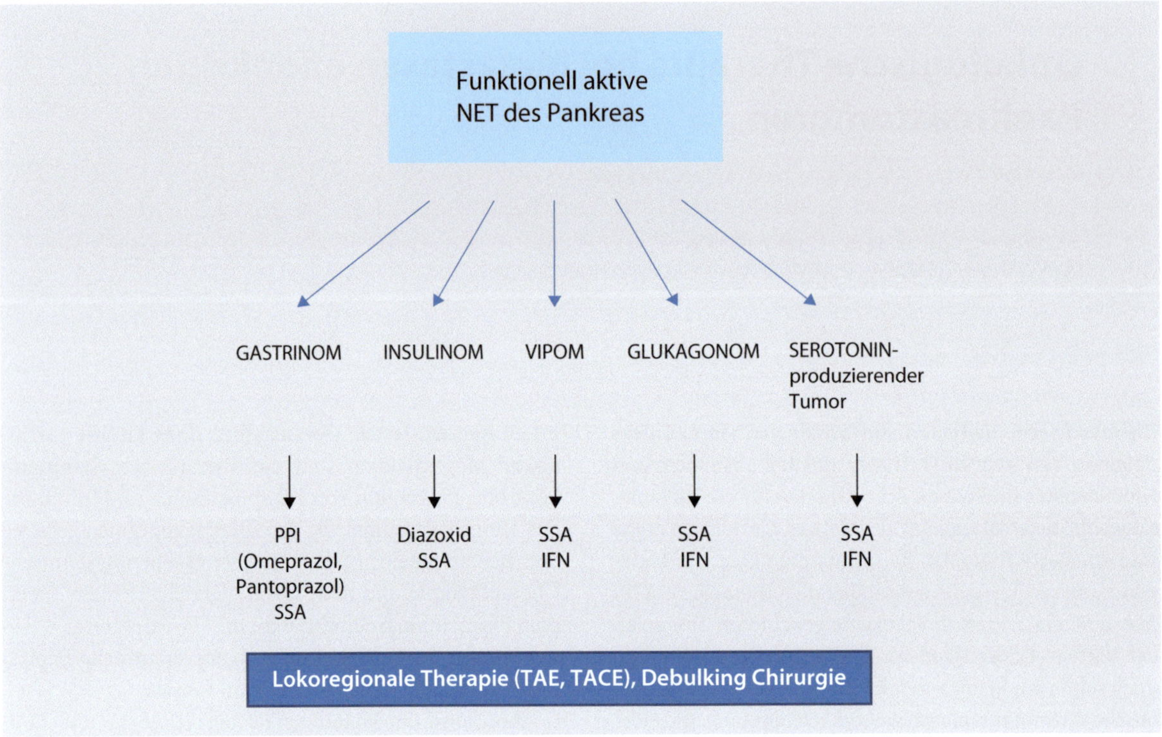

Abb. 47.1 Management funktionell aktiver pankreatischer NET

(Octreotid LAR, Lanreotid AG) im Einsatz und stellen eine zugelassene Standardtherapie zur Behandlung funktioneller NET des Pankreas (z. B Insulinom, VIPom, Glukagonom) und des Karzinoid-Syndroms, welches selten (< 5 %) im Rahmen eines pankreatischen NET auftritt, dar. SSA binden präferenziell an die Somatostatinrezeptorsubtypen (sstr) 2 und 5 und führen durch Hemmung der Sekretion von Mediatoren bzw. Peptidhormonen zur Symptomlinderung bei diversen klinischen Syndromen, die im Rahmen endokriner Pankreastumoren auftreten (Modlin et al. 2010). Die Effekte von Interferon-alpha (IFN) werden über den IFN-1 Rezeptor vermittelt (Öberg 2000). SSA führen in 70–90 % der Fälle zu einer symptomatischen Kontrolle von Flush und/oder Diarrhö beim Karzinoid-Syndrom, Interferon-alpha bei 60–70 % der Patienten. Der Behandlung mit SSA wird oft der Vorzug aufgrund der besseren Verträglichkeit gegeben. Im Folgenden soll auf die Besonderheiten bei den verschiedenen pankreatischen NET eingegangen werden.

Insulinome exprimieren nur in etwa 50 % den sstr 2 und sprechen daher unterschiedlich auf eine SSA-Therapie an. Da auch die Glukagonsekretion inhibiert wird, kann es initial zu einer Aggravierung der Hypoglykämien kommen, sodass die Therapie subkutan eingeleitet werden sollte. Oftmals ist diese Therapie nicht hinreichend, daher wird additiv oder bei Nichtansprechen auf SSA alternativ mit einem Hemmstoff der Insulinsekretion aus der β-Zelle (Diazoxid: 50–300 mg, max. 600 mg/Tag) behandelt. Die Therapie mit dem mTOR-Inhibitor Everolimus hat sich in Einzelfällen als effektiv erwiesen, der Einsatz wird angesichts der oft therapierefraktären Situation trotz geringer Datenlage laut Leitlinien empfohlen (Pavel et al. 2012).

Gastrinome werden in erster Linie mit Protonenpumpeninhibitoren (PPI, Pantoprazol, Omeprazol), je nach Ausprägungsgrad der Symptomatik auch in höheren Dosierungen (bis 2 × 40–60 mg/Tag), behandelt. Bei unzureichendem klinischem Effekt können SSA zusätzlich gegeben werden.

In der Behandlung der **VIPome und Glukagonome** sind SSA hoch effektiv. Die durch vasoaktives intestinales Peptid (VIP) induzierten wässrigen, choleraartigen Durchfälle sprechen in 60–80 % der Fälle auf diese Therapie an. Gleichzeitig ist eine suffiziente Flüssigkeits- und Kaliumsubstitution erforderlich. Durch Glukagon induzierte nekrolytische Erytheme und Diarrhö lassen sich effektiv mit SSA behandeln.

Im Laufe der Therapie kann es jedoch zu einem nachlassenden Ansprechen auf SSA kommen, sodass insbesondere nach Ausschöpfung lokoregionaler Methoden weitere Therapieoptionen (Interferon-alpha, ggf. PRRT) erforderlich werden (Abb. 47.1). Bei Tumorprogress werden antiproliferative Ansätze (s. u.) zusätzlich gewählt.

Eine therapeutische Herausforderung stellen PTH-related-peptide sezernierende Tumoren dar, die zu einem

Hyperkalzämiesyndrom führen können. Eine frühzeitige Reduktion der Tumorlast ist erforderlich und durch einen interdisziplinären Ansatz anzustreben.

Häufige Nebenwirkungen einer Therapie mit SSA sind gastrointestinale Beschwerden wie Völlegefühl, Flatulenz, Diarrhö, die jedoch in der Regel innerhalb von 2 Wochen sistieren. Infolge einer Langzeittherapie mit SSA kann sich eine Cholezystolithiasis entwickeln. Dies hat zur Folge, dass bei geplanter Laparotomie des Patienten eine prophylaktische Cholezystektomie generell empfohlen wird. Die Therapie mit SSA wird subkutan eingeleitet und mit Depot-Präparaten mit monatlicher Injektion (Octreotid LAR 10, 20 oder 30 mg i.m., Lanreotid Autogel 60, 90 oder 120 mg tief s.c.) fortgeführt (Modlin et al. 2010). Häufigste Nebenwirkungen der Interferon-alpha-Therapie sind grippeähnliche Symptome, Müdigkeit, Gewichtsverlust und Blutbildveränderungen. Die mittlere Dosierung liegt bei 3 × 3 bis 3 × 5 Mio. IE/Woche s.c. (Öberg 2000). Eine Alternative bei Unverträglichkeit des konventionellen Regimes stellt der Einsatz von pegyliertem Interferon-alpha in einer Dosierung von 50–100 µg/Woche dar, diese ist jedoch offiziell nicht zugelassen.

47.3 Antiproliferative Therapie von pankreatischen NET G1/G2

Für die Auswahl der antiproliferativen Therapie sind das Wachstumsverhalten und die Proliferationsrate (Ki67 bzw. Anzahl der Mitosen) im Tumorgewebe sowie die Tumorlast maßgeblich. Letztere ist jedoch eher hinsichtlich des prognostischen und weniger hinsichtlich des prädiktiven Stellenwerts evaluiert (Rindi et al. 2012).

47.3.1 Somatostatinanaloga (SSA)

Verschiedene Mechanismen (Induktion von Apoptose, direkte antiproliferative Effekte, Down-Regulation von Wachstumsfaktoren und antiangiogenetische Effekte) liegen der antiproliferativen Wirkung von SSA zugrunde. Tumorremissionen sind selten, häufig sind jedoch Wachstumsstillstände (60–70 %) (Modlin et al. 2010). In einer prospektiven Studie bei neu diagnostizierten NET des Midgut mit limitierter hepatischer Tumorlast, jedoch ohne kurative Resektionsmöglichkeit, wurde zunächst belegt, dass Octreotid LAR die Zeit bis zur Tumorprogression im Vergleich zu Placebo mit 14,3 versus 6 Monaten verlängert (Rinke et al. 2009). In einer jüngsten (noch unpublizierten) placebo-kontrollierten Studie mit Lanreotid AG wird der antiproliferative Effekt bei enteropankreatischen NET (Ki67 < 10 %) bestätigt. Für die antiproliferative Therapie sind die jeweils höchsten Dosierungen (Octreotid LAR 30 mg, Lanreotid AG 120 mg) durch die placebo-kontrollierten Studien etabliert.

47.3.2 Interferon-alpha (IFN)

IFN und SSA sind gleichwertig hinsichtlich ihrer antiproliferativen Effektivität in der Initialtherapie. Aufgrund der besseren Verträglichkeit und der höheren Evidenzlage für SSA aus zwei placebo-kontrollierten Studien wird auch antiproliferativ den SSA der Vorzug gegeben. IFN kann jedoch bei Progress im Tumorverlauf als Add-on-Therapie eingesetzt werden (Öberg 2000). IFN wird in laufenden Studien weiter antiproliferativ evaluiert.

47.3.3 Molekular-zielgerichtete Therapien

Die neuen molekular-zielgerichteten Therapien (Sunitinib, Everolimus) sind die einzigen Therapien, die zur antiproliferativen Therapie von pankreatischen NET zugelassen sind. Für beide Substanzen, den mTOR-Inhibitor Everolimus und den multiplen Tyrosinkinase-Inhibitor Sunitinib liegen placebo-kontrollierte Studien vor. Während Tumorremissionen selten sind (5 bzw. 9 % für Everolimus bzw. Sunitinib), liegt der Stellenwert in einer Verlängerung des progressionsfreien Überlebens (PFS) von etwa 5 Monaten auf 11 Monate (Yao et al. 2011; Raymond et al. 2011) (■ Tab. 47.1). Ein hoher Anteil der Patienten (ca. 70 %) weist einen Wachstumsstillstand oder eine »minor remission« auf. Individuelle Patienten können bis zu mehrere Jahre profitieren. Mit Everolimus sind noch etwa ein Drittel der Patienten nach 18 Monaten hinsichtlich des Tumorwachstums stabil (Yao et al. 2011). Das Ansprechen auf Everolimus war gleich bei Patienten, die diese Therapie als Erstlinie oder nach Versagen einer Chemotherapie erhielten. Als besondere Nebenwirkungen unter Everolimus sind Infektionen, Hyperglykämie und Pneumonitis zu beachten. Unter einer Therapie mit Sunitinib sind Patienten hinsichtlich Entwicklung hypertensiver Entgleisungen, Herzinsuffizienz und Blutungen zu überwachen.

47.3.4 Systemische Chemotherapie

Nach den Leitlinien der European Neuroendocrine Tumor Society (ENETS) wird der Einsatz der Chemotherapie als Erstlinientherapie empfohlen (Pavel et al. 2012). Dies beruht auf der im Vergleich zur molekularen Therapie höheren Remissionsrate mit potenziell therapiefreien Intervallen, aber auch der über Jahrzehnte nachgewiesenen Sicherheit des Einsatzes einer Streptozotocin-basierten

■ **Tab. 47.1** Ansprechraten auf molekular-zielgerichtete Therapien

Autoren	Substanzen	n	Progress bei Studienstart	SSA	RR (%)	Medianes PFS (Monate)
Kulke et al. 2008	Sunitinib	66	+/–	27 %	16,7	7,7
Raymond et al. 2011	Sunitinib Placebo	86 85	+	26,7 % 29 %	9,3	11,4 5,5
Yao et al. 2008	Everolimus stratum 1	115	+	keine	7,8	9,7
	Everolimus + Octreotide LAR stratum 2	45	+	100 %	4,4	16,7
Yao et al. 2011	Everolimus Placebo	207 203	+	~40 %	4,8	11 4,6

■ **Tab. 47.2** Ansprechraten auf systemische Chemotherapie

Autoren	Chemotherapie	Patienten (n)	RR (%)	Dauer des Ansprechens (Monate)	Medianes Überleben (Monate)
Moertel et al. 1980	STZ+5-FU STZ	42 42	63 36	17 17	26 16,5
Moertel et al. 1992	STZ + DOX STX+5-FU CLZ	36 33 33	69 45 30	18 14 14	26,4 16,8 18
McCollum et al. 2004	STZ + DOX	16	6	–	20,2
Kouvaraki et al. 2004	5-FU + STZ + DOX	84	39	9	37
Fjällskog et al. 2009	STZ + DOX liposomal	30	40	9	52
Turner et al. 2010	STZ+5-FU + Cisplatin	47	35	9	31,5
Strosberg et al. 2011	Temozolomid + Capecitabin	30	70	18	–
Chan et al. 2012	Temozolomid + Bevacizumab	15	33	14,3	41,7

STZ = Streptozotocin, DOX = Doxorubicin, 5-FU = 5-Fluorouracil, CLZ = Chlorozotocin

Chemotherapie. Basierend auf älteren Studiendaten liegen die objektiven Ansprechraten in der Kombination mit 5-Fluorouracil oder Doxorubicin bei etwa 30–40 % (■ Tab. 47.2; ■ Abb. 47.2). Selten ist infolge eines Therapieansprechens eine kurative Resektion möglich. Das Auftreten einer Proteinurie als Nebenwirkung ist zu beachten. Jüngste Studien mit Temozolomid (TMZ) in Kombination mit Capecitabin oder Bevacizumab sind vielversprechend mit Ansprechraten von 33–70 % (Chan et al. 2012; Strosberg et al. 2011). Pankreatische NET weisen oft einen Mangel von O6-Methylguanin-DNA-Methyltransferase auf, was ihre Chemosensitivität für TMZ erhöht. Prospektive Studien sind jedoch erforderlich, um den Stellenwert von TMZ +/– Capecitabin bei pankreatischen NET hinreichend beurteilen zu können.

Da es keine komparativen Therapiestudien bei NET G1/G2 gibt, bleibt es unklar, welcher Patient präferenziell von einer bestimmten Therapie profitieren würde. Die Bestimmung der MGMT-Expression oder Methylierung ist kein sicher belegtes Kriterium für die Wahl einer systemischen Chemotherapie. Tumorstadium und Grading sind in Ermangelung validierter prädiktiver molekularer Richtgrößen für die Wahl der Therapie entscheidend (■ Abb. 47.3).

47.3.5 Peptidradiorezeptortherapie

Eine hohe Somatostatinrezeptordichte auf der Tumoroberfläche ist Voraussetzung für eine PRRT. Es existieren keine prospektiven Studien für die Gruppe der pankreatischen NET. Vielmehr werden objektive Ansprechraten von 9–34 % für gastroenteropankreatische NET in Phase-II-Studien oder retrospektiven Auswertungen berichtet (Zaknun et al. 2013). Aufgrund der potenziellen Nephro- und Myelotoxizität sowie Fehlen evidenzbasierter Daten wird die PRRT nach ENETS-Leitlinien nach Versagen der medikamentösen Therapie empfohlen.

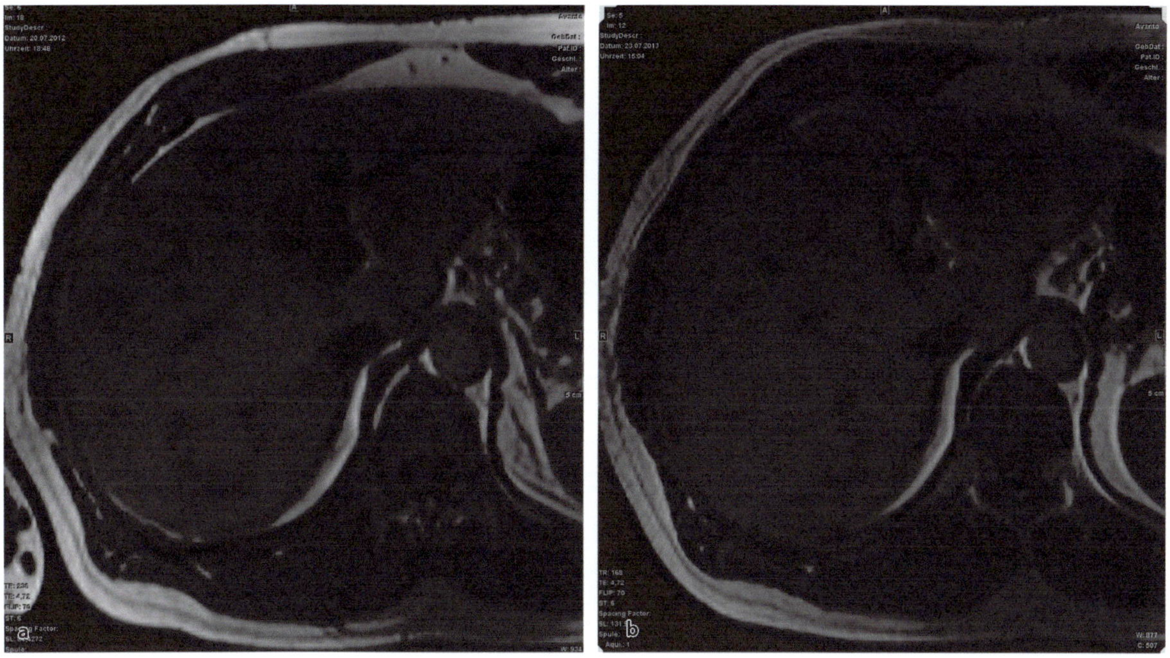

Abb. 47.2 Lebermetastasen vor und nach systemischer Chemotherapie

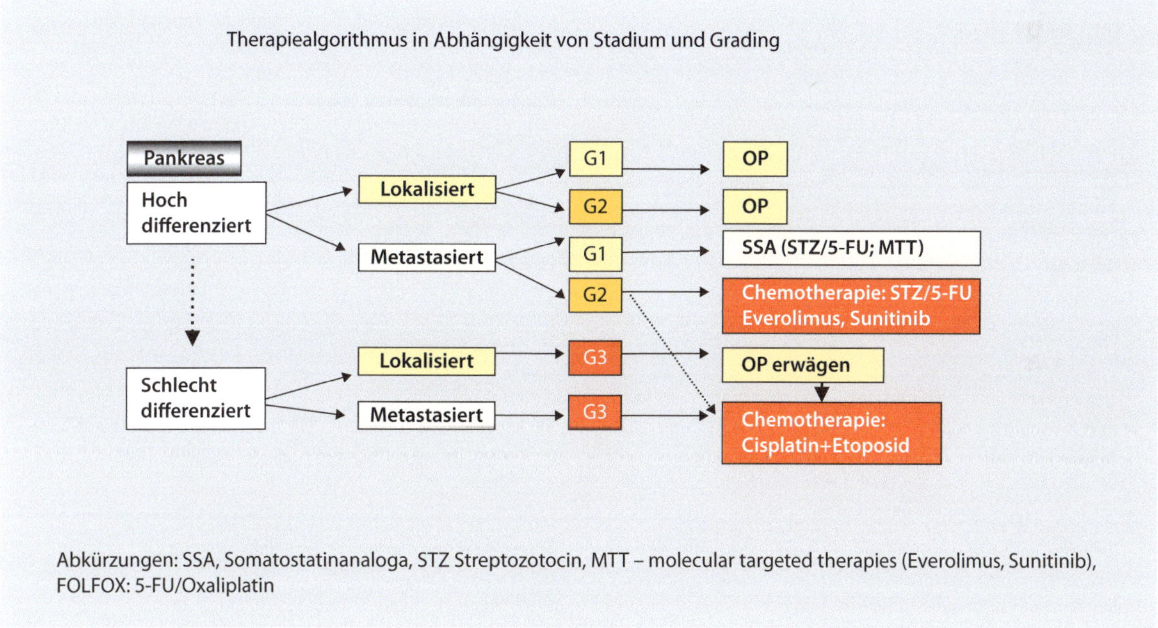

Abb. 47.3 Therapiealgorithmus in Abhängigkeit von Staging und Grading

47.4 Antiproliferative Therapie von neuroendokrinen Karzinomen/NEC G3

Im Gegensatz zu den NET G1/G2 weisen NEC G3 eine äußerst ungünstige Prognose auf. Bei disseminierter Tumorerkrankung ist ein chirurgisches Debulking kontraindiziert, da dies die Initiierung der Chemotherapie verzögert und es in der Regel zu einer raschen Progression bzw. Rekurrenz kommt. In der ersten Linie werden NEC mit platinbasierter Chemotherapie behandelt. Obwohl die objektiven Ansprechraten mit Cisplatin und Etoposid bei 30–67 % liegen, ist die Dauer des Ansprechens

Tab. 47.3 Systemische Chemotherapien bei neuroendokrinen Karzinomen

Autoren	Therapie	Patienten (n)	Objektives Ansprechen (%)	Ansprechdauer (Monate)	Medianes Überleben (Monate)
Moertel et al. 1991	Etoposid + Cisplatin	18	67	8	19
Mitry et al. 1999	Etoposid + Cisplatin	41	42	9	15
Sorbye et al. 2013*	Etoposid + Cisplatin	71	30	5	15
Welin et al. 2011	Temozolomid + Capecitabin	25	33	6	22

Die Daten stellen Ergebnisse bei Patienten mit NEC unterschiedlicher Primärtumorlokalisation dar; *Daten einer Subgruppe von pankreatischen NEC aus einer multizentrischen retrospektiven Analyse

Tab. 47.4 Antiproliferative Therapien im Überblick und präferenzielle Indikation

Therapieart	Pharmaka (Standarddosis)	Objektives Ansprechen (%)	Indikation	Zulassung (antiproliferativ)
Somatostatinanaloga	Octreotid LAR 30 mg i.m./Mon. Lanreotid AG 120 mg i.m./Mon.	< 10	Stabile oder langsam proliferierende NET; Ki67 < 10 %	Nein Placebo-kontrollierte Studie (CLARINET) positiv
Streptozotocin/5-Fluorouracil (STZ/5-FU)	STZ 500 mg/m² 5-FU 400 mg/m² Tag 1–5 q 6 Wochen	6–69	G1/G2 Rasche Proliferation (3–6 Mon.) Hohe Tumorlast Tumorbedingte Symptome	Nein Anerkannt als Standard (BPharm); in USA zugelassen seit 1984
Temozolomid + Capecitabin Temozolomid + Bevacizumab	150–200 mg/m² Tag 1–5 750 mg/m² Tag 1–14 150 mg/m², Tag 1–7, Tag 15–21 5 mg/kg Tag 1, 15 q 28 Tage	25–70	G1/G2 (G3) Hohe Tumorlast +/– Symptome; rasche Proliferation	Nein Limitierte Daten; v. a. retrospektive Studien
Sunitinib	37,5 mg/Tag	9	G1/G2	Ja Phase-III-Studie (Placebo-kontr.)
Everolimus	10 mg/Tag	5	G1/G2	Ja Phase-III-Studie (Placebo-kontr.)
90Y-DOTATOC 177Lutetium-DOTATATE/177Lutetium-DOTATOC	3,7 GBq (100 mCi)/m² KOF, 2 Zyklen oder 2,78–4,44 GBq (75–120 mCi, 2–4 Zyklen 5,55–7,4 GBq (150–200 mCi), 3–5 Zyklen	9–29	G1/G2 SSTR+ NET; nach Versagen medikamentöser Therapie	Nein Unkontrollierte Studien (Phase II; retrospektive Studien)
Cisplatin/Etoposid	130 mg/m² i.v. Tag 1–3 Etoposid 45 mg/m² i.v. Tag 2–3 Cisplatin WH alle 4 Wochen	30–67	Schlecht differenzierte neuroendokrine Karzinome (NEC G3)	Nein Anerkannte Standardtherapie

in der Regel kurz (Moertel et al. 1991; Mitry et al. 1999) (Tab. 47.3). Etablierte Zweitlinientherapien liegen nicht vor, Erfolg versprechend sind die Ergebnisse einer kleinen Studie mit Temozolomid und Capecitabin (Welin et al. 2011), diese bedürfen jedoch einer Überprüfung in größeren Studien. Alternative Regime mit bisher unklarem Stellenwert (FOLFOX, FOLFIRI) kommen zum Einsatz.

Die verschiedenen Therapieansätze sowie ihr präferenzieller Einsatz sind in Tab. 47.4 orientierend zusammengefasst.

Literatur

Chan JA et al (2012) Prospective study of bevacizumab plus temozolomide in patients with advanced neuroendocrine tumors. J Clin Oncol 30(24): 2963–2968

Fjallskog ML et al (2008) Treatment with combined streptozotocin and liposomal doxorubicin in metastatic endocrine pancreatic tumors. Neuroendocrinology 88(1): 53–58

Kouvaraki MA et al (2004) Fluorouracil, doxorubicin, and streptozocin in the treatment of patients with locally advanced and metastatic pancreatic endocrine carcinomas. J Clin Oncol 22(23): 4762–4771

Kulke MH (2008) Activity of sunitinib in patients with advanced neuroendocrine tumors. J Clin Oncol 26(20): 3403–3410

McCollum AD et al (2004) Lack of efficacy of streptozocin and doxorubicin in patients with advanced pancreatic endocrine tumors. Am J Clin Oncol 27(5): 485–488

Mitry E et al (1999) Treatment of poorly differentiated neuroendocrine tumours with etoposide and cisplatin. Br J Cancer 81(8): 1351–1355

Modlin IM et al (2010) Review article: Somatostatin analogues in the treatment of gastroenteropancreatic neuroendocrine (carcinoid) tumours. Aliment Pharmacol 31: 169

Moertel C et al (1991) Treatment of neuroendocrine carcinomas with combined etoposide and cisplatin. Evidence of major therapeutic activity in the anaplastic variants of these neoplasms. Cancer 68: 227–232

Moertel CG et al (1980) Streptozocin alone compared with streptozocin plus fluorouracil in the treatment of advanced islet-cell carcinoma. Engl J Med 303(21): 1189–1194

Moertel CG et al (1992) Streptozocin–doxorubicin, streptozocin–fluorouracil or chlorozotocin in the treatment of advanced islet-cell carcinoma. N Engl J Med 326: 519–523

Öberg K (2000) Interferon in the management of neuroendocrine GEPtumors. Digestion 62(Suppl. 1): 92–97

Pavel M et al (2012) ENETS consensus guidelines for the management of patients with liver and other distant metastases from neuroendocrine neoplasms of foregut, midgut, hindgut and unknown primary. Neuroendocrinology 95(2): 157–176

Raymond E et al (2011) Sunitinib malate for the treatment of pancreatic neuroendocrine tumors. N Engl J Med 364(6): 501–513

Rindi G et al (2012) TNM staging of neoplasms of the endocrine pancreas: results from a large international cohort study. J Natl Cancer Inst 104(10): 764–777

Rinke A et al (2009) Placebo-controlled, double-blind, prospective, randomized study on the effect of octreotide LAR in the control of tumor growth in patients with metastatic neuroendocrine midgut tumors: a report from the PROMID Study Group. J Clin Oncol 27: 4656

Sorbye H et al (2013) Predictive and prognostic factors for treatment and survival in 305 patients with advanced gastrointestinal neuroendocrine carcinoma (WHO G3): the NORDIC NEC study. Ann Oncol 24(1): 152–160

Strosberg JR et al (2011) First-line chemotherapy with capecitabine and temozolomide in patients with metastatic pancreatic endocrine carcinomas. Cancer 117(2): 268–275

Turner NC et al (2010) Chemotherapy with 5-fluorouracil, cisplatin and streptozocin for neuroendocrine tumours. Br J Cancer 102(7): 1106–1112

Welin S, Sorbye H, Sebjornsen S, Knappskog S, Busch C, Oberg K (2011) Clinical effect of temozolomide-based chemotherapy in poorly differentiated endocrine carcinoma after progression on first-line chemotherapy. Cancer 117(20): 4617–4622. doi: 10.1002/cncr.26124

Yao JC (2008) Efficacy of RAD001 (everolimus) and octreotide LAR in advanced low- to intermediate-grade neuroendocrine tumors: results of a phase II study. J Clin Oncol 26(26): 4311–4318

Yao JC et al (2011) RAD001 in advanced neuroendocrine tumors, third trial (RADIANT-3) study group. Everolimus for advanced pancreatic neuroendocrine tumors. N Engl J Med 364(6): 514–523

Zaknun J et al (2013) The joint IAEA, EANM, and SNMMI practical guidance on peptide receptor radionuclide therapy (PRRNT) in neuroendocrine tumours. Eur J Nucl Med Mol Imaging 40: 800–816

Zystische Neoplasien

Histologische Klassifikation von zystischen Pankreasneoplasien

Jutta Lüttges

H. G. Beger et al. (Hrsg.), *Erkrankungen des Pankreas*,
DOI 10.1007/978-3-642-37964-2_48, © Springer-Verlag Berlin Heidelberg 2013

Zystische Läsionen des Pankreas stellen wie kaum eine andere Veränderung im Pankreas eine morphologisch extrem heterogene Gruppe von Veränderungen dar mit einer erheblichen prognostischen Relevanz von benignem Verlauf mit Wait-and-see-Strategie bis zu rasch progredienten Verläufen mit letalem Ausgang. Häufigkeitsangaben variieren zwischen 1 % und 15 %. Mit der verbesserten Bildgebung nimmt die Zahl an kleineren zystischen Läsionen zu. Von besonderer Wichtigkeit ist die histologische Unterscheidung zwischen dem serösen und dem duktal-muzinösen Phänotyp (seröse Neoplasie und intraduktale papillär-muzinöse Neoplasie und muzinös-zystische Neoplasie). Die klinisch-pathologische Korrelation einer Beteiligung des Hauptgangs oder nur der Seitengänge ist von großer prognostischer und therapeutischer Relevanz. Eine gemeinsame interdisziplinäre Therapiebesprechung sollte für jeden Patienten mit einer zystischen, klinisch relevanten Pankreasläsion angestrebt werden.

48.1 Einleitung

Zystische Pankreasneoplasien gehören zu den selteneren Tumoren des Pankreas. Sie variieren in der Häufigkeitsangabe allerdings von 1 % bis zu 15 % insbesondere an spezialisierten Institutionen und Referenzzentren (Adsay 2007). Die Zunahme beruht u. a. auf der verbesserten Bildgebung mit einer höheren Detektionsrate und der stark verbesserten Operationstechnik und perioperativen klinischen Versorgung. Von großer klinischer Bedeutung ist die Tatsache, das 30 % der zystischen Pankreasläsionen Pseudozysten darstellen, also nicht neoplastisch und in der Regel pankreatitisassoziiert sind mit einer ganz anderen Prognose als die übrigen neoplastischen Läsionen. Daher gehört die anamnestische Information Pankreatitis bekannt ja oder nein unbedingt bei jeder morphologischen Diagnostik zur Grundinformation.

Zystische Pankreasläsionen werden in drei große Gruppen unterteilt (Adsay 2007) (■ Tab. 48.1):

Die Unterscheidung der Tumoren nach dem Zelltyp duktal-muzinös versus serös ist von grundlegender Bedeutung für die weitere Therapieplanung, da seröse Läsionen grundsätzlich als benigne angesehen werden können, der duktal-muzinöse Phänotyp jedoch prinzipiell ein (unterschiedlich hohes) Malignitätspotenzial aufweist. Daher wird anders als bei den soliden Tumoren nach der S3-Leitlinie eine präinterventionelle morphologische Abklärung zystischer Pankreastumoren empfohlen (Adler et al. 2007).

48.2 Tumoren mit duktalem Phänotyp

48.2.1 Intraduktale papillär-muzinöse Neoplasie

Die intraduktale papillär-muzinöse Neoplasie macht mit ca. 20 % den Hauptteil dieser Gruppe aus und wird nach dem Ausbreitungsmuster in den Hauptgang- und Seitengangtyp (30 %) unterschieden, Kombinationen sind möglich (30 %). Die korrekte Unterscheidung ist von großer Wichtigkeit, da der Hauptgangtyp (MDT, main duct type) mit einer schlechteren Prognose assoziiert ist und prinzipiell reseziert werden sollte (Tanaka et al. 2006). Er ist zu > 80 % in der Kopfregion lokalisiert. Der Seitengangtyp (BDT, branch duct type) wird zunehmend häufiger diagnostiziert und ist zumeist im Processus uncinatus lokalisiert, kommt aber sehr wohl auch in anderen Regionen (Pankreasschwanz) vor. Die Entwicklung einer invasiven Komponente auf dem Boden eines BDT wird selten berichtet (Uehara et al. 2008), dabei ist nicht ganz klar, ob es sich um reine BDT oder um solche mit einem MDT-Anteil handelt.

Das makroskopische Ausbreitungsmuster ist assoziiert mit einem bevorzugten histologischen Phänotyp. Der Hauptgangtyp weist entweder den intestinalen Phänotyp (ca. 30 %) oder den pankreatobiliären Phänotyp (ca. 20 %) auf. Der intestinale Typ zeigt hochzylindrische schlanke

◘ Tab. 48.1 Zystische Läsionen des Pankreas

Typ	Relative Häufigkeit	Dignität/Verlauf
Nicht neoplastisch, ohne zelluläre Auskleidung	30 %	Pankreatitisassoziiert benigne
Epitheliale Auskleidung	30 % muzinöses Epithel 20 % IPMN 10 % MCN 20 % serös 5 % andere (plattenpithelial, azinär, endothelial)	Stadienabhängig > 90 % benigne
Neoplastisch, pseudozystisch-degenerativ	5 % SPN solid-pseudopapilläre Neoplasie < 5 % DAC < 5 % endokrine Neoplasien	> 90 % benigne

IPMN: intraduktale papillär-muzinöse Neoplasie, MCN: muzinös-zystische Neoplasie

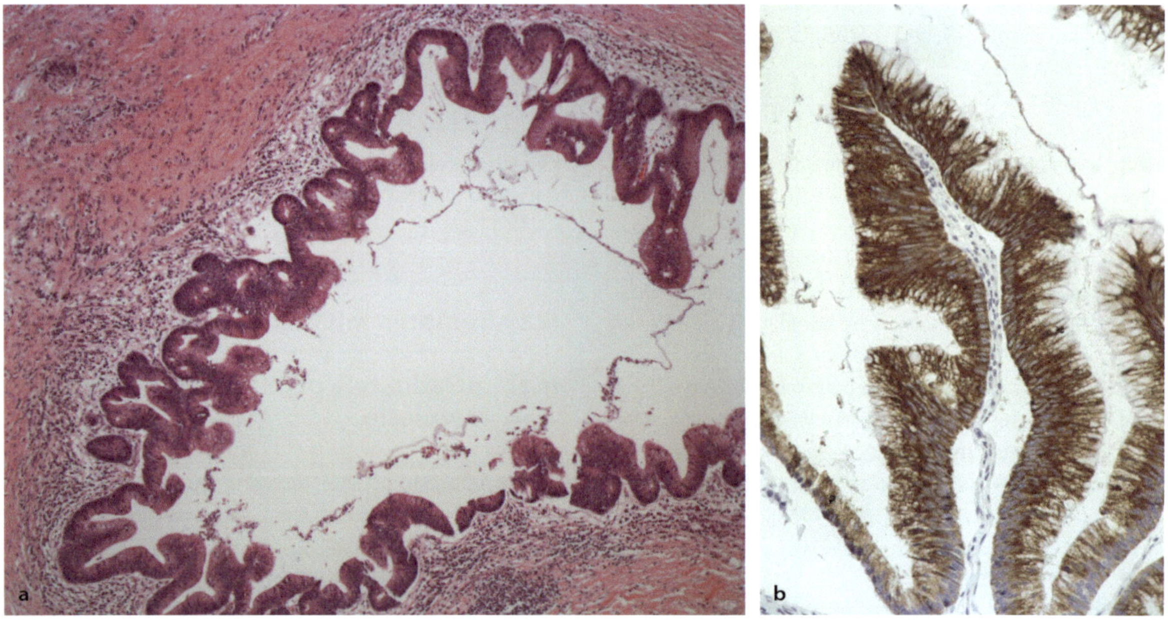

◘ **Abb. 48.1** Intestinaler Typ des IPMN. **a** HE; **b** Inset MUC2-Expression

Zellen in villöser Anordnung wie die villösen Kolonschleimhautadenome, während der pankreatobiliäre Typ kubische und zylindrische Zellen in papillärer verzweigter Anordnung mit kubischen, vermehrt pleomorphen Kernen aufweist (◘ Abb. 48.1). Beide Formen können über eine Zunahme von dysplastischen Veränderungen in ein invasives Karzinom übergehen (Adenom-Karzinom-Sequenz, ► Kap. 49), entweder in ein muzinöses nichtzystisches Karzinom (mit einer besseren Prognose) oder in ein übliches invasives duktales Adenokarzinom (mit einer immer noch besseren Prognose als das primäre duktale Pankreaskarzinom). Der Seitengangtyp weist den gastrisch-foveolären Typ auf (◘ Abb. 48.2). Sein Malignitätspotenzial ist noch nicht eindeutig geklärt, Karzinome sind in der Literatur beschrieben, scheinen aber seltener aufzutreten, sodass therapeutische Strategien immer wieder kontrovers diskutiert werden (Adsay et al. 2004; Ikeuchi et al. 2010; Tanaka et al. 2006). Noch seltener tritt der onkozytische Typ auf mit einem chrakteristischen, breiten eosinophilen Zytoplasma und einer verzweigten Tumorzellanordnung mit Lumen-in-Lumen-Bildung. Auch die invasive Komponente behält den onkozytären Zelltyp (Adsay et al. 1996). Die IPMN zeigen bezogen auf ihren histologischen Typ ein charakteristisches Muzinexpressionsmuster: 1. intestinal: MUC1-/MUC2+/MUC5AC+/CDX2+, 2. pankreatobiliär: MUC1+/MUC2-/MUC5AC+/CDX2-, 3. gastrisch-foveolär: MUC1-/MUC2-/MUC5AC+/CDX2-, 4. onkozytischer Typ: MUC1+/MUC2 fokal/MUC5ACfokal/CDX? (Adsay et al. 2004; Hruban et al. 2007; Lüttges et al. 2002).

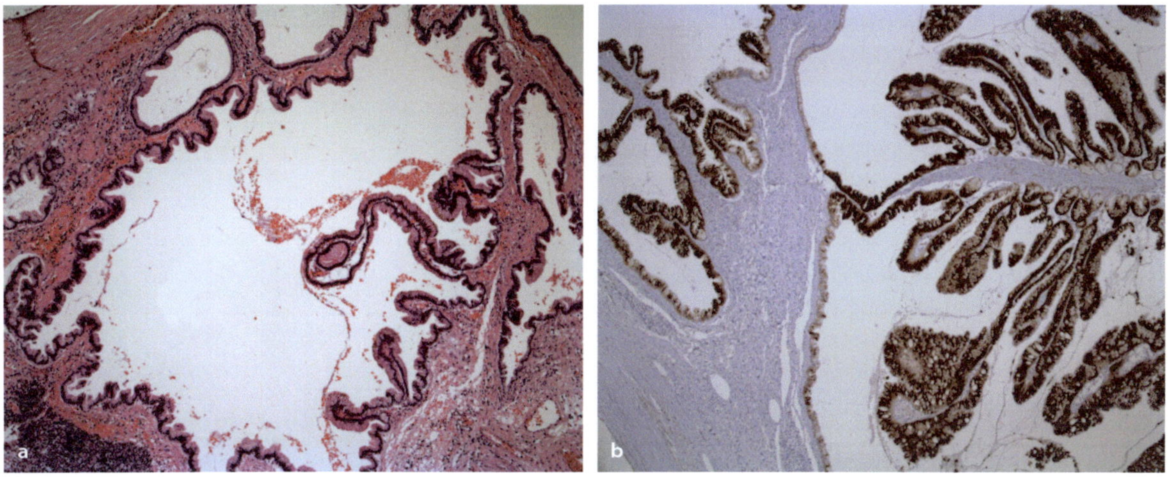

Abb. 48.2 Gastrisch-foveolärer Typ. **a** HE weite Lumina; **b** MUC5-Expression

Etwa 35 % der IPMN haben bereits bei initialer Diagnosestellung eine invasive Komponente, die z. T. nur fokal entwickelt und z. T. nur mikroinvasiv ist, was die guten Überlebensraten mit bis zu 90 % erklärt (Katabi u. Klimstra 2008). Eine lymphogene Metastasierung liegt in 10 % der Fälle vor und ist prognostisch ungünstig. 5–10 % der IPMN treten multifokal auf mit Beteiligung des gesamten Gangsystems. Zweitmalignome im Verlauf der Erkrankung werden in 10 % der Fälle beschrieben (Katabi u. Klimstra 2008).

Differenzialdiagnostisch sind IPMN auch von der pankreatischen intraepithelialen Neoplasie abzugrenzen, hierbei stellt die makroskopische Größe von > 1 cm einen wichtigen Parameter dar (Hruban et al. 2004).

48.2.2 Muzinös-zystische Neoplasien

Muzinös-zystische Neoplasien stellen mit 10 % die zweitgrößte Gruppe der zystischen duktalen Neoplasien dar und betreffen überwiegend mit nur wenigen Ausnahmen perimenopausale Frauen. Die Tumoren sind zu > 90 % in der Pankreasschwanzregion lokalisiert und zeigen im Gegensatz zu den IPMN keine Verbindung zum Gangsystem. Histologisch zeigen sie einen duktalen Phänotyp mit einer Auskleidung der uni- oder multilokulären Zysten durch zylindrische Zellen mit unterschiedlicher Kernpleomorphie (Compagno u. Oertel 1978). Diese Tumoren zeigen eine Adenom-Karzinom-Sequenz und werden immer als potenziell maligne klassifiziert (Tanaka et al. 2006; Zamboni et al. 1999, 2010) mit der Indikation einer R0-Resektion (keine Zystenenukleation!). Das Epithel kann insbesondere in großen Tumoren stark degenerative Veränderungen aufweisen und die Zystenwand sogar epithelentblößt sein, sodass sich morphologisch die Differenzialdiagnose zur Pseudozyste eröffnet und eine subtile Aufarbeitung in Schnittstufen erforderlich sein kann. Das die Zysten umgebende Stroma ist charakteristischerweise zellreich zytogen (ovarähnlich) und immunhistochemisch reaktiv für Alpha-Inhibin und den Progesteronrezeptor (Albores-Saavedra et al. 1987). Auch hierdurch unterscheiden sich die MCN von den IPMN. Das Stroma weist auf eine mögliche Histogenese aus residuellem Ovargewebe der Embryogenese hin. MCN können neuroendokrin differenzierte Zellen einschließen, ohne dass sie dadurch als neuroendokrine Tumoren zu klassifizieren wären. Das muzinöse Zystenepithel ist konventionell mikroskopisch phänotypisch gleich wie das der IPMN oder von PanIN, sodass ergänzende Kriterien wie das Stroma oder die Größe berücksichtigt werden und bekannt sein müssen (cave Diagnose an einer Biopsie!). Immunphänotypisch ähneln die MCN oft dem pankreatobiliären Typ mit einer Expression von MUC1, MUC2 und CDX2 können aber auch abschnittsweise nachgewiesen werden (Lüttges et al. 2002).

Dysplasien des Epithels sind in MCN sehr heterogen und polytop entwickelt, sodass sich hieraus die Forderung nach ausgiebiger histologischer Untersuchung von einem Paraffinblock je 1 cm Tumordurchmesser ergibt (Zamboni et al. 1999), um eine sichere Klassifizierung zu erzielen. MCN sind in bis zu ~30 % der Fälle mit einem Karzinom vom Typ eines duktalen Adenokarzinoms assoziiert, wobei der Verlauf weniger aggressiv ist als der eines primären duktalen Adenokarzinoms (Thompson et al. 1999). Daher sollten invasive duktale Karzinome in Assoziation mit MCN nicht als muzinöse Zystadenokarzinome klassifiziert werden, sondern als DAC in Assoziation mit MCN mit der jeweiligen Größenangabe der einzelnen Komponenten. Selten können in Zusammenhang mit MCN invasive undifferenzierte Karzinome mit osteoklastenartigen Riesenzellen oder High-grade-Sarkome entstehen (Lane u. Sangüeza 1997).

48.2.3 Differenzialdiagnose kleiner zystischer Läsionen

Kleinere zystische Läsionen mit duktalem Phänotyp (Kimura 2003) stehen morphologisch in der Differenzialdiagnose zu Retentionszysten, die auf dem Boden einer Gangobstruktion entstehen können und ein niedrigkubisches Epithel aufweisen (Klöppel 2000). Bei Schleimretention sind sie als Mukozele zu bezeichnen. Derartige Zysten können auch eine Auskleidung durch Epithel vom Typ pankreatischer epithelialer Läsionen (PanIN 1A oder 1B oder 2) aufweisen und werden dann als solche klassifiziert, wenn sie kleiner als 1 cm sind (Hruban et al. 2004).

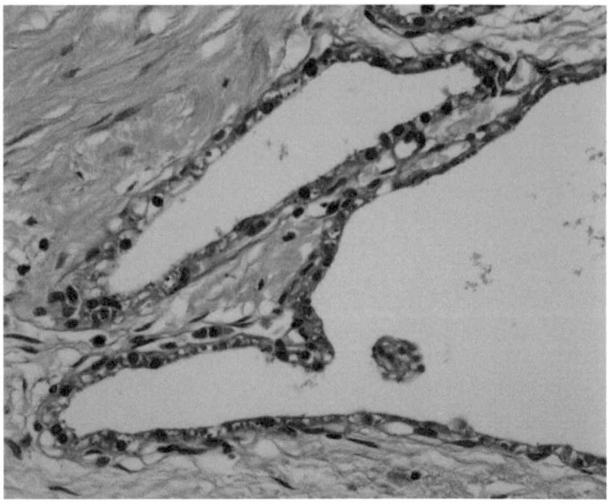

Abb. 48.3 Seröse zystische Neoplasie (Adenom) [PAS]

48.3 Seröse zystische Neoplasien

Seröse Neoplasien des Pankreas sind durch ein kubisches Epithel mit einem klaren, glykogenreichen Zytoplasma charakterisiert mit einem benignen Verlauf in mehr als 99 % der Fälle. Gleichwohl werden sie nach der WHO 2010 als Neoplasie benannt, um klarzustellen, dass es sich um echte Tumoren mit einer möglichen Malignisierung handelt (Terris et al. 2010).

48.3.1 Seröse zystische Neoplasie (Adenom)

Das seröse zystische Adenom ist klinisch und morphologisch ein sehr charakteristischer Tumor. Er betrifft nahezu ausnahmslos Frauen mittleren Alters (Durchschnittsalter 61 Jahre) und ist zu > 90 % im Pankreasschwanz lokalisiert ist. Das makroskopische Bild zeigt einen schwammartig kleinzystischen Tumor, oft mit zentraler sternförmiger Stromaverdichtung (stellate scar). Histologisch finden sich dicht gelagerte kleine Zysten mit einer Auskleidung durch niedrigkubische Epithelien mit klarem, typisch glykogenreichem, PAS-positivem Zytoplasma (Abb. 18.3). Sie imitieren auch phänotypisch die zentroazinären Zellen mit einer Expression von MUC6 (Kosmahl et al. 2000, 2004; Terris et al. 2010), ebenso reagieren sie für Inhibin und NSE. Seröse Zystadenome (SNP) können multifokal auftreten und sind dann in 35–90 % der Fälle Manifestation eines v.-Hippel-Lindau-Syndroms (Terris et al. 2010).

Oligozystische Variante der SPN Das mikrozystische Bild der SPN ist das typische, jedoch gibt es selten Formen einer makrozystischen oder auch soliden Manifestation. Diese tritt bevorzugt im Pankreaskopf auf und betrifft auch Männer (Lewandrowski et al. 1992).

v.-Hippel-Lindau-Erkrankung Seröse Neoplasien können sporadisch auftreten oder in Assoziation zur v.-Hippel-Lindau-Erkrankung mit einem isomorphen Phänotyp, jedoch einer multifokalen Manifestation im Pankreas. Die entsprechenden chrakteristischen Genveränderungen (Terris et al. 2010) können in den Läsionen nachgewiesen werden.

Seröse Zystadenokarzinome Lange Zeit wurde bestritten, dass es maligne seröse Neoplasien gibt. Jedoch sind in den letzten Jahren ca. 25 Fälle mit eindeutig malignem Phänotyp berichtet worden mit Lebermetastasen, wobei auch metachrone Entstehung der Neoplasien nicht ausgeschlossen werden konnte. Dennoch ist es heute akzeptiert, dass selten Zystadenokarzinome sich entwickeln (Galanis et al. 2007). Daraus lässt sich aber keine generelle Indikation für die Resektion seröser Neoplasien ableiten.

48.3.2 Benigne epitheliale Zysten

Lymphoepitheliale Zysten betreffen vorwiegend Männer der 5. und 6. Lebensdekade und bestehen wie in anderen Organen aus einer plattenepithelialen Zystenauskleidung, teilweise auch niedrigkubischen Epithelien mit einem angrenzenden lymphatischen Stroma mit Keimzentren (Adsay et al. 2002b). Diese Läsionen liegen in der Regel extra-/peripankreatisch und stehen nicht in Zusammenhang mit autoimmunen oder lymphoproliferativen Erkrankungen oder Virsuinfektionen.

Plattenepitheliale Zysten können als Epidermoid- oder Dermoidzysten auftreten, in Letzteren mit Anteilen reifer Hautanhangsstrukturen im Sinne eines Harmatoms. Sie sind immer benigne. Zystisch ektatische Gangsegmente des Pankreas können Plattenepithelmetaplasien aufweisen und treten als Folge von Gangobstruktionen auf. Auch sie sind benigne.

48.3.3 Azinäre Differenzierung

Zystische Läsionen mit einer azinären Zellauskleidung stellen eine Rarität dar. Wenige Fälle azinärer Zystadenokarzinome sind beschrieben. Im Gegensatz zu den »normalen« Azinuszellkarzinomen zeigen sie eine ausgeprägte Zystenbildung mit Auskleidung der Zysten durch Azinuszellen, Nekrosen oder degenerative Veränderungen wie Pseudozystenbildung fehlen dagegen. Die Zellen zeigen das typische eosinophil granuläre Zytoplasma mit immunhistochemischer Reaktion für die Enzyme Trypsin und Lipase (Klimstra et al. 2010). Benigne azinäre Zystadenome sind als Einzelfälle in der Literatur beschrieben und wurden zunächst als azinäre zystische Transformation beschrieben. Sie werden jetzt nach der WHO als Adenome klassifiziert mit typischem azinärem Phänotyp und betreffen jüngere Erwachsene und Kinder (Katabi u. Klimstra 2008).

48.3.4 Andere Zysten

Weitere seltene zystische Tumoren des Pankreas sind zystische Lymphangiome mit CD31 und CD34 oder D2-40 immunhistochemisch reaktiver Zellauskleidung. Sie können große Durchmesser annehmen (bis zu 25 cm) und sind ebenfalls benigne.

48.4 Pseudozystische (degenerative) Tumoren

Pseudozystisch regressive Veränderungen können in jedem malignen Tumor auftreten. Im Pankreas existiert aber darüber hinaus eine spezielle Entität, die über die Pseudozystenbildung namensgebend charakterisiert ist und eine eigene Entität mit guter Prognose bildet. Sie muss immer von den pseudozystischen Neoplasien der soliden Malignome abgegrenzt werden.

48.4.1 Solid-pseudopapilläre Neoplasie (SPN)

Die solid-pseudopapilläre Neoplasie ist in der Literatur unter vielen Synonyma beschrieben und war lange Zeit nicht gut charakterisiert. Es handelt sich um einen Tumor mit einem wechselnden Anteil von soliden und (pseudo-) zystischen Arealen mit dadurch bedingter (pseudo-)papillärer Anordnung der mittelgroßen rundlichen Tumorzellen (Klöppel et al. 1991, 2010). Eine bindegewebige Pseudokapsel begrenzt die mit bis zu 25 cm oft sehr großen Tumoren. In den Pseudozysten finden sich reichlich Zell-

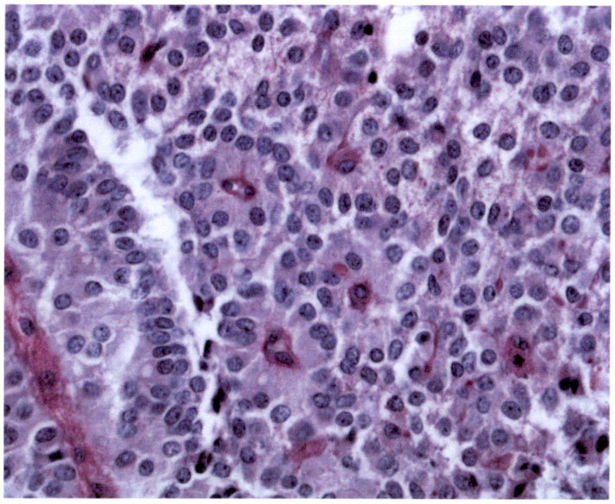

Abb. 48.4 Solid-pseudopapilläre Neoplasie [PAS] mit zentralen Gefäßen und PAS-positiven Zytoplasmaeinschlüssen

schutt und Cholesterinkristalllücken sowie Hämosiderophagen als Zeichen der Regression. Die rundlichen Tumorzellen zeigen charakteristische PAS-positive globuläre Einschlüsse, wirken epithelial und imponieren durch ihre perivaskuläre Anordnung ependymomartig (Abb. 48.4). Sie sind jedoch immunhistochemisch weitgehend negativ für epitheliale und spezifische neurale Marker. Dagegen findet sich eine Expression von mesenchymalen Markern wie Vimentin und unspezifischen Markern wie NSE. Spezifische azinäre duktale oder endokrine Marker sind negativ. Diagnostisch hilfreich ist eine Expression von CD 10 von β-Catenin (Abraham et al. 2002) und Cyclin D1 und in einem kleineren Prozentsatz auch C-Kit, die in keinem anderen Pankreastumor zu finden sind. Ebenso findet sich eine Expression des Progesteronrezeptors. Neben diesem von allen Pankreastumoren abweichenden Phänotyp weist der Tumor weitere Besonderheiten auf: sein ausschließliches Auftreten bei jungen Frauen und sein in > 90 % der Fälle benignes Verhalten (Reddy et al. 2008). Allerdings sind Rezidive und Spätmetastasen auch nach 10 Jahren in ~10 der Fälle beschrieben, ohne dass es verlässliche Kriterien gibt, diese Verläufe vorherzusagen (Nishihara et al. 1993). Daher wird für alle SPN empfohlen, den Verlauf langfristig klinisch zu kontrollieren.

48.4.2 Andere pseudozystische Läsionen

Pseudozystisches duktales Adenokarzinom Etwa 1 % der duktalen Pankreaskarzinome weisen ausgeprägte pseudozystische regressive Veränderungen auf, die klinisch bzw. in der Bildgebung zur Diagnose einer zystischen Pankreasveränderung führen (Kosmahl et al. 2004; Lee et al. 2008). Im Vergleich zu allen anderen zystischen und pseudozystischen Tumoren, insbesondere zu den echten nichtneoplastischen Pseudozysten, hat diese Gruppe die entsprechend schlechte Prognose und das aggressive Verhalten der duktalen Adenokarzinome und muss in der (präoperativen) Diagnostik besonders berücksichtigt und ausgeschlossen werden.

Zystische neuroendokrine Neoplasien Die Zystenformationen in neuroendokrinen Neoplasien stellen echte Zysten dar und zeigen eine Zellauskleidung durch neuroendokrine Zellen und nicht durch Zellschutt oder Nekrose in den Lumina. Die Zysten sind oft blutgefüllt und unilokulär. Sie können bis 25 cm im Durchmesser aufweisen und sind daher in der Differenzialdiagnose zu SPN und MCN zu bedenken, die ebenfalls oft sehr große Durchmesser aufweisen (Ligneau et al. 2001).

48.4.3 Andere zystische Läsionen

Hamartome Selten treten Hamartome im Pankreas auf in der Form scharf begrenzter und multizystischer tumorähnlicher Veränderungen (Pauser et al. 2005); bei Kindern sind sie benigne.

Kongenitale Zysten Im Rahmen verschiedener hereditärer Erkrankungen treten zystische Pankreasveränderungen auf. Zum einen die beschriebenen serösen Neoplasien bei VHL, dann aber auch reaktiv bei der zystischen Fibrose (Mukoviszidose), die im Rahmen der Dyskrinie mit Sekretverhalt zu erheblichen Gangdilatationen führen und die als multilokulärer zystischer Prozess imponieren können. Andere Syndrome sind Ivemark, Trisomie 13 oder 15, Meckel-Gruber Jeune's und Saldino-Noonan (Adsay 2007).

Literatur

Abraham SC, Klimstra DS, Wilentz RE, Yeo CJ, Conlon K, Brennan M, Cameron JL, Wu TT, Hruban RH (2002) Solid-pseudopapillary tumors of the pancreas are genetically distinct from pancreatic ductal adenocarcinomas and almost always harbor β-catenin mutations. Am J Pathol 160: 1361–1369

Adler G, Seufferlein T, Bischoff SC, Brambs HJ, Feuerbach S, Grabenbauer G, Hahn S, Heinemann V, Hohenberger W, Langrehr JM, Lutz MP, Micke O, Neuhaus H, Neuhaus P, Oettle H, Schlag PM, Schmid R, Schmiegel W, Schlottmann K, Werner J, Wiedenmann B, Kopp I (2007) S3-Leitlinie Exokrines Pankreaskarzinom 2007. Z Gastroenterol 45: 487–523

Adsay NV (2007) Cystic lesions of the pancreas. Mod Pathol 20: 71–73

Adsay NV, Adair CF, Heffess CS, Klimstra DS (1996) Intraductal oncocytic papillary neoplasms of the pancreas. Am J Surg Pathol 20: 980–994

Adsay NV, Conlon KC, Zee SY, Brennan MF, Klimstra DS (2002a) Intraductal papillary-mucinous neoplasms of the pancreas. An analysis of in situ and invasive carcinomas in 28 patients. Cancer 94: 62–77

Adsay NV, Hasteh F, Cheng JD, Bejarano PA, Lauwers GY, Batts KP, Klöppel G, Klimstra DS (2002b) Lymphoepithelial cysts of the pancreas: a report of 12 cases and a review of the literature. Mod Pathol 15: 492–501

Adsay NV, Merati K, Andea A, Sarkar F, Hruban RH, Wilentz RE, Goggins M, Iacobuzio-Donahue C, Longnecker DS, Klimstra DS (2002c) The dichotomy in the preinvasive neoplasia to invasive carcinoma sequence in the pancreas: differential expression of MUC1 and MUC2 supports the existence of two separate pathways of carcinogenesis. Mod Pathol 15: 1087–1095

Adsay NV, Merati K, Basturk O, Iacobuzio-Donahue C, Levi E, Cheng JD, Sarkar FH, Hruban RH, Klimstra DS (2004) Pathologically and biologically distinct types of epithelium in intraductal papillary mucinous neoplasms. Delineation of an »intestinal« pathway of carcinogenesis in the pancreas. Am J Surg Pathol 28: 839–848

Albores-Saavedra J, Angeles-Angeles A, Nadji M, Henson DE, Alvarez L (1987) Mucinous cystadenocarcinoma of the pancreas. Morphologic and immunocytochemical observations. Am J Surg Pathol 11: 11–20

Compagno J, Oertel JE (1978) Mucinous cystic neoplasms of the pancreas with overt and latent malignancy (cystadenocarcinoma and cystadenoma). A clinicopathologic study of 41 cases. Am J Clin Pathol 69: 573–580

Correa-Gallego C, Ferrone CR, Thayer SP, Wargo JA, Warshaw AL, Fernandez-del Castillo C (2010) Incidental pancreatic cysts: do we really know what we are watching? Pancreatology 10: 144–150

Fernandez-del Castillo C, Targarona J, Thayer SP, Rattner DW, Brugge WR, Warshaw AL (2003) Incidental pancreatic cysts: clinicopathologic characteristics and comparison with symptomatic patients. Arch Surg 138: 427–433; discussion 433–434

Galanis C, Zamani A, Cameron JL, Campbell KA, Lillemoe KD, Caparelli D (2007) Resected serous cystic neoplasms of the pancreas: a review of 158 patients with recommendations for treatment. J Gastrointest Surg 11: 820–826

Hruban RH, Pitman MB, Klimstra DS (2007) Tumors of the pancreas. AFIP Atlas of Tumor Pathology, fourth series, fascicle 6. American Registry of Pathology in collaboration with the Armed Forces Institute of Pathology, Washington, D.C

Hruban RH, Takaori K, Klimstra DS, Adsay NV, Albores-Saavedra J, Biankin AV, Biankin SA, Compton C, Fukushima N, Furukawa T, Goggins M, Kato Y, Klöppel G, Longnecker DS, Lüttges J, Maitra A, Offerhaus GJA, Shimizu M, Yonezawa S (2004) An illustrated consensus on the classification of pancreatic intraepithelial neoplasia and intraductal papillary mucinous neoplasms. Am J Surg Pathol 28: 977–987

Ikeuchi N, Itoi T, Sofuni A, Itokawa F, Tsuchiya T, Kurihara T, Ishii K, Tsuji S, Umeda J, Moriyasu F, Tsuchida A, Kasuya KP (2010) Prognosis of cancer with branch duct type IPMN of the pancreas. World J Gastroenterol 16: 1890–1895

Izawa T, Obara T, Tanno S, Mizukami Y, Yanagawa N, Kohgo Y (2001) Clonality and field cancerization in intraductal papillary-mucinous tumors of the pancreas. Cancer 92: 1807–1817

Katabi N, Klimstra DS (2008) Intraductal papillary mucinous neoplasms of the pancreas: clinical and pathological features and diagnostic approach. J Clin Pathol 61: 1303–1313

Kimura W (2003) How many millimeters do atypical epithelia of the pancreas spread intraductally before beginning to infiltrate? Hepatogastroenterology 50: 2218–2224

Klimstra DS Hruban RH Klöppel G Morohoshi T Ohike N (2010) Acinar cell neoplasms of the pancreas. In: Bosman TF, Carneiro F, Hru-

ban RH, Theise ND (Hrsg) WHO Classification of tumors of the digestive system. IARC, Lyon
Klöppel G (2000) Pseudocysts and other non-neoplastic cysts of the pancreas. Semin Diagn Pathol 17: 7–15
Klöppel G, Hruban RH, Klimstra DS, Maitra A, Morohoshi T, Notohara K, Shimizu M, Terris B (2010) Solid-pseudopapillary neoplasm of the pancreas. In: Bosman TF, Carneiro F, Hruban RH, Theise ND (Hrsg) WHO Classification of tumors of the digestive system. IARC, Lyon
Klöppel G, Maurer R, Hofmann E, Lüthold K, Oscarson J, Forsby N, Ihse I, Ljungberg O, Heitz PU (1991) Solid-cystic (papillary-cystic) tumours within and outside the pancreas in men: report of two patients. Virchows Arch [A] Pathol Anat 418: 179–183s
Kosmahl M, Seada LS, Jänig U, Harms D, Klöppel G (2000) Solid-pseudopapillary tumor of the pancreas: its origin revisited. Virchows Arch 436: 473–480
Kosmahl M, Wagner J, Peters K, Sipos B, Klöppel G (2004) Serous cystic neoplasms of the pancreas: an immunohistochemical analysis revealing alpha-inhibin, neuron-specific enolase, and MUC6 as new markers. Am J Surg Pathol 28: 339–346
Lane RB Jr, Sangüeza OP (1997) Anaplastic carcinoma occurring in association with a mucinous cystic neoplasm of the pancreas. Arch Pathol Lab Med 121: 533–535
Lee CJ, Scheimann J, Anderson MA Hines OJ, Reber HA, Farrell J (2008) Risk of malignancy in resected cystic tumors of the pancreas <or = 3 cm in size: is it safe to observe asymptomatic patients? A multi-institutional report. J Gastrointest Surg 12: 234–242
Lewandrowski K, Warshaw A, Compton C (1992) Macrocystic serous cystadenoma of the pancreas: a morphologic variant differing from microcystic adenoma. Hum Pathol 23: 871–875
Ligneau B, Lombard-Bohas C, Partensky C, Valette PJ, Calender A, Dumortier J, Gouysse G, Boulez J, Napoleon B, Berger F, Chayvialle JA, Scoazec JY (2001) Cystic endocrine tumors of the pancreas: clinical, radiologic, and histopathologic features in 13 cases. Am J Surg Pathol 25: 760
Lüttges J, Feyerabend B, Buchelt T, Pacena M, Klöppel G (2002) The mucin profile of noninvasive and invasive mucinous cystic neoplasms of the pancreas. Am J Surg Pathol 26: 466–471
Lüttges J, Zamboni G, Longnecker D, Klöppel G (2001) The immunohistochemical mucin expression pattern distinguishes different types of intraductal papillary mucinous neoplasms of the pancreas and determines their relationship to mucinous noncystic carcinoma and ductal adenocarcinoma. Am J Surg Pathol 25: 942–948
Nishihara K, Nagoshi M, Tsuneoshi M, Yamaguchi K, Hayashi I (1993) Papillary cystic tumors of the pancreas. Assessment of their malignant potential. Cancer 71: 82–92
Pauser U, Kosmahl M, Kruslin B, Klimstra DS, Klöppel G (2005) Pancreatic solid and and cystic hamartoma in adults: characterization of a new tumor lesion. Am J Surg Pathol 29: 797–800
Reddy S, Cameron JL, Scudiere J, Hruban RH, Fishman EK, Ahhuja N (2008) Surgical management of solidpseudopapillary neoplasms of the pancreas (Franz or Hamoudi tumors): a large single-institutional series. J Am Coll Surg 208: 950–957
Tanaka M, Chari S, Adsay V (2006) International consensus guidelines for management of intraducatal papillary mucinous neoplasms and mucinous cystic neoplasms of the pancreas. Pancreatology 6: 17–32
Terris B, Fukushim N, Hruban RH (2010) Serous neoplasms of the pancreas. In: Bosman TF, Carneiro F, Hruban RH, Theise ND (Hrsg) WHO Classification of tumors of the digestive system. IARC, Lyon
Thompson LD, Becker RC, Przygodzki RM, Adair CF, Heffess CS (1999) Mucinous cystic neoplasm (mucinous cystadenocarcinoma of low-grade malignant potential) of the pancreas: a clinicopathologic study of 130 cases. Am J Surg Pathol 23: 1–16
Uehara H, Nakaizumi A, Ishikawa O et al (2008) Development of of ductal adenocarcinoma of the pancreas during follow-up of branch duct intraductal papillary mucinous neoplasm of the pancreas. Gut 57: 1561–1565
Wilentz RE, Albores-Saavedra J, Zahurak M, Talamini MA, Yeo CJ, Cameron JL, Hruban RH (1999) Pathologic examination accurately predicts prognosis in mucinous cystic neoplasms of the pancreas. Am J Surg Pathol 23: 1320–1327
Yagi M, Shiraiwa K, Abiko M, Miura N, Sakuma H, Naito M (1994) A solid and cystic tumor of the pancreas in a 10-year-old girl: report of a case and review of the literature. Surg Today 24: 826–828
Zamboni G, Fukushima N, Hruban RH, Klöppel G (2010) Mucinous cystic neoplassms of the pancreas. In: Bosman TF, Carneiro F, Hruban RH, Theise ND (Hrsg) WHO Classification of tumors of the digestive system. IARC, Lyon
Zamboni G, Scarpa A, Bogina G, Iacono C, Bassi C, Talamini G, Sessa F, Capella C, Solcia E, Rickaert F, Mariuzzi GM, Klöppel G (1999) Mucinous cystic tumors of the pancreas. Clinicopathological features, prognosis and relationship to other mucinous cystic tumors. Am J Surg Pathol 23: 410–422

Adenom-Karzinom-Sequenz in zystischen Pankreasneoplasien

Bence Sipos

H. G. Beger et al. (Hrsg.), *Erkrankungen des Pankreas*,
DOI 10.1007/978-3-642-37964-2_49, © Springer-Verlag Berlin Heidelberg 2013

Die muzinös-zystischen Neoplasien und die intraduktalen papillär-muzinösen Neoplasien weisen eine morphologisch gut charakterisierte Adenom-Karzinom-Sequenz auf, welche dreistufig eingeteilt wird. Auf dem Boden der dysplastischen Veränderungen in MCN und IPMN entstehen meistens Karzinome vom duktalen Typ. Eine Ausnahme bildet die IPMN vom intestinalen Typ, die meistens mit einem muzinösen (kolloid) Karzinom assoziiert ist. Die meisten bekannten genetischen Veränderungen in MCN und IPMN sind identisch mit denen im duktalen Adenokarzinom, ausgenommen das GNAS-Gen, welches unter den Pankreastumoren ausschließlich in IPMN mutiert ist. Es gibt derzeit kein molekulares Merkmal, durch das man prämaligne oder maligne Läsionen sicher identifizieren und die präoperative Risikostratifizierung unterstützen könnte. Die vier IPMN-Subtypen unterscheiden sich histogenetisch und klinisch markant. Allerdings fehlt uns derzeit das Verständnis für die molekularen Mechanismen, die diesen phänotypischen Unterschieden zugrunde liegen.

49.1 Einleitung

Unter den vier häufigsten Entitäten der zystischen Pankreasneoplasien, intraduktale papillär-muzinöse Neoplasie (IPMN), muzinös-zystische Neoplasie (MCN), serös-zystische Neoplasie (SCN) und solid-pseudopapilläre Neoplasie (SPN), weisen die ersten beiden Entitäten eine morphologisch gut charakterisierte Adenom-Karzinom-Sequenz auf (WHO 2010; Hruban et al. 2007). Der Adenom-Karzinom-Sequenz zugrunde liegende molekulare Veränderungen sind partiell charakterisiert und zeigen viele Gemeinsamkeiten mit den Alterationen, die beim duktalen Adenokarzinom beschrieben sind (Sipos u. Henopp 2011).

Die serös-zystischen Neoplasien sind praktisch immer gutartig (▶ Kap. 48). Die wenigen bekannten malignen serös-zystischen Neoplasien (Zystadenokarzinome) unterscheiden sich morphologisch nicht von ihren benignen Konterparten, sodass hier eine Adenom-Karzinom-Sequenz morphologisch nicht zu definieren ist (WHO 2010; Hruban et al. 2007).

Die solid-pseudopapillären Neoplasien sind phänotypisch relativ homogen, und eine morphologische Unterscheidung zwischen benignen und malignen SPN ist nicht möglich. Ähnlich wie bei den serös-zystischen Neoplasien ist die Malignität erst durch die Metastasenbildung zu sichern. Derzeit gibt es weder morphologische noch molekulare Merkmale, durch die ein Übergang von benigner zu maligner SPN erkennbar wäre (WHO 2010; Hruban et al. 2007).

49.2 Adenom-Karzinom-Sequenz bei den muzinös-zystischen Neoplasien

Die Adenom-Karzinom-Sequenz in den muzinös-zystischen Neoplasien ist durch die zunehmende zytologische und strukturelle Atypie im auskleidenden Epithel charakterisiert. Die benignen MCN weisen ein prismatisches, einreihiges und gut polarisiertes Epithel auf. Leicht bis mäßiggradig vergrößerte, pseudomehrreihig angeordnete Kerne in papillären Epithelproliferaten stellen eine mäßiggradige Dysplasie dar. Die hochgradige Dysplasie ist durch eine deutliche strukturelle Atypie, wie komplexe papilläre Strukturen oder kribriform angeordnete Lumina, gekennzeichnet. Die Kerne sind deutlich vergrößert, zeigen Makronukleolen sowie eine erhöhte Mitoserate (WHO 2010).

Die dysplastischen Veränderungen in MCN können nur fokal ausgeprägt sein, sodass eine sorgfältige Aufarbeitung der Resektate notwendig ist, um den Grad der Dysplasie oder die Präsenz von Karzinomen festzulegen (Wilentz et al. 1999). Aus diesem Grund ist ein sicherer präoperativer Ausschluss von Vorläuferläsionen oder Karzinomen in MCN nicht möglich.

Für die histologische Diagnose der Dysplasie ist die oben beschriebene dreistufige Einteilung empfohlen. Der Begriff »borderline«, welcher Ende der neunziger Jahre in Anlehnung an die Nomenklatur der muzinösen Ovarialtumoren entstanden ist, ist zu vermeiden, weil die MCN mit mäßig bis hochgradiger Dysplasie nach vollständiger Entfernung keinen malignen Verlauf zeigen (Wilentz et al. 1999; Crippa et al. 2008), was im Gegensatz zu einem kleinen Anteil der borderline muzinösen Ovarialtumoren steht.

Auf dem Boden von Dysplasien in MCN entstehen in ca. einem Drittel der Fälle invasive Karzinome (Fukushima et al. 1997; Sarr et al. 2000). Der häufigste histologische Typ entspricht morphologisch dem duktalen Pankreaskarzinom (DAC). Undifferenzierte Karzinome mit osteoblastähnlichen Riesenzellen sowie sarkomatoide Karzinome sind ebenfalls im Zusammenhang mit MCN beschrieben.

49.3 Molekulare Veränderungen in der Adenom-Karzinom-Sequenz der muzinös-zystischen Neoplasie

Eine Akkumulation genetischer Veränderungen von der geringgradigen Dysplasie bis zum Karzinom ist bei der MCN beschrieben. Die Frequenz der KRAS-Mutationen sowie Veränderungen im p53-Gen sind sequenziell erhöht (Jimenez et al. 1999; Kim et al. 2003). Das Tumorsuppressorprotein SMAD4/DPC4 ist in nicht invasiven Läsionen in der Regel erhalten. Im Gegensatz dazu ist es in ca. der Hälfte der assoziierten invasiven Karzinome verloren (Kaicobuzio-Donahue et al. 2000; Lüttges et al. 2002). Das Tumorsuppressorprotein CDKN2A (p16) ist in ca. 15 % aller MCN verändert (Kim et al. 2003). Eine Genexpressionsstudie zeigte die Überexpression einer Reihe von Proteinen, wie z. B. S100P, PSCA, c-myc, STK6/STK15, Cathepsin E und Pepsinogen C, im Vergleich zum normalen duktalen Epithel. Diese Proteine sind teilweise auch im DAC überexprimiert (Fukushima et al. 2004). In dieser Studie wird auch die Aktivierung des Notch-Signalwegs in MCN beschrieben. Ergebnisse von Hochdurchsatzsequenzierungen demonstrieren, dass MCN im Schnitt ca. 16 genetische Veränderungen, welche 115 Genen zuzuordnen sind, beherbergen (Wu et al. 2011). In diesem Zusammenhang wurden inaktivierende Veränderungen (Mutation, LOH) von RNF43 in 4 von 8 MCN beschrieben. RNF43 fungiert als eine Ubiquitinase für Wnt-Rezeptoren im Wnt/β-Catenin-Signalweg und repräsentiert somit ein neu beschriebenes Tumorsuppressorprotein (Koo et al. 2012).

49.4 Adenom-Karzinom-Sequenz in intraduktalen papillär-muzinösen Neoplasien

Die Morphologie und die Häufigkeit der Epitheldysplasie-assoziierten invasiven Karzinome in IPMN ist eindeutig mit dem histogenetischen Subtyp verknüpft (Adsay et al. 2004; Hruban et al. 2004). Der pankreatobiliäre Typ ist am häufigsten mit einer hochgradigen Dysplasie (In-situ-Karzinom) assoziiert, gefolgt vom intestinalen Typ (Furukawa et al. 2011a; Poultsides et al. 2010). Gastrische IPMN weisen in 10–25 % der Fälle maligne oder prämaligne Läsionen auf (Fritz et al. 2012; Rodriguez et al. 2007; Tanno et al. 2008).

Das Epithel der pankreatobiliären IPMN ist kuboid oder hochprismatisch, entsprechend dem namensgebenden duktalen Phänotyp. Zum Zeitpunkt der Diagnose weisen diese Tumoren allerdings meistens komplexe, sich verzweigende intraluminale papilläre Formationen auf. Das Epithel zeigt meistens eine hochgradige Dysplasie mit deutlicher nukleärer Polymorphie, Hyperchromasie und Makronukleolen auf (■ Abb. 49.1a). Eine exzessive Muzinbildung ist nicht typisch für diesen IPMN-Subtyp. Die auf dem Boden einer pankreatobiliären IPMN entstandenen Karzinome sind meistens vom duktalen Phänotyp.

Die IPMN vom intestinalen Typ weisen morphologisch eine Adenom-Karzinom-Sequenz auf, welche weitgehend der Morphologie der sporadischen kolorektalen Adenome entspricht. Das auskleidende Epithel bei der geringgradigen Dysplasie besteht aus hochprismatischen, muzinbildenden Zellen mit stiftförmigen, senkrecht orientierten Kernen. Die nukleäre Polymorphie ist gering. Mit der zunehmenden Dysplasie entstehen papilläre Proliferate, welche meistens eine villöse Struktur haben (■ Abb. 49.1b). Die Kerne sind pseudomehrreihig angeordnet und vergrößert. Allerdings ist die Muzinproduktion meistens noch gut erkennbar. Die schwergradige Dysplasie ist durch luminal stehende Kerne, vergrößerte Nukleolen und eine deutlich erhöhte Mitoserate gekennzeichnet. Charakteristisch ist nicht nur die intraduktale Komponente dieses IPMN-Subtyps, sondern auch die assoziierte invasive Karzinomkomponente, welche in 90 % der Fälle einem klassischen muzinösen (kolloid) kolorektalen Karzinom ähnelt (Adsay et al. 2004). Die Tumorhauptmasse besteht aus Schleimseen mit in der Regel spärlichen, ebenfalls prismatischen atypischen Karzinomzellverbänden (■ Abb. 49.1b).

Eine Adenom-Karzinom-Sequenz ist auch beim seltensten onkozytären Subtyp bekannt, wobei diese Läsionen histologisch mit dem pankreatobiliären Subtyp, abgesehen vom charakteristischen breiten, hypereosinophilen Zytoplasma der Tumorzellen, vergleichbar sind (Basturk et al. 2010; Furukawa et al. 2005).

Die IPMN vom gastrischen Typ, welche praktisch alle Seitengang-IPMN repräsentiert, zeigt einen antralen/foveolären Phänotyp. Die Kerne sind bland, basalstehend und einreihig angeordnet bei hochprismatischen, muzinbildenden Epithelzellen. Die höhergradige Dysplasie geht mit vergrößerten Kernen und auch papillären Proliferaten einher, welche in der Regel nicht so ausgeprägt sind wie bei den Hauptgang-IPMN (■ Abb. 49.1c). Die assoziierten

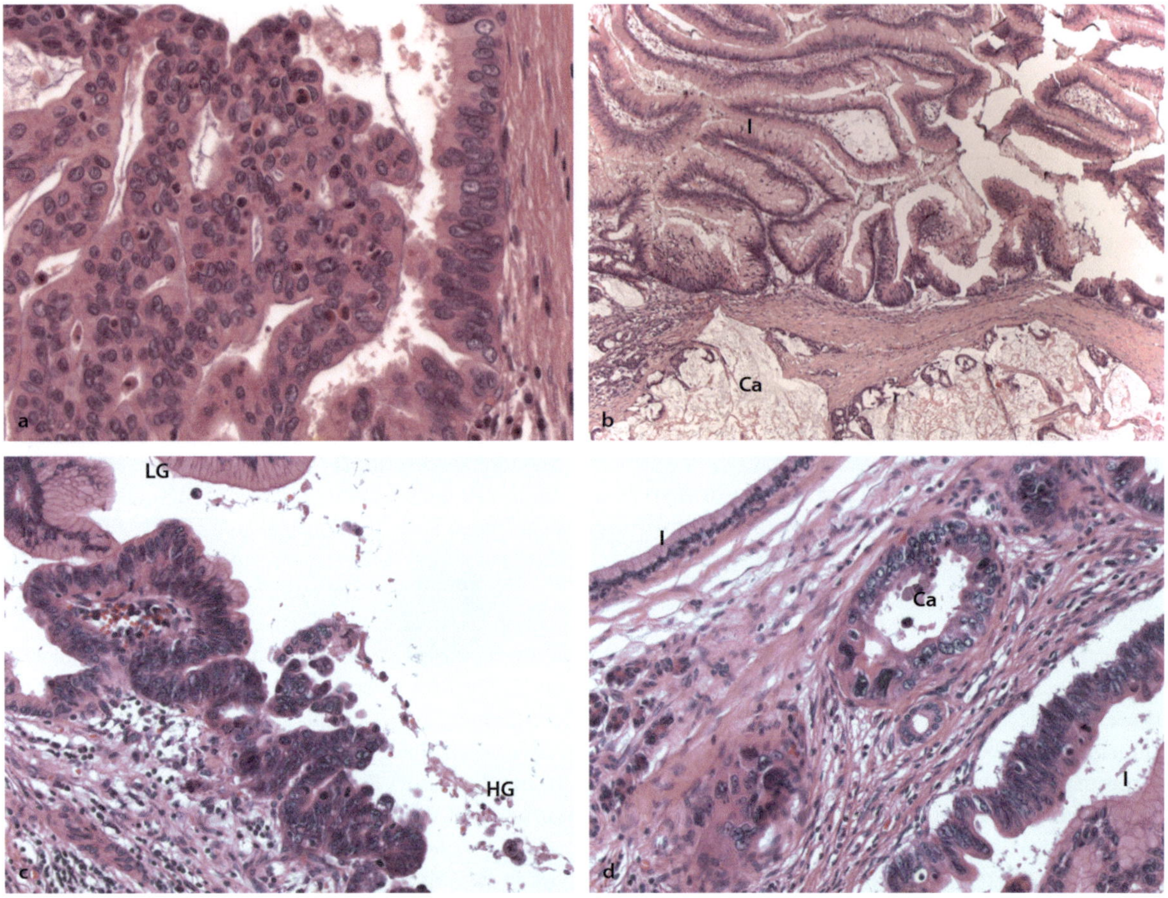

Abb. 49.1 **a** IPMN vom pankreatobiliären Typ mit hochgradiger Dysplasie. Papilläre Proliferate mit deutlicher Kernpolymorphie und verschobenem Kern-Plasma-Verhältnis (200× Vergrößerung); **b** IPMN vom intestinalen Typ. Oben intraduktale (I) villöse Proliferate mit Schleimbildung. Unten invasives Karzinom (Ca) mit extrazellulärer Schleimbildung (100× Vergrößerung); **c** IPMN vom gastrischen Typ. Oben rechts geringgradige Dyplasie (low-grade, LG) mit sequenziellem Übergang in eine hochgradige Dysplasie (HG) (200× Vergrößerung); **d** IPMN vom gastrischen Typ. Zwischen zwei intraduktalen Tumoranteilen (I) eine invasive, tubulär aufgebaute Karzinomkomponente (Ca) (200× Vergrößerung)

invasiven Karzinome zeigen hier auch einen duktalen Phänotyp mit tubulo-papillärer Morphologie (Abb. 49.1d).

49.5 Molekulare Veränderungen in der Adenom-Karzinom-Sequenz der IPMN

Ähnlich zu PanIN und zum duktalen Pankreaskarzinom ist das KRAS-Gen in IPMN häufig mutiert. Die Frequenz ist allerdings, wenn man die entsprechenden Dysplasiegrade vergleicht, geringer (21–61 %) (Jang et al. 2009; Schönleben et al. 2007). In ca. 10 % der Fälle sind Veränderungen im PIK3CA-Gen bekannt (Schönleben et al. 2006). Unter den Tumorsuppressorproteinen sind CDKN2A (p16) und p53, vor allem in höhergradigen Dysplasien, häufiger betroffen (Fujii et al. 1997; Miyasaka et al. 2007; Wada 2002), wohingegen das in bis zu 55 % der DAC fehlende Suppressorprotein SMAD4/DPC4 nur selten fehlerhaft ist (Iacobuzio-Donahue et al. 2000; Biankin et al. 2002). Laut einer Studie von Sato und Mitarbeitern (2001) zeigt das vom Peutz-Jeghers-Syndrom bekannte Suppressorprotein STK11/LKB1 Punktmutationen oder LOHs in 5 von 20 sporadischen IPMN.

Jüngste Daten zeigen, dass das GNAS-Gen in beinahe allen IPMN vom intestinalen Typ und in geringerer Frequenz (50–70 %) auch im pankreatobiliären und gastrischen Subtyp mutiert ist (Dal Molin et al. 2013; Furukawa et al. 2011b; Wu et al. 2011a). Hochdurchsequenzierungen von IPMN identifizierten eine Inaktivierung des RNF43-Gens sowie des APC-Gens in einem kleinen Kollektiv (Wu et al. 2011b).

Zusätzlich zu den genetischen Veränderungen kommen auch epigenetische Veränderungen im Laufe der IPMN-Progression vor. Eine Studie von Hong et al. identifizierte 245 hypermethylierte Gene in mindestens 1 von 6 IPMN mit Dysplasie im Vergleich zum normalen

Gangepithel. Das Ausmaß der Hypermethylierung nahm mit der Progression der Vorläuferläsionen zu. Die Gene BNIP3, PTCHD2, SOX17, NXPH1 und EBF3 waren in hochgradiger Dysplasie häufiger hypermethyliert als in geringgradiger Dysplasie (Hong et al. 2012). Eine vergleichbare Studie aus dem Jahr 2005 berichtete die epigenetische Herunterregulierung vom Tumorsuppressorprotein CDKN1C in IPMN (Sato et al. 2005).

In Genexpressionsstudien wurde ein sequenzieller Verlust von BRG1, einem Bestandteil des Chromatinmodifikationskomplexes 37, sowie eine Überexpression von Claudin-4, CXCR4, S100A4 und Mesothelin im Laufe der IPMN-Progression beschrieben (Sato et al. 2004).

Wichtige Einblicke in die Entstehung von IPMN lieferten genetische Analysen an multifokalen IPMN, welche zeigten, dass ein Teil der Epitheldysplasien und/oder invasiven Karzinome unterschiedliche Mutationen oder LOHs aufweist (Matthaei et al. 2012a). Dies deutet auf eine unabhängige (synchrone oder metachrone) Entwicklung von multifokalen IPMN mit unmittelbaren klinischen Konsequenzen für die Nachsorge von IPMN-Patienten hin.

Ein wichtiges klinisches Dilemma stellt die präoperative Beurteilung des malignen Potenzials der Seitengang-IPMN dar. Die sogenannten revidierten Sendai-Kriterien bieten keine ausreichende Sensitivität und Spezifität hinsichtlich des biologischen Verhaltens der Seitengang-IPMN. Derzeit gibt es noch keine DNA-basierten molekularen Marker für diese Fragestellung. Allerdings zeigt eine Arbeit, dass MicroRNA-Signaturen mit einer hohen Spezifität (100 %) und vertretbaren Sensitivität (85 %) kleine zystische Läsionen, darunter IPMN mit geringradiger und hochgradiger Dysplasie mit potenziell benignem und malignem Verlauf, präoperativ unterscheiden können (Matthaei et al. 2012b).

Literatur

Adsay NV, Merati K, Basturk O, Iacobuzio-Donahue C, Levi E, Cheng JD, Sarkar FH, Hruban RH, Klimstra DS (2004) Pathologically and biologically distinct types of epithelium in intraductal papillary mucinous neoplasms: delineation of an »intestinal« pathway of carcinogenesis in the pancreas. Am J Surg Pathol 28: 839–848

Basturk O, Khayyata S, Klimstra DS, Hruban RH, Zamboni G, Coban I, Adsay NV (2010) Preferential expression of MUC6 in oncocytic and pancreatobiliary types of intraductal papillary neoplasms highlights a pyloropancreatic pathway, distinct from the intestinal pathway, in pancreatic carcinogenesis. Am J Surg Pathol 34: 364–370

Biankin AV, Biankin SA, Kench JG, Morey AL, Lee C-S, Head DR, Eckstein RP, Hugh TB, Henshall SM, Sutherland RL (2002) Aberrant p16(INK4A) and DPC4/Smad4 expression in intraductal papillary mucinous tumours of the pancreas is associated with invasive ductal adenocarcinoma. Gut 50: 861–868

Crippa S, Salvia R, Warshaw AL, Domínguez I, Bassi C, Falconi M, Thayer SP, Zamboni G, Lauwers GY, Mino-Kenudson M, Capelli P, Pederzoli P, Castillo CF (2008) Mucinous cystic neoplasm of the pancreas is not an aggressive entity: lessons from 163 resected patients. Ann Surg 247: 571–579

Dal Molin M, Hong S-M, Hebbar S, Sharma R, Scrimieri F, de Wilde RF, Mayo SC, Goggins M, Wolfgang CL, Schulick RD, Lin M-T, Eshleman JR, Hruban RH, Maitra A, Matthaei H (2012) Loss of expression of the SWI/SNF chromatin remodeling subunit BRG1/SMARCA4 is frequently observed in intraductal papillary mucinous neoplasms of the pancreas. Hum Pathol 43: 585–591

Dal Molin M, Matthaei H, Wu J, Blackford A, Debeljak M, Rezaee N, Wolfgang CL, Butturini G, Salvia R, Bassi C, Goggins MG, Kinzler KW, Vogelstein B, Eshleman JR, Hruban RH, Maitra A (2013) Clinicopathological correlates of activating GNAS mutations in intraductal papillary mucinous neoplasm (IPMN) of the pancreas. Ann Surg Oncol [Epub ahead of print]

Fritz S, Klauss M, Bergmann F, Hackert T, Hartwig W, Strobel O, Bundy BD, Büchler MW, Werner J (2012) Small (Sendai negative) branch-duct IPMNs: not harmless. Ann Surg 256: 313–320

Fujii H, Inagaki M, Kasai S, Miyokawa N, Tokusashi Y, Gabrielson E, Hruban RH (1997) Genetic progression and heterogeneity in intraductal papillary-mucinous neoplasms of the pancreas. Am J Pathol 151: 1447–1454

Fukushima N, Mukai K, Kanai Y, Hasebe T, Shimada K, Ozaki H, Kinoshita T, Kosuge T (1997) Intraductal papillary tumors and mucinous cystic tumors of the pancreas: clinicopathologic study of 38 cases. Hum Pathol 28: 1010–1017

Fukushima N, Sato N, Prasad N, Leach SD, Hruban RH, Goggins M (2004) Characterization of gene expression in mucinous cystic neoplasms of the pancreas using oligonucleotide microarrays. Oncogene 23: 9042–9051

Furukawa T, Hatori T, Fujita I, Yamamoto M, Kobayashi M, Ohike N, Morohoshi T, Egawa S, Unno M, Takao S, Osako M, Yonezawa S, Mino-Kenudson M, Lauwers GY, Yamaguchi H, Ban S, Shimizu M (2011a) Prognostic relevance of morphological types of intraductal papillary mucinous neoplasms of the pancreas. Gut 60: 509–516

Furukawa T, Klöppel G, Volkan Adsay N, Albores-Saavedra J, Fukushima N, Horii A, Hruban RH, Kato Y, Klimstra DS, Longnecker DS, Lüttges J, Offerhaus GJA, Shimizu M, Sunamura M, Suriawinata A, Takaori K, Yonezawa S (2005) Classification of types of intraductal papillary-mucinous neoplasm of the pancreas: a consensus study. Virchows Arch Int J Pathol 447: 794–799

Furukawa T, Kuboki Y, Tanji E, Yoshida S, Hatori T, Yamamoto M, Shibata N, Shimizu K, Kamatani N, Shiratori K (2011b) Whole-exome sequencing uncovers frequent GNAS mutations in intraductal papillary mucinous neoplasms of the pancreas. Sci Reports 1: 161

Hong S-M, Omura N, Vincent A, Li A, Knight S, Yu J, Hruban RH, Goggins M (2012) Genome-wide CpG island profiling of intraductal papillary mucinous neoplasms of the pancreas. Clin Cancer Res Off J Am Assoc Cancer Res 18: 700–712

Hruban RH, Pitman MB, Klimstra DS, American Registry of Pathology, Armed Forces Institute of Pathology (U.S.) (2007) Tumors of the pancreas. Washington, D.C., American Registry of Pathology in collaboration with the Armed Forces Institute of Pathology

Hruban RH, Takaori K, Klimstra DS, Adsay NV, Albores-Saavedra J, Biankin AV, Biankin SA, Compton C, Fukushima N, Furukawa T, Goggins M, Kato Y, Klöppel G, Longnecker DS, Lüttges J, Maitra A, Offerhaus GJA, Shimizu M, Yonezawa S (2004) An illustrated consensus on the classification of pancreatic intraepithelial neoplasia and intraductal papillary mucinous neoplasms. Am J Surg Pathol 28: 977–987

Iacobuzio-Donahue CA, Wilentz RE, Argani P, Yeo CJ, Cameron JL, Kern SE, Hruban RH (2000) Dpc4 protein in mucinous cystic neoplasms of the pancreas: frequent loss of expression in invasive carcinomas suggests a role in genetic progression. Am J Surg Pathol 24: 1544–1548

Jang J-Y, Park Y-C, Song YS, Lee SE, Hwang DW, Lim C-S, Lee HE, Kim WH, Kim S-W (2009) Increased K-ras mutation and expression of S100A4 and MUC2 protein in the malignant intraductal papillary mucinous tumor of the pancreas. J Hepatobiliary Pancreat Surg 16: 668–674

Jimenez RE, Warshaw AL, Z'graggen K, Hartwig W, Taylor DZ, Compton CC, Fernández-del Castillo C (1999) Sequential accumulation of K-ras mutations and p53 overexpression in the progression of pancreatic mucinous cystic neoplasms to malignancy. Ann Surg 230: 501–509; discussion 509–511

Kim SG, Wu T-T, Lee JH, Yun YK, Issa J-P, Hamilton SR, Rashid A (2003) Comparison of epigenetic and genetic alterations in mucinous cystic neoplasm and serous microcystic adenoma of pancreas. Mod Pathol Off J United States Can Acad Pathol Inc 16: 1086–1094

Koo B-K, Spit M, Jordens I, Low TY, Stange DE, van de Wetering M, van Es JH, Mohammed S, Heck AJR, Maurice MM, Clevers H (2012) Tumour suppressor RNF43 is a stem-cell E3 ligase that induces endocytosis of Wnt receptors. Nature 488: 665–669

Lüttges J, Feyerabend B, Buchelt T, Pacena M, Klöppel G (2002) The mucin profile of noninvasive and invasive mucinous cystic neoplasms of the pancreas. Am J Surg Pathol 26: 466–471

Matthaei H, Norris AL, Tsiatis AC, Olino K, Hong S-M, dal Molin M, Goggins MG, Canto M, Horton KM, Jackson KD, Capelli P, Zamboni G, Bortesi L, Furukawa T, Egawa S, Ishida M, Ottomo S, Unno M, Motoi F, Wolfgang CL, Edil BH, Cameron JL, Eshleman JR, Schulick RD, Maitra A, Hruban RH (2012a) Clinicopathological characteristics and molecular analyses of multifocal intraductal papillary mucinous neoplasms of the pancreas. Ann Surg 255: 326–333

Matthaei H, Wylie D, Lloyd MB, Dal Molin M, Kemppainen J, Mayo SC, Wolfgang CL, Schulick RD, Langfield L, Andruss BF, Adai AT, Hruban RH, Szafranska-Schwarzbach AE, Maitra A (2012b) miRNA biomarkers in cyst fluid augment the diagnosis and management of pancreatic cysts. Clin Cancer Res 18: 4713–4724

Miyasaka Y, Nagai E, Yamaguchi H, Fujii K, Inoue T, Ohuchida K, Yamada T, Mizumoto K, Tanaka M, Tsuneyoshi M (2007) The role of the DNA damage checkpoint pathway in intraductal papillary mucinous neoplasms of the pancreas. Clin Cancer Res Off J Am Assoc Cancer Res 13: 4371–4377

Poultsides GA, Reddy S, Cameron JL, Hruban RH, Pawlik TM, Ahuja N, Jain A, Edil BH, Iacobuzio-Donahue CA, Schulick RD, Wolfgang CL (2010) Histopathologic basis for the favorable survival after resection of intraductal papillary mucinous neoplasm-associated invasive adenocarcinoma of the pancreas. Ann Surg 251: 470–476

Rodriguez JR, Salvia R, Crippa S, Warshaw AL, Bassi C, Falconi M, Thayer SP, Lauwers GY, Capelli P, Mino-Kenudson M, Razo O, McGrath D, Pederzoli P, Fernández-del Castillo C (2007) Branch-duct intraductal papillary mucinous neoplasms: observations in 145 patients who underwent resection. Gastroenterology 133: 72–79; quiz 309–310

Sarr MG, Carpenter HA, Prabhakar LP, Orchard TF, Hughes S, van Heerden JA, DiMagno EP (2000) Clinical and pathologic correlation of 84 mucinous cystic neoplasms of the pancreas: can one reliably differentiate benign from malignant (or premalignant) neoplasms? Ann Surg 231: 205–212

Sato N, Fukushima N, Maitra A, Iacobuzio-Donahue CA, van Heek NT, Cameron JL, Yeo CJ, Hruban RH, Goggins M (2004) Gene expression profiling identifies genes associated with invasive intraductal papillary mucinous neoplasms of the pancreas. Am J Pathol 164: 903–914

Sato N, Matsubayashi H, Abe T, Fukushima N, Goggins M (2005) Epigenetic down-regulation of CDKN1C/p57KIP2 in pancreatic ductal neoplasms identified by gene expression profiling. Clin Cancer Res Off J Am Assoc Cancer Res 11: 4681–4688

Sato N, Rosty C, Jansen M, Fukushima N, Ueki T, Yeo CJ, Cameron JL, Iacobuzio-Donahue CA, Hruban RH, Goggins M (2001) STK11/LKB1 Peutz-Jeghers gene inactivation in intraductal papillary-mucinous neoplasms of the pancreas. Am J Pathol 159: 2017–2022

Schönleben F, Qiu W, Bruckman KC, Ciau NT, Li X, Lauerman MH, Frucht H, Chabot JA, Allendorf JD, Remotti HE, Su GH (2007) BRAF and KRAS gene mutations in intraductal papillary mucinous neoplasm/carcinoma (IPMN/IPMC) of the pancreas. Cancer Lett 249: 242–248

Schönleben F, Qiu W, Ciau NT, Ho DJ, Li X, Allendorf JD, Remotti HE, Su GH (2006) PIK3CA mutations in intraductal papillary mucinous neoplasm/carcinoma of the pancreas. Clin Cancer Res Off J Am Assoc Cancer Res 12: 3851–3855

Sipos B, Henopp T (2011) Precursor lesions of pancreatobiliary cancer. Pathol 32 (Suppl 2): 224–231

Tanno S, Nakano Y, Nishikawa T, Nakamura K, Sasajima J, Minoguchi M, Mizukami Y, Yanagawa N, Fujii T, Obara T, Okumura T, Kohgo Y (2008) Natural history of branch duct intraductal papillary-mucinous neoplasms of the pancreas without mural nodules: long-term follow-up results. Gut 57: 339–343

Wada K (2002) p16 and p53 gene alterations and accumulations in the malignant evolution of intraductal papillary-mucinous tumors of the pancreas. J Hepatobiliary Pancreat Surg 9: 76–85

Wilentz RE, Albores-Saavedra J, Zahurak M, Talamini MA, Yeo CJ, Cameron JL, Hruban RH (1999) Pathologic examination accurately predicts prognosis in mucinous cystic neoplasms of the pancreas. Am J Surg Pathol 23: 1320–1327

World Health Organization, International Agency for Research on Cancer: WHO classification of tumours of the digestive system. 4th ed. Lyon, International Agency for Research on Cancer, 2010

Wu J, Jiao Y, Dal Molin M, Maitra A, De Wilde RF, Wood LD, Eshleman JR, Goggins MG, Wolfgang CL, Canto MI, Schulick RD, Edil BH, Choti MA, Adsay V, Klimstra DS, Offerhaus GJA, Klein AP, Kopelovich L, Carter H, Karchin R, Allen PJ, Schmidt CM, Naito Y, Diaz LA, Kinzler KW, Papadopoulos N, Hruban RH, Vogelstein B (2011a) Whole-exome sequencing of neoplastic cysts of the pancreas reveals recurrent mutations in components of ubiquitin-dependent pathways. Proc Natl Acad Sci 108: 21188–21193

Wu J, Matthaei H, Maitra A, Dal Molin M, Wood LD, Eshleman JR, Goggins M, Canto MI, Schulick RD, Edil BH, Wolfgang CL, Klein AP, Diaz LA, Allen PJ, Schmidt CM, Kinzler KW, Papadopoulos N, Hruban RH, Vogelstein B (2011b) Recurrent GNAS mutations define an unexpected pathway for pancreatic cyst development. Sci Transl Med 3: 92ra66

Klinische Manifestationen zystischer Pankreasneoplasien

Jens T. Siveke

H. G. Beger et al. (Hrsg.), *Erkrankungen des Pankreas*,
DOI 10.1007/978-3-642-37964-2_50, © Springer-Verlag Berlin Heidelberg 2013

Zystische Pankreastumoren umfassen verschiedene Krankheitsentitäten mit unterschiedlichen klinischen, morphologischen und prognostischen Charakteristika. Sie werden aufgrund der stetig verbesserten Bildgebung und einer gesteigerten Sensitivität des Klinikers deutlich häufiger und früher diagnostiziert. Die reziproke Zunahme der Inzidenz und Abnahme der Läsionsgröße macht eine differenzierte Vorgehensweise in Diagnostik und Therapie nötig. Wichtig ist die Unterscheidung neoplastischer zystischer Läsionen von nichtneoplastischen Zysten. Die Differenzialdiagnose kann ausgesprochen schwierig sein und erfordert eine genaue Anamnese, teils komplementäre Bildgebungsmodalitäten sowie ggf. laborchemische und zytologische Analysen des Punktionsmaterials. Die häufigste zystische Neoplasie ist inzwischen die intraduktale papillär-muzinöse Neoplasie (IPMN), gefolgt von serös-zystischen Adenomen (SCN) und muzinös-zystischen Neoplasien (MCN). Deutlich seltener sind solid-pseudopapilläre Neoplasien (SPN).

50.1 Einleitung

Unter den Begriffen Pankreaszyste und zystische Pankreastumoren werden eine Vielzahl verschiedener neoplastischer und auch nichtneoplastischer Läsionen subsummiert (◘ Tab. 50.1). Allerdings entfallen 95 % aller zystischen Pankreasläsionen auf insgesamt nur fünf Entitäten, von denen wiederum vier neoplastisch sind: Pseudozysten als einzige nichtneoplastische Entität, serös-zystische Neoplasien (SCN), intraduktale papillär-muzinöse Neoplasien (IPMN), welche in Hauptgang-, Seitengang- und gemischte IPMN unterteilt werden, muzinös-zystische Neoplasien (MCN) und schließlich die seltenen solid-pseudopapillären Neoplasien (SPN) (◘ Tab. 50.2).

50.2 Epidemiologie

Obwohl Pankreaszysten schon seit über 200 Jahren in der Literatur beschrieben werden, hat sich die Einteilung immer wieder geändert. So wurden IPMN erst 1996 in die WHO-Einteilung aufgenommen. Zystische Neoplasien des Pankreas sind häufiger als früher angenommen. Neben symptomatischen Patienten werden zahlreiche zystische Läsionen des Pankreas als Zufallsbefund einer Bildgebung beschrieben, z. B. in zwei Studien in 2–3 % aller CT-Untersuchungen und in bis zu 20 % (!) bei über 1400 Patienten, die eine MRT-Untersuchung bekamen (Zhang et al. 2002; Laffan et al. 2008). Die Unterschiede beruhen möglicherweise auch auf dem sicherlich methodisch-technischen Vorteil der MRT gegenüber der CT bei dieser Fragestellung. Diese Zahlen passen zu einer häufig zitierten Autopsiestudie, in der sogar in 24 % aller untersuchten Fälle Pankreaszysten nachgewiesen werden konnten, wovon 5 % neoplastischer Genese waren (Kimura et al. 1995). Ob tatsächlich eine erhöhte Prävalenz vorliegt oder, plausibel, eher der vermehrte Einsatz von Schnittbildverfahren für die Zunahme der Läsionen verantwortlich ist, ist letztlich unklar. Sicher scheint, dass die Prävalenz von zystischen Läsionen im fortgeschrittenen Alter zunimmt.

Von Bedeutung v. a. hinsichtlich der Indikation zur Resektion und des Malignitätsrisikos ist die Unterscheidung zwischen nichtneoplastischen und neoplastischen zystischen Läsionen und bei Letzteren zwischen serösen und muzinösen Neoplasien. Während seröse Neoplasien ein sehr niedriges Entartungsrisiko haben, ist dieses bei den muzinösen Läsionen deutlich häufiger und klinisch relevant. Allerdings verändert sich durch die immer besser werdende und häufiger eingesetzte Bildgebung mittels CT, MRT sowie Oberbauch- und Endosonographie das klinische Erscheinungsbild mit dem Resultat, dass immer mehr Patienten mit letztlich immer kleineren Zysten diagnostiziert werden (Gaujoux et al. 2011). Neben den mittels Bildgebung ermittelbaren Risikofaktoren wie Gangabbrüchen oder -dilatation, Wandknoten (auch als murale Knötchen, Noduli und Vegetationen bezeichnet) und auffälligen Lymphknoten kommt der Frage nach der Anamnese, der klinischen Symptomatik und möglichen extrapankreatischen Manifestationen eine wichtige Bedeutung zu, zum einen als Argumentationsgrundlage für

Tab. 50.1 Klassifikation der zystischen Pankreasläsionen. (Mod. nach Kosmahl et al. 2005)

	Neoplastisch	Nichtneoplastisch
Epithelial	Solid-pseudopapilläre Neoplasie (SPN)	Kongenitale Zyste
	Intraduktale papillär-muzinöse Neoplasie (IPMN)	Lymphoepitheliale Zyste
	Muzinös-zystische Neoplasie (MCN)	Muzinöse nichtneoplastische Zyste
	Serös-zystische Neoplasie (SCN)	Enterogene Zyste
	Zystisch-neuroendokriner Tumor	Retentionszyste
	Zystischer Azinuszelltumor	Duodenalwandzyste
	Zystisches Teratom	Endometriale Zyste
	Milzassoziierte Epidermoidzyste Zystisch zerfallendes Pankreaskarzinom	
Nichtepithelial	Zystisches Hamartom	Pankreatitisassoziierte Pseudozyste
	Lymphangiom	Parasitäre Zyste
	Sarkom	

Tab. 50.2 Charakteristika der wichtigsten zystischen Pankreasneoplasien

	SCN	MD-IPMN	BD-IPMN	MCN	SPN
Geschlecht (M:F)	40:60	66:33	40:60	1:99	15:85
Alter	60–70	60–70	60–70	40–50	20–30
%	20	10	40	10–15	<5
Ganganschluss	nein	ja	ja	nein	nein
Lokalisation	eher Korpusschwanz	keine Prädilektion	keine Prädilektion	Korpusschwanz	keine Prädilektion
Symptome	selten	häufig	intermediär	häufig	selten
Vorgehen	Überwachung wenn klein, asymptomatisch	Resektion	differenziert	Resektion	Resektion
Bemerkung	Subentitäten, seröse Zystadenokarzinome sehr selten	hohes Malignitätspotenzial	Malignitätspotenzial abhängig von Risikofaktoren und histologischem Subtyp	Ovar-ähnliches Stroma, hohes Malignitätspotenzial	unklare Pathogenese, selten invasiv/metastatisch

die Indikation zur Resektion und zum anderen, um im Erkrankungsverlauf neu auftretende Warnsymptome nicht zu verpassen, die auf eine maligne Transformation oder sekundäre Tumoren hinweisen könnten.

50.3 Klinische Präsentation

Viele Patienten mit einer Pankreaszyste haben keine oder unspezifische Symptome. Die Abgrenzung einer Pankreaspseudozyste von einer zystischen Neoplasie kann bei Fehlen typischer anamnestischer Details (z. B. Risikofaktoren für eine akute oder chronische Pankreatitis, stattgehabte Pankreatitis) schwierig sein. Letzlich kann auch eine zystische Neoplasie andersherum durch Gangobstruktion oder Verlegung mit muzinösem Material zu einer akuten Pankreatitis führen. Klinische Symptome umfassen abdominelle Beschwerden, Gewichtsverlust, Ikterus, Steatorrhö, einen neu aufgetretenen Diabetes und auch eine akute Pankreatitis (Fernandez-del Castillo u. Adsay 2010). Typisch bei größeren Zysten können ein epigastrischer Druck und Völlegefühl sowie eine transabdominell tastbare Masse sein (Testini et al. 2010). Letztlich ist das abdominelle Beschwerdebild aber häufig unspezifisch und nicht aussagekräftig bezüglich der Dignitätsbeurteilung. Bei zystischen Läsionen mit einer Größe unter 3 cm waren in einer

Studie nur ein Gewichtsverlust und Ikterus signifikant häufiger mit Malignität assoziiert (Lee et al. 2008). Eine Gangobstruktion durch Schleimverlegung, Zellproliferate oder mechanisch von außen kann zu einer akuten Pankreatitis führen. Diese ist vor allem bei IPMN nicht selten und durch das intraduktale Wachstum und Schleimverlegung des Gangsystems bedingt. Anamnestisch wichtig ist die Unterscheidung, ob eine akute/chronische Pankreatitis zu pseudozystischen Veränderungen oder aber andersherum eine bestehende IPMN zu einer akuten Pankreatitis geführt hat. Unabhängig von einzelnen Läsionstypen sollten ein Gewichtsverlust, ein neu aufgetretener oder sich verschlechternder Diabetes, ein Ikterus sowie neue Schmerzsymptome (Rücken, abdominell-gürtelförmig) ein Verdachtsmoment darstellen und eine weiterführende Diagnostik nach sich ziehen.

Aufgrund der unterschiedlichen anamnestischen, klinischen und morphologischen Charakteristika einzelner Läsionstypen kann der erfahrene Untersucher nicht selten die Diagnose stellen (◘ Tab. 50.2). Die Differenzialdiagnose zwischen den verschiedenen Läsionen kann allerdings in Einzelfällen sehr schwierig sein. Im Folgenden werden die Charakteristika der einzelnen Entitäten dargestellt.

50.4 Nichtneoplastische Zysten

Nichtneoplastische Zysten und hier v. a. die Pankreaspseudozysten stellen aufgrund ihrer Häufigkeit und nicht immer unterscheidbaren Morphologie eine wichtige Differenzialdiagnostik dar. Pankreaspseudozysten machen je nach Region bis zu zwei Drittel aller Pankreaszysten aus, wobei bildgebend zystische Läsionen des Pankreas nicht selten irrtümlich als Pseudozysten eingestuft werden.

Pankreaspseudozysten sind eine häufige Komplikation einer stattgehabten akuten oder chronischen Pankreatitis und enthalten kein Epithel, sondern Granulations- und Bindegewebe als »Zystenwand«. Zytologisch lassen sich akut und/oder chronisch inflammatorische, jedoch keine epithelialen Zellen aufgrund des fehlenden Zystepithels nachweisen. Aufgrund der häufigen Kommunikation mit dem Gangsystem finden sich sehr hohe Lipase- und Amylasewerte im Zystenpunktat, Tumormarker (CEA, CA 19-9) sind typischerweise nicht erhöht. Kleinere Pankreaspseudozysten bilden sich häufig spontan und ohne Behandlungsbedarf zurück. Bei längerem Bestehen über 6–8 Wochen besteht meist eine Fistel mit dem Pankreasgangsystem. Eine Rückbildung ist dann selten.

Dysontogenetische Zysten sind insgesamt selten und assoziiert mit polyzystischen Nierenerkrankungen, Zystenleber und der von Hippel Lindau Erkrankung. Sie weisen eine typische zystische Morphologie auf und haben kein Entartungsrisiko.

◘ Tab. 50.3 Klinische Einteilung von MD- und BD-IPMN

MD-IPMN	Zystischer Tumor und Erweiterung des Hauptpankreasgangs > 10 mm
BD-IPMN	Zystischer Tumor im Bereich der Seitengänge des Ductus pancreaticus mit Kommunikation zum Nebengang, Hauptpankreasgang < 6 mm

50.5 Intraduktale papillär-muzinöse Neoplasien (IPMN)

Die IPMN wurde erst 1982 erstbeschrieben und erfährt seit einigen Jahren eine stark zunehmende klinische Bedeutung. Die starke Zunahme dieser Läsion ist bedingt durch die stetig verbesserte Bildgebung, daher auch als »disease of technology« bezeichnet, und aufgrund des steigenden Bewusstseins für diesen Läsionstyp. Erst 1996 folgte für diese Tumorentität die WHO-Bezeichnung intraduktale papillär-muzinöse Neoplasie. 2006 und aktualisiert 2012 erfolgten Veröffentlichungen internationaler Konsensusleitlinien zum Management muzinöser Läsionen (Tanaka et al. 2012). Inzwischen machen sie in großen Zentren klar den Hauptteil aller zystischen Pankreastumoren aus. Im Gegensatz zu MCN haben IPMN einen Ganganschluss bzw. stellen keine Zysten im eigentlichen Sinn dar, sondern sind zystische Auftreibungen entweder des Pankreashauptgangs (sog. main duct, MD-IPMN), der Seitengänge (branch-duct, BD-IPMN) oder aber beider (gemischt; mixed-type) (◘ Tab. 50.3). Der Zysteninhalt ist reich an Pankreasenzymen und CEA.

IPMN haben ein malignes Potenzial, was sich jedoch zwischen MD-IPMN mit 70 % (57–92 %) und BD-IPMN (6–46 %) unterscheidet. IPMN wie auch die MCN folgen einer Adenom-Karzinom-Sequenz, in der die Progression in benigne, borderline, carcinoma in situ und schließlich invasive Läsionen unterteilt wird. Ursächlich für das unterschiedliche biologische Verhalten von MD-IPMN und BD-IPMN sind die unterschiedliche Häufigkeit einzelner histologischer Subtypen (intestinaler, gastraler, onkozytärer und pankreatobiliärer Typ) in MD- und BD-IPMN, die verschiedene morphologische und genetische Charakteristika aufweisen (Tanaka et al. 2012). So ist die BD-IPMN fast immer vom gastrischen Typ und hat bei Fehlen von Risikofaktoren eine wahrscheinlich gute Prognose. Klinisch bedeutsam ist allerdings, dass mit dem synchronen und metachronen Auftreten weiterer IPMN und Pankreaskarzinomen in anderer Lokalisation gerechnet werden muss, was einen Feld-Effekt des pankreatischen Gangsystems bei Patienten mit IPMN vermuten lässt.

Der Anteil bereits maligne entarteter Tumoren und invasiver Karzinome ist bei den **MD-IPMN** besonders hoch, weswegen immer die Resektion anzustreben ist. Patienten mit bereits bösartigen Tumoren (carcinoma in situ oder invasives Karzinom) sind häufig älter, in einer Serie bei 140 Patienten im Schnitt 6 Jahre (61 vs. 67 Jahre), und haben eine höhere Inzidenz eines Ikterus, eines neu aufgetretenen oder sich verschlechternden Diabetes mellitus, einer Steatorrhö und Oberbauchbeschwerden (Salvia et al. 2004). Rezidive im Restpankreas nach Resektion treten in bis zu 10 % der Fälle auf. Resezierte Patienten bedürfen daher einer sorgfältigen Nachsorge. Das 5-Jahres-Überleben liegt bei 60 %.

BD-IPMN stellen klinisch die größte Herausforderung bezüglich Einschätzung ihres Malignitätspotenzials und therapeutischer Maßnahmen dar. Sie werden typischerweise in einem Alter von 60–70 Jahren diagnostiziert. Eine akute Pankreatitis, ein Ikterus, Gewichtsverlust, Rückenschmerzen, Steatorrhö und ein neu aufgetretener oder sich verschlechternder Diabetes sollten immer an Invasivität oder das Vorliegen eines Pankreaskarzinoms denken lassen. Nicht selten bestehen einzelne Symptome schon Monate und Jahre vor der Erstdiagnose, was auf den lange nicht-invasiven Charakter kleinerer Läsionen hinweist. In einer Serie mit 145 BD-IPMN, die sowohl benigne als auch maligne IPMN umfasste, zeigten sich als typische Symptome abdominelle Schmerzen, Gewichtsverlust und Pankreatitiden (Rodriguez et al. 2007). Letztere sollten anamnestisch und klinisch sorgfältig eruiert werden, da sie nicht selten als Ursache der Zyste (»V. a. Pseudozyste«) angenommen werden. Ein wichtiges Ergebnis dieser Fallserie war, dass zwar 40 % der Patienten keine Symptome aufwiesen und die Diagnose somit inzidentell erfolgte, bei allen malignen BD-IPMN allerdings Symptome oder eine Größe von > 3 cm vorlag, was den klinischen Nutzen der sog. Sendai-Kriterien für die Indikation zur Resektion bestätigt. Diese Kriterien wurden 2006 im Rahmen einer internationalen Konsensuskonferenz in Sendai etabliert (Tanaka et al. 2006). Eine weitere Serie mit 166 BD-IPMN, die kleiner als 3 cm waren, bestätigte das Auftreten eines Ikterus oder Gewichtsverlust als signifikant häufiger bei malignen Läsionen (Lee et al. 2008). Die Größe der zystischen Läsion wurde lange als Hauptkriterium für eine Therapieentscheidung angesehen und ein cut-off bei 3 cm für eine Resektion gesetzt (◘ Tab. 50.3). Allerdings zeigt sich in jüngeren Studien, dass die Größe allein kein prädiktiver Faktor für Malignität darstellt und auf der anderen Seite auch in kleineren Läsionen invasive PDAC gefunden werden können (Walsh et al. 2008; Jang et al. 2008).

In Bezug auf das Management von Seitengang-IPMN wurden durch die internationale Konsensuskonferenz in Sendai Kriterien für eine Resektion definiert (Tanaka et al. 2006). Diese Kriterien haben sich klinisch bewährt, wurden jedoch in der 2012 erfolgten Neuauflage weiter differenziert (s. u. und Tanaka et al. 2012). Sie umfassen nun sowohl Risikofaktoren, die eine erweiterte Diagnostik nach sich ziehen sollten, als auch Hochrisiko-Stigmata für eine Resektion (◘ Tab. 50.4).

◘ Tab. 50.4 Klassifikation der Risikogruppen für Seitengang-IPMN mit einer Größe > 10 mm. (Mod. nach Tanaka et al. 2012)

Risikofaktoren	Hochrisiko-Stigmata
Erweiterung des Pankreashauptgangs auf 5–9 mm	Erweiterung des Pankreashauptgangs > 10 mm
Zystengröße > 30 mm	Betonte intraluminale solide Anteile
Wandknoten	Obstruktiver Ikterus bei Pankreaskopfläsion
Kalibersprung des Pankreasgangs mit distaler Pankreas-Atrophie	Zytologie: hochgradige epitheliale Atypien
Lymphadenopathie	
Klinisch: Pankreatitis, Gewichtsverlust	

Multifokalität besteht in bis zu 40 % und weist auf den bereits erwähnten Feld-Effekt des pankreatischen Gangsystems hin. Molekularpathologisch konnte kürzlich eine neue Mutation im GNAS-Gen beschrieben werden, welche gehäuft in IPMN, aber nicht in den typischen Vorläuferläsionen des PDAC (PanIN) und im PDAC selbst gefunden wird (Wu et al. 2011). In zahlreichen Studien ergab sich keine Evidenz für Unterschiede im Risiko hinsichtlich der Entwicklung eines PDAC zwischen uni- und multifokaler BD-IPMN. In einer retrospektiven italienischen Serie mit 131 Patienten mit multifokaler BD-IPMN und einem mittleren Follow-up von allerdings nur 3,3 Jahren wurden 92 % der Patienten überwacht. Keiner dieser Patienten entwickelte im Überwachungszeitraum ein PDAC (Salvia et al. 2009).

50.6 Muzinös-zystische Neoplasie (MCN)

MCN machen etwa 12 % aller zystischen Tumoren aus und bilden große, rundlich-zystische Tumoren, die meist im Korpus oder Schwanz lokalisiert sind (> 90 %). Sie sind zumeist solitär. Fast ausschließlich sind Frauen betroffen, typischerweise im Alter von 40–50 Jahren. Keine Unterschiede im Alter bestehen zwischen benignen und malignen MCN. Morphologisch zeigen sich dickwandig-solide Wandanteile ohne Gangkommunikation. Der Zysteninhalt ist klar und muzinös-viskös mit Nachweis von erhöhtem CEA ähnlich wie bei der IPMN, allerdings ohne Nachweis erhöhter Pankreasenzyme. Im Gegensatz zu IPMN exprimiert das Stroma Östrogen- und Progesteronrezeptoren und wird als »ovarian-like stroma« bezeichnet. Symptome zeigen ca. 75 % der Patienten in Abhängigkeit von der Größe und Lokalisation des Tumors, die allerdings typischerweise unspezifische, abdominelle Beschwerden darstellen. Nur selten (< 10 %) manifestiert sich eine MCN mit einer akuten Pankreatitis. Aufgrund der fehlenden Gangkommunikation ist hierfür wahrscheinlich eine mechanisch obstruierende Wirkung der Raumforderung auf den Pankreasgang verantwortlich. Grundsätzlich haben alle MCN ein eindeutiges Malignitätsrisiko, in bis zu 35 % der MCN finden sich bereits invasive Karzinome. MCN sollten daher wenn möglich immer reseziert werden (Tanaka et al. 2012). Liegt bereits ein invasives Karzinom vor, liegt das 5-Jahres-Überleben einer Studie zufolge bei 64 % (Crippa et al. 2010).

50.7 Serös-zystische Adenome (SCN)

SCN machen etwa 15–20 % aller zystischen Pankreastumoren aus und sind in 70 % der Fälle im Pankreaskorpus oder -schwanz lokalisiert. Sie betreffen zu 80–90 % Frauen. Diese Läsionen sind zumeist ein Zufallsbefund, typischerweise asymptomatisch und nahezu immer benigne. Serös-zystische Adenome werden in folgende Untergruppen unterteilt:

- serös-mikrozystisches Adenom (SMA)
- serös-oligozystisches Adenom (SOIA)
- von-Hippel-Lindau-assoziiertes Adenom (VHL-ZA)

Die SMA sind die häufigsten Neoplasien innerhalb der SCN (> 60 %) und treten vorwiegend bei älteren Frauen mit einem Altersgipfel bei ca. 60 Jahren auf (ca. 75 %). Sie sind mit etwa 60 % häufiger im Korpus oder Schwanzbereich zu finden. Während die SMA mikrozystische Neoplasien mit einem schwammartigen Aussehen sind, kommen seltenerer (< 10 %) oligo- oder makrozystische Varianten vor. SOIA bestehen aus wenigen, relativ großen Zysten und finden sich v. a. im Pankreaskopf. Hier kann die Abgrenzung zu muzinösen Neoplasien mittels bildgebender Verfahren im Einzelfall sehr schwierig sein. Sie treten bei Männern etwas häufiger auf als bei Frauen. VHL-ZA sind sehr selten und auf einen Gendefekt im von-Hippel-Lindau-Gen auf Chromosom 3p25 zurückzuführen. In einer großen Untersuchung bei 158 Patienten hatten 77 % Läsionen im Pankreas, wovon 70 % Zysten, 9 % serös-zystische Adenome und 9 % neuroendokrine Tumoren waren (Hammel et al. 2000). Duktale Pankreaskarzinome und muzinöse Neoplasien treten nicht häufiger auf, allerdings sollte bei Patienten mit von-Hippel-Lindau-Erkrankung das ganze Spektrum an Tumorerkrankungen sorgfältig untersucht werden. Die von-Hippel-Lindau-Erkrankung geht mit retinalen Angiomen, zerebellären Hämangioblastomen sowie urogenitalen und pankreatischen (neuroendokrinen) Tumoren einher.

SCN sind in der Regel benigne und eine Transformation in maligne Zystadenokarzinome eine Rarität. Demzufolge werden kleine SCN, wenn sicher abgrenzbar gegenüber muzinös-zystischen Neoplasien, nicht reseziert und können verlaufskontrolliert werden. Eine Symptomatik ist bei diesen kleineren Neoplasien in aller Regel unspezifisch oder oft auch gar nicht vorhanden. Demzufolge sind etwa ein Drittel der Fälle Zufallsbefunde. In einer Serie mit 106 resezierten SCN war bei 50 % keine vorherige Symptomatik vorhanden (Tseng et al. 2005). Größere Tumoren, häufig wird ein cut-off von 3 oder 4 cm gewählt, zeigen häufiger Symptome wie Oberbauchschmerzen oder ein Völlegefühl, teils mit Übelkeit und Erbrechen. Interessanterweise weisen größere SCN häufiger ein progressiveres Wachstum auf mit dann häufigeren Symptomen. Ein Ikterus oder eine akute Pankreatitis sind im Gegensatz zu den muzinösen Neoplasien sehr selten. Bei größeren oder progredienten SCN kann es allerdings zu einer Kompression des Gangsystems und nachfolgend einer akuten Pankreatitis kommen. Bei einer Größe über 4–5 cm, nachweisbarem Progress oder assoziierten Symptomen sollte die Indikation zur Resektion geprüft werden.

50.8 Solid-pseudopapilläre Neoplasie (SPN)

SPN sind mit 4–5 % aller zystischen Pankreasläsionen seltene Tumoren. 85 % der Patienten sind junge Frauen im Alter von 20–30 Jahren. Die SPN hat eine bis heute völlig unklare Pathogenese. Die Morphologie ist sehr variabel mit zystischen und soliden Anteilen. Es besteht keine Gangkommunikation, und die Lokalisation im Pankreas ist ohne Prädilektion. SPN sind häufig asymptomatisch oder verursachen uncharakteristische Symptome. Die Tumoren haben ein niedrig-malignes Potenzial, weisen aber nicht selten invasive Eigenschaften auf. In etwa 10 % der Fälle liegen Metastasen vor. Allerdings kann histologisch nicht zwischen benignen und malignen SPN unterschieden werden, d. h., es gibt keine eindeutigen Malignitätskriterien. Aufgrund des malignen Potenzials sollten alle SPN komplett chirurgisch entfernt werden, ebenso Lebermetastasen, die in ca. 10–15 % der Fälle auftreten. Das 5-Jahres-Überleben ist mit 97 % sehr hoch, lange Verläufe sind sogar bei Metastasen möglich.

50.9 Extrapankreatische Manifestationen

Die Häufigkeit synchroner oder metachroner extrapankreatischer Malignome wird in der Literatur uneinheitlich beschrieben. Die Studienlage ist am größten bei Patienten mit IPMN, hier scheinen extrapankreatische Malignome häufiger aufzutreten. Das Spektrum ist je nach Studie unterschiedlich, allerdings werden häufig Kolonpolypen und -karzinome beschrieben. In einer kürzlich erschienenen japanischen Serie fand sich kein erhöhtes Auftreten extrapankreatischer Tumoren (Kawakubo et al. 2011). Es ist unklar, ob die gehäufte Inzidenz auch mit einer genaueren Anamnese/klinischen Untersuchung, intensivierter Diagnostik und regionalen Unterschieden zusammenhängt. Aktuell gibt es keine Screening-Empfehlungen für die Detektion extrapankreatischer Tumoren. Empfehlenswert erscheint es, bei Patienten mit zystischen Pankreastumoren zumindest eine Oberbauchsonographie, falls nicht bereits eine andere Bildgebung erfolgte, und eine Koloskopie zur Abklärung von Kolonpolypen durchzuführen.

Literatur

Crippa S, Fernandez-del Castillo C, Salvia R, Finkelstein D, Bassi C, Dominguez I, Muzikansky A, Thayer SP, Falconi M, Mino-Kenudson M, Capelli P, Lauwers GY, Partelli S, Pederzoli P, Warshaw AL (2010) Mucin-producing neoplasms of the pancreas: an analysis of distinguishing clinical and epidemiologic characteristics. Clin Gastroenterol Hepatol 8(2): 213–219

Fernandez-del Castillo C, Adsay NV (2010) Intraductal papillary mucinous neoplasms of the pancreas. Gastroenterology 139(3) 708–713, 713: e1–2

Gaujoux S, Brennan MF, Gonen M, D'Angelica MI, DeMatteo R, Fong Y, Schattner M, DiMaio C, Janakos M, Jarnagin WR, Allen PJ (2011) Cystic lesions of the pancreas: changes in the presentation and management of 1,424 patients at a single institution over a 15-year time period. J Am Coll Surg 212(4): 590–600; discussion 600–603

Hammel PR, Vilgrain V, Terris B, Penfornis A, Sauvanet A, Correas JM, Chauveau D, Balian A, Beigelman C, O'Toole D, Bernades P, Ruszniewski P, Richard S (2000) Pancreatic involvement in von Hippel-Lindau disease. The Groupe Francophone d'Etude de la Maladie de von Hippel-Lindau. Gastroenterology 119(4): 1087–1095

Jang JY, Kim SW, Lee SE et al (2008) Treatment guidelines for branch duct type intraductal papillary mucinous neoplasms of the pancreas: when can we operate or observe? Ann Surg Oncol 15(1): 199–205

Kawakubo K, Tada M, Isayama H, Sasahira N, Nakai Y, Yamamoto K, Kogure H, Sasaki T, Hirano K, Ijichi H, Tateishi K, Yoshida H, Koike K (2011) Incidence of extrapancreatic malignancies in patients with intraductal papillary mucinous neoplasms of the pancreas. Gut 60(9): 1249–1253

Kimura W, Nagai H, Kuroda A, Muto T, Esaki Y (1995) Analysis of small cystic lesions of the pancreas. Int J Pancreatol 18(3): 197–206

Kosmahl M, Pauser U, Anlauf M, Sipos B, Peters K, Luttges J, Kloppel G (2005) [Cystic pancreas tumors and their classification: features old and new]. Pathologe 26(1): 22–30

Laffan TA, Horton KM, Klein AP, Berlanstein B, Siegelman SS, Kawamoto S, Johnson PT, Fishman EK, Hruban RH (2008) Prevalence of unsuspected pancreatic cysts on MDCT. AJR Am J Roentgenol 191(3): 802–807

Lee CJ, Scheiman J, Anderson MA, Hines OJ, Reber HA, Farrell J, Kochman ML, Foley PJ, Drebin J, Oh YS, Ginsberg G, Ahmad N, Merchant NB, Isbell J, Parikh AA, Stokes JB, Bauer T, Adams RB, Simeone DM (2008) Risk of malignancy in resected cystic tumors of the pancreas < or 3 cm in size: is it safe to observe asymptomatic patients? A multi-institutional report. J Gastrointest Surg 12(2): 234–242

Rodriguez JR, Salvia R, Crippa S, Warshaw AL, Bassi C, Falconi M, Thayer SP, Lauwers GY, Capelli P, Mino-Kenudson M, Razo O, McGrath D, Pederzoli P, Fernandez-del Castillo C (2007) Branch-duct intraductal papillary mucinous neoplasms: observations in 145 patients who underwent resection. Gastroenterology 133(1): 72–79; quiz 309–310

Salvia R, Fernandez-del Castillo C, Bassi C, Thayer SP, Falconi M, Mantovani W, Pederzoli P, Warshaw AL (2004) Main-duct intraductal papillary mucinous neoplasms of the pancreas: clinical predictors of malignancy and long-term survival following resection. Ann Surg 239(5): 678–685; discussion 685–687

Salvia R, Partelli S, Crippa S, Landoni L, Capelli P, Manfredi R, Bassi C, Pederzoli P (2009) Intraductal papillary mucinous neoplasms of the pancreas with multifocal involvement of branch ducts. Am J Surg 198(5): 709–714

Tanaka M, Fernandez-del Castillo C, Adsay V, Chari S, Falconi M, Jang JY, Kimura W, Levy P, Pitman MB, Schmidt CM, Shimizu M, Wolfgang CL, Yamaguchi K, Yamao K (2012) International consensus guidelines 2012 for the management of IPMN and MCN of the pancreas. Pancreatology 12(3): 183–197

Tanaka M, Chari S, Adsay V et al (2006) International Association of Pancreatology. International consensus guidelines for management of intraductal papillary mucinous neoplasms and mucinous cystic neoplasms of the pancreas. Pancreatology 6: 17–32

Testini M, Gurrado A, Lissidini G, Venezia P, Greco L, Piccinni G (2010) Management of mucinous cystic neoplasms of the pancreas. World J Gastroenterol 16(45): 5682–5692

Tseng JF, Warshaw AL, Sahani DV, Lauwers GY, Rattner DW, Fernandez-del Castillo C (2005) Serous cystadenoma of the pancreas: tumor growth rates and recommendations for treatment. Ann Surg 242(3): 413–419; discussion 419–421

Walsh RM, Vogt DP, Henderson JM et al (2008) Management of suspected pancreatic cystic neoplasms based on cyst size. Surgery 144(4): 677–684; discussion 84–85

Wu J, Matthaei H, Maitra A, Dal Molin M, Wood LD, Eshleman JR, Goggins M, Canto MI, Schulick RD, Edil BH, Wolfgang CL, Klein AP, Diaz LA Jr, Allen PJ, Schmidt CM, Kinzler KW, Papadopoulos N, Hruban RH, Vogelstein B (2011) Recurrent GNAS mutations define an unexpected pathway for pancreatic cyst development. Sci Transl Med 3(92): 92ra66

Zhang XM, Mitchell DG, Dohke M, Holland GA, Parker L (2002) Pancreatic cysts: depiction on single-shot fast spin-echo MR images. Radiology 223(2): 547–553

50

Evidenz der instrumentellen Diagnostik bei zystischen Pankreasneoplasien: EUS, MD-CT/MRT, FNP

Patrick Michl, Marvin Schober

H. G. Beger et al. (Hrsg.), *Erkrankungen des Pankreas*,
DOI 10.1007/978-3-642-37964-2_51, © Springer-Verlag Berlin Heidelberg 2013

Die bildgebende Differenzierung zystischer Pankreasläsionen stellt nach wie vor eine klinische Herausforderung dar. Ziel ist die Identifizierung von malignen Läsionen im Frühstadium bzw. von Läsionen mit hohem Entartungspotenzial. Bildgebende Kriterien zur Abschätzung eines Malignitätsrisikos wurden im Rahmen internationaler Konsensuskonferenzen erarbeitet. Demnach wurden zur Abklärung maligner gegenüber benignen zystischen Raumforderungen sogenannte besorgniserregende Kriterien und Hochrisikokriterien festgelegt. Zur bildgebenden Differenzierung stehen schnittbildgebende Verfahren wie MRT und CT sowie der endoskopische Ultraschall (EUS) zur Verfügung. Unter den Schnittbildverfahren ist die MRT in Kombination mit MRCP wegen der guten Darstellung zystischer Strukturen sowie der Gangkommunikation zu bevorzugen. Bei Vorliegen von Besorgniskriterien oder bei Zysten > 3 cm besteht die Indikation zur Durchführung einer EUS.

51.1 Einleitung

Der gezielte Einsatz bildgebender Verfahren zur Abklärung zystischer Pankreasprozesse ist für die Einschätzung des jeweiligen Malignitätspotenzials und die Entscheidung über das therapeutische Vorgehen essenziell (Levy u. Clain 2004; Laffan et al. 2008; Brambs u. Juchems 2011; Ip et al. 2011). Kriterien zur bildgebenden Diagnostik zystischer Pankreasläsionen wurden im Rahmen internationaler Konsensuskonferenzen erarbeitet (Tanaka et al. 2012), wo zur Differenzierung maligner von benignen zystischen Raumforderungen sogenannte besorgniserregende Kriterien und Hochrisikokriterien festgelegt wurden.

Besorgniserregende Kriterien liegen vor bei Zysten ab 3 cm Größe, verdickten und verstärkt kontrastmittelanreichernden Zystenwänden, Dilatation des Pankreashauptgangs (5–9 mm), Vorliegen muraler Knoten oder einer Lymphadenopathie sowie einem abrupten Kalibersprung des Hauptgangs mit distaler Pankreasatrophie.

Bildgebende Hochrisikostigmata sind definiert durch das Vorliegen eines obstruktiven Ikterus oder kontrastmittelanreichernder solider Prozesse sowie einer Dilatation des Hauptgangs ≥ 10 mm (Tanaka et al. 2012).

Zur Differenzierung der zystischen Läsionen stehen schnittbildgebende Verfahren wie Kernspintomographie (MRT/MRCP) und Computertomographie (CT) sowie sonographische Verfahren wie die Endosonographie (EUS) zur Verfügung. Die Vorteile und Limitationen der einzelnen Verfahren sollen im Folgenden dargestellt werden.

51.2 Bildgebende Methoden

Unter den schnittbildgebenden Verfahren zeigt die Kernspintomographie (MRT) die höchste Sensitivität für den Nachweis flüssigkeitsgefüllter Raumforderungen (Brambs u. Juchems 2011). Die Detektionsrate zystischer Pankreasläsionen liegt bei der MRT mit einer Prävalenz von 19,6 % deutlich höher als bei der CT (Prävalenzen 1,2–2,6 %) (Zhang et al. 2002; Spinelli et al. 2004; Laffan et al. 2008; Berland et al. 2010). Bei der Gangdarstellung bzw. dem Nachweis einer Zystenkommunikation mit dem Hauptgang ist die MRT mit MRCP der CT ebenso überlegen wie bei der Darstellung feiner Septierungen in Raumforderungen, die aus sehr kleinen Zysten aufgebaut sind (Brambs u. Juchems 2011).

Die CT bietet als nach wie vor am häufigsten angewandtes, weithin verfügbares Schnittbildverfahren zwar eine geringere Genauigkeit bei der Darstellung von Zystenstruktur und Gangkommunikation, ermöglicht jedoch die Detektion von Verkalkungen und ist durch eine bessere Patientencompliance aufgrund kürzerer Untersuchungszeiten gekennzeichnet (Brambs u. Juchems 2011; Adamek 2012). Im Falle eines malignen Prozesses ermöglicht die CT eine exaktere Beurteilung von Lymphknotenmetastasen, während eine Lebermetastasierung mittels MRT sensitiver zu beurteilen ist.

Insgesamt ist die MRT/MRCP, nicht zuletzt auch aufgrund der fehlenden Strahlenbelastung, das Schnittbildverfahren der Wahl bei Abklärung und Verlaufskontrolle zystischer Pankreasläsionen (Berland et al. 2010; Tanaka et al. 2012). Bei fehlender Verfügbarkeit, speziellen

Fragestellungen z. B. nach Verkalkungen oder Kontraindikationen gegen die MRT/MRCP bietet die Multidetektor-CT jedoch eine sinnvolle Alternative.

Ergänzend zu den Schnittbildverfahren ist der endoskopische Ultraschall (EUS) ein sensitives Verfahren bei der Beurteilung zystischer Pankreasläsionen. Der EUS bietet verglichen mit den Schnittbildverfahren die höchste räumliche Auflösung mit guten Differenzierungsmöglichkeiten zwischen zystischen und soliden Prozessen sowie der höchsten Sensitivität zur Detektion von Läsionen < 2 cm (Kitano et al. 2012). Insbesondere das Vorliegen muraler Knoten in einer zystischen Läsion kann mittels EUS mit der höchsten Ortsauflösung und, nach Kontrastmittelapplikation, auch mit gleichzeitiger Beurteilung der Vaskularisierung untersucht werden.

Prinzipiell ermöglicht der EUS zudem eine Probengewinnung mittels Feinnadelaspiration (FNA) zur zytologischen und biochemischen Untersuchung des Zysteninhaltes (Brugge et al. 2004a; Dietrich 2011). Der Stellenwert der Zytologie zur Abklärung einer zystischen Raumforderung wird allerdings kontrovers diskutiert: Sensitivität und Spezifität der FNA-Zytologie werden in der Literatur sehr unterschiedlich angegeben und hängen von der Expertise des jeweiligen Zentrums ab. In einer großen monozentrischen Fallserie wurde der Nachweis hochgradiger epithelialer Atypien mit einer Sensitivität von 72 % und einer Spezifität von 85 % zur Detektion von Malignität angegeben (Genevay et al. 2011). Die Sensitivität einer EUS-FNA-basierten Zytologie war in dieser Serie höher als der bildgebende Nachweis muraler Knoten oder eines erweiterten Hauptgangs. Allerdings wird in anderen Fallserien, auch abhängig von den angewandten zytopathologischen Kriterien, eine deutlich geringere diagnostische Aussagekraft der Zytologie berichtet (Brugge 2004; Brugge et al. 2004b). Ob eine Schneidbiopsie (trucut) aus der Zystenwand im Vergleich zur FNA zur Verbesserung der Sensitivität und Spezifität führt, kann aufgrund der aktuellen Datenlage noch nicht abschließend beurteilt werden (Levy et al. 2005). In diesem Zusammenhang ist auch ein allerdings nur auf Einzelberichten basierendes Risiko einer punktionsbedingten peritonealen Aussaat bei Vorliegen einer malignen Läsion zu berücksichtigen (Tanaka et al. 2012).

Im Feinnadelaspirat einer zystischen Läsion sind zusätzliche biochemische und molekulargenetische Analysen möglich, welche die Sensitivität und Spezifität der Zytologie verbessern können. Zu den biochemischen Methoden zählen insbesondere die Untersuchung der Amylase sowie des Tumormarkers CEA. Pseudozysten weisen hierbei hohe Amylasewerte auf, während sich muzinöse von serösen Prozessen oftmals anhand unterschiedlicher CEA-Werte unterscheiden lassen. Eine sichere Differenzierung von malignen und benignen Läsionen ist biochemisch nicht möglich.

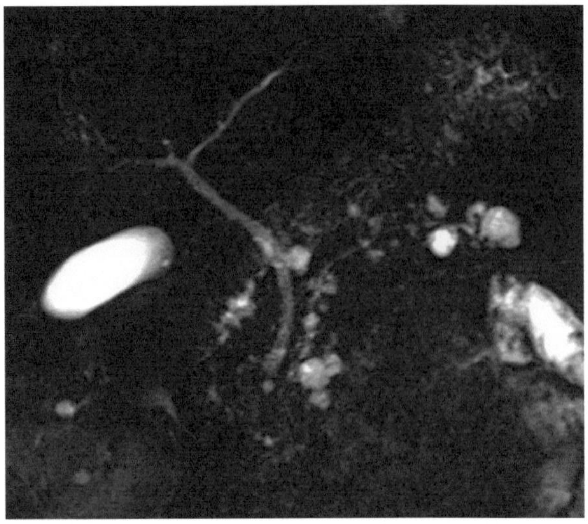

Abb. 51.1 Typisches Bild einer BDT-IPMN mittels MRCP mit multifokalen Aufweitungen der Seitenäste ohne Beteiligung des Pankreashauptgangs. (Mit freundl. Genehmigung von Prof. A. Mahnken, Diagnostische und Interventionelle Radiologie, Philipps-Universität Marburg)

Im Folgenden werden für die häufigsten zystischen Pankreasraumforderungen jeweils typische Befundkonstellationen aus Schnittbildgebung und EUS/FNA dargestellt:

51.2.1 Intraduktale papillär-muzinöse Neoplasie (IPMN)

Die IPMN werden in »Branch duct type«(BDT)-, »Main duct type«(MDT)- und »Mixed type«-IPMN unterteilt. Die bildgebende Differenzierung ist wegen der unterschiedlichen Entartungswahrscheinlichkeiten dieser zystischen Läsionen von großer Bedeutung. BDT-IPMN treten mit 56,8 % am häufigsten auf, gefolgt von MDT-IPMN mit 24,7 % und den Mixed-Type-IPMN mit 17,6 % (Tanaka et al. 2012).

Die MDT-IPMN ist charakterisiert durch eine segmentale oder diffuse Aufweitung des Pankreashauptgangs > 5 mm ohne anderweitigen Grund für eine Obstruktion. Eine Aufweitung des Hauptgangs auf 5–9 mm wird bereits als besorgniserregendes Kriterium (»worrisome feature«), ein Durchmesser ≥ 10 mm als Hochrisikomerkmal (»high-risk stigma«) definiert (Tanaka et al. 2012).

Die BDT-IPMN sind gekennzeichnet durch Zysten > 5 mm, die mit dem Hauptgang kommunizieren. Schnittbildgebend sind hierbei Seitenasterweiterungen zu detektieren, die im gesamten Organ, gelegentlich auch multifokal, auftreten und unterschiedliche Formen annehmen können, die gelegentlich ein lobuliertes Aussehen vortäuschen (Abb. 51.1). In solchen Fällen ist eine Abgrenzung

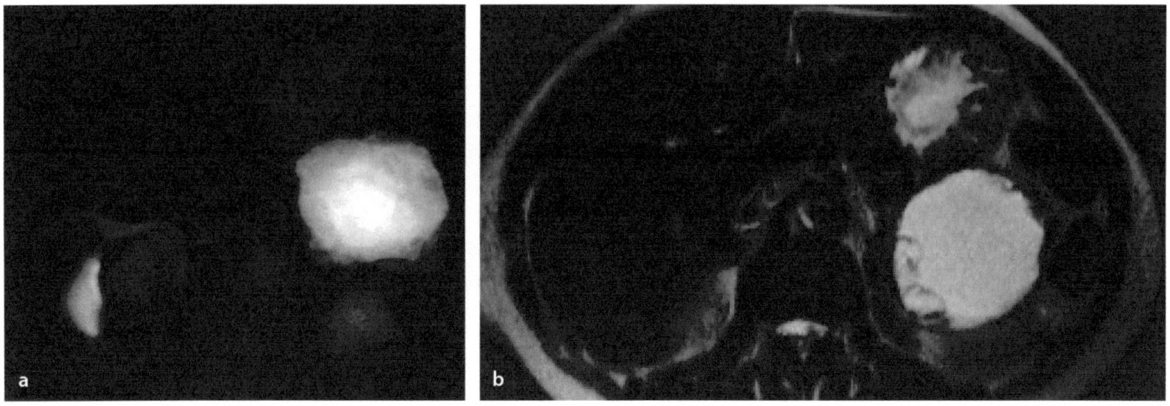

Abb. 51.2 Darstellung einer makrozystischen MCN im Pankreasschwanz in der MRCP (a) und T2-gewichteten MRT (b). (Mit freundl. Genehmigung von Prof. A. Mahnken, Diagnostische und Interventionelle Radiologie, Philipps-Universität Marburg)

zum serösen Zystadenom nicht immer sicher möglich (Kim et al. 2006; Adamek 2012; Tanaka et al. 2012). Bei Patienten mit Pankreatitis-Anamnese ist zudem die Pseudozyste eine wichtige Differenzialdiagnose (Tanaka et al. 2012).

Die Mixed-type-IPMN erfüllen sowohl Kriterien von BDT- als auch von MDT-IMPN und sind prognostisch wie MDT-IPMN einzustufen.

In der Schnittbildgebung ist neben Größe, Lokalisation und Multilokularität insbesondere die Darstellung der Verbindung zum Hauptgang relevant. Hier besitzt die MRT/MCRP die größte diagnostische Genauigkeit (Brambs u. Juchems 2011). Die ergänzende Endosonographie besitzt die höchste Sensitivität zur Darstellung von Hochrisikomerkmalen wie muralen Knoten, die durch Verwendung von Kontrastmittel-Ultraschall von intraduktalen Muzinpfropfen zu unterscheiden sind (Ohno et al. 2009; Tanaka et al. 2012). Bei Vorliegen eines MDT-IPMN kann zusätzlich der Nachweis einer »Fischmaul«-Papille mit muzinöser Sekretion aus dem Pankreashauptgang mittels Duodenoskopie diagnostisch wegweisend sein. Eine Routine-ERCP mit Gewinnung einer Bürstenzytologie bzw. Pankreassaftanalyse ist jedoch gemäß Konsensusempfehlung außerhalb von Studien nicht indiziert (Tanaka et al. 2012).

Die Durchführung einer FNA ist nach den Konsensusempfehlungen bei V. a. IPMN nur empfohlen, wenn die dadurch erhaltene zusätzliche Information therapeutische Konsequenzen bei der chirurgischen Therapieentscheidung hat (Dumonceau et al. 2011; Tanaka et al. 2012).

Außer der zytologischen Untersuchung bietet die FNA die Möglichkeit, den Tumormarker CEA und die Amylase in der Zystenflüssigkeit zu bestimmen. Ein CEA-Wert über 192 ng/ml differenziert mit einer Sensitivität von 73 % und einer Spezifität von 84 % muzinöse von nichtmuzinösen Raumforderungen. Seröse Zysten weisen niedrige CEA-Werte und – abgrenzend zu Pseudozysten – auch niedrige Amylasewerte auf (Brugge et al. 2004b; Dietrich 2011). Experimentellen Charakter haben bislang molekulargenetische Untersuchungen in FNA-Proben oder im Pankreassaft auf Mutationen bestimmter Onkogene wie GNAS, welche mit IPMN assoziiert sind (Wu et al. 2011; Kanda et al. 2012).

51.2.2 Muzinös-zystische Neoplasie (MCN)

Die MCN ist ein solitäres makrozystisches Adenom, das zu 95 % im Pankreascorpus- oder Schwanzbereich lokalisiert ist. MCN bestehen aus einzelnen oder wenigen gekammerten Zysten, die einen runden, mit einer fibrösen Pseudokapsel meist glatt begrenzten Rand aufweisen und keine Kommunikation mit dem Pankreashauptgang aufweisen. Die bildgebende Diagnose einer MCN ist klinisch relevant, da MCN als prämaligne Läsionen einzustufen sind und in etwa 25 % der Fälle bei Diagnosestellung bereits maligne entartet sind (Grogan et al. 2001; Levy u. Clain 2004; Dietrich 2011; Tanaka et al. 2012).

Radiologisch imponiert in der MRT/MRCP eine makrozystische Läsion (Abb. 51.2), in der T1-Wichtung lässt sich häufig eine Einblutung in die zystische Formation als Indiz für das Vorliegen einer MCN nachweisen. Die Septierungen und Zystenwände sind in der MRT besser abgrenzbar als in der CT und nehmen meist deutlich Kontrastmittel auf. Die CT hingegen eignet sich zum Nachweis von Verkalkungen, die im Randbereich der MCN auftreten können. Solide Knoten, eine Zystengröße > 6 cm, Verkalkungen oder verdickte Zystenwände stellen Hinweise auf eine maligne Entartung dar. Ein zuverlässiger bildgebender Nachweis einer Malignität ist jedoch nur bei Nachweis eines invasiven Wachstums möglich (Brambs u. Juchems 2008). Differenzialdiagnostisch Probleme bereiten kann insbesondere bei monozystischen MCN die Abgrenzung zu Pseudozysten (Brambs u. Juchems 2008).

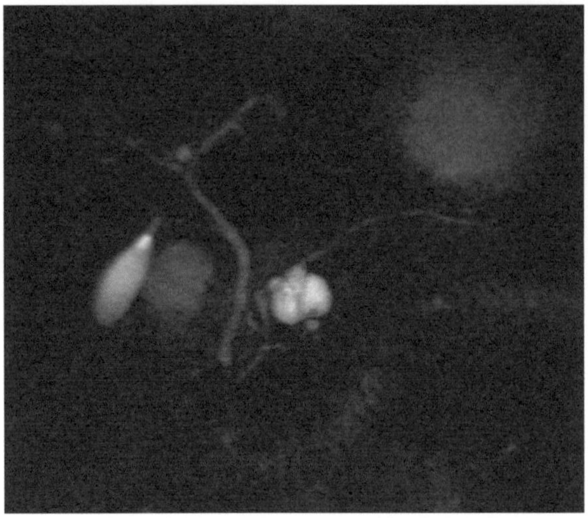

■ Abb. 51.3 MRCP-Darstellung einer zystischen Raumforderung mit V. a. SCN DD BDT-IPMN im Bereich des Pankreaskopfes. Eine Kommunikation mit dem Pankreasgang ist nicht nachweisbar. (Mit freundl. Genehmigung von Prof. A. Mahnken, Diagnostische und Interventionelle Radiologie, Philipps-Universität Marburg)

Endosonographisch stellt sich die MCN ebenfalls makrozystisch mit verdickten Septenwänden dar. Bei der Abgrenzung zur Pankreaspseudozyste weist die MCN nach intravenöser Kontrastmittelapplikation meist eine deutliche Kontrastmittelaufnahme sowohl in den Zystenwänden als auch den Septen auf. In Einzelfällen kann in der Abgrenzung zur Pseudozyste oder serösen Zysten die CEA- und Amylasebestimmung im Zysteninhalt durch EUS-FNA hilfreich sein: Ein CEA-Wert über 192 ng/ml spricht für eine muzinöse Raumforderung, während eine deutlich erhöhte Amylase bei gleichzeitig niedrigem CEA auf eine Pseudozyste hinweist (Brugge et al. 2004b; Dietrich 2011).

51.2.3 Serös-zystische Neoplasie (SCN)

Die SCN stellt sich häufig als mikrozystische Raumforderung mit teilweise wabenartiger Struktur ohne Anschluss zum Gangsystem dar (Brambs u. Juchems 2008, 2011; Dietrich 2011). Gelegentlich können die SCN jedoch auch makrozystisch imponieren, was eine Unterscheidung zu den Pseudozysten und MCN erschwert (■ Abb. 51.3). Kleine, dicht strukturierte Zysten können hingegen als solide Raumforderung fehlgedeutet werden (Dietrich 2011). Oftmals findet sich eine zentrale sternförmige Narbe mit starker Vaskularisierung und gelegentlicher Verkalkung (Dietrich 2011).

Die beste Darstellung der kleinen zystischen Läsionen in der Schnittbildgebung gelingt meist mit MRT und EUS. Die Computertomographie kann zusätzlich zum Nachweis diskreter zentraler Verkalkungen dienen (Brambs u. Juchems 2011).

In ausgewählten Fällen kann bei diagnostischer Unsicherheit, insbesondere bei der Abgrenzung zur BDT-IPMN, eine FNA durchgeführt werden. In der Aspirationszytologie erkennt man serösen Inhalt mit PAS-positiven kubischen Epithelien (Dietrich 2011). Die laborchemische Analyse eines Feinnadelaspirates zeigt niedrige Amylasewerte und im Gegensatz zu muzinösen Neoplasien regelhaft einen CEA-Wert < 5 ng/ml (Brugge 2004).

51.2.4 Solid-pseudopapilläre Neoplasie (SPN)

Diese seltene Neoplasie mit einer ausgeprägten Gynäkotropie und einem Altersgipfel um die 3. Lebensdekade zeigt bildgebend häufig einen gemischten Befund: Tumoren unter < 3 cm Größe imponieren eher solide mit langsamer Kontrastierung nach i.v. Kontrastmittelgabe, während größere Tumoren das charakteristische Bild solid-zystischer Areale aufweisen. Die hämorrhagischen Areale lassen sich insbesondere in der MRT gut abgrenzen (Brambs u. Juchems 2011). Das Pankreasgangsystem ist aufgrund der weichen Konsistenz der Tumoren in der Regel nicht erweitert (Yu et al. 2010, Brambs u. Juchems 2011). In bis zu 30 % der Fälle werden periphere Verkalkungen beschrieben (Brambs u. Juchems 2011).

51.2.5 Pseudozyste

Die Pseudozysten sind meist bereits durch eine entsprechende Anamnese im Kontext einer stattgehabten akuten Pankreatitis oder eines akuten Schubs einer chronischen Pankreatitis charakterisiert. Eine Kommunikation zum Pankreasgangsystem ist in ca. 70 % der Fälle nachweisbar. Pankreaszysten imponieren endosonographisch und in der Schnittbildgebung als flüssigkeitsgefüllte, zystische Läsionen mit glatter Kontur, deren Wand meist kein Kontrastmittel aufnimmt. Eine vermehrte Kontrastmittelaufnahme der Septen bzw. eine verdickte Septierung sollte immer zu einer weiteren Abklärung auf einen malignen Prozess führen (Sahani et al. 2005; Brambs u. Juchems 2008; Tanaka et al. 2012).

Die laborchemische Aufarbeitung eines durch FNA gewonnenen Aspirates zeigt meist deutlich erhöhte Amylasewerte, welche ein Indiz für eine vorliegende Gangkommunikation darstellen. Amylasewerte > 5000 U/ml grenzen mit einer Sensitivität von 94 % und einer Spezifität von 74 % eine Pseudozyste von anderen zystischen Läsionen ab (Hammel et al. 1995; Dietrich 2011).

Literatur

Adamek PDTCLHE (2012) Moderne Bildgebung bei Pankreasraumforderungen. Der Gastroenterologe 7: 347–57

Berland LL, Silverman SG, Gore RM, Mayo-Smith WW, Megibow AJ, Yee J et al (2010) Managing incidental findings on abdominal CT: white paper of the ACR incidental findings committee. J Am Coll Radiol 7: 754–773

Brambs HJ, Juchems M (2011) Radiologische Diagnostik zystischer Pankreastumoren. Viszeralmedizin 27:205–213

Brambs HJ, Juchems M (2008) [Cystic tumors of the pancreas]. Radiologe 48: 740–751

Brugge WR (2004) Evaluation of pancreatic cystic lesions with EUS. Gastrointest Endosc 59: 698–707

Brugge WR, Lauwers GY, Sahani D, Fernandez-del Castillo C, Warshaw AL (2004a) Cystic neoplasms of the pancreas. N Engl J Med 351: 1218–1226

Brugge WR, Lewandrowski K, Lee-Lewandrowski E, Centeno BA, Szydlo T, Regan S et al (2004b) Diagnosis of pancreatic cystic neoplasms: a report of the cooperative pancreatic cyst study. Gastroenterology 126: 1330–1336

Dietrich CF, Hocke M (2011) Endosonographie zystischer Pankreasläsionen. Viszeralmedizin 27: 194–204

Dumonceau JM, Polkowski M, Larghi A, Vilmann P, Giovannini M, Frossard JL et al (2011) Indications, results, and clinical impact of endoscopic ultrasound (EUS)-guided sampling in gastroenterology: European Society of Gastrointestinal Endoscopy (ESGE) Clinical Guideline. Endoscopy 43: 897–912

Genevay M, Mino-Kenudson M, Yaeger K, Konstantinidis IT, Ferrone CR, Thayer S et al (2011) Cytology adds value to imaging studies for risk assessment of malignancy in pancreatic mucinous cysts. Ann Surg 254: 977–983

Grogan JR, Saeian K, Taylor AJ, Quiroz F, Demeure MJ, Komorowski RA (2001) Making sense of mucin-producing pancreatic tumors. AJR Am J Roentgenol 176: 921–929

Hammel P, Levy P, Voitot H, Levy M, Vilgrain V, Zins M et al (1995) Preoperative cyst fluid analysis is useful for the differential diagnosis of cystic lesions of the pancreas. Gastroenterology 108: 1230–1235

Ip IK, Mortele KJ, Prevedello LM, Khorasani R (2011) Focal cystic pancreatic lesions: assessing variation in radiologists' management recommendations. Radiology 259: 136–141

Kanda M, Knight S, Topazian M, Syngal S, Farrell J, Lee J et al (2012) Mutant GNAS detected in duodenal collections of secretin-stimulated pancreatic juice indicates the presence or emergence of pancreatic cysts. Gut [Epub ahead of print]

Kim SY, Lee JM, Kim SH, Shin KS, Kim YJ, An SK et al (2006) Macrocystic neoplasms of the pancreas: CT differentiation of serous oligocystic adenoma from mucinous cystadenoma and intraductal papillary mucinous tumor. AJR Am J Roentgenol 187: 1192–1198

Kitano M, Kudo M, Yamao K, Takagi T, Sakamoto H, Komaki T et al (2012) Characterization of small solid tumors in the pancreas: the value of contrast-enhanced harmonic endoscopic ultrasonography. Am J Gastroenterol 107: 303–310

Laffan TA, Horton KM, Klein AP, Berlanstein B, Siegelman SS, Kawamoto S et al (2008) Prevalence of unsuspected pancreatic cysts on MDCT. AJR Am J Roentgenol 191: 802–807

Levy MJ, Clain JE (2004) Evaluation and management of cystic pancreatic tumors: emphasis on the role of EUS FNA. Clin Gastroenterol Hepatol 2: 639–653

Levy MJ, Smyrk TC, Reddy RP, Clain JE, Harewood GC, Kendrick ML et al (2005) Endoscopic ultrasound-guided trucut biopsy of the cyst wall for diagnosing cystic pancreatic tumors. Clin Gastroenterol Hepatol 3: 974–979

Ohno E, Hirooka Y, Itoh A, Ishigami M, Katano Y, Ohmiya N et al (2009) Intraductal papillary mucinous neoplasms of the pancreas: differentiation of malignant and benign tumors by endoscopic ultrasound findings of mural nodules. Ann Surg 249: 628–634

Sahani DV, Kadavigere R, Saokar A, Fernandez-del Castillo C, Brugge WR, Hahn PF (2005) Cystic pancreatic lesions: a simple imaging-based classification system for guiding management. Radiographics 25: 1471–1484

Spinelli KS, Fromwiller TE, Daniel RA, Kiely JM, Nakeeb A, Komorowski RA et al (2004) Cystic pancreatic neoplasms: observe or operate. Ann Surg 239: 651–657; discussion 7–9

Tanaka M, Fernandez-del Castillo C, Adsay V, Chari S, Falconi M, Jang JY et al (2012) International consensus guidelines 2012 for the management of IPMN and MCN of the pancreas. Pancreatology 12: 183–197

Wu J, Matthaei H, Maitra A, Dal Molin M, Wood LD, Eshleman JR et al (2011) Recurrent GNAS mutations define an unexpected pathway for pancreatic cyst development. Sci Transl Med 3: 92ra66

Yu MH, Lee JY, Kim MA, Kim SH, Lee JM, Han JK et al (2010) MR imaging features of small solid pseudopapillary tumors: retrospective differentiation from other small solid pancreatic tumors. AJR Am J Roentgenol 195: 1324–1332

Zhang XM, Mitchell DG, Dohke M, Holland GA, Parker L (2002) Pancreatic cysts: depiction on single-shot fast spin-echo MR images. Radiology 223: 547–553

Klinische Konsequenzen bei zystischen Pankreasneoplasien: Beobachtung oder Operation?

Alexander Hann, Thomas M. Gress

H. G. Beger et al. (Hrsg.), *Erkrankungen des Pankreas*,
DOI 10.1007/978-3-642-37964-2_52, © Springer-Verlag Berlin Heidelberg 2013

Die Prävalenz von Pankreaszysten bei beschwerdefreien Individuen aller Altersklassen liegt bei etwa 2,6 %, steigt mit zunehmendem Alter an und beträgt in der 7. Lebensdekade etwa 10 %. Grundsätzlich muss zwischen dem Vorgehen bei symptomatischen und asymptomatischen Patienten mit erstmals diagnostizierten Pankreaszysten differenziert werden. Bei operationsfähigen Patienten mit durch die Zyste bedingten Symptomen besteht unabhängig von der Art der Zyste grundsätzlich eine Operationsindikation. Ein anderes Vorgehen ist bei asymptomatischen Patienten zu wählen, bei denen eine zystische Pankreasläsion zufällig im Rahmen einer abdominellen Bildgebung gefunden wurde. Hier muss die bildgebende Diagnostik als Grundlage für die Entscheidung über primäre Resektion oder Verlaufsbeobachtung neben der Art und Größe der Pankreaszyste auch »besorgniserregende« und »Hochrisikozeichen« für eine maligne Entartung erkennen.

52.1 Einleitung

Da zystische Pankreasläsionen durch die verbreitete Anwendung von bildgebenden Verfahren bei asymptomatischen Patienten immer häufiger diagnostiziert werden, stellen diese »Zufallsbefunde« die größte Herausforderung dar (Bassi et al. 2003). Dabei handelt es sich auch um eine volkswirtschaftliche Herausforderung, da die Prävalenz in der Gesamtbevölkerung in großen retrospektiven Analysen von MRTs symptomfreier Patienten in allen Altersklassen bei 2,6 % liegt. Die Prävalenz nimmt mit dem Alter deutlich zu und liegt bei etwa 10 % in der 7. Lebensdekade (de Jong et al. 2010). Andere Studien bei symptomatischen Patienten zeigen noch höhere Prävalenzen zystischer Raumforderungen von 19,6 % in der Gesamtbevölkerung und 37,8 % im Alter über 80 Jahren (Zhang et al. 2002). Aus der hohen Prävalenz zystischer Pankreasläsionen, insbesondere im höheren Alter, wird deutlich, dass eine generelle Empfehlung zur Resektion aller unklaren zystischen Pankreasläsionen nicht sinnvoll ist. Vielmehr ist eine differenzierte Herangehensweise bei der Entscheidung über »Beobachtung oder Operation« erforderlich, für die es bislang keine sicheren, evidenzbasierten Algorithmen gibt. Grundsätzlich muss zwischen dem Vorgehen bei symptomatischen und asymptomatischen Patienten mit erstmals diagnostizierten Pankreaszysten differenziert werden.

52.2 Herangehensweise an Patienten mit symptomatischen Pankreaszysten

Wird eine Zyste aufgrund von Symptomen diagnostiziert, sollte initial mittels Anamnese und bildgebenden Verfahren der Zusammenhang mit einer akuten Pankreatitis (Ursache oder Folge) geklärt werden. Hierbei kommt aufgrund der höheren Sensitivität und Spezifität eine Kombination aus MRT/MRCP und EUS zum Einsatz (Canto et al. 2012; de Jong et al. 2012). Bei unklaren Befunden kann eine FNA der Zystenflüssigkeit erfolgen (Brugge et al. 2001). In der Flüssigkeit hilft die Bestimmung von CEA, eine muzinöse von einer serösen Zyste zu unterscheiden (Cizginer et al. 2011; Park et al. 2011). Auch wenn eine EUS-geführte FNA technisch bei der Mehrzahl der Patienten mit Pankreaszysten gelingt, ist eine zytopathologische oder eine biochemische Diagnosestellung nur in einem geringeren Prozentsatz möglich (de Jong et al. 2011).

Liegt nach Ausschluss einer Pseudozyste eine symptomatische zystische Pankreasneoplasie vor, so sollte bei Patienten in einem operablen Zustand unabhängig von der Art der Zyste eine Resektion empfohlen werden (Tanaka et al. 2006, 2012).

52.3 Herangehensweise an Patienten mit asymptomatischen Pankreaszysten

Ein grundsätzlich anderes Vorgehen ist bei asymptomatischen Patienten zu wählen, bei denen eine zystische Pankreasläsion zufällig im Rahmen einer abdominellen Bildgebung gefunden wurde. Bei der Festlegung des weiteren

Tab. 52.1 Kriterien der »International Consensus Guidelines« (Tanaka et al. 2012), die Hinweise auf eine maligne Entartung von zystischen Pankreasraumforderungen geben können

»Besorgniserregende Zeichen«	– Zysten mit einem Durchmesser ≥ 3 cm – Verdickte oder Kontrastmittel-anreichernde Zystenwand – Erweiterung des Hauptganges des Pankreas von 5–9 mm – nicht Kontrastmittel-anreichende intramurale Knoten – Abrupte Kaliberschwankungen des Ductus Wirsungianus mit nachgeschalteter Atrophie des Pankreasparenchyms – Peripankreatische Lymphadenopathie
»Hochrisikozeichen«	– Posthepatischer Ikterus bei Obstruktion des Ductus choledochus durch die zystische Pankreaskopfläsion – Erweiterung des Pankreashauptganges ≥ 10 mm – Kontrastmittel-anreichende intramurale Knoten

Vorgehens spielen die Größe und die Art der Zyste die entscheidende Rolle, sodass eine differenzierte diagnostische Aufarbeitung erfolgen sollte.

Wichtig ist hierbei, sich zu vergegenwärtigen, wie gut die zurzeit verfügbare Bildgebung bei der Diagnose und Klassifikation von Pankreaszysten ist. Bei Patienten mit zufällig in verschiedenen Bildgebungen (CT und/oder MRT und/oder EUS) diagnostizierten zystischen Pankreasläsionen, welche einer Resektion zugeführt wurden, zeigte sich eine deutliche Diskrepanz zwischen präoperativer Diagnose und der tatsächlich am pathologischen Präparat diagnostizierten Erkrankung (Correa-Gallego et al. 2010). Ein Drittel der präoperativen Diagnosen waren falsch. Dabei hatte die bildgebende Diagnostik die höchste Ungenauigkeit bei muzinösen Zysten und BD-IPMN.

In der jüngsten internationalen Konsensuskonferenz wurde empfohlen, zystische Pankreasläsionen mit einem Durchmesser < 10 mm keiner weiteren diagnostischen Aufarbeitung zu unterziehen, da sie nur selten maligne sind (Tanaka et al. 2012). Eine Verlaufskontrolle mittels CT oder MRT wird in 2- bis 3-Jahres-Intervallen empfohlen. In unserer eigenen Praxis empfehlen wir bei Erstdiagnose einer kleinen zystischen Läsion < 10 mm zusätzlich zur transabdominellen Sonographie die Durchführung einer MRT/MRCP.

Bei Zysten mit einer Größe ab 10 mm wird auch von Tanaka und Mitarbeitern gleich zu Beginn eine Abklärung mittels Kontrastmittel-verstärktem CT oder MRT mit Magnetresonanz-Cholangiopankreatikographie (MRCP) empfohlen. Wir bevorzugen hierbei die MRT, da sie durch eine höhere Kontrastierung intramurale Knotenbildung, Septen und Anschluss an das Pankreasgangsystem besser als die CT nachweisen kann (Berland et al. 2010). An 32 Patienten mit sporadischen Pankreaszysten konnte kürzlich gezeigt werden, dass die Kombination von EUS und MRT eine höhere Sensitivität für die Diagnose muzinöser Zysten hat als das jeweilige Einzelverfahren (de Jong et al. 2012). Bei Hochrisiko-Individuen für das familiäre Pankreaskarzinom lag der Vorteil von EUS und MRT gegenüber der CT insbesondere bei der Detektion zystischer Raumforderungen und Gangdilatationen. Die MRT/MRCP konnte gegenüber der EUS besser den Anschluss der Zysten an das Pankreasgangsystem zeigen. Die EUS hatte Vorteile gegenüber der MRT/MRCP bei der Detektion muraler Knötchen in Zysten (Canto et al. 2012). In unserer eigenen Praxis empfehlen wir aus diesen Gründen bei der ersten Aufarbeitung einer Pankreaszyste > 10 mm die kombinierte Durchführung von EUS und MRT/MRCP.

Die Aufgabe der weiterführenden Diagnostik in der Regel mit EUS und MRT/MRCP ist es, Zeichen zu identifizieren, welche bei der Entscheidung helfen, ob eine zystische Raumforderung des Pankreas reseziert oder im Verlauf beobachtet werden soll. Zu diesem Zweck wurden in einer kürzlichen internationalen Konsensuskonferenz Empfehlungen formuliert, die allerdings größtenteils auf retrospektiven Studien und Fallserien beruhen und somit einen niedrigen Evidenzgrad haben (Evidenzklassen IV und V) (Tanaka et al. 2012). Zur Differenzierung von Pankreaszysten, die unabhängig von der Art der Zyste beobachtet werden können, von solchen, die eher reseziert werden sollten, wurden »besorgniserregende Zeichen« und »Hochrisikozeichen« definiert (Tab. 52.1).

Beim Vorliegen »besorgniserregender Zeichen« sollte eine weitergehende Diagnostik mit EUS und ggf. EUS-gesteuerter Zystenpunktion erfolgen. Unabhängig von der Art der Zyste muss bei Vorliegen von »besorgniserregenden Zeichen« bei operationsfähigen und jungen Patienten eine Resektion erwogen werden. Zystische Läsionen mit »Hochrisikozeichen« bergen ein höheres malignes Potenzial und sollten ohne weitere Diagnostik einer operativen Therapie zugeführt werden, wenn sich der Patient in einem operationsfähigen Zustand befindet.

52.4 Operation oder Beobachtung bei asymptomatischen Pankreaszysten: Vorgehen abhängig von der Art der zystischen Pankreasläsion?

Gelingt die Diagnose der Art der zystischen Pankreasläsion, kann bei Abwesenheit von »besorgniserregenden Zeichen« das Vorgehen in Abhängigkeit von der Diagnose stratifiziert werden.

52.4.1 Serös-zystische Neoplasien (SCN)

Eine maligne Entartung serös-zystischer Neoplasien (SCN) gilt als Seltenheit, sodass bei sicherer Diagnosestellung in der Bildgebung bei Abwesenheit von Symptomen oder Kompression von Nachbarstrukturen auch bei großen SCN (Kimura et al. 2012) keine Resektion erfolgen sollte. Die Diagnosestellung mittels Bildgebung gelingt aufgrund der typischen morphologischen Kriterien in der CT oder MRT insbesondere für mikrozystische SCN, sodass bei dieser Variante die Entscheidung zur Beobachtung alleine aufgrund der Bildgebung erfolgen kann. Auch bei makro- und polyzystischen SCN kann die Diagnose alleine mittels Bildgebung gelingen, jedoch kann die Differenzierung zu MCN und BD-IPMN erschwert sein. Bleibt eine Restunsicherheit in der Bildgebung, kann eine EUS-gesteuerte Punktion mit Zytologie und Bestimmung von Amylase und CEA helfen, eine seröse von einer muzinösen Zyste zu unterscheiden (Brugge et al. 2004). Bei gesicherter Diagnose einer SCN ohne Symptome und ohne »besorgniserregende« oder »Hochrisikozeichen« wird eine Beobachtung empfohlen. Klare Empfehlungen über Nachsorgemodalitäten und Intervalle gibt es nicht. Die klinische Verlaufskontrolle erfolgt, um durch die Zyste verursachte Symptome zu erkennen, ferner kann eine Nachsorge mittels transabdominellem Ultraschall oder Schnittbildgebung in 1- bis 2-jährlichen Abständen erfolgen, um eine Wachstumsdynamik zu erkennen (Bassi et al. 2003; Kimura et al. 2012).

52.4.2 Solid-pseudopapilläre Neoplasien (SPN)

Die seltene solid-pseudopapilläre Neoplasie (SPN) kommt fast ausschließlich bei Frauen um die 2. bis 3. Lebensdekade vor und zeigt bildgebend initial einen überwiegend soliden, später häufig einen gemischten solide-zystischen Befund. SPNs haben eine niedrige Malignitätsrate, aber 5–15 % entwickeln Metastasen. Nach R0-Resektion haben Patienten mit SPN eine exzellente 5-Jahres-Überlebensrate von 95 % (Krug et al. 2012; Papavramidis u. Papavramidis 2005), sodass bei den jungen Patienten grundsätzlich eine Empfehlung zur Resektion besteht.

52.4.3 Hauptgang-IPMN (MD-IPMN)

Publizierte Daten zu resezierten Hauptgang-IPMN (MD-IPMN) belegen, dass die mediane Malignitätsrate bei 61,6 % und die mediane Rate invasiver MD-IPMN bei 43,1 % liegt (Tanaka et al. 2012). Angesichts dieser hohen Malignitätsrate und der niedrigen Überlebensraten bei dem invasiven Pankreaskarzinom wird für alle gesicherten MD-IPMN bei operationsfähigen Patienten eine Resektion empfohlen. Allerdings wird in der jüngsten internationalen Konsensusempfehlung erst ab einer Erweiterung des Hauptgangs ≥ 10 mm zu einer sofortigen Resektion geraten, während eine Erweiterung auf 5–9 mm nur als »besorgniserregend« eingeschätzt wird. Bis heute gibt es keine konsistenten und zuverlässigen Faktoren zur Vorhersage der Malignität von MD-IPMN. Im Falle einer den ganzen Pankreasgang betreffenden Dilatation des Hauptganges wird eine vorsichtige Evaluation ggf. mit einer ERCP empfohlen. Bei einigen Patienten mit einer diffusen Pankreasgangdilatation kann auch eine chronische Pankreatitis oder Papillensklerose vorliegen. In solchen Fällen hilft bereits der Nachweis einer dilatierten »Fischmaulpapille« mit Hervortreten von Muzin oder der Nachweis wandständiger Knoten im Hauptgang mittels ERCP oder EUS zur Diagnosesicherung der IPMN.

52.4.4 Muzinös-zystische Neoplasie (MCN)

Muzinös-zystische Neoplasien (MCN) sind prämaligne Läsionen, die in 15–25 % der Fälle bei Resektion schon invasive Karzinome zeigen. Aufgrund des Malignitätsrisikos sollten operationsfähige Patienten immer einer Resektion zugeführt werden (Crippa et al. 2008). Das Vorliegen von Malignität in MCN mit einer Zystengröße < 4 cm ohne intramurale Knoten ist gering, sodass bei älteren Patienten mit Komorbiditäten auch eine Verlaufsbeobachtung möglich ist.

52.5 Operation oder Beobachtung bei asymptomatischen Pankreaszysten: Vorgehen bei Seitengang-IPMN (BD-IPMN)?

Die größten Unsicherheiten über das richtige Vorgehen liegen bei Seitengang-IPMN (BD-IPMN) vor. Resezierte BD-IPMN zeigen in den Publikationen eine mittlere Malignitätsrate von 25,5 % (6,3–46,5 %) und eine mittlere

52

Häufigkeit invasiver Karzinome von 17,7 % (1,4–36,7 %) (Tanaka et al. 2012). Diese berichteten Inzidenzen liegen möglicherweise für die Gesamtheit der BD-IPMN etwas zu hoch, da die Zahlen in der Regel aus retrospektiven Fallserien mit einer Überrepräsentation von symptomatischen und suspekten BD-IPMN stammen. Lediglich eine kürzlich publizierte Fallserie (Fritz et al. 2012) konnte in einer retrospektiven Subgruppenanalyse auch bei BD-IPMN ohne suspekte Befunde in 24,6 % Malignität nachweisen. Diese Daten legen nahe, dass bei Patienten mit der gesicherten Diagnose eines BD-IPMN die Resektion grundsätzlich in die therapeutischen Erwägungen einbezogen werden muss. Gegen eine generelle Empfehlung zur Resektion von BD-IPMN spricht, dass diese Läsionen gehäuft in fortgeschrittenem Lebensalter (6. bis 7. Dekade) auftreten und eine jährliche Malignitätsrate von nur 2–3 % (Kang et al. 2011) zeigen. Wie oben erwähnt zeigen verschiedene Studien Prävalenzen von Pankreaszysten im Alter > 70 Jahren von 10–37 %. Dabei wurde berichtet, dass 8 % (de Jong et al. 2010) bis 34,6 % (Zhang et al. 2002) dieser Zysten mit dem Pankreasgang kommunizieren, sodass es sich potenziell um BD-IPMN handelt. Bei einer generellen Empfehlung zur Resektion von BD-IPMN müssten u. U. bis zu 10 % der Bevölkerung über 70 Jahre einer Pankreasresektion zugeführt werden. Da zudem unklar ist, in welchem Zeitfenster und mit welcher Häufigkeit es zu einer malignen Entartung von BD-IPMN kommt, muss die Entscheidung zwischen Beobachtung oder Resektion individualisiert erfolgen.

Mit genau dieser Aufgabe haben sich die bereits oben erwähnten internationalen Konsensuskonferenzen beschäftigt (Tanaka et al. 2006, 2012), deren Empfehlungen nachfolgend diskutiert werden.

52.5.1 Indikationen für ein initiales operatives Vorgehen bei BD-IPMN

Bei BD-IPMN mit »Hochrisikozeichen« (◘ Tab. 52.1) besteht bei operationsfähigen Patienten ohne weitere Abklärung eine Indikation zur Resektion.

Liegen »besorgniserregende Zeichen« (◘ Tab. 52.1) vor, sollte eine weiterführende Bildgebung mittels EUS und bei Unklarheiten ggf. auch mit einer EUS-gesteuerten Zystenpunktion mit Zytologie und CEA-Bestimmung erfolgen. Die Entscheidung zur Operation oder Verlaufsbeobachtung muss dann abhängig von Patientenfaktoren (Alter, Komorbiditäten, Patientenwunsch und familiäre Belastung), von zystenabhängigen Faktoren und auch der Lokalisation im Pankreas individualisiert werden.

Bei Vorliegen »besorgniserregender Zeichen« bei operationsfähigen Patienten ohne größere Komorbiditäten wird man eine Resektion empfehlen, insbesondere wenn sich die Läsion zudem noch an einer günstigen Lokalisation für eine Resektion (z. B. im Pankreasschwanz) befindet. Eine Zystengröße über 3 cm korreliert als alleiniges Merkmal schlechter mit Malignität als das Vorhandensein von intramuralen Knoten oder einer »positiven Zytologie« aus der Zystenflüssigkeit (Schmidt et al. 2007). Aus diesen Gründen kann bei älteren Patienten auch bei derartig großen Zysten bei gleichzeitigem Fehlen weiterer »besorgniserregender Zeichen« eine kurzfristige Verlaufsbeobachtung empfohlen werden. Kürzlich wurde in einer Fallserie gezeigt, dass erhöhte CA-19-9-Spiegel im Serum möglicherweise invasive von benignen BD-IPMN unterscheiden (Fritz et al. 2011), sodass der Nutzen in weiteren kontrollierten Studien geprüft werden sollte.

Jüngeren Patienten mit einem Lebensalter unter 65 Jahren und einer Zystengröße von über 2 cm kann bei entsprechender Operationsfähigkeit und günstiger Zystenlokalisation (z. B. im Pankreasschwanz) alternativ zur Verlaufskontrolle eine initiale Resektion angeboten werden (Weinberg et al. 2010). Hierbei handelt es sich jedoch um eine umstrittene Empfehlung, bei der patientenspezifische Faktoren und insbesondere auch der Wunsch des Patienten eine Rolle spielen und die ausführlich mit dem Patienten besprochen werden muss.

Bei Hochrisiko-Individuen (HRI) aus Familien mit einem familiären Pankreaskarzinom gehören z. T. multipel auftretende BD-IPMN zum Phänotyp der Bauchspeicheldrüse (Bartsch et al. 2013, 2012). Bei diesen Patienten besteht eine besondere Situation, sodass ein Screening grundsätzlich in spezialisierten Zentren im Rahmen von Studien und Registern durchgeführt werden sollte (http://www.fapaca.de) (Bartsch et al. 2012).

52.5.2 Verlaufsbeobachtung von BD-IPMN

Bei Patienten ohne »besorgniserregende« oder »Hochrisikozeichen« sollte die Verlaufskontrolle abhängig vom Durchmesser der größten Zyste erfolgen. Zysten, die kleiner als 1 cm sind, sollten alle 2–3 Jahre mittels MRT/MRCP nachverfolgt werden. Zysten mit einer Größe von 1–2 cm sollten im jährlichen Intervall kontrolliert werden. Wenn nach 2 Jahren keine »besorgniserregenden Zeichen« auftreten, kann das Intervall verlängert werden.

Zysten mit einer Größe von 2–3 cm sollten initial alle 3–6 Monate mit MRT und EUS kontrolliert werden. Dabei sind diese zwei Verfahren als ergänzend anstatt als konkurrierend anzusehen. Im Anschluss kann das Intervall verlängert werden. Bei Zysten mit einer Größe über 3 cm oder unklaren EUS-Befunden, bei denen man sich gegen eine primäre Operation entschieden hat, sollte initial eine

Kontrolle alle 3–6 Monate mit MRT und EUS im Wechsel erfolgen.

In der Verlaufsbeobachtung ist insbesondere auf das Auftreten von »besorgniserregenden« und »Hochrisikozeichen« (◘ Tab. 52.1) oder zusätzlichen Symptomen zu achten. Dazu zählen das Auftreten zystenspezifischer Symptome wie z. B. abdominelle Schmerzen, Gewichtsverlust (> 5 % des Körpergewichtes), Pankreatitis, Entgleisung oder Neuauftreten von Diabetes mellitus sowie Ikterus (Pelaez-Luna et al. 2007; Rodriguez et al. 2007). Ein rasches Zystenwachstum sollte ebenfalls als warnendes Zeichen eingestuft werden, insbesondere wenn die Vergrößerung der Zysten über 2 mm pro Jahr beträgt (Kang et al. 2011).

Sollten im Verlauf »besorgniserregende« und »Hochrisikozeichen« auftreten, wird man bei operationsfähigen Patienten eine Resektion empfehlen. Treten zystenspezifische Symptome auf, sollte wie oben beschrieben eine detaillierte Aufarbeitung der Zyste mittels EUS und ggf. Zystenpunktion erfolgen. Ferner sollten die Intervalle in der Verlaufskontrolle wieder verkürzt werden.

Bleiben BD-IPMN über lange Zeit stabil, ist unklar, ob die Intervalle gefahrlos auf 2 Jahre verlängert werden können oder sogar auf eine Verlaufskontrolle verzichtet werden kann (Tanaka et al. 2012). Wegen des Malignitätsrisikos der IPMN empfehlen wir grundsätzlich auch bei längerer Stabilität der Befunde eine Verlaufskontrolle, solange beim Patienten Operationsfähigkeit besteht und sich aus Änderungen Konsequenzen ergeben würden. BD-IPMN kommen in 25–41 % der Fälle (Rodriguez et al. 2007; Schmidt et al. 2007) multifokal vor. Jüngste Fallserien bestätigen, dass es keinen Unterschied in der Prävalenz der malignen Entartung zwischen solitären und multifokalen BD-IPMN gibt (Mori et al. 2012). Die Empfehlungen für multifokale BD-IPMN entsprechen somit denen für solitäre BD-IPMN (Tanaka et al. 2012).

Im Rahmen der Verlaufskontrolle von Patienten mit BD-IPMN sollte das Augenmerk nicht nur auf Veränderungen der Zysten gelegt werden. Verschiedene Untersuchungen zeigen, dass Patienten mit BD-IPMN ein erhöhtes Risiko für das Auftreten synchroner oder metachroner solider Adenokarzinome an einer anderen Stelle im Pankreas haben. So entstand in der Studie von Uehara und Mitarbeiter (2008) bei 8 % der Patienten mit BD-IPMN ein Adenokarzinom des Pankreas unabhängig von der kontrollierten Zyste, während nur 3 % ein Karzinom im BD-IPMN entwickelten. Eine weitere Fallserie an 236 japanischen BD-IPMN-Patienten berichtete sogar über 9,3 % synchrone und metachrone duktale Adenokarzinome, die an einer anderen Stelle im Pankreas gefunden wurden (Ingkakul et al. 2010).

52

Literatur

Bartsch DK, Dietzel K, Bargello M et al (2013) Multiple small »imaging« branch-duct type intraductal papillary mucinous neoplasms (IPMNs) in familial pancreatic cancer: indicator for concomitant high grade pancreatic intraepithelial neoplasia? Fam Cancer 12: 89–96

Bartsch DK, Gress TM, Langer P (2012) Familial pancreatic cancer – current knowledge. Nat Rev Gastroenterol Hepatol 9: 445–453

Bassi C, Salvia R, Molinari E et al (2003) Management of 100 consecutive cases of pancreatic serous cystadenoma: wait for symptoms and see at imaging or vice versa? World J Surg 27: 319–323

Berland LL, Silverman SG, Gore RM et al (2010) Managing incidental findings on abdominal CT: white paper of the ACR incidental findings committee. J Am Coll Radiol 7: 754–773

Brugge WR, Lewandrowski K, Lee-Lewandrowski E et al (2004) Diagnosis of pancreatic cystic neoplasms: a report of the cooperative pancreatic cyst study. Gastroenterology 126: 1330–1336

Canto MI, Hruban RH, Fishman EK et al (2012) Frequent detection of pancreatic lesions in asymptomatic high-risk individuals. Gastroenterology 142: 796–804

Cizginer S, Turner B, Bilge AR et al (2011) Cyst fluid carcinoembryonic antigen is an accurate diagnostic marker of pancreatic mucinous cysts. Pancreas 40: 1024–1028

Correa-Gallego C, Ferrone CR, Thayer SP et al (2010) Incidental pancreatic cysts: do we really know what we are watching? Pancreatology 10: 144–150

Crippa S, Salvia R, Warshaw AL et al (2008) Mucinous cystic neoplasm of the pancreas is not an aggressive entity: lessons from 163 resected patients. Ann Surg 247: 571–579

de Jong K, Nio CY, Hermans JJ et al (2010) High prevalence of pancreatic cysts detected by screening magnetic resonance imaging examinations. Clin Gastroenterol Hepatol 8: 806–811

de Jong K, Poley JW, van Hooft JE et al (2011) Endoscopic ultrasound-guided fine-needle aspiration of pancreatic cystic lesions provides inadequate material for cytology and laboratory analysis: initial results from a prospective study. Endoscopy 43: 585–590

de Jong K, van Hooft JE, Nio CY et al (2012) Accuracy of preoperative workup in a prospective series of surgically resected cystic pancreatic lesions. Scand J Gastroenterol 8–9: 1056–1063

Fritz S, Hackert T, Hinz U et al (2011) Role of serum carbohydrate antigen 19-9 and carcinoembryonic antigen in distinguishing between benign and invasive intraductal papillary mucinous neoplasm of the pancreas. Br J Surg 98: 104–110

Fritz S, Klauss M, Bergmann F et al (2012) Small (Sendai negative) branch-duct IPMNs: not harmless. Ann Surg 256: 313–320

Ingkakul T, Sadakari Y, Ienaga J et al (2010) Predictors of the presence of concomitant invasive ductal carcinoma in intraductal papillary mucinous neoplasm of the pancreas. Ann Surg 251: 70–75

Kang MJ, Jang JY, Kim SJ et al (2011) Cyst growth rate predicts malignancy in patients with branch duct intraductal papillary mucinous neoplasms. Clin Gastroenterol Hepatol 9: 87–93

Kimura W, Moriya T, Hirai I et al (2012) Multicenter study of serous cystic neoplasm of the Japan pancreas society. Pancreas 41: 380–387

Krug S, Bartsch DK, Schober M et al (2012) Successful selective internal radiotherapy (SIRT) in a patient with a malignant solid pseudopapillary pancreatic neoplasm (SPN). Pancreatology 12: 423–427

Mori Y, Ohtsuka T, Kono H et al (2012) Management strategy for multifocal branch duct intraductal papillary mucinous neoplasms of the pancreas. Pancreas 41: 1008–1012

Papavramidis T, Papavramidis S (2005) Solid pseudopapillary tumors of the pancreas: review of 718 patients reported in English literature. J Am Coll Surg 200: 965–972

Park WG, Mascarenhas R, Palaez-Luna M et al (2011) Diagnostic performance of cyst fluid carcinoembryonic antigen and amylase in histologically confirmed pancreatic cysts. Pancreas 40: 42–45

Pelaez-Luna M, Chari ST, Smyrk TC et al (2007) Do consensus indications for resection in branch duct intraductal papillary mucinous neoplasm predict malignancy? A study of 147 patients. Am J Gastroenterol 102: 1759–1764

Rodriguez JR, Salvia R, Crippa S et al (2007) Branch-duct intraductal papillary mucinous neoplasms: observations in 145 patients who underwent resection. Gastroenterology 133: 72–79

Schmidt CM, White PB, Waters JA et al (2007) Intraductal papillary mucinous neoplasms: predictors of malignant and invasive pathology. Ann Surg 246: 644–651

Tanaka M, Chari S, Adsay V et al (2006) International consensus guidelines for management of intraductal papillary mucinous neoplasms and mucinous cystic neoplasms of the pancreas. Pancreatology 6: 17–32

Tanaka M, Fernandez-Del Castillo C, Adsay V et al (2012) International consensus guidelines 2012 for the management of IPMN and MCN of the pancreas. Pancreatology 12: 183–197

Uehara H, Nakaizumi A, Ishikawa O et al (2008) Development of ductal carcinoma of the pancreas during follow-up of branch duct intraductal papillary mucinous neoplasm of the pancreas. Gut 57: 1561–1565

Weinberg BM, Spiegel BM, Tomlinson JS et al (2010) Asymptomatic pancreatic cystic neoplasms: maximizing survival and quality of life using Markov-based clinical nomograms. Gastroenterology 138: 531–540

Zhang XM, Mitchell DG, Dohke M et al (2002) Pancreatic cysts: depiction on single-shot fast spin-echo MR images. Radiology 223: 547–553

Indikationen zur operativen Therapie zystischer Pankreasneoplasien

Stefan Fritz, Jens Werner

H. G. Beger et al. (Hrsg.), *Erkrankungen des Pankreas*,
DOI 10.1007/978-3-642-37964-2_53, © Springer-Verlag Berlin Heidelberg 2013

Bei den meisten zystischen Neoplasien des Pankreas ist aufgrund des signifikanten Malignitätsrisikos eine chirurgische Resektion des Tumors indiziert. So sollten alle muzinös-zystischen Neoplasien (MCN) und alle solid-papillären Tumoren wenn möglich reseziert werden. Zudem wird empfohlen, alle intraduktalen papillär-muzinösen Neoplasien (IPMN) vom Haupt- und Mischtyp und die meisten Seitengang-IPMN zu operieren. Lediglich kleine, asymptomatische Seitengang-IPMN von einem Durchmesser von weniger als 1,5–2 cm ohne radiologisch malignitätsverdächtige Merkmale sowie kleinere, asymptomatische serös-zystische Neoplasien können in regelmäßigen Abständen durch bildgebende Verfahren verlaufskontrolliert werden. Bei Größenprogredienz, Auftreten einer klinischen Symptomatik oder bildmorphologisch unklarer Diagnose sollten jedoch auch diese chirurgisch angegangen werden.

Zystische Läsionen des Pankreas haben eine weitaus höhere Inzidenz als ehemals angenommen und werden in den letzten Jahren mithilfe moderner abdomineller Bildgebungsverfahren immer häufiger diagnostiziert (Fritz et al. 2009). Während Pseudozysten, welche als Residuen im Rahmen einer akuten oder chronischen Pankreatitis auftreten, die häufigsten zystischen Läsionen ausmachen und primär benigne sind, treten seltener zystische Neoplasien auf, welche ein signifikantes Malignitätspotenzial besitzen. Zystische Neoplasien des Pankreas müssen daher streng von Pseudozysten unterschieden werden. In vielen Fällen ist eine Differenzierung der verschiedenen Tumorentitäten präoperativ schwierig, sodass erst am Operationspräparat nach histologischer Aufarbeitung die Diagnose gestellt werden kann (Correa-Gallego et al. 2010). Zu den wichtigsten zystischen Neoplasien des Pankreas zählen sogenannte intraduktale papillär-muzinöse Neoplasien des Pankreas (IPMN), muzinös-zystische Neoplasien (MCN), serös-zystische Neoplasien (SCN) und der solid-pseudopapilläre Tumor des Pankreas (SPT). Für die Indikation zur Operation und die Festlegung der chirurgischen Resektionstechnik ist das Malignitätsrisiko ausschlaggebend. Bei hohem Entartungsrisiko sollte eine onkologische Resektion mit entsprechender Lymphadenektomie angestrebt werden, während bei gutartigen zystischen Läsionen oftmals eine lokal limitierte Resektion wie beispielsweise eine Enukleation oder Pankreassegmentresektion ausreichend ist.

53.1 Intraduktale papillär-muzinöse Neoplasien des Pankreas (IPMN)

Die häufigsten zystischen Neoplasien des Pankreas stellen IPMN dar. IPMN sind gekennzeichnet durch Muzinproduktion und intraduktales papilläres Wachstum des Gangepithels (Fernandez-del Castillo u. Adsay 2010). IPMN können vom Pankreashauptgang, von seinen Seitenästen oder von beiden ausgehen (sog. Mischtyp) (Tanaka et al. 2006). Obwohl die meisten IPMN primär benigne sind, geht man heute davon aus, dass sie einer Adenom-Karzinom-Sequenz unterliegen. In einer aktuellen Metaanalyse wurde gezeigt, dass Hauptgang- und Mischtyp-IPMN ein Malignitätsrisiko von etwa 60 % aufweisen, während Seitengang-IPMN ein Entartungsrisiko von ungefähr 25 % (Tanaka et al. 2012) beinhalten. IPMN können alle Dysplasiegrade vom Adenom mit niedriggradiger Epitheldysplasie bis hin zum invasiv wachsenden Karzinom aufweisen, nicht selten in ein und demselben chirurgischen Resektat (Sohn et al. 2004).

Bezüglich der Indikation zur chirurgischen Resektion richten sich heute die meisten Chirurgen nach den sogenannten Sendai-Kriterien. Nach einer Konsensuskonferenz einer internationalen Arbeitsgruppe von Experten wurden 2006 Therapieleitlinien für IPMN und MCN formuliert (Tanaka et al. 2006). Im Jahr 2012 wurden die Leitlinien aktualisiert und nach den neuesten wissenschaftlichen Erkenntnissen modifiziert (Tanaka et al. 2012). Aufgrund des hohen Risikos einer malignen Transformation empfiehlt man heute bei allen Hauptgang- und Mischtyp-IPMN unabhängig von ihrer Lokalisation eine chirurgische Resektion. Ziel der Operation ist die chirurgische

R0-Resektion. Da IPMN ähnlich wie duktale Adenokarzinome überwiegend im Pankreaskopf lokalisiert sind, ist die Pankreatikoduodenektomie (Whipple-Operation) der häufigste Eingriff. Bei Lokalisation der Zyste im Pankreasschwanz ist eine Pankreaslinksresektion, gegebenenfalls mit Splenektomie, indiziert. Bei multifokaler IPMN sollte in Abhängigkeit vom Allgemeinzustand des Patienten eine totale Pankreatektomie in Erwägung gezogen werden. Die technischen Aspekte der chirurgischen Resektion werden in ▶ Kapitel 54–59 erläutert.

Während bei Hauptgang-IPMN international und weltweit ein Konsensus besteht, ist das therapeutische Vorgehen bei Seitengang-IPMN umstritten. Bei einem insgesamt geringeren Malignitätsrisiko muss hier sorgfältig zwischen dem malignen Potenzial des Tumors und dem Operationsrisiko abgewogen werden (Rodriguez et al. 2007). Die Sendai-Kriterien von 2006 legen nahe, dass asymptomatische Seitengang-IPMN von weniger als 3 cm Durchmesser ohne Dilatation des Pankreashauptgangs und ohne wandständige Knoten konservativ behandelt werden können (Tanaka et al. 2006). In der aktualisierten Version der Sendai-Kriterien wurden weitere Risikofaktoren für eine maligne Transformation, wie beispielsweise eine schnelle Größenzunahme der Zyste oder hochgradige Epitheldysplasien in zytologischen Untersuchungen, hinzugefügt. Zudem kann nach den neuen Leitlinien auch bei jüngeren Patienten aufgrund des Risikos einer malignen Entartung über die Zeit eine chirurgische Resektion bei einem Zystendurchmesser von 2–3 cm erwogen werden (Tanaka et al. 2012).

In den letzten Jahren wurden jedoch mehrere Fallserien publiziert, die zeigen, dass auch kleine Seitengang-IPMN histologisch hochgradige Epitheldysplasien oder sogar invasives Karzinomwachstum aufweisen können und dass keine gute Korrelation zwischen den oben genannten Risikofaktoren und maligner Entartung besteht (Fritz et al. 2012; Jang et al. 2008; Weinberg et al. 2010). Zudem können Seitengang-IPMN multifokal im gesamten Pankreas auftreten und haben dann ebenfalls ein erhöhtes Karzinomrisiko (Fritz et al. 2012). Zusammengefasst zeigen eine Reihe von Publikationen, dass keines der genannten Sendai-Kriterien Malignität bei Seitengang-IPMN sicher ausschließen kann, sodass heute einige Zentren die Verlaufsbeobachtung nur bei einem Zystendurchmesser von weniger als 1,5–2 cm empfehlen oder im Falle eines hohen Operationsrisikos bei relevanter Komorbidität. Zudem sollte auch das Lebensalter des Patienten berücksichtigt werden. Da die Tumorprogression bei Seitengang-IPMN insgesamt eher als langsam einzuschätzen ist, kann bei fortgeschrittenem Lebensalter und asymptomatischer, kleiner Zyste in vielen Fällen primär auf eine Resektion verzichtet werden (Werner et al. 2012).

53.2 Muzinös-zystische Neoplasien (MCN)

Muzinös-zystische Neoplasien (MCN) treten vor allem bei perimenopausalen Frauen mit einem Durchschnittsalter von 48 Jahren auf, sind vorwiegend im Pankreaskorpus oder -schwanz lokalisiert (> 90 %) und histologisch gekennzeichnet durch das sogenannte »ovarielle« Stroma. Im Gegensatz zu Seitengang-IPMN besteht bei MCN in der Regel keine Verbindung zum Pankreasgangsystem. MCN sind überwiegend gutartig, können jedoch ähnlich wie IPMN einer Adenom-Karzinom-Sequenz unterliegen, sodass in ca. 15 % aller Fälle zum Zeitpunkt der Diagnose eine invasive Komponente gefunden wird (Reddy et al. 2004). Patienten, bei denen histologisch eine Malignität gefunden wird, sind etwa 10 Jahre älter als Patienten mit benignen MCN (Crippa et al. 2008; Sarr et al. 2000), sodass von einer Krankheitsprogression über die Zeit ausgegangen werden muss. Bei Diagnose eines MCN wird generell eine chirurgische Resektion empfohlen, da die betroffenen Patienten meist verhältnismäßig jung sind und eine Verlaufsbeobachtung über Jahre eine große Zahl von Follow-up-Untersuchungen erforderlich machen würde. Zudem ist der natürliche Krankheitsverlauf bis heute unbekannt, sodass nicht ausgeschlossen werden kann, dass jede MCN im Laufe der Zeit maligne entartet. Eine konservative Therapie sollte daher nur in Ausnahmefällen bei älteren Patienten mit multipler Komorbidität in Betracht gezogen werden (Reddy et al. 2004). Da MCN meist im Pankreasschwanz lokalisiert sind, kann häufig eine technisch unproblematische distale Pankreatektomie durchgeführt werden, was heute in spezialisierten Zentren mit einer geringen Morbidität und Mortalität möglich ist. Sofern der Tumor komplett entfernt werden kann und keine Invasion der Tumorwand in das umgebende Gewebe besteht, ist die Prognose mit einer 5-Jahres-Überlebensrate von ca. 95 % hervorragend. Erfolgte die chirurgische Resektion in sano, so gilt die Erkrankung als geheilt (Tanaka et al. 2012).

53.3 Serös-zystische Neoplasien (SCN)

Im Gegensatz zu muzinös-zystischen Neoplasien des Pankreas besitzen serös-zystische kein signifikantes Malignitätspotenzial. SCN sind vorzugsweise im Pankreaskorpus und -schwanz lokalisiert, treten häufiger bei Frauen als bei Männern auf und zeigen einen Altersgipfel um das 60. Lebensjahr. Bildmorphologisch imponieren SCN als mikro- oder makrozystische Läsionen mit einer schwammartigen Struktur. Histopathologisch sind sie durch kuboidale, glykogenreiche, epitheliale Zellen gekennzeichnet. Eine maligne Transformation mit Auftreten von einem serösen Zystadenokarzinom ist nur in Einzelfällen beschrieben (Matsumoto et al. 2005). Serös-zystische Neoplasien lassen sich bildmorphologisch meist gut von muzinös-zystischen Tumoren unterscheiden. Ist der Patient asymptomatisch und liegen radiologisch keine malignitätsverdächtigen Merkmale vor, so kann bei SCN von weniger als 3 cm Durchmesser auf eine Operation verzichtet werden. Ist die Diagnose jedoch unklar, eine weiterführende Diagnostik z. B. mittels endoskopischem Ultraschall nicht wegweisend oder liegt eine klinische Symptomatik oder Größenprogredienz der Läsion vor, so sollte die Indikation zur Resektion großzügig gestellt werden.

53.4 Solid-pseudopapillärer Tumor (SPT)

Der solid-pseudopapilläre Tumor des Pankreas (SPT), auch als Frantz-Tumor bezeichnet, zählt ebenfalls zu den zystischen Neoplasien des Pankreas und gilt als Rarität. Er tritt vorwiegend bei jungen Frauen mit einem Durchschnittsalter von 30 Jahren auf und ist meist im Schwanz der Bauchspeicheldrüse lokalisiert. Der SPT hat im Allgemeinen ein geringes Malignitätspotenzial, in bis zu 20 % der Fälle zeigt sich jedoch ein infiltrierendes Tumorwachstum (Santini et al. 2006). Der SPT kann durch eine komplette chirurgische Resektion in den allermeisten Fällen vollständig geheilt werden. Während Metastasen eines SPT in anderen Organen in etwa 5 % der Fälle gefunden werden, tritt im Gegensatz zu anderen malignen Pankreastumoren nur selten ein lokaler Lymphknotenbefall auf.

Literatur

Correa-Gallego C, Ferrone CR, Thayer SP, Wargo JA, Warshaw AL, Fernandez-del Castillo C (2010) Incidental pancreatic cysts: do we really know what we are watching? Pancreatology 10: 144–150

Crippa S, Salvia R, Warshaw AL, Dominguez I, Bassi C, Falconi M, Thayer SP, Zamboni G, Lauwers GY, Mino-Kenudson M, Capelli P, Pederzoli P, Castillo CF (2008) Mucinous cystic neoplasm of the pancreas is not an aggressive entity: lessons from 163 resected patients. Ann Surg 247: 571–579

Fernandez-del Castillo C, Adsay NV (2010) Intraductal papillary mucinous neoplasms of the pancreas. Gastroenterology 139: 708–713, e701–702

Fritz S, Klauss M, Bergmann F, Hackert T, Hartwig W, Strobel O, Bundy BD, Buchler MW, Werner J (2012) Small (Sendai negative) branch-duct IPMNs: not harmless. Ann Surg 256: 313–320

Fritz S, Schirren M, Klauss M, Bergmann F, Hackert T, Hartwig W, Strobel O, Grenacher L, Buchler MW, Werner J (2012) Clinicopathologic characteristics of patients with resected multifocal intraductal papillary mucinous neoplasm of the pancreas. Surgery 152: 74–80

Fritz S, Warshaw AL, Thayer SP (2009) Management of mucin-producing cystic neoplasms of the pancreas. Oncologist 14: 125–136

Jang JY, Kim SW, Lee SE, Yang SH, Lee KU, Lee YJ, Kim SC, Han DJ, Choi DW, Choi SH, Heo JS, Cho BH, Yu HC, Yoon DS, Lee WJ, Lee HE, Kang GH, Lee JM (2008) Treatment guidelines for branch duct type intraductal papillary mucinous neoplasms of the pancreas: when can we operate or observe? Ann Surg Oncol 15: 199–205

Matsumoto T, Hirano S, Yada K, Shibata K, Sasaki A, Kamimura T, Ohta M, Kitano S, Kashima K (2005) Malignant serous cystic neoplasm of the pancreas: report of a case and review of the literature. J Clin Gastroenterol 39: 253–256

Reddy RP, Smyrk TC, Zapiach M, Levy MJ, Pearson RK, Clain JE, Farnell MB, Sarr MG, Chari ST (2004) Pancreatic mucinous cystic neoplasm defined by ovarian stroma: demographics, clinical features, and prevalence of cancer. Clin Gastroenterol Hepatol 2: 1026–1031

Rodriguez JR, Salvia R, Crippa S, Warshaw AL, Bassi C, Falconi M, Thayer SP, Lauwers GY, Capelli P, Mino-Kenudson M, Razo O, McGrath D, Pederzoli P, Fernandez-del Castillo C (2007) Branch-duct intraductal papillary mucinous neoplasms: observations in 145 patients who underwent resection. Gastroenterology 133: 72–79; quiz 309–310

Santini D, Poli F, Lega S (2006) Solid-papillary tumors of the pancreas: histopathology. Jop 7: 131–136

Sarr MG, Carpenter HA, Prabhakar LP, Orchard TF, Hughes S, van Heerden JA, DiMagno EP (2000) Clinical and pathologic correlation of 84 mucinous cystic neoplasms of the pancreas: can one reliably differentiate benign from malignant (or premalignant) neoplasms? Ann Surg 231: 205–212

Sohn TA, Yeo CJ, Cameron JL, Hruban RH, Fukushima N, Campbell KA, Lillemoe KD (2004) Intraductal papillary mucinous neoplasms of the pancreas: an updated experience. Ann Surg 239: 788–797; discussion 797–789

Tanaka M, Chari S, Adsay V, Fernandez-del Castillo C, Falconi M, Shimizu M, Yamaguchi K, Yamao K, Matsuno S (2006) International consensus guidelines for management of intraductal papillary mucinous neoplasms and mucinous cystic neoplasms of the pancreas. Pancreatology 6: 17–32

Tanaka M, Fernandez-del Castillo C, Adsay V, Chari S, Falconi M, Jang JY, Kimura W, Levy P, Pitman MB, Schmidt CM, Shimizu M, Wolfgang CL, Yamaguchi K, Yamao K (2012) International consensus guidelines 2012 for the management of IPMN and MCN of the pancreas. Pancreatology 12: 183–197

Weinberg BM, Spiegel BM, Tomlinson JS, Farrell JJ (2010) Asymptomatic pancreatic cystic neoplasms: maximizing survival and quality of life using Markov-based clinical nomograms. Gastroenterology 138: 531–540

Werner J, Fritz S, Buchler MW (2012) Intraductal papillary mucinous neoplasms of the pancreas – a surgical disease. Nat Rev Gastroenterol Hepatol 9: 253–259

Organsparende Exstirpation oder große onkologische Operation bei zystischen Pankreasneoplasien?

Hans G. Beger, Bettina M. Rau

H. G. Beger et al. (Hrsg.), *Erkrankungen des Pankreas*,
DOI 10.1007/978-3-642-37964-2_54, © Springer-Verlag Berlin Heidelberg 2013

Zystische Neoplasien des Pankreas, die persistierende Symptome verursachen, stellen eine Indikation zur operativen Therapie dar. Zystische Tumoren, die über 4 cm groß sind, rasches Tumorwachstum zeigen, eine Pankreashauptgang-Dilatation über 5–9 mm verursachen, Tumorknoten und Wandverdickungen aufweisen sowie Zeichen eines malignen Tumors präsentieren, sind operationspflichtig. Bei asymptomatischen zystischen Tumoren, die zufällig gefunden werden, wird ein Wechsel vom Überwachungsprotokoll zur operativen Therapie empfohlen, bei IPMN-Hauptgangtumoren und allen MCN- und SPsN-Läsionen, wenn die Patienten für einen chirurgischen Eingriff fit sind. Die Vorteile einer limitierten Tumorexstirpation im Vergleich zur onkologischen Multiorganresektion sind durch prospektive kontrollierte und Fallkontrollstudien für die Mittelsegmentresektion und die duodenumerhaltende totale Pankreaskopfresektion belegt.

54.1 Einleitung

Gutartige Tumoren der Bauchspeicheldrüse sind überwiegend zystische oder neuroendokrine Adenome. Zystische Neoplasien werden durch die Anwendung von EUS, MDCT, MRT und MRCP zunehmend häufiger diagnostiziert; bis zu 50 % der diagnostizierten zystischen Tumoren werden zufällig als asymptomatische Neoplasien als Begleitbefund diagnostiziert. Die häufigsten zystischen Neoplasien sind intraduktale papillär-muzinöse Neoplasien (IPMN), serös-zystische Adenome (SCA) und muzinös-zystische Neoplasien (MCN) (Compagno u. Oertel 1978; Ohashi et al. 1982; Formentini et al. 2000). Für IPMN, MCN und serös-pseudopapilläre Tumoren (SPsN) gilt eine unterschiedlich häufig beobachtete maligne Transformation (Al-Refaie et al. 2006). Für IPMN, die sich aus dem Pankreashauptgangepithel entwickeln, sind in großen Serien zwischen 46 % und 72 % Karzinome (Carcinoma in situ und fortgeschrittenes Karzinom) und für Seitenast-IPMN in einer Häufigkeit bis zu 36 % Karzinome gefunden worden (Schmidt et al. 2007; Cellier et al. 1998; Yamao et al. 2000). MCN haben ein Karzinomrisiko von < 25 %. Das Risiko einer malignen Transformation für Hauptgang-IPMN ist mit 63 % als »actuarial risk« berechnet worden und für eine Seitengang-IPMN mit 15 % (Lévy et al. 2006). Synchrone und metachrone Multifokalität ist bei IPMN beobachtet worden; in Operationsresektaten fanden sich bei 14–19 % multifokale Läsionen. BD-IPMN waren mit 29 % häufiger als Hauptgang-IPMN multifokal (Fritz et al. 2012; Ohtsuka et al. 2012; Pelaez-Luna et al. 2007). Die Morphogenese der zystischen Neoplasien zeigt eine Entwicklung vom benignen Adenom mit leichten Dysplasien zu schweren Dysplasien bzw. vom Carcinoma in situ zum invasiven Karzinom. Eine maligne Transformation ist auch bei SPsN belegt; in Resektaten werden bis zu 40 % Karzinome gefunden (Morikawa et al. 2013). Muzinös-zystische Neoplasien treten überwiegend im Pankreaskorpus-Kauda-Bereich und überwiegend bei jüngeren Frauen auf. Bei IPMN-Tumoren besteht eine Prävalenz für das männliche Geschlecht. Zystische Neoplasien, die den Patienten persistierende Symptome verursachen (allgemeine Oberbauchbeschwerden, Schmerzen im Oberbauch, Episoden akuter Pankreatitis, Oberbauchbeschwerden in den Rücken ausstrahlend, Gewichtsabnahme und Brechreiz sowie plötzlich auftretender Diabetes mellitus) sollten, wenn ein guter Körperzustand des Patienten besteht, immer operiert werden, wenn eine zystische Neoplasie des Pankreas als Krankheitsursache nachgewiesen ist (◘ Tab. 54.1). Die operative Entfernung einer zystischen Neoplasie ist eine Pankreaskarzinom-präventive Therapie, dies gilt auch für die zunehmend größere Zahl von Patienten, bei denen eine zystische Neoplasie zufällig bei einer aus anderen Indikationen durchgeführten abdominellen Untersuchung gefunden wurde (Weinberg et al. 2010). Die Guidelines von zwei internationalen Konsensuskonferenzen zum Vorgehen bei zystischen Neoplasien der Bauchspeicheldrüse empfehlen für Hauptgang-IPMN auch im asymptomatischen Zustand eine chirurgische Entfernung, abhängig vom Fitnesszustand des Patienten (Tanaka et al.

Mit Unterstützung der Stiftung Pankreaskarzinom, Ulm.

Tab. 54.1 Indikation zur operativen Therapie bei zystischen Neoplasien und neuroendokrinen Tumoren des Pankreas

	Klinik	OP-Indikation
IPMN-MD	Persistierende Symptome Asymptomatische Neoplasien	- alle Patienten - alle chirurgisch fitten Patienten - PMD-Dilatation > 5–9 mm
IPMN-BD	Persistierende Symptome Asymptomatische IPMN	- alle Patienten - Zyste > 5 cm bei jungen Patienten - Zyste > 3 cm bei alten Patienten - Zyste rasch wachsend - Zyste mit hochgradigen Dysplasien - Zyste FNA cancer cell positive
MCN*	Persistierende Symptome Asymptomatische Neoplasien	- alle Patienten - alle chirurgisch fitten Patienten - Zyste > 4 cm - Zyste mit muralen Knoten
SCN	Zyste mit persistierenden Symptomen Asymptomatische Neoplasien	- alle Patienten - Zyste > 4 cm Ø - schnellwachsende Zyste
SPsN	Alle Neoplasien bei jungen (< 60 J.) Patienten	
NET**	Neuroendokrine Neoplasien	- alle Pat. OP mit/ohne (> 1 cm) Symptome - Behandlung bei funktionsinaktiven TMn < 1 cm
	Zystische Neoplasie mit fortgeschrittenem Karzinom	Onkologische Resektion (+ Metastasenexstirpation)

* Tanaka et al. 2006, 2012;
** Ramage et al. 2005

2006, 2012). Als Zeichen einer malignen Entwicklung bei zystischen Neoplasien gelten eine Pankreashauptgangerweiterung von über 5–9 mm, eine Tumorgröße über 5 cm, rasches Tumorwachstum, der histologische Nachweis von schweren Dysplasien im Punktat des Tumors oder Wandverdickung sowie intrazystische solide Knoten (Weinberg et al. 2010) (Tab. 54.1).

Bei Patienten mit asymptomatischen zystischen Tumoren wird eine kontrollierte Beobachtung in halbjährlichen Abständen empfohlen, wenn radiologisch keine Malignitätskriterien bestehen und der Tumor unter 5 cm groß ist sowie eine Pankreashauptgang-Dilatation unter 5–9 mm gefunden wird. Bei klinischem oder radiologischem Verdacht auf einen großen zystischen Tumor, der den Pankreasgang verschlossen hat und die Organgrenzen der Bauchspeicheldrüse überschreitet, muss ein fortgeschrittenes Pankreaskarzinom in der zystischen Neoplasie angenommen werden. Es besteht eine Indikation zur onkologischen Resektion, auch bei Vorliegen von Metastasen.

Endokrine Tumoren des Pankreas umfassen 10 % aller Pankreastumoren. Das zelluläre Kompartment für Wachstum von hormoninaktiven und hormonaktiven endokrinen Tumoren (NET) ist die Masse des Inselzellparenchyms, das 2–10 % des Pankreasgewebes ausmacht. Multifokalität ist bei NET ebenso wie bei hereditären Sydromen (MEN1, v. Hippel Lindau) gut belegt. Im Gegensatz zu hormonaktiven NET werden inaktive NET erst im späten Verlauf klinisch präsent. Die Symptome sind selten spezifisch und umfassen Oberbauchschmerzen, Gewichtsverlust, Episoden von Pankreatitis, Gelbsucht und Brechreiz. Funktionsaktive endokrine Tumoren sind durch klinische Symptome wie kurzzeitige Hautrötung, Diahrröepisoden, episodische Kurzatmigkeit und Pellagra klinisch auffällig. Die Diagnose von asymptomatischen, aber hormonaktiven NET beruht neben radiologischen Untersuchungen, MD-CT, MRT und Endosonographie auf speziellen Hormonmessungen (Dralle et al. 2004). Der Nachweis von Hormonspiegelveränderungen im peripheren Blut sowie ein Somatostatinrezeptor-Szintigraphie und das PET führen zur Diagnose. Kandidaten für eine operative Therapie sind Patienten mit zufällig gefunden funktionslosen NET wie auch Patienten mit Tumoren, die Symptome machen. Asymptomatische Tumoren unter 1 cm (max. Diameter) sind Kandidaten für ein Überwachungsprogramm (Dralle et al. 2004). Insulinome und Gastrinome sind häufige, Glukagonome, VIPome und Somatostatinome seltene hormonaktive Tumoren. Patienten mit hormonaktiven endokrinen Tumoren, die klinische Symptome verursachen, sollten wann immer möglich operativ behandelt werden (Mabrut et al. 2005). Es besteht eine hohe Heilungschance.

Die internationalen Leitlinien empfehlen eine operative Therapie bei allen symptomatischen und allen asymptomatischen Adenomen größer als 1 cm (Ramage et al. 2005).

Tab. 54.2 Organsparende Tumorexstirpation oder onkologische Resektion bei zystischen und endokrinen Neoplasien des Pankreas

Organsparende Tumorexstirpation	Enukleation
	Pankreasmittelsegmentresektion
	Duodenumerhaltende totale/subtotale Pankreaskopfresektion
Onkologische Multiorganresektion	Pankreaslinksresektion ± Splenektomie
	Kausch-Whipple-Resektion, pyloruserhaltende Resektion
	Totale Pankreatektomie + Splenektomie

Tab. 54.3 Literaturanalyse zur Indikation und dem früh-postoperativen Verlauf nach Anwendung von Enukleation, Mittelsegmentresektion und duodenumerhaltender totaler/subtotaler Pankreaskopfresektion bei zystischen und neuroendokrinen Tumoren des Pankreas

	Publikation Anzahl	Patienten gesamt	Indikation		Postop. Morbidität gesamt	Pankreasfisteln	Krankenhausletalität
			Zyst. Neopl.	NET			
Enukleation	15*	356	32,3 %	58,2 %	40,9 %	34 %	4/326 1,19 %
Mittelsegementresektion	24**	648	68 %	25 %	42 %	31 %	5/629 0,8 %
Duodenumerhaltende totale/ subtotale Pankreaskopfresektion	20***	382	71 %	9,4 %	34,5 %	58/351 16,5 %	2/382 0,52 %

Publikationen mit überwiegender Anwendung von Mittelsegmentresektion und duodenumerhaltender Pankreaskopfresektion bei chronischer Pankreatitis wurden nicht einbezogen.
* Publikation: Pyke et al. 1992, Talamini et al. 1998, Kiely et al. 2003, Mabrut et al. 2005, Crippa et al. 2007, Fernández-Cruz et al. 2008, Blanc et al. 2008, Pitt et al. 2009, Paik u. Choi 2009, Lee et al. 2010, Dedieu et al. 2011, Casadei et al. 2010, Turrini et al. 2011, Brient et al. 2012, Cauley et al. 2012
** Publikation: Rotman et al. 1993, Warshaw et al. 1998, Partensky et al. 1998, Sauvanet et al. 2002, De Clavière et al. 2002, Balzano et al. 2003, Goldstein et al. 2004, Etson et al. 2004, Iacono et al. 2005, Müller et al. 2006, Crippa et al. 2007, Allendorf et al. 2007, Adham et al. 2008, Blanc et al. 2008, Shimada et al. 2008, Ocuin et al. 2008, Lavu et al. 2008, Shikano et al. 2009, Huang et al. 2009, Hirano et al. 2009, Cataldegirmen et al. 2009, Lee et al. 2010, La Femina et al. 2010, DiNorica et al. 2010
*** Publikation: Imaizumi et al. 1995, Isaji et al. 2001, Miyakawa et al. 2003, Ahn et al. 2003, Hirano et al. 2004, Murakami et al. 2004, Takada et al. 2004, Ito et al. 2005, Fernández-Cruz et al. 2006, Imaizumi et al. 2007, Nakagohri et al. 2007, Xiong et al. 2007, Hiroguchi et al. 2010, Busquets et al. 2010, Lee et al. 2010, Nakao et al. 2010, Pedrazzoli et al. 2011, Beger et al. 2012, Hwang et al. 2012, Gong et al. 2013

54.2 Warum eine lokal limitierte Operation?

Eine große onkologische Operation wie die Kausch-Whipple-Resektion, eine milzerhaltende Hemipankreatektomie oder totale Pankreatektomie stellt für Patienten bei zystischen Adenomen oder hormonaktiven/hormoninaktiven endokrinen Tumoren ein großes Organopfer dar (Tab. 54.2). Das Risiko, im Langzeitverlauf durch eine Multiorganresektion eine persistierende Morbidität wie Diabetes mellitus, exokrine Insuffizienz, rezidivierende Cholangitiden zu bewirken, ist deutlich erhöht. Für benigne zystische und neuroendokrine Tumoren setzen sich zunehmend organsparende, lokal exstirpierende Operationsverfahren wie Enukleation, Pankreasmittelsegmentresektion oder die duodenumerhaltende totale/subtotale Pankreaskopfresektion (Schwarz u. Beger 1996; Beger et al. 2012; Yasuda et al. 2000; Yamaguchi et al. 2001) durch (Tab. 54.2). Die Ergebnisse der offenen oder laparoskopischen Tumorenukleation sind bisher überwiegend in retrospektiven institutionellen Studien publiziert und vor allem zur Exstirpation von neuroendokrinen Tumoren angewandt worden (Pyke et al. 1992; Talamini et al. 1998; Kiely et al. 2003; Mabrut et al. 2005; Crippa et al. 2007a; Fernández-Cruz et al. 2008; Blanc et al. 2008; Pitt et al. 2009; Paik u. Choi 2009; Lee et al. 2010; Dedieu et al. 2011; Casadei et al. 2010; Turrini et al. 2011; Brient et al. 2012; Cauley et al. 2012; Crippa et al. 2007b). Eine Enukleation erfolgte bei über 50 % bei NET lokalisiert im Pankreaskopf. Nach der bisher vorliegenden Erfahrung ist die Enukleation mit einer postoperativen Morbidität von über 40 %, davon 13 % mit schweren postoperativen Komplikationen, und einer Pankreasfistelrate belastet. Die Krankenhausletalität war > 1 % (Tab. 54.3). Bei Lokalisation der Tumoren im Pankreaskorpus und -schwanz ist die Mittelsegmentresektion ein gewebsschonendes Operationsverfahren, das allerdings zwei Pankreasschnittflä-

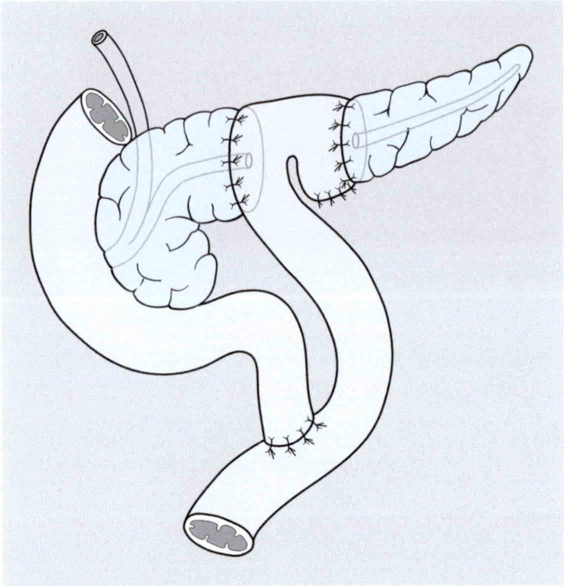

Abb. 54.1 Mittelsegmentresektion bei Tumoren im Korpus-Caudabereich des Pankreas, End-zu-End-Anastomose zwischen linkem Pankreas und ausgeschalteter Jejunumschlinge; Deckung des proximalen Pankreasstumpfes mit Seromuskolaris des Jejunuminterponates. Der Pankreashauptgang wurde isoliert umstochen und ligiert

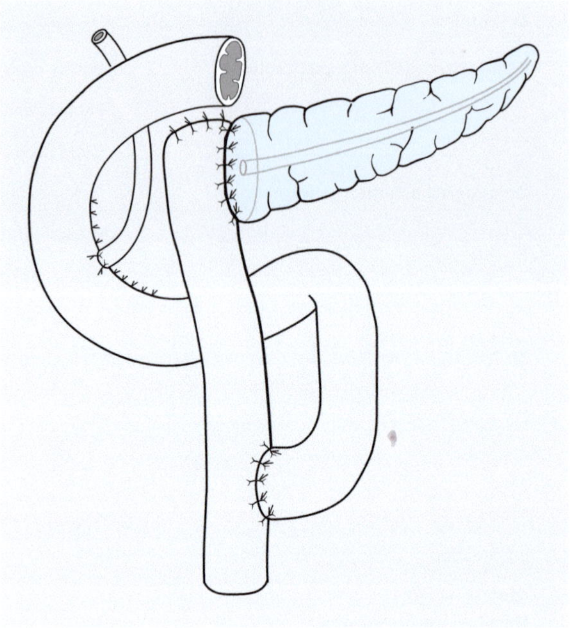

Abb. 54.2 Duodenumerhaltende totale Pankreaskopfresektion mit Erhaltung des Duodenums und des intrapankreatischen Ductuscholedochus-Segmentes

chen verursacht (Abb. 54.1). Die Mittelsegmentresektion wurde in 68 % der Fälle wegen zystischer Neoplasie und in 25 % der Fälle wegen neuroendokriner Tumoren ausgeführt. Die Analyse in Tab. 54.3 basiert auf 25 klinischen Studien mit Pankreasmittelsegmentresektion; Arbeiten, die eine Anwendung bei chronischer Pankreatitis einbezogen hatten, wurden von der Analyse ausgeschlossen (Rotman et al. 1993; Warshaw et al. 1998; Partensky et al. 1998; Sauvanet et al. 2002; de Clavière et al. 2002; Balzano et al. 2003; Goldstein et al. 2004; Etson et al. 2004; Iacono et al. 2005; Muller et al. 2006; Allendorf et al. 2007; Adham et al. 2008; Shimada et al. 2008; Ocuin et al. 2008; Lavu et al. 2008; Shikano et al. 2009; Huang et al. 2009; Hinrano et al. 2009; Cataldegirmen et al. 2009; Lee et al. 2008; La Femina et al. 2010; DiNorcia et al. 2010). Die früh-postoperative Morbidität war mit über 40 %, davon schwere postoperative Komplikationen von 13 %, hoch. Die Pankreasfistelhäufigkeit betrug 32 %, die Krankenhausletalität 0,8 %. Die Mittelsegmentresektion führt nicht selten zu einer Rehospitalisation der Patienten (Tab. 54.4).

Bei Lokalisation der Tumoren im Pankreaskopf ist die duodenumerhaltende totale oder subtotale Pankreaskopfresektion (DPPHRt) ein organschonendes Operationsverfahren, da häufig Duodenum und intrapankreatischer Ductus choledochus erhalten werden können (Abb. 54.2). Bei großen Tumoren oder wenn eine Durchblutungsminderung des peripapillären Duodenumsegmentes auftritt, ist eine Segmentresektion

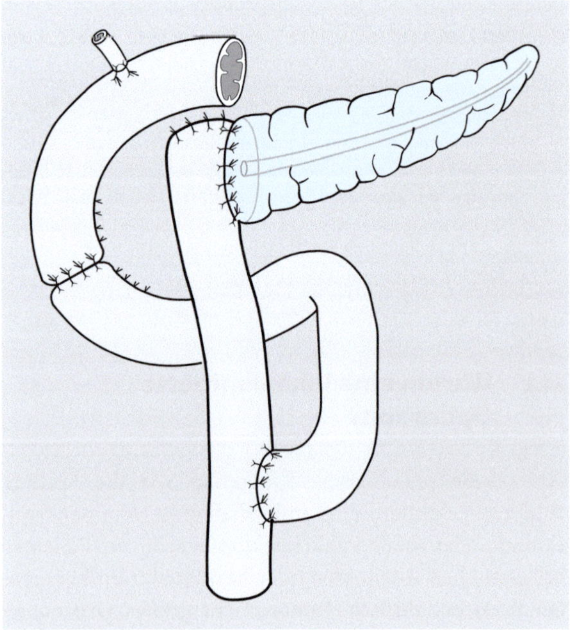

Abb. 54.3 Duodenumerhaltende totale Pankreaskopfresektion, mit Segmentresektion vom Duodenum und intrapankreatischen Ductus choledochus

des peripapillären Duodenums und eine Resektion des intrapankreatischen Segmentes des Ductus choledochus erforderlich (Abb. 54.3). Die Operation erfordert dann zwei zusätzliche Anastomosen mit Duodenum und den

Tab. 54.4 Indikation zu exstirpierenden und organresezierenden Operationsverfahren bei zystischen und endokrinen Neoplasien des Pankreas. Ergebnisse einer Analyse von institutionellen Serien von mehr als 6–10 Patienten

Verfahren	Evidenz
Enukleation SCA < 2–4 cm Neuroendokrine Adenome < 4 cm Pankreashauptgang nicht einbezogen Keine dorsale TM-Ausdehnung Alle Lokalisationen im Pankreas	3 prospektive Studien, 12 retrospektive institutionelle Studien Hohe Pankreasfistelrate > 32 % Hohe früh-postoperative Morbidität > 40 % Hohe Rehospitalisationsrate > 10 % Krankenhausletalität 1,2 % OP bei NET 58 %, Zysten 32 % Evidenzgrad C
Mittelsegmentresektion Benigner zystischer TM < 2–6 cm Neuroendorkine Adenome < 4 cm Lokalisation: Pankreaskorpus	1 prospektive kontrollierte Studie, 24 retrospektive institutionelle Studien Hohe Pankreasfistelrate > 31 %, Hohe früh-postoperative Morbidität > 42 % Re-Operationsfrequenz > 6 % Krankenhausletalität 0,8 % OP bei NET 25 %, Zyst. Neoplasien 68 % Evidenzgrad C
Duodenumerhaltende totale Pankreaskopfresektion Benigner zystischer TM > 2–4 cm IPMN, MCN, SCA, SPsN im Pankreaskopf Zystische Neoplasie + Carcinoma in situ Neuroendokrine Neoplasie > 4 cm	1 prospektive kontrollierte Studie, 8 fallkontrollierte Vergleichsstudien, 11 institutionelle Studien DPPHR versus Whipple: – DPPHRt signifikant niedrigere KH-Letalität – signifikant niedrigere früh-postoperative Morbidität – postoperative Erhaltung exo- und endokriner Funktionen Evidenzgrad B
Kausch-Whipple-Typ Duodenopankreatektomie/pyloruserhaltend Zystisches, fortgeschrittenes Adenokarzinom Pankreaskopf	5-Jahres-Überleben 22–40 % nach Resektion von fortgeschrittenen IPMN-Malignomen (Maire et al. 2002; Wasif et al. 2010)
Hemipankreatektomie + Splenektomie Zystische Neoplasie + fortgeschrittenes Karzinom Pankreaskorpus-/Cauda	
Totale Pankreatektomie + Splenektomie Multifokales IPMN/MCN + Karzinom	

Gallenwegen. Zur duodenumerhaltenden totalen Pankreaskopfresektion existieren 20 Studien, davon 9 kontrollierte Studien (Imaizumi et al. 1995; Isaji u. Kawarada 2001; Miyakawa et al. 2003; Ahn et al. 2003; Hirano et al. 2004; Murakami et al. 2004; Takada et al. 2004; Ito 2005; Fernández-Cruz et al. 2006; Imaizumi et al. 2007; Nakagohri et al. 2007; Xiong et al. 2007; Busquets et al. 2010; Horiguchi et al. 2010; Nakao et al. 2010; Pedrazzoli et al. 2011; Hwang et al. 2012; Gong et al. 2012). Vier fallkontrollierte Studien kommen zu dem Ergebnis, dass die DPPHRt im Vergleich zur Kausch-Whipple-Operation signifikante Vorteile für die duodenumerhaltende totale Pankreaskopfresektion in Bezug auf früh-postoperative Morbidität, Reoperationshäufigkeit, Krankenhausliegezeiten und Krankenhausletalität bringt (Yasuda et al. 2000; Yamaguchi et al. 2001; Hirano et al. 2004; Busquets et al. 2010). Die duodenumerhaltende totale Pankreaskopfresektion bewirkt im Gegensatz zur Kausch Whipple-Resektion keine Verminderung der exo- und endokrinen Funktionen im Langzeitverlauf (Tab. 54.3).

Literatur

Adham M, Giunippero A, Hervieu V, Courbiere M, Partensky C (2008) Central pancreatectomy: single-center experience of 50 cases. Arch Surg 143(2): 175–180; discussion 180–171

Ahn YJ, Kim SW, Park YC, Jang JY, Yoon YS, Park YH (2003) Duodenal-preserving resection of the head of the pancreas and pancreatic head resection with second-portion duodenectomy for benign lesions, low-grade malignancies, and early carcinoma involving the periampullary region. Arch Surg 138: 162–168

Allendorf JD, Schrope BA, Lauerman MH, Inabnet WB, Chabot JA (2007) Postoperative glycemic control after central pancreatectomy for mid-gland lesions. World J Surg 31(1): 164–168; discussion 169–170

Al-Refaie WB, Choi EA, Tseng JF, Tamm EP, Lee JH, Lee JE, Evans DB, Pisters PW (2006) Intraductal papillary mucinous neoplasms of the pancreas. Med Princ Pract 15(4): 245–252

Balzano G, Zerbi A, Veronesi P, Cristallo M, Di Carlo V (2003) Surgical treatment of benign and borderline neoplasms of the pancreatic body. Dig Surg 20(6): 506–510

Beger HG, Schwarz M, Poch B (2012) How I Do It: Duodenum-preserving total pancreatic head resection for benign cystic neoplastic lesions. J Gastrointest Surg 16: 2160–2166

Blanc B, Sauvanet A, Couvelard A, Pessaux P, Dokmak S, Vullierme MP, Lévy P, Ruszniewski P, Belghiti J (2008) Limited pancreatic resections for intraductal papillary mucinous neoplasm. J Chir (Paris) 145(6): 568–578

Brient C, Regenet N, Sulpice L, Brunaud L, Mucci-Hennekine S, Carrère N, Milin J, Ayav A, Pradere B, Hamy A, Bresler L, Meunier B, Mirallié E (2012) Risk factors for postoperative pancreatic fistulization subsequent to enucleation. J Gastrointest Surg 16: 1883–1887

Busquets J, Fabregat J, Borobia FG, Jorba R, Valls C, Serrano T, Ramos E, Pelaez N, Rafecas A (2010) Organ-preserving surgery for benign lesions and low-grade malignancies of the pancreatic head: a matched case-control study. Surg Today 40: 125–131

Casadei R, Ricci C, Rega D, D'Ambra M, Pezzilli R, Tomassetti P, Campana D, Nori F, Minni F (2010) Pancreatic endocrine tumors less than 4 cm in diameter: resect or enucleate? a single-center experience. Pancreas 39: 825–828

Cataldegirmen G, Schneider CG, Bogoevski D, Koenig A, Kaifi JT, Bockhorn M, Deutsch LS, Vashist Y, Izbicki JR, Yekebas EF (2009) Extended central pancreatic resection as an alternative for extended left or extended right resection for appropriate pancreatic neoplasms. Surgery 147(3): 331–338

Cauley CE, Pitt HA, Ziegler KM, Nakeeb A, Schmidt CM, Zyromski NJ, House MG, Lillemoe KD (2012) Pancreatic enucleation: improved outcomes compared to resection. J Gastrointest Surg 16: 1347–1353

Cellier C, Cuillerier E, Palazzo L et al (1998) Intraductal papillary and mucinous tumors of the pancreas: accuracy of preoperative computed tomography, endoscopic retrograde pancreatography and endoscopic ultrasonography, and long-term outcome in a large surgical series. Gastrointest Endosc 47(1): 42–49

de Clavière G, Paye F, Fteriche S, Terris B, Belghiti J, Sauvanet A (2002) Medial pancreatectomy: results of a series of 11 patients. Ann Chir 127(1): 48–54

Compagno J, Oertel JE (1978) Mucinous cystic neoplasms of the pancreas with overt and latent malignancy (cystadenocarcinoma and cystadenoma). A clinicopathologic study of 41 cases. Am J Clin Pathol 69(6): 573–580

Crippa S, Bassi C, Salvia R, Falconi M, Butturini G, Pederzoli P (2007) Enucleation of pancreatic neoplasms. Br J Surg 94: 1254–1259

Crippa S, Bassi C, Warshaw AL, Falconi M, Partelli S, Thayer SP, Pederzoli P, Fernandez-del Castillo C (2007) Middle pancreatectomy: indications, short- and long-term operative outcomes. Ann Surg 246(1): 69–76

Dedieu A, Rault A, Collet D et al (2011) Laparoscopic enucleation of pancreatic neoplasm. Surg Endosc 25(2): 572–576

DiNorcia J, Ahmed L, Lee MK, Reavey PL, Yakaitis EA, Lee JA, Schrope BA, Chabot JA, Allendorf JD (2010) Better preservation of endocrine function after central versus distal pancreatectomy for mid-gland lesions. Surgery 148(6): 1247–1254; discussion 1254–1246

Dralle H, Krohn SL, Karges W et al (2004) Surgery of resectable nonfunctioning neuroendocrine pancreatic tumors. World J Surg 28: 1248–1260

Etson DT, Lillemoe KD, Cameron JL, Yeo CJ (2004) Central pancreatectomy with pancreaticogastrostomy for benign pancreatic pathology. J Gastrointest Surg 8(5): 532–538

Fernández-Cruz L, Blanco L, Cosa R, Rendón H (2008) Is laparoscopic resection adequate in patients with neuroendocrine pancreatic tumors? World J Surg 32: 904–917

Fernández-Cruz L, Olvera C, López-Boado MA, Bollo J, Romero J, Comas J (2006) [Organ-preserving resection of the pancreaticoduodenal region in the treatment of intraductal papillary mucinous tumors]. Cir Esp 80: 295–300

Formentini A, Birk D, Sich M (2000) Serous cystadenomcarcinomca of the pancreas and serous cystadenoma associated with ductal pancreatic adenocarcinoma. HPB 2(1): 41–48

Fritz S, Schirren M, Klauss M et al (2012) Clinicopathologic characteristics of patients with resected multifocal intraductal papillary mucinous neoplasm of the pancreas. Surgery 152(3 Suppl 1): S74–S80

Goldstein MJ, Toman J, Chabot JA (2004) Pancreaticogastrostomy: a novel application after central pancreatectomy. J Am Coll Surg 198(6): 871–876

Gong DJ, Zhang JM, Mao GJ, Xu LT, Wu RJ, Yu SA, Wu XK, Li XM, Shen W, Zheng ZD (2012) Duodenum-preserving pancreatic head resection vs. pancreatoduodenectomy for benign lesions and low-grade malignancies of the pancreatic head. Hepatogastroenterology 60(121). doi: 10.5754/hge12407. [Epub ahead of print]

Hirano S, Kondo S, Ambo Y, Tanaka E, Morikawa T, Okushiba S, Katoh H (2004) Outcome of duodenum-preserving resection of the head of the pancreas for intraductal papillary-mucinous neoplasm. Dig Surg 21: 242–245

Hirano S, Tani M, Kawai M, Ina S, Nishioka R, Miyazawa M, Shimizu A, Uchiyama K, Yamaue H (2009) A central pancreatectomy for benign or low-grade malignant neoplasms. J Gastrointest Surg 13(9): 1659–1665

Horiguchi A, Miyakawa S, Ishihara S, Ito M, Asano Y, Furusawa K, Shimizu T, Yamamoto T (2010) Surgical design and outcome of duodenum-preserving pancreatic head resection for benign or low-grade malignant tumors. J Hepatobiliary Pancreat Sci 17: 792–797

Huang H, Dong X, Gao SL, Wu YL (2009) Conservative resection for benign tumors of the proximal pancreas. World J Gastroenterol 15(32): 4044–4048

Hwang DW, Jang JY, Lee SE, Lim CS, Lee KU, Kim SW (2012) Clinicopathologic analysis of surgically proven intraductal papillary mucinous neoplasms of the pancreas in SNUH: a 15-year experience at a single academic institution. Langenbecks Arch Surg 397: 93–102

Iacono C, Bortolasi L, Serio G (2005) Indications and technique of central pancreatectomyearly and late results. Langenbecks Arch Surg 390(3): 266–271

Imaizumi T, Hanyu F, Suzuki M et al (1995) Clinical experience with duodenum preserving total resection of the head of the pancreas with pancreaticocholedochoduodenostomy. J Hep Bil Pancr Surg 2: 38–44

Imaizumi T, Hatori T, Harada N, Fukuda A, Takasaki K, Hanyu F (2007) Intraductal papillary mucinous neoplasm of the pancreas; resection and cancer prevention. Am J Surg 194: S95–99

Isaji S, Kawarada Y (2001) Pancreatic head resection with second-portion duodenectomy for benign lesions, low-grade malignancies, and early stage carcinomas involving the pancreatic head region. Am J Surg 181: 172–176

Ito K (2005) Duodenum preservation in pancreatic head resection to maintain pancreatic exocrine function (determined by pancreatic function diagnostant test and cholecystokinin secretion). Hepatobiliary Pancreat Surg 12: 123–128

Kiely JM, Nakeeb A, Komorowski RA, Wilson SD, Pitt HA (2003) Cystic pancreatic neoplasms: enucleate or resect? J Gastrointest Surg 7: 890–897

La Femina J, Vagefi PA, Warshaw AL, Fernandez-del Castillo C (2010) Transgastric pancreaticogastric anastomosis: an alternative operative approach for middle pancreatectomy. Arch Surg 145(5): 476–481

54

Lavu H, Knuth JL, Baker MS, Shen C, Zyromski NJ, Schmidt M, Nakeeb A, Howard TJ (2008) Middle segment pancreatectomy can be safely incorporated into a pancreatic surgeon's clinical practice. HPB (Oxford) 10(6): 491–497

Lee CJ, Scheiman J, Anderson MA, Hines OJ, Reber HA, Farrell J, Kochman ML, Foley PJ, Drebin J, Oh YS, Ginsberg G, Ahmad N, Merchant NB, Isbell J, Parikh AA, Stokes JB, Bauer T, Adams RB, Simeone DM (2008) Risk of malignancy in resected cystic tumors of the pancreas < or =3 cm in size: is it safe to observe asymptomatic patients? A multi-institutional report. J Gastrointest Surg 12: 234–242

Lee SE, Jang JY, Hwang DW, Lee KU, Kim SW (2010) Clinical efficacy of organ-preserving pancreatectomy for benign or low-grade malignant potential lesion. J Korean Med Sci 25: 97–103

Lévy P, Jouannaud V, O'Toole D, Couvelard A, Vullierme MP, Palazzo L, Aubert A, Ponsot P, Sauvanet A, Maire F, Hentic O, Hammel P, Ruszniewski P (2006) Natural history of intraductal papillary mucinous tumors of the pancreas: actuarial risk of malignancy. Clin Gastroenterol Hepatol 4: 460–468

Mabrut JY, Fernandez-Cruz L, Azagra JS, Bassi C, Delvaux G, Weerts J, Fabre JM, Boulez J, Baulieux J, Peix JL, Gigot JF; Hepatobiliary and Pancreatic Section (HBPS) of the Royal Belgian Society of Surgery; Belgian Group for Endoscopic Surgery (BGES); Club Coelio (2005) Laparoscopic pancreatic resection: results of a multicenter European study of 127 patients. Surgery 137: 597–605

Maire F, Hammel P, Terris B et al (2002) Prognosis of malignant intraductal papillary mucinous tumours of the pancreas after surgical resection. Comparison with pancreatic ductal adenocarcinoma. Gut 51(5): 717–722

Miyakawa S, Horiguchi A, Mizuno K, Ishihara S, Niwamoto N, Miura K (2003) Preservation of arterial arcades during duodenum-preserving total pancreatic head resection for intraductal papillary tumor. Hepatogastroenterology 50: 993–997

Morikawa T, Onogawa T, Maeda S et al (2013) Solid pseudopapillary neoplasms of the pancreas: an 18-year experience at a single Japanese Institution. Surg Today 43(1): 26–32

Müller MW, Friess H, Kleeff J, Hinz U, Wente MN, Paramythiotis D, Berberat PO, Ceyhan GO, Büchler MW (2006) Middle segmental pancreatic resection: An option to treat benign pancreatic body lesions. Ann Surg 244(6): 909–918; discussion 918–920

Murakami Y, Uemura K, Yokoyama Y, Sasaki M, Morifuji M, Hayashidani Y, Sudo T, Sueda T (2004) Pancreatic head resection with segmental duodenectomy for intraductal papillary mucinous tumors of the pancreas. J Gastrointest Surg 8: 713–719

Nakagohri T, Kinoshita T, Konishi M, Takahashi S, Gotohda N (2007) Surgical outcome of intraductal papillary mucinous neoplasms of the pancreas. Ann Surg Oncol 14: 3174–3180

Nakao A, Takeda S, Nomoto S, Kanazumi N, Kasuya H, Sugimoto H, Fujii T, Yamada S (2010) Pancreatic head resection with segmental duodenectomy for pancreatic neoplasms. J Hepatobiliary Pancreat Sci 17: 788–791

Ocuin LM, Sarmiento JM, Staley CA, Galloway JR, Johnson CD, Wood WC, Kooby DA (2008) Comparison of central and extended left pancreatectomy for lesions of the pancreatic neck. Ann Surg Oncol 15(8): 2096–2103

Ohashi K, Murakami Y, Maruyama M, Takekoshi T, Ohta H, Ohashi I et al (1982) Four cases of mucus-secreting pancreatic cancer (in Japanese). Prog Digest Endosc 20: 348–351

Ohtsuka T, Kono H, Tanabe R et al (2012) Follow-up study after resection of intraductal papillary mucinous neoplasm of the pancreas; special references to the multifocal lesions and development of ductal carcinoma in the remnant pancreas. Am J Surg 204(1): 44–48

Paik KY, Choi SH (2009) Experience of limited pancreatic head resection for management of branch duct intraductal papillary mucinous neoplasm in a single center. World J Gastroenterol 15: 2904–2907

Partensky C, Apa D, Marchal F, Méziat A, Berger F (1998) Medial pancreatectomy with pancreatogastric anastomosis in pancreatic neoplasms. Chirurgie 123(4): 363–367

Pedrazzoli S, Canton SA, Sperti C (2011) Duodenum-preserving versus pylorus-preserving pancreatic head resection for benign and premalignant lesions. J Hepatobiliary Pancreat Sci 18: 94–102

Pelaez-Luna M, Chari ST, Smyrk TC et al (2007) Do consensus indications for resection in branch duct intraductal papillary mucinous neoplasm predict malignancy? A study of 147 patients. Am J Gastroenterol 102(8): 1759–1764

Pitt SC, Pitt HA, Baker MS, Christians K, Touzios JG, Kiely JM, Weber SM, Wilson SD, Howard TJ, Talamonti MS, Rikkers LF (2009) Small pancreatic and periampullary neuroendocrine tumors: resect or enucleate? J Gastrointest Surg 13: 1692–1698

Pyke CM, van Heerden JA, Colby TV et al (1992) The spectrum of serous cystadenoma of the pancreas. Clinical, pathologic, and surgical aspects. Ann Surg 215(2): 132–139

Ramage JK, Davies AH, Ardill J, Bax N et al (2005) Guidelines for the management of gastroenteropancreatic neuroendocrine (including carcinoid) tumours. Gut 54 (Suppl 4): iv1–16

Rotman N, Sastre B, Fagniez PL (1993) Medial pancreatectomy for tumors of the neck of the pancreas. Surgery 113(5): 532–535

Sauvanet A, Partensky C, Sastre B, Gigot JF, Fagniez PL, Tuech JJ, Millat B, Berdah S, Dousset B, Jaeck D, Le Treut YP, Letoublon C (2002) Medial pancreatectomy: a multiinstitutional retrospective study of 53 patients by the French Pancreas Club. Surgery 132(5): 836–843

Schmidt CM, White PB, Waters JA et al Intraductal papillary mucinous neoplasms: predictors of malignant and invasive pathology. Ann Surg. 2007; 246(4): 644–54

Schwarz A, Beger HG (1996) Modifikation der duodenumerhaltenden Pankreaskopfresektion mit Segmentresektion des Duodenum – Erfahrung mit 4 Patienten. Jahrestagung der Mittelrheinischen Chirurgen, Ulm

Shikano T, Nakao A, Kodera Y, Yamada S, Fujii T, Sugimoto H, Kanazumi N, Nomoto S, Takeda S (2009) Middle pancreatectomy: safety and long-term results. Surgery 147(1): 21–29

Shimada K, Sakamoto Y, Esaki M, Kosuge T, Hiraoka N (2008) Role of medial pancreatectomy in the management of intraductal papillary mucinous neoplasms and islet cell tumors of the pancreatic neck and body. Dig Surg 25(1): 46–51

Takada T, Yasuda H, Amano H, Yoshida M (2004) A duodenum-preserving and bile duct-preserving total pancreatic head resection with associated pancreatic duct-to-duct anastomosis. J Gastrointest Surg 8: 220–224

Talamini MA, Moesinger R, Yeo CJ, Poulose B, Hruban RH, Cameron JL, Pitt HA (1998) Cystadenomas of the pancreas: is enucleation an adequate operation? Ann Surg 227: 896–903

Tanaka M, Chari S, Adsay V, Fernandez-del Castillo C, Falconi M, Shimizu M, Yamaguchi K, Yamao K, Matsuno S; International Association of Pancreatology (2006) International consensus guidelines for management of intraductal papillary mucinous neoplasms and mucinous cystic neoplasms of the pancreas. Pancreatology 6: 17–32

Tanaka M, Fernández-del Castillo C, Adsay V, Chari S, Falconi M, Jang JY, Kimura W, Levy P, Pitman MB, Schmidt CM, Shimizu M, Wolfgang CL, Yamaguchi K, Yamao K (2012) International consensus guidelines 2012 for the management of IPMN and MCN of the pancreas. Pancreatology 12: 183–197

Turrini O, Schmidt CM, Pitt HA, Guiramand J, Aguilar-Saavedra JR, Aboudi S, Lillemoe KD, Delpero JR (2011) Side-branch intraductal papillary mucinous neoplasms of the pancreatic head/uncinate: resection or enucleation? HPB (Oxford) 13: 126–131

Warshaw AL, Rattner DW, Fernandez-del Castillo C, Z'Graggen K (1998) Middle segment pancreatectomy: a novel technique for conserving pancreatic tissue. Arch Surg 133(3): 327–331

Wasif N, Bentrem DJ, Farrell JJ et al (2010) Invasive intraductal papillary mucinous neoplasm versus sporadic pancreatic adenocarcinoma: a stage-matched comparison of outcomes. Cancer 116(14): 3369–3377

Weinberg BM, Spiegel BM, Tomlinson JS et al (2010) Asymptomatic pancreatic cystic neoplasms: maximizing survival and quality of life using Markov-based clinical nomograms. Gastroenterology 138(2): 531–540

Xiong JX, Wang CY, Tao J, Zhang SH (2007) [Indication and choice of operation technique for duodenum-preserving resection of pancreatic head: 22 cases reports]. Zhonghua Wai Ke Za Zhi 45: 24–26

Yamaguchi K, Yokohata K, Nakano K, Ohtani K, Ogawa Y, Chijiiwa K, Tanaka M (2001) Which is a less invasive pancreatic head resection: PD, PPPD, or DPPHR? Dig Dis Sci 46: 282–288

Yamao K, Ohashi K, Nakamura T et al (2000) The prognosis of intraductal papillary mucinous tumors of the pancreas. Hepatogastroenterology 47(34): 1129–1134

Yasuda H, Takada T, Toyota N, Amano H, Yoshida M, Takada Y, Takada K, Hijikata H (2000) Limited pancreatectomy: significance of postoperative maintenance of pancreatic exocrine function. J Hepatobiliary Pancreat Surg 7: 466–472

Intraduktale papillär-muzinöse Neoplasien des Pankreas: OP-Verfahren und Evidenz der operativen Therapie

Christin Tjaden, Thilo Hackert

H. G. Beger et al. (Hrsg.), *Erkrankungen des Pankreas*,
DOI 10.1007/978-3-642-37964-2_55, © Springer-Verlag Berlin Heidelberg 2013

Die Operationsindikation bei IPMN ist differenziert zu stellen. Bei Main-duct-Befall (also auch beim Mixed-type) sollte eine onkologische Pankreasresektion durchgeführt werden, ebenso bei Branch-duct-IPMN mit einer Größe > 3 cm oder mit High-risk-Kriterien gemäß der Sendai-Konferenz (Knötchen der Läsion im MRT, Symptomatik, erhöhter Tumormarker). Das Entartungsrisiko kleinerer, Sendai-negativer Branch-duct-IPMN ist schwer einzuschätzen, daher muss die Indikation zur Resektion individuell erfolgen. Gegebenenfalls sind langfristige Verlaufskontrollen in 6- bis 12-monatigen Abständen notwendig. Die rechtzeitige und radikale Resektion bei IPMN bietet die Möglichkeit, die Karzinomentstehung im Pankreas durch die präventive Operation zu verhindern. Auch wenn bereits ein invasives IPMN vorliegt, kann durch die Operation im Frühstadium eine kurative Therapie mit sehr guter Langzeitprognose durchgeführt werden.

55.1 Indikationen zur operativen Therapie

Bei der chirurgischen Indikationsstellung muss der Typ des IPMN berücksichtigt werden. Aufgrund des hohen Entartungsrisikos stellen Main-duct-IPMN sowie Mixed-type-IPMN – also mit Main-duct-Komponente (◘ Abb. 55.1) – grundsätzlich bei Diagnosestellung eine Indikation zur Resektion dar (Belyaev et al. 2008; D'Angelica et al. 2004; Schmitz-Winnenthal et al. 2003). Diese muss nach onkologischen Gesichtspunkten erfolgen, d. h. als formale Resektion mit Lymphadenektomie (Hackert et al. in press; Tanaka et al. 2006). Ziel ist eine komplette Entfernung, die intraoperativ im Schnellschnitt des Pankreasschnittrandes bestätigt werden sollte. Dabei ist zu beachten, dass zur adäquaten Beurteilung der Hauptgang im Schnellschnittpräparat enthalten ist. Besteht nach Resektion hier noch eine IPMN-Manifestation, so sollte zunächst weiter reseziert werden. Kann auch dann kein IPMN-freier Absetzungsrand bestätigt werden, muss gegebenenfalls eine totale Pankreatektomie erwogen werden (Hackert et al. in press; Schnelldorfer et al. 2008).

Beim Branch-duct-IPMN (◘ Abb. 55.2) erfolgt die Indikationsstellung zur Resektion differenzierter. Aufgrund der selteneren Entartung müssen hier weitere Kriterien berücksichtigt werden, die aktuell noch z. T. kontrovers diskutiert werden. Nach den 2006 publizierten Sendai-Kriterien (Tanaka et al. 2006) besteht bei einer Größe > 3 cm eine grundsätzliche Operationsindikation. Bei Läsionen < 3 cm ist die Empfehlung zur Resektion abhängig vom Vorhandensein sog. High-risk-Kriterien. Hierzu zählen murale Wandverdickungen (Knötchen), verdächtige Punktionszytologie (falls vorhanden), eine assoziierte klinische Symptomatik und erhöhte Tumormarker (CEA, CA 19-9). Da sich nach Einführung dieser Leitlinien in großen Serien zeigte, dass bei strikter Anwendung eine erhebliche Anzahl (ca. 25 %) prämaligner oder bereits invasiver IPMN nicht erfasst werden (Basturk et al. 2009; Jang et al. 2008; Rodriguez et al. 2007), erfolgte eine Revision im Jahr 2010 mit der Empfehlung, den Größen-Cutoff von 3 cm nach unten zu korrigieren und auch bei Läsionen ab 2 cm eine Resektion zu erwägen (Tanaka et al. 2012). Unabhängig davon haben weitere chirurgische Serien jedoch gezeigt, dass die Größe eines Branch-duct-IPMN nicht als zuverlässiger Parameter für eine maligne Transformation angesehen werden kann (Fritz et al. 2012a; Schmidt et al. 2007; Wong et al. 2012). Die chirurgische Indikationsstellung ist daher bei kleinen IPMN (< 2 cm) schwierig und individuell abzuwägen. Es sollten neben den o. g. Kriterien das spezifische operative Risiko des Patienten, weitere anamnestische HInweise (z. B. positive Familienanamnese für Pankreaskarzinome oder eigene Karzinomanamnese) und – falls Voruntersuchungen vorliegen – eine Wachstumsdynamik berücksichtigt werden. Diese Parameter konnten jedoch bislang noch nicht evidenzbasiert belegt werden. Die Entfernung kleiner Branch-duct-IPMN kann als lokale Resektion (Enukleation, s. u.) erfolgen, wenn im Schnellschnitt dann eine Malignität ausgeschlossen wird.

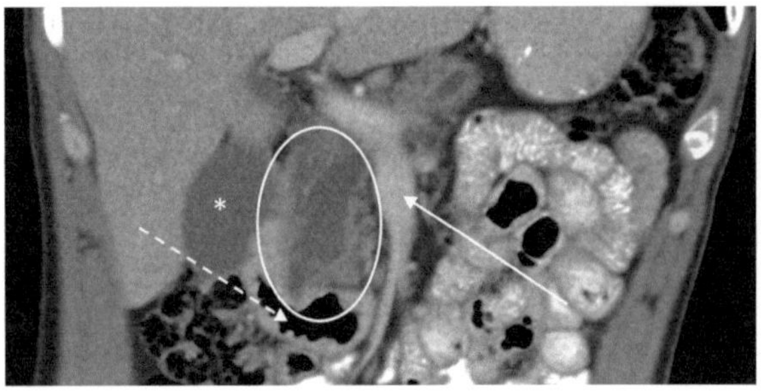

Abb. 55.1 CT-Befund eines Mixed-type-IPMN (koronare Schnittführung) mit massiv erweitertem Ductus Wirsungianus (weißes Oval). V. mesenterica superior (weißer Pfeil), Duodenum (gestrichelter weißer Pfeil), Gallenblase (weißer Stern). Operationspräparat desselben Patienten s. Abb. 55.3

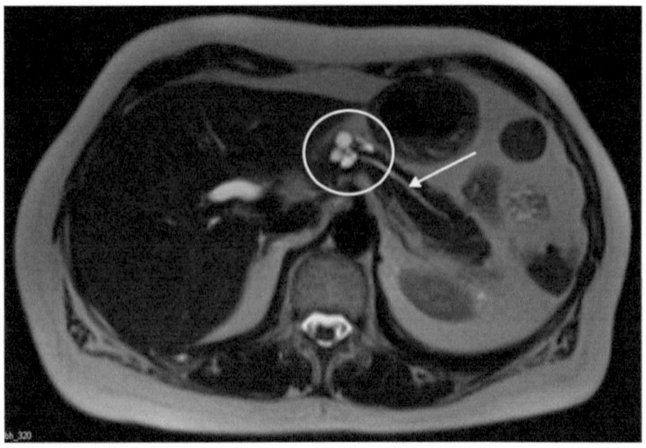

Abb. 55.2 MRT/MRCP mit Branch-duct-IPMN (weißer Kreis) und Bezug zum Ductus Wirsungianus (weißer Pfeil), der nicht dilatiert ist

Ansonsten sollte – wie auch bei großen (> 3 cm) Branch-duct-IPMN – eine formale Resektion durchgeführt werden.

55.2 Standardverfahren

Standardverfahren beim Main-duct- und Mixed-type-IPMN sind die partielle Duodenopankreatektomie, Pankreaslinksresektion oder totale Duodenopankreatektomie, je nach Lokalisation und Ausdehnung des Befundes (Hwang et al. 2012; Jani et al. 2011). Bei IPMN im Pankreaskopf ist die klassische Operation nach Kausch-Whipple mit distaler Magenresektion nur sehr selten erforderlich, da sich der Befund in der Regel nicht in Richtung Pylorus oder Magen ausdehnt. In den meisten Fällen kann daher die **partielle Duodenopankreatektomie** pyloruserhaltend (nach Traverso-Longmire) durchgeführt werden, sodass postoperativ die Nahrungspassage physiologisch weniger beeinträchtigt ist (Fritz et al. 2012b; Hackert et al. in press; Hwang et al. 2012) (Abb. 55.3). Da immer die Möglichkeit der präoperativ noch nicht bekannten Malignität besteht, umfasst der Eingriff auch eine Lymphadenektomie im Bereich des Ligamentum hepatoduodenale sowie rechtsseitig des Truncus coeliacus und der A. mesenterica superior nach den gültigen S3-Leitlinien des Pankreaskarzinoms (Adler et al. 2007). Die Rekonstruktion erfolgt mit der zweiten Jejunalschlinge, die an den Pankreaskorpus, den Ductus hepaticus und den Magen anastomosiert wird.

Bei den selteneren Main-duct- und Mixed-type-IPMN des Pankreaskorpus und -schwanzes, die über oder links der V. mesenterica superior lokalisiert sind, stellt die **distale Pankreatektomie (Pankreaslinksresektion)** den Standardeingriff dar (Hwang et al. 2012). Dieser umfasst zur radikalen Durchführung der Lymphadenektomie in der Regel auch die Splenektomie. Das Absetzen des Pankreas erfolgt dabei nach Tunneln des Korpus über der V. mesenterica superior bzw. dem Pfortaderkonfluens. Der Schnittrand wird durch Nähte oder bei Durchtrennung mit einem Klammernahtgerät maschinell verschlossen. Darüber hinaus kann er mit Weichgewebe (Jejunalschlinge, Ligamentum falciforme) gedeckt werden, um so eine Leckage des Pankreasgangs zu verhindern. Trotz verschiedener Verschlusstechniken kann diese bei ca. 30 % der Patienten auftreten (Diener et al. 2011; Hackert u. Büchler 2012; Sheehan et al. 2002). Auch bei der Pankreaslinksresektion muss eine standardisierte Lymphadenektomie einschließlich der peripankreatischen Lymphknoten, der Lymphnkoten links des Truncus coeliacus und der A. mesenterica superior sowie des Milzhilus (Splenektomie) durchgeführt werden.

Die **totale Duodenopankreatektomie** wird entweder primär als En-bloc-Resektion (Abb. 55.4), in der Regel mit Splenektomie, durchgeführt oder kann nach partieller Resektion und nachgewiesener IPMN-Progression im Schnittrand in zwei Schritten als Kombination aus partieller Duodenopankreatektomie und Linksresektion erfolgen (Jang et al. 2008; Müller et al. 2007). Die Lymphadenektomie umfasst dabei die entsprechenden Kompartimente dieser beiden formalen Resektionen.

Die genannten Verfahren kommen auch bei Vorliegen von großen Branch-duct-IPMN > 3 cm oder bei Vorliegen von High-risk-Kriterien gemäß der Sendai-Konferenz zum Einsatz. Zur lokalen Entfernung von kleinen Branch-duct-IPMN bietet sich die **Enukleation** an (Crippa et al. 2007; Hackert et al. 2011; Turrini et al. 2011). Dabei besteht der Vorteil, dass das gesamte gesunde Pankreasgewebe erhalten und keine Veränderung der Magen-Darm-Passage vorgenommen wird. Daneben entfällt eine Rekonstruktion mit Pankreasanastomose bzw. eine ausgedehnte Re-

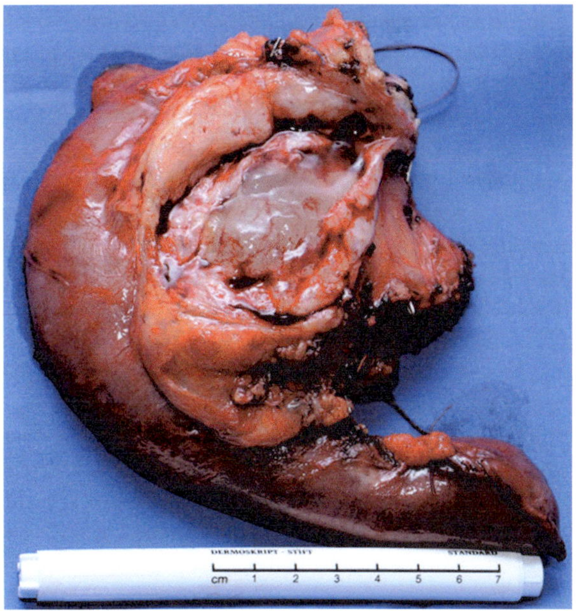

■ **Abb. 55.3** Operationspräparat nach pyloruserhaltender partieller Duodenopankreatektomie: Mixed-type-IPMN mit Carcinoma in situ

sektionsfläche wie bei der Linksresektion. Voraussetzung für eine Enukleation ist die Lokalisierung der Läsion, wofür evtl. neben der präoperativen Bildgebung auch eine intraoperative Ultraschalluntersuchung erforderlich ist. Diese erfolgt nach vollständiger Mobilisation des entsprechenden Organteils (Pankreaskopf oder -schwanz) und vorsichtiger digitaler Palpation. Anschließend wird nach Kapseleröffnung die Läsion vorsichtig ausgeschält, wobei kleine einstrahlende Gefäße sorgfältig zu versorgen sind, um Blutungen und Hämatome zu verhindern. Eine Gangverbindung sollte ebenfalls indentifiziert und entsprechend verschlossen werden, um eine postoperative Fistel zu verhindern. Bei tief im Parenchym liegenden Läsionen kann die Enukleation gelegentlich schwierig oder auch unmöglich sein, sodass dann eine formale Resektion erforderlich wird.

Bei im Korpus liegenden Läsionen, die sich nicht für eine Enukleation eignen, besteht darüber hinaus die Option einer **Pankreassegmentresektion** (Müller et al. 2009; Sperti et al. 2010). Diese erfolgt nach Ablösen des entsprechenden Segments von den Milzgefäßen und der Pfortader zu beiden Seiten, sodass eine Schnittfläche zum Pankreaskopf sowie zum Schwanz resultiert. Die Fläche zum Kopf muss analog dem Vorgehen bei der Linksresektion verschlossen werden (Naht/Klammernahtgerät) und kann ggf. mit einem Patch (z. B. Ligamentum falciforme oder Jejunalserosa der nach links hochgezogenen Schlinge) gedeckt werden. Zum Schwanz hin erfolgt eine

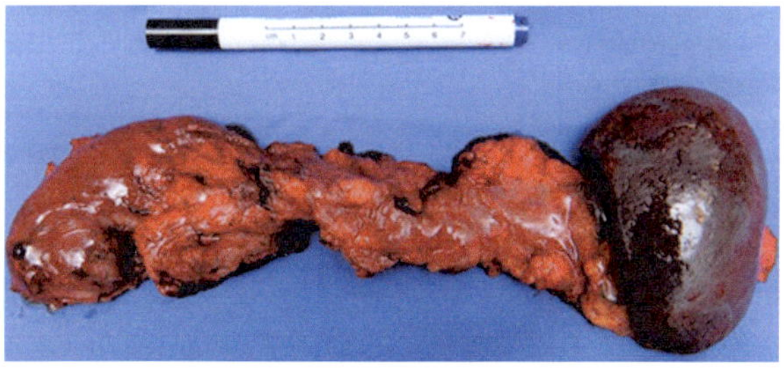

■ **Abb. 55.4** Operationspräparat nach totaler Duodenopankreatektomie mit Splenektomie bei ausgedehnter Hauptgang-IPMN. Histopathologisch Nachweis von zwei synchronen Karzinomen (im Kopf und im Schwanz des Pankreas, T1 und Tis)

Pankreasanastomose mit der zweiten Jejunalschlinge wie bei der Rekonstruktion nach partieller Duodenopankreatektomie. Eine Lymphadenektomie ist bei den limitierten Resektionen (Enukleation und Segmentresektion) nicht erforderlich. Sollte sich nach endgültiger histologischer Aufarbeitung des Resektats eine Malignität zeigen, muss dann eine onkologische Komplettierung der Operation, mit sowohl formaler Resektion als auch Lymphadenektomie, erwogen werden.

55.3 Perioperatives Outcome

Die perioperative Morbidität ist – abhängig vom durchgeführten Resektionsverfahren – hauptsächlich durch das Auftreten von postoperativen Pankreasfisteln bedingt. In großen Serien von resezierten IPMN, bei denen alle o. g. chirurgischen Resektionsverfahren zum Einsatz kamen (Fritz et al. 2012b; Rodriguez et al. 2007), liegen die Gesamtmorbiditätsraten bei ca. 35–50 %, die Mortalität bei 0–1 % (■ Tab. 55.1). Nach partieller Duodenopankreatektomie liegt die Rate postoperativer Pankreasfisteln bei ca. 5–10 %, nach Linksresektion bei ca. 17–30 % (Diener et al. 2011; Hackert u. Büchler 2012; Sheehan et al. 2002). Nach Enukleationen und Segmentresektionen treten bei ca. 20 % der Patienten Fisteln auf (Hackert et al. 2011), die jedoch meist unkompliziert sind und bei liegender Drainage unter konservativer Therapie ausheilen. Weitere Komplikationen wie Blutungen und intraabdominelle – ggf. infizierte – Kollektionen können häufig interventionell-radiologisch therapiert werden, die Reoperationsrate beträgt ca. 5–8 %.

55.4 Langzeitverlauf und Prognose

Im postoperativen Langzeitverlauf sind bei Patienten mit Enukleation oder Pankreassegmentresektion keine operationsassoziierten Einschränkungen der Lebensqualität zu

Tab. 55.1 Heidelberger Ergebnisse der operativen Therapie bei IPMN (Fritz et al. 2012b)

Parameter	Anzahl	%
Patienten	287	100
Main-duct	47	16
Mixed-type	137	48
Branch-duct	103	36
Partielle Duodenopankreatektomie	172	59,9
Totale Pankreatektomie	47	16,3
Distale Pankreatektomie	57	19,9
Enukleation	8	2,9
Segmentale Resektion	3	1,0
30-Tage Mortalität	3	1,0
Klinikaufenthalt (Tage; median, IQR)	9 (7–14)	
Morbidität		
Postoperative Blutung	6	2,1
Postoperative Pankreasfistel	11	3,8
Verzögerte Magenentleerung (DGE)	37	12,9
Wundheilungsstörung	11	3,8

erwarten. Beide Verfahren haben ein exzellentes Outcome hinsichtlich endokriner und exokriner Pankreasfunktion, sodass bei nahezu keinem Patienten eine Insulin- oder Enzymsubstitution zu erwarten ist.

Nach partieller Duodenopankreatektomie und Pankreaslinksresektion liegen die Raten an exokriner und endokriner Insuffizienz des Restpankreas höher, wobei zu berücksichtigen ist, dass das verbliebene Pankreas bei IPMN-Patienten meist funktionell gesund ist und somit eine große Kapazität zur vollen funktionellen Kompensation des resezierten Gewebes hat. Insgesamt bestehen bei ca. 20 % der Patienten nach partieller Duodenopankreatektomie und 10 % der Patienten nach Linksresektion langfristig Symptome einer exokrinen Insuffizienz mit Notwendigkeit einer Enzym- und Vitaminsubstitution. Eine Neumanifestation eines Diabetes mellitus ist bei ca. 8–12 % aller Patienten nach partieller Duodenopankreatektomie und bis zu 20 % nach Linksresektion zu erwarten (Hackert et al. 2011; Sheehan et al. 2002; Turrini et al. 2011).

Falls, z. B. im Rahmen eines ausgedehnten Main-duct-IPMN, eine primäre totale Duodenopankreatektomie erforderlich war, besteht im Langzeitverlauf aufgrund der lebenslang erforderlichen Enzymsubstitution und des pankreopriven Diabetes mellitus eine gewisse Einschränkung der Lebensqualität (Müller et al. 2007). Große Serien in der Literatur zeigen jedoch, dass diese bei adäquater Schulung und Compliance des Patienten dennoch gut bis sehr gut ist und v. a. keine operationsassoziierte Einschränkung der Lebenserwartung besteht (Billings et al 2005; Jamil et al. 2012).

Die krankheitsspezifische Prognose nach Resektion von IPMN ohne Malignität ist exzellent. Sowohl beim Main-duct- als auch beim Branch-duct-Typ liegen die 10-Jahres-Überlebensraten über 95 % (Crippa et al. 2010; Fernandez-del Castillo et al. 2010). Wichtig für das Management der Patienten ist die lebenslange postoperative Überwachung mit Bildgebung des Restpankreas einmal jährlich, was bevorzugt mittels MRT, aber auch – bei entsprechender Expertise – endosonographisch erfolgen kann. Daneben sollte eine regelmäßige endoskopische Vorsorge hinsichtlich kolorektaler Adenome und der Ausprägung einer Barrett-Metaplasie durchgeführt werden, da beide Veränderungen bei IPMN-Patienten gehäuft beobachtet werden (Reid-Lombardo et al. 2010; Yoon et al. 2008).

Im Falle eines IPMN-Rezidivs sollte nach den o. g. Kriterien eine erneute Resektion durchgeführt werden, je nach vorangegangenem Verfahren und Manifestation des Rezidivs dann evtl. auch als komplette Restpankreatektomie.

Die onkologische Prognose im Falle eines IPMN-assoziierten Karzinoms ist generell besser als beim sporadischen Pankreaskarzinom. In einer großen Studie von Wasif et al. (2010) wurden diesbezüglich 729 Patienten mit IPMN-Karzinomen mit 8082 Patienten verglichen, bei denen ein nicht-IPMN-assoziiertes Karzinom bestand. Das mittlere Gesamtüberleben lag bei 34 vs. 18 Monaten. Die wichtigste Rolle zur Prognoseverbesserung spielte hierbei die frühzeitige Resektion, durch die bei den IPMN-assoziierten Karzinomen im Stadium Tis und T1 Fünf- und Zehn-Jahres-Überlebensraten von 70 % bzw. 60 % erreicht wurden. Eine weitere Untersuchung an 132 Patienten mit IPMN-Karzinom und 1128 Patienten mit sporadischem Pankreaskarzinom (Poultsides et al. 2010) zeigte, dass dieser Überlebensvorteil dramatisch sinkt, sobald das Tumorstadium T1 überschritten wird oder Lymphknotenmetastasen vorliegen. Auch durch die adjuvante Therapie kann bei diesen Patienten kein besseres Überleben als bei Patienten mit sporadischem Pankreaskarzinom erzielt werden (Turrini et al. 2010). Beide Arbeiten unterstreichen die große Bedeutung einer frühzeitigen Resektion sowie einer stringenten postoperativen Nachsorge bei IPMN-Patienten.

Literatur

Adler G, Seufferlein T, Bischoff SC et al (2007) S3-Guidelines »Exocrine pancreatic cancer« 2007. Z Gastroenterol 45(6): 487–523

Basturk O, Coban I, Adsay NV (2009) Pancreatic cysts: pathologic classification, differential diagnosis, and clinical implications. Arch Pathol Lab Med 133(3): 423–438

Belyaev O, Seelig MH, Muller CA et al (2008) Intraductal papillary mucinous neoplasms of the pancreas. J Clin Gastroenterol 42(3): 284–294

Billings BJ, Christein JD, Harmsen WS, Harrington JR, Chari ST, Que FG, Farnell MB, Nagorney DM, Sarr MG (2005) Quality-of-life after total pancreatectomy: is it really that bad on long-term follow-up? J Gastrointest Surg 9(8): 1059–1066; discussion 1066–1067

Crippa S, Bassi C, Salvia R et al (2007) Enucleation of pancreatic neoplasms. Br J Surg 94: 1254–1259

Crippa S, Fernandez-del Castillo C, Salvia R et al (2010) Mucin-producing neoplasms of the pancreas: an analysis of distinguishing clinical and epidemiologic characteristics. Clin Gastroenterol Hepatol 8: 213–219

D'Angelica M, Brennan MF, Suriawinata AA et al (2004) Intraductal papillary mucinous neoplasms of the pancreas: an analysis of clinicopathologic features and outcome. Ann Surg 239(3): 400–408

Diener MK, Seiler CM, Rossion I et al (2011) Efficacy of stapler versus hand-sewn closure after distal pancreatectomy (DISPACT): a randomised, controlled multicentre trial. Lancet 377(9776): 1514–1522

Fernandez-del Castillo C, Adsay NV (2010) Intraductal papillary mucinous neoplasms of the pancreas. Gastroenterology 139: 708–713

Fritz S, Büchler MW, Werner J (2012b) Surgical therapy of intraductal papillary mucinous neoplasms of the pancreas. Chirurg 83(2): 130–135

Fritz S, Klauss M, Bergmann F, Hackert T et al (2012a) Small (Sendai negative) branch-duct IPMNs – not harmless. Ann Surg 256(2): 313–320

Hackert T, Büchler MW (2012) Remnant closure after distal pancreatectomy: current state and future perspectives. Surgeon 10(2): 95–101

Hackert T, Hinz U, Fritz S et al (2011) Enucleation in pancreatic surgery: indications, technique, and outcome compared to standard pancreatic resections. Langenbecks Arch Surg 396(8): 1197–1203

Hackert T, Tjaden C, Büchler MW (2012) Entwicklung der Pankreaschirurgie in den letzten zehn Jahren. Zentralbl Chir, in press

Hwang DW, Jang JY, Lee SE et al (2012) Clinicopathologic analysis of surgically proven intraductal papillary mucinous neoplasms of the pancreas in SNUH: a 15-year experience at a single academic institution. Langenbecks Arch Surg 397(1): 93–102

Jamil LH, Chindris AM, Gill KR, Scimeca D, Stauffer JA, Heckman MG, Meek SE, Nguyen JH, Asbun HJ, Raimondo M, Woodward TA, Wallace MB (2012) Glycemic control after total pancreatectomy for intraductal papillary mucinous neoplasm: an exploratory study. HPB Surg 2012: 381238

Jang JY, Kim SW, Lee SE et al (2008) Treatment guidelines for branch duct type intraductal papillary mucinous neoplasms of the pancreas: when can we operate or observe? Ann Surg Oncol 15(1): 199–205

Jani N, Bani Hani M, Schulick RD et al (2011) Diagnosis and management of cystic lesions of the pancreas. Diagn Ther Endosc 478913

Müller MW, Assfalg V, Michalski CW, Büchler P, Kleeff J, Friess H (2009) Middle segmental pancreatic resection: an organ-preserving option for benign lesions. Chirurg 80(1): 14–21

Müller MW, Friess H, Kleeff J et al (2007) Is there still a role for total pancreatectomy? Ann Surg 246(6): 966–974

Poultsides GA, Reddy S, Cameron JL et al (2010) Histopathologic basis for the favorable survival after resection of intraductal papillary mucinous neoplasm-associated invasive adenocarcinoma of the pancreas. Ann Surg 251: 470–476

Reid-Lombardo KM, Mathis KL, Wood CM et al (2010) Frequency of extrapancreatic neoplasms in intraductal papillary mucinous neoplasm of the pancreas: implications for management. Ann Surg 251: 64–69

Rodriguez JR, Salvia R, Crippa S et al (2007) Branch-duct intraductal papillary mucinous neoplasms: observations in 145 patients who underwent resection. Gastroenterology 133(1): 72–79

Schmidt CM, White PB, Waters JA et al (2007) Intraductal papillary mucinous neoplasms: predictors of malignant and invasive pathology. Ann Surg 246(4): 644–651

Schmitz-Winnenthal FH, Z'graggen K, Volk C et al (2003) Intraductal papillary mucinous tumors of the pancreas. Curr Gastroenterol Rep 5: 133–140

Schnelldorfer T, Sarr MG, Nagorney DM et al (2008) Experience with 208 resections for intraductal papillary mucinous neoplasm of the pancreas. Arch Surg 143(7): 639–646

Sheehan MK, Beck K, Creech S et al (2002) Distal pancreatectomy: does the method of closure influence fistula formation? Am Surg 68(3): 264–267

Sperti C, Beltrame V, Milanetto AC, Moro M, Pedrazzoli S (2010) Parenchyma-sparing pancreatectomies for benign or border-line tumors of the pancreas. World J Gastrointest Oncol 2(6): 272–281

Tanaka M, Chari S, Adsay V et al (2006) International Association of Pancreatology. International consensus guidelines for management of intraductal papillary mucinous neoplasms and mucinous cystic neoplasms of the pancreas. Pancreatology 6(1–2): 17–32

Tanaka M, Fernández-del Castillo C, Adsay V et al (2012) International Association of Pancreatology. International consensus guidelines 2012 for the management of IPMN and MCN of the pancreas. Pancreatology 12(3): 183–197

Turrini O, Schmidt CM, Pitt HA et al (2011) Side-branch intraductal papillary mucinous neoplasms of the pancreatic head/uncinate: resection or enucleation? HPB (Oxford) 13(2): 126–131

Turrini O, Waters JA, Schnelldorfer T et al (2010) Invasive intraductal papillary mucinous neoplasm: predictors of survival and role of adjuvant therapy. HPB (Oxford) 12: 447–455

Wasif N, Bentrem DJ, Farrell JJ et al (2010) Invasive intraductal papillary mucinous neoplasm versus sporadic pancreatic adenocarcinoma: a stage matched comparison of outcomes. Cancer 116: 3369–3377

Wong J, Weber J, a Centeno B et al (2012) High-grade dysplasia and adenocarcinoma are frequent in side-branch intraductal papillary mucinous neoplasms measuring less than 3 cm on endoscopic ultrasound. J Gastrointest Surg [epub ahead]

Yoon WJ, Ryu JK, Lee JK et al (2008) Extrapancreatic malignancies in patients with intraductal papillary mucinous neoplasm of the pancreas: prevalence, associated factors, and comparison with patients with other pancreatic cystic neoplasms. Ann Surg Oncol 15: 3193–3198

Muzinös-zystische Neoplasien des Pankreas: OP-Verfahren und Evidenz der operativen Therapie

Thilo Hackert

H. G. Beger et al. (Hrsg.), *Erkrankungen des Pankreas*,
DOI 10.1007/978-3-642-37964-2_56, © Springer-Verlag Berlin Heidelberg 2013

MCN stellen prämaligne Läsionen dar, deren Entartungsrisiko bei ca. 15 % liegt. Daher sollten sie nach den aktuellen Konsensus-Leitlinien grundsätzlich operativ entfernt werden. Liegt entsprechend den präoperativen Befunden keine Risikokonstellation für bereits vorhandene Malignität vor, kann ein lokal begrenztes Verfahren (Enukleation, Pankreassegmentresektion, milzerhaltende Linksresektion) erfolgen. Bei Verdacht auf Malignität oder intraoperative Bestätigung im Schnellschnitt muss eine onkologische Resektion mit Lymphadenektomie durchgeführt werden. Eine strukturierte Nachsorge ist bei gutartigen MCN nicht erforderlich, da sehr selten Rezidive auftreten.

56.1 Indikationen zur operativen Therapie

Muzinös-zystische Neoplasien (MCN) des Pankreas, die etwa 10–12 % der zystischen Pankreasläsionen ausmachen, treten nahezu ausschließlich bei Frauen im Alter zwischen 50 und 70 Jahren auf (Crippa et al. 2008; Reddy et al. 2004; Zamboni et al. 1999). Am häufigsten (65–95 %) sind MCN im Pankreaskorpus und -schwanz lokalisiert. Da MCN im Langzeitverlauf ein Malignitätspotenzial von ca. 15 % aufweisen, sollten nach den gültigen Empfehlungen der Konsensus-Leitlinien von 2006, die 2010 aktualisiert und 2012 publiziert wurden, alle MCN reseziert werden (Tanaka et al. 2012). Differenziert werden sollte diese Empfehlung im Hinblick auf das individuelle operative Risiko der Patienten. So kann bei älteren und multimorbiden Patienten eine Beobachtung erwogen werden, wenn bei kleineren Läsionen (< 4 cm) in der Bildgebung und klinisch keine Risikokonstellation (z. B. murale Knötchen, erhöhte Tumormarker) besteht. Da MCN in der Regel jedoch bei jüngeren Patientinnen diagnostiziert werden, besteht mit der Verdachtsdiagnose eines MCN die grundsätzliche Operationsindikation.

56.2 Operationsverfahren

Die Wahl des Operationsverfahrens ist in erster Linie von Größe und Lokalisation des MCN abhängig. Bei Läsionen unter 4 cm Durchmesser und ohne Risikofaktoren (s. o.) kann eine lokale und nichtonkologische Resektion erfolgen. Diese umfasst neben der Enukleation, die an nahezu jeder Stelle durchgeführt werden kann, die Segmentresektion bei Lokalisation im Korpus sowie die milzerhaltende Pankreaslinksresektion (Crippa et al. 2007; Hackert et al. 2011; Müller et al. 2009; Testini et al. 2010; Tien et al. 2008; Warshaw 2010).

Die Enukleation von subkapsulär lokalisierten kleinen MCN erfolgt in gleicher Weise wie bei anderen nichtmalignen zystischen oder soliden Läsionen und bietet den Vorteil der normalen Magen-Darm-Passage und größtmöglichen Parenchymschonung mit einem extrem geringen Risiko postoperativer endo- oder exokriner Funktionsstörungen (Crippa et al. 2007; Hackert et al. 2011). Die intraoperative Lokalisierung ist bei qualitativ hochwertiger präoperativer Bildgebung in den meisten Fällen unproblematisch, ggf. kann eine intraoperative Ultraschalluntersuchung erforderlich sein. Eignet sich das MCN für eine Enukleation, so erfolgt nach scharfer Eröffnung der Pankreaskapsel das Ausschälen unter akkurater Versorgung von kleineren Gefäßen oder Gangstrukturen durch Clips oder Durchstechungsnähte. Nach Exzision sollte im Schnellschnitt der benigne Charakter des MCN bestätigt werden. Ein Kapselverschluss durch atraumatische Naht komplettiert die Enukleation. Bei Lage der Exzisionsstelle im Kopf oder proximalen Korpus kann zusätzlich eine Deckung mit dem Ligamentum falciforme erfolgen, wobei bislang hierzu keine evidenzbasierten Ergebnisse hinsichtlich des Auftretens einer postoperativen Fistel vorliegen.

Bei MCN des Korpus, die sich aufgrund ihrer Größe oder Lage tief im Parenchym nicht für eine Enukleation eignen, kann eine Pankreassegmentresektion erfolgen (Müller et al. 2009). Hierbei erfolgt nach Mobilisation des Pankreaskorpus von A. und V. lienalis die Durchtrennung zum Kopf hin über der Pfortaderebene und nach links so weit distal wie erforderlich. Der Verschluss der kopfwärts gelegenen Resektionsfläche erfolgt entweder im Rahmen der Durchtrennung mittels Klammernahtgerät oder bei scharfer Durchtrennung des Pankreas mittels Naht unter selektiver Durchstechung des Gangs. Die Anastomosie-

56

rung des Pankreasschwanzes zu einer nach Roux-Y ausgeschalteten Jejunalschlinge komplettiert dann die Rekonstruktion.

Bei nichtinvasiven MCN des distalen Korpus und Schwanzes sollte eine Pankreaslinksresektion erfolgen, die auch milzerhaltend durchgeführt werden kann (Warshaw 2010). Das Belassen der Milz bei benignen Pankreastumoren kann sowohl unter Erhalt der Milzgefäße als auch mit Durchtrennung der A. und V. lienalis und konsekutiver Milzperfusion über die Vasa gastrica brevia durchgeführt werden. Der Vorteil des Milzerhalts besteht in einer kürzeren Operationszeit, geringerem Blutverlust sowie niedrigerer Morbidität und weniger postoperativen Infektkomplikationen. Ein Einfluss auf das Auftreten einer postoperativen Pankreasfistel besteht jedoch nicht. Eine Lymphadenektomie ist bei den limitierten Resektionen (Enukleation, Segmentresektion, milzerhaltende Pankreaslinksresektion) nicht notwendig.

Besteht bereits präoperativ oder ergibt sich im intraoperativen Schnellschnitt der Verdacht auf eine maligne Transformation des MCN, verbieten sich die o. g. limitierten Resektionsverfahren. Stattdessen muss bei diesen Patienten immer eine formale Resektion wie beim Pankreaskarzinom ohne zystische Vorläuferläsion inklusive der entsprechenden Lymphadenektomie erfolgen. Die Prinzipien der Tumorresektion durch partielle Pankreatikoduodenektomie, Pankreaslinksresektion oder totale Pankreatikoduodenektomie sind im ► Teil 7 im Detail beschrieben.

56.3 Laparoskopische Resektionen

Die laparoskopische Pankreaschirurgie gewinnt insbesondere bei benignen Indikationen und der Pankreaslinksresektion zunehmend an Bedeutung. Die Rate an laparoskopischen Resektionen in Deutschland liegt derzeit bei ca. 5 % der durchgeführten Pankreaseingriffe (Hackert et al. in press). Weltweit wird v. a. die Linksresektion laparoskopisch durchgeführt, in großen Serien liegt der Anteil des laparoskopischen Vorgehens bei bis zu 67 % (Kooby et al. 2008; Song et al. 2011). Bei entsprechender Expertise liegen vergleichbare Ergebnisse der laparoskopischen und offenen Linksresektion hinsichtlich der perioperativen Morbidität vor. Insbesondere kleinere zystische Läsionen wie die MCN sind für dieses Vorgehen geeignet. Die laparoskopische Enukleation stellt einen sehr seltenen Eingriff dar, auch laparoskopische partielle Duodenopankreatektomien sind bislang nur wenigen Zentren vorbehalten und nicht als Standard anzusehen. Im Konsensbeschluss von 12 Kliniken (Sicch et al. 2012) wird die Dokumentation aller laparoskopischen Resektionen in einem 2008 gegründeten Register durchgeführt. Bei präoperativem Verdacht auf Malignität sollte nur in besonderen Fällen laparoskopisch operiert werden.

56.4 Perioperatives Outcome

Die chirurgische Morbidität ist hauptsächlich durch das Auftreten von postoperativen Pankreasfisteln bedingt. Nach partieller Duodenopankreatektomie liegt die Rate postoperativer Pankreasfisteln bei ca. 5–10 %, nach Linksresektion bei ca. 17–30 % (Hackert et al. 2013; Kooby et al. 2008; Song et al. 2011; Warshaw 2010). Bei Enukleationen und Segmentresektionen treten bei ca. 20 % der Patienten Fisteln auf, die jedoch meist unkompliziert sind und bei liegender Drainage unter konservativer Therapie ausheilen (Crippa et al. 2007; Hackert et al. 2011; Müller et al. 2009). Weitere Komplikationen wie Blutungen und intraabdominelle – ggf. infizierte – Kollektionen können häufig interventionell-radiologisch therapiert werden, die Reoperationsrate beträgt ca. 5–8 %.

56.5 Langzeitprognose

MCN treten nach den vorliegenden Erfahrungen der größeren Studien meistens solitär auf, multifokale Läsionen sind eine Rarität, ebenso werden nach Entfernung eines nichtinvasiven MCN extrem selten Rezidive beobachtet (Crippa et al. 2008; Sarr et al. 2000; Yamao et al. 2011). Damit haben diese Patienten eine exzellente Langzeitprognose. Eine strukturierte Nachsorge wird aktuell nicht empfohlen, bei neu auftretenden Symptomen sollte eine Abklärung mit Schnittbildgebung (bevorzugt MRT; Fatima et al. 2011) erfolgen.

Im seltenen Fall eines MCN-Rezidivs sollte eine erneute Resektion durchgeführt werden, je nach vorangegangenem Verfahren und Lage des Rezidivs wird dann eine ausgedehntere Resektion und ggf. totale Restpankreatektomie notwendig.

Nach Resektion eines invasiven MCN (muzinösen Zystadenokarzinoms) ist die Prognose wesentlich besser als beim sporadischen Pankreaskarzinom, die 5-Jahres-Überlebensraten liegen bei 20–60 % (Le Borgne et al. 1999; Thompson et al. 1999; Wilentz et al. 1999). Eine Nachsorge mit regelmäßiger Schnittbildgebung scheint – ähnlich wie beim sporadischen Pankreaskarzinom – sinnvoll, auch wenn hierzu bislang keine Empfehlungen vorliegen. Eine wesentlich schlechtere Prognose besteht dagegen im Fall eines MCN-assoziierten undifferenzierten Karzinoms mit einer nahezu 100%igen Mortalität innerhalb der ersten drei Jahre postoperativ (Kargorazan et al. 2011).

Literatur

Crippa S, Bassi C, Salvia R et al (2007) Enucleation of pancreatic neoplasms. Br J Surg 94: 1254–1259

Crippa S, Salvia R, Warshaw AL, Domínguez I, Bassi C, Falconi M, Thayer SP, Zamboni G, Lauwers GY, Mino-Kenudson M, Capelli P, Pederzoli P, Castillo CF (2008) Mucinous cystic neoplasm of the pancreas is not an aggressive entity: lessons from 163 resected patients. Ann Surg 247(4): 571–579

Fatima Z, Ichikawa T, Motosugi U, Muhi A, Sano K, Sou H, Haradome H, Kiryu S, Araki T (2011) Magnetic resonance diffusion-weighted imaging in the characterization of pancreatic mucinous cystic lesions. Clin Radiol 66: 108–111

Hackert T, Hinz U, Fritz S, Strobel O, Schneider L, Hartwig W, Büchler MW, Werner J (2011) Enucleation in pancreatic surgery: indications, technique, and outcome compared to standard pancreatic resections. Langenbecks Arch Surg 396: 1197–1203

Hackert T, Tjaden C, Büchler MW (2013) Entwicklung der Pankreaschirurgie in den letzten zehn Jahren. Zentralbl Chir (in press)

Kargozaran H, Vu V, Ray P, Bagaria S, Steen S, Ye X, Gagandeep S (2011) Invasive IPMN and MCN: same organ, different outcomes? Ann Surg Oncol 18: 345–351

Kooby DA, Gillespie T, Bentrem D, Nakeeb A, Schmidt MC, Merchant NB et al (2008) Left-sided pancreatectomy: a multicenter comparison of laparoscopic and open approaches. Ann Surg 248: 438–446

Le Borgne J, de Calan L, Partensky C (1999) Cystadenomas and cystadenocarcinomas of the pancreas: a multiinstitutional retrospective study of 398 cases. French Surgical Association. Ann Surg 230: 152–161

Müller MW, Assfalg V, Michalski CW, Büchler P, Kleeff J, Friess H (2009) Middle segmental pancreatic resection: an organ-preserving option for benign lesions. Chirurg 80(1): 14–21

Reddy RP, Smyrk TC, Zapiach M, Levy MJ, Pearson RK, Clain JE, Farnell MB, Sarr MG, Chari ST (2004) Pancreatic mucinous cystic neoplasm defined by ovarian stroma: demographics, clinical features, and prevalence of cancer. Clin Gastroenterol Hepatol 2(11): 1026–1031

Sarr MG, Carpenter HA, Prabhakar LP, Orchard TF, Hughes S, van Heerden JA, DiMagno EP (2000) Clinical and pathologic correlation of 84 mucinous cystic neoplasms of the pancreas: can one reliably differentiate benign from malignant (or premalignant) neoplasms? Ann Surg 231: 205–212

Siech M, Bartsch D, Beger HG et al (2012) Indikation zur laparoskopischen Pankreasoperation: Ergebnisse einer Konsensuskonferenz und des bisherigen laparoskopischen Pankreasregisters. Chirurg 83(3): 247–253

Song KB, Kim SC, Park JB et al (2011) Single-center experience of laparoscopic left pancreatic resection in 359 consecutive patients: changing the surgical paradigm of left pancreatic resection. Surg Endosc 25(10): 3364–3372

Tanaka M, Fernández-del Castillo C, Adsay V, Chari S, Falconi M, Jang JY, Kimura W, Levy P, Pitman MB, Schmidt CM, Shimizu M, Wolfgang CL, Yamaguchi K, Yamao K; International Association of Pancreatology (2012) International consensus guidelines 2012 for the management of IPMN and MCN of the pancreas. Pancreatology 12(3): 183–197

Testini M, Gurrado A, Lissidini G, Venezia P, Greco L, Piccinni G (2010) Management of mucinous cystic neoplasms of the pancreas. World J Gastroenterol 16(45): 5682–5692

Thompson LD, Becker RC, Przygodzki RM, Adair CF, Heffess CS (1999) Mucinous cystic neoplasm (mucinous cystadenocarcinoma of low-grade malignant potential) of the pancreas: a clinicopathologic study of 130 cases. Am J Surg Pathol 23: 1–16

Tien YW, Hu RH, Hung JS, Wang HP, Lee PH (2008) Noninvasive pancreatic cystic neoplasms can be safely and effectively treated by limited pancreatectomy. Ann Surg Oncol 15: 193e8

Warshaw AL (2010) Distal pancreatectomy with preservation of the spleen. J Hepatobiliary Pancreat Sci 17(6): 808–812

Wilentz RE, Albores-Saavedra J, Zahurak M, Talamini MA, Yeo CJ, Cameron JL, Hruban RH (1999) Pathologic examination accurately predicts prognosis in mucinous cystic neoplasms of the pancreas. Am J Surg Pathol 23: 1320–1327

Yamao K, Yanagisawa A, Takahashi K, Kimura W, Doi R, Fukushima N, Ohike N, Shimizu M, Hatori T, Nobukawa B, Hifumi M, Kobayashi Y, Tobita K, Tanno S, Sugiyama M, Miyasaka Y, Nakagohri T, Yamaguchi T, Hanada K, Abe H, Tada M, Fujita N, Tanaka M (2011) Clinicopathological features and prognosis of mucinous cystic neoplasm with ovarian-type stroma: a multi-institutional study of the Japan Pancreas Society. Pancreas 40: 67–71

Zamboni G, Scarpa A, Bogina G, Iacono C, Bassi C, Talamini G, Sessa F, Capella C, Solcia E, Rickaert F, Mariuzzi GM, Klöppel G (1999) Mucinous cystic tumors of the pancreas: clinicopathological features, prognosis, and relationship to other mucinous cystic tumors. Am J Surg Pathol 23(4): 410–422

Seröse Zystadenome des Pankreas: OP-Verfahren und Evidenz der operativen Therapie

Florian Gebauer, Jakob R. Izbicki, Emre F. Yekebas

H. G. Beger et al. (Hrsg.), *Erkrankungen des Pankreas*,
DOI 10.1007/978-3-642-37964-2_57, © Springer-Verlag Berlin Heidelberg 2013

Aufgrund gesunkener perioperativer Morbiditäts- und Mortalitätsraten sollte die Indikation zur operativen Resektion von SCA heute großzügiger gestellt werden als noch vor einigen Jahren. Das jeweilige Operationsverfahren hängt unmittelbar von der jeweiligen Tumorlokalisation ab. Bei Tumoren im Bereich des Pankreasschwanzes ist die distale Pankreasresektion als Option der Wahl anzusehen; hier sollte wann immer möglich eine milzerhaltende Variante bevorzugt werden, wobei besonderes Augenmerk auf eine sichere Versorgung der V. lienalis zu richten ist. Bei Tumoren im Bereich des Pankreaskopfes ist die Größe des Tumors entscheidend für die Wahl des Resektionsverfahrens. Bei sehr großen Tumoren lässt sich häufig eine Whipple-Resektion nicht vermeiden. Bei kleineren Tumoren sollten auch hier organsparende Verfahren (Nakao- oder Beger-Verfahren) angewendet werden. Bei zentral, d. h. im Pankreaskorpus lokalisierten Tumoren bietet sich eine zentrale Pankreassegmentresektion an.

57.1 Indikation zur operativen Therapie

In der Vergangenheit wurde aufgrund hoher Morbiditäts- und Mortalitätsraten nach resezierenden Pankreaseingriffen und des überwiegend gutartigen Verhaltens seröser Zystadenome (SCA) eine Strategie des Abwartens und einer regelmäßigen Kontrolle verfolgt. Heute hat sich dieses Vorgehen aufgrund gesunkener perioperativer Morbiditäts- und Mortalitätsraten deutlich gewandelt. Aufgrund verbesserter operativer Ergebnisse, der Kenntnis des unsicheren Verhaltens sogenannter Borderline-Läsionen und der Kenntnis der Unsicherheiten, mit denen auch heute noch eine rein bildgebende Dignitätsbeurteilung verbunden sein kann, wird die Indikationsstellung heutzutage großzügiger gestellt als vor 20 Jahren. Klassisches Beispiel für auch heute noch bestehende Unsicherheiten im diagnostischen »Work-up« ist die häufig schwierige Differenzialdiagnose zwischen einem Hauptgang- und Nebengang-IPMN. Ein konservatives Vorgehen sollte heute ausschließlich sehr sorgfältig selektierten Patienten vorbehalten bleiben (beispielsweise bei kleinen, asymptomatischen SCA im Bereich des Pankreaskopfes, besonders beim alten Patienten).

Eine generelle Operationsindikation besteht bei folgenden Patienten:

- Vorhandensein von Symptomen oder lokalen Komplikationen (Kompression, Obstruktion).
- Größe > 4 cm. SCA > 4 cm zeigen ein schnelleres Größenwachstum als kleinere Tumoren. Damit geht eine deutlich erhöhte Wahrscheinlichkeit für das Auftreten lokaler Kompressions- oder Obstruktionssymptome einher (Tseng et al. 2005; Sakorafas et al. 2011). Die Wahrscheinlichkeit einer malignen Entartung ist bei größeren Tumoren primär nicht erhöht.
- Unsicherheit über die Tumordignität in der präoperativen Diagnostik. Hier spielt insbesondere die präoperative Differenzierung zum muzinösen Zystadenom oder Hauptgang-IPMN eine Rolle.

Das notwendige Operationsverfahren hängt daher von der Lokalisation des Tumors sowie der Größe der Läsion ab. Unter den heutigen verbesserten Möglichkeiten der abdominellen HR-CT, die je nach Befundkonstellation um eine MRT/MRCP und eine EUS-Untersuchung weiter ergänzt werden können, ist eine bildgebende Dignitätsbeurteilung in der Regel mit hoher Akkuratesse möglich. Dennoch ist bei einem organerhaltenden, nichtonkologischen Vorgehen eine intraoperative Schnellschnittuntersuchung ratsam, um bei einem malignen Überraschungsbefund den Eingriff erweitern zu können. Liegt hingegen bei der chirurgischen Exploration bereits makroskopisch ein zur präoperativen Diagnostik divergierender Befund i. S. des Verdachtes auf einen malignen Prozess vor, sollte das gewählte Operationsverfahren nach onkologischen Kriterien erfolgen (◘ Tab. 57.1) (Beger et al. 2008).

Für die chirurgische Exploration gilt, dass eine komplette Resektion der Läsionen durchgeführt werden sollte. Eine Zystenentdeckelung mit nachfolgender innerer Drainage des resultierenden Defektes i. S. einer Pankreatojejunostomie ist daher nicht als ausreichende Therapie

Tab. 57.1 Indikation für onkologische Pankreaskopfresektion bei zystischen Neoplasien. (Nach Beger et al. 2008)

1.) Zystische Neoplasie, präoperativer Verdacht auf Assoziation mit invasivem Karzinom	- Ikterus - Nachweis maligner Zellen in Pankreassekret - Neu aufgetretener Diabetes mellitus - CEA > 110 mg/dl in Zysteninhalt - D. pancreaticus Diameter > 1 cm
2.) Intraoperative Kriterien	- Nachweis maligner Lymphknoten - Adhäsion/Infiltration V. portae, V. mesenterica superior - Infiltration ins das proximale Duodenum oder Magenantrum - Schnellschnittuntersuchung: suspekte Zellen im subepithelialen Level des D. pancreaticus - Nachweis maligner Zellen im Resektionsrand

anzusehen. Bei resezierenden Verfahren sollten organsparende Resektionen vorgenommen werden. Extensive Resektionen sollten hingegen vermieden werden, da sie im Hinblick auf Heilungsraten und das Auftreten von Lokalrezidiven mit keinerlei Vorteilen verbunden sind (Le Borgne et al. 1999; Hung et al. 2007).

SCA zeigen zum Zeitpunkt der Operation einen durchschnittlichen Durchmesser von ca. 4–5 cm und sind damit in der Regel etwas kleiner als muzinöse Zystadenome (Sarr et al. 2003; Sakorafas u. Sarr 2005; Khashab et al. 2011; Sakorafas et al. 2011). In der überwiegenden Zahl der Fälle handelt es sich um unilokuläre Läsionen. Im Gegensatz zum IPMN, insbesondere in ihrer Hauptgangvariante, ist ein multifokales Auftreten eine absolute Rarität. Dies sollte bei der Operationsplanung berücksichtigt werden.

Die Lokalisation von SCA innerhalb des Pankreas ist variabel, ca. 50 % der Tumoren finden sich im Bereich des Korpus und/oder Schwanzes, die übrigen Tumoren verteilen sich ungefähr gleichermaßen auf die Pankreaskopfregion sowie den Processus uncinatus (Sakorafas u. Sarr 2005).

57.2 Resezierende Verfahren

Das technische Spektrum resezierender Eingriffe am Pankreas aufgrund eines SCA hat sich deutlich gewandelt. Wann immer möglich, sollte organerhaltenden Resektionen unter Erhalt der gastroduodenalen und der biliären Passage der Vorzug gegenüber onkologischen Resektionen gegeben werden. Zu den bis weit in die 80er-Jahre des letzten Jahrhunderts durchgeführten Eingriffen, 1. der klassischen Whipple-Resektion bzw. ihrer pyloruserhaltenden Variante, 2. der distalen Splenopankreatektomie und 3. der totalen Duodenosplenopankreatektomie, sind weitaus organerhaltendere, sog. maßgeschneiderte operativ-technische Verfahren hinzugekommen. Für die individuelle Operationsplanung ist daher die genaue Kenntnis der Lage des Tumors von zentraler Bedeutung. Insbesondere die topographische Beziehung zur V. mesenterica sup. und V. portae (sog. mesenterico-portale Achse) und zur Milzvene sollten präoperativ bekannt sein und intraoperativ gesichert werden.

Bei Tumoren im Bereich des Pankreasschwanzes ist die distale Pankreasresektion als Option der Wahl anzusehen. Diese kommt, je nach Untersuchung, für ca. 30–50 % der Patienten infrage (Pyke et al. 1992; Le Borgne et al. 1999; Sarr et al. 2003; Tseng et al. 2005). Bezogen auf die mesenterico-portale Achse kann bei kleinen Tumoren unter der Voraussetzung, dass eine In-toto-Resektion hierdurch nicht gefährdet wird, die Transsektionsebene weiter links gewählt werden, als dies bei der klassischen, onkologischen distalen Splenopankreatektomie beim malignen Korpus-/Schwanzprozess der Fall ist. Dies ist mit dem Vorteil eines größeren Parenchymerhaltes, mithin einem geringeren postoperativen Funktionsverlust verbunden.

Die sog. milzerhaltende Pankreasschwanzresektion stellt das Verfahren mit der insgesamt niedrigsten Gesamtkomplikationsrate dar. Ihr sollte daher, wenn technisch durchführbar, gegenüber der klassischen distalen Splenopankreatektomie der Vorzug gegeben werden. Der Eingriff ist technisch aufwendiger, da sämtliche am Pankreasoberrand verlaufenden arteriellen Äste, die aus der A. lienalis zum Korpus-/Schwanzbereich verlaufen, selektiv versorgt werden müssen. Schwieriger gestaltet sich üblicherweise die selektive Versorgung von abführenden Gefäßen zur Milzvene. Dies hat zum einen mit der höheren Fragilität von venösen gemessen an arteriellen Gefäßen zu tun. Hinzu kommt die Tatsache, dass die V. lienalis ungünstiger, nämlich dorsal des Pankreasorgans gelegen ist und anatomisch kaum eine erkennbare Grenzschicht zum Pankreas aufweist. Die A. lienalis hat hingegen regelhaft einen etwas größeren topographischen Abstand zum Pankreas. Dies gilt vor allem für ihren zentralen Bereich an ihrem Abgang aus dem Truncus coeliacus.

In der Regel ist bei einer intraoperativen Verletzung der Milzvene oder ihrer erforderlichen Mitresektion aufgrund einer venennahen Tumorlokalisation die Durchführung einer distalen Splenopankreatektomie erforderlich. Hiervon kann abgesehen werden, wenn eine ausreichende venöse Drainage der Milz über Kollateralgefäße, insbesondere über im Lig. gastrolienale verlaufende V.-gastricae-breves-Äste zur großen Magenkurvatur, besteht. Bei großen Tumoren und/oder sehr distaler Lage, d. h. milzhilusnaher Lokalisation, ist in aller Regel die Durchführung einer distalen Splenopankreatektomie primär indiziert.

Wenn Tumorlokalisation und -größe dies technisch erlauben, kommen bei Tumoren links der mesentericoportalen Achse zunehmend minimal-invasive Verfahren zum Einsatz. Tumoren, deren Maximaldurchmesser 5 cm überschreitet, scheinen für einen minimal-invasiven Zugang ungeeignet. Bei diesen Patienten sollte primär ein offenes Vorgehen favorisiert werden. Das Evidenzniveau ist jedoch als niedrig anzusehen, da keine kontrollierten Studien vergleichend mit offenen Verfahren vorliegen und insgesamt nur wenige Patienten diesbezüglich untersucht wurden (Hung et al. 2007; Valsangkar et al. 2012).

Bei zentral, d. h. im Pankreaskorpus lokalisierten Tumoren bietet sich eine zentrale Pankreassegmentresektion an. Die Rationale für diesen auch als mediane Pankreatektomie bezeichneten Eingriff ist der Erhalt gesunden Pankreasgewebes im Bereich des Schwanzes. Hierdurch kann insbesondere das Risiko der Entwicklung eines Diabetes mellitus reduziert werden (Iacono et al. 2005; Cataldegirmen et al. 2009). Ein chirurgischer Standard, wie mit der zum Pankreaskopf hin resultierenden Resektionsfläche verfahren werden sollte, existiert derzeit nicht. Während einige Schulen einen Blindverschluss durchführen, favorisieren andere eine zusätzliche zweite Anastomose auch zum Pankreaskopf hin. Hieraus resultiert eine auch als Y-Anastomose bezeichnete Doppelanastomosierung der Resektionsflächen zum Pankreasschwanz und -kopf mit einer ausgeschalteten Roux-Y-Schlinge. Ungeachtet der Rekonstruktion wurde der zentralen Pankreatektomie lange Zeit entgegengehalten, mit einer höheren Fistelrate einherzugehen, die sich daraus ergeben würde, dass im Gegensatz zu konventionellen Pankreaslinks- oder Whipple-Resektionen zwei Transsektionsflächen resultieren. Kontrollierte, randomisierte Daten liegen hierzu jedoch nicht vor. In eigenen prospektiven Serien konnte die postulierte erhöhte postoperative Morbidität von ca. 30–40 % durch eine höhere Inzidenz von Pankreasfisteln jedoch nicht bestätigt werden (Cataldegirmen et al. 2009).

Spezielle differenzialtherapeutische Herausforderungen stellen auch heute noch SCA dar, welche im Pankreaskopf und im Proc. uncinatus lokalisiert sind. Ob eine organ- respektive duodenumerhaltende Resektion oder eine partielle Duodenopankreatektomie durchgeführt werden sollte, hängt weniger von der topographischen Beziehung eines SCA zum Duodenum ab. Dieses ist im eigenen Krankengut nahezu nie involviert. Auch ein organüberschreitendes Wachstum kommt bei SCA praktisch nicht vor, sodass die Einhaltung weiter Sicherheitsabstände zu Nachbarorganen in der Regel nicht indiziert ist (Beger et al. 2008). Vielmehr richtet sich die differenzialtherapeutische Abwägung nach zwei zentralen Aspekten aus: erstens der Tumorgröße, zweitens der Textur des Pankreas.

Die Tumorgröße ist insofern von zentraler Bedeutung, als die Wahrscheinlichkeit, dass eine In-toto-Resektion eines SCA zu einem Defekt der hinteren Pankreaskapsel führt, mit zunehmendem Tumordurchmesser wächst. Da eine solche Resektion in der Regel nicht zuverlässig versorgt werden kann resp. nur mit hohem Risiko anastomosenfähig ist, ist in diesen Fällen meistens eine Whipple-Resektion erforderlich. Diese kann auch erforderlich sein, wenn eine Tumorresektion zwar technisch unter Erhalt der dorsalen Pankreaskapsel möglich wäre, aber aufgrund einer ansonsten zu »weichen« Pankreastextur als zu risikoträchtig erscheint. Dies ist insbesondere dann der Fall, wenn das SCA große Teile des ventralen Pankreaskopfes einnimmt, mithin eine zu große Resektionshöhle entstehen würde. Kontrollierte, randomisierte Studien, die unterschiedliche Resektionsverfahren miteinander verglichen haben, liegen hierzu zwar nicht vor. Die langfristigen Vorteile einer duodenumerhaltenden Resektion sollten jedoch in Fällen einer sehr weichen Pankreastextur dem Risiko einer Pankreasfistel gegenübergestellt werden. Dies gilt insbesondere für SCA, deren In-toto-Resektion zu einer Eröffnung des Pankreashauptganges führt.

Wenn möglich sollte eine pyloruserhaltende Resektion erfolgen, da eine Infiltration der Pylorusregion bei einem SCA nahezu nie vorkommt. Die mit dieser Art des Eingriffs verbundenen Komplikationen entsprechen denen des duktalen Adenokarzinoms und sollen an dieser Stelle daher nicht erneut erörtert werden.

Auch bei papillennahem, d. h. periampullärem Sitz einer SCA favorisieren die meisten Zentren eine pyloruserhaltende partielle Pankreatoduodenektomie. Ob für solche ungünstige Lokalisationen auch eine lokale Exzision in Verbindung mit einer segmentalen Duodenektomie infrage kommt (**Nakao-Prozedur**; Nakao u. Fernandez-Cruz 2007), kann derzeit nicht beurteilt werden. Eine unlängst veröffentlichte, prospektive, nichtrandomisierte Studie, in der die Nakao-Prozedur (n = 77) mit der PPPD (n = 55) hinsichtlich perioperativer Morbidität und langfristigem Gewichtsverhalten verglichen wurde, berichtet allerdings signifikante Vorteile zugunsten der organerhaltenden Nakao-Prozedur (Fujii et al. 2011).

Ist die Pankreastextur hingegen von fester, d. h. nahtfähiger Konsistenz und/oder führt eine Resektion des SCA nur zu einem oberflächlichen Defekt im Bereich des Pankreaskopfes/Proc. uncinatus, wird zunehmend eine duodenumerhaltende Pankreaskopfresektion durchgeführt (Ahn et al. 2003; Beger et al. 2008; Beger et al. 2012). Auch im eigenen Krankengut favorisieren wir zunehmend lokale, der individuellen Morphologie angepasste duodenumerhaltende Pankreaskopfresektionen. Grundsätzlich entspricht dieses Vorgehen der operativen Strategie bei der chronischen Pankreatitis. In modifizierter Form sind diese lokalen Exzisionen und organerhaltenden Resektionen aber grundsätzlich auch bei anderen, im Pankreaskopf lokalisierten Pathologien durchführbar. Hierzu zählen auch gutartige Läsionen wie das SCA (Cataldegirmen et al. 2009).

Die prinzipiellen Vorteile organerhaltender Verfahren sind evident: Sie sind insbesondere darin zu sehen, dass die gastroduodenale und biliäre Passage erhalten bleiben. Die postoperative Komplikationsrate ist insgesamt als geringer einzuschätzen als bei der Pankreatoduodenektomie (Ahn et al. 2003; Beger et al. 2008).

In seltenen Fällen finden sich Tumoren sehr großen Ausmaßes, sodass eine totale Pankreatektomie notwendig wird. Dies sollte jedoch die Ausnahme sein, je nach Untersuchung machen diese Art der Eingriffe < 10 % der Resektionen aufgrund von zystischen Pankreasneoplasien aus (Le Borgne et al. 1999; Sarr et al. 2003; Tseng et al. 2005).

57.3 Tumorenukleation

Im Gegensatz zu den **resezierenden** Verfahren wird in einigen kleineren Fallserien eine **Tumorenukleation** propagiert (Pyke et al. 1992; Talamini et al. 1998). Grundsätzlich wird propagiert, dass eine Tumorenukleation auf Fälle beschränkt sein sollte, bei denen der Ductus Wirsungianus sicher nicht eröffnet wird. Gerade diese Frage ist intraoperativ insbesondere bei normaler Pankreastextur oft nur schwer zu beantworten. Prinzipiell sollte es sich jedoch um Tumoren kleineren Ausmaßes handeln; der tatsächliche Nutzen für den Patienten ist nicht abschließend geklärt, da das postoperative Komplikationsrisiko, insbesondere in Hinblick auf postoperative Pankreasfisteln (POPF), groß ist. So wird das Auftreten von POPF in bis zu 35 % der Fälle berichtet und liegt damit deutlich über der Inzidenz von POPF nach distalen Pankreatektomien.

57.4 Spezifische Komplikationen

Die Ausbildung von POPF stellt die wichtigste operationsbedingte krankheitsspezifische Komplikation bei allen exzidierenden und resezierenden Eingriffen am Pankreas dar. Die Rate von POPF nach Pankreaslinksresektionen beim SCA ist mit jener beim duktalen Adenokarzinom vergleichbar. Je nach Untersuchung und Definition variiert sie zwischen 5 und 20 % (Pyke et al. 1992; Sakorafas et al. 2011).

57

Literatur

Ahn YJ, Kim SW, Park YC, Jang JY, Yoon YS, Park YH (2003) Duodenal-preserving resection of the head of the pancreas and pancreatic head resection with second-portion duodenectomy for benign lesions, low-grade malignancies, and early carcinoma involving the periampullary region. Arch Surg 138(2): 162–168; discussion 168

Beger HG, Rau BM, Gansauge F, Schwarz M, Siech M, Poch B (2008) Duodenum-preserving total pancreatic head resection for cystic neoplasm: a limited but cancer-preventive procedure. Langenbecks Arch Surg 393(4): 589–598

Beger HG, Schwarz M, Poch B (2012) Duodenum-preserving total pancreatic head resection for benign cystic neoplastic lesions. J Gastrointest Surg 16(11): 2160–2166

Cataldegirmen G, Schneider CG, Bogoevski D, Koenig A, Kaifi JT, Bockhorn M, Deutsch LS, Vashist Y, Izbicki JR, Yekebas EF (2009) Extended central pancreatic resection as an alternative for extended left or extended right resection for appropriate pancreatic neoplasms. Surgery 147(3): 331–338

Fujii T, Kanda M, Kodera Y, Nagai S, Sahin TT, Kanzaki A, Yamada S, Sugimoto H, Nomoto S, Morita S, Takeda S, Nakao A (2011) Comparison of pancreatic head resection with segmental duodenectomy and pylorus-preserving pancreatoduodenectomy for benign and low-grade malignant neoplasms of the pancreatic head. Pancreas 40(8): 1258–1263

Hung JS, Yang CY, Hu RH, Lee PH, Tien YW (2007) Surgical treatment of pancreatic serous cystadenoma: aggressive for operations but limited resections. Pancreas 35(4): 358–360

Iacono C, Bortolasi L, Serio G (2005) Indications and technique of central pancreatectomy – early and late results. Langenbecks Arch Surg 390(3): 266–271

Khashab MA, Shin EJ, Amateau S, Canto MI, Hruban RH, Fishman EK, Cameron JL, Edil BH, Wolfgang CL, Schulick RD, Giday S (2011) Tumor size and location correlate with behavior of pancreatic serous cystic neoplasms. Am J Gastroenterol 106(8): 1521–1526

Le Borgne J, de Calan L, Partensky C (1999) Cystadenomas and cystadenocarcinomas of the pancreas: a multiinstitutional retrospective study of 398 cases. French Surgical Association. Ann Surg 230(2): 152–161

Nakao A, Fernandez-Cruz L (2007) Pancreatic head resection with segmental duodenectomy: safety and long-term results. Ann Surg 246(6): 923–928; discussion 929–931

Pyke CM, van Heerden JA, Colby TV, Sarr MG, Weaver AL (1992) The spectrum of serous cystadenoma of the pancreas. Clinical, pathologic, and surgical aspects. Ann Surg 215(2): 132–139

Sakorafas GH, Sarr MG (2005) Cystic neoplasms of the pancreas; what a clinician should know. Cancer Treat Rev 31(7): 507–535

Sakorafas GH, Smyrniotis V, Reid-Lombardo KM, Sarr MG (2011) Primary pancreatic cystic neoplasms revisited. Part I: serous cystic neoplasms. Surg Oncol 20(2): e84–92

Sarr MG, Murr M, Smyrk TC, Yeo CJ, Fernandez-del Castillo C, Hawes RH, Freeny PC (2003) Primary cystic neoplasms of the pancreas. Neoplastic disorders of emerging importance-current state-of-the-art and unanswered questions. J Gastrointest Surg 7(3): 417–428

Talamini MA, Moesinger R, Yeo CJ, Poulose B, Hruban RH, Cameron JL, Pitt HA (1998) Cystadenomas of the pancreas: is enucleation an adequate operation? Ann Surg 227(6): 896–903

Tseng JF, Warshaw AL, Sahani DV, Lauwers GY, Rattner DW, Fernandez-del Castillo C (2005) Serous cystadenoma of the pancreas: tumor growth rates and recommendations for treatment. Ann Surg 242(3): 413–419; discussion 419–421

Valsangkar NP, Morales-Oyarvide V, Thayer SP, Ferrone CR, Wargo JA, Warshaw AL, Fernandez-del Castillo C (2012) 851 resected cystic tumors of the pancreas: a 33-year experience at the Massachusetts General Hospital. Surgery 152(3 Suppl 1): S4–S12

Solid-pseudopapilläre Neoplasien: OP-Verfahren und Evidenz der operativen Therapie

Florian Gebauer, Jakob R. Izbicki, Emre F. Yekebas

H. G. Beger et al. (Hrsg.), *Erkrankungen des Pankreas*,
DOI 10.1007/978-3-642-37964-2_58, © Springer-Verlag Berlin Heidelberg 2013

Solid-pseudopapilläre Neoplasien (SPN) sind seltene Tumoren des Pankreas und treten mit einem homogenen Verteilungsmuster innerhalb des gesamten Pankreas auf. Betroffen sind vorwiegend Frauen (Verhältnis Männer/Frauen 1 : 9,5) im jungen Erwachsenenalter, das mediane Erkrankungsalter liegt bei 29 Jahren. Das Auftreten von Metastasen ist extrem selten, jedoch in Einzelfallberichten beschrieben. Die Resektion ist die Therapie der Wahl, häufig gelingt eine definitive Diagnosestellung erst durch eine Resektion und nachfolgende histologische Aufarbeitung, bildgebende Verfahren sind in einer Diagnosestellung häufig unzureichend. Das Evidenzniveau bei SPN ist insgesamt als niedrig zu bewerten, randomisierte Studien liegen nicht vor, sämtliche vorhandenen Daten beruhen auf kleinen Fallserien oder Einzelfallberichten. Der Stellenwert der Metastasenchirurgie ist umstritten und ohne nachweisliche Evidenz.

Bei solid-pseudopapillären Neoplasien (SPN) handelt es sich um extrem seltene Tumoren des Pankreas mit einer berichteten Inzidenz von 0,13–2,7 % aller Pankreasneoplasien (Martin et al. 2002; Papavramidis u. Papavramidis 2005; Goh et al. 2007). Das Evidenzlevel der konservativen wie chirurgischen Therapie ist aufgrund des seltenen Vorkommen gering, Erfahrungen stützen sich auf Einzelfallberichte sowie kleinere Fallserien und individueller institutioneller Erfahrung.

Betroffen sind überwiegend Frauen, das Verhältnis Männer/Frauen beträgt 1:9,5, das mediane Alter zum Diagnosezeitpunkt liegt bei ca. 29 Jahren, regelmäßig wird das Auftreten auch bei Kindern ab 10 Jahren beschrieben (Speer et al. 2012). Betroffene Männer sind zum Zeitpunkt der Diagnosestellung im Durchschnitt ca. 10 Jahre älter als Frauen. Der mediane Tumordurchmesser zum Diagnosezeitpunkt liegt bei ca. 6 cm (0,5–34 cm) (Papavramidis u. Papavramidis 2005).

Die Lokalisation innerhalb des Pankreas ist variabel, das Auftreten wird zu gleichen Teilen im Bereich des Kopfes, Körpers und Schwanzes beschrieben, Lokalisationen im Processus uncinatus stellen eine Ausnahme dar (Martin et al. 2002; Papavramidis u. Papavramidis 2005; Tipton et al. 2006). Häufig kommt es aufgrund der Größe des Befundes zu übergreifendem Wachstum auf andere Pankreasregionen, selten auch zu Adhäsion und Adhärenz zu angrenzenden Organen, beispielsweise der Milz, dem Colon transversum, Magen etc.

58.1 Resezierende Verfahren

Die Resektion ist Mittel der Wahl und die einzige kurative Therapieoption. Eine bildgebende Diagnosestellung gelingt meistens präoperativ nicht. Unter der Diagnose einer unklaren Raumforderung werden die Patienten regelhaft explorativ laparotomiert, sodass die Diagnosestellung erst histologisch gelingt. Das jeweilige Operationsverfahren richtet sich nach der primären Lokalisation der Läsion. Primäres Ziel ist das Erreichen einer R0-Resektion, radikale Operationen mit einer systematischen Lymphadenektomie werden nicht generell empfohlen, obgleich in Einzelfällen Lymphknotenmetastasen beschrieben wurden. Bei ca. 30 % der Patienten ist eine distale (Spleno-) Pankreatektomie indiziert (Martin et al. 2002; Huang et al. 2005; Papavramidis u. Papavramidis 2005; Goh et al. 2007; Kim et al. 2011). Hierbei kann bei entsprechender Tumorlokalisation in der Regel eine vollständige Tumorentfernung erfolgen, die Entscheidung, ob eine Splenektomie erforderlich ist oder ob der Eingriff milzerhaltend erfolgen kann, hängt in der Regel von einer gegebenen Adhäsion des Tumors an die Milz ab. Im Zweifel sollte eine kombinierte Splenopankreatektomie erfolgen, da eine R0-Resektion einen entscheidenden Einfluss auf die Rezidivfreiheit hat.

Im Falle einer Tumorlokalisation im Bereich des Pankreaskopfes erfolgt in der Regel eine klassische Pankreatoduodenektomie, präferenziell pyloruserhaltend.

Grundsätzlich sind organsparende Segementresektionen bzw. Tumorenukleationen möglich, wenngleich die Evidenzlage für diese Tumorentität sehr gering ist. Für einige wenige Patienten (n = 34) wurden Standardresektion (distale Splenopankreatektomie, Pankreatoduodenektomie) mit organsparenden Resektionen (Enukleation, Segmentresektion) verglichen (Li et al. 2010). Grundsätzlich zeigte sich, dass für den Erfolg organsparender Operationen der Tumor eine gewisse Größe nicht überschreiten darf (ca. 6 cm), darüber hinaus war die Operationszeit und Gesamtkrankenhausverweildauer verkürzt und der Transfusionsbedarf geringer. Bezüglich der Rezidivhäufigkeit gab es zwischen den beiden Gruppen bei einem medianen Follow-up von 43 Monaten keinen Unterschied. Somit scheinen klassische onkologische Resektionen nicht zwingend erforderlich zu sein, wenn eine Tumorfreiheit durch organpräservierende Verfahren erreicht werden kann. In Hinblick auf Lebensqualität und mit der Resektion einhergehende Morbidität sollte insbesondere bei den oft jungen Patienten eine organsparende Resektion vorgenommen werden.

58.2 Multiviszerale und Metastasenresektion

In sehr seltenen Fällen wird ein Einwachsen der SPN in das Colon transversum beschrieben, welche dann im Sinne einer multiviszeralen En-bloc-Resektion (Standard Pankreatoduodenektomie und kombinierte Colon-transversum-Resektion) reseziert werden konnten (Goh et al. 2007). Diese Art der Eingriffe stellen jedoch bei dieser Tumorentität eine absolute Ausnahme dar und sind nur in sehr wenigen Einzelfällen notwendig. Vaskuläre En-bloc-Resektionen (V. portae) sind ebenfalls als Einzelfälle berichtet. Ihr Stellenwert bleibt hierbei völlig unklar, da eine histologische Infiltration in die Gefäße des mesenterico-portalen Stromgebietes bislang nicht nachgewiesen wurde (Bhanot et al. 2005). Dennoch sollte bei großen Tumoren und/oder Einwachsen in benachbarte Organe eine Resektion immer angestrebt werden. Goh et al. (2007) haben in ihrem Krankengut zeigen können, dass auch sehr große Tumoren (> 20 cm) sowie eine Infiltration in das Kolon immer resektabel waren und eine R0-Resektion erreicht werden konnte. Die Tumorgröße alleine stellt keinen Prädiktor für die Resektabilität dar (Martin et al. 2002; Tipton et al. 2006).

Der Stellenwert der Metastasenchirurgie ist umstritten und ohne Evidenz. Das Auftreten von Fernmetastasen ist ungewöhnlich und selten, dennoch sind Einzelfälle beschrieben, in denen es Jahre nach der primären Resektion zum Tumorrezidiv kam (Vollmer et al. 2003). Das bislang früheste Rezidiv nach einer Lebermetastasenresektion ist nach 8 Monaten beschrieben, daneben sind mehrere Fälle mit Überlebensraten > 10 Jahre berichtet. Aufgrund des insgesamt niedrigen malignen Potenzials ist der Einfluss der Resektion auf den natürlichen Krankheitsverlauf nicht abzuschätzen, aufgrund des oft jungen Alters der Patienten ist jedoch bei einer technischen Resektabilität aufgrund des vertretbaren Morbiditätsrisikos eine Resektion im Rahmen eines individuellen Therapiekonzeptes anzuraten (Vollmer et al. 2003; Goh et al. 2007).

Literatur

Bhanot P, Nealon WH, Walser EM, Bhutani MS, Tang WW, Logrono R (2005) Clinical, imaging, and cytopathological features of solid pseudopapillary tumor of the pancreas: a clinicopathologic study of three cases and review of the literature. Diagn Cytopathol 33(6): 421–428

Goh BK, Tan YM, Cheow PC, Chung AY, Chow PK, Wong WK, Ooi LL (2007) Solid pseudopapillary neoplasms of the pancreas: an updated experience. J Surg Oncol 95(8): 640–644

Huang HL, Shih SC, Chang WH, Wang TE, Chen MJ, Chan YJ (2005) Solid-pseudopapillary tumor of the pancreas: clinical experience and literature review. World J Gastroenterol 11(9): 1403–1409

Kim HH, Yun SK, Kim JC, Park EK, Seoung JS, Hur YH, Koh YS, Cho CK, Shin SS, Kweon SS, Kim HS, Kim HJ (2011) Clinical features and surgical outcome of solid pseudopapillary tumor of the pancreas: 30 consecutive clinical cases. Hepatogastroenterology 58(107–108): 1002–1008

Li Z, Zhang Z, Liu X, Hu W, Mai G, Zhang Y, Lu H, Zeng Y, Tian B (2010) Solid pseudopapillary tumor of the pancreas: the surgical procedures. Surg Today 41(1): 91–96

Martin RC, Klimstra DS, Brennan MF, Conlon KC (2002) Solid-pseudopapillary tumor of the pancreas: a surgical enigma? Ann Surg Oncol 9(1): 35–40

Papavramidis T, Papavramidis S (2005) Solid pseudopapillary tumors of the pancreas: review of 718 patients reported in English literature. J Am Coll Surg 200(6): 965–972

Speer AL, Barthel ER, Patel MM, Grikscheit TC (2012) Solid pseudopapillary tumor of the pancreas: a single-institution 20-year series of pediatric patients. J Pediatr Surg 47(6): 1217–1222

Tipton SG, Smyrk TC, Sarr MG, Thompson GB (2006) Malignant potential of solid pseudopapillary neoplasm of the pancreas. Br J Surg 93(6): 733–737

Vollmer CM Jr, Dixon E, Grant DR (2003) Management of a solid pseudopapillary tumor of the pancreas with liver metastases. HPB (Oxford) 5(4): 264–267

Laparoskopische Therapie zystischer Pankreastumoren

Volker Fendrich, Detlef K. Bartsch

H. G. Beger et al. (Hrsg.), *Erkrankungen des Pankreas*,
DOI 10.1007/978-3-642-37964-2_59,

Kleine, potenziell benigne zystische Pankreastumoren eignen sich gut für ein laparoskopisches Vorgehen, vorausgesetzt, der Operateur hat sowohl eine große Erfahrung in der laparoskopischen wie in der Pankreaschirurgie. Mit zunehmender Erfahrung wird sich das laparoskopische Indikationsspektrum sicher auch auf onkologische Linksresektionen bei großen, potenziell malignen zystischen Tumoren im Pankreaskorpus/-schwanz ausweiten. Das Ziel der minimal-invasiven Entfernung zystischer Pankreastumoren besteht nicht nur darin, ein möglichst geringes Zugangstrauma zu verursachen, sondern zudem die Inzidenz von postoperativen Komplikationen zu minimieren. Weitere prospektive klinische Studien sind notwendig, um den derzeitigen Trend zum laparoskopischen Vorgehen auf ein evidenzbasiertes Niveau zu heben.

59.1 Einleitung

Zystische Tumoren des Pankreas werden durch die zunehmend großzügige Anwendung der bildgebenden Verfahren CT und MRT immer häufiger diagnostiziert. Diese Läsionen sind oft Zufallsbefunde, sog. Inzidentalome, im Rahmen einer CT- oder MRT-Untersuchung, die aufgrund anderer Beschwerden durchgeführt wurde. Zu den zystischen Pankreastumoren zählen im Wesentlichen die serös-zystische Neoplasie (SCN), die muzinös-zystische Neoplasie (MCN), die intraduktale papillär-muzinöse Neoplasie (IPMN), die solid-pseudopapilläre Neoplasie (SPN) und zystisch degenerierte pankreatische neuroendokrine Neoplasien (pNEN). Da in den vorangegangenen ▶ Kapiteln 48–58 die klinischen Charakteristika, die diagnostischen Verfahren und auch die Evidenz der operativen Therapie der zystischen Pankreastumoren bereits ausführlich abgehandelt wurden, wird in diesem Kapitel auf die laparoskopische operative Therapie dieser Tumoren fokussiert.

59.2 Datenlage

Waren die Anwendungsgebiete der laparoskopischen Pankreaschirurgie in den Anfangsjahren auf Staging bei Tumorerkrankungen, Biopsien und palliative Verfahren beschränkt, so hat sich das Spektrum mittlerweile über Enukleationen und Pankreaslinksresektionen bis hin zu partiellen Pankreatikoduodenektomien und totalen Pankreatektomien ausgedehnt (Keck et al. 2012; Kendrick et al. 2010). Die vermeintlichen Vorzüge dieses Vorgehens liegen dabei auf der Hand. Gerade bei den oft kleinen und benignen zystischen Pankreastumoren stehen Zugangstrauma und Resektionsaufwand beim offenen Vorgehen in keinerlei sinnvollem Verhältnis zueinander. Andererseits macht die retroperitoneale Lage des Pankreas wie auch die technisch anspruchsvolle Chirurgie mit erheblichem Komplikationspotenzial einen sehr verantwortungsbewussten Umgang mit der laparoskopischen Operationsmethode erforderlich. Auch aus diesem Grund wurde in Deutschland einerseits ein Register für diese Technik geschaffen, und andererseits wurden im Rahmen einer Konsensuskonferenz Indikationen definiert, welche für ein laparoskopisches Vorgehen als »geeignet«, »nicht geeignet« und »geeignet in besonderen Fällen« eingestuft werden (Siech et al. 2012; ◘ Tab. 59.1).

Prospektive Studien zu minimal-invasiven Eingriffen bei zystischen Pankreastumoren liegen allerdings bisher nicht vor, da diese sehr seltenen Tumoren in allen vorliegenden Studien im Gesamtkollektiv der laparoskopisch operierten Patienten subsumiert wurden. In der ersten europäischen Multizenterstudie aus Spanien und Belgien aus dem Jahr 2005 wurde der damals bestehende Status quo anhand der Erfahrung bei 127 laparoskopisch operierten Patienten zusammengefasst (Mabrut et al. 2005). Fazit dieser Studie war, dass laparoskopische Pankreasresektionen machbar und sicher sind, da die Komplikationsraten nicht höher als beim offenen Vorgehen waren. Die Konversionsrate zum offenen Vorgehen betrug 14 %. Inzwischen wurden auch erste systematische Reviews zu

Tab. 59.1 Indikation zur laparoskopischen Pankreasresektion – Diagnosen und Prozeduren. (Nach Siech et al. 2012)

Diagnose	Bewertung	Verfahren
SCN	Geeignet	Pankreaslinksresektion
MCN	Geeignet	Pankreaslinksresektion
SPN	Geeignet	Pankreaslinksresektion
IPMN-Branch-Typ	In besonderen Fällen	Enukleation, wenn Sendai-negativ
Maligne zystische Tumoren, z. B. MCA	In besonderen Fällen	Pankreaslinksresektion mit Splenektomie und Lymphknotendissektion

IPMN = intraduktale papillär-muzinöse Neoplasie, MCN = muzinös-zystische Neoplasie, SCN = serös-zystische Neoplasie, SPN = solid-pseudopapilläre Neoplasie

dieser Thematik publiziert (Ammori u. Ayiomamitis 2011; Briggs et al. 2009; Venkat et al. 2012). Diese Arbeiten deuten jetzt bereits einen »Paradigmenwechsel« für Linksresektionen und Enukleationen vom offenen Vorgehen hin zum laparoskopischen Verfahren an, da Blutverlust, postoperativer Schmerzscore und Krankenhausaufenthalt bei vergleichbaren Operationszeiten und Komplikationsraten in der laparoskopischen Gruppe signifikant geringer bzw. kürzer waren. Die Vorteile des minimal-invasiven Vorgehens treffen auf die in diesen Studien operierten zystischen Pankreastumoren zu. Die Seltenheit der zysti schen Pankreastumoren, die ideal für ein laparoskopisches Vorgehen geeignet sind, wie beispielsweise kleine Zystadenome, machen größere prospektiv randomisierte Studien sehr schwierig. Daher wird die tägliche Praxis, ähnlich wie bei den gutartigen Nebennierentumoren, wahrscheinlich dazu führen, dass ein Wechsel hin zu den laparoskopischen Verfahren erfolgen wird.

59.3 Indikation

Wenn man die Kriterien von Cuschieri und Jakimowicz (1998) zugrunde legt, nach denen der größte Gewinn des minimal-invasiven Zuganges für den Patienten im Verhältnis des Zugangstraumas zum Resektionstrauma liegt, so erscheinen kleine (< 3 cm), potenziell benigne zystische Pankreastumoren als gute Kandidaten für ein laparoskopisches Vorgehen (Siech et al. 2012). Trotzdem sollte auch bei zystischen Pankreastumoren die Indikation zum minimal-invasiven Zugang streng gestellt werden. Er ist letztendlich nur gerechtfertigt, wenn das postoperative Ergebnis dem offenen Vorgehen mindestens gleichwertig, wenn nicht sogar besser ist als beim konventionellen Zugang. Da mittlerweile auch für die (totale) Pankreatikoduodenektomie der laparoskopische Zugang beschrieben wurde (Choi et al. 2012; Keck et al. 2012; Kim et al. 2012), sind technisch nahezu alle Eingriffe am Pankreas auch laparoskopisch möglich. Die Frage ist, welche laparoskopischen Prozeduren bei zystischen Pankreastumoren basierend auf den bisher vorliegenden Daten heutzutage wirklich als sinnvoll erachtet werden können, was nachfolgend diskutiert wird.

Wichtige Voraussetzung für die erfolgreiche laparoskopische Entfernung bzw. Resektion eines zystischen Pankreastumors ist die korrekte präoperative Lokalisation, wobei neben dem MRT oder CT auch die Endosonographie (EUS) zum Einsatz kommt. Die EUS erlaubt derzeit, insbesondere bei kleinen Tumoren, am besten die Festlegung der exakten Lagebeziehung der zystischen Läsion zum Pankreas- bzw. Gallengang und den Gefäßen. Die exakte Lokalisation ist für ein laparoskopisches Vorgehen aus mehreren Gründen wichtig:

- Die meisten Autoren bevorzugen eine Links- oder Rechtsseitenlagerung von 30 bis 45 Grad, je nachdem ob der zystische Tumor im linksseitigen Pankreas oder im Pankreaskopf lokalisiert ist.
- Die Trokarposition ist von der Lokalisation des Tumors abhängig.
- Da die bidigitale Palpation des Pankreas beim laparoskopischen Zugang nicht möglich ist, muss die durch präoperative Bildgebung beschriebene Lokalisation durch den laparoskopischen intraoperativen Ultraschall (IOUS) bestätigt werden.
- Tief oder dorsal im Pankreaskopf bzw. im Pankreashals gelegene zystische Pankreastumoren sind für das laparoskopische Vorgehen nicht gut geeignet, eine laparoskopische Enukleation kommt nicht infrage.

59.4 Operativer Zugang

Die meisten Autoren benutzen 4 bis 5 Trokare, die je nach Lokalisation des zystischen Tumors im rechten oder linken Oberbauch platziert werden. Für linksseitige Läsionen werden zunächst die Ligamenti splenorenale und

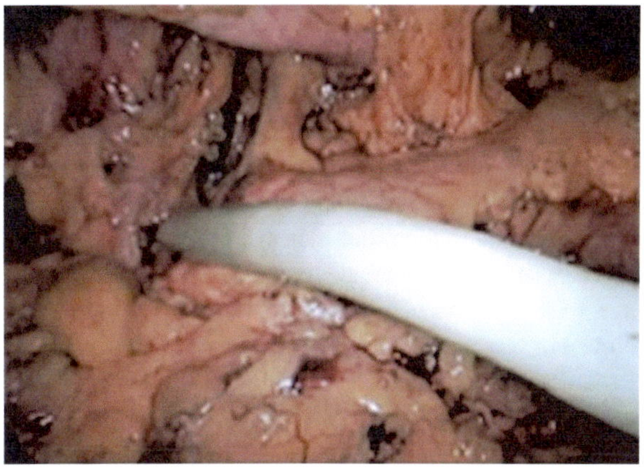

■ **Abb. 59.1** Exponierte Vorderfläche des Pankreas mit laparoskopischem Ultraschall

splenocolicum mit dem harmonischen Skalpell oder dem Ligasure durchtrennt. Die linke Flexur wird nach kaudal abpräpariert und anschließend das Ligamentum gastrocolicum weit bis zur mesenterico-portalen Gefäßachse eröffnet, sodass Pankreaskorpus und -schwanz sichtbar werden (■ Abb. 59.1). Die Vorderfläche des Pankreas wird exponiert, indem die Adhäsionen zur dorsalen Magenwand gelöst werden, wobei die Gastrica-breves-Gefäße geschont werden sollten. Anschließend wird das Pankreas vorsichtig unter Schonung der Milzgefäße aus der retroperitonealen Platte heraus mobilisiert. Nun erfolgt der laparoskopische intraoperative Ultraschall, um die präoperative Lokalisation des zystischen Tumors zu bestätigen und um die Präsenz weiterer Zysten auszuschließen (■ Abb. 59.2). Analog zum konventionellen Vorgehen kann sich nun einerseits die möglichst parenchymsparende Enukleation des zystischen Tumors anschließen, welches sich gut mit dem Ultracision bewerkstelligen lässt. Sollte eine milzerhaltende Pankreaslinksresektion indiziert sein, gibt es prinzipiell zwei Möglichkeiten, entweder durch Erhalt der Milzgefäße oder trotz Durchtrennung der Milzgefäße, die sog. Warshaw-Prozedur. Zum Erhalt der Milzgefäße muss das linksseitige Pankreas bis zur gedachten Resektionslinie komplett von den Milzgefäßen insbesondere der Milzvene abpräpariert werden. Wir beginnen dabei vom Milzhilus her die kleinen pankreatischen Venen unter Verwendung von Titan-Clips bzw. dem Ultrazisionsgerät zu durchtrennen. Hat man die Resektionslinie, die etwa 1 cm proximal des Tumors liegen sollte, erreicht, wird das Pankreas mit einem endoskopischen Linearstapler durchtrennt. Dies gewährleistet einen sicheren Verschluss des Pankreasganges sowie eine Ligatur der pankreatischen arteriellen Arkaden. Alternativ können die Milzgefäße auch am Hilus durchtrennt werden, wobei die Milz über die Gastrica-breves-Gefäße gut durchblutet bleibt. Diese Technik erspart die aufwendige Abpräparation des Pankreas von den

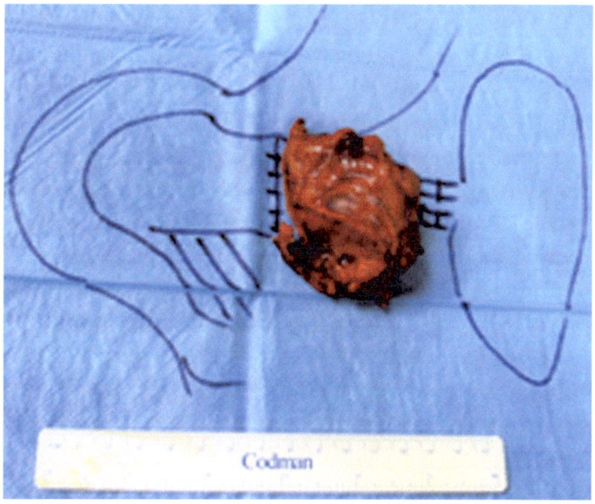

■ **Abb. 59.2** Enukleiertes serös-mikrozystisches Adenom des Pankreaskorpus

Milzgefäßen unter Erhalt derselben. Das Präparat sollte nach Resektion mittels Bergebeutel geborgen werden. Bei zystischen Tumoren im Pankreaskopf kommen nach Auffassung der meisten Experten (Siech et al. 2012) wenn überhaupt nur ventral, oberflächlich gelegene Tumoren für eine laparoskopische Entfernung infrage. Die mittlerweile beschriebene laparoskopische Pankreatikoduodenektomie kann noch nicht als wirkliche Alternative zum konventionellen Zugang empfohlen werden, da es sich zumeist um einen Hybrideingriff handelt und die Expertise hier auf sehr wenige Zentren beschränkt ist (Choi et al. 2012; Keck et al. 2012; Kim et al. 2012). Unabhängig von der Operationstechnik sollte eine intraoperative Schnellschnittuntersuchung des Präparates mit Bestätigung der Dignität des zystischen Tumors und eines tumorfreien Resektionsrandes erfolgen.

59.5 Seröse und SPN des Pankreas

Seröse Zystadenome und MCN sind aufgrund ihrer häufigen Lokalisation im Pankreaskorpus und Pankreasschwanz für den laparoskopischen Zugang hervorragend geeignet. In der Regel ist hier die Pankreaslinksresektion die Methode der Wahl. Diese sollte heutzutage wenn möglich auch laparoskopisch milzerhaltend durchgeführt werden, um die kurz- bzw. langfristigen Komplikationen, die nach einer Splenektomie auftreten können, zu vermeiden. Die Frage bei der milzerhaltenden Pankreaslinksresektion ist, ob dabei die Milzgefäße erhalten werden sollen oder nicht. Die Technik nach Warshaw beschreibt die Durchtrennung der Milzarterie und -vene, sodass die Gastrica breves und die gastroepiploischen Arterien als einzige Blutversorgung der Milz übrig bleiben. Es besteht kein Zweifel darüber, dass durch Erhalt der Milzarterie und Milzvene die Blutversorgung der Milz noch besser erhalten wird und die Gefahr der Milznekrose bzw. des Milzabszesses noch einmal deutlich reduziert wird. Auf der anderen Seite ist die milzerhaltende Pankreaslinksresektion gerade beim laparoskopischen Zugang unter Erhalt der Milzarterie und Milzvene deutlich zeitaufwendiger und diffiziler. In einer Studie von Fernandez-Cruz aus dem Jahre 2004 (Fernandez-Cruz et al. 2004) beschrieben die Autoren in der prospektiven Studie von Patienten mit SCN und MCN des Pankreas die technische Durchführbarkeit der laparoskopischen milzerhaltenden Pankreaslinksresektion mit und ohne Erhalt der Milzgefäße. Die Autoren kamen zu dem Schluss, dass bei großen Tumoren bzw. großen Zysten die Milzgefäße nicht immer erhalten werden konnten. Die Studie konnte zudem nachweisen, dass in der Patientengruppe, in der die Warshaw-Technik angewendet wurde, die Operationszeit signifikant kürzer und der intraoperative Blutverlust signifikant gesenkt wurde, im Vergleich zu der Gruppe, bei der Milzarterie und Milzvene erhalten blieben. Darum empfehlen wir die laparoskopische Pankreaslinksresektion unter Erhalt der Gastrica breves und gastroepiploischen Gefäße, da diese Technik weniger aufwendig und komplikationsärmer ist als diejenige mit Erhalt der Milzarterie und Milzvene.

Neben der laparoskopischen Pankreaslinksresektion kann auch eine Enukleation als Eingriff der Wahl für seröse und muzinöse Tumoren des Pankreas erwogen werden. Dies trifft auf Läsionen zu, die < 30–40 mm sind und weiter als 3 mm vom Ductus wirsungianus entfernt lokalisiert sind. Enukleation bietet den Vorteil einer kompletten Entfernung der Zyste ohne Verlust von Pankreasnormalgewebe und den daraus folgenden Komplikationen, wie einen möglichen Diabetes mellitus. Jedoch sollte man bei der Enukleation von zystischen Tumoren des Pankreas Folgendes bedenken: Die Inzidenz der postoperativen Pankreasfistel nach Tumorenukleation beträgt zwischen 30 und 50 %, was zu einem meist deutlich verlängerten Krankenhausaufenthalt führt (Fendrich et al. 2011; Kiely et al 2003). In einer Studie von 2003 von Kiely et al. versuchten die Autoren durch Verschluss der Enukleationshöhle durch sog. »figure of eight«-Stiche die Fistelrate zu senken. Sie verglichen diese Gruppe von 8 Patienten mit 11 Patienten, die eine Pankreaslinksresektion hatten. Die Inzidenz der Pankreasfistel lag in der Enukleationsgruppe bei 27 %, in der Pankreaslinksresektionsgruppe bei 26 %. Die mittlere Verweildauer lag bei 12,6 Tagen in der Enukleationsgruppe und bei 15,7 Tagen in der Resektionsgruppe, sodass sich schlussfolgern lässt, dass die Autoren durch die chirurgische Modifikation der Enukleation es nicht schafften, die hohe Fistelrate und den verlängerten Krankenhausaufenthalt signifikant zu verändern.

Wer sind nun Kandidaten für die Zystenenukleation? Dies bleibt ein kontroverses Thema. Für Kiely et al. (2003) sollte die Enukleation die Standardoperation für kleine gutartige zystische Tumoren des Pankreas darstellen. Jedoch argumentieren andere Autoren, dass viele muzinöse Tumoren bereits kleine Zysten um die primäre Läsion herum »gestreut« haben, die man bei einer Enukleation in situ belässt. Die Autoren glauben, dass Patienten mit kleinen serösen zystischen Tumoren ≤ 3 cm im Durchmesser ohne den Nachweis einer Pankreasgangobstruktion sowie Patienten mit serösen oder muzinösen Tumoren, die in der Peripherie des Pankreas lokalisiert sind, geeignet sind für die Tumor- bzw. Zystenenukleation. Lokale Invasion oder lokale Entzündungsreaktion, die das umgebende Pankreas involvieren, sollten eine Enukleation verbieten. Diese Vorsichtsmaßnahmen basieren auf dem malignen Potenzial von zystischen Tumoren des Pankreas, sodass die Enukleation nur in ausgewählten Fällen durchgeführt werden sollte. Darum empfehlen wir, folgende Hinweise zu beachten, um eine Enukleation eines zystischen Pankreastumors sicher durchzuführen:

- Wenn zystische Tumoren des Pankreas an der Vorderseite des Pankreas lokalisiert sind, ist der laparoskopische Ultraschall unerlässlich, um die notwendigen Informationen bezüglich ihrer Ausdehnung und der Beziehung zum Pankreasgang und den Gefäßen zu erhalten. Anschließend wird die Pankreaskapsel mit dem Elektrokauter oder einem Ultrazisionsgerät inzidiert. Diese Inzision sollte auf jeden Fall groß genug sein, um die laterale Begrenzung des Tumors gut einzusehen. Die eigentliche Dissektion beginnt dann an einer Seite der Zyste mit dem Ziel, die Dissektionsebene zwischen der Wand der Zyste und dem umgebenden Normalgewebe des Pankreas zu identifizieren (▣ Abb. 59.2). Unter ständiger Kontrolle der Dissektionsebene auf der einen Seite und der zystischen Läsion auf der anderen Seite wird der Tumor langsam aus seinem Bett ausgeschält und herausgehoben. Auch wenn bereits zuvor geschehen, sollte hier die Beziehung der Läsion zum Pankreashauptgang und den Gefäßen durch den laparoskopischen Ultraschall dargestellt werden. Der Tumor wird dann per Bergebeutel nach kompletter Enukleation geborgen.
- Wenn die zystische Läsion im Pankreasschwanz lokalisiert ist, ist eine Enukleation in der Regel nicht sinnvoll. Hier ist die Nähe zum Ductus wirsungianus der limitierende Faktor. Wie erwähnt, ist eine milzerhaltende Pankreaslinksresektion entweder unter Erhalt der Milzgefäße oder aber unter Erhalt der Gastrica breves und der gastroepiploischen Gefäße zum Erhalt der Milzdurchblutung indiziert.
- Wenn der zystische Tumor im Processus uncinatus lokalisiert ist, sollte als Erstes die Vena mesenterica

superior identifiziert werden. Wenn durch komplette Mobilisierung des Pankreas von der mesenterico-portalen Achse und Anheben des Pankreas nach Anzügeln eine vollständige Fläche zwischen dem Pankreas und dem zystischen Tumor an der Unterkante des Pankreaskopfes dargestellt werden kann, kann hier nicht selten auch eine Enukleation durchgeführt werden.

- Wenn der zystische Tumor im Pankreaskopf lokalisiert ist und eine laparoskopische Enukleation durchgeführt werden soll, sollte zunächst wie beim konventionellen Vorgehen auch das Duodenum mittels Kocher-Manöver extensiv ausgedehnt und mobilisiert werden. Das Duodenum und der Pankreaskopf werden dadurch vom retroperitonealen Bett mobilisiert und medialwärts geschlagen, um den Blick freizugeben auf die Vena cava inferior und die Aorta. Nur unter diesen Umständen ist eine sichere Entfernung einer oberflächlich gelegenen Pankreaszyste aus dem Pankreaskopf wieder unter ständiger Kontrolle durch den laparoskopischen Ultraschall in ihrem Bezug zum Ductus wirsungianus und den Gefäßen gegeben.

Bei allen vorgenannten Punkten sollte am Ende der Enukleation aufgrund des hohen Risikos einer postoperativen Pankreasfistel die Enukleationshöhle durch eine Drainage drainiert werden.

59.6 IPMN

Das Ziel der Behandlung bzw. der Resektion eines IPMN ist es, alles adenomatöse oder zystische Gewebe zu entfernen und das Risiko eines Lokalrezidivs im Restpankreas zu minimieren. In den vorangegangenen Kapiteln wurde bereits die Indikation zur operativen Therapie beim IPMN ausführlich diskutiert. Wann eignet sich nun das laparoskopische Vorgehen zur Resektion eines IPMN?

Beim IPMN steht nach wie vor die Diskussion über die Validität verschiedener Malignitätskriterien und daher auch die Frage, welche der IPMN für ein laparoskopisches Vorgehen geeignet sind, im Vordergrund des Interesses. Während beim Vorliegen eines Hauptgang-IPMN aufgrund des hohen Malignitätspotenzials auf ein laparoskopisches Vorgehen verzichtet werden sollte, besteht beim Seitengang-IPMN weiterhin keine Einigkeit über das Entartungsrisiko und die Kriterien, die zur definitiven operativen Therapie führen sollten (Chu u. Kooby 2010). Auch wenn die Kriterien einer Größe von unter 3 cm und das Fehlen der kontrastmittelaufnehmenden Knötchen in der Wand eines Seitengang IPMN in den sogenannten Sendai-Kriterien (Tanaka et al. 2012) als Zeichen einer fehlenden Malignität beschrieben sind, zeigen einige Studien, dass diese Kriterien nicht ausreichen, um die Problematik der malignen Transformation zu erfassen. Zum einen muss berücksichtigt werden, dass ein nicht unerheblicher Teil von ca. 5–10 % der Patienten mit einem Seitengang-IPMN ein von der Lokalisation des IPMN distantes duktales Adenokarzinom im Sinne einer multizentrischen Karzinogenese entwickeln (Tanno et al. 2010). Zum anderen konnte in mehreren Studien gezeigt werden, dass auch IPMN, die nach den o. g. Kriterien nur beobachtet hätten werden müssen, zu ca. 25 % bereits ein Carcinoma in situ oder sogar ein invasives Frühkarzinom aufweisen (Schmidt et al. 2007). In einer aktuellen Arbeit analysierten die Autoren 237 Patienten mit Seitengang-IPMN, die in 11 Zentren in Korea an einem solchen operiert wurden. Von diesen 237 Patienten hatten 83,5 % der Patienten ein nichtmalignes IPNM, 16,5 % ein malignes IPNM. Die Größe der Zysten und die Knötchen in der Wand waren bei der multivariaten Analyse prognostisch ungünstig im Sinne einer vorliegenden Malignität. Ein erhöhter CEA-Spiegel, die Zystengröße und die Knötchen wiederum waren die bestimmenden Prognosefaktoren bezüglich der Invasivität des IPMN (Hwang et al. 2011). Darum können Seitengang-IPMN, die unter 3 cm im Durchmesser sind, keine Knötchen in der Zystenwand aufweisen und negative Serummarker haben, laparoskopisch reseziert werden. Alle Hauptgang-IPMN sowohl als auch Seitengang-IPMN, die die o. g. Kriterien nicht erfüllen, sollten per konventioneller operativer Therapie mit radikaler Lymphadenektomie entfernt werden.

Literatur

Ammori BJ, Ayiomamitis GD (2011) Laparoscopic pancreaticoduodenectomy and distal pancreatectomy: a UK experience and a systematic review of the literature. Surg Endosc 25:2084–2099

Briggs CD, Mann CD, Irving GR, Neal CP, Peterson M, Cameron IC, Berry DP (2009) Systematic review of minimally invasive pancreatic resection. J Gastrointest Surg 13: 1129–1137

Choi SH, Hwang HK, Kang CM, Yoon CI, Lee WJ (2012) Pylorus- and spleen-preserving total pancreatoduodenectomy with resection of both whole splenic vessels: feasibility and laparoscopic application to intraductal papillary mucin-producing tumors of the pancreas. Surg Endosc 26: 2072–2077

Chu CK, Kooby DA (2010) Laparoscopic surgery for pancreatic tumors. Surg Oncol Clin N Am 19:311–333

Cuschieri SA, Jakimowicz JJ (1998) Laparoscopic pancreatic resections. Semin Laparosc Surg 5: 168–179

Fendrich V, Merz MK, Waldmann J, Langer P, Heverhagen AE, Dietzel K, Bartsch DK (2011) Neuroendocrine pancreatic tumors are risk factors for pancreatic fistula after pancreatic surgery. Dig Surg 28: 263–269

Fernandez-Cruz L, Martinez I, Gilabert R, Cesar-Borges G, Astudillo E, Navarro S (2004) Laparoscopic distal pancreatectomy combined with preservation of the spleen for cystic neoplasms of the pancreas. J Gastrointest Surg 8: 493 501

Hwang DW, Jang JY, Lim CS, Lee SE, Yoon YS, Ahn YJ, Han HS, Kim SW, Kim SG, Yun YK, Han SS, Park SJ, Lim TJ, Kang KJ, Sim MS,

Choi SH, Heo JS, Choi DW, Hur KY, Lee DS, Yun SS, Kim HJ, Cho CK, Kim HJ, Yu HC, Cho BH, Song IS (2011) Determination of malignant and invasive predictors in branch duct type intraductal papillary mucinous neoplasms of the pancreas: a suggested scoring formula. J Korean Med Sci 26: 740–746

Keck T, Küsters S, Wellner UF, Hopt UT, Karcz KW (2012) Total laparoscopic partial pancreatoduodenectomy and reconstruction via laparoscopic pancreatogastrostomy. Langenbecks Arch Surg 397: 1009–1012

Kendrick ML, Cusati D (2010) Total laparoscopic pancreaticoduodenectomy: feasibility and outcome in an early experience. Arch Surg 145: 19–23

Kiely JM, Nakeeb A, Komorowski RA, Wilson SD, Pitt HA (2003) Cystic pancreatic neoplasms: enucleate or resect? J Gastrointest Surg 7: 890–897

Kim SC, Song KB, Jung YS et al (2012) Short-term clinical outcomes for 100 consecutive cases of laparoscopic pylorus-preserving pancreatoduodenectomy: improvement with surgical experience. Surg Endosc Jun 30 [Epub ahead of print]

Mabrut JY, Fernandez-Cruz L, Azagra JS et al (2005) Hepatobiliary and pancreatic section (HBPS) of the Royal Belgian Society of Surgery; Belgian Group for Endoscopic Surgery (BGES); Club Coelio. Laparoscopic pancreatic resection: results of a multicenter European study of 127 patients. Surgery 137: 597–605

Schmidt CM, White PB, Waters JA, Yiannoutsos CT, Cummings OW, Baker M, Howard TJ, Zyromski NJ, Nakeeb A, De Witt JM, Akisik FM, Sherman S, Pitt HA, Lillemoe KD (2007) Intraductal papillary mucinous neoplasms: predictors of malignant and invasive pathology. Ann Surg 46: 644–651

Siech M, Bartsch D, Beger HG, Benz S, Bergmann U, Busch P, Fernandez-Cruz L, Hopt U, Keck T, Musholt TJ, Roblick UJ, Steinmüller L, Strauss P, Strik M, Werner J, Huschitt S (2012) Indications for laparoscopic pancreas operations: results of a consensus conference and the previous laparoscopic pancreas register. Chirurg 83: 247–253

Takaori K, Tanigawa N (2007) Laparoscopic pancreatic resection: the past, present, and future. Surg Today 37: 535–545

Tanaka M, Fernández-del Castillo C, Adsay V, Chari S, Falconi M, Jang JY, Kimura W, Levy P, Pitman MB, Schmidt CM, Shimizu M, Wolfgang CL, Yamaguchi K, Yamao K; International Association of Pancreatology (2012) International consensus guidelines 2012 for the management of IPMN and MCN of the pancreas. Pancreatology 12: 183–197

Tanno S, Nakano Y, Sugiyama Y, Nakamura K, Sasajima J, Koizumi K, Yamazaki M, Nishikawa T, Mizukami Y, Yanagawa N, Fujii T, Obara T, Okumura T, Kohgo Y (2010) Incidence of synchronous and metachronous pancreatic carcinoma in 168 patients with branch duct intraductal papillary mucinous neoplasm. Pancreatology 10: 173–178

Venkat R, Edil BH, Schulick RD, Lidor AO, Makary MA, Wolfgang CL (2012) Laparoscopic distal pancreatectomy is associated with significantly less overall morbidity compared to the open technique: a systematic review and meta-analysis. Ann Surg 255: 1048–1059

Vijan SS, Ahmed KA, Harmsen WS et al (2010) Laparoscopic vs open distal pancreatectomy: a single-institution comparative study. Arch Surg 145: 616–621

Weber SM, Cho CS, Merchant N et al (2009) Laparoscopic left pancreatectomy: complication risk score correlates with morbidity and risk for pancreatic fistula. Ann Surg Oncol 16: 2825–2833

Langzeitverlauf nach Beobachtung und chirurgischer Therapie zystischer Pankreasneoplasien

Florian Gebauer, Jakob R. Izbicki, Emre F. Yekebas

H. G. Beger et al. (Hrsg.), *Erkrankungen des Pankreas,*
DOI 10.1007/978-3-642-37964-2_60, © Springer-Verlag Berlin Heidelberg 2013

Die Langzeitprognose ist in der Regel bei zystischen Pankreasläsionen (inklusive der malignen Tumoren) deutlich besser als bei duktalen Adenokarzinomen einzustufen. Dennoch unterscheidet sich die individuelle Prognose stark – abhängig von dem jeweilig zugrundeliegenden histologischen Subtyp. Aufgrund der höheren Entartungsrate der Hauptgang-IPMN finden sich die Rezidive auch überwiegend bei diesem Subtyp (ca. 60–80 %). Die Langzeitüberlebensraten korrelieren eng mit dem Nachweis invasiver Areale und sind in diesem Falle deutlich kürzer als bei Patienten ohne Malignitätsnachweis. Bei den muzinösen Zystadenomen hängt die Prognose direkt von einem evtl. Nachweis invasiver Areale ab. Seröse Zystadenome haben eine exzellente Prognose, ein Rezidiv ist bei einer vollständigen Tumorresektion in der Regel nicht zu erwarten. Durch eine operative Therapie können bei den solid-pseudopapillären Neoplasien exzellente Langzeitverläufe mit Heilungsraten > 95 % erreicht werden.

Durch eine adäquate chirurgische Therapie kann in der Regel bei der überwiegenden Mehrzahl der Patienten mit zystischen Pankreasläsionen eine Heilung erreicht werden. Langzeitverlauf und individuelles Rezidivrisiko sind jedoch von mehreren Faktoren abhängig und unterscheiden sich je nach Tumorentität stark innerhalb der Familie der zystischen Pankreastumoren. Daher soll im Folgenden auf die Langzeitverläufe der verschiedenen zuvor behandelten Tumorentitäten eingegangen werden.

60.1 IPMN

Aufgrund der höchsten Inzidenz innerhalb der Gruppe der zystischen Pankreasläsionen ist das Evidenzniveau und die zugrundeliegende Datenlage für die IPMN gut. Insgesamt finden sich hier die größten Patientenkollektive, sodass eine relativ genaue Aussage über den Verlauf, das Rezidivrisiko sowie die krankheitsspezifische Sterblichkeit zu treffen ist.

Für eine genaue Betrachtung der Langzeitergebnisse nach Operationen aufgrund von IPMN ist es notwendig, den zugrundeliegenden Typ zu unterscheiden. Bis auf wenige Ausnahmen zeigen sämtliche Untersuchungen, dass sich sowohl das Rezidiv- wie auch das Langzeitüberleben wesentlich zwischen IPMN vom Hauptgang- und vom Seitengangtyp unterscheiden. Daneben zeigen sich weitere deutliche Unterschiede, insbesondere in den Überlebensraten, wenn innerhalb der IPMN-Läsionen bereits invasive Komponenten nachgewiesen werden können.

Die Wahrscheinlichkeit einer malignen Entartung eines Hauptgang-IPMN (Entwicklung eines In-situ- und invasiven Karzinoms) liegt je nach Studie zwischen 60 und 92 % (Median 70 %) [1, 4-7]. Aufgrund dieser hohen Rate stellt sich grundsätzlich die Indikation zur Resektion – abwartende, beobachtende Strategien sind bei dieser Erkrankung nicht indiziert.

Die Wahrscheinlichkeit einer malignen Entartung eines Seitengang-IPMN hingegen ist deutlich niedriger und variiert zwischen 6 und 40 % (Median 25 %) (Salvia et al. 2004; Sohn et al. 2004; Rodriguez et al. 2007; Bassi et al. 2008; Niedergethmann et la. 2008). Die Wahrscheinlichkeit des Nachweises einer invasiven Komponente ist hingegen bei gleichzeitigem Vorhandensein klinischer Symptome deutlich erhöht (ca. 30 %) (Niedergethmann et al. 2008). Das Risiko einer malignen Entartung steigt mit zunehmender Tumorgröße und dem Nachweis intramuraler Knotenbildung. Aus diesem Grunde sollten Seitengang-IPMN bei einer Größe > 3 cm immer reseziert werden (Sugiyama et al. 2003; Tanaka et al. 2006, 2012). Patienten mit Seitengang-IPMN < 3 cm zeigten in einer Studie aus Japan innerhalb einer 33-monatigen Nachbeobachtungszeit keine Größenprogression und keine maligne Entartungstendenz. Daher kann in diesem Stadium eine abwartende Strategie erwogen werden. In solchen Fällen ist jedoch eine engmaschige bildgebende Überwachung des Patienten notwendig, um im Falle einer Größenprogredienz zeitnah mit einer entsprechenden Operation reagieren zu können. Ähnliche Befunde konnten auch andere Studien erheben, die bei kleinen Seitengang-IPMN ausschließlich konservativ vorgingen (Salvia et al. 2007; Arlix et al. 2011; Bae et al. 2011. Grundsätzlich besteht jedoch auch bei Seitengang-IPMN ein gewisses Risiko der Größenprogredienz und Entwicklung maligner Areale, zudem müssen eventuell auftretende intrapankreatische Komplikationen (akute Pankreatitis, Aufstau des Ductus pancreaticus) berücksichtigt werden, sodass im Verlauf bei einer gewissen Patientenanzahl eine Operation notwendig wird.

Die Wahrscheinlichkeit eines Rezidivs hängt davon ab, ob ein invasives oder non-invasives IPMN vorliegt. Im Falle einer nachgewiesenen invasiven Komponente ist die Rezidivrate hoch und liegt zwischen 28 und 60 % (Salvia et al. 2004; 2007; Rodriguez et al. 2007; Bassi et al. 2008; Niedergethmann et al. 2008; Tanaka et al. 2012). Dagegen ist die Rezidivrate bei fehlendem Nachweis invasiver IPMN-Komponenten deutlich geringer und liegt zwischen 5 und 13 % (Sohn et al. 2004; Wada et al. 2005; Wang et al. 2005). Aufgrund der höheren Entartungsrate der Hauptgang-IPMN finden sich die Rezidive auch überwiegend bei diesem Subtyp (ca. 60–80 %). Dementsprechend ist bei Seitengang-IPMN im Vergleich zum Hauptgang-IPMN nicht nur die maligne Entartungstendenz, sondern auch die Rezidivwahrscheinlichkeit deutlich niedriger (Niedergethmann et al. 2008; Crippa et al. 2009).

In der bislang größten Patientenstudie, welche bei 145 Patienten ausschließlich Seitengang-IPMN untersuchte, wurde eine Rezidivrate von 6,9 % berichtet (mediane Nachbeobachtungszeit 45,9 Monate) (Rodriguez et al. 2007). Das Rezidivrisiko war bei denjenigen Patienten deutlich erhöht, bei denen im primären Resektat eine invasive Komponente nachgewiesen werden konnte. In 16 Fällen mit nachgewiesenem invasivem Seitengang-IPMN zeigten 6 Patienten ein Rezidiv (38 %). Drei dieser Patienten zeigten ein synchrones Lokalrezidiv mit gleichzeitigem Auftreten von Fernmetastasen, 3 Patienten zeigten ausschließlich Fernmetastasen. Das mediane Überleben nach Auftreten des Rezidivs entsprach mit 12,6 Monaten jenem nach kurativer Resektion eines duktalen Adenokarzinoms. Sämtliche Patienten verstarben innerhalb von 24 Monaten.

Die Prognose im Falle eines fehlenden Nachweises einer invasiven Komponente ist nach Resektion gut, die 5-Jahres-Überlebensraten liegen zwischen 80 und 100 %. In einer Studie mit Einschluss von 136 IPMN wurden bei fehlendem Nachweis invasiver Areale 1-, 2-, und 5-Jahres-Überlebensraten von 97 %, 94 % und 77 % beobachtet (Sohn et al. 2004). In einer japanischen Studie konnte eine 5-Jahres-Überlebensrate von 100 % für IPMN ohne invasive Komponente und 70 % bei Nachweis invasiver Areale gefunden werden (Mimura et al. 2010). Ähnliche Daten konnten in einer Studie der Mayo Klinik erhoben werden, hier wurden 5-Jahres-Überlebensraten von 88 % bei Patienten ohne invasive Komponente berichtet (Chari et al. 2002). In der Untersuchung von Niedergethmann et al. (2008) finden sich ähnliche Ergebnisse, hier wurde ein medianes Überleben von 65 Monaten (0–124 Monate) beschrieben. Dem gegenüber steht bei Nachweis invasiver IPMN-Komponenten ein in nahezu allen Studien nachgewiesenes signifikant kürzeres Langzeitüberleben. In der Untersuchung von Sohn et al. (2004) wurden 1-, 2- und 5-Jahres-Überlebensraten von 72 %, 58 % und 43 % beobachtet, das mediane Überleben liegt bei ca. 28 Monaten (2–121 Monate) (Niedergethmann et al. 2008). Eine 5-Jahres-Überlebensrate von ca. 40 % ist vergleichbar mit den Ergebnissen anderer Studien (Traverso et al. 1998; Chari et al. 2002; Kitagawa et al. 2003; Rodriguez et al. 2007; Bassi et al. 2008; Lee et al. 2008; Niedergethmann et al. 2008). Als wesentlicher prognostischer Faktor wurde ein positiver Nachweis von Lymphknotenmetastasen im Resektat gefunden, in diesem Fall lagen die 1-, 2- und 5-Jahres-Überlebensraten bei 45 %, 24 % und 0 % und damit deutlich unter den Überlebensraten bei Lymphknoten-negativen Patienten (95 %, 95 % und 85 %) (Sohn et al. 2004).

In seltenen Fällen kann es trotz fehlendem Nachweis invasiver Komponenten und nach adäquater resp. In-to-to-Resektion zu einem Rezidiv mit einer dann invasiven Komponente kommen. In der Studie von Chari et al. (2002) wurde dies bei 5 von 73 Patienten gesehen, der Zeitraum des Rezidivs war variabel und trat zwischen 3 und 6 Jahren nach der primären Resektion auf. Gerade in Fällen derart langer krankheitsfreier Intervalle ist eine verlässliche Differenzierung zwischen einem tatsächlichen Rezidiv und einem metachronen Zweit-Tumor kaum möglich.

Bezüglich regelmäßiger Nachsorgen ist das Evidenzniveau niedrig. Ob jährlich durchgeführte Schnittbildgebungen (MRT, CT) zu einer Senkung der krankheitsspezifischen Mortalität beitragen, ist nicht belegt. Dennoch wird auf dem Niveau von Expertenmeinungen zunächst ein jährliches Follow-up in Form von CT-Abdomen-Untersuchungen (ggf. MRT) empfohlen (Wada et al. 2005; Nakao u. Fernandez-Cruz 2007; Bassi et al. 2008; Tanaka et al. 2012).

60.2 Muzinöse Zystadenome

Die Rezidiv- und Langzeitüberlebensraten sind beim muzinösen Zystadenom ganz entscheidend davon abhängig, ob in der histopathologischen Aufarbeitung invasive Areale gesehen werden können oder nicht. In der Vergangenheit wurden Langzeitüberlebensraten von ca. 50–70 % für muzinöse Zystadenokarzinome beschrieben, bei diesen Studien war jedoch die histopathologische Nomenklatur und der damit einhergehende Vergleich der einzelnen Gruppen nicht einheitlich (Le Borgne et al.

1999). Entsprechend der aktuellen Einteilung unterscheidet man MCA mit und ohne Nachweis invasiver Areale, deren Überlebenswahrscheinlichkeiten sich signifikant unterscheiden.

Für den Fall fehlender invasiver Areale (dies beinhaltet beim MCA auch In-situ-Karzinome) ist die Prognose exzellent. Rezidive sind bei R0-resezierten MCA nicht zu erwarten, eine krankheitsspezifische Mortalität ergibt sich dementsprechend ebenfalls nicht (Sarr et al. 2000, 2003; Crippa et al. 2008; Sakorafas et al. 2011). Eine spezifische Tumornachsorge in Form von bildgebender Diagnostik ist daher nicht erforderlich.

Bei nachgewiesenen invasiven Komponenten ist die Prognose deutlich schlechter. Ein Rezidiv ist in 90–100 % zu erwarten, die überwiegende Anzahl der Patienten stirbt innerhalb der ersten 12 Monate nach Auftreten des Rezidivs (medianes Überleben ca. 6–11 Monate) (Zamboni et al. 1999; Sarr et al. 2000; Crippa et al. 2008). Damit ist die Prognose invasiver MCA als nur geringfügig besser als die des duktalen Adenokarzinoms des Pankreas einzuschätzen. Lokalrezidive sind selten, häufiger ist das Auftreten von Leber- und Lymphknotenmetastasen (Crippa et al. 2008).

Da der Nachweis invasiver Komponenten für den Patienten prognoseentscheidend ist, ist eine sehr sorgfältige histopathologische Aufarbeitung notwendig. Häufig finden sich invasive Areale nur an wenigen, kleinen Bereichen innerhalb der oft sehr großen zystisch-tumorösen Raumforderung.

Bei Patienten mit nachgewiesenen zystischen Prozessen im Bereich des Pankreasschwanzes/-korpus ist eine abwartende Strategie aufgrund des malignen Potenzials dieser Raumforderungen nicht indiziert, und eine Resektion sollte, wenn technisch möglich, immer angestrebt werden.

60.3 Seröse Zystadenome

Die vollständige Entfernung von SCA ohne Nachweis einer invasiven Komponente ist als kurativ anzusehen. Rezidive sind weder lokal noch im Sinne von Fernmetastasen zu erwarten. In einer großen retrospektiven Studie mit 851 Patienten, welche einem resezierenden Eingriff aufgrund von zystischen Pankreasläsionen unterzogen wurden, kam es bei einer medianen Nachbeobachtungszeit von 62 Monaten bei keinem der SCA zu einem Rezidiv (Valsangkar et al. 2012).

Daher ist eine spezifische Tumornachsorge, im Gegensatz zu malignen Raumforderungen, nicht notwendig. Bildgebende Screening Verfahren (MRT, CT) sind nicht zielführend und werden daher insgesamt nicht empfohlen (Sarr et al. 2003).

60.4 Solid-pseudopapilläre Neoplasien

Die Resektion stellt bei den SPN die Methode der Wahl dar. Durch eine operative Therapie können exzellente Langzeitverläufe mit Heilungsraten > 95 % erreicht werden (Tang et al. 2005; Tipton et al. 2006). Im Rahmen einer Metaanalyse, in die insgesamt 718 Patienten eingeschlossen wurden, zeigte sich eine 2-Jahres-Überlebensrate von 97 % und eine 5-Jahres-Überlebensrate von 95 % (Papavramidis u. Papavramidis 2005). Die Rezidivrate lag in dieser Studie bei 6,6 %, wobei nicht zwischen dem Auftreten von Lokalrezidiven und Fernmetastasen unterschieden wurde.

Das Evidenzniveau über den klinischen Verlauf nach dem Auftreten von Rezidiven und/oder Fernmetastasen ist schlecht. In der Metaanalyse von Papavramidis et al. zeigten von 718 eingeschlossenen Patienten nur 27 Patienten (3,7 %) eine Metastasierung in die Leber und 17 Patienten (2,4 %) in andere Organe (Duodenum, Omentum, Kolon, Lunge, Peritoneum) (Papavramidis u. Papavramidis 2005). Dennoch scheint interessanterweise das Langzeitüberleben auch bei Auftreten von Metastasen gut zu sein. Unabhängig davon, ob eine syn- oder metachrone Metastasierung vorliegt, werden Langzeitüberlebensraten von > 90 % berichtet (Kaufman et al. 1986; Mao et al. 1995; Vollmer et al. 2003; Papavramidis u. Papavramidis 2005). In der überwiegenden Anzahl von Studien finden sich je nach Größe des Patientenkollektivs jedoch nur 1–2 Patienten, welche im Verlauf eine Metastasierung und/oder ein Lokalrezidiv aufweisen. In nahezu allen Fällen berichten die Autoren über einen sehr langsamen Progress (Martin et al. 2002; Vollmer et al. 2003; Bhanot et al. 2005; Huang et al. 2005; Papavramidis u. Papavramidis 2005; Tang et al. 2005; Tipton et al. 2006; Goh et al. 2007; Li et al. 2010; Guo et al. 2011; Bal et al. 2013; Cai et al. 2013). Berichte über Rezidive in größeren Patientenkohorten liegen nicht vor. Ebenso wenig existieren verlässliche Daten über krankheitsspezifische Mortalitätsraten. Aufgrund der geschilderten Fallberichte kann jedoch davon ausgegangen werden, dass die krankheitsspezifische Sterblichkeit insgesamt niedrig ist.

Interessanterweise finden sich nach R1-Resektionen nur in wenigen Ausnahmefällen Rezidive und/oder ein Nachweis von Fernmetastasen. Empfehlungen, ob bei R1-Resektionen eine Nachresektion oder eine abwartende Strategie verfolgt werden soll, können daher aus den verfügbaren Daten nicht abgeleitet werden. Die Entscheidung hierüber sollte daher unter Würdigung des individuellen Risikoprofils hinsichtlich einer Komplettierungs-Resektion gefällt werden.

Richtlinien für die Behandlung des peritoneal metastasierten SPN liegen derzeit noch nicht vor. Kasuistisch wurde berichtet, dass in solchen Fällen eine cytoreduktive

Chirurgie mit hyperthermer, intraoperativer Chemotherapie (HIPEC) oder eine systemische Chemotherapie durchgeführt werden kann (Kanter et al. 2009; Honore et al. 2012). Hierbei handelt es sich jedoch um einige wenige Einzelfälle. Generelle Therapieempfehlungen lassen sich hieraus nicht ableiten.

Literatur

Arlix A, Bournet B, Otal P, Canevet G, Thevenot A, Kirzin S, Carrere N, Suc B, Moreau J, Escourrou J u. Buscail L (2011) Long-term clinical and imaging follow-up of nonoperated branch duct form of intraductal papillary mucinous neoplasms of the pancreas. Pancreas 41(2): 295–301

Bae SY, Lee KT, Lee JH, Lee JK, Lee KH, Rhee JC (2011) Proper management and follow-up strategy of branch duct intraductal papillary mucinous neoplasms of the pancreas. Dig Liver Dis 44(3): 257–260

Bal MM, Deodhar K, Shrikhande S, Shukla P, Arya S, Ramadwar M (2013) Solid pseudopapillary tumor of the pancreas: ‚Experiences' and ‚Lessons' at a tertiary-care oncology center. Diagn Cytopathol 41(7): 599–606

Bassi C, Sarr MG, Lillemoe KD, Reber HA (2008) Natural history of intraductal papillary mucinous neoplasms (IPMN): current evidence and implications for management. J Gastrointest Surg 12(4): 645–650

Bhanot P, Nealon WH, Walser EM, Bhutani MS, Tang WW, Logrono R (2005) Clinical, imaging, and cytopathological features of solid pseudopapillary tumor of the pancreas: a clinicopathologic study of three cases and review of the literature. Diagn Cytopathol 33(6): 421–428

Cai H, Zhou M, Hu Y, He H, Chen J, Tian W, Deng Y (2013) Solid-pseudopapillary neoplasms of the pancreas: clinical and pathological features of 33 cases. Surg Today 43(2): 148–154

Chari ST, Yadav D, Smyrk TC, DiMagno EP, Miller LJ, Raimondo M, Clain JE, Norton IA, Pearson RK, Petersen BT, Wiersema MJ, Farnell MB, Sarr MG (2002) Study of recurrence after surgical resection of intraductal papillary mucinous neoplasm of the pancreas. Gastroenterology 123(5): 1500–1507

Crippa S, Salvia R, Bassi C (2009) Development of ductal adenocarcinoma during follow-up of branch-duct IPMNs. Gut 58(6): 889–890

Crippa S, Salvia R, Warshaw AL, Dominguez I, Bassi C, Falconi M, Thayer SP, Zamboni G, Lauwers GY, Mino-Kenudson M, Capelli P, Pederzoli P, Castillo CF (2008) Mucinous cystic neoplasm of the pancreas is not an aggressive entity: lessons from 163 resected patients. Ann Surg 247(4): 571–579

Goh BK, Tan YM, Cheow PC, Chung AY, Chow PK, Wong WK, Ooi LL (2007) Solid pseudopapillary neoplasms of the pancreas: an updated experience. J Surg Oncol 95(8): 640–644

Guo N, Zhou QB, Chen RF, Zou SQ, Li ZH, Lin Q, Wang J, Chen JS (2011) Diagnosis and surgical treatment of solid pseudopapillary neoplasm of the pancreas: analysis of 24 cases. Can J Surg 54(6): 368–374

Honore C, Goere D, Dartigues P, Burtin P, Dumont F, Elias D (2012) Peritoneal carcinomatosis from solid pseudopapillary neoplasm (Frantz's tumour) of the pancreas treated with HIPEC. Anticancer Res 32(3): 1069–1073

Huang HL, Shih SC, Chang WH, Wang TE, Chen MJ, Chan YJ (2005) Solid-pseudopapillary tumor of the pancreas: clinical experience and literature review. World J Gastroenterol 11(9): 1403–1409

Kanter J, Wilson DB, Strasberg S (2009) Downsizing to resectability of a large solid and cystic papillary tumor of the pancreas by single-agent chemotherapy. J Pediatr Surg 44(10): e23–25

Kaufman SL, Reddick RL, Stiegel M, Wild RE, Thomas CG Jr (1986) Papillary cystic neoplasm of the pancreas: a curable pancreatic tumor. World J Surg 10(5): 851–859

Le Borgne J, de Calan L, Partensky C (1999) Cystadenomas and cystadenocarcinomas of the pancreas: a multiinstitutional retrospective study of 398 cases. French Surgical Association. Ann Surg 230(2): 152–161

Li Z, Zhang Z, Liu X, Hu W, Mai G, Zhang Y, Lu H, Zeng Y, Tian B (2010) Solid pseudopapillary tumor of the pancreas: the surgical procedures. Surg Today 41(1): 91–96

Mao C, Guvendi M, Domenico DR, Kim K, Thomford NR, Howard JM (1995) Papillary cystic and solid tumors of the pancreas: a pancreatic embryonic tumor? Studies of three cases and cumulative review of the world's literature. Surgery 118(5): 821–828

Martin RC, Klimstra DS, Brennan MF, Conlon KC (2002) Solid-pseudopapillary tumor of the pancreas: a surgical enigma? Ann Surg Oncol 9(1): 35–40

Mimura T, Masuda A, Matsumoto I, Shiomi H, Yoshida S, Sugimoto M, Sanuki T, Yoshida M, Fujita T, Kutsumi H, Ku Y, Azuma T (2010) Predictors of malignant intraductal papillary mucinous neoplasm of the pancreas. J Clin Gastroenterol 44(9): e224–229

Nakao A, Fernandez-Cruz L (2007) Pancreatic head resection with segmental duodenectomy: safety and long-term results. Ann Surg 246(6): 923–928; discussion 929–931

Niedergethmann M, Grützmann R, Hildenbrand R, Dittert D, Aramin N, Franz M, Dobrowolski F, Post S, Saeger HD (2008) Outcome of invasive and noninvasive intraductal papillary-mucinous neoplasms of the pancreas (IPMN): a 10-year experience. World J Surg 32(10): 2253–2260

Papavramidis T, Papavramidis S (2005) Solid pseudopapillary tumors of the pancreas: review of 718 patients reported in English literature. J Am Coll Surg 200(6): 965–972

Rodriguez JR, Salvia R, Crippa S, Warshaw AL, Bassi C, Falconi M, Thayer SP, Lauwers GY, Capelli P, Mino-Kenudson M, Razo O, McGrath D, Pederzoli P, Fernandez-del Castillo C (2007) Branch-duct intraductal papillary mucinous neoplasms: observations in 145 patients who underwent resection. Gastroenterology 133(1): 72–79; quiz 309–310

Sakorafas GH, Smyrniotis V, Reid-Lombardo KM, Sarr MG (2011) Primary pancreatic cystic neoplasms revisited: part II. Mucinous cystic neoplasms. Surg Oncol 20(2): e93–101

Salvia R, Crippa S, Falconi M, Bassi C, Guarise A, Scarpa A, Pederzoli P (2007) Branch-duct intraductal papillary mucinous neoplasms of the pancreas: to operate or not to operate? Gut 56(8): 1086–1090

Salvia R, Fernandez-del Castillo C, Bassi C, Thayer SP, Falconi M, Mantovani W, Pederzoli P, Warshaw AL (2004) Main-duct intraductal papillary mucinous neoplasms of the pancreas: clinical predictors of malignancy and long-term survival following resection. Ann Surg 239(5): 678–685; discussion 685–687

Sarr MG, Carpenter HA, Prabhakar LP, Orchard TF, Hughes S, van Heerden JA, DiMagno EP (2000) Clinical and pathologic correlation of 84 mucinous cystic neoplasms of the pancreas: can one reliably differentiate benign from malignant (or premalignant) neoplasms? Ann Surg 231(2): 205–212

Sarr MG, Murr M, Smyrk TC, Yeo CJ, Fernandez-del-Castillo C, Hawes RH, Freeny PC (2003) Primary cystic neoplasms of the pancreas. Neoplastic disorders of emerging importance-current state-

of-the-art and unanswered questions. J Gastrointest Surg 7(3): 417–428
Sohn TA, Yeo CJ, Cameron JL, Hruban RH, Fukushima N, Campbell KA, Lillemoe KD (2004) Intraductal papillary mucinous neoplasms of the pancreas: an updated experience. Ann Surg 239(6): 788–797; discussion 797–799
Sugiyama M, Izumisato Y, Abe N, Masaki T, Mori T, Atomi Y (2003) Predictive factors for malignancy in intraductal papillary-mucinous tumours of the pancreas. Br J Surg 90(10): 1244–1249
Tanaka M, Chari S, Adsay V, Fernandez-del Castillo C, Falconi M, Shimizu M, Yamaguchi K, Yamao K, Matsuno S (2006) International consensus guidelines for management of intraductal papillary mucinous neoplasms and mucinous cystic neoplasms of the pancreas. Pancreatology 6(1–2): 17–32
Tanaka M, Fernandez-del Castillo C, Adsay V, Chari S, Falconi M, Jang JY, Kimura W, Levy P, Pitman MB, Schmidt CM, Shimizu M, Wolfgang CL, Yamaguchi K, Yamao K (2012) International consensus guidelines 2012 for the management of IPMN and MCN of the pancreas. Pancreatology 12(3): 183–197
Tang LH, Aydin H, Brennan MF, Klimstra DS (2005) Clinically aggressive solid pseudopapillary tumors of the pancreas: a report of two cases with components of undifferentiated carcinoma and a comparative clinicopathologic analysis of 34 conventional cases. Am J Surg Pathol 29(4): 512–519
Tipton SG, Smyrk TC, Sarr MG, Thompson GB (2006) Malignant potential of solid pseudopapillary neoplasm of the pancreas. Br J Surg 93(6): 733–737
Traverso LW, Peralta EA, Ryan JA Jr, Kozarek RA (1998) Intraductal neoplasms of the pancreas. Am J Surg 175(5): 426–432
Valsangkar NP, Morales-Oyarvide V, Thayer SP, Ferrone CR, Wargo JA, Warshaw AL, Fernandez-del Castillo C (2012) 851 resected cystic tumors of the pancreas: A 33-year experience at the Massachusetts General Hospital. Surgery 152(3 Suppl 1): S4–S12
Vollmer CM Jr, Dixon E, Grant DR (2003) Management of a solid pseudopapillary tumor of the pancreas with liver metastases. HPB (Oxford) 5(4): 264–267
Wada K, Kozarek RA, Traverso LW (2005) Outcomes following resection of invasive and noninvasive intraductal papillary mucinous neoplasms of the pancreas. Am J Surg 189(5): 632–636; discussion 637
Wang SE, Shyr YM, Chen TH, Su CH, Hwang TL, Jeng KS, Chen JH, Wu CW, Lui WY (2005) Comparison of resected and non-resected intraductal papillary mucinous neoplasms of the pancreas. World J Surg 29(12): 1650–1657
Zamboni G, Scarpa A, Bogina G, Iacono C, Bassi C, Talamini G, Sessa F, Capella C, Solcia E, Rickaert F, Mariuzzi GM, Klöppel G (1999) Mucinous cystic tumors of the pancreas: clinicopathological features, prognosis, and relationship to other mucinous cystic tumors. Am J Surg Pathol 23(4): 410–422

Duktales Pankreaskarzinom

Pathohistologische Klassifikation, Tumorstaging und R-Klassifikation des Pankreaskarzinoms

Christian Wittekind

H. G. Beger et al. (Hrsg.), *Erkrankungen des Pankreas*,
DOI 10.1007/978-3-642-37964-2_61, © Springer-Verlag Berlin Heidelberg 2013

Die histologische Diagnose eines duktalen Adenokarzinoms des Pankreas erfolgt im Rahmen der pathohistologischen Klassifikation (des sog. Typing nach WHO) der Pankreastumoren. Selten muss ein duktales Adenokarzinom gegen andere histologische Karzinomtypen unter Verwendung spezieller immunhistochemischer Techniken abgegrenzt werden. Das Grading ist ein Parameter, um die biologische Aggressivität des Karzinoms zu beschreiben. Das Tumorstaging, d. h. die Feststellung der anatomischen Ausbreitung maligner Tumoren, in Form der aktuellen TNM-Klassifikation gilt für Karzinome des exokrinen Pankreas und für neuroendokrine Tumoren eingeschlossen Karzinoide. Dabei sind eine histologische Diagnosesicherung und eine Unterteilung nach dem histologischen Typ erforderlich. Die R-Klassifikation spielt eine wichtige Rolle bei der Abschätzung der Prognose. Dabei geht es besonders um die sorgfältige Feststellung einer R1-Situation.

61.1 Einleitung

Die pathohistologische Klassifikation und das Staging von Pankreastumoren sind zwei Methoden der Tumorklassifikation, mit denen diese Tumorentitäten genauer beschrieben werden sollen. Die pathohistologische Klassifikation sagt etwas über die histogenetische Herkunft der verschiedenen Tumorentitäten aus. Sie kann zudem Hinweise auf anzuwendende Therapien geben. Das Grading ist ein Parameter, um die biologische Aggressivität des Karzinoms zu beschreiben. Die Bestimmung der anatomischen Ausbreitung (Staging) ist Grundlage für ein therapeutisch einheitliches Management der Patienten und für die Abschätzung der Prognose. Morphologische Veränderungen nach neoadjuvanter Therapie werden in der TNM/pTNM-Klassifikation durch Verwendung des y-Symbols beschrieben und durch die Anwendung eines Regressionsscores. Auf einige neue Aspekte der R-Klassifikation soll eingegangen werden.

61.2 Pathohistologische Klassifikation von Pankreastumoren

Für die histologische Klassifikation der Pankreastumoren ist die WHO-Klassifikation der Tumoren des Verdauungssystems (Hruban et al. 2010) maßgeblich. Die in Frage kommenden malignen Tumoren in Abgrenzung zum duktalen Adenokarzinom sind in ◘ Tab. 61.1 mit ihren ICD-O-Morphologie-Codenummern (Fritz et al. 2000) aufgelistet.

61.3 Allgemeines zur Differenzierungsrichtung und Immunhistologie von Pankreastumoren

Pankreastumoren zeigen Differenzierungen in Richtung duktaler, azinärer und endokriner Zellen, die auch gemeinsam in Mischformen auftreten können. Unter den duktalen Adenokarzinomen wurden eine ganze Reihe von Sonderformen angegeben, vom adenosquamösen Karzinom über das hepatoid differenzierte Karzinom bis hin zum undifferenzierten Karzinom mit osteoklastenähnlichen Riesenzellen.

Daneben gibt es einige Varianten, die klinische, morphologische und prognostische Besonderheiten aufweisen.

Obwohl die histologische Klassifikation der exokrinen Pankreastumoren primär auf Kriterien der konventionellen Lichtmikroskopie beruht, spielt die Immunhistologie bei unklaren Fällen (bis 5 %) zur Differenzialdiagnose eine Rolle (Wittekind 1997).

61.4 Duktales Adenokarzinom (ICD-O: 8500/3)

Das duktale Adenokarzinom (PDA) besteht aus schleimbildenden drüsigen Strukturen mit Zeichen duktaler Differenzierung ähnlich schleimproduzierendem Epithel der

Tab. 61.1 Maligne epitheliale Tumoren des Pankreas (Hruban et al. 2010)

Histologischer Subtyp	ICD-O M Code (Fritz et al. 2000)
Duktales Adenokarzinom	8500/3
Adenosquamöses Karzinom	8560/3
Kolloidkarzinom (muzinöses nicht-zystisches Karzinom)	8480/3
Hepatoides Karzinom	8576/3
Medulläres Karzinom	8510/3
Siegelringzellkarzinom	8490/3
Undifferenziertes Karzinom	8020/3
Undifferenziertes Karzinom mit osteoklastenähnlichen Riesenzellen	8035/3
Azinuszellkarzinom	8550/3
Azinuszellzystadenokarzinom	8551/3
Intraduktale papillär-muzinöse Neoplasie mit assoziiertem invasivem Karzinom	8453/3
Gemischtes azinär-duktales Karzinom	8552/3
Gemischtes azinär-neuroendokrines Karzinom	8154/3
Gemischtes azinär-neuroendokrin-duktales Karzinom	8154/3
Gemischtes duktal-neuroendokrines Karzinom	8154/3
Muzinös-zystische Neoplasie mit assoziiertem invasivem Karzinom	8470/3
Pankreatoblastom	8971/3
Seröses Zystadenokarzinom	8441/3
Solid-pseudopapilläre Neoplasie	8452/3

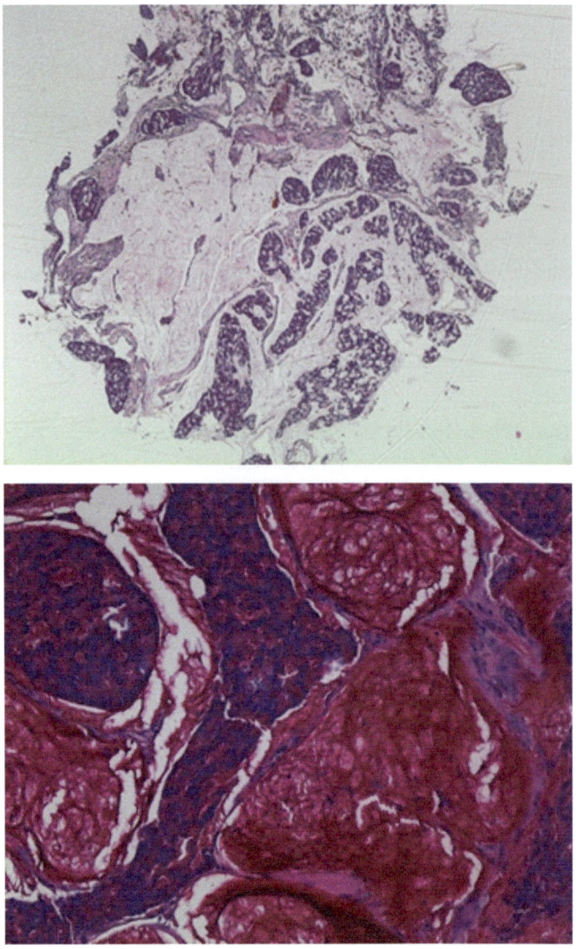

Abb. 61.1 Stanzzylinder mit Infiltraten eines muzinösen Adenokarzinoms

großen Ausführungsgänge, ohne Kriterien der Varianten des duktalen Adenokarzinoms. Besonders in gut differenzierten Karzinomen fallen diffus verstreute endokrine Zellen auf (solche Tumoren dürfen nicht als gemischte duktal-endokrine Karzinome klassifiziert werden). Die meisten duktalen Adenokarzinome exprimieren MUC 1, MUC 3 und MUC 5/6, nicht aber MUC 2, weiterhin CA 19-9 und CA 125. Häufig sind K-ras-Mutationen nachweisbar (bei azinären und endokrinen Karzinomen nicht oder selten). Das PDA ist der häufigste Tumortyp (etwa 85 %), der fast ausschließlich bei Erwachsenen vorkommt, zu 80 % im Alter zwischen 60 und 80 Jahren, extrem selten vor dem 40. Lebensjahr (Lüttges et al. 2000). Die Geschlechtsrelation (männlich/weiblich) beträgt in westlichen Ländern 1,6:1, in Entwicklungsländern 1,1:1. Hauptlokalisation ist mit 60–70 % der Pankreaskopf (vor allem obere Hälfte, selten im Proc. uncinatus). Die Diagnose und Subtypisierung in Stanzbiopsien oder Feinnadelbiopsien kann schwierig sein (Abb. 61.1).

61.5 Grading des invasiven duktalen Adenokarzinoms

Für das Grading des invasiven duktalen Adenokarzinoms wird in der WHO-Klassifikation (Hruban et al. 2010) ein semiquantitatives Verfahren vorgeschlagen, das auf histologischen, zytologischen Kriterien und der mitotischen Aktivität beruht und bei unterschiedlichen Differenzierungsgraden den Tumor nach dem ungünstigsten Differenzierungsgrad einordnet (Klöppel et al. 1985). Von der UICC (Wittekind u. Meyer 2010) wird ein einfaches Grading angegeben, das auch für viele andere Adenokarzinome des Verdauungstraktes verwendet werden kann:

- GX: Differenzierungsgrad kann nicht bestimmt werden
- G1: gut differenziert
- G2: mäßig differenziert
- G3: schlecht differenziert
- G4: undifferenziert

Das Grading soll zusätzliche prognostische Informationen liefern in dem Sinne, dass Patienten mit G3/G4-PDA eine schlechtere Prognose haben (Klöppel et al. 1985; Lüttges et al. 2000).

61.6 Klassifikation der anatomischen Ausbreitung (Staging)

Das TNM-System ist eine Kurzschrift für die Beschreibung der anatomischen Ausbreitung maligner Tumoren mit den wesentlichen Zielen, bei der Behandlungsplanung zu helfen und Hinweise auf die Prognose zu geben.

Laut den Regeln der TNM-Klassifikation gilt diese für Karzinome des exokrinen Pankreas und für neuroendokrine Tumoren eingeschlossen Karzinoide. Histologische Diagnosesicherung und Unterteilung nach Histologie ist erforderlich (Wittekind u. Meyer 2010).

Insbesondere für die Festlegung, ob Lymphknotenmetastasen eines Pankreaskarzinoms als regionär (N1/pN1) oder als Fernmetastasen zu klassifizieren sind, ist eine weitere Klassifikation wichtig, nämlich die Lokalisation des Primärtumors und eine Unterteilung nach anatomischen Unterbezirken mit Codierung nach ICD-O (Fritz et al. 2000):

- C25.0: Pankreaskopf (einschließlich Processus uncinatus)
- C25.1: Pankreaskörper
- C25.2: Pankreasschwanz
- C25.3: Pankreasgang
- C25.4: Langerhans-Insel (endokrines Pankreas)
- C25.8: Tumoren, die zwei Unterbezirke oder das gesamte Pankreas befallen

Die Zuordnung eines Tumors zu den drei Unterbezirken erfolgt nach dem Entstehungsort. Als solcher wird das Zentrum des Tumors angenommen. Etwa 60–70 % aller exokrinen Pankreaskarzinome liegen im Kopf, je etwa 15–15 % im Körper und 10–15 % im Schwanz sowie überlappend in zwei oder mehr Unterbezirken (Hruban et al. 2010). In Japan scheint der Anteil an Kopftumoren geringer (60 %; Matsuno et al. 1996).

61.7 Definition und Unterteilung der regionären Lymphknoten nach UICC

Nach UICC (Wittekind u. Meyer 2010) sind die regionären Lymphknoten des Pankreas die peripankreatischen Lymphknoten:

- **Superior:** oberhalb von Kopf und Körper
- **Inferior:** unterhalb von Kopf und Körper
- **Anterior:** vordere pankreatikoduodenale, pylorische (nur für Tumoren des Pankreaskopfes) und proximale mesenteriale Lymphknoten
- **Posterior:** hintere pankreatikoduodenale Lymphknoten, Lymphknoten des Ductus choledochus und proximale mesenteriale Lymphknoten
- **Lienal:** Lymphknoten am Hilus der Milz und um den Pankreasschwanz (nur für Tumoren von Körper/Schwanz)
- **Zöliakal:** nur für Tumoren des Pankreaskopfes

61.8 TNM: Klinische Klassifikation

61.8.1 T-Klassifikation

- TX: Primärtumor kann nicht beurteilt werden
- T0: Kein Anhalt für Primärtumor
- Tis: Carcinoma in situ (schließt auch Läsionen nach der panIN-III-Klassifikation mit ein)
- T1: Tumor begrenzt auf Pankreas, 2 cm oder weniger in größter Ausdehnung
- T2: Tumor begrenzt auf Pankreas, mehr als 2 cm in größter Ausdehnung
- T3: Tumor breitet sich jenseits des Pankreas aus, jedoch ohne Infiltration des Truncus coeliacus oder der A. mesenterica superior
- T4: Tumor infiltriert Truncus coeliacus oder A. mesenterica superior
- NX: Regionäre Lymphknotenmetastasen können nicht beurteilt werden
- N0: Keine regionären Lymphknotenmetastasen
- N1: Regionäre Lymphknotenmetastasen
- M0: Keine Fernmetastasen
- M1: Fernmetastasen

61.8.2 pTNM: Pathologische Klassifikation

Die pT- und pN-Kategorien entsprechen den T- und N-Kategorien.

pM1: Fernmetastasen mikroskopisch bestätigt

Anmerkungen zur Anwendung der TNM-Klassifikation (Wittekind 2013):

- Der Terminus »jenseits des Pankreas« (T3/pT3) schließt das umgebende retroperitoneale Fettgewebe (retroperitoneales Weichgewebe oder retroperitonealer Raum) ein, eingeschlossen das große und kleine Netz.
- Eine direkte Invasion von Gallengängen und Duodenum schließt eine Beteiligung der Ampulla Vateri ein.
- Eine Invasion des Truncus coeliacus schließt eine Invasion der Gefäße, die zum Truncus coeliacus gehören, ein.
- Der Truncus coeliacus umschließt einen anatomischen Raum oder eine Fläche, die den Truncus coeliacus von seinem Ursprung aus der anterioren Aorta umfasst. Diese Fläche wird in den bildgebenden Verfahren definiert oder durch die fehlende Möglichkeit, während der operativen Resektion eine Fläche zwischen Tumor und der arteriellen Wand zu konstruieren.
- Eine Invasion der Vena mesenterica superior wird ebenfalls als T4/pT4 klassifiziert.
- Es gibt einige Unterschiede in der Designation der regionären Lymphknoten zwischen der UICC- und der AJCC-Klassifikation (Edge et al. 2009; Wittekind 2013).
- Eine Invasion von Lymphgefäßen oder Venen wird in der T/pT-Klassifikation nicht berücksichtigt.
- Eine direkte Ausbreitung des Primärtumors in regionäre Lymphknoten, wie sie beim PDA häufiger vorkommt, gilt als regionäre Lymphknotenmetastase.

61.8.3 Erfordernisse für pT

Pathologische Untersuchung des Primärtumors ohne makroskopisch erkennbaren Tumor an den Resektionsrändern (mit oder ohne deren mikroskopischen Befall) oder mikroskopische Bestätigung der Infiltration von Truncus coeliacus oder A. mesenterica superior (pT4).

61.8.4 Erfordernisse für pN

pN0: Histologische Untersuchung üblicherweise von zehn oder mehr regionären Lymphknoten (Wittekind u. Meyer 2010). Wenn nicht mehr als zehn regionäre Lymphknoten histologisch untersucht werden, ist der pN-Kategorie in Klammern die Zahl befallener und untersuchter regionärer Lymphknoten obligat zuzusetzen, um die Verlässlichkeit der Klassifikation anzuzeigen, z. B. pN0 (0/6) oder pN1 (1/4). Die Angabe der Zahl befallener und untersuchter regionärer Lymphknoten ist darüber hinaus allgemein auch bei mehr als zehn histologisch untersuchten Lymphknoten zu empfehlen und erleichtert Auswertungen im Rahmen der Qualitätssicherung.

Von Beger (1995) wird die histologische Untersuchung von mehr als zwanzig regionären Lymphknoten gefordert.

61.8.5 Erfordernisse für pM1

Mikroskopischer (histologischer oder zytologischer) Nachweis von Fernmetastasen. Der zytologische Nachweis von malignen Zellen im Aszites oder in Peritonealspülflüssigkeit, gewonnen am Beginn einer Laparoskopie oder Laparotomie, gilt als Fernmetastasierung, auch wenn Peritonealmetastasen weder makroskopisch noch histologisch nachgewiesen werden können. Diese besondere Situation wird durch die Klassifikation als M1(cy+) gekennzeichnet.

61.9 Isolierte Tumorzellen

Unter isolierten Tumorzellen versteht man einzelne Tumorzellen oder kleine Cluster von Zellen, die nicht größer als 0,2 mm sind und die üblicherweise durch immunhistochemische oder molekularbiologische Methoden entdeckt werden, aber auch mit der HE-Färbung nachgewiesen werden können. Isolierte Tumorzellen zeigen typischerweise nicht Eigenschaften von Metastasen (z. B. Proliferation oder eine Stromareaktion) und keine Penetration von Blut- und Lymphgefäßwänden. Fälle mit isolierten Tumorzellen in regionären Lymphknoten sollen als pN0, in nicht regionärer Lokalisation als pM0 klassifiziert werden. Diese Regel gilt auch dann, wenn Tumorzellen oder deren Komponenten durch nichtmorphologische Techniken wie Durchflusszytometrie oder DNA-Analyse nachgewiesen werden konnten. Diese Fälle sollten gesondert ausgewertet werden.

Folgende Klassifikation wird angewandt:

- pN0: Histologisch keine Lymphknotenmetastasen, keine Untersuchung zum Nachweis isolierter Tumorzellen
- pN0(i–): Histologisch keine Lymphknotenmetastasen, kein morphologischer Nachweis von isolierten Tumorzellen
- pN0(i+): Histologisch keine Lymphknotenmetastasen, morphologischer Nachweis von isolierten Tumorzellen
- pN0(mol–): Histologisch keine Lymphknotenmetastasen, kein nichtmorphologischer Nachweis von isolierten Tumorzellen
- pN0(mol+): Histologisch keine Lymphknotenmetastasen, nichtmorphologischer Nachweis von isolierten Tumorzellen

■ Tab. 61.2 Stadiengruppierung

Stadium 0	Tis	N0	M0
Stadium IA	T1	N0	M0
Stadium IB	T2	N0	M0
Stadium IIA	T3	N0	M0
Stadium IIB	T1, T2, T3	N1	M0
Stadium III	T4	Jedes N	M0
Stadium IV	Jedes T	Jedes N	M1

Der Nachweis isolierter Tumorzellen mit morphologischen Techniken, z. B. im Knochenmark, wird analog wie bei N klassifiziert, z. B. M0(i+). Für nichtmorphologische Techniken soll »mol« als Addendum zu M0 hinzugefügt werden, z. B. M0(mol+).

Unter Mikrometastasen versteht man eindeutige Metastasen, die größer als 0,2 mm und bis zu 2,0 mm groß sind. Mikrometastasen werden ebenso wie Makrometastasen mit pN1 klassifiziert. Empfohlen wird der Zusatz pN1(mi), um sie von Makrometastasen abgrenzen zu können.

61.10 Stadiengruppierung

Die verschiedenen T-, N- und M-Kategorien können zu Stadien (Stadiengruppen) zusammengefasst werden, unter der Annahme, dass Patienten mit PDAs in selben Stadien eine ähnliche Prognose haben (■ Tab. 61.2). Für eine detaillierte Auswertung der Ergebnisse ist es wünschenswert, dass die möglichen Kombinationen separat ausgewertet werden (z. B. für das Stadium IIB: T1N1M0, T2N1M0, T3N1M0).

61.10.1 Erläuterungen zur Stadiengruppierung

Die Stadiengruppierung ist seit ihrer ersten Veröffentlichung in der 6. Auflage (Sobin u. Wittekind 2002) vielfach kritisiert worden. Die Absicht war, T4-Karzinome, die in der Regel inoperabel sind oder jedenfalls eine sehr schlechte Prognose haben, in ein Extrastadium – also Stadium III – zu geben und sie damit von operablen Karzinomen (bis Stadium IIB) und Karzinomen mit Fernmetastasen (Stadium IV) abzugrenzen. Dadurch wurden Patienten mit operablen Karzinomen und Lymphknotenmetastasen noch dem Stadium IIB zugeordnet.

61.11 Das »y«-Symbol

In der TNM-Klassifikation wird die anatomische Ausdehnung eines Tumors vor der Therapie bestimmt. Nach einer multimodalen Therapie (neoadjuvante Radio- und/oder Chemotherapie vor dem chirurgischen Eingriff), die auch bei Patienten mit PDA zunehmend angewandt wird, ist die pathohistologische Bestimmung der Ausbreitung eines malignen Tumors aufgrund einer möglichen Tumorregression schwierig. Deswegen sollte eine derart vorgenommene Klassifikation mit dem Präfix »y« gekennzeichnet werden, um zu zeigen, dass diese Klassifikation nicht dieselbe Verlässlichkeit hat wie die pTNM-Klassifikation nach alleiniger chirurgischer Therapie.

Obwohl das Präfix »y« seit 1978 Teil der TNM-Klassifikation ist, hat es bis zur 6. Auflage gedauert (Sobin u. Wittekind 2002), bis klar gestellt wurde, dass für die Klassifikation nach yTNM/ypTNM nur vitale Tumorzellen berücksichtigt werden sollen und nicht regressiv verändertes Tumorgewebe wie Narben, Fibroseareale, Schleimseen, Granulationsgewebe etc.

61.12 Histologischer Regressionsscore

Eine neoadjuvante Therapie kann nicht nur die pTNM-Klassifikation beeinflussen, sondern auch histologische Veränderungen am Karzinomgewebe hervorrufen bis hin zum völligen Verschwinden vitaler Karzinomanteile. Die Beurteilung dieser sogenannten regressiven Veränderungen wird mit einem Regressionsscore beschrieben.

Die Beurteilung kann entweder nach den Vorschlägen von Evans et al. 1992 (1992) oder nach den Empfehlungen der Münchner Arbeitsgruppe (Werner u. Höfler 2000) erfolgen.

Das Schema ersterer Autoren (Evans et al. 1992) sieht folgende Regressionsgrade vor:

- Grad I: weniger als 10 % oder keine Tumorzelldestruktion
- Grad II: Destruktion von 10–90 % der Tumorzellen
- Grad IIa: Destruktion von 10–50 % der Tumorzellen
- Grad IIb: Destruktion von 51–90 % der Tumorzellen
- Grad III: weniger als 10 % vital erscheinende Tumorzellen vorhanden
- Grad IIIM: größere Schleimseen vorhanden
- Grad IV: keine vitalen Tumorzellen vorhanden
- Grad IVM: azelluläre Schleimseen vorhanden

Als destruierte (nicht vitale) Tumorzellen gelten solche mit bizarren hyperchromatischen oder pyknotischen Kernen, gewöhnlich verbunden mit deutlich geschwollenem, vakuolisiertem Zytoplasma, weiterhin Tumorzellen mit Ruptur des Kernes und Auflösung in kleine Granula (Karyorhexis). Nekrosen, speziell Koagulationsnekrosen werden nicht als Therapieeffekt bewertet, weil sie auch in nicht vorbehandelten Tumoren vorkommen.

An der Chirurgischen Klinik der Technischen Universität München wird für alle gastrointestinalen Tumoren ein Regressionsgrading verwendet (Werner u. Höfler 2000), das sich nach dem prozentualen Anteil vitaler Tumorzellen richtet:

- Kompletter Response (CR): keine Tumorzellen erkennbar
- Subtotaler Response (SR): in < 10 % des Tumorbettes morphologisch intakte neoplastische Zellen
- Partieller Response (PR): in 10–50 % des Tumorbettes morphologisch intakte neoplastische Zellen
- Geringer Response (MR): in > 50 % des Tumorbettes morphologisch intakte neoplastische Zellen
- Kein Response (NR): keine histologischen Regressionszeichen

61.13 R-Klassifikation

Die Residualtumorklassifikation beschreibt den Tumorstatus nach Behandlung. Sie reflektiert die Effekte einer Behandlung, sie beeinflusst das weitere therapeutische Vorgehen und ist ein starker Prognoseprädiktor.

In der traditionellen R-Klassifikation wird nicht nur logoregionärer Residualtumor berücksichtigt, sondern auch Residualtumor in Form verbleibender Fernmetastasen (Wittekind 2013). Im Hinblick auf die gesamte prognostische Bedeutung der R-Klassifikation sollten Fernmetastasen mit eingeschlossen werden.

In der R0-Gruppe können M0-Fälle oder M1-Fälle sein. Im letzteren Fall müssen die Fernmetastasen und der Primärtumor komplett entfernt werden.

Obwohl es Vorschläge gibt (s. u.), einen Tumor als R1 zu bezeichnen, wenn der Tumor 1 mm oder weniger vom Resektionsrand entfernt ist, wird in der UICC-Definition R1 nur dann verwendet, wenn der Tumor durchgeschnitten ist, sonst R0. In den letzten Jahren wurde jedoch unter Verwendung dieser Definition und mit sehr ausgedehnten Untersuchungen der Resektionsränder gezeigt, dass die Rate an R1-Resektionen wesentlich höher ist als bisher beschrieben (Campbell et al. 2009; Esposito et al. 2008). Esposito und Kollegen (2008) beschrieben in einer Serie von sehr sorgfältig untersuchten Karzinomresektaten eine Rate von R1-Resektionen von 76 %. Verbeke und Kollegen (2011) haben auf das disperse (unscharf begrenzte) Ausbreitungsmuster von Pankreaskarzinomen nachdrücklich hingewisen. Deswegen muss das Schwergewicht der Untersuchungen bei den retroperitonealen Resektionsgrenzen liegen, an denen bei inkompletter Tumorentfernung

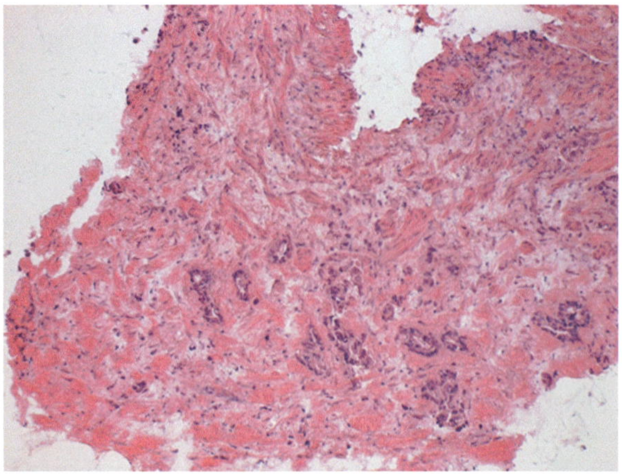

Abb. 61.2 Schnellschnittuntersuchung vom Resektionsrand mit Infiltraten eines invasiv duktalen Adenokarzinoms

am häufigsten verbleibender Tumor nachgewiesen wird (67/80=84 % [Hermanek 1998], 27/37=73 % [Werner u. Höfler 2000], 42/49=86 % [Wittekind 1993]). Besondere Aufmerksamkeit erfordert der Bereich der großen Gefäße (V. portae, Truncus coeliacus und A. mesenterica superior), wobei auch etwaiges gesondert übersandtes Gewebe von perivaskulären Gewebsdissektionen um große Gefäße (Beger 1995) zu untersuchen ist. Weiter sollen – soweit je nach Operationsmethodik in Frage kommend – die Resektionslinien am Ductus choledochus und im Pankreasparenchym, ggf. auch solche an mitentfernten tumorinfiltrierenden Nachbarstrukturen (insbesondere große Gefäße) und an mitentfernten Fernmetastasen untersucht werden. Sehr häufig werden die Resektionsränder intraoperativ im Schnellschnittverfahren untersucht (Abb. 61.2).

Alternative Definitionen der Resektionsrandbeteiligung wurden auch für die Resektionsränder der Pankreaskarzinomresektate beschrieben. Die damit erhobenen Daten unterstützen sehr die folgenden Definitionen:

- CRM positiv: Tumor direkt am Resektionsrand oder minimaler Abstand zwischen Tumor und zirkumferentiellem Resektionsrand von 1 mm oder weniger
- CRM negativ: minimaler Abstand zwischen Tumor und zirkumferentiellem Resektionsrand > 1 mm.

Um eine weitere Verwirrung zu vermeiden, wurde ein Vorschlag zur Definition einer erweiterten R-Klassifikation publiziert (Wittekind et al. 2009). Dieser Vorschlag unterscheidet zwischen den folgenden Kategorien:

- RX: Vorhandensein von Residualtumor kann nicht beurteilt werden
- R0 > 1 mm: kein Residualtumor, minimaler Abstand zwischen Tumor und Resektionsrand > 1 mm
- R0 ≤ 1 mm: kein Residualtumor, minimaler Abstand zwischen Tumor und Resektionsrand ≤ 1 mm

- R1-dir: mikroskopischer Residualtumor, Tumor direkt am Resektionsrand (Tumor durchschnitten)
- R2a: lokaler makroskopischer Residualtumor
- R2b: makroskopischer Residualtumor als Fernmetastase(n)
- R2c: makroskopischer Residualtumor in beiden Lokalisationen

Literatur

Beger HG (1995) Prognosefaktoren beim Pankreaskarzinom. Langenbecks Arch Chir 380: 131–132

Campbell F, Smith RA, Whelan P et al (2009) Classification of R1 resections for pancreatic cancer: the prognostic relevance of tumour involvement within 1 mm of a resection margin. Histopathology 55: 277–283

Edge SB, Byrd DR, Compton CC et al (2009) AJCC Cancer Staging Manual, 7. Aufl. Springer, New York

Esposito I, Kleef J, Bergmann F et al (2008) Most pancreatic cancer resections are R1 resections. Ann Surg Oncol 15: 1651–1660

Evans DR, Rich TA, Byrd DR et al (1992) Preoperative chemoradiation and pancreaticoduodenectomy for adenocarcinoma of the pancreas. Arch Surg 127: 1335–1339

Fritz A, Percy C, Jack A, Shanmugaratnam K et al (Hrsg) (2000) ICD-O International classification of diseases for oncology, 3. Aufl. WHO, Genf

Hermanek P (1998) Pathology and biology of pancreatic ductal adenocarcinoma. Langenbeck's Arch Surg 383: 116–120

Hruban RH, Klöppel G, Bofetta P et al (2010) Tumours of the pancreas. In: Bosman FT, Carcneiro F, Hruban RH, Theise ND (Hrsg) WHO Classification of tumours of the digestive system. IARC, Lyon, S 279–337

Klöppel G, Lingenthal G, von Bülow M, Kern HF (1985) Histological and fine structural features of pancreatic ductal adenocarcinomas in relation to growth and prognosis: studies in xenografted tumours and clinic-histopathological correlation in a series of 75 cases. Histopathology 9: 851–856

Lüttges J, Schemm S, Hedderich J et al (2000) The grade of pancreatic duct carcinoma is an independent prognostic factor and is superior to the immunohistochemical assessment of proliferation. J Pathol 191: 154–161

Matsuno S, Kobari M, Sunamura M, Oohashi O, Saitoh Y (1996) Japanese classification of pancreatic cancer – oncological and clinical implication. In: Beger HG, Büchler WM, Schoenberg MH (Hrsg) Cancer of the pancreas. Molecular biology, recent progress in diagnostics and therapy. Universitätsverlag Ulm, S 119–124

UICC (Sobin LH, Wittekind Ch, Hrsg) (2002) TNM classification of malignant tumours, 6. Aufl. Wiley, New York, [Deutsche Übersetzung Wittekind Ch, Meyer HJ, Bootz F, Hrsg, Springer, Berlin]

Verbeke CS, Knapp J, Gladhaug IP (2011) Tumour growth is more dispersed in pancreatic head cancers than in rectal cancer: implications for resection margin assessment. Histopathology 59: 1111–1121

Werner M, Höfler H (2000) Pathologie. In: Roder JD, Stein HJ, Fink U (Hrsg) Therapie gastrointestinaler Tumoren. Prinzipien der Chirurgischen Klinik und Poliklinik der Technischen Universität München. Springer, Berlin, S 45–53

Willett CG, Lewandrowski K, Warshaw AL, Efird J, Compton CC (1993) Resection margins in carcinomas of the head of the pancreas. Ann Surg 214: 144–148

Wittekind C (2013) TNM-Supplement. Anleitungen zu einer einheitlichen Anwendung. 1. Aufl. [Übersetzung der englischen Ausgabe: Wittekind Ch, Compton CCC, Brierley J, Sobil LH (eds) TNM Supplement, A commentary on uniform use. 4th edition. Blackwell, Oxford, 2012]

Wittekind C (1997) Klassifikationen des exokrinen Pankreaskarzinoms. Chir Gastroenterol 13, Suppl 1: 1–4

Wittekind C (1993) Bedeutung von Tumorwachstum und -ausbreitung für die chirurgische Radikalität. Zbl Chir 118: 500–507

Wittekind C, Meyer HJ (Hrsg) (2010) TNM-Klassifikation maligner Tumoren. 7. Aufl. 2010. WILEY-VCH, Weinheim [Übersetzung der englischen Ausgabe: Sobin LH, Gospodarowicz MK, Wittekind C (eds.) TNM Classification of Malignant Tumours, 7th Edition. Blackwell, Oxford, 2010]

Wittekind C, Compton CC, Quirke P et al (2009) A uniform residual tumor (R) classification. Cancer 115: 3483–3488

Epidemiologie und Karzinogenese des Pankreaskarzinoms

Nadine Schulte

H. G. Beger et al. (Hrsg.), *Erkrankungen des Pankreas*,
DOI 10.1007/978-3-642-37964-2_62, © Springer-Verlag Berlin Heidelberg 2013

Das duktale Pankreaskarzinom steht bezogen auf alle Krebstodesfälle bei Männern wie Frauen an vierter Stelle. Zu den Risikofaktoren zählen neben Alter auch Rauchen sowie fleisch- und fettreiche Ernährung, Adipositas, langjähriger Diabetes und eine chronische Pankreatitis. Starker Alkoholkonsum erhöht ebenfalls das Risiko. Es können beim Pankreaskarzinom Vorstufen mit unterschiedlichem genetischem Profil unterschieden werden (PanIN 1–3 sowie IPMN). An der Entwicklung des Pankreaskarzinoms sind sowohl Veränderungen in Onkogenen wie K-RAS, der Hedgehog-Familie und der Wnt-β-Catenin-Signalkaskade beteiligt. Ingesamt ist der vollständige Mechanismus der Tumorentstehnung und Progression nicht bekannt und bedarf weiterer wissenschaftlicher Untersuchungen.

62.1 Epidemiologie

Im Jahr 2008 betrug die Inzidenz des duktalen Pankreaskarzinoms 7–9/100.000. Dabei erkrankten in Deutschland in diesem Jahr 7390 Männer und 7570 Frauen (◘ Abb. 62.1). Bezogen auf alle Krebstodesfälle steht das Pankreaskarzinom bei Männern wie Frauen an vierter Stelle. Weltweit sind jährlich 213.000 Todesfälle auf das Pankreaskarzinom zurückzuführen (Parkin et al. 2001).

Für alle Tumorstadien liegt die 1-Jahres-Überlebensrate bei ungefähr 20 %, das 5-Jahres-Gesamtüberleben unter 5 % (Jemal et al. 2006).

62.2 Risikofaktoren

Zu einem Hauptrisikofaktor zählt, wie in ◘ Abb. 62.1 zu sehen, das Alter. Der Altersgipfel liegt zwischen dem 60. und 75. Lebensjahr. Frauen erkranken dabei später. Die altersspezifische Inzidenz steigt jedoch bereits ab dem 45. Lebensjahr an und erreicht ab dem 75. Lebensjahr Werte von 80 bis > 100/100.000 (Lowenfels u. Maisonneuve 2006).

Ein weiterer wichtiger Risikofaktor ist das Rauchen, was zu einer Verdopplung des Risikos führt (Lowenfels u. Maisonneuve 2006).

Darüber hinaus werden fleisch- und fettreiche Ernährung, Adipositas, langjähriger Diabetes sowie eine chronische Pankreatitis aufgeführt (Everhart u. Wright 1995; Lowenfels et al. 1993; Lowenfels u. Maisonneuve 2006; Michaud et al. 2001, 2002). Das Risiko für ein Pankreaskarzinom ist bei Patienten mit chronischer Pankreatitis und Erkrankungsdauer über 5 Jahren um das 14-Fache erhöht (Lowenfels et al. 1993). Bei Patienten mit hereditärer Pankreatitis scheint das Risiko sogar 70-fach erhöht, was einem Lebenszeitrisiko von 40–55 % entspricht.

Im Rahmen einer Metaanalyse wurde die Bedeutung von Alkoholkonsum untersucht. Moderater Alkoholkonsum scheint dabei nicht mit einem erhöhten Erkrankungsrisiko assoziiert. Bei hoher Alkoholaufnahme (drei oder mehr alkoholische Getränke täglich) steigt das Risiko jedoch um 22 %.

Ergebnisse aus Japan zeigen regionalbedingte Inzidenzunterschiede umgekehrt proportional zur Sonneneinstrahlung oder dem täglichen Temperaturmaximum sowohl für Männer als auch für Frauen (Pandol et al. 2012). Diese Ergebnisse werden durch weltweite Studien unterstützt, die eine negative Korrelation zwischen Sonneneinstrahlung und Vitamin-D-Serumspiegel und der Inzidenz des Pankreaskarzinoms zeigen (Mohr et al. 2010) (◘ Abb. 62.2).

62.3 Karzinogenese

Aus den Forschungsergebnissen der letzten 20 Jahre lässt sich ableiten, dass das Pankreaskarzinom als genetisch mitbedingte Erkrankung zu werten ist. Dabei treten vererbte Keimbahnmutationen sowie erworbene somatische Mutationen auf.

Männer

Jahr	0-4	5-9	10-14	15-19	20-24	25-29	30-34	35-39	40-44	45-49	50-54	55-59	60-64	65-69	70-74	75-79	80-84	85+	Gesamt
	Altersgruppen																		
1999	<5	<5	<5	<5	<5	<5	13	40	92	152	315	677	1.078	907	1.084	888	310	452	6.020
2000	<5	<5	<5	<5	<5	<5	10	43	73	200	313	620	978	963	1.187	872	447	417	6.130
2001	<5	<5	<5	<5	<5	<5	14	34	74	214	371	613	1.067	1.053	1.073	1.016	491	376	6.410
2002	<5	<5	<5	<5	<5	<5	<5	58	104	205	420	555	953	1.223	1.039	964	547	389	6.470
2003	<5	<5	<5	7	<5	7	19	16	117	196	366	600	1.130	1.126	1.008	1.079	579	355	6.610
2004	<5	<5	<5	<5	<5	5	10	29	113	220	407	507	1.123	1.244	1.123	1.139	661	396	6.980
2005	<5	<5	<5	<5	6	7	18	21	138	176	383	568	867	1.406	1.036	1.053	632	381	6.700
2006	<5	<5	<5	<5	<5	<5	5	49	145	190	447	548	798	1.479	1.110	1.097	654	439	6.970
2007	<5	<5	<5	<5	<5	<5	8	32	178	197	384	651	873	1.364	1.344	1.047	679	532	7.300
2008	<5	<5	<5	<5	7	<5	<5	30	70	306	397	663	861	1.480	1.239	1.146	703	479	7.390

Frauen

Jahr	0-4	5-9	10-14	15-19	20-24	25-29	30-34	35-39	40-44	45-49	50-54	55-59	60-64	65-69	70-74	75-79	80-84	85+	Gesamt
	Altersgruppen																		
1999	<5	<5	<5	<5	<5	<5	13	18	92	98	220	388	803	638	1.128	1.273	894	1.420	6.990
2000	<5	<5	<5	7	7	7	8	9	74	133	176	373	714	702	931	1.352	897	1.338	6.730
2001	<5	<5	<5	<5	<5	9	<5	17	51	132	197	323	688	879	1.014	1.355	1.095	1.329	7.100
2002	<5	<5	<5	<5	<5	<5	<5	21	68	120	191	331	658	899	1.042	1.178	1.205	1.098	6.830
2003	<5	<5	<5	<5	<5	<5	<5	18	43	140	204	309	771	832	1.112	1.103	1.315	1.083	6.950
2004	<5	<5	<5	<5	5	<5	<5	18	87	119	225	286	582	1.115	957	1.440	1.293	1.069	7.210
2005	<5	<5	<5	<5	<5	6	12	9	47	158	182	336	525	1.078	1.004	1.341	1.181	1.156	7.050
2006	<5	<5	<5	<5	5	6	8	14	75	140	195	375	576	1.079	1.184	1.222	1.246	1.134	7.270
2007	<5	<5	<5	<5	<5	<5	<5	19	38	176	232	354	561	1.083	1.109	1.261	1.252	1.146	7.250
2008	<5	<5	<5	5	10	5	10	8	77	142	218	406	602	1.005	1.264	1.302	1.272	1.243	7.570

Abb. 62.1 Neuerkrankungsrate an Pankreaskarzinom in Deutschland. Quelle: www.rki.de

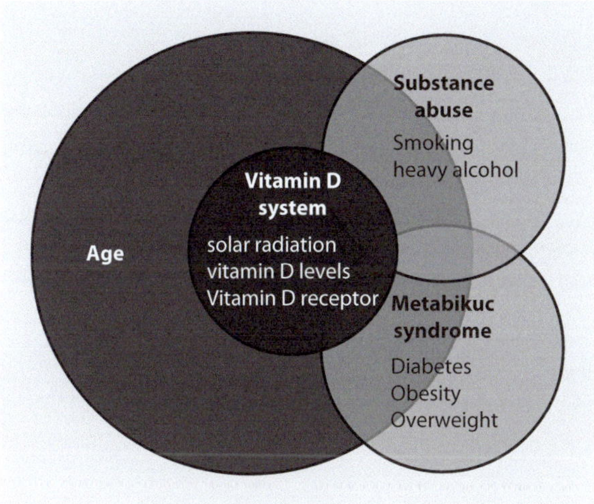

Abb. 62.2 Alter und Umweltfaktoren als Risikofaktoren für das Pankreaskarzinom. (Mod. nach: Pandol et al. 2012)

62.3.1 Präkanzerosen des Pankreaskarzinoms

Bei den Pankreaskarzinomvorstufen werden frühe genetische Veränderungen (Tumorinitiierung) von späten Änderungen (Tumorprogression) unterschieden.

Erwähnt seien bei den Präkanzerosen vor allem die pankreatischen intraepithelialen Neoplasien (PanIN). Diese werden in vier Subgruppen klassifiziert (PanIN-1A, -1B, -2, -3) (Singh u. Maitra 2007). PanIN-1A entspricht dabei einer flachen Läsion, während PanIN-1B papillär wächst. PanIN-1 weist dabei keine Kernatypien auf. PanIN-2-Läsionen zeigen bereits Kernatypien und seltene Mitosen, während sich bei PanIN-3 (Carcinoma in situ) ein weitgehender Verlust der Zellpolarität sowie Kernatypien und häufige Mitosen finden (Abb. 62.3).

Zusätzlich zu PanIN werden zystische Vorläuferläsionen beschrieben. Dazu zählen die intraduktale papillär-muzinöse Neoplasie (IPMN) sowie muzinös-zystische Neoplasien (MCN).

62.3.2 Onkogene

Als Onkogene werden Gene bezeichnet, die im Falle einer Aktivierung (z. B. durch Mutation) zur Tumorentstehung und Progression beitragen. Diese Gene verhalten sich dominant.

62.3.3 KRAS

Die häufigste aktivierende Punktmutation betrifft das KRAS-Onkogen, welche in über 90 % der Pankreaskarzinome vorliegt (Almoguera et al. 1988; Hruban et al. 1993). Dabei liegen die Mutationen in Codon 12, 13 und 61, bei Pankreaskarzinomen zum Großteil im Codon 12.

Die KRAS-Mutation beim Pankreaskarzinom führt zu einer kontinuierlichen Aktivierung der RAS-RAF -Signalkaskade, welche zu Proliferation, Migration und

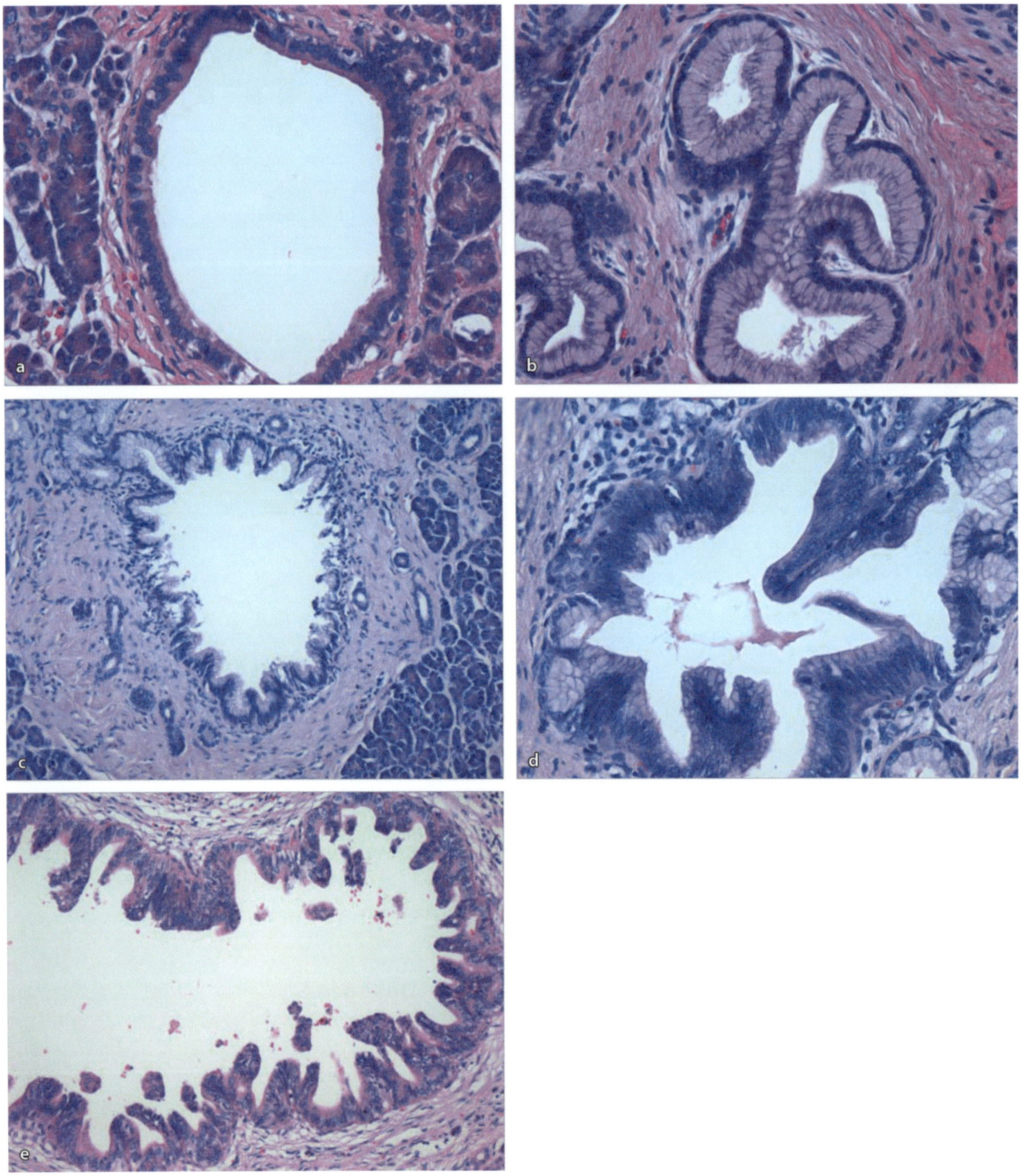

Abb. 62.3 Konsekutive PanIN-Läsionen mit histologischen Veränderungen. **a** Normalgewebe, **b** PanIn-1A, **c** PanIN-1B, **d** PanIN-2, **e** PanIN 3. (Aus Ott et al. 2007)

Verringerung der Apoptose führt (Rodriguez-Viciana et al. 2005).

Die Mutationshäufigkeit verändert sich zum Beispiel im Rahmen der oben genannten Tumorvorstufen (PanIN). Dabei kann bei PanIN1-Läsionen häufig bereits eine KRAS-Mutation gefunden werden (geschätzt zwischen 15 und 40 %), wohingegen Mutationen im p53-Gen oder SMAD4 seltener beobachtet werden. Bei PanIN3-Läsionen zeigen sich häufig Mutationen für KRAS, p53 und SMAD4 (Löhr et al. 2005; Maitra et al. 2003) (Abb. 62.4).

Durch die Möglichkeit einer spezifischen Aktivierung von KRAS G12D in gewissen Zellpopulationen konnte

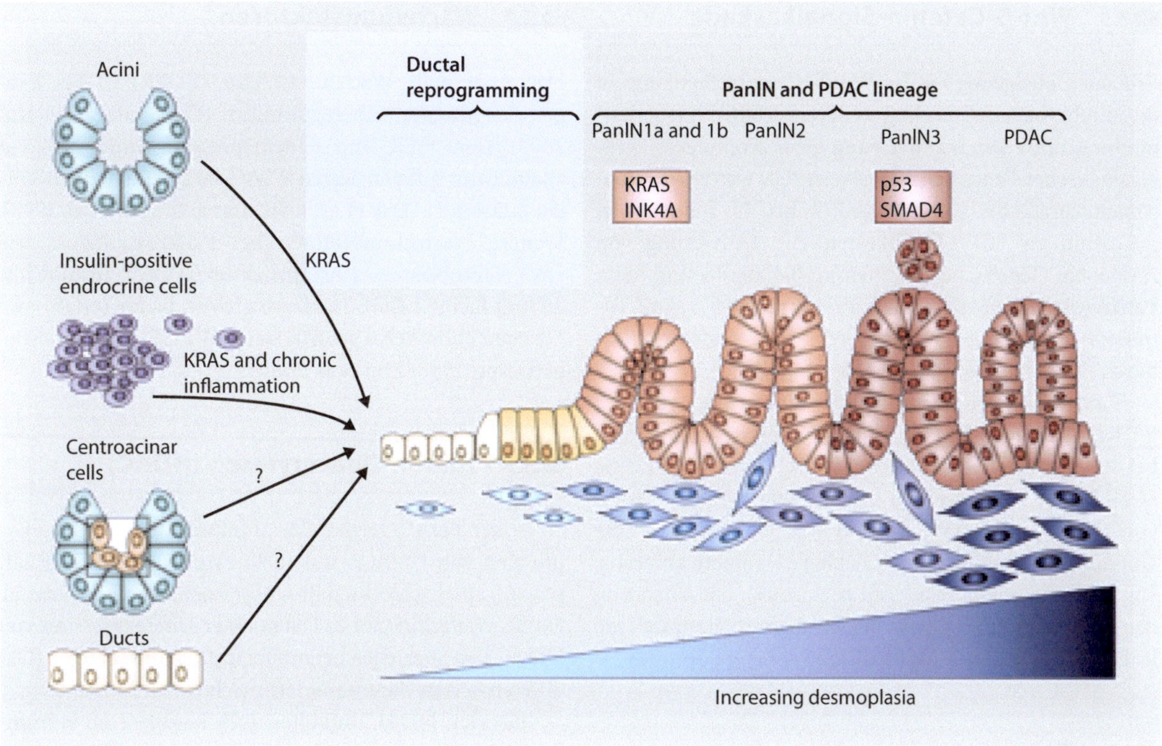

Abb. 62.4 Konstitutiv aktiviertes KRAS kann die Entwicklung von PanIN und PDAC initiieren. Im Mausmodell mit spezifischer KRAS-Aktivierung in adulten Zellen konnte gezeigt werden, dass sowohl Azinuszellen als auch endokrine Zellen zu PanIN und teilweise auch zum PDAC entdifferenzieren können. Dies hängt von der Gewebeschädigung und der Tumorsuppressorinaktivierung ab. Fraglich ist dies für zentroazinäre und duktale Zellen, welche nicht spezifisch untersucht wurden. (Mod. nach: Morris et al. 2010)

herausgefunden werden, dass trotz des duktalen Charakters die Karzinome nicht notwendigerweise aus dem duktalen Kompartiment entstehen müssen. Mutiertes KRAS ist in der Lage, Pankreaszellen von ihrer terminalen Differenzierung in einen duktalen Charakter zu überführen (Habbe et al. 2008).

Über die oben beschriebenen Mutationen hinaus wurden noch weitere Mutationen im Bereich des RAS-RAF-ERK-MAP und des Pi3KCa-AKT Pathways gefunden. Neben den BRAF-Mutationen, welche in etwa 3 % aller Pankreaskarzinome nachweisbar sind, fanden sich Pi3KCA-Mutationen, die vor allem innerhalb von IPMN gefunden werden (Calhoun et al. 2003; Schonleben et al. 2006). Daneben konnte in wenigen Fällen auch eine Aktivierung des RalGDS-Signalwegs nachgewiesen werden (Lim et al. 2006).

62.3.4 Hedgehog-Familie

Die Hedgehog Familie, bestehend aus Sonic-, Indian- und Desert-Hedgehog (Shh, Ihh und Dhh), reguliert das Wachstum vieler Organe während der Embryogenese (Ingham u. McMahon 2001).

Im PDAC ist vor allem eine inadäquate Ligandenexpression, welche in 75 % der Fälle beobachtet werden kann, für die Aktivierung des Hedgehog-Signalweges in der Karzinogenese verantwortlich. Aktivierende Mutationen, wie im Basalzellkarzinom oder Medulloblastom beschrieben, finden sich nur selten (Morris et al. 2010).

Weitere Daten zeigen jedoch, dass Pankreaskarzinomzellen nicht auf Hedgehog-Liganden oder deren Inhibition ansprechen (Yauch et al. 2008). Der Signalweg scheint stattdessen über einen ligandenabhängigen Weg in der Umgebung (z. B. tumorassoziierte Fibroblasten = CAF) sowie einen ligandenunabhängigen Weg in den Tumorepithelzellen (über eine Deaktivierung von GLI) zu funktionieren.

Zwischen KRAS und Hedgehog-Signalkaskade bestehen mögliche Verbindungen. So kann durch mutiertes KRAS die GLI1-Proteindegradation supprimiert werden, was wiederum zu einer Aktivierung des Hedgehog-Signalweges (ligandenunabhängig) führt (Ji et al. 2007).

62.3.5 Wnt-β-Catenin-Signalkaskade

Wie auch Hedgehog ist das Wnt-β-Catenin Signaling in der Embryogenese wichtig (Clevers 2006). Ligandenbindung führt zur Inaktivierung eines Komplexes zytoplasmatischer Proteine (inklusive APC), was zur Proteosomendegradation von β-Catenin führt. Im Kern bindet β-Catenin an TCF/LEF-Faktoren mit Aktivierung von Zielgenen. Genetische Läsionen im β-Catenin sind beim Pankreaskarzinom selten (Gerdes et al. 1999). Eine Tumorentstehung wird weder durch wnt-β-Catenin noch durch Hedgehog alleinig initiiert.

Eine Akkumulation von β-Catenin wird jedoch sowohl im Kern (10–60 %) als auch im Zytoplasma (25–65 %) bei PanIN-Läsionen und beim PDAC beobachtet (Zeng et al. 2006). Es findet sich sowohl eine Überexpression von Wnt-Liganden (WNT3 und WNT8b) als auch eine Überexpression von DKK1 (Dickkopf 1), einem Inhibitor von Wnt-Liganden (Takahashi et al. 2009). Die Wichtung der β-Catenin-Zielgene, die beim Pankreaskarzinom eine Rolle spielen, ist noch unbekannt.

62.3.6 Tumorsuppressorgene

Das **p16INK4A/CDKN2A**-Gen auf dem kurzen Arm von Chromosom 9 (9p) ist eines der am häufigsten inaktivierten Tumorsuppressorgene beim duktalen Pankreaskarzinom (Schutte et al. 1997). Der Verlust von p16INK4A/CDKN2A bewirkt dabei eine veränderte Phosphorylierung von Rb-1, was das Voranschreiten des Zellzyklus durch Übergang von der G1- in die S-Phase bewirkt (Sellers et al. 1995).

Eine Mutation im **p53**-Gen auf Chromosom 17p ist beim Pankreaskarzinom in 50–75 % der Fälle vorhanden und bewirkt dabei über p21 einen Wachstumsstop (Redston et al. 1994; Weiss et al. 2003). Ein Verlust der Funktion von p21 kann bei ca. 30–60 % der Pankreaskarzinome beobachtet werden (Ahrendt et al. 2000; Garcea et al. 2005; Song et al. 2000).

DPC4 (Smad4) liegt als Tumorsuppressorgen auf Chromosom 18q und ist beim Pankreaskarzinom in 55 % der Fälle inaktiviert. Dabei handelt es sich um einen wichtigen Regulator des TGF-β-Signalweges. Ein Verlust führt zu einem beschleunigten Übergang der G1- in die S-Phase (Bardeesy u. DePinho 2002; Massague et al. 2000).

Eine Inaktivierung des SMAD4-Gens ist dabei relativ spezifisch für das Pankreaskarzinom, daher stellt der immunhistochemische Nachweis eines Verlustes von SMAD-4 einen diagnostischen Marker für das duktale Pankreaskarzinom dar (Schutte et al. 1996).

62.3.7 Wachstumsfaktoren

Der epidermale Wachstumsfaktor (EGFR) ist bei Pankreaskarzinomen überexprimiert (Cohenuram u. Saif 2007). Eine HER-2/neu-Überexpression findet sich vor allem in gut differenzierten PDAC als auch in frühen Vorläuferläsionen (Day et al. 1996; Tomaszewska et al. 1998). Weitere Wachstumsfaktoren bei Pankreaskarziom wie etwa Fibroblastenwachstumsfaktor (FGF), Insulin-like growth factor I (IGF-I), Nerve growth factor (NGF) und Vascular endothelial growth factor (VEGF) sind beschrieben (Korc 1998; Zhu et al. 2001).

62.3.8 Histon-Deacetylasen (HDAC)

56 % der PDAC zeigen eine immunhistochemische Expression von HDAC1, was in Koexpression mit HIF-1alpha mit einer schlechten Prognose korreliert (Miyake et al. 2008). Weiterhin gibt es Daten einer Überexpression von HDAC2 im Speziellen bei moderat (G2) und schlecht (G3) differenzierten Karzinomen (Fritsche et al. 2009).

Für den HDAC-Inhibitor TSA konnte eine verminderte Proliferation in Pankreaskarzinomzelllinien aufgrund eines G2-Arrestes gezeigt werden (Donadelli et al. 2003). Weiterhin können HDAC-Inhibitoren proapoptotisch wirken. So konnte in neun Zelllinien für TSA eine erhöhte mRNA-Expression von BIM als proapoptotisches Protein und eine Verminderung der antiapoptotischen Proteine BCLXL und BCLW beobachtet werden (Moore et al. 2004).

Literatur

Ahrendt SA et al (2000) p21(WAF1) expression is associated with improved survival after adjuvant chemoradiation for pancreatic cancer. Surgery 128: 520–528

Almoguera C et al (1988) Most human carcinomas of the exocrine pancreas contain mutant c-K-ras genes. Cell 53: 549–554

Bardeesy N, DePinho RA (2002) Pancreatic cancer biology and genetics. Nat Rev Cancer 2: 897–909

Calhoun ES et al (2003) BRAF and FBXW7 (CDC4, FBW7, AGO, SEL10) mutations in distinct subsets of pancreatic cancer: potential therapeutic targets. Am J Pathol 163: 1255–1260

Clevers H (2006) Wnt/β-catenin signaling in development and disease. Cell 127: 469–480

Cohenuram M, Saif MW (2007) Epidermal growth factor receptor inhibition strategies in pancreatic cancer: past, present and the future. JOP 8: 4–15

Day JD et al (1996) Immunohistochemical evaluation of HER-2/neu expression in pancreatic adenocarcinoma and pancreatic intraepithelial neoplasms. Hum Pathol 27: 119–124

Donadelli M et al (2003) Trichostatin A, an inhibitor of histone deacetylases, strongly suppresses growth of pancreatic adenocarcinoma cells. Mol Carcinog 38: 59–69

Everhart J, Wright D (1995) Diabetes mellitus as a risk factor for pancreatic cancer – a metaanalysis. JAMA 273: 1605–1609
Fritsche P et al (2009) HDAC2 mediates therapeutic resistance of pancreatic cancer cells via the BH3-only protein NOXA. Gut 58: 1399–1409
Garcea G et al (2005) Molecular prognostic markers in pancreatic cancer: a systematic review. Eur J Cancer 41: 2213–2236
Gerdes B et al (1999) Analysis of β-catenin gene mutations in pancreatic tumors. Digestion 60: 544–548
Habbe N et al (2008) Spontaneous induction of murine pancreatic intraepithelial neoplasia (mPanIN) by acinar cell targeting of oncogenic Kras in adult mice. Proc Natl Acad Sci USA 105: 18913–18918
Hruban RH et al (1993) K-ras oncogene activation in adenocarcinoma of the human pancreas. A study of 82 carcinomas using a combination of mutant-enriched polymerase chain reaction analysis and allele-specific oligonucleotide hybridization. Am J Pathol 143: 545–554
Ingham PW, McMahon AP (2001) Hedgehog signaling in animal development: paradigms and principles. Genes Dev 15:3059–3087
Jemal A et al (2006) Cancer statistics, 2006. CA Cancer J Clin 56: 106–130
Ji Z et al (2007) Oncogenic KRAS activates hedgehog signaling pathway in pancreatic cancer cells. J Biol Chem 282: 14048–14055
Koorstra J et al (2008) Pancreatic carcinogenesis. Pancreatology 8: 110–125
Korc M (1998) Role of growth factors in pancreatic cancer. Surg Oncol Clin N Am 7: 25–41
Lim KH et al (2006) Divergent roles for RalA and RalB in malignant growth of human pancreatic carcinoma cells. Curr Biol 16: 2385–2394
Löhr M et al (2005) Frequency of K-ras mutations in pancreatic intraductal neoplasias associated with pancreatic ductal adenocarcinoma and chronic pancreatitis: a metaanalysis. Neoplasia 7: 17–23
Lowenfels AB et al (1993) Pancreatitis and the risk of pancreatic cancer. International Pancreatitis Study Group. N Engl J Med 328: 1433–1437
Lowenfels AB, Maisonneuve P (2006) Epidemiology and risk factors for pancreatic cancer. Best Pract Res Clin Gastroenterol 20: 197–209
Maitra A et al (2003) Multicomponent analysis of the pancreatic adenocarcinoma progression model using a pancreatic intraepithelial neoplasia tissue microarray. Mod Pathol 16: 902–912
Massague J et al (2000) TGFbeta signaling in growth control, cancer, and heritable disorders. Cell 103: 295–309
Michaud DS et al (2002) Dietary sugar, glycemic load, and pancreatic cancer risk in a prospective study. J Natl Cancer Inst 94: 1293–1300
Michaud DS et al (2001) Physical activity, obesity, height, and the risk of pancreatic cancer. JAMA 286: 921–929
Miyake K et al (2008) Expression of hypoxia-inducible factor-1alpha, histone deacetylase 1, and metas-tasis-associated protein 1 in pancreatic carcinoma: correlation with poor prognosis with possible regulation. Pancreas 36: e1–9
Mohr SB et al (2010) C. Ultraviolet B irradiance and vitamin D status are inversely associated with incidence rates of pancreatic cancer worldwide. Pancreas 39: 669–674
Moore PS et al (2004) Gene expression profiling after treatment with the histone deacetylase inhibitor tri-chostatin A reveals altered expression of both pro- and antiapoptotic genes in pancreatic adenocarcinoma cells. Biochim Biophys Acta 1693: 167–176
Morris J et al (2010) KRAS, Hedgehog, Wnt and the twisted developmental biology of pancreatic ductal adenocarcinoma. Nat Rev Cancer 10(10): 683–695
Ott C, Heinemöller E, Gaumann A, Schölmerich J, Klebl F (2007) Intraepitheliale Neoplasien (PanIN) und intraduktale papillaÌr-muzinoÌse Neoplasien (IPMN) des Pankreas als VorlaÌufer des Pankreaskarzinoms. Med Klin 102: 127–135
Pandol S et al (2012) Epidemiology, risk factors, and the promotion of pancreatic cancer: Role of the stellate cell. J Gastroenterol Hepatol 27(Suppl 2): 127–134
Parkin DM et al (2001) Cancer burden in the year 2000. The global picture. Eur J Cancer 37(Suppl 8): S4–S66
Redston MS et al (1994) p53 mutations in pancreatic carcinoma and evidence of common involvement of homo-copolymer tracts in DNA microdeletions. Cancer Res 54: 3025–3033
Rodriguez-Viciana P et al (2005) Cancer targets in the Ras pathway. Cold Spring Harb Symp Quant Biol 70: 461–467
Schonleben F et al (2006) PIK-3CA mutations in intraductal papillary mucinous neoplasm/carcinoma of the pancreas. Clin Cancer Res 12: 3851–3855
Schutte M et al (1997) Abrogation of the Rb/p16 tumor-suppressive path-way in virtually all pancreatic carcinomas. Cancer Res 57: 3126–3130
Schutte M et al (1996) DPC4 gene in various tumor types. Cancer Res 56: 2527–2530
Sellers WR et al (1995) A potent transrepression domain in the retinoblastoma protein induces a cell cycle arrest when bound to E2F sites. Proc Natl Acad Sci USA 92: 11544–11548
Singh M, Maitra A (2007) Precursor lesions of pancreatic cancer: molecular pathology and clinical implications. Pancreatology 7: 9–19
Song MM et al (2000) Comparison of K-ras point mutations at codon 12 and p21 expression in pancreatic cancer between Japanese and Chinese patients. J Surg Oncol 75: 176–185
Takahashi N et al (2009) Dickkopf-1 is overexpressed in human pancreatic ductal adenocarcinoma cells and is involved in invasive growth. Int J Cancer 126: 1611–1620
Tomaszewska R et al (1998) HER-2/Neu expression as a progression marker in pancreatic intraepithelial neoplasia. Pol J Pathol 49: 83–92
Weiss RH et al (2003) Suppression of breast cancer growth and angiogenesis by an antisense oligodeoxynucleotide to p21 (Waf1/Cip1). Cancer Lett 189: 39–48
Yauch RL et al (2008) A paracrine requirement for hedgehog signalling in cancer. Nature 455: 406–410
Zeng G et al (2006) Aberrant Wnt/β-catenin signaling in pancreatic adenocarcinoma. Neoplasia 8: 279–289
Zhu ZW et al (2001) Nerve growth factor exerts differential effects on the growth of human pancreatic cancer cells. Clin Cancer Res 7: 105–112

Familiäres Pankreaskarzinom

Peter Langer, Detlef K. Bartsch

H. G. Beger et al. (Hrsg.), *Erkrankungen des Pankreas*,
DOI 10.1007/978-3-642-37964-2_63, © Springer-Verlag Berlin Heidelberg 2013

Das familiäre Pankreaskarzinom (FPC) ist ein seltenes, aber inzwischen etabliertes hereditäres Tumorsyndrom mit einer gewissen phänotypischen Heterogenität. Keimbahnmutationen in den Genen BRCA2, PALB2, CDKN2a und ATM sind ursächlich bei etwa 10 % der FPC-Familien, der (die) zugrundeliegende(n) Gendefekt(e) der anderen Familien muss/müssen noch identifiziert werden. FPC-Familien und Risikopersonen dieser Familien sollten derzeit in Register und Fallsammlungen eingeschlossen, humangenetisch beraten und auf das Vorliegen von prädisponierenden Keimbahnmutationen (z. B. BRCA2, PALB2) untersucht werden. Das Risiko, an einem PC zu erkranken, ist in den FPC-Familien signifikant erhöht, sodass Früherkennungsprogramme im Rahmen wissenschaftlicher Protokolle gerechtfertigt erscheinen. Eine generelle Empfehlung für Früherkennungsuntersuchungen außerhalb wissenschaftlicher Studien kann derzeit nicht gegeben werden.

63.1 Einführung

Hereditäre Formen des duktalen Adenokarzinoms des Pankreas (PC) waren ein bis vor ca. 20 Jahren kaum erkanntes und deshalb auch nicht wissenschaftlich bearbeitetes Phänomen. Die erste systematische Beschreibung von 16 Familien mit Häufung von PC wurde 1989 publiziert (Lynch et al. 1989), nachdem zuvor einzelne Familien berichtet wurden. Danach wurden in den USA und Europa verschiedene Register etabliert, um diese Familien zu erfassen und zu analysieren. Inzwischen wurde basierend auf diesen Registern das Wissen beträchtlich erweitert, allerdings fehlen immer noch evidenzbasierte Daten aus prospektiven randomisierten Studien. Empfehlungen zu Diagnostik und Management dieser Familien beruhen auf Konsensuskonferenzen von Experten zu diesem Thema.

Anfangs ging man davon aus, dass ca. 10 % aller PC einen familiären Hintergrund haben. Zwei prospektive Studien aus Schweden und Deutschland zeigten allerdings eine niedrigere Prävalenz von 2,7 % bzw. 1,9 % bei Zugrundelegung einer histologischen Bestätigung (Bartsch et al. 2004; Hemminki u. Li 2003).

Eine vererbte Prädisposition für ein PC tritt in drei klinischen Szenarien auf. Das erste Szenario umfasst familiäre Tumorprädispositions-Syndrome, wie z. B. das Peutz-Jeghers-Syndrom (PJS) und das familiäre atypische Multiple-Mole-Melanom(FAMMM)-Syndrom, welche mit einem erhöhten Risiko für das PC einhergehen (■ Tab. 63.1). Diese Tumorsyndrome machen nur einen kleinen Anteil der hereditären PC aus (ca. 15 %), und abgesehen vom PJS und dem FAMMM liegt das Lebenszeitrisiko, ein PC zu entwickeln, um oder unter 5 % (Permuth-Wey u. Egan 2009).

Das zweite Szenario umfasst Syndrome mit einer chronischen Entzündung und Fibrose des Pankreas. Dies sind die autosomal-dominant vererbte hereditäre Pankreatitis (HP) und die zystische Fibrose (CF) (■ Tab. 63.1). Patienten mit HP haben ein relatives Risiko von 100 % und ein Lebenszeitrisiko von 40 % für die Entstehung eines PC bis zum 70. Lebensjahr.

Das dritte Szenario ist das FPC, welches den Großteil (> 80 %) der hereditären PC ausmacht.

Dieser Beitrag fokussiert auf das FPC und erläutert die Pathologie, den genetischen Hintergrund und das klinische Management dieses Syndroms.

63.2 FPC – Definition und Phänotyp

Der Begriff »FPC-Syndrom« steht für Familien mit mindestens zwei oder mehr erstgradig Verwandten, die von einem PC betroffen sind und die gleichzeitig nicht die Kriterien anderer vererbter Tumorsyndrome mit einem erhöhten PC-Risiko erfüllen (Brand et al. 2007). Einige Arbeitsgruppen verwenden den Begriff auch für Familien mit PC bei drei oder mehr Angehörigen unabhängig vom Verwandtschaftsgrad.

Hinweise für einen autosomal-dominanten Erbgang des FPC zeigten sich in 58–80 % der FPC-Familien (Schneider et al. 2011; Greenhalf et al. 2006). Eine Studie der europäischen Register EUROPAC und FaPaCa an 106 FPC-Familien beschrieb außerdem das Phänomen der Antizipation in 59 % und 86 % der FPC-Familien. Betroffene Patienten

Tab. 63.1 Hereditäre Tumorsyndrome mit erhöhter Pankreaskarzinominzidenz

Tumorsyndrom	Gen	PC-Risiko bis zum 70. Lj. in %
Peutz-Jeghers	LKB1	36
FAMMM	CDKN2a	17
HBOC	BRCA1, BRCA2	3–8
Li-Fraumeni	TP53	< 5
HNPCC	MLH1, MSH2	< 5
FAP	APC	< 5
Ataxia telangiectasia	ATM	< 5
Hereditäre Pankreatitis	PRSS1, SPINK1	40
Zystische Fibrose	CFTR	< 5
FPC	BRCA2, PALB2, ...?	~ 40

PC = Pankreaskarzinom, FAMMM = familiäres atypisches Multiple-Mole-Melanome-Syndrom, HBOC = hereditärer Brust- und Eierstockkrebs, HNPCC = hereditäres nicht Polyposis-assoziiertes kolorektales Karzinom, FAP = familiäre adenomatöse Polyposis, FPC = familiäres Pankreaskarzinom

in jüngeren Generationen entwickelten die Erkrankung 10 Jahre früher als die betroffene Elterngeneration (Greenhalf et al. 2006). Es scheint so zu sein, dass in FPC-Familien der Anteil von Betroffenen unter 50 Jahren höher ist als bei sporadischen PC. Rauchen ist ein starker Risikofaktor beim FPC, da er das Risiko für die Entwicklung eines PC verdoppelt bzw. innerhalb der vererbten Prädisposition 3,7-fach erhöht (Rulyak et al. 2003).

Auch andere Tumortypen treten häufig im Rahmen des FPC auf, was eine starke phänotypische Heterogenität verursacht. Grundsätzlich können FPC-Familien in »reine« PC Familien und solche, die mit anderen Tumortypen assoziiert sind, unterteilt werden (Schneider et al. 2011). Bei 94 deutschen FPC-Familien waren die drei am häufigsten beobachteten Begleittumoren Mammakarzinom, kolorektales Karzinom und Lungenkarzinom (Schneider et al. 2011). In Familien des nationalen familiären Pankreaskarzinom-Registers (NFPTR) der USA wurde ein erhöhtes Risiko von Mammakarzinomen und Gallenwegskarzinomen beschrieben (Wang et al. 2009).

63.3 FPC – Pathologie

Pankreatische intraepitheliale Neoplasien (PanIN), intraduktale papillär-muzinöse Neoplasien (IPMN) und muzinös-zystische Neoplasien (MCN) sind nachgewiesenermaßen Präkanzerosen für das PC. Dabei sind die PanIN die häufigsten, und es gibt eine gut belegte Progression von der Low-grade-Dysplasie (PanIN1) zur High-grade-Dysplasie (PanIN3, Carcinoma in situ). Die molekulare Charakterisierung der PanIN in einem K-ras-Mausmodell und in humanen Geweben zeigte, dass das PC im FPC-Kontext vermeintlich von einer azinär duktalen Metaplasie (ADM) ausgeht (Aichler et al. 2012). Eine quantitative Analyse des Zeitverlaufs der genetischen Evolution des sporadischen PC zeigte außerdem, dass eine Zeitspanne von mindestens einer Dekade zwischen dem Auftreten der karzinominitiierenden Mutation und der »Geburt« der parenteralen nichtmetastatischen Ursprungszelle besteht, woraus ein breites Zeitfenster für die Frühentdeckung eines PC resultiert (Yachida et al. 2010). Studien an resezierten Pankreata von Familienangehörigen aus FPC-Familien zeigten, dass multifokale Vorläuferläsionen – in den meisten der Resektate PanIN, insbesondere PanIN3-Läsionen – signifikant häufiger waren als in Resektaten von Patienten mit sporadischen PC. IPMN scheinen ebenso deutlich häufiger in familiar gehäuften Fällen vorzukommen (Langer et al. 2010). Sowohl IPMN als auch PanIN sind beim FPC häufig mit einer lobularen parenchymatösen Atrophie assoziiert, was das morphologische Korrelat von sog. »Pankreatitis-ähnlichen Veränderungen« darstellt, welche nicht selten bei Endosonographie(EUS)-Untersuchungen von Risikopersonen aus FPC-Familien beschrieben werden. Kürzlich wurde zudem die Hypothese aufgestellt, dass die Anwesenheit sog. »Branch-duct-type«-IPMN ein potenzieller Indikator für die Entwicklung eines PC an anderer Stelle im Pankreas bei Individuen von FPC-Familien ist (Bartsch et al. 2013), wie es auch für sporadische IPNM beobachtet wurde (Ingkakul et al. 2010).

63.4 FPC – Genetischer Hintergrund

Der genetische Hintergrund für die große Mehrzahl der FPC-Fälle ist noch nicht identifiziert, obwohl Segregations-Analysen postuliert haben, dass für das FPC möglicherweise ein Defekt in einem seltenen Gen vorhanden sein muss (Klein et al. 2002). Linkage-Analysen einer großen amerikanischen FPC-Familie (Family X) zeigten ein signifikantes Linkage zu Chromosom 4q32-34 (Eberle et al. 2002). Daraufhin wurde in dieser Familie eine Keimbahnmutation im Palladin(PALLD)-Gen identifiziert und vermutet, dies sei ein bedeutendes Gen in der Pathogenese des FPC-Syndroms (Pogue-Geile et al. 2006). Dies konnte allerdings bei anderen europäischen und nordamerikanischen FPC-Familien nicht bestätigt werden (Slater et al. 2007; Klein et al. 2009), da keine Mutationen identifiziert wurden. Zudem verdichtet sich die Evidenz, dass CDKN2a-Mutationen häufig in FAMMM-PC bzw. PC-Melanom-Familien nachgewiesen werden, allerdings selten in FPC-Familien ohne Melanome (Bartsch et al. 2012).

BRCA2-Keimbahnmutationen sind bisher die am häufigsten nachgewiesenen genetischen Alterationen beim FPC, auch dann, wenn kein Brustkrebs in der betroffenen Familie aufgetreten ist. Initiale Studien hatten postuliert, dass eine BRCA2-Mutationsrate von bis zu 15 % in deutschen und britischen (Hahn et al. 2003) sowie von bis zu 17 % in nordamerikanischen FPC-Familien vorläge (Murphy et al. 2002). In den erweiterten Serien zeigte sich jedoch, dass die Prävalenz mit nur bis zu 6 % wahrscheinlich deutlich niedriger ist (Slater et al. 2010a). Mutationen des PALB2(= »Partner and Localizer of BRCA2«)-Gens wurden bei 3,1 % nordamerikanischer FPC-Familien (Jones et al. 2009) und 3,7 % deutscher und britischer Familien (Slater et al. 2010b) beschrieben. Erst kürzlich wurden durch das »whole genom sequencing«-Vorgehen Keimbahnmutationen des ATM-Gens (Ataxia teleangiectatica) bei 4 von 166 Individuen (2,4 %) mit FPC nachgewiesen, was nahelegt, dass auch das ATM-Gen ursächlich für einen kleinen Teil des FPC verantwortlich ist (Roberts et al. 2011). Derzeit sollten Betroffene aus FPC-Familien hinsichtlich Mutationen der Gene BRCA2, PALB2 und ATM und PCMS-Familien auf CDKN2a-Mutationen untersucht werden.

63.5 Vorsorgeprogramme

Bereits 2003 definierte eine Konsensuskonferenz Risikopersonen (sog. individuals at risk, IAR) für die Entwicklung eines PC, für die der Einschluss in ein Früherkennungsprogramm unter wissenschaftlicher Evaluation gerechtfertigt erschien (Brand et al. 2007). Die CAPS(Cancer of the Pancreas Screening)-Konsensuskonferenz von 49 weltweiten Experten im Jahr 2011 empfahl eine Früherkennung für IAR, welche für eine potenzielle Pankreaschirurgie in Frage kommen. Dabei wurde ein multidisziplinärer Ansatz, der Vorsorge und potenzielle Therapie kombiniert, empfohlen. Diese Früherkennung sollte idealerweise an ausgewiesenen Zentren im Rahmen wissenschaftlicher Protokolle stattfinden (Canto et al. 2013).

63.5.1 Kandidaten und Ziel der Vorsorge

Entsprechend der CAPS-Konsensuskonferenz sollten Personen mit einem mindestens 5- bis 10-fach erhöhten Risiko für die Entwicklung eines PC in ein Früherkennungsprogramm eingeschlossen werden (Canto et al. 2013). Es bestand großer Konsens bezüglich des Ziels der Vorsorge. Die Mehrheit der Experten erachtete die Aufdeckung und Therapie eines T1N0M0-PC, PanIN3, Main-duct-IPMN und Branch-duct-type-IPMN mit hochgradigen Dyplasien als Erfolg der Früherkennung (Canto et al. 2013). Diese Läsionen sind allerdings sämtlich asymptomatisch und mit aktuellen bildgebenden Verfahren nur schwer akurat zu diagnostizieren.

Kandidaten für eine Pankreaskarzinomvorsorge

- Personen mit > 2 erstgradig Verwandten mit PC
- Personen mit > 3 Verwandten mit PC, unabhängig vom Verwandtschaftsgrad
- Personen mit Peutz-Jeghers-Syndrom
- Personen mit hereditärer Pankreatitis
- p16-Mutationsträger aus einer PCMS-Familie
- BRCA1/2-, PALB2-Mutationsträger mit mind. 1 PC bei einem erstgradig Verwandten
- Personen mit HNPCC mit > 1 PC bei einem erst- oder zweitgradig Verwandten

63.5.2 Früherkennungsuntersuchungen

Biomarker wie CA 19-9 oder CEACAM-1 sind noch nicht für die Früherkennung geeignet. Die meisten Experten sehen derzeit eine EUS-basierte Vorsorge als das beste Vorgehen an, da hierdurch kleine PC und IPMN kleiner als 1 cm im Durchmesser am zuverlässigsten identifiziert werden können. Außerdem kann zudem eine EUS-gesteuerte Feinnadelaspiration (FNA) erfolgen, welche eine diagnostische Genauigkeit von bis zu 92 % hat (Canto et al. 2013). Des Weiteren können sog. »Pankreatitis-ähnliche Veränderungen« und Abnormalitäten des Pankreasganges (Gangektasien, »Sacculi« etc.), welche oft mit PanIN und IPMN assoziiert sind, im EUS sehr exakt gesehen werden. Das zur EUS konkurriende Verfahren ist die MRT, kombiniert mit einer MRCP. Auch dieses Verfahren ist in der Lage, Pankreasgangabnormalitäten und kleine zystische Läsionen des Parenchyms wie IPMN sicher zu identifizieren (Canto et al. 2013). Das Verfahren bietet außerdem den Vorteil gegenüber der EUS, dass extrapankreatische Läsionen diagnostiziert werden können, welche bei 12–28 % der Individuen aus FPC-Familien gesehen werden (Bartsch et al. 2012). Demgegenüber wird die Computertomographie nicht als geeignetes Verfahren angesehen, nicht zuletzt wegen der Strahlenbelastung, welcher die asymptomatischen IAR ausgesetzt wären. Das Gleiche gilt wegen der nicht unerheblichen Invasivität und der Gefahr der Auslösung einer Pankreatitis für die ERCP. Demzufolge verwenden die meisten Expertenzentren derzeit EUS- und/ oder MRT-basierte Programme (Canto et al. 2012; Bartsch et al. 2012).

63.5.3 Zeitpunkt und Häufigkeit der Früherkennung

Der Zeitpunkt des Beginns und der Beendigung der Früherkennung ist derzeit unklar. Die meisten derzeit laufenden Vorsorgeprogramme starten mit dem 40. Lebensjahr oder 10 Jahre vor dem jüngsten Erkrankungsalter in der Familie. Verschiedene Studien zeigten jedoch, dass der Ertrag eines Vorsorgeprogramms am höchsten in der Altergruppe > 50 bzw. > 65 Jahre ist und dass alle Risikopersonen, bei denen Vorläuferläsionen mit High-grade-Dysplasien gefunden wurden, älter als 65 Jahre waren (Ludwig et al. 2011; Canto et al. 2012). Demzufolge scheint es sinnvoll, zukünftig den Beginn der Früherkennung eher auf ein Alter von 50 Jahren festzulegen, mit Ausnahme der Personen, welche aus einer Familie mit sehr frühem Ersterkrankungsalter stammen. Auch über die Vorsorgeintervalle herrscht derzeit noch Unklarheit. Die meisten Experten empfehlen eine jährliche Wiederholung der Untersuchungen, wenn das Pankreas bei der initialen Untersuchung unauffällig war.

63.5.4 Diagnostischer Ertrag von Früherkennungsprogrammen

Um die Ergebnisse der von verschiedenen Vorsorgezentren in den USA und Europa publizierten Ergebnisse korrekt zu interpretieren, müssen die Unterschiede der Studienpopulationen (»high-risk«- und »moderate-risk«-Personen, reine FPC-Familien, gemischte Populationen mit FPC- und PJS-Familien etc.) einerseits und andererseits die stark differierenden Definitionen des sog. diagnostischen Ertrages berücksichtigt werden. Einige definierten bereits kleinste zystische Läsionen (< 5 mm) in bildgebenden Verfahren, sprich potenzielle Branch-duct-type-IPMN, als Erfolg der Vorsorge, während andere, wie die Autoren dieses Beitrags (Nationale Fallsammlung Deutschland, FaPaCa) nur histologisch nachgewiesene High-grade-Vorläuferläsionen (multifokale PanIN2, PanIN3) oder IPMN mit mindestens moderater Dysplasie als einen positiven Ertrag der Vorsorge werteten. Dem folgend rangieren die diagnostischen Erträge der publizierten Früherkennungsprogramme von 1,3 % (1/76) bis 76 % (29/38) (Bartsch et al. 2012; Canto et al. 2012; Langer et al. 2009). Die größte bisher publizierte Multicenterstudie eines »One-Time-Screenings« bei FPC-Familien aus Nordamerika (CAPS-Consortium) fand zystische Läsionen des Pankreas bei 42 % (92/216) der Risikopersonen. Allerdings wurden nur ca. 2 % der Personen operiert (5/216) und nur 1,4 % (3/216) hatten IPMN oder PanIN mit High-grade-Dysplasie (Canto et al. 2012). Im Gegensatz dazu wurden bei niederländischen CDKN2a-Mutationsträgern aus FAMMM-Familien 7 (9 %) PC und 9 (11 %) zystische Pankreastumoren bei 79 High-risk-Personen gefunden (Vasen et al. 2011). Kürzlich konnte gezeigt werden, dass gerade Individuen aus FAMMM-Familien gegenüber solchen aus FPC-Familien wahrscheinlich eine schnellere Entwicklung des PC aufweisen und deutlich seltener IPMN-Vorläuferläsionen aufweisen (Potjer et al. 2012).

Derzeit ist die klinische Wertigkeit der häufig in bildgebenden Verfahren (EUS und MRT) identifizierten potenziellen Branch-duct-type-IPMN bei FPC-Familien noch nicht geklärt. Andererseits ist nicht jede im Pankreasparenchym gesehene zystische Läsion zwangsläufig ein IPMN. Demzufolge würden Risikopersonen mit simplen Parenchymzysten durch eine Pankreasresektion übertherapiert. Andererseits wurden im Programm der Autoren (FaPaCa) fünf Personen wegen »imaging-branch-duct-type-IPMN« einer Pankreasresektion unterzogen und es zeigten sich überraschenderweise im Resektat hochgradige Dysplasien (PanIN3 = carcinoma in situ) an gänzlich anderer Lokalisation (Bartsch et al. 2013). In diesem Zusammenhang bleibt zu klären, ob die IPMN auch beim FPC eine Art Indikatorrolle für die Entwicklung eines PC an anderer Lokalisation im Pankreas spielen, wie es schon bei sporadischen IPMN beschrieben wurde (Ingkakul et al. 2010). Insgesamt haben die bisherigen wissenschaftlich evaluierten Früherkennungsprogramme gezeigt, dass sie in der Lage sind, frühe PC und Vorläuferläsionen zu identifizieren. Voraussetzung hierfür ist allerdings, dass dies in Expertenzentren im Rahmen von wissenschaftlichen Protokollen erfolgt. Eine generelle Früherkennung außerhalb von wissenschaftlichen Studien kann derzeit nicht empfohlen werden.

63.6 Operationsstrategien beim FPC

Auf der CAPS-Konsensuskonferenz 2011 herrschte über Indikationsstellung und Ausmaß des zu empfehlenden chirurgischen Eingriffs für zystische und unklare solide Läsionen beim FPC keine Einigkeit (Canto et al. 2013). Konsens bestand lediglich für die Empfehlung, dass beim nachgewiesenen PC eine R0-Resektion unbedingt angestrebt werden sollte. Die meisten Experten sehen die Operationsindikation, wenn bildgebende Verfahren verdächtige Läsionen darstellen, die verdächtig auf hochgradige Vorläuferläsionen (IPMN, PanIN3) oder gar ein PC sind. Eine prophylaktische Pankreatektomie ist bei Risikopersonen aus FPC-Familien mit einem unauffälligen Pankreas in der Bildgebung derzeit nicht indiziert. Grund hierfür ist einerseits die Morbidität und die erheblichen Folgen des Eingriffs und andererseits die derzeit noch fehlenden Kenntnisse über die Penetranz des PC im Rahmen der verschiedenen hereditären Szenarien (Bartsch et al. 2012).

Auch im Falle des Nachweises einer verdächtigen Pankreasläsion herrschen unterschiedliche Auffassungen. Einige Arbeitsgruppen empfehlen eine totale Pankreatektomie bei intraoperativem histologischen Nachweis einer hochgradigen Präkanzerose (PanIN2, PanIN3) oder eines PC (Canto et al. 2012; Rulyak et al. 2001; Brentnall et al. 1999). Die Rationale für diesen Ansatz ist die Tatsache, dass Risikopersonen meist multifokale High-grade-Läsionen aufweisen und damit jeder Eingriff, bei dem Pankreasgewebe belassen wird, nicht ausreichend erscheint. Trotzdem empfehlen derzeit die meisten Experten partielle Pankreasresektionen mit engmaschiger Nachsorge des verbliebenen Pankreasgewebes, um eine Übertherapie und damit auch die erheblichen Nachteile des Brittle-Diabetes zu vermeiden. Die Autoren dieses Beitrags resezieren immer erst den Läsionen tragenden Teil des Pankreas (pyloruserhaltende Pankreaskopfresektion oder Linksresektion). Werden im Schnellschnitt dann multifokale PanIN2, PanIN3 oder IPMN mit höhergradigen Dysplasien nachgewiesen, erfolgt die Komplettierungs-Pankreatektomie.

Literatur

Aichler M, Seiler C, Tost M, Siveke J, Mazur PK, Da Silva-Buttkus P, Bartsch DK, Langer P, Chiblak S, Dürr A, Höfler H, Klöppel G, Müller-Decker K, Brielmeier M, Esposito I (2012) Origin of pancreatic ductal adenocarcinoma from atypical flat lesions: a comparative study in transgenic mice and human tissues. J Pathol 226: 723–734

Bartsch DK, Dietzel K, Bargello M, Matthaei E, Kloeppel G, Esposito I, Heverhagen JT, Gress TM, Slater EP, Langer P (2013) Multiple, small »imaging« branch-duct type IPMN in familial pancreatic cancer: an indicator for concomitant high grade pancreatic intraepithelial neoplasia? Fam Cancer 12(1): 89–96

Bartsch DK, Gress TM, Langer P (2012) Familial pancreatic cancer – current knowledge. Nat Rev Gastroenterol Hepatol 9(8): 445–453

Bartsch DK et al (2004) Prevalence of familial pancreatic cancer in Germany. Int J Cancer 20: 110902–110906

Brand RE et al (2007) Advances in counselling and surveillance of patients at risk for pancreatic cancer. Gut 56: 1460–1469

Brentnall TA et al (1999) Early diagnosis and treatment of pancreatic dysplasia in patients with a family history of pancreatic cancer. Ann Intern Med 131: 247–255

Canto MI et al (2013) International Cancer of the Pancreas Screening (CAPS) Consortium summit on the management of patients with increased risk for familial pancreatic cancer (Cancer of the Pancreas Screening Consortium (CAPS) 2011 Summit). Gut 62(3): 339–347

Canto MI, Hruban RH, Fishman EK, Kamel IR, Schulick R, Zhang Z, Topazian M, Takahashi N, Fletcher J, Petersen G, Klein AP, Axilbund J, Griffin C, Syngal S, Saltzman JR, Mortele KJ, Lee J, Tamm E, Vikram R, Bhosale P, Margolis D, Farrell J, Goggins M; American Cancer of the Pancreas Screening (CAPS) Consortium (2012) Frequent detection of pancreatic lesions in asymptomatic high-risk individuals. Gastroenterology 142: 796–804

Eberle MA et al (2002) A new susceptibility locus for autosomal dominant pancreatic cancer maps to chromosome 4q32–34. Am J Hum Genet 70: 1044–1048

Greenhalf W et al (2006) Anticipation in familial pancreatic cancer. Gut 55: 252–258

Hahn SA et al (2003) BRCA2 germline mutations in familial pancreatic carcinoma. J Natl Cancer Inst 95: 214–221

Hemminki K, Li X (2003) Familial and second primary pancreatic cancers: a nationwide epidemiologic study from Sweden. Int J Cancer 10: 525–530

Ingkakul T, Sadakari Y, Jenaga J, Satho N, Takahata S, Tanaka M (2010) Predictors of the presence of concomitant invasive ductal carcinoma in intraductal. Ann Surg 251: 70–75

Jones S et al (2009) Exomic sequencing identifies PALB2 as a pancreatic cancer susceptibility gene. Science 324: 217–220

Klein AP et al (2009) Absence of deleterious palladin mutations in patients with familial pancreatic cancer. Cancer Epidemiol Biomarkers Prev 18: 1328–1330

Klein AP, Beaty TH, Bailey-Wilson JE, Brune KA, Hruban RH, Petersen GM (2002) Evidence for a major gene influencing risk of pancreatic cancer. Genet Epidemiol 23: 133–137

Langer P, Gress TM, Bartsch DK (2010) Pancretic cancer screening in individuals at risk- too early for a general implementation on a health care basis. Gut 59: 1006–1007

Langer P, Kann PH, Fendrich V, Habbe N, Schneider M, Sina M, Slater EP, Heverhagen JT, Gress TM, Rothmund M, Bartsch DK (2009) Five years of prospective screening of high-risk individuals from families with familial pancreatic cancer. Gut 58: 1410–1418

Lowenfels AB, Maisonneuve P, Whitcomb DC (2000) Risk factors for cancer in hereditary pancreatitis. International Hereditary Pancreatitis Study Group. Med Clin North Am 84: 565–573

Lowenfels AB, Maisonneuve P, Whitcomb DC, Lerch MM, DiMagno EP (2001) Cigarette smoking as a risk factor for pancreatic cancer in patients with hereditary pancreatitis. JAMA 11: 286169–286170

Ludwig E et al (2011) Feasibility and yield of screening in relatives from familial pancreatic cancer families. Am J Gastroenterol 106: 946–954

Lynch HT, Lanspa SJ, Fitzgibbons RJ Jr, Smyrk T, Fitzsimmons ML, McClellan J (1989) Familial pancreatic cancer (Part 1): Genetic pathology review. Nebr Med J 74: 109–112

Murphy KM et al (2002) Evaluation of candidate genes MAP2K4, MADH4, ACVR1B, and BRCA2 in familial pancreatic cancer: deleterious BRCA2 mutations in 17 %. Cancer Res 62: 3789–3793

Permuth-Wey J, Egan KM (2009) Family history is a significant risk factor for pancreatic cancer: results from a systematic review and metaanalysis. Fam Cancer 8: 109–117

Pogue-Geile KL et al (2006) Palladin mutation causes familial pancreatic cancer and suggests a new cancer mechanism. PLoS Med 3: e516

Potjer TP, Schot I, Langer P, Heverhagen JT, Wasser MN, Slater EP, Klöppel G, Morreau HM, Bonsing BA, de Vos Tot Nederveen Cappel WH, Bargello M, Gress TM, Vasen HF, Bartsch DK; on behalf of the Leiden Familial Pancreatic Cancer Group and the FaPaCa registry (2012) Variation in precursor lesions of pancreatic cancer among high-risk groups. Clin Cancer Res [Epub ahead of print]

Roberts, N.J. et al ATM mutations in patients with hereditary pancreatic cancer. Cancer Discovery 2, 41–46 (2011)

Rulyak SJ et al (2001) Inherited pancreatic cancer: surveillance and treatment strategies for affected families. Pancreatology 1: 477–485

Rulyak SJ, Lowenfels AB, Maisonneuve P, Brentnall TA (2003) Risk factors for the development of pancreatic cancer in familial pancreatic cancer kindreds. Gastroenterology 124: 1292–1299

Schneider R et al (2011) German national case collection for familial pancreatic cancer (FaPaCa): ten years experience. Fam Cancer 10: 323–330

Slater EP et al (2010a) Prevalence of BRCA2 and CDKN2a mutations in german familial pancreatic cancer Families. Fam Cancer 9: 335–343

Slater EP, Langer P, Niemczyk E, Strauch K, Butler J, Habbe N, Neoptolemos JP, Greenhalf W, Bartsch DK (2010b) PALB2-mutations in european familial pancreatic cancer families. Clin Genet 78: 490–494

Slater EP et al (2007) Palladin mutation causes familial pancreatic cancer: absence in European families. PLoS Med 4: e164

Vasen HF et al (2011) Magnetic resonance imaging surveillance detects early-stage pancreatic cancer in carriers of a p16-Leiden mutation. Gastroenterology 140: 850–856

Wang L et al (2009) Elevated cancer mortality in the relatives of patients with pancreatic cancer. Cancer Epidemiol Biomarkers Prev 18: 2829–2834

Yachida S et al (2010) Distant metastasis occurs late during the genetic evolution of pancreatic cancer. Nature 476: 1114–1147

Klinik des duktalen Pankreaskarzinoms

Sebastian Krug, Thomas M. Gress

H. G. Beger et al. (Hrsg.), *Erkrankungen des Pankreas*,
DOI 10.1007/978-3-642-37964-2_64, © Springer-Verlag Berlin Heidelberg 2013

Das Adenokarzinom des Pankreas bietet je nach Lokalisation und Ausbreitung ein unterschiedliches klinisches Beschwerdebild. Dabei können eine adäquate Anamneseerhebung und eine gezielte körperliche Untersuchung erste Hinweise für ein fortgeschrittenes Tumorleiden ergeben. Neben den führenden Symptomen Schmerz, Ikterus und Gewichtsverlust können sowohl eine exokrine als auch eine endokrine Pankreasinsuffizienz bestehen mit den dafür charakteristischen Beschwerden. Zusätzlich besteht ein erhöhtes Risiko für die Entwicklung paraneoplastisch bedingter Thrombosen mit der Komplikation einer Lungenarterienembolie. Die Thrombophlebitis migrans sowie kutane Manifestationen sind markante, aber seltene klinische Erscheinungsbilder.

Das klinische Bild des duktalen Pankreaskarzinoms ist sehr heterogen. Bleiben die initialen, potenziell kurativen Stadien meist symptomlos, bestehen im fortgeschrittenen metastasierten Stadium erhebliche klinische Beschwerden. Aufgrund der anatomischen Lage des Pankreas im Retroperitonealraum im zentralen Oberbauch variiert die klinische Symptomatik in Abhängigkeit von der Tumorlokalisation beträchtlich. Der intrapankreatische Verlauf des Ductus hepatocholedochus im Pankreaskopf, die enge topographische Beziehung zur duodenalen C-Kurve und der Arteria und Vena mesenterica superior sowie der dorsal gelegene Plexus solaris sind maßgeblich an der variablen Beschwerdesymptomatik beteiligt. Aus Patientensicht lässt sich in der Regel retrospektiv ein protrahierter Verlauf der Erkrankung bestätigen, wobei die häufigsten Symptome Schmerz, Ikterus, Gewichtsverlust und Appetitlosigkeit sind (Modolell et al. 1999). ◘ Tab. 64.1. zeigt die häufigsten Erstsymptome in Abhängigkeit von der Tumorlokalisation. ◘ Tab. 64.2. zeigt die häufigsten Befunde unabhängig von der Tumorlokalisation nach deren Häufigkeit geordnet.

64.1 Schmerz

Abdominelle Schmerzen sind mit ungefähr 90 % die führende Beschwerdesymptomatik bei lokal begrenzten oder fortgeschrittenen metastasierten Pankreaskarzinomen (Gordis u. Gold 1993). Auch bei duktalen Pankreaskarzinomen kleiner als 2 cm kann eine abdominelle Schmerzsymptomatik regelmäßig in 30–50 % der Fälle beobachtet werden (Furukawa et al. 1996). Der schleichend beginnende Schmerz führt in der Regel die Betroffenen nach 1–2 Monaten zum ersten Mal zum Arzt. Oftmals ist es der quälend dumpfe und nagende Charakter des viszeralen Schmerzes, welcher von epigastral über die Regiones hypochondriaca dextra und sinistra nach vertebral ausstrahlt, den die Patienten initial beschreiben (Carter 1990). Die abdominellen Schmerzen werden außerdem häufiger bei Patienten mit Karzinomen im Korpus oder Schwanzbereich gefunden. Isoliert auftretende Rückenschmerzen können ebenfalls ein Symptom von Pankreaskarzinomen sein, präsentieren sich aber häufiger in späteren Phasen der Erkrankung als zu Beginn (60 % vs. 20 %) (Gambill 1977). Pathophysiologisch ist die Perineuralscheideninvasion und das infiltrierende Wachstum des Pankreaskarzinoms in den retroperitoneal gelegenen Plexus solaris sowie in den Splanchnikusbereich verantwortlich für die Schmerzsymptomatik (Mannell et al. 1986). Dabei ist der langandauernde und therapierefraktäre Rückenschmerz oft ein Zeichen nichtresektabler Pankreaskarzinome und vergesellschaftet mit einer schlechteren Prognose (Carter 1990).

Durch die variable Lage des Pankreas im retroperitonealen Raum können bei Infiltration nervaler und nichtnervaler benachbarter Strukturen durch mechanistische Einwirkungen Schmerzen undulierend wahrgenommen werden. Im Allgemeinen nehmen die Beschwerden nachts oder im Liegen zu, wobei ein Vorbeugen des Oberkörpers zu einer Beschwerdelinderung führen kann (Bockman et al. 1994). Zusätzlich besteht die Möglichkeit einer Exazerbation der Schmerzsymptomatik postprandial, falls eine partielle/komplette Okklusion des Ductus pancreaticus vorliegt. Mit der Okklusion einhergehend kann sich eine akute Pankreatitis entwickeln, welche zu einer Eskalation der Beschwerden führen kann. Seltene Ursachen für abdominelle Schmerzen im Rahmen eines Pankreaskarzinoms stellen der Vena-splenica-Verschluss mit konsekutiver

■ Tab. 64.1 Erstsymptome maligner Erkrankungen des Pankreas nach Lokalisation. (Nach Porta et al. 2005)

Symptome	Kopf	Korpus	Schwanz
	% der Patienten		
Schmerz allgemein	80	100	70
Rückenschmerz	42	84	50
Ikterus	73	10	0
Pruritus	44	0	0
Dunkler Urin	71	21	10
Helle Stühle	68	26	0
Gewichtsverlust	82	95	100
Asthenie	85	90	80
Inappetenz	85	90	60
Courvoisier-Zeichen	17	0	0
Hepatomegalie	32	32	10
Diarrhöen	47	26	30
Steatorrhö	28	11	0
Übelkeit	55	58	20
Erbrechen	35	42	10

■ Tab. 64.2 Erstsymptome maligner Erkrankungen des Pankreas nach Häufigkeit. (Nach Porta et al. 2005)

Symptome	% der Patienten
Asthenie	86
Gewichtsverlust	85
Inappetenz	83
Schmerz	79
Dunkler Urin	59
Ikterus	56
Übelkeit	51
Rückenschmerz	49
Diarrhöen	44
Erbrechen	33
Pruritus	32
Steatorrhö	25
Thrombophlebitis	3

Splenomegalie sowie die plötzliche Gallenblasen-Distension dar (Howard u. Jordan 1977).

64.2 Ikterus

Etwa 50–70 % der Pankreaskarzinome sind im Caput lokalisiert und führen in ungefähr 80 % der Fälle zu einem Ikterus. Dabei besteht eine enge Korrelation des Symptoms Ikterus zur Tumorgröße (Moertel 1982). Ein Ikterus kann daher auch das erste Frühsymptom eines Pankreaskopfkarzinoms darstellen und ist gelegentlich im Falle eines schmerzlosen Ikterus mit einer besseren Prognose assoziiert (Manabe et al. 1988). In der Regel aber ist der durch das Pankreaskarzinom induzierte Ikterus häufig mit Schmerzen vergesellschaftet, und ein schmerzloser Ikterus spricht eher für ampulläre/papilläre sowie für primäre cholangioläre Karzinome (Moertel 1982). Pankreaskarzinome des Corpus oder Cauda-Abschnittes verursachen in den seltensten Fällen eine Okklusion des Ductus hepatocholedochus, können aber durch eine ausgedehnte hepatische Metastasierung ebenfalls einen sekundären Ikterus hervorrufen. Das klinische Beschwerdebild des Ikterus ist geprägt durch Pruritus, acholische Stühle sowie einen braungefärbten Urin.

64.3 Gewichtsverlust

Gewichtsverlust von mehr als 10 % innerhalb eines halben Jahres, subfebrile Temperaturen sowie massiver Nachtschweiß sind bei soliden Tumoren typische Anzeichen für ein fortgeschrittenes Tumorstadium. Bei Patienten mit Pankreaskarzinom ist Gewichtsverlust eines der häufigsten Symptome und wird zum Zeitpunkt der Diagnosestellung zu 70–90 % angegeben (Morgan u. Wormsley 1977). Ursächlich für den Gewichtsverlust ist eine reduzierte Nahrungsaufnahme, Übelkeit sowie eine katabole Stoffwechsellage durch die Tumorerkrankung allgemein (Malagelada 1979). Die tumorinduzierte Asthenie und Anorexie kann sich über einen kurzen Zeitraum manifestieren und progredient verlaufen, als Zeichen einer zunehmenden Tumorlast. In der Regel haben Patienten mit Pankreaskarzinom mindestens 10 % ihres Körpergewichtes oder rund 10 kg bei Erstdiagnose verloren. Ein zunehmender Gewichtsverlust kann ein Indiz für ein nichtresektables Pankreaskarzinom darstellen (Brennan et al. 1989).

64.4 Maldigestion

Die lokale Destruktion von gesundem Pankreasgewebe durch ein lokal fortgeschrittenes Pankreaskarzinom sowie die Pankreasgangobstruktion kann zu einer exokrinen Pankreasinsuffizienz führen. Im Rahmen der gestörten pankreatischen Enzymsekretion entwickelt sich eine Maldigestion. Dadurch können Steatorrhö, Flatulenz, übelriechende voluminöse Stuhlgänge und Gewichtsverlust auftreten (Faintuch u. Levin 1986). Wichtig ist, dass fast ausschließlich Pankreaskopfkarzinome die Maldigestion auslösen können, da nur die papillennahe Okklusion des Ductus Wirsungianus zu einer klinisch relevanten Hemmung der Enzymabgabe in das Duodenum führt (DiMagno et al. 1979).

64.5 Diabetes mellitus und Glukoseintoleranz

Ein lange bestehender Diabetes mellitus wird als Risikofaktor für die Entstehung eines exokrinen Pankreaskarzinoms postuliert (Huxley et al. 2005). Zusätzlich kann bei Patienten mit Pankreaskarzinom eine neu diagnostizierte Glukoseintoleranz ein erster Hinweis für die maligne Erkrankung darstellen. Dabei ist der Diabetes mellitus in der Regel 3 Jahre vor der Diagnosestellung des Pankreaskarzinoms entdeckt worden (Chari et al. 2005). Insgesamt variieren die Angaben zur Glukoseintoleranz bei Patienten mit Pankreaskarzinom laut Literatur zwischen 10 und 20 % (Wang et al. 2006). Die Veränderungen des Glukosemetabolismus sind nicht nur bedingt durch die lokale Tumorinfiltration und Inselzell-Destruktion, sondern auch durch modulatorische Effekte des Pankreaskarzinoms, welche eine periphere Insulinresistenz vermitteln (Permert et al. 1994).

64.6 Pankreatitis

Die charakteristische Beschwerdesymptomatik und laborchemische Korrelation einer akuten Pankreatitis als Erstsymptom bei Patienten mit Pankreaskarzinom wird auf 1–3 % geschätzt (Gambill 1977; Lin u. Feller 1990). Karzinome der Papilla Vateri sowie des Pankreaskopfes sind damit typischerweise häufiger assoziiert (Köhler u. Lankisch 1987). Ursächlich für die Pankreatitis ist meist die lokale Pankreasgangobstruktion durch den raumfordernden Prozess, seltener die generelle Parenchyminfiltration oder lokale pankreatische vaskuläre Thrombosen (Allan et al. 1973).

Wird die Pankreatitis über rein histologische Kriterien definiert, ist die Prävalenz deutlich höher. Allerdings ist das Pankreaskarzinom zu 90 % mit Stroma durchsetzt, wobei ein Großteil davon immunogene Zellen darstellen. Daher wurden in älteren Studien am Pankreasresektat häufiger Zeichen der Pankreatitis gesehen, als in Wirklichkeit eine typische Klinik bei diesen Patienten bestand (Köhler u. Lankisch 1987).

64.7 Thrombosen

Insgesamt sind 10–20 % aller Thrombosen mit malignen Erkrankungen assoziiert. Patienten mit einem Adenokarzinom des Pankreas haben ein ungefähr 60-fach höheres Risiko für Thrombosen als die gesunde Allgemeinbevölkerung (Er u. Zacharski 2006). Mit einer Inzidenz von 17–57 % besitzt das Pankreaskarzinom die höchste Wahrscheinlichkeit für thrombotische Ereignisse aller gastrointestinalen Tumoren (Shah u. Saif 2010). Die Lokalisation des Pankreaskarzinoms korreliert ebenfalls mit dem Thromboserisiko. Patienten mit Corpus- und Cauda-Karzinom haben zusätzlich ein 2-fach erhöhtes Risiko im Vergleich zu Patienten mit Pankreaskopfkarzinomen (Blom et al. 2006). In einer großen unizentrischen retrospektiven Studie von 6870 Pankreaskarzinompatienten wurde eine Inzidenz bezüglich venöser Thrombembolien von 17 % beschrieben, wovon 25 % eine Lungenembolie entwickelt haben (Epstein et al. 2010). Letztendlich ist die Ausbildung von Thrombembolien vergesellschaftet mit einem fortgeschrittenen Tumorstadium sowie mit einer schlechteren Prognose (Chew et al. 2006).

Die Thrombophlebitis migrans et saltans (Trousseau-Syndrom) ist eine oberflächliche Thrombose venöser oder arterieller Gefäße, die oft als typisches Symptom des Pankreaskarzinoms beschrieben wird. Allerdings ist das Trousseau-Syndrom keineswegs pankreasspezifisch und wird in Wirklichkeit nur sehr selten (< 1 %) bei Pankreaskarzinompatienten nachgewiesen (Moertel 1982; Sack et al. 1977).

64.8 Hautmanifestationen

Hautmanifestationen durch Tumorerkrankungen treten im Rahmen von paraneoplastischen Phänomenen auf. Die Pathogenese insgesamt ist bisher sehr rudimentär verstanden. Wahrscheinlich findet eine Hautreaktion auf eine Autoimmunantwort, metabolische oder Chemokin-Veränderungen statt (Dourmishev u. Draganov 2009).

Die Acanthosis nigricans maligna ist eine symmetrisch auftretende bräunlich-schwarze Pigmentierung an den Extremitäten oder axillär, die plötzlich auftritt und sich rasch ausbreitet. Diese Hautveränderung, ebenso wie das Leser-Trèlat-Zeichen (multiple monomorphe eruptive seborrhoische Keratosen) und das Tripe Palms (gyrierte Hyperkeratose der Handinnenflächen), tritt bei Adenokarzinomen das gastrointestinalen Traktes auf und ist auch beim Pankreaskarzinom gelegentlich zu finden (McGinness u. Greer 2006). Zusätzlich veröffentliche Ostlere 1992 eine kleine Serie von Patienten mit narbigem Pemphigoid einhergehend mit venösen Thrombosen

Tab. 64.3 Körperliche Befunde bei malignen Erkrankungen des Pankreas. (Nach Howard u. Jordan 1977)

Kopf		Korpus und Schwanz	
Befunde	% der Patienten	Befunde	% der Patienten
Ikterus	87	Tastbare Leber	33
Tastbare Leber	83	Abdominelle Raumforderung	23
Courvoisier-Zeichen	29	Aszites	20
Aszites	14	Ikterus	13
Abdominelle Raumforderung	13		

als weitere seltenere Hautmanifestation bei Patienten mit Pankreaskarzinom (Ostlere et al. 1992).

Des Weiteren wurde in Fallberichten die Erkrankung der pankreatischen Pannikulitis beschrieben. Hierbei handelt es sich um subkutane, noduläre, potenziell ulzerierende Fettgewebsnekrosen. Die Pannikulitis ist vorrangig mit dem Azinuszellkarzinom vergesellschaftet und tritt gelegentlich im Rahmen eines Syndroms mit Polyarthritis, Fieber, Eosinophilie und erhöhten Lipase-Werten auf (Moro et al. 2011; van Klaveren et al. 1990).

64.9 Körperliche Befunde

Bei Patienten mit Pankreaskopfkarzinom oder bei Patienten mit ausgeprägter hepatischer Metastasierung eines Corpus-/Schwanzkarzinoms findet sich ein Ikterus als häufiger Befund (Moertel 1982; Morgan u. Wormsley 1977). Oftmals wird auch eine Hepatomegalie als Zeichen der diffusen Lebermetastasierung schon initial während der Untersuchung festgestellt. Daneben ist bei ungefähr 30 % der Patienten das Courvoisier-Zeichen (schmerzlose tastbar vergrößerte Gallenblase) unter dem rechten Rippenbogen zu ertasten (Chung 1983; Morgan u. Wormsley 1977). Bei 10–20 % der Patienten kann es zur Ausbildung von Aszites kommen, meist im Rahmen der peritonealen Metastasierung. Aber auch ein ausgeprägter Proteinmangel, im Sinne einer Hypalbuminämie bei Lebersynthesestörung, aufgrund der hepatischen Metastasierung oder bei Tumorkachexie kann mit Aszitesbildung und peripheren Ödemen verbunden sein (Faintuch u. Levin 1986). Bei Patienten mit Pankreaskopfkarzinom findet sich in der tiefen Palpation seltener eine abdominelle Raumforderung oder eine Schmerzempfindlichkeit als bei Patienten mit Karzinomen des Corpus oder der Cauda (Faintuch u. Levin 1986; Moertel 1982) (Tab. 64.3).

Literatur

Allan BJ, Tournut R, White TT (1973) Intraductal activation of pancreatic zymogens behind a carcinoma of the pancreas. Gastroenterology 65: 412–418

Blom JW, Osanto S, Rosendaal FR (2006) High risk of venous thrombosis in patients with pancreatic cancer: a cohort study of 202 patients. Eur J Cancer 42: 410–414

Bockman DE, Büchler M, Beger HG (1994) Interaction of pancreatic ductal carcinoma with nerves leads to nerve damage. Gastroenterology 107: 219–230

Brennan MF, Kinsella T, Friedman M (Hrsg) (1989) Cancer of the pancreas: Cancer. Principles & Practice of oncology. Philadelphia, JB Lippincott Company

Carter DC (1990) Cancer of the pancreas. Gut 31: 494–496

Chari ST, Leibson CL, Rabe KG, Ransom J, de Andrade M, Petersen GM (2005) Probability of pancreatic cancer following diabetes: a population-based study. Gastroenterology 129: 504–511

Chew HK, Wun T, Harvey D, Zhou H, White RH (2006) Incidence of venous thromboembolism and its effect on survival among patients with common cancers. Arch Intern Med 166: 458–464

Chung RS (1983) Pathogenesis of the »Courvoisier gallbladder«. Dig Dis Sci 28: 33–38

DiMagno EP, Malagelada JR, Go VL (1979) The relationships between pancreatic ductal obstruction and pancreatic secretion in man. Mayo Clin Proc 54: 157–162

Dourmishev LA, Draganov PV (2009) Paraneoplastic dermatological manifestation of gastrointestinal malignancies. World J Gastroenterol 15: 4372–4379

Epstein AS, Crosbie C, Gardos S, Soff GA, Shah MA (2010) A single-institution (MSKCC) analysis of incidence and clinical outcomes in patients with thromboembolic events and exocrine pancreas cancer. J Clin Oncol 28: 15s

Er O, Zacharski L (2006) Management of cancer-associated venous thrombosis. Vasc Health Risk Manag 2: 351–356

Faintuch J, Levin B (1986) Clinical presentation and diagnosis of exocrine tumors of the pancreas. In: Go VLW et al (Hrsg) The exocrine pancreas: biology, pathobiology and diseases. New York, Raven Press, S 675–688

Furukawa H, Okada S, Saisho H, Ariyama J, Karasawa E, Nakaizumi A, Nakazawa S, Murakami K, Kakizoe T (1996) Clinicopathologic features of small pancreatic adenocarcinoma. A collective study. Cancer 78: 986–990

Gambill EE (1977) Pancreatitis associated with pancreatic carcinoma: a study of 26 cases. Mayo Clin Proc 46: 174–177

Gordis LE, Gold B (1993) Epidemiology and etiology of pancreatic cancer. In: Go VLW et al (Hrsg) The Pancreas: biology, pathobiology, and disease. New York, Raven Press, S 837–855

Howard JM, Jordan GL (1977) Cancer of the pancreas. Curr Probl Cancer 2: 5–52

Huxley R, Ansary-Moghaddam A, Berrington de González A, Barzi F, Woodward M (2005) Type-II diabetes and pancreatic cancer: a meta-analysis of 36 studies. Br J Cancer 92: 2076–2083

van Klaveren RJ, de Mulder PH, Boerbooms AM, van de Kaa CA, van Haelst UJ, Wagener DJ, Hafkenscheid JC (1990) Pancreatic carcinoma with polyarthritis, fat necrosis, and high serum lipase and trypsin activity. Gut 31: 953–955

Köhler HP, Lankisch G (1987) Acute pancreatitis and hyperamylasaemia in pancreatic carcinoma. Pancreas 2: 117–119

Lin AE, Feller R (1990) Pancreatic carcinoma as a cause of unexplained pancreatitis: report of ten cases. Ann Intern Med 113: 166–167

Malagelada JR (1979) Pancreatic cancer: an overview of epidemiology, clinical presentation, and diagnosis. Mayo Clin Proc 54: 459–467
Manabe T, Miyashita T, Ohshio G, Nonaka A, Suzuki T, Endo K, Takahashi M, Tobe T (1988) Small carcinoma of the pancreas. Clinical and pathologic evaluation of 17 patients. Cancer 62: 135–141
Mannell A, van Heerden JA, Weiland LH, Ilstrup DM (1986) Factors influencing survival after resection for ductal adenocarcinoma of the pancreas. Ann Surg 203: 403–407
McGinness J, Greer K (2006) Malignant acanthosis nigricans and tripe palms associated with pancreatic adenocarcinoma. Cutis 78: 37–40
Modolell I, Guarner L, Malagelada JR (1999) Vagaries of clinical presentation of pancreatic and biliary tract cancer. Ann Oncol 10(Suppl 4): 82–84
Moertel CG (1982) Exocrine pancreas. In: Holland JF et al (Hrsg) Cancer Medicine, 2. Aufl. Philadelphia, Lea and Febiger
Morgan RG, Wormsley KG (1977) Progress report. Cancer of the pancreas. Gut 18: 580–596
Moro M, Moletta L, Blandamura S, Sperti C (2011) Acinar cell carcinoma of the pancreas associated with subcutaneous panniculitis. JOP 12: 292–296
Ostlere LS, Branfoot AC, Staughton RC (1992) Cicatricial pemphigoid and carcinoma of the pancreas. Clin Exp Dermatol 17: 67–68
Permert J, Larsson J, Westermark GT, Herrington MK, Christmanson L, Pour PM, Westermark P, Adrian TE (1994) Islet amyloid polypeptide in patients with pancreatic cancer and diabetes. N Engl J Med 330: 313–318
Porta M, Fabregat X, Malats N, Guarner L, Carrato A, de Miguel A, Ruiz L, Jariod M, Costafreda S, Coll S, Alguacil J, Corominas JM, Solà R, Salas A, Real FX (2005) Exocrine pancreatic cancer: symptoms at presentation and their relation to tumour site and stage. Clin Transl Oncol 7: 189–197
Sack GH, Levin J, Bell WR (1977) Trousseau's syndrome and other manifestations of chronic disseminated coagulopathy in patients with neoplasms: clinical, pathophysiologic, and therapeutic features. Medicine (Baltimore) 56: 1–37
Shah MM, Saif MW (2010) Pancreatic cancer and thrombosis. Highlights from the »2010 ASCO Annual Meeting«. Chicago, IL, USA. June 4–8, 2010. JOP 11: 331–333
Wang F, Gupta S, Holly EA (2006) Diabetes mellitus and pancreatic cancer in a population-based case-control study in the San Francisco Bay Area, California. Cancer Epidemiol Biomarkers Prev 15: 1458–1463

Evidenz der Tumormarker und molekularen Diagnostik beim Pankreaskarzinom

Stephan L. Haas, Nils Albiin, Matthias Löhr

H. G. Beger et al. (Hrsg.), *Erkrankungen des Pankreas*,
DOI 10.1007/978-3-642-37964-2_65, © Springer-Verlag Berlin Heidelberg 2013

Mit dem Ziel, neue Tumormarker zu entdecken, die mit höchster Sensitivität und Spezifität ein Pankreaskarzinom nachweisen, sind erhebliche Mittel in die translationale Forschung geflossen. Dennoch war keiner der zahllosen Kandidaten dem klassischen Tumormarker CA 19–9 überlegen. CA 19–9 hat eine Sensitiviät von 81 % bei einer Spezifiät von 90 % und ist auch bei anderen GI-Tumoren erhöht. Die Hauptfunktion von CA 19–9 ist, ein Rezidiv nach Pankreasresektion nachzuweisen sowie das Therapieansprechen unter Chemotherapie neben der Bildgebung zu überwachen.

In der Diagnostik und Differenzialdiagnostik des Pankreasadenokarzinoms nehmen die Labordiagnostik sowie die Bildgebung eine Schlüsselstellung ein. Die Deutsche Gesellschaft für Verdauuungs- und Stoffwechselerkrankungen (DGVS) hat kürzlich für die Deutsche Krebsgesellschaft (DKG) eine S3-Leitlinie zur Diagnostik und Therapie des exokrinen Pankreaskarzinoms veröffentlicht (Adler et al. 2007). Diese Evidenz, die Leitlinien der Europäischen Krebsgesellschaft ESMO (Seufferlein et al. 2012) und neuere Entwicklungen sind Grundlage der folgenden Ausführungen. Nicht eingegangen werden soll auf das Thema der Biomarker im (Resektions-)Gewebe, wo ebenfalls einige vielversprechende Entwicklungen zu verzeichnen sind (Jamieson et al. 2011).

65.1 Laborchemische Diagnostik

Neben unspezifischen, aber sensitiven Laborparametern wie beispielsweise der Anämie, einer CRP-Erhöhung sind es vor allem die hochspezifischen und alleine mit dem Pankreaskarzinom assoziierten Tumormarker, die theoretisch die Diagnosestellung einzig durch eine Blutentnahme erlauben. Leider ist trotz umfangreicher Forschung der »ideale Tumormarker« für das Pankreaskarzinom nicht gefunden.

Die Definition des Begriffes »Tumormarker« hat sich beim duktalen Pankreaskarzinom wie auch bei den übrigen Tumorentitäten in der vergangenen Dekade erheblich erweitert. Als potenzielle Marker können sich eignen (Löhr u. Friess 2008):

- vom Tumor sezernierte, im Serum oder anderen Kompartimenten (z. B. Harn, Stuhl, Pankreassekret) messbare Substanzen,
- Veränderungen in anderen biologischen Teilsystemen des Menschen (z. B. immunologische Antworten), die durch den Tumor ausgelöst wurden,
- genetische Veränderungen auf molekularer Ebene, die zur Tumorentstehung beitragen können (z. B. Mutationen),
- das Vorhandensein oder auch Fehlen von Genprodukten (Proteinen) durch genetische Veränderungen, die zur Tumorentstehung geführt haben oder durch den Tumor hervorgerufen wurden.

Tumormarker können allgemein betrachtet zur Abklärung einer suspekten Organläsion (»Tumor«) genutzt werden oder aber zum Screening, das im Idealfall eine frühzeitige Identifizierung eines Malignoms erlaubt, noch bevor die Tumorerkrankung klinisch apparent ist. Solche Marker wären insbesondere zum Screening von Hochrisikogruppen (z. B. »individuals at risk« [IAR] beim familiären Pankreaskarzinom (Klein 2013) überaus hilfreich.

Es gibt in der gesamten Medizin nur ganz wenige Tumormarker für solide Tumoren, welche die erste Anforderung erfüllen, d. h. zur Diagnostik eingesetzt werden können. Zu diesen zählen PSA (Prostatakarzinom), AFP (HCC) und β-HCG (Keimzelltumoren). Für das Pankreaskarzinom ist kein solcher Tumormarker bekannt.

Eine große Schwierigkeit bei Tumormarkern des Pankreaskarzinoms ist darin begründet, dass diese nicht nur eine Abgrenzung zu gesunden Patienten mit hoher Spezifität erlauben sollten, sondern auch sicher Patienten mit Pankreaskarzinom von Patienten mit anderen/benigen Pankreaserkrankungen (v. a. chronische und autoimmune Pankreatitis) abgrenzen müssen. Gerade hier besteht eine differenzialdiagnostische Lücke, die auch mit den bildgebenden Verfahren häufig nicht zu füllen ist.

65.1.1 Konventionelle Tumormarker

Der am meisten verbreitete Tumormarker im klinischen Bereich für das Pankreasadenokarzinom ist das carcinoembryonale Antigen 19–9 (CA 19–9). In einer Metaanalyse aus 24 Studien errechneten sich eine mittlere Sensitivität von 81 % (69–93 %) und eine mittlere Spezifität von 90 % (76–99 %) unter Verwendung eines Cut-off-Wertes von > 37 U/ml. Damit stellt CA 19–9 unter allen verfügbaren Tumormarkern nach wie vor den Goldstandard dar, an dem sich zukünftige Entwicklungen zu messen haben.

Freilich ist CA 19–9 nicht für Adenokarzinome des Pankreas spezifisch, erhöhte Werte finden sich auch bei anderen Neubildungen des Gastrointestinaltraktes, vor allem in fortgeschrittenen Stadien. Auch benigne Erkrankungen, insbesondere die chronische und akute Pankreatitis, aber auch Zirrhose, Cholangitis und Cholestase führen zu erhöhten Werten. CA 19–9 ist vor allem ungeeignet, Frühformen des Pankreaskarzinoms zu detektieren. Nur 55 % der Patienten mit einer Raumforderung < 3 cm weisen erhöhte CA 19–9-Spiegel auf (bezogen auf einen Grenzwert von 37 U/ml).

Einen neueren Marker stellt die M2-Pyruvatkinase (M2PK) dar. Hierbei handelt es sich um eine Isoform der Pyruvatkinase, die unter anderem in proliferierendem wie auch in undifferenziertem Tumorgewebe gefunden wird. Inaktive dimerische und monomerische Untereinheiten lassen sich in einem Testkit im Serum nachweisen. M2PK konnte zwar gut zwischen Patienten mit Pankreaskarzinom und gesunden Probanden differenzieren, jedoch ist die Unterscheidungfähigkeit zu anderen benignen Pankreaserkrankungen – insbesondere der chronischen Pankreatitis – enttäuschend, auch stehen Ergebnisse speziell zur Diagnose von Frühstadien des Pankreaskarzinoms noch aus. Insgesamt scheint M2PK nicht besser zu sein als CA 19–9 (Kumar et al. 2007).

Häufig finden sich auch erhöhte Werte für CEA sowie gelegentlich für TPA, AFP, CA 125, die Marker sind jedoch dem CA 19–9 deutlich unterlegen. Auch andere Marker vom Mucintyp wurden für das Pankreaskarzinom beschrieben, wie CA242, CA50, CA195, DU-PAN2 oder CAM17.1/WGA (Hardt 2008). CA242 zeigt sich hier ebenfalls als guter Tumormarker, ist jedoch gegenüber dem CA 19–9 kein unabhängiger Parameter, da beide auf demselben Glycoproteinkomplex CanAg exprimiert werden (Löhr u. Friess 2008).

Wichtig bleibt zu bemerken, das aufgrund der begrenzten Sensitivität und Spezifität CA 19–9 im klinischen Alltag einzig und allein im Rahmen der Therapie- bzw. Ansprechkontrolle eingesetzt wird (Hess et al. 2008). In Einzelfällen wird bei unklaren Pankreasläsionen CA 19–9 bestimmt und erweist sich bei stark erhöhten Werten als hilfreich. Bei präoperativ erhöhtem CA 19–9 kann ein erneuter Anstieg nach Operation auf ein Rezidiv hinweisen. Auch korreliert der Abfall von CA 19–9 mit der Tumorlast bzw. mit dem Ansprechen auf eine Chemotherapie (im Falle erhöhter CA 19–9-Werte).

65.1.2 Molekulare Tumormarker

Unter diesem Stichwort wird gemeinhin die Ebene der Gene und damit der DNA bezeichnet. Dies wurde abgegrenzt von der bis dato üblichen Analyse komplexer Proteinsysteme oder ganzer Zellen (Zytologie). Heute werden unter molekularer Diagnostik alle sogenannten »omics« zusammengefasst, d. h. insbesondere genetische DNA-Marker, miRNA und Proteomics. Im Gegensatz zur mRNA ist miRNA äußerst stabil und kann aus Blut problemlos isoliert werden.

Die Rationale zum Einsatz von molekularen Markern zur (Früh-)Erkennung von Tumoren ist 2-fach (Löhr 2003):

1. können mittels geeigneter molekulargenetischer Analysen erbliche Anlagen eines Individuums zur Entwicklung einer Tumorerkrankung aufgespürt werden, die der konventionellen zytogenetischen Diagnostik nicht zugänglich sind, und
2. liegt die Nachweisgrenze auf der molekularen Ebene um mehrere Zehnerpotenzen unterhalb der für Proteine.

Der tumorbiologische Erkenntnisstand ist beeindruckend. Es gibt inzwischen eine ganze Reihe von initialen Studien, die neue Marker oder Profile als potenzielle Kandidaten für eine molekulare Diagnostik vorstellen (Costello et al. 2012). Das systemimmanente Problem aller dieser Studien ist, dass die Industrie konfirmatorische prospektive Studien in großen Patientenkollektiven benötigt, bevor hier investiert wird – eine Anforderung, welche die fast ausschließlich akademischen Gruppen finanziell häufig nicht leisten können und wofür es auch keine Drittmittelfinanzierung gibt, da es ja nicht mehr um den Neuheitswert als solchen geht. Andererseits wird heute für Phase-II-Studien, insbesondere beim Pankreaskarzinom, als translationaler Ansatz die Mitführung oder sogar Entwicklung eines biologischen Markers eingefordert (Philip et al. 2009; Van Laethem et al. 2012).

Die molekulare Diagnostik des Pankreaskarzinoms muss wohl das Stadium der molekularen Marker überspringen und direkt zu einer individualisierten Diagnostik und Therapie übergehen (Mardis 2012).

Vor allem die Beschreibung von miRNA-Subtypen als mögliche Tumormarker, insbesondere im Hinblick auf das Ansprechen auf eine Chemotherapie (prädiktiver Wert des Tumormarkers), ist erwähnenswert. Hier liegen bereits konklusive Studienvor, welche zeigen, dass die Überexpression von miR-21 mit dem Überleben von Patienten mit Pankreaskarzinom korreliert (Jamieson et al. 2012).

Literatur

Adler G, Seufferlein T, Bischoff SC, Brambs HJ, Feuerbach S, Grabenbauer G, Hahn S, Heinemann V, Hohenberger W, Langrehr JM, Lutz MP, Micke O, Neuhaus H, Neuhaus P, Oettle H, Schlag PM, Schmid R, Schmiegel W, Schlottmann K, Werner J, Wiedenmann B, Kopp I (2007) S3-Guidelines »Exocrine pancreatic cancer« 2007. Z Gastroenterol 45(6): 487–523

Costello E, Greenhalf W, Neoptolemos JP (2012) New biomarkers and targets in pancreatic cancer and their application to treatment. Nat Rev Gastroenterol Hepatol 9(8): 435–444

Hardt PD (2008) Tumormarker in der Gastroenterologie. Uni Med, Bremen

Hess V, Glimelius B, Grawe P, Dietrich D, Bodoky G, Ruhstaller T, Bajetta E, Saletti P, Figer A, Scheithauer W et al (2008) CA 19–9 tumour-marker response to chemotherapy in patients with advanced pancreatic cancer enrolled in a randomised controlled trial. Lancet Oncol 9(2): 132–138

Jamieson NB, Carter CR, McKay CJ, Oien KA (2011) Tissue biomarkers for prognosis in pancreatic ductal adenocarcinoma: a systematic review and meta-analysis. Clin Cancer Res 17(10): 3316–3331

Jamieson NB, Morran DC, Morton JP, Ali A, Dickson EJ, Carter CR, Sansom OJ, Evans TR, McKay CJ, Oien KA (2012) MicroRNA molecular profiles associated with diagnosis, clinicopathologic criteria, and overall survival in patients with resectable pancreatic ductal adenocarcinoma. Clin Cancer Res 18(2): 534–545

Klein AP (2013) Identifying people at a high risk of developing pancreatic cancer. Nat Rev Cancer 13(1): 66–74

Kumar Y, Gurusamy K, Pamecha V, Davidson BR (2007) Tumor M2-pyruvate kinase as tumor marker in exocrine pancreatic cancer: a meta-analysis. Pancreas 35(2): 114–119

Löhr JM (2003) Früherkennung von Krebs mit Hilfe molekularbiologischer Marker. In: Schadendorf D, Queisser W (Hrsg) Krebsfrüherkennung. Bd. 24, 2. Aufl. Steinopff, Darmstadt, S 5–13

Löhr JM, Friess H (2008) Pankreaskarzinom – Aktuelle Diagnostik und Therapie, 2. Aufl. Uni Med, Bremen

Mardis ER (2012) Applying next-generation sequencing to pancreatic cancer treatment. Nat Rev Gastroenterol Hepatol 9(8): 477–486

Pang JC, Minter RM, Kwon RS, Simeone DM, Roh MH (2013) The role of cytology in the preoperative assessment and management of patients with pancreaticobiliary tract neoplasms. J Gastrointest Surg 17(3): 501–510

Philip PA, Mooney M, Jaffe D, Eckhardt G, Moore M, Meropol N, Emens L, O'Reilly E, Korc M, Ellis L et al (2009) Consensus report of the national cancer institute clinical trials planning meeting on pancreas cancer treatment. J Clin Oncol 27(33): 5660–5669

Seufferlein T, Bachet JB, Van Cutsem E, Rougier P (2012) Pancreatic adenocarcinoma: ESMO-ESDO Clinical Practice Guidelines for diagnosis, treatment and follow-up. Ann Oncol 23 (Suppl 7): vii33–40

Van Laethem JL, Verslype C, Iovanna JL, Michl P, Conroy T, Louvet C, Hammel P, Mitry E, Ducreux M, Maraculla T et al (2012) New strategies and designs in pancreatic cancer research: consensus guidelines report from a European expert panel. Ann Oncol 23(3): 570–576

Evidenz der radiologischen Diagnostik des Pankreaskarzinoms

Hans-Jürgen Brambs

H. G. Beger et al. (Hrsg.), *Erkrankungen des Pankreas*,
DOI 10.1007/978-3-642-37964-2_66, © Springer-Verlag Berlin Heidelberg 2013

In den letzten Jahren haben sich dramatische technische Entwicklungen auf dem Gebiet der Schnittbilddiagnostik und des EUS ereignet, sodass die Bildgebung ins Zentrum der Diagnostik von Pankreastumoren gerückt ist. Die Wertigkeit der diagnostischen Methoden muss ständig neu bestimmt werden und den Anforderungen an den Therapeuten angepasst werden. Bei Verdacht auf ein Pankreaskarzinom wird primär ein abdomineller Ultraschall eingesetzt, für differenziertere Fragestellungen kommen MD-CT und/oder MRT zum Zuge, wobei die beiden Verfahren für die Diagnostik von Pankreaskarzinomen gleichwertig sind, während für den Nachweis von Lebermetastasen ein Vorteil für die MRT bei Verwendung hepatobiliärer Kontrastmittel besteht. Obwohl der EUS die höchste Genauigkeit im Nachweis kleiner Tumoren bescheinigt wird, wird sie im klinischen Alltag meist erst bei negativen oder unklaren Befunden in der CT und/oder MRT eingesetzt.

Die Schnittbildgebung (Multidetektor-CT, MRT und Ultraschall) spielt eine zentrale Rolle in der Diagnostik und im Staging von Pankreastumoren. Die Verfahren sind geeignet, das Ansprechen einer Therapie zu beurteilen und frühzeitig ein Rezidiv zu erkennen. Durch den zunehmenden Einsatz hochauflösender Schnittbildverfahren werden mit zunehmender Häufigkeit Tumoren des Pankreas zufällig entdeckt. Dies betrifft vorwiegend zystische Raumforderungen, die in den meisten Fällen gutartig sind, aber auch solide Tumoren, die in der Regel maligne sind (Goodmann et al. 2012). Für das generelle Screening von Pankreaskarzinomen sind diese Verfahren bislang nicht geeignet und Früherkennungsmaßnahmen sind auf einzelne Individuen innerhalb von Hochrisikogruppen beschränkt (Greenhalf et al. 2009).

Die Symptome eines Pankreaskarzinoms sind uncharakteristisch. Die Empfehlungen der neuen S3-Leitlinie »Exokrines Pankreaskarzinom« zur Diagnostik bei neu aufgetretenen Symptomen lauten: »Neu aufgetretene Oberbauch- und Rückenschmerzen und ein neu aufgetretener Ikterus sollten diagnostische Untersuchungen für ein Pankreaskarzinom auslösen. Ebenso sollte eine akute Pankreatitis unklarer Ätiologie in bestimmten Fällen (Patienten > 50 Jahre mit erstmaliger ‚idiopathischer' Pankreatitis) zusätzliche Maßnahmen zur Diagnose eines Pankreaskarzinoms auslösen« (Adler et al. 2007).

Bezüglich des Einsatzes von bildgebenden Verfahren im Rahmen der Primärdiagnostik lautet die Empfehlung: »Diagnostische Verfahren der ersten Wahl zur Detektion des Pankreaskarzinoms sind die Oberbauchsonografie, die Endosonografie, die Multidetektor-CT sowie die MRT in Kombination mit der MRCP« (Adler et al. 2007). Eine eindeutige Wertung für oder gegen eines dieser Verfahren wird nicht vorgenommen. Es sollte die Methode eingesetzt werden, mit der jeweils die größte Erfahrung besteht. In der amerikanischen Literatur wird das MD-CT bevorzugt. Nach der jüngsten Empfehlung des American Joint Committee on Cancer Staging basiert das Staging des Pankreaskarzinoms auf der Beurteilung der Resektabilität durch das Spiral-CT (Edge et al. 2010).

Im klinischen Alltag wird bei Tumorverdacht primär der abdominelle Ultraschall eingesetzt. Für weiterreichende Therapieentscheidungen folgt meist eine Computertomographie in Dünnschnitttechnik, die aus Gründen von Praktikabilität und Kosten der MRT vorgezogen wird. Bei negativen oder fraglichen Ergebnissen in der CT oder MRT kommt der endoskopische Ultraschall (EUS) zum Einsatz, der die höchste diagnostische Genauigkeit im Nachweis von kleinen Tumoren besitzt und für die gezielte Biopsie geeignet ist (De Angelis et al. 2013).

Die Bildgebung hat bei Tumoren des Pankreas drei Ziele:

- Nachweis und Charakterisierung von Tumoren
- Differenzierung eines duktalen Adenokarzinoms von anderen Tumorformen oder von einer chronischen Pankreatitis
- Staging und Beurteilung der Resektabilität

66.1 Untersuchungsverfahren

66.1.1 Ultraschall

Pankreaskarzinome stellen sich in der Regel als echoarme Raumforderungen dar, die den Pankreasgang und bei Lokalisation im Pankreaskopf auch den Gallengang obstruieren. Die Sensitivität des Ultraschall für die Diagnostik eines Pankreaskarzinoms schwankt in einem Bereich von 50–94 %. Häufig sind Aussagen zur Resektabilität möglich. Insbesondere kleine Lebermetastasen sind sonographisch oft besser als in der CT zu erkennen und gegenüber kleinen Zysten abzugrenzen.

66.1.2 Multidetektor-CT

Moderne Multidetektorgeräte ermöglichen es, in sehr kurzer Zeit dünne Schnitte zu akquirieren. Diese können in beliebigen Ebenen rekonstruiert werden, sodass die Beziehung eines Tumors zu den benachbarten Gefäßen präziser dargestellt und die Einschätzung der Resektabilität verbessert werden kann.

Mit Hilfe dieser Technologie sind Aufnahmen in speziellen Kontrastierungsphasen präzise planbar. Nach einer nativen Untersuchung des Oberbauchs wird eine zweiphasige Kontrastmitteluntersuchung in Dünnschnitttechnik angeschlossen, bei der die parenchymatöse (35–50 Sekunden) und die portalvenöse Phase (60–70 Sekunden) erfasst werden (NCCN Guidelines).

Pankreaskarzinome zeigen in beiden Phasen eine geringere Kontrastaufnahme als das umgebende Pankreasgewebe, wobei die frühere Phase häufig den Tumor besser abgrenzt, während die spätere Phase eine sicherere Aussage bezüglich der Infiltration venöser Gefäße und bezüglich von Lebermetastasen erlaubt.

Die Sensitivität der MD-CT im Nachweis von Pankreaskarzinomen beträgt 86–97 %, liegt aber bei kleinen Tumoren unter 2 cm eher bei 77 % (Bronstein et al. 2004; Tamm et al. 2007).

66.1.3 MRT

Technische Innovationen wie Phased-array-Spulen und die Verwendung höherer Feldstärken (3 T) haben zu einer Verbesserung des Signal-Rausch-Verhältnisses und der räumlichen Auflösung geführt. Sie ermöglichen die Abbildung des oberen Abdomens mit schnellen T1- und T2-gewichteten Sequenzen in Atemstillstand. Bei Verwendung neu entwickelter hepatobiliärer Kontrastmittel kann die Diagnostik von Lebermetastasen erheblich verbessert werden.

Für die Darstellung des Parenchyms werden unterschiedliche T1-gewichtete Sequenzen (TSE-Sequenzen mit Fettunterdrückung oder GRE-Sequenzen in Atemstillstand) und T2-gewichtete Sequenzen in axialer und coronarer Schnittführung angewandt. Die Fettunterdrückung verbessert die Darstellung von Organen, die wie das Pankreas von Fett umgeben sind, und reduziert Artefakte.

Auf T2-gewichteten Sequenzen sind Gallengänge und Pankreasgang gut abgebildet, sie dienen auch als Leitlinien für die MRCP. Die MRCP zeigt ohne Verwendung von Kontrastmitteln Veränderungen an Pankreasgang und Gallengang. Für die Frage der Resektabilität liefert diese Untersuchung jedoch keinen Zugewinn.

Eine neue Entwicklung ist die Diffusionsbildgebung, mit der möglicherweise kleinere Tumoren entdeckt werden können oder eine Differenzierung zu fokalen Entzündungen erleichtert wird.

Wegen ihres hohen Anteils an fibrotischem Gewebe erscheinen Pankreaskarzinome auf T2-gewichteten Aufnahmen leicht hypointens und sind erst bei ausgedehnten Nekrosen scharf vom umgebenden Parenchym abzugrenzen. Ein Lymphknotenbefall lässt sich mit T2-gewichteten, fettunterdrückten Sequenzen und mit kontrastverstärkten T1-gewichteten Sequenzen nachweisen. Im Nachweis von Lebermetastasen ist die kontrastverstärkte MRT, insbesondere bei Verwendung hepatobiliärer Kontrastmittel, der Spiral-CT überlegen.

66.1.4 PET und PET-CT

PET und PET-CT haben sich insbesondere im Nachweis von Rezidivtumoren und Fernmetastasen bewährt. Zusätzlich wird ein Vorteil bei den Fällen gesehen, bei denen der Befund in CT, MRT oder EUS fraglich ist. Nach der aktuellen S3-Leitlinie hat die FDG-PET in der präoperativen Diagnostik des Pankreaskarzinoms bislang keinen Stellenwert. In einer neueren Studie zeigten MD-CT und PET-CT eine vergleichbare Detektionsrate von 89 bzw. 91 % (Izuishi et al. 2010).

66.2 Zeichen des Pankreaskarzinoms

Die größte diagnostische Herausforderung ist der Nachweis eines Pankreaskarzinoms in einem möglichst frühen Stadium, in dem die Tumoren noch resektabel sind. In einer neueren Studie an einer Gruppe von Karzinompatienten, bei denen mehrere Monate vor der histologischen Sicherung des Tumors eine CT-Untersuchung durchgeführt wurde, konnte gezeigt werden, dass bei genauer Analyse der CT-Aufnahmen verdächtige Zeichen bis zu 18 Monate vor der endgültigen Diagnosestellung zu er-

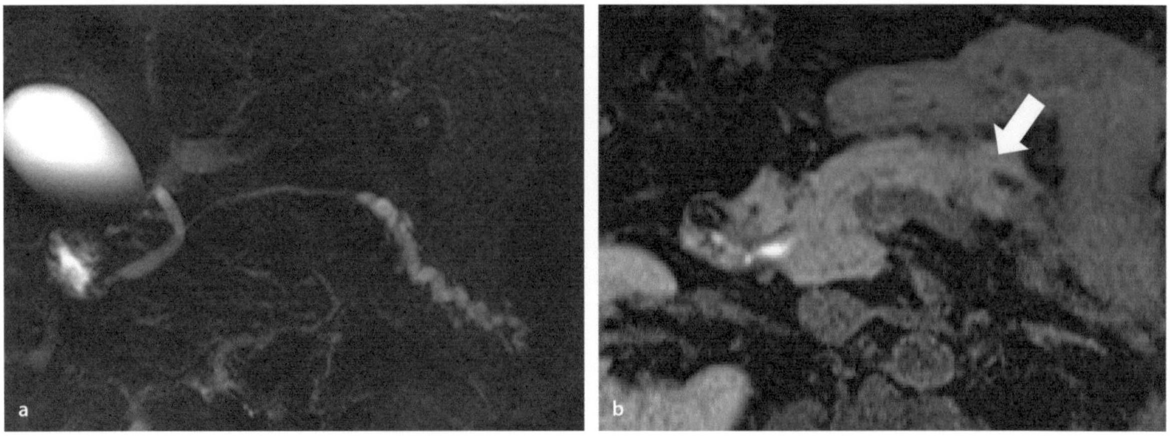

Abb. 66.1 T1-Karzinom des Pankreas. In der MRCP Kalibersprung des Pankreasgangs im Pankreascorpus (**a**); im T1-gewichteten kontrastverstärkten axialen Schnitt abrupte Erweiterung des Pankreasgangs (Pfeil) ohne nachweisbare Raumforderung (**b**)

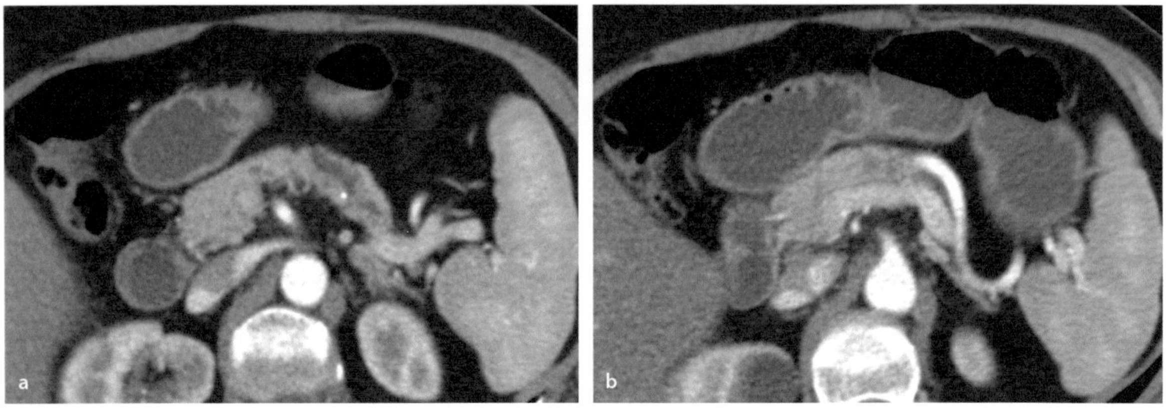

Abb. 66.2 Adenokarzinom des Pankreas. Dilatation des Pankreasgangs mit nur geringfügiger Atrophie des Parenchyms im Corpus- und Caudaabschnitt (**a**); kleine hypodense Raumforderung im Pankreascorpus ohne Überschreitung der Organkontur (**b**)

kennen waren (Gangi et al. 2004). Diese verdächtigen Zeichen waren fokal verminderte Kontrastmittelaufnahme, Abbruch und/oder Dilatation des Pankreasgangs und Atrophie des Pankreasparenchyms distal des Gangverschlusses.

66.2.1 Pankreasgangdilatation und Gangabbruch

Da Pankreaskarzinome duktalen Ursprungs sind, sind Gangobstruktion und Gangerweiterung die frühesten Zeichen eines Tumors (Abb. 66.1a,b). Frühe dysplastische Veränderungen bewirken noch keine Gangverlegung und entgehen daher der Schnittbildgebung (Brentnall et al. 1999). Eine abrupte Gangdilatation, die noch ohne begleitende Atrophie des Parenchyms einhergeht, ist in der Regel in frühen Stadien anzutreffen, während sich bei länger bestehendem Gangverschluss rasch eine Atrophie ausbildet (Abb. 66.2a). Tumoren unter 1 cm Größe sind in etwa 60 % der Fälle ausschließlich durch eine Gangerweiterung im CT oder Ultraschall zu erkennen, und nur in etwa 15 % dieser Fälle ist eine Raumforderung zu sehen (Ishikawa et al. 1999).

66.2.2 Strukturauffälligkeiten und Raumforderung des Pankreasparenchyms

Tumoren imponieren durch eine umschriebene Vergrößerung mit Verlust der lobulierten Kontur. Zudem zeigen Tumoren sehr früh eine direkte Infiltration ins umgebende retroperitoneale Fettgewebe.

Tumorbedingte Strukturunterschiede können in der MRT bisweilen schon nativ erkannt werden. Nach Kontrastmittelgabe zeigen sich Pankreaskarzinome in der Regel weniger perfundiert als das umgebende Gewebe, wo-

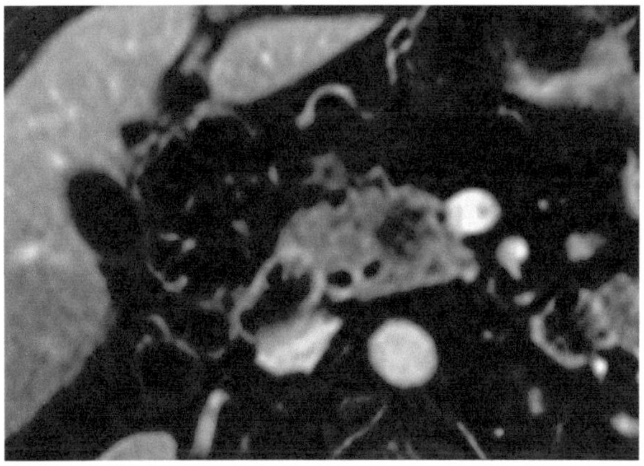

■ **Abb. 66.3** In der MRT (T1-gewichtete, fettsupprimierte Sequenz nach Kontrastmittelgabe) hypointense Raumforderung im Pankreaskopf ohne Überschreitung der Organgrenzen. Zwischen A. mesenterica und Tumor befindet sich noch nichttumoröses Gewebe

bei die Differenz der Kontrastmittelanreicherung in der sog. parenchymatösen Phase am stärksten ausgeprägt ist (■ Abb. 66.2b u. ■ Abb. 66.3). Ein kleiner Teil der Pankreaskarzinome (5–10%) lässt sich auch bei ausgefeilten Techniken nicht abgrenzen, sodass hier Sekundärzeichen zum Nachweis dieser Tumoren diagnostisch entscheidend sind.

66.2.3 Gallengangsobstruktion

Etwa 70 % der duktalen Adenokarzinome sind im Pankreaskopf lokalisiert, weswegen relativ häufig und früh ein Verschluss des distalen Gallengangs auftritt. Ein typisches Phänomen ist das sog. »double duct sign« mit gleichzeitiger Erweiterung von Pankreasgang und Gallengang. Dieses Zeichen ist aber unspezifisch und kann auch im Rahmen einer chronischen Pankreatitis beobachtet werden.

66.3 Resektabilität

Nach Diagnose eines Pankreaskarzinoms ist die Klärung der Resektabilität die nächste Herausforderung. In der aktuellen S3-Leitlinie zur Diagnostik und Therapie des exokrinen Pankreaskarzinoms wird zur präoperativen Diagnostik folgende Empfehlung gegeben: »Zur präoperativen Beurteilung der lokalen Tumorausdehnung bzw. zur Beurteilung der Resektabilität sind die MD-CT und die Endosonografie zu bevorzugen« (Adler et al. 2007).

Zur Beurteilung der systemischen Tumorausbreitung ist die Abdomensonographie obligat. Die abdominelle MD-CT ist dann obligat, wenn in der Abdomensonographie keine systemische Metastasierung nachgewiesen wurde bzw. wenn in Studiensituationen die Bildgebung

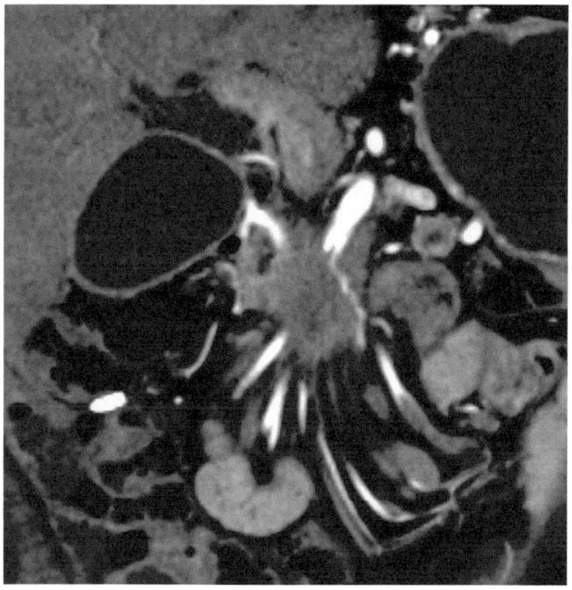

■ **Abb. 66.4** CT nach Kontrastmittelgabe in coronarer Rekonstruktion. Großes Pankreaskarzinom mit Ummauerung der A. mesenterica superior und ihrer apikalen Äste

nach RECIST-Kriterien (Response-Evaluation-Criteria in Solid Tumors) erwünscht ist. Eine Röntgen-Thoraxuntersuchung gehört obligat zum Tumorstaging.

Folgende Kriterien der Irresektabilität werden definiert:

- Fernmetastasen
- Infiltration des Truncus coeliacus und der A. mesenterica superior

T1-, T2- und T3-Tumoren gelten als potenziell resektabel, während T4-Tumoren, die Truncus coeliacus und A. mesenterica superior infiltrieren, als irresektabel einzustufen sind (Adler et al. 2007; Edge et al. 2010).

66.4 Vaskuläre Infiltration

Das Pankreaskarzinom breitet sich auf lymphatischem und perineuralem Weg in das retroperitoneale Fettgewebe aus und umwächst die mesenterialen Gefäße und den Truncus coeliacus (■ Abb. 66.4). Während die arteriellen Gefäße von einer Fettgewebsschicht umgeben sind, liegen die Venen dem Parenchym direkt an und sind daher früh infiltriert.

Während früher jeder Kontakt eines Tumors zu einem Gefäß als Zeichen einer Infiltration gewertet wurde, wurden in den letzten Jahren Modifikationen entwickelt, die sich auf die räumlichen Beziehungen zwischen Tumor und den umgebenden Gefäßen stützen. Das Schema von Lu korreliert das Ausmaß der Tumorzirkumferenz mit der Wahrscheinlichkeit der Resektabilität (Lu et al. 1997). Bis

25° beträgt die Wahrscheinlichkeit einer Resektabilität 100 %. Wenn der Grad der Zirkumferenz 270° übersteigt, gilt dies als ein sicheres Zeichen für die Irresektabilität. Eine prospektive Studie zum Vergleich von EUS, MRT und CT erbrachte eine diagnostische Genauigkeit von jeweils 62 %, 60 % und 74 % (Soriano et al. 2004). Eine neuere Studie zum Vergleich von MRT einschließlich MR-Angiographie und MD-CT ermittelte vergleichbare Ergebnisse (Sensitivität von etwa 90 %) für beide Methoden, um die Resektabilität von Pankreaskarzinomen zu bestimmen (Lee et al. 2010).

66.5 Fernmetastasen

Pankreaskarzinome neigen zu einer frühen Aussaat in die Leber, die umgebenden Lymphknoten und das Peritoneum. Metastasen der Leber sind meist relativ klein, sodass sie mit bildgebenden Verfahren häufig nicht zu erkennen sind. Selbst in neueren Publikationen mit zweiphasigen Protokollen wurden in bis zu 55% der Fälle falsch-negative Befunde beschrieben (Valls et al. 2002).

Eine Verbesserung der Detektion von Lebermetastasen verspricht die Verwendung sog. hepatobiliärer Kontrastmittel in der MRT, mit der die diagnostische Genauigkeit auf 95 % erhöht werden kann (Kim et al. 2005; Motosugi et al. 2011).

Zusätzliche diagnostische Verbesserungen sind auch von der Diffusionsbildgebung zu erwarten, die ohne spezielle Kontrastmittel auskommt. In einem neueren Vergleich zwischen MD-CT und Diffusionsbildgebung schnitt die MRT mit einer Sensitivität von 86,7 % und einer Spezifität von 97,5 % signifikant besser als die CT im Nachweis von Lebermetastasen ab (Holzapfel et al. 2011).

Bei Pankreastumoren, die primär als resektabel eingestuft werden, werden peritoneale Metastasen in etwa 25–30 % der Fälle gefunden. Diese Metastasen sind meist nur wenige Millimeter groß und häufig erst intraoperativ zu erkennen.

Die meisten Patienten zeigen drei bis vier morphologische Zeichen, die auf eine Irresektabilität deuten und durch diese Konstellationen eine sicherere Aussage ermöglichen. Etwa 30 % der Patienten haben jeweils nur ein oder zwei Zeichen einer Irresektabilität. Besteht nur ein Zeichen (außer sicheren Fernmetastasen), so sollte die Beurteilung der Resektabilität bzw. Irresektabilität mit Zurückhaltung erfolgen.

66.6 Lymphknotenbefall

Obwohl der Lymphknotenbefall ein wichtiger prognostischer Parameter ist, zeigen die Schnittbildverfahren bezüglich der Diagnostik einer Lymphknoteninfiltration schlechte Resultate, da im Wesentlichen die Größe der Lymphknoten als Maßstab herangezogen wird. Weitere Kriterien wie verwaschene Kontur, zunehmende Rundung der Form und zunehmende Hypodensität sind zwar charakteristisch, aber wenig sensitiv. Lediglich das PET-CT scheint etwas bessere Ergebnisse zu liefern mit einer Sensitivität zwischen 46 und 71 % und einer Spezifität von 63–100 %.

Die präoperative Beurteilung von Lymphknoten spielt jedoch nur eine untergeordnete Rolle. Bei einem Pankreaskarzinom, das als resektabel eingeschätzt werden kann, gelten vergrößerte Lymphknoten nicht als Kontraindikation zur Resektion.

66.7 Differenzialdiagnose

Mit Hilfe moderner Schnittbildverfahren gelingt es in der Regel, das duktale Adenokarzinom des Pankreas von anderen Tumoren oder entzündlichen Veränderungen des Pankreas abzugrenzen.

Eine **chronische Pankreatitis** lässt sich in der Regel mühelos von einem Pankreaskarzinom unterscheiden. Lediglich einzelne Fälle, die durch fokale Entzündungsherde umschriebene Veränderungen der Größe und Struktur des Parenchyms aufweisen, sind praktisch nicht von einem Karzinom zu differenzieren. Eine Ultraschall- oder CT-gezielte Feinnadelpunktion hat zwar eine hohe Spezifität, jedoch schließt eine negative Histologie ein Karzinom nicht aus.

Die **Autoimmunpankreatitis** ist häufig mit anderen Autoimmunerkrankungen vergesellschaftet. Insbesondere die fokalen Formen können einen Tumor vortäuschen. Im Gegensatz zum Pankreaskarzinom ist der Pankreasgang aber eingeengt und zeigt keinen abrupten Kalibersprung.

Azinuszelltumoren können mit nekrotisch zerfallenden Pankreaskarzinomen verwechselt werden. Diese Tumoren sind im Gegensatz zum duktalen Adenokarzinom auffällig weich, weswegen sie auch bei Lokalisation im Pankreaskopf erst spät einen Gallestau induzieren. Kleine Tumoren unter 5 cm Größe erscheinen in der Schnittbildgebung meist solide und homogen, während größere Tumoren meist zystische Degenerationen aufweisen. In etwa der Hälfte der Fälle findet sich eine Metastasierung in der Leber, wobei die Metastasen meist relativ groß sind.

Die sehr seltenen **primären Lymphome** des Pankreas sind meist durch eine umschriebene, seltener durch eine diffuse Organvergrößerung gekennzeichnet. Lymphome führen im Vergleich zum duktalen Adenokarzinom nicht oder zu einer weniger ausgeprägten Erweiterung des Pankreasgangs und sind in der Regel von auffälligen Vergrößerungen der umgebenden Lymphknoten begleitet. Lymphome nehmen nur sehr gering Kontrastmittel auf. Im Ultraschall erscheinen diese Tumoren oft auffällig echoarm.

Metastasen im Pankreas stammen am häufigsten von Karzinomen des Bronchialsystems, der Nieren, der Mamma und vom malignen Melanom. Das Aussehen der Metastasen wird vom Typ des Primärtumors bestimmt.

Distale Gallengangstumoren können in das Pankreasparenchym einwachsen und sich bis auf den Pankreasgang ausbreiten und das »double duct«-Zeichen hervorrufen, sodass eine Unterscheidung vom Pankreaskarzinom schwierig werden kann.

Die **endokrinen Pankreastumoren** umfassen eine heterogene Gruppe von Tumoren mit unterschiedlicher Morphologie und variabler maligner Potenz. Endokrin aktive Tumoren nehmen in der Regel früharteriell stark Kontrastmittel auf. Kleine Tumoren erscheinen homogen, größere können durch zentrale Nekrosen zystisch und inhomogen wirken. Nicht hormonell aktive Tumoren nehmen wenig Kontrastmittel auf und können Adenokarzinomen ähnlich sehen. Relativ häufig finden sich Verkalkungen, die als Hinweis auf Malignität gewertet werden können.

Die **intraduktale papillär-muzinöse Neoplasie (IPMN)** entspricht primär einer Erweiterung des Hauptgangs oder der Seitenäste, bedingt durch eine Verlegung durch zähen Schleim und ist daher leicht von einem soliden Tumor zu unterscheiden. Die Bedeutung dieses Tumors liegt darin, dass sich hierbei muzinöse Karzinome oder duktale Adenokarzinome entwickeln können. Es findet sich die Beobachtung, dass Adenokarzinome, die auf dem Boden einer IPMN entstehen bzw. mit einer IPMN assoziiert sind, früher diagnostiziert werden können oder eine günstigere Prognose haben (Yamaguchi et al. 2011).

Literatur

Adler G, Seufferlein T, Bischoff SC et al (2007) S3-Leitlinie »Exokrines Pankreaskarzinom«. Ergebnis einer evidenzbasierten Konsensuskonferenz. Z Gastroenterol 45: 487–523

Brentnall TA, Bronner MP, Byrd DR et al (1999) Early diagnosis and treatment of pancreatic dysplasia in patients with a family history of pancreatic cancer. Ann Intern Med 131: 247–255

Bronstein YL, Loyer EM, Kaur H, Choi H, David C, DuBrow RA, Broemeling LD, Cleary KR, Charnsangavej C (2004) Detection of small pancreatic tumors with multiphasic helical CT. Am J Roentgenol 182: 619–623

De Angelis C, Brizzi RF, Pellicano R (2013) Endoscopic ultrasonography for pancreatic cancer: current and future perspectives. J Gastrointest Oncol 4: 220–230

Edge SB, Byrd DR, Compton CC, Fritz AG, Greene FL, Trotti A (2010) AJCC Cancer staging manual, 7. Aufl. Springer, New York

Gangi S, Fletcher JG, Nathan MA, Christensen JA Harmsen WS, Crownhart BS, Chari ST (2004) Time interval between abnormalities seen on CT and the clinical diagnosis of pancreatic cancer: retrospective review of CT scans obtained before diagnosis. Am J Roentgenol 182: 897–903

Goodman M, Willmann JK, Brooke Jeffrey R (2012) Incidentally discovered solid pancreatic masses: imaging and clinical observations. Abdom Imaging 37: 91–97

Greenhalf W, Grocock C, Harcus M, Neoptolemos J (2009) Screening of high-risk families for pancreatic cancer. Pancreatology 9: 215–222

Holzapfel K, Reiser-Erkan C, Fingerle AA, Erkan M, Eiber MJ, Rummeny EJ, Friess H, Kleeff J, Gaa J (2011) Comparison of diffusion-weighted MR imaging and multidetector-row CT in the detection of liver metastases in patients operated for pancreatic cancer. Abdom Imaging 36: 179–184

Ishikawa O, Ohigashi H, Imaoka S et al (1999) Minute carcinoma of the pancreas measuring 1 cm or less in diameter: collective review of Japanese case reports. Hepatogastroenterology 46: 8–15

Izuishi K, Yamamoto Y, Sano T, Takebayashi R, Masaki T, Suzuki Y (2010) Impact of 18-fluorodeoxyglucose positron emission tomography on the management of pancreatic cancer. J Gastrointest Surg 14: 1151–1158

Kim YK, Lee JM, Kim CS, Chung GH, Kim CY, Kim IH (2005) Detection of liver metastases: gadobenate dimeglumine-enhanced three-dimensional dynamic phases and one-hour delayed phase MR imaging versus superparamagnetic iron oxide-enhanced MR imaging. Eur Radiol 15: 220–228

Lee JK, Kim AY, Kim PN, Lee MG, Ha HK (2010) Prediction of vascular involvement and respectability by multidetector-row CT versus MR imaging with MR angiography in patients who underwent surgery for resection of pancreatic ductal adenocarcinoma. Eur J Radiol 73: 310–316

Lu DS, Reber HA, Krasny RM, Kadell BM, Sayre J (1997) Local staging of pancreatic cancer: criteria of unresectability of major vessels as revealed by pancreatic-phase, thin-section helical CT. Am J Roentgenol 182: 1439–1443

Motosugi U, Ichikawa T, Morisaka H, Sou H, Muhi A, Kimura K, Sano K, Araki T (2011) Detection of pancreatic carcinoma and liver metastases with gadoxetic acid-enhanced MR imaging: comparison with contrast-enhanced multi-detector row CT. Radiology 260: 446–453

NCCN guidelines version 2. 2012 Panel members pancreatic adenocarcinoma. http//www.onko.szote.u-szeged.hu/intranet/attachments/article/87/pancreatic.pdf

Soriano A, Castells A, Ayuso C, Ayuso JR, de Caralt MT, Ginès MA, Real MI, Gilabert R, Quinto L, Trilla A, Feu F, Montana X, Fernandez-Cruz L, Navarro S (2004) Preoperative staging and tumor respectability assessment of pancreatic cancer: prospective study comparing endoscopic ultrasonography, helical computed tomography, magnetic resonance imaging, and angiography. Am J Gastroenterol 99: 492–501

Tamm EP, Loyer EM, Faria SC, Evans DB, Wolff RA, Charnsangavej C (2007) Retrospective analysis of dual-phase MDCT and follow-up EUS/EUS-FNA in the diagnosis of pancreatic cancer. Abdom Imaging 32: 660–667

Valls C, Andia E, Sanchez A et al (2002) Dual-phase helical CT of pancreatic adenocarcinoma: assessment of respectability before surgery. Am J Roentgenol 178: 821–826

Yamaguchi K, Kanemitsu S, Hatori T, Maguchi H, Shimizu Y, Tada M, Nakagohri T, Hanada K, Osanai M, Noda Y, Nakaizumi A, Furukawa T, Ban S, Nobukawa B, Kato Y, Tanaka M (2011) Pancreatic ductal adenocarcinoma derived from IPMN and pancreatic ductal adenocarcinoma concomitant with IPMN. Pancreas 40: 571–580

Evidenz der laborchemischen Diagnostik des Pankreaskarzinoms

Thomas Karlas, Jürgen Feisthammel, Joachim Mössner

H. G. Beger et al. (Hrsg.), *Erkrankungen des Pankreas*,
DOI 10.1007/978-3-642-37964-2_67, © Springer-Verlag Berlin Heidelberg 2013

Transaminasen und Cholestaseparameter sind Bestandteil der laborchemischen Routinediagnostik bei Oberbauchbeschwerden, haben aber keine spezifische diagnostische Wertigkeit für das Pankreaskarzinom. Unter den Tumormarkern ist CA 19–9 der bislang einzige klinisch etablierte Parameter, der für die Prognosebeurteilung und das Ansprechen auf Chemotherapie sowie als Rezidivindikator nach Tumorresektion Verwendung findet. Aufgrund der unspezifischen Freisetzung bei verschiedenen benignen und malignen Erkrankungen ist CA 19–9 jedoch nicht für das Screening von Risikopopulationen geeignet, sondern sollte nur bei konkretem Verdacht auf einen Pankreastumor bestimmt werden. Um die Prognose des Pankreaskarzinoms zu verbessern, sind neue Biomarker erforderlich, die auch bei geringer Tumorlast eine hohe Spezifität aufweisen und so die Diagnose resektabler, klinisch meist inapparenter Karzinome ermöglichen.

67.1 Stellenwert der Parameter der »Routinediagnostik«

Bei Oberbauchbeschwerden oder persistierenden Rückenschmerzen sollten die diagnostischen Maßnahmen vor allem bei älteren Patienten auch das mögliche Vorliegen eines Pankreaskarzinoms berücksichtigen. Bei neu aufgetretenem schmerzlosem Ikterus muss das Pankreas immer in die weitere Abklärung einbezogen werden (Adler et al. 2007; Seufferlein u. Adler 2009).

Die Bestimmung der Transaminasen (Alanin- und Aspartataminotransferase) und Cholestaseparameter (alkalische Phosphatase, Gamma-Glutamyltransferase, Bilirubin) sind fester Bestandteil der Basisdiagnostik bei Oberbauchbeschwerden. Finden sich Auffälligkeiten dieser Basislaborparameter, sollte zunächst eine Ultraschalluntersuchung der Oberbauchorgane erfolgen, die Hinweise auf eine pankreatische oder hepatische Raumforderung sowie auf eine Obstruktion der Gallenwege oder des Pankreasgangs liefern kann.

Aufgrund niedriger Sensitivität und Spezifität der genannten Laborparameter kann ein Karzinom jedoch weder sicher detektiert noch ausgeschlossen werden: bei entsprechender Klinik ist daher auch bei unauffälligem Labor eine weitere Diagnostik ratsam (Adler et al. 2007; Seufferlein u. Adler 2009).

67.2 Glukosestoffwechsel

Typ-2-Diabetiker weisen ein 2-fach erhöhtes Risiko für ein Pankreaskarzinom auf, welches innerhalb des ersten Jahres nach Manifestation des Diabetes am höchsten ist und mit der Erkrankungsdauer abnimmt (Ben et al. 2011). Zum Zeitpunkt der Diagnose besteht bei bis zu 80 % der Pankreaskarzinompatienten eine gestörte Glukosetoleranz. Die beobachtete Insulinresistenz kann aber auch durch einen klinisch noch inapparenten Tumor getriggert werden und stellt somit möglichweise vielmehr ein Frühsymptom und nicht die Ursache der malignen Erkrankung dar.

Aufgrund der hohen Prävalenz des Diabetes mellitus Typ 2 und der niedrigen Inzidenz des Pankreaskarzinoms hat der gestörte Glukosestoffwechsel jedoch nur einen geringen positiven prädiktiven Wert und ist daher nicht als Screening-Test geeignet (Pannala et al. 2009). Liegen aber – insbesondere bei Patienten über 50 Jahren – zusätzliche klinische Anhaltspunkte für ein Pankreasmalignom vor, sollte bei neu manifestiertem Diabetes mellitus Typ 2 eine weitere Abklärung erfolgen (Adler et al. 2007; Seufferlein u. Adler 2009; Ben et al. 2011; Pannala et al. 2009). Eine aktuelle Arbeit zeigt, dass insbesondere ein Gewichtsverlust zum Zeitpunkt der Diabetesdiagnose ein Prädiktor für ein Pankreaskarzinom sein kann (Hart et al. 2001).

67.3 Tumormarker

67.3.1 Carbohydrat-Antigen 19–9

Das Glykoprotein Carbohydrat-Antigen 19–9 (CA 19–9) ist der am besten evaluierte und bislang der einzige etablierte Diagnostikparameter zur Detektion des Pankreaskarzinoms (Adler et al. 2007; Seufferlein u. Adler 2009). Bei Patienten mit Pankreasraumforderung sowie Gewichtsverlust und Ikterus haben erhöhte CA 19-9-Spiegel sowohl eine Spezifität als auch einen positiven prädiktiven Wert von nahezu 100 % und können die Verdachtsdiagnose erhärten (Tessler et al. 2006). Die Höhe des CA 19-9 zum Zeitpunkt der Diagnose des Pankreaskarzinoms korreliert dabei mit der Gesamtprognose der Erkrankung. CA 19-9-Spiegel über 100 U/ml sprechen für ein fortgeschrittenes Tumorstadium (Ballehaninna u. Chamberlain 2012). Bestehen in der präoperativen Diagnostik Zweifel an der Resektabilität des Karzinoms, kann in Einzelfällen, insbesondere bei stark erhöhten CA 19-9-Werten, die durch eine geringe Tumorlast in der Bildgebung nicht erklärbar scheinen, eine Staging-Laparoskopie zum Ausschluss einer Peritonealkarzinose durchgeführt werden (Adler et al. 2007).

Für die Beurteilung des Therapieerfolgs hat CA 19-9 einen hohen diagnostischen Wert, sofern zum Zeitpunkt der Karzinomdiagnose erhöhte Werte gemessen wurden. In einer aktuellen Studie mit 260 Patienten waren niedrige CA 19-9-Spiegel nach kurativ-intendierter Tumorresektion mit einem signifikant längeren Überleben assoziiert, während Patienten mit postoperativem CA 19-9 > 90 U/ml nicht von einer adjuvanten Chemotherapie profitierten (Humphris et al. 2012). Sowohl bei kurativer Therapieintention als auch bei palliativer Chemotherapie korreliert die Verlaufsdynamik des CA 19-9 mit der Prognose. Der Wiederanstieg des CA 19-9 spricht dabei für ein Tumorrezidiv bzw. einen Progress der Erkrankung (Reni et al. 2009).

Obwohl CA 19-9 mit Stadium und Verlauf der Erkrankung gut korreliert, ist es aufgrund seines niedrigen positiven prädiktiven Werts (< 1 %) nicht als Screening-Parameter bei asymptomatischen Patienten oder unspezifischem Beschwerdebild geeignet (Kim et al. 2004). Erhöhte CA 19-9-Werte werden auch bei Verschlussikterus sowie bei Auftreten anderer gastrointestinaler Tumorentitäten detektiert und reduzieren so die Spezifität des Markers für das Pankreaskarzinom (Ballehaninna u. Chamberlain 2012). Zudem ist CA 19-9 an das Vorhandensein des Lewis-Blutgruppen-Antigens gebunden: Bis zu 10 % der Patienten sind Lewis-Antigen-negativ und exprimieren kein CA 19-9 (Duffy et al. 2010). In der klinischen Praxis sollte die CA 19-9-Bestimmung daher erst bei Nachweis einer Pankreasläsion und nach Therapie eines Verschlussikterus erfolgen.

Die klinische Bedeutung des CA 19-9 liegt somit vor allem in der Abschätzung der Tumorlast, der Prognosestratifizierung sowie Verlaufsbeurteilung nach Operation und unter Chemotherapie. Neben der Bestimmung im Serum kann die CA 19-9-Messung in komplizierten Pankreaszysten in Einzelfällen zur Detektion von Zystadenokarzinomen sinnvoll sein (Bhutani et al. 2011).

67.3.2 Carzinoembryonales Antigen

Das Carzinoembryonale Antigen (CEA) ist ein Glykoprotein, das unter anderem bei verschiedenen Tumorerkrankungen vermehrt freigesetzt wird. Beim Pankreaskarzinom korrelieren die CEA-Serumspiegel mit dem Stadium der Erkrankung. Im Vergleich zu CA 19-9 weist CEA jedoch bei Pankreasraumforderungen eine signifikant schlechtere diagnostische Wertigkeit auf (Sensitivität 45 %, Spezifität 75 %) und ist nicht zur Identifizierung resektabler Karzinome geeignet (Ni et al. 2005). Die CEA-Bestimmung wird daher nicht für die Diagnostik des Pankreaskarzinoms empfohlen (Adler et al. 2007; Seufferlein u. Adler 2009). Eine Ausnahme bildet die Abklärung von malignitätsverdächtigen Pankreaszysten: Die CEA-Bestimmung im Zystenaspirat ist zur Detektion maligner muzinöser Läsionen geeignet, wobei diese im Vergleich zu Pseudozysten erhöhte CEA-Spiegel aufweisen (Chari 2007).

67.4 Neue Marker und Screening-Strategien

Pathognomonische Symptome des Pankreaskarzinoms treten erst in fortgeschrittenen Tumorstadien mit infauster Prognose auf. Neue diagnostische Tests sollten daher eine hohe Sensitivität und Spezifität für Frühstadien der Erkrankung bei klinisch asymptomatischen Patienten aufweisen, um eine kurative Therapie zu ermöglichen (Chari 2007). Zahlreiche neue Marker werden in aktuellen Studien untersucht: So haben einzelne Serummarker eine Sensitivität und Spezifität zwischen 77 % und 100 % für das Screening nach Pankreaskarzinomen im Frühstadium (Bünger et al. 2011). Marker-Panels wie beispielsweise die Kombinationen von Macrophage colony-stimulating factor (M-CSF) und CA 19-9 scheinen geeignet, die diagnostische Genauigkeit der Screening-Marker zu erhöhen (Groblewska et al. 2007). Neue Ansätze untersuchen auch die Wertigkeit genetischer Biomarker und stuhlbasierter Tests (Bhat et al. 2012).

Die vorliegenden Evaluationsstudien neuer Screening-Marker weisen jedoch eine große Heterogenität auf und sind somit in ihrer Vergleichbarkeit eingeschränkt. Bislang hat sich neben CA 19-9 noch kein Marker in der klinischen Praxis etabliert, da Validierungsstudien mit größeren Patientenkollektiven fehlen. Vor allem für Risikopopulationen stellt die Kombination hochspezifischer

Marker mit einem Diabetes-Screening perspektivisch einen vielversprechenden neuen Ansatz für Screening-Strategien dar (Pannala et al. 2009; Chari 2007).

Literatur

Adler G, Seufferlein T, Bischoff SC et al (2007) S3-Leitlinie »Exokrines Pankreaskarzinom« 2007. Z Gastroenterol 45: 487–523

Ballehaninna UK, Chamberlain RS (2012) The clinical utility of serum CA 19–9 in the diagnosis, prognosis and management of pancreatic adenocarcinoma: an evidence based appraisal. J Gastrointest Oncol 3: 105–119

Ben Q, Xu M, Ning X et al (2011) Diabetes mellitus and risk of pancreatic cancer: a meta-analysis of cohort studies. Eur J Cancer 47: 1928–1937

Bhat K, Wang F, Ma Q et al (2012) Advances in biomarker research for pancreatic cancer. Curr Pharm Des 18: 2439–2451

Bhutani MS, Gupta V, Guha S et al (2011) Pancreatic cyst fluid analysis – a review. J Gastrointestin Liver Dis 20: 175–180

Bünger S, Laubert T, Roblick UJ et al (2011) Serum biomarkers for improved diagnostic of pancreatic cancer: a current overview. J Cancer Res Clin Oncol 137: 375–389

Chari ST (2007) Detecting early pancreatic cancer: problems and prospects. Semin Oncol 34: 284–294

Duffy MJ, Sturgeon C, Lamerz R et al (2010) Tumor markers in pancreatic cancer: a European Group on Tumor Markers (EGTM) status report. Ann Oncol 21: 441–447

Groblewska M, Mroczko B, Wereszczyńska-Siemiatkowska U et al (2007) Serum levels of granulocyte colony-stimulating factor (G-CSF) and macrophage colony-stimulating factor (M-CSF) in pancreatic cancer patients. Clin Chem Lab Med 45: 30–34

Hart PA, Kamada P, Rabe KG et al (2011) Weight loss precedes cancer-specific symptoms in pancreatic cancer-associated diabetes mellitus. Pancreas 40: 768–772

Humphris JL, Chang DK, Johns AL et al (2012) The prognostic and predictive value of serum CA19.9 in pancreatic cancer. Ann Oncol 23: 1713–1722

Kim J, Lee KT, Lee JK et al (2004) Clinical usefulness of carbohydrate antigen 19–9 as a screening test for pancreatic cancer in an asymptomatic population. J Gastroenterol Hepatol 19: 182–186

Ni XG, Bai XF, Mao YL et al (2005) The clinical value of serum CEA, CA 19–9, and CA242 in the diagnosis and prognosis of pancreatic cancer. Eur J Surg Oncol 31: 164–169

Pannala R, Basu A, Petersen GM et al (2009) New-onset diabetes: a potential clue to the early diagnosis of pancreatic cancer. Lancet Oncol 10: 88–95

Reni M, Cereda S, Balzano G et al (2009) Carbohydrate antigen 19–9 change during chemotherapy for advanced pancreatic adenocarcinoma. Cancer 115: 2630–2639

Seufferlein T, Adler G (2009) Die S3-Leitlinie Exokrines Pankreaskarzinom. Med Klin (Munich) 104: 869–874

Tessler DA, Catanzaro A, Velanovich V et al (2006) Predictors of cancer in patients with suspected pancreatic malignancy without a tissue diagnosis. Am J Surg 191: 191–197

67

Indikation zur Resektion beim Pankreaskarzinom – Wann ist eine Resektion vorteilhaft für den Patienten?

Thilo Hackert, Werner Hartwig

H. G. Beger et al. (Hrsg.), *Erkrankungen des Pankreas*,
DOI 10.1007/978-3-642-37964-2_68, © Springer-Verlag Berlin Heidelberg 2013

Die chirurgische Therapie des Pankreaskarzinoms muss die komplette Tumorentfernung zum Ziel haben. Dies kann bei lokal begrenzten Tumoren durch die Standardresektionen (partielle Pankreatikoduodenektomie, distale Pankreatektomie, totale Pankreatikoduodenektomie) mit entsprechender Lymphadenektomie erfolgen. Sind die venösen mesenterico-portalen Gefäßstrukturen oder Nachbarorgane per continuitatem betroffen, ist eine kurative Resektion ebenfalls meist mit etwas erhöhter Morbidität, aber gleichwertigem onkologischem Outcome möglich. Eine Infiltration arterieller Gefäße (T4-Situation) und das Vorliegen von Metastasen stellen grundsätzliche Kontraindikationen für eine Resektion dar, da das onkologische Outcome keinen eindeutigen Vorteil für die Patienten zeigt. Jede chirurgische Therapie beim Pankreaskarzinom muss in ein interdisziplinäres onkologisches Konzept eingebunden sein, wobei die adjuvante Chemotherapie hier den größten Stellenwert hat.

68.1 Hintergrund

Grundsätzlich sollte das Ziel jeder chirurgischen Therapie des Pankreaskarzinoms die komplette Tumorentfernung sein. In der interdisziplinären deutschen S3-Leitlinie aus dem Jahr 2007 ist dieses Ziel als anzustrebende R0-Resektion definiert (Adler et al. 2007). Dies kann jedoch aufgrund der oft späten Vorstellung lediglich bei ca. 15–20 % der Patienten erreicht werden (Amin et al. 2013). Eine chirurgische Therapie ist i. d. R. nur bei lokal begrenzten Befunden möglich, die Resektion in der metastasierten Situation oder bei Rezidiven ist kein Standard. Bei lokal begrenzten Tumoren muss unterschieden werden, ob das Tumorwachstum auf die Organe begrenzt ist, die im Rahmen des onkologischen Eingriffs sowieso entfernt werden (z. B. Duodenum und distaler Gallengang bei der partiellen Duodenopankreatektomie), oder ob weitere Strukturen per continuitatem betroffen sind (z. B. venöse Gefäße, Colon etc.). Auch in diesen Fällen ist eine kurative Resektion meist möglich, jedoch technisch aufwändiger. Eine Sondersituation besteht bei lokaler Infiltration arterieller Gefäße (T4-Situation), bei oligometastatischer Erkrankung (z. B. solitäre Lebermetastase als intraoperativer Zufallsbefund) und Rezidiverkrankung. Hier stellt die Resektion jeweils eine individuelle Entscheidung dar und muss in der Abwägung zwischen technischer Machbarkeit, perioperativer Morbidität und onkologischem Wert getroffen werden.

Das Alter des Patienten stellt keine grundsätzliche Kontraindikation für eine Operation dar, da in mehreren Arbeiten gezeigt werden konnte, dass auch im höheren Alter eine Pankreasresektion ohne relevant erhöhte Morbidität und Mortalität mit gutem onkologischem Outcome durchgeführt werden kann (Makary et al. 2006). Hier sind das biologische Alter des Patienten und die begleitenden Komorbiditäten für die Indikationsstellung entscheidend.

68.2 Standardeingriffe

Bei Tumoren des Pankreaskopfes stellt die partielle Pankreatikoduodenektomie (PD) den Standardeingriff dar. Dabei hat sich in den letzten zwei Jahrzehnten die pyloruserhaltende Modifikation weltweit durchgesetzt und wird heute anstelle der klassischen Whipple-Operation immer durchgeführt, wenn keine Kontraindikation gegen den Pyloruserhalt besteht (z. B. enger Tumorbezug, auffällige Lymphknoten). Der Vorteil ist die physiologischere Magenentleerung und der vollständige Erhalt des Magens bei gleichem onkologischem Outcome (Diener et al. 2011). Im Rahmen des Eingriffs erfolgt die standardisierte Lymphadenektomie des Ligamentum hepatoduodenale und peripankreatischer und periduodenaler Lymphknoten sowie der Lymphknoten rechts der Mesenterialachse entlang der rechten Zirkumferenz der A. mesenterica superior und rechtsseitig des Truncus coeliacus. Eine weitergehende Lymphadenektomie erbringt keinen onkologischen Benefit, erhöht aber die perioperative Morbidität, insbesondere hinsichtlich Lymphfisteln, postoperativen Flüssigkeitskollektionen und neurovegetativen Funktionsstörungen des Intestinaltrakts, sodass – basierend auf den Ergebnissen von vier randomisierten Studien und einer Metaanalyse – hiervon Abstand genommen werden sollte (Pedrazzoli et al. 1998; Yeo et al. 1999; Michalski et al. 2007). Eine aktuelle Entwicklung stellt die isolierte Resektion des Pylorus unter vollständigem Erhalt des Magens dar, wodurch möglicherweise die Häufigkeit postoperativer Magenentleerungsstörungen (DGE) reduziert wird, die bei bis zu 45 % der Patienten postoperativ auftritt (Welsch et al. 2010). Nach drei retrospektiven und einer randomisierten Studie (Kawai et al. 2011) könnten von dieser einfachen Modifikation insbesondere Tumorpatienten profitieren, da hierdurch eine eventuelle Verzögerung der adjuvanten Therapie vermieden wird. Weitergehende randomisierte Studien zu dieser Fragestellung werden aktuell durchgeführt (Hackert et al. in press).

Tumoren im Pankreaskorpus und -schwanz erfordern eine distale Pankreatektomie (Linksresektion), die bei onkologischer Indikation mit Splenektomie und Lymphadenektomie auf der linken Seite der Mesenterialachse durchgeführt wird. Hierbei wird das Gewebe linksseits des Truncus coeliacus und der A. mesenterica superior auf der Gerota-Faszie entfernt (Mitchem et al. 2012). Eine Erweiterung der Lymphadenektomie (z. B. interaorto-caval) ist auch bei dieser Operation nicht als Standard zu empfehlen. Die Linksresektion wird bei Tumoren in den meisten Fällen offen durchgeführt, obwohl inzwischen auch größere Serien zu laparoskopischen Linksresektionen vorliegen, in denen vergleichbare Raten an R0-Resektionen erzielt werden und die Radikalität auch hinsichtlich der Anzahl der entfernten Lymphknoten nicht kompromittiert ist (Song et al. 2011). In den meisten Studien muss jedoch von einer starken Selektion der Patienten ausgegangen werden, sodass bislang unklar bleibt, inwieweit Tumorpatienten tatsächlich vom laparoskopischen Vorgehen und dem damit verbundenen geringeren Blutverlust und der möglicherweise schnelleren Rekonvaleszenz profitieren. Hinsichtlich der Hauptkomplikation nach Linksresektion – dem Auftreten einer Pankreasfistel (Häufigkeit ca. 30 %) – besteht bislang kein Hinweis auf eine Überlegenheit eines der beiden Verfahren oder einer bestimmten Technik des Absetzens des Pankreas (Diener et al. 2011).

Bei ausgedehnten Tumorbefunden oder ungünstiger Tumorlage zentral im Pankreas kann eine totale Duodenopankreatektomie notwendig sein (Nentwich et al. 2012), die entsprechend der Kombination beider o. g. Verfahren mit Splenektomie erfolgt und eine entsprechende Lymphadenektomie umfasst.

68.3 Erweiterte Resektionsstrategien

Das Ziel einer radikalen Tumorresektion sollte auch mit erweiterten Resektionen angestrebt werden, wenn die Patienten hiervon im Sinne eines guten onkologischen Outcomes profitieren. Die erweiterten Eingriffe umfassen Gefäß-, Multiviszeral- und Rezidivresektion sowie Resektionen bei oligometastatischen Erkrankungen.

Die venöse Resektion der porto-mesenterialen Gefäßachse (Pfortader und V. mesenterica superior) ist, ggf. unter Verwendung eines Gefäßinterponats, technisch sicher durchführbar und onkologisch sinnvoll, wenn dadurch eine R0-Resektion erreicht werden kann. In zahlreichen Publikationen der vergangenen Jahre konnte gezeigt werden (Siriwardena et al. 2006), dass sich die chirurgische Morbidität bei entsprechender Erfahrung durch die Venenresektion nicht erhöht und das Langzeitüberleben gleichwertig zu Resektionen ohne Gefäßbeteiligung ist, was entsprechend Eingang in die deutschen Leitlinien gefunden hat (Adler et al. 2007).

Anders muss die Situation bei arteriellen Gefäßen beurteilt werden. Auch wenn beim individuellen Patienten die Resektion von A. mesenterica superior, Truncus coeliacus oder Leberarterie mit entsprechender Rekonstruktion technisch möglich ist (Bockhorn et al. 2011), zeigt sich in der verfügbaren Literatur sowohl eine relevant erhöhte Morbidität und Mortalität als auch ein deutlich schlechteres Überleben als bei Standardresektionen (Mollberg et al. 2011). Daher muss eine Arterieninfiltration (T4-Situation) nach wie vor als Kontraindikation zur Tumorresektion angesehen werden und sollte nur bei selektierten Patienten nach individueller Abwägung durchgeführt werden.

Die En-bloc-Resektion von Nachbarorganen (z. B. Nebenniere oder linkes Hemicolon bei der Linksresektion) zur radikalen Tumorentfernung kann im Gegensatz dazu bei entsprechender chirurgischer Erfahrung sicher durchgeführt werden. Zwar besteht aufgrund der Erweiterung des Eingriffes eine erhöhte perioperative Morbidität, die Mortalität ist jedoch nicht höher als bei Standardresektionen, die onkologischen Ergebnisse sind ebenfalls vergleichbar (Hartwig et al. 2009).

Hinsichtlich des chirurgischen Managements eines Lokalrezidivs liegen bislang nur limitierte Erfahrungen vor. In größeren Serien liegt die Rate eines isolierten Lokalrezidivs ohne Fernmetastasierung bei ca. 25–35 % (Hishinuma et al. 2006; Neoptolemos et al. 2004). Häufig liegt die Lokalisation im Bereich der großen arteriellen Gefäße, in der präoperativen Bildgebung kann die Differenzialdiagnose zwischen Rezidiv und unspezifischer postoperativer Weichgewebsreaktion im Einzelfall schwierig sein (Grenacher et al. 2011). Hier sind – falls vorhanden – steigende Tumormarker sowie ein positiver Befund in der PET-Untersuchung wegweisend. Ergibt sich nach komplettem Staging keine weitere Tumormanifestation, sollte die Resektabilität evaluiert werden. Bei bis zu 70 % der Patienten ist eine Resektion möglich und kann mit einer Vorbestrahlung und ggf. auch intraoperativen Radiatio kombiniert werden (Strobel et al. 2013). Bei einem medianen Überleben von 26 Monaten ist die Prognose in der resektablen Situation signifikant besser als bei rein palliativer Therapie, sodass diese Patienten hiervon deutlich profitieren.

Für einen Benefit einer Resektion bei Vorliegen von Metastasen bestehen bislang keine größeren Erfahrungen. Die verfügbare Literatur umfasst Fallberichte und -serien bis 22 Patienten. Ein eindeutiger Vorteil für eine Resektion bei oligometastatischer Erkrankung ist aus diesen Daten bislang nicht ableitbar (Klempnauer et al. 1996; Shrikhande et al. 2007). Daher muss die Resektion von synchron oder metachron auftretenden Metastasen beim Pankreaskarzinom nach wie vor als Sonderindikation und Einzelfallentscheidung angesehen werden.

Auch von einer inkompletten Tumorresektion (R2) profitieren Patienten mit Pankreaskarzinom grundsätzlich nicht, da diese im Vergleich zur reinen Exploration mit einer signifikant höheren Morbidität einhergeht, ohne dass daraus ein signifikanter Überlebensvorteil resultiert (Köninger et al. 2008). Daher sollte keine intendierte R2-Resektion durchgeführt werden, sondern in dieser Situation ein palliatives Vorgehen erfolgen, d. h. bei intraoperativ festgestellter Irresektabilität der Eingriff als Exploration oder – wenn indiziert – mit Anlage einer biliodigestiven Anastomose und Gastroenterostomie als Bypass abgeschlossen werden.

68.4 Prognose und prognostische Parameter

Auch wenn die Prognose des Pankreaskarzinoms nach wie vor als schlecht einzuschätzen ist, stellt die Operation mit anschließender adjuvanter Chemotherapie die einzige Option dar, mit der ein Langzeitüberleben erzielt werden kann. In großen Serien liegt das 5-Jahres-Überleben bei ca. 20–25 % (Wagner et al. 2004; Simianu et al. 2010; Yeo et al. 1997), in einer aktuellen randomisiert kontrollierten Studie bei bis zu 30 % (Schmidt et al. 2012). Dies unterstreicht, dass der gelegentlich vertretene therapeutische Nihilismus (Gudjonsson 2009) nicht gerechtfertigt ist, sondern – wann immer möglich – die Patienten von einer radikalen chirurgischen Therapie profitieren.

Von prognostischer Bedeutung ist das Erzielen einer möglichst kompletten Tumorentfernung. Bei der partiellen Pankreatikoduodenektomie ist neben der retroperitonealen Resektionsfläche (Rau et al. 2012) in erster Linie der mediale Weichgeweberand, an dem die Resektionsgrenze durch die arterielle Mesenterialachse bestimmt wird, der kritische Bereich (Esposito et al. 2008). Hier finden sich am häufigsten mikroskopisch Tumorresiduen (R1-Situation). Seit 2005 ist für die histopathologische Aufarbeitung die revidierte R-Klassifikation (Verbeke et al. 2006) an einigen Zentren gebräuchlich. Danach gilt jedes Resektat, bei dem der Tumor einen Abstand zur Resektionsgrenze von unter 1 mm hat, auch wenn die Resektionsfläche nicht unmittelbar vom Tumor durchbrochen wird.

Tab. 68.1 Prognostische Faktoren nach Pankreaskarzinomresektion. (Hartwig et al. 2011)

Faktor	Range	p-Wert	Prognostische Bedeutung
Alter	≥ 70 J. vs. < 70 J.	0,0224	–
IDDM	ja/nein	0,0005	–
CA 19-9	≥ 400 vs. < 400 U/ml	< 0,0001	–
T-Status	Tis/T1/T2 vs. T3	0,0292	+
	T4 vs. T3	0,0005	–
Lymphknotenratio	> 0,2 vs. ≤ 0,2	0,0021	–
Metastasen	M1 vs. M0	< 0,0001	–
R-Status	R0 neu vs. R0 alt/R1/R2	0,0005	+
Grading	G1 vs. G2	0,0012	+
	G3/G4 vs. G2	< 0,0001	–

Entscheidend für die Prognose sind neben der radikalen Resektion patientenbezogene Faktoren und das Stadium der Erkrankung. In einer multivariaten Analyse prognostischer Faktoren von über 1000 resezierten Patienten (Hartwig et al. 2010) wurde gezeigt, dass ein Alter > 70 Jahren, vorbestehender Diabetes mellitus, präoperative CA 19-9-Spiegel von > 400 U/ml sowie T4, M1 und gering differenzierte (G3) Tumoren oder eine Lymphknotenratio von > 0,2 mit einer schlechten Überlebensprognose verbunden sind. Dagegen waren die Tumorstadien Tis, T1, T2 sowie G1 und eine R0-Resektion nach revidierter R0-Klassifikation mit einer deutlich besseren Prognose verbunden (Tab. 68.1). Bei Berücksichtigung dieser Faktoren in einem entsprechenden Prognose-Score lagen in den häufigsten klinischen Erkrankungsstadien AJCC IIa und IIb in den Subgruppen ohne Risikokonstellation 5-Jahres-Überlebensraten von bis zu 60 % vor, was unterstreicht, dass gerade diese Patienten von einer chirurgischen Therapie profitieren, auch wenn eine präoperative Risikostratifizierung und damit eventuelle Selektion von

Patienten mit besserer oder schlechterer Prognose nicht immer möglich ist.

Die große prognostische Bedeutung der Resektion in frühen Tumorstadien (Tis-T2, N0) unterstreicht die Bedeutung der Früherkennung von Risikokonstellationen. Hier sind inbesondere die intraduktalen papillär-muzinösen Neoplasien (IPMN, ► Sektion 6: Zystische Neoplasien) zu nennen, die mit zunehmender Inzidenz diagnostiziert werden und die Chance bieten, bei rechtzeitiger Resektion entweder noch im prämalignen oder in einem sehr frühen Tumorstadium entfernt zu werden, was zu einer exzellenten Langzeitprognose führt (Poultsides et al. 2010).

Literatur

Adler G, Seufferlein T, Bischoff SC et al (2007) S3-Guidelines »Exocrine pancreatic cancer« 2007. Z Gastroenterol 45: 487–523

Amin S, Lucas AL, Frucht H (2013) Evidence for treatment and survival disparities by age in pancreatic adenocarcinoma: a population-based analysis. Pancreas 42(2): 249–253

Bockhorn M, Burdelski C, Bogoevski D (2011) Arterial en bloc resection for pancreatic carcinoma. Br J Surg 98(1): 86–92

Diener MK, Fitzmaurice C, Schwarzer G, Seiler CM, Antes G, Knaebel HP, Büchler MW (2011) Pylorus-preserving pancreaticoduodenectomy (pp Whipple) versus pancreaticoduodenectomy (classic Whipple) for surgical treatment of periampullary and pancreatic carcinoma. Cochrane Database Syst Rev 5: CD006053

Diener MK, Seiler CM, Rossion I et al (2011) Efficacy of stapler versus hand-sewn closure after distal pancreatectomy (DISPACT): a randomised, controlled multicentre trial. Lancet 377(9776): 1514–1522

Esposito I, Kleeff J, Bergmann F, Reiser C, Herpel E, Friess H, Schirmacher P, Büchler MW (2008) Most pancreatic cancer resections are R1 resections. Ann Surg Oncol 15(6): 1651–1660

Grenacher L, Klauss M (2009) Computed tomography of pancreatic tumors. Radiologe 49(2): 107–123

Gudjonsson B (2009) Pancreatic cancer: survival, errors and evidence. Eur J Gastroenterol Hepatol 21(12): 1379–1382

Hartwig W, Hackert T, Hinz U et al (2009) Multivisceral resection for pancreatic malignancies: risk-analysis and long-term outcome. Ann Surg 250(1): 81–87

Hishinuma S, Ogata Y, Tomikawa M, Ozawa I, Hirabayashi K, Igarashi S (2006) Patterns of recurrence after curative resection of pancreatic cancer, based on autopsy findings. J Gastrointest Surg 10(4): 511–518

Kawai M, Tani M, Hirono S, Miyazawa M, Shimizu A, Uchiyama K, Yamaue H (2011) Pylorus ring resection reduces delayed gastric emptying in patients undergoing pancreatoduodenectomy: a prospective, randomized, controlled trial of pylorus-resecting versus pylorus-preserving pancreatoduodenectomy. Ann Surg 253(3): 495–501

Klempnauer J, Ridder GJ, Piso P, Pichlmayr R (1996) Is liver resection in metastases of exocrine pancreatic carcinoma justified? Chirurg 67(4): 366–370

Köninger J, Wente MN, Müller-Stich BP, di Mola FF, Gutt CN, Hinz U, Müller MW, Friess H, Büchler MW (2008) R2 resection in pancreatic cancer – does it make sense? Langenbecks Arch Surg 393(6): 929–934

Makary MA, Winter JM, Cameron JL, Campbell KA, Chang D, Cunningham SC, Riall TS, Yeo CJ (2006) Pancreaticoduodenectomy in the very elderly. J Gastrointest Surg 10(3): 347–356

Michalski CW, Kleeff J, Wente MN, Diener MK, Büchler MW, Friess H (2007) Systematic review and meta-analysis of standard and extended lymphadenectomy in pancreaticoduodenectomy for pancreatic cancer. Br J Surg 94(3): 265–273

Mitchem JB, Hamilton N, Gao F, Hawkins WG, Linehan DC, Strasberg SM (2012) Long-term results of resection of adenocarcinoma of the body and tail of the pancreas using radical antegrade modular pancreatosplenectomy procedure. J Am Coll Surg 214(1): 46–52

Mollberg N, Rahbari NN, Koch M et al (2011) Arterial resection during pancreatectomy for pancreatic cancer: a systematic review and meta-analysis. Ann Surg 254(6): 882–893

Nentwich MF, Bockhorn M, König A, Izbicki JR, Cataldegirmen G (2012) Surgery for advanced and metastatic pancreatic cancer – current state and trends. Anticancer Res 32(5): 1999–2002

Neoptolemos JP, Stocken DD, Friess H et al (2004) A randomized trial of chemoradiotherapy and chemotherapy after resection of pancreatic cancer. N Engl J Med 350(12): 1200–1210

Pedrazzoli S, DiCarlo V, Dionigi R, Mosca F, Pederzoli P, Pasquali C, Klöppel G, Dhaene K, Michelassi F (1998) Standard versus extended lymphadenectomy associated with pancreatoduodenectomy in the surgical treatment of adenocarcinoma of the head of the pancreas: a multicenter, prospective, randomized study. Lymphadenectomy Study Group. Ann Surg 228(4): 508–517

Poultsides GA, Reddy S, Cameron JL, Hruban RH, Pawlik TM, Ahuja N, Jain A, Edil BH, Iacobuzio-Donahue CA, Schulick RD, Wolfgang CL (2010) Histopathologic basis for the favorable survival after resection of intraductal papillary mucinous neoplasm-associated invasive adenocarcinoma of the pancreas. Ann Surg 251(3): 470–476

Rau BM, Moritz K, Schuschan S, Alsfasser G, Prall F, Klar E (2012) R1 resection in pancreatic cancer has significant impact on long-term outcome in standardized pathology modified for routine use. Surgery 152(3 Suppl 1): S103–111

Schmidt J, Abel U, Debus J, Harig S, Hoffmann K, Herrmann T, Bartsch D, Klein J, Mansmann U, Jäger D, Capussotti L, Kunz R, Büchler MW (2012) Open-label, multicenter, randomized phase III trial of adjuvant chemoradiation plus interferon alfa-2b versus fluorouracil and folinic acid for patients with resected pancreatic adenocarcinoma. J Clin Oncol 30(33): 4077–4083

Shrikhande SV, Kleeff J, Reiser C, Weitz J, Hinz U, Esposito I, Schmidt J, Friess H, Büchler MW (2007) Pancreatic resection for M1 pancreatic ductal adenocarcinoma. Ann Surg Oncol 14(1): 118–127. Epub 2006 Oct 25

Simianu VV, Zyromski NJ, Nakeeb A, Lillemoe KD (2010) Pancreatic cancer: progress made. Acta Oncol 49(4): 407–417

Siriwardana HP, Siriwardena AK (2006) Systematic review of outcome of synchronous portal-superior mesenteric vein resection during pancreatectomy for cancer. Br J Surg 93(6): 662–673

Song KB, Kim SC, Park JB, Kim YH, Jung YS, Kim MH, Lee SK, Seo DW, Lee SS, Park do H, Han DJ (2011) Single-center experience of laparoscopic left pancreatic resection in 359 consecutive patients: changing the surgical paradigm of left pancreatic resection. Surg Endosc 25(10): 3364–3372

Strobel O, Hartwig W, Hackert T, Hinz U, Berens V, Grenacher L, Bergmann F, Debus J, Jäger D, Büchler M, Werner J (2013) Re-resection for isolated local recurrence of pancreatic cancer is feasible, safe, and associated with encouraging survival. Ann Surg Oncol 20(3): 964–972

Verbeke CS, Leitch D, Menon KV, McMahon MJ, Guillou PJ, Anthoney A (2006) Redefining the R1 resection in pancreatic cancer. Br J Surg 93(10): 1232–1237

Wagner M, Redaelli C, Lietz M, Seiler CA, Friess H, Büchler MW (2004) Curative resection is the single most important factor determining outcome in patients with pancreatic adenocarcinoma. Br J Surg 91(5): 586–594

Welsch T, Borm M, Degrate L, Hinz U, Büchler MW, Wente MN (2010) Evaluation of the International Study Group of Pancreatic Surgery definition of delayed gastric emptying after pancreatoduodenectomy in a high-volume centre. Br J Surg 97(7): 1043–1050

Yeo CJ, Cameron JL, Sohn TA, Coleman J, Sauter PK, Hruban RH, Pitt HA, Lillemoe KD (1999) Pancreaticoduodenectomy with or without extended retroperitoneal lymphadenectomy for periampullary adenocarcinoma: comparison of morbidity and mortality and short-term outcome. Ann Surg 229(5): 613–622

Yeo CJ, Cameron JL, Sohn TA, Lillemoe KD, Pitt HA, Talamini MA, Hruban RH, Ord SE, Sauter PK, Coleman J, Zahurak ML, Grochow LB, Abrams RA (1997) Six hundred fifty consecutive pancreaticoduodenectomies in the 1990s: pathology, complications, and outcomes. Ann Surg 226(3): 248–257

Risiko und Ergebnisse der operativen Tumorentfernung des Pankreaskarzinoms

Lutz Schneider, Werner Hartwig, Jens Werner

H. G. Beger et al. (Hrsg.), *Erkrankungen des Pankreas*,
DOI 10.1007/978-3-642-37964-2_69, © Springer-Verlag Berlin Heidelberg 2013

Pankreasresektionen bei duktalem Adenokarzinom sind bis heute als große viszeralchirurgische Eingriffe zu werten. Ein wichtiger Faktor für die postoperative 30-Tage-Mortalität ist die Erfahrung des operierenden Chirurgen und die Fallzahl im Krankenhaus. In den letzten Jahren sind erweiterte Resektionen Standard geworden. Hierbei ist die arterielle Infiltration eine prinzipielle Kontraindikation. Weiche Pankreata sind mit einer höheren Rate postoperativer Pankreasfisteln assoziiert (ca. 20 % über alle Resektionstechniken). Beim Auftreten ist eine adäquate Drainage essenziell. Eine operative Revision ist selten erforderlich. Die postoperative Nachblutung wird nach Pankreasresektionen in eine frühe und späte Nachblutung unterteilt. Internationale Klassifikationen der typischen Komplikationen nach Pankreasresektionen wurden erstellt, um eine Vergleichbarkeit zwischen den Ergebnissen der einzelnen Zentren und den publizierten Daten zu erstellen.

69.1 Grundlagen

Die Grundlage für eine kurative Resektion ist eine mikroskopische R0-Resektion (Hartwig et al. 2011). Eine R1-Resektion zeigt dennoch einen Überlebensvorteil im Vergleich zu nicht resezierten Patienten (Konstantinidis et al. 2013). Eine erweiterte Lymphadenektomie zeigt keinen eindeutigen Überlebensvorteil (Michalski et al. 2007).

Erweiterte Resektionstechniken wie Multiviszeralresektion mit und ohne Gefäßersatz sind technisch möglich und sinnvoll, wenn eine R0-Resektion erreicht werden kann. Eine Achillesferse für die R0-Resektion scheint die Invasion des Karzinoms in den retroperitonealen Nervenplexus zu sein (Warshaw et al. 2012).

Bei Tumorinfiltration in die Pfortader oder die Vena mesenterica superior kann eine segmentale Resektion mit anschließender Rekonstruktion durchgeführt werden. Aufgrund deutlich höherer perioperativer Mortalitäts- und Morbiditätsraten und fraglichem onkologischem Vorteil sollte die Resektion eines arteriell infiltrierenden Tumors nur in individuellen Einzelfällen durchgeführt werden (Bachellier et al. 2011; Bockhorn et al. 2011; Mollberg et al. 2011).

Für die Prognoseabschätzung resezierter Patienten wurde 2004 von Brennan et al. (2004) ein Nomogramm entwickelt. Hier fließen Faktoren wie Alter, Geschlecht, Gefäßinfiltration, Lokalisation des Tumors, Erhalt der Milz, Resektionsrand, Tumordifferenzierung, Lymphknotenstatus, Symptome und das T-Stadium ein und ermöglichen eine Wahrscheinlichkeitsberechnung für das krankheitsfreie 1-, 2- und 3-Jahres-Überleben. Zudem zeigte sich, dass höheres Alter, hohe Tumormarker, insulinabhängiger Diabetes mellitus, Tumorgröße, Lymhknotenbefall, positive Resektionsränder und höherer Entdifferenzierungsgrad mit einer schlechteren Langzeitprognose einhergehen (Hartwig et al. 2011). Adjuvante Chemotherapie und radikale Tumorresektion konnten in einzelnen RCTs ein medianes Überleben von ca. 30 Monaten und ein 5-Jahres-Überleben von 31 % erreichen (Murakami et al. 2012; Schmidt et al. 2012).

69.2 Patientenspezifische Faktoren

Höheres Alter/BMI-Wert und bestehende Niereninsuffizienz gelten als Risikofaktoren für einen komplizierten postoperativen Verlauf. Zudem entwickeln weiche, nicht chronisch entzündete Bauchspeicheldrüsen eine erhöhte Fistelrate (Kawai et al. 2011).

69.3 Postoperative Risiken

69.3.1 Postoperative Pankreasfistel (POPF)

Nach Pankreasresektionen kann es zu POPF oder Insuffizienz der Pankreasanastomose kommen.

Die POPF wird nach der International Study Group of Pancreatic Fistula (ISGPF) als 3-fach erhöhte Amylase-Konzentration in der Drainagenflüssigkeit im Vergleich zu den Serumwerten ab dem 3. postoperativen Tag definiert

■ Tab. 69.1 Postoperative Pankreasfistel. (Bassi et al. 2005)

Grad	A	B	C
Klinische Verfassung	gut	oft gut	krank/ schlecht
Behandlung[a]	nein	ja/nein	ja
US/CT	negativ	negativ/ positiv	positiv
Drainage > 3 Wochen[b]	nein	häufig	ja
Folgeoperation	nein	nein	ja
POPF-assoziierte Mortalität	nein	nein	möglich
Infektzeichen	nein	ja	ja
Sepsis	nein	nein	ja
Stationäre Wiederauf-nahme	nein	ja/nein	ja/nein

US = Ultraschall, CT = Computertomographie; [a] = parenterale Ernährung, Antibiotika, Sondenkost, Somatostatin-Analoga und/oder interventionelle Drainage, [b] = mit/ohne einliegende Drainage

(Bassi et al. 2005). Es wurden drei Schweregrade unterschieden (A–C) (■ Tab. 69.1). Entscheidend ist bei einer POPF die Ableitung des Pankreassekretes. Intraoperativ oder interventionell-radiologisch eingelegte Drainagen können hierbei morbiditätsassoziierte Revisionen vermeiden.

Bei einer persistierenden POPF nach Pankreaslinksresektion kann eine ERCP mit Endoprotheseneinlage in den Pankreasgang evaluiert werden. Der hierdurch verbesserte Sekretabfluss in das Duodenum kann helfen, die POPF zur Abheilung zu bringen (Grobmyer et al. 2009).

Bei der Anastomoseninsuffizienz kommt es zu einer Dehiszenz der Naht zwischen Pankreas und Jejunum oder ggf. Magen. Die aus der Drainage abgeleitete Flüssigkeit zeigt neben erhöhten Pankreasenzymwerten zumeist eine gallige Sekretförderung. Antibiotische Therapie und eine suffiziente Drainage des austretenden Sekrets kann zum Abheilen der Nahtinsuffizienz führen. In einigen Fällen, insbesondere bei progredienter oder persistierender Sepsis und bei Organversagen, wird jedoch eine operative Revision und in seltenen Fällen eine Restpankreatektomie nötig.

Bei ca. 20 % aller Fälle kommt es im postoperativen Verlauf zur Entwicklung einer POPF (Bassi et al. 2005; Diener et al. 2011). Diese Inzidenz ist bei Pankreaskopfresektionen geringer und beträgt bei Pankreaslinksresektionen bis zu 30 %. Viele POPF nach Pankreaslinksresektionen haben als A-Fistel jedoch für den Patienten nur geringe klinische Relevanz.

69.3.2 Insuffizienz der biliodigestiven Anastomose

Die Insuffizienzrate einer biliodigestiven Anastomose nach Pankreaskopfresektion oder totaler Pankreatektomie liegt bei 0,4–8 % (de Castro et al. 2005). Eine postoperative Gallefistel besteht, wenn ab dem 3. postoperativen Tag in der einliegenden Drainage oder in einer im weiteren Behandlungsverlauf platzierten interventionellen Drainage 3-fach erhöhte Bilirubinkonzentrationen gegenüber den Serumwerten bestehen (Koch et al. 2011) (■ Tab. 69.2). Einige postoperative Gallefisteln können durch eine (interventionelle) Drainage zur Ausheilung gebracht werden. Bei Persistenz trotz suffizienter Drainage sollte eine perkutane transhepatische Cholangio-Drainage (PTCD) zur Abdichtung und zur Schienung der Leckage eingebracht werden (Stampfl et al. 2011).

In der unmittelbar postoperativen Phase (0–3 Tage postoperativ) sollte bei galliger Drainagenförderung eine operative Revision und Neuanlage der biliodigestiven Anastomose in Betracht gezogen werden.

69.3.3 Verzögerte Magenentleerung (DGE)

Das DGE ist eine für den Patienten belastende postoperative Komplikation, die bei 19–23 % der Fälle nach Pankreaskopfresektion oder totaler Pankreatektomie auftritt (Wente et al. 2007). Eine magenerhaltende Pankreaskopfresektion mit Resektion des Pylorus scheint zu einer reduzierten Inzidenz des DGE zu führen (Kawai et al. 2011). Die Schwere des DGE wird nach der Konsensuskonferenz der International Study Group of Pancreatic Surgery (ISGPS) in drei Grade (A–C) eingeteilt (Wente et al. 2007). In der Regel kommt es unter konservativer Therapie zur Ausheilung (■ Tab. 69.3).

Eine Ösophagogastrojejunoskopie und ggf. eine Schnittbildgebung kann bei diesen Schweregraden und konservativem Therapieversagen einen anderen Grund für die Passagestörung ausschließen. Gleichzeitig kann durch die Bougierung der Anastomose ein therapeutischer Effekt auf das DGE erzielt werden. Die Krankenhausverweildauer ist ab Grad B verlängert. Eine operative Revision ist nur in Ausnahmefällen nötig.

69.3.4 Postoperative Blutung (POB)

Die POB ist eine der schwerwiegendsten Komplikationen nach Pankreasoperationen. Sie tritt bei 1–8 % der Patienten auf und ist für 11–38 % der Gesamtmortalität verantwortlich (Wente et al. 2007).

Tab. 69.2 Postoperative Gallefistel. (Koch et al. 2011)

Grad	A	B	C
Beeinträchtigung	leicht	moderat	schwer
Symptome	nein	Infektzeichen/Schmerzen	Organversagen/lebensbedrohliches Krankheitsbild
Drainage > 1 Woche	nein	meistens	ja
Zusätzliche Diagnostik	nein	meistens	ja
Verhaltnachweis in Bildgebung	ggf. ja	meistens	meistens
Radiologische/endoskopische Intervention	nein	meistens*	ja/nein
Re-Laparotomie	nein	nein	ja
Verlängerte Hospitalisation	selten	meistens	ja

*> 1 Woche persistierende Gallefisteln vom Grad A werden unabhängig von Interventionen auf Grad B hochgestuft

Tab. 69.3 Konsensusdefinition Delayed gastric emptying (DGE). (Wente et al. 2007)

DGE-Grad	Magensonde	Kein oraler Kostaufbau/ post OP-Tag	Erbrechen/ Magendistension	Prokinetika
A	4–7 Tage oder Neuanlage > 3 Tage post OP	7	±	±
B	8–14 Tage oder Neuanlage > 7 Tage post OP	14	+	+
C	> 14 Tage oder Neuanlage > 14 Tage post OP	21	+	+

Die POB wird in frühe (< 24 h) und späte (> 24 h) POB eingeteilt. Zudem muss zwischen intra- und extraluminalen Blutungen unterschieden werden. Während die schwere frühe POB operativ revidiert werden sollte, muss bei einer späten, am ehesten arrosionsbedingten Blutung eine unmittelbare CT-Angiographie mit folgender Angiographie und Blutstillungsversuch unternommen werden (Stampfl et al. 2012). Die intraluminalen Blutungen können mittels Endoskopie diagnostiziert und ggf. therapiert werden.

Literatur

Bachellier P, Rosso E, Lucescu I, Oussoultzoglou E, Tracey J, Pessaux P, Ferreira N, Jaeck D (2011) Is the need for an arterial resection a contraindication to pancreatic resection for locally advanced pancreatic adenocarcinoma? A case-matched controlled study. J Surg Oncol 103(1): 75–84

Bassi C, Dervenis C, Butturini G, Fingerhut A, Yeo C, Izbicki J, Neoptolemos J, Sarr M, Traverso W, Buchler M (2005) Postoperative pancreatic fistula: an international study group (ISGPF) definition. Surgery 138(1): 8–13

Bockhorn M, Burdelski C, Bogoevski D, Sgourakis G, Yekebas EF, Izbicki JR (2011) Arterial en bloc resection for pancreatic carcinoma. Br J Surg 98(1): 86–92

Brennan MF, Kattan MW, Klimstra D, Conlon K (2004) Prognostic nomogram for patients undergoing resection for adenocarcinoma of the pancreas. Ann Surg 240(2): 293–298

de Castro SM, Kuhlmann KF, Busch OR, van Delden OM, Lameris JS, van Gulik TM, Obertop H, Gouma DJ (2005) Incidence and management of biliary leakage after hepaticojejunostomy. J Gastrointest Surg 9(8): 1163–1171; discussion 1171–1173

Diener MK, Seiler CM, Rossion I, Kleeff J, Glanemann M, Butturini G, Tomazic A, Bruns CJ, Busch OR, Farkas S, Belyaev O, Neoptolemos JP, Halloran C, Keck T, Niedergethmann M, Gellert K, Witzigmann H, Kollmar O, Langer P, Steger U, Neudecker J, Berrevoet F, Ganzera S, Heiss MM, Luntz SP, Bruckner T, Kieser M, Buchler MW (2011) Efficacy of stapler versus hand-sewn closure after distal pancreatectomy (DISPACT): a randomised, controlled multicentre trial. Lancet 377(9776): 1514–1522

Grobmyer SR, Hunt DL, Forsmark CE, Draganov PV, Behrns KE, Hochwald SN (2009) Pancreatic stent placement is associated with resolution of refractory grade C pancreatic fistula after left-sided pancreatectomy. Am Surg 75(8): 654–657; discussion 657–658

Hartwig W, Hackert T, Hinz U, Gluth A, Bergmann F, Strobel O, Buchler MW, Werner J (2011) Pancreatic cancer surgery in the new millennium: better prediction of outcome. Ann Surg 254(2): 311–319

Kawai M, Kondo S, Yamaue H, Wada K, Sano K, Motoi F, Unno M, Satoi S, Kwon A H, Hatori T, Yamamoto M, Matsumoto J, Murakami Y, Doi R, Ito M, Miyakawa S, Shinchi H, Natsugoe S, Nakagawara H, Ohta T, Takada T (2011) Predictive risk factors for clinically relevant pancreatic fistula analyzed in 1,239 patients with pancreaticoduodenectomy: multicenter data collection as a project study of pancreatic surgery by the Japanese Society of Hepato-Biliary-Pancreatic Surgery. J Hepatobiliary Pancreat Sci 18(4): 601–608

Kawai M, Tani M, Hirono S, Miyazawa M, Shimizu A, Uchiyama K, Yamaue H (2011) Pylorus ring resection reduces delayed gastric emptying in patients undergoing pancreatoduodenectomy: a prospective randomized, controlled trial of pylorus-resecting versus pylorus-preserving pancreatoduodenectomy. Ann Surg 253(3): 495–501

Koch M, Garden OJ, Padbury R, Rahbari NN, Adam R, Capussotti L, Fan ST, Yokoyama Y, Crawford M, Makuuchi M, Christophi C, Banting S, Brooke-Smith M, Usatoff V, Nagino M, Maddern G, Hugh TJ, Vauthey JN, Greig P, Rees M, Nimura Y, Figueras J, DeMatteo RP, Buchler MW, Weitz J (2011) Bile leakage after hepatobiliary and pancreatic surgery: a definition and grading of severity by the International Study Group of Liver Surgery. Surgery 149(5): 680–688

Konstantinidis IT, Warshaw AL, Allen JN, Blaszkowsky LS, Fernandez-del Castillo C, Deshpande V, Hong TS, Kwak EL, Lauwers GY, Ryan DP, Wargo JA, Lillemoe KD, Ferrone CR (2013) Pancreatic ductal adenocarcinoma: is there a survival difference for R1 resections versus locally advanced unresectable tumors? What is a »true« R0 resection? Ann Surg 257(4): 731–736

Michalski CW, Kleeff J, Wente MN, Diener MK, Buchler MW, Friess H (2007) Systematic review and meta-analysis of standard and extended lymphadenectomy in pancreaticoduodenectomy for pancreatic cancer. Br J Surg 94(3): 265–273

Mollberg N, Rahbari NN, Koch M, Hartwig W, Hoeger Y, Buchler MW, Weitz J (2011) Arterial resection during pancreatectomy for pancreatic cancer: a systematic review and meta-analysis. Ann Surg 254(6): 882–893

Murakami Y, Uemura K, Sudo T, Hashimoto Y, Nakashima A, Kondo N, Nakagawa N, Sueda T (2012) Long-term results of adjuvant gemcitabine plus S-1 chemotherapy after surgical resection for pancreatic carcinoma. J Surg Oncol 106(2): 174–180

Schmidt J, Abel U, Debus J, Harig S, Hoffmann K, Herrmann T, Bartsch D, Klein J, Mansmann U, Jager D, Capussotti L, Kunz R, Buchler MW (2012) Open-label, multicenter, randomized phase III trial of adjuvant chemoradiation plus interferon alfa-2b versus fluorouracil and folinic acid for patients with resected pancreatic adenocarcinoma. J Clin Oncol 30(33): 4077–4083

Stampfl U, Hackert T, Radeleff B, Sommer CM, Stampfl S, Werner J, Buchler MW, Kauczor HU, Richter GM (2011) Percutaneous management of postoperative bile leaks after upper gastrointestinal surgery. Cardiovasc Intervent Radiol 34(4): 808–815

Stampfl U, Hackert T, Sommer CM, Klauss M, Bellemann N, Siebert S, Werner J, Richter GM, Kauczor HU, Radeleff B (2012) Superselective embolization for the management of postpancreatectomy hemorrhage: a single-center experience in 25 patients. J Vasc Interv Radiol 23(4): 504–510

Warshaw AL, Lillemoe KD, Fernandez-del Castillo C (2012) Pancreatic surgery for adenocarcinoma. Curr Opin Gastroenterol 28(5): 488–493

Wente MN, Bassi C, Dervenis C, Fingerhut A, Gouma DJ, Izbicki JR, Neoptolemos JP, Padbury RT, Sarr MG, Traverso LW, Yeo CJ, Buchler MW (2007) Delayed gastric emptying (DGE) after pancreatic surgery: a suggested definition by the International Study Group of Pancreatic Surgery (ISGPS). Surgery 142(5): 761–768

Wente MN, Veit JA, Bassi C, Dervenis C, Fingerhut A, Gouma DJ, Izbicki JR, Neoptolemos JP, Padbury RT, Sarr MG, Yeo CJ, Buchler MW (2007) Postpancreatectomy hemorrhage (PPH): an International Study Group of Pancreatic Surgery (ISGPS) definition. Surgery 142(1): 20–25

Was bringt eine Bypass-Operation beim Pankreaskarzinom?

Beat Gloor, Eliane Angst

H. G. Beger et al. (Hrsg.), *Erkrankungen des Pankreas*,
DOI 10.1007/978-3-642-37964-2_70, © Springer-Verlag Berlin Heidelberg 2013

Die operative Behandlung des Pankreaskarzinoms bringt einen Überlebensvorteil, falls eine R0-Resektion möglich ist. Dies kann jedoch nur bei 10–20 % aller Patienten mit Pankreaskarzinom erreicht werden. Liegt eine palliative Situation vor, geht es darum, die durch eine Galleabflussbehinderung und/oder Duodenalstenose verursachten Symptome zu lindern und dem Patienten im Hinblick auf eine geplante palliative Chemotherapie möglichst wenig Morbidität zuzumuten. Der biliäre Abfluss soll bei diesen Patienten wenn immer möglich durch einen Stent, sei er endoskopisch oder perkutan eingelegt, und nicht durch eine Hepatikojejunostomie hergestellt werden. Der bilioenterale Doppelbypass hat seine Rolle bei Patienten, welche mit dem Ziel einer radikalen Resektion laparotomiert werden und bei denen erst intraoperativ eine irresektable Situation gefunden wird.

Die operative Behandlung des Pankreaskarzinoms bringt einen Überlebensvorteil, falls eine R0-Resektion durchgeführt werden kann. Dies kann jedoch nur bei 10–20 % der Patienten erreicht werden. Für die meisten Patienten mit Pankreaskarzinom werden deshalb palliative Strategien entwickelt. Das Entfernen eines Großteils des Tumors, das sogenannte Tumor Debulking, was einer R2-Resektion entspricht, kann theoretisch jedoch verschiedene Vorteile bringen:

- **Verbesserung der Lebensqualität:** Patienten mit Pankreaskarzinom haben häufig eine schlechte Lebensqualität, verursacht durch Obstruktion der Gallenwege, Magenentleerungsstörung bei Duodenalstenose und wegen Schmerzen. Das Entfernen des Tumors kann diese Symptome verbessern und damit die Lebensqualität erhöhen.
- **Erkennen der R0-Resezierbarkeit:** Bei einer Exploration muss bisweilen ein irreversibler Schritt durchgeführt werden, bevor die Resezierbarkeit beurteilt werden kann. Es ist wichtig, an die technischen Grenzen zu gehen, da Patienten, die R0 reseziert werden können, einen deutlichen Überlebensvorteil haben.

Die Vorteile haben sich jedoch an den Nachteilen zu messen:

- Hohe Morbidität und Letalität des Eingriffes
- Lange postoperative Erholung bei Patienten mit einer kurzen Lebenserwartung
- Verzögerung des Beginns der Chemotherapie

Es stellen sich deshalb die folgenden Fragen:

- Bietet Tumor Debulking einen Überlebensvorteil im Vergleich zu palliativen Maßnahmen?
- Kann Tumor Debulking die Lebensqualität verbessern im Vergleich zu palliativen Maßnahmen?
- Kann Tumor Debulking mit akzeptabler Morbidität und Letalität durchgeführt werden?

In einer Metaanalyse untersuchten Gillen et al. retrospektive Kohorten (Evidenz-Level 4), welche die R2-Resektion mit der Bypass-Operation verglichen. Es handelt sich um vier Studien, die insgesamt 138 Resektionen einschlossen. Durchgeführt wurden klassische und pyloruserhaltende Whipple-Operationen, totale Pankreatektomien und Linksresektionen. Der makroskopische Residualtumor war meistens im Bereich der Mesenterialwurzel lokalisiert. Die Operationszeit betrug 360–397 min, die chirurgische Morbidität lag zwischen 37 und 59 %, die Letalität zwischen 5 und 27 %! Der Überlebensvorteil war gegenüber der Bypass-Operation minimal und statistisch nicht gesichert (Gillen et al. 2012). Ebenso war die Lebensqualität schlechter nach Tumor Debulking als nach der Bypass-Operation (Walter et al. 2011). Die R2-Resektion sollte nur in Ausnahmefällen zustande kommen, wenn bei angestrebter radikaler Operation die vollständige Exploration bereits so weit fortgeschritten ist, dass nicht mehr ohne Resektion weitergemacht werden kann.

Die hohe Morbidität und Letalität bei fehlendem Überlebensvorteil verbietet das Tumor Debulking beim Pankreaskarzinom.

70.1 Präoperativ bekannte Inoperabilität

Das akkurate präoperative Staging ist für das Festlegen der Behandlungsstrategie entscheidend. Liegen beim Adenokarzinom Lebermetastasen vor, ist Inoperabilität gegeben. Weniger eindeutig ist die Situation bei lokal fortgeschrittenem Tumor mit der Frage nach Infiltration der Mesenterialwurzel oder Befall der Arterien und Venen. Die Operabilität kann mit den heutigen bildgebenden Verfahren sehr sicher beurteilt werden (Evidenz-Level 4) (Bipat et al. 2005). Deshalb nahm die Anzahl der palliativen chirurgischen Eingriffe beim Pankreaskarzinom in den letzten 15 Jahren ab (Kneuertz et al. 2011). Mit der Spiral-Computertomographie kann die Resezierbarkeit mit einer Sensitivität von 81 % und einer Spezifität von 82 % korrekt beurteilt werden (Magnetresonanztomographie [MRT]: 82 % und 78 %) (Bipat et al. 2005). Im Vergleich zur MRT ist die Spiral-Computertomographie besser verfügbar, die Tumordetektion ist besser (Sensitivität 91 %, Spezifität 85 % versus 84 % und 82 %) (Bipat et al. 2005).

Bei bekannter Inoperabilität des Tumors ist das Ziel der Palliation, den Galleabfluss und die enterale Passage zu sichern. Der Galleabfluss wird bei ca. 80 % der Patienten beeinträchtigt, also deutlich häufiger als die enterale Passage (Maire et al. 2006). Für die Sicherung des Galleabflusses stehen drei Möglichkeiten zur Verfügung: die biliodigestive Anastomose, der endoskopische und der perkutane Stent.

Die chirurgische Behandlung hat den Vorteil, dass gleichzeitig die biliäre und duodenale Obstruktion sowie der Schmerz angegangen werden können. Meistens kann damit der biliäre Abfluss für die restliche Lebenszeit gesichert werden. In einer retrospektiven Serie mit 397 Patienten, welche zwischen 1996 und 2010 am Johns Hopkins Spital operiert wurden, lag das technische Versagen nach Hepatikojejunostomie bei 2,3 % (Kneuertz et al. 2011). Der Nachteil dieser Behandlung ist die chirurgische Morbidität, besonders bei Patienten mit fortgeschrittener Erkrankung (Kneuertz et al. 2011; Gray et al. 2012; Müller et al. 2008). In einer Metaanalyse mit 261 Patienten, welche einer Bypass-Operation unterzogen wurden, zeigte sich eine Morbidität von 18–42 % (davon chirurgisch 15–33 %) und eine Letalität von 2,2–6,5 % (Gillen et al. 2012). Insgesamt bringt die Operation für die Patienten zu wenig Vorteile (Evidenz-Level 4) und eine hohe Morbidität und Letalität. Die Laparoskopie bringt in der Zukunft allenfalls Vorteile, aber momentan kann dies nur von wenigen Zentren angeboten werden (Palanivelu et al. 2007; Horiguchi et al. 2011; Zureikat et al. 2011).

Interventionell können die Gallenwege entlastet werden, indem nach der Einlage eines Drahtes ein Stent darüber vorgeschoben und unter Sicht platziert wird. Für die temporäre Entlastung der Gallenwege werden Plastikstents benutzt, welche jedoch schnell verstopfen und deshalb wieder zu Ikterus und Cholangitiden führen (van Berkel et al. 2005). Diese sollten deshalb nur als definitive Versorgung gewählt werden, falls die Lebenserwartung unter 6 Monaten liegt. Selbstexpandierende nichtbeschichtete Metalstents haben sich bewährt, da sie einen größeren Durchmesser haben und deshalb weniger häufig verstopfen (Cipolletta et al. 2007; Luigiano et al. 2012). Sie können jedoch durch das Einwachsen des Tumors oder eine Hyperplasie der Mukosa verschlossen werden. Die perkutane transhepatische Implantation muss erwogen werden, falls der Gallengang endoskopisch nicht sondierbar ist oder aus anderen Gründen versagt. Bisweilen ist auch ein »Rendez-vous-Verfahren« geeignet, bei dem der Draht transhepatisch, der Stent jedoch endoskopisch platziert wird (Cipolletta et al. 2007). Die perkutane Therapie ist mit mehr Schmerzen und post-interventionellen Blutungen assoziiert. Eine randomisierte Studie zeigte, dass die endoskopische Palliation der perkutanen durch eine höhere Erfolgsrate und geringere Mortalität überlegen ist (Speer et al. 1987).

Für die Palliation des Ikterus sollte in erster Linie die endoskopische Entlastung durchgeführt werden.

Die enterale Passage wird nur bei einem Viertel der Patienten problematisch (Maire et al. 2006). Hier bestehen wiederum verschiedene Möglichkeiten zur Korrektur der enteralen Passage: der endoskopische selbstexpandierende Stent und verschiedene Varianten der laparoskopischen oder offenen Bypass-Chirurgie.

In retrospektiven Serien (Evidenz-Level 4) überwiegen die Vorteile der endoskopischen Stents (Maire et al. 2006; Siddiqui et al. 2007). Die Therapie kann ohne Vollnarkose durchgeführt werden und ist in erfahrenen Händen in den allermeisten Fällen erfolgreich. Die zeitnahe Durchführung von Chemo- oder Radiotherapie ist möglich, die Kosten sind geringer als bei der Chirurgie und die Letalität tiefer. Die Expertise zur Platzierung dieser Stents ist jedoch nicht an allen Häusern vorhanden. In einer Serie mit 25 duodenalen Stenosen konnten 24 Stents erfolgreich platziert werden. 23 blieben bis zum Lebensende offen bei einer mittleren Dauer der Durchgängigkeit von 7 Monaten (Maire et al. 2006).

Endoskopischer Stent, laparoskopische Gastroenterostomie und die offene Gastroenterostomie wurden in einem analytischen Modell untersucht. Darin wurden bereits publizierte Serien ausgewertet. In dieser Arbeit wurde Behandlungserfolg wie folgt definiert: keine durch die Prozedur verursachten Komplikationen und klinisch gastrointestinale Durchgängigkeit nach 1 Monat. Die Anlage eines endoskopischen Stents war erfolgreicher (72 %), hatte eine niedrigere Letalität (1,8 %) und war kostengünstiger als die Operation. Die offene Operation war am wenigsten erfolgreich, zeigte die höchste Letalität und war am teuersten (Siddiqui et al. 2007; Kneuertz et al. 2011; Navarra et al. 2006).

Die endoskopische Stenteinlage sollte deshalb immer zuerst erwogen werden. Falls sie anatomisch nicht möglich oder nicht erfolgreich ist oder nicht zur Verfügung steht, ist die laparoskopische Gastroenterostomie eine gute Alternative.

Klassischerweise wird eine jejunale Schlinge antekolisch zum Magen hochgezogen und isoperistaltisch an die Magenhinterwand anastomosiert (Navarra et al. 2006). Im Laufe der Zeit wurden verschiedene Modifikationen entwickelt, bei denen der Magen komplett oder partiell durchtrennt wird und die hochgezogene Schlinge durch eine Y-Roux-Rekonstruktion ersetzt wird (Suzuki et al. 2007). Keines der Verfahren ist dem anderen deutlich überlegen. Deshalb sollte auf die isoperistaltische Anlage und eine genügend große Öffnung geachtet werden, ohne den Eingriff auszuweiten.

70.2 Präoperativ unbekannte Inoperabilität

Diese Situation tritt bei sorgfältiger präoperativer Abklärung nur noch selten ein. Bei einer diagnostischen Laparoskopie muss bei einer duodenalen Obstruktion die Möglichkeit eines duodenalen Stents mit dem Gastroenterologen diskutiert werden. Falls diese Option nicht zur Verfügung steht, kann eine laparoskopische Gastro-Enterostomie angelegt werden. Falls nicht schon präoperativ an die Möglichkeit einer notwendigen biliären Entlastung gedacht wurde, muss dies postoperativ nachgeholt werden.

Wird primär offen exploriert, sollte trotzdem nur in Ausnahmesituationen ein chirurgischer Doppelbypass angelegt werden, da Morbidität und Letalität (zu) hoch sind und in den meisten Fällen eine Stent-Platzierung möglich ist, der rasch eine Chemo- oder Radiotherapie folgen kann (Gray et al. 2012).

Bei Inoperabilität sollten auftretende biliäre und/oder duodenale Obstruktionen primär endoskopisch mit einem Stent behoben werden. Bei Misserfolg der duodenalen Passagewiederherstellung sollte der biliäre Stent mit einer laparoskopischen Gastroenterostomie kombiniert werden.

Literatur

van Berkel AM, van Marle J, Groen AK, Bruno MJ (2005) Mechanisms of biliary stent clogging: confocal laser scanning and scanning electron microscopy. Endoscopy 37(8): 729–734. doi:10.1055/s-2005-870131

Bipat S, Phoa SS, van Delden OM, Bossuyt PM, Gouma DJ, Lameris JS, Stoker J (2005) Ultrasonography, computed tomography and magnetic resonance imaging for diagnosis and determining resectability of pancreatic adenocarcinoma: a meta-analysis. J Comput Assist Tomogr 29(4): 438–445

Cipolletta L, Rotondano G, Marmo R, Bianco MA (2007) Endoscopic palliation of malignant obstructive jaundice: an evidence-based review. Dig Liver Dis 39(4): 375–388. doi:10.1016/j.dld.2006.12.016

Gillen S, Schuster T, Friess H, Kleeff J (2012) Palliative resections versus palliative bypass procedures in pancreatic cancer – a systematic review. Am J Surg 203(4): 496–502. doi:10.1016/j.amjsurg.2011.05.004

Gray PJ, Jr, Wang J, Pawlik TM, Edil BH, Schulick R, Hruban RH, Dao H, Cameron J, Wolfgang C, Herman JM (2012) Factors influencing survival in patients undergoing palliative bypass for pancreatic adenocarcinoma. J Surg Oncol 106(1): 66–71. doi:10.1002/jso.23047

Horiguchi A, Uyama I, Miyakawa S (2011) Robot-assisted laparoscopic pancreaticoduodenectomy. J Hepatobiliary Pancreat Sci 18(2): 287–291. doi:10.1007/s00534-010-0325-x

Kneuertz PJ, Cunningham SC, Cameron JL, Torrez S, Tapazoglou N, Herman JM, Makary MA, Eckhauser F, Wang J, Hirose K, Edil BH, Choti MA, Schulick RD, Wolfgang CL, Pawlik TM (2011) Palliative surgical management of patients with unresectable pancreatic adenocarcinoma: trends and lessons learned from a large, single institution experience. J Gastrointest Surg 15(11): 1917–1927. doi:10.1007/s11605-011-1665-9

Luigiano C, Ferrara F, Cennamo V, Fabbri C, Bassi M, Ghersi S, Consolo P, Morace C, Polifemo AM, Billi P, Ceroni L, Alibrandi A, D'Imperio N (2012) A comparison of uncovered metal stents for the palliation of patients with malignant biliary obstruction: nitinol vs. stainless steel. Dig Liver Dis 44(2): 128–133. doi:10.1016/j.dld.2011.08.015

Maire F, Hammel P, Ponsot P, Aubert A, O'Toole D, Hentic O, Levy P, Ruszniewski P (2006) Long-term outcome of biliary and duodenal stents in palliative treatment of patients with unresectable adenocarcinoma of the head of pancreas. Am J Gastroenterol 101(4): 735–742. doi:10.1111/j.1572-0241.2006.00559.x

Müller MW, Friess H, Koninger J, Martin D, Wente MN, Hinz U, Ceyhan GO, Blaha P, Kleeff J, Büchler MW (2008) Factors influencing survival after bypass procedures in patients with advanced pancreatic adenocarcinomas. Am J Surg 195(2): 221–228. doi:10.1016/j.amjsurg.2007.02.026

Navarra G, Musolino C, Venneri A, De Marco ML, Bartolotta M (2006) Palliative antecolic isoperistaltic gastrojejunostomy: a randomized controlled trial comparing open and laparoscopic approaches. Surg Endoscopy 20(12): 1831–1834. doi:10.1007/s00464-005-0454-5

Palanivelu C, Jani K, Senthilnathan P, Parthasarathi R, Rajapandian S, Madhankumar MV (2007) Laparoscopic pancreaticoduodenectomy: technique and outcomes. J Am Coll Surg 205(2): 222–230. doi:10.1016/j.jamcollsurg.2007.04.004

Siddiqui A, Spechler SJ, Huerta S (2007) Surgical bypass versus endoscopic stenting for malignant gastroduodenal obstruction: a decision analysis. Dig Dis Sci 52(1): 276–281. doi:10.1007/s10620-006-9536-z

Speer AG, Cotton PB, Russell RC, Mason RR, Hatfield AR, Leung JW, MacRae KD, Houghton J, Lennon CA (1987) Randomised trial of endoscopic versus percutaneous stent insertion in malignant obstructive jaundice. Lancet 2(8550): 57–62

Suzuki O, Shichinohe T, Yano T, Okamura K, Hazama K, Hirano S, Kondo S (2007) Laparoscopic modified devine exclusion gastrojejunostomy as a palliative surgery to relieve malignant pyloroduodenal obstruction by unresectable cancer. Am J Surg 194(3): 416–418. doi:10.1016/j.amjsurg.2007.02.011

Walter J, Nier A, Rose T, Egberts JH, Schafmayer C, Kuechler T, Broering DC, Schniewind B (2011) Palliative partial pancreaticoduodenectomy impairs quality of life compared to bypass surgery in patients with advanced adenocarcinoma of the pancreatic head. Eur J Surg Oncol 37(9): 798–804. doi:10.1016/j.ejso.2011.06.017

Zureikat AH, Breaux JA, Steel JL, Hughes SJ (2011) Can laparoscopic pancreaticoduodenectomy be safely implemented? J Gastrointest Surg Tract 15(7): 1151–1157. doi:10.1007/s11605-011-1530-x

Evidenz der Chemotherapie beim fortgeschrittenen Pankreaskarzinom

Volker Heinemann

H. G. Beger et al. (Hrsg.), *Erkrankungen des Pankreas*,
DOI 10.1007/978-3-642-37964-2_71, © Springer-Verlag Berlin Heidelberg 2013

Das fortgeschrittene Pankreaskarzinom gehört zu den bösartigsten Tumoren des Gastrointestinaltrakts und ist bei nahezu allen Patienten mit einem letalen Ausgang verbunden. Die palliative Behandlung dieser Erkrankung darf sich nicht allein auf die Chemotherapie fokussieren, sondern muss Ernährungstherapie, Schmerztherapie und Psychoonkologie frühzeitig mit einbeziehen. Die Gemcitabin-basierten Kombinationen mit Platinanalogen und Fluoropyrimidinen haben in der Gesamtheit der untersuchten Patienten im Vergleich zur Gemcitabin-Monotherapie keine substanzielle Überlebensverlängerung erreicht. Sie stellen daher allenfalls bei gutem Performance Status eine sinnvolle Therapieoption dar. Unter den molekularbiologisch gezielten Substanzen hat bisher nur der EGFR-Tyrosinkinase-Inhibitor Erlotinib eine Zulassung erhalten. Intensivere Polychemotherapien wie FOLFIRINOX oder Gemcitabin/nab-Paclitaxel haben in randomisierten Studien eine deutliche Überlegenheit gegenüber Gemcitabin gezeigt.

71

71.1 Einführung

Patienten mit lokal fortgeschrittenen, nicht metastasierten Tumoren (LAPC) stellen etwa 15–20 % der neu diagnostizierten Pankreaskarzinome dar. Sie haben ein medianes Überleben von 9–11 Monaten. Im Vergleich dazu ist die Gruppe der metastasierten Patienten (60–70 %) deutlich größer. Hier beträgt das mediane Überleben in der Mehrzahl der kontrollierten klinischen Studien 6–8 Monate (Hidalgo 2010). Grundsätzlich besteht ein breiter Konsens darüber, dass LAPC und metastasiertes Pankreaskarzinom unter prognostischen und z. T. auch biologischen Gesichtspunkten unterschiedlichen Krankheitssubgruppen zugerechnet werden müssen. Entsprechend wurde eine separate Evaluation in klinischen Studien gefordert, was aber erst in jüngerer Zeit umgesetzt wurde (Philip et al. 2009).

71.2 Relevanz der Patientenselektion in klinischen Studien

Klinische Studien stellen infolge der strikten Ein- und Ausschlusskriterien z. T. artifizielle Konstrukte dar, welche die klinische Realität z. T. nur eingeschränkt abbilden. Entsprechend werden häufig jüngere Patienten und solche mit besserem sozioökonomischem Hintergrund eingeschlossen. In einer retrospektiven Studie zeigten El-Rayes und Mitarbeiter (2010), dass Patienten, die an einem ausgewiesenen Krebszentrum im Rahmen klinischer Studien behandelt wurden, ein medianes Überleben von 8,5 Monaten auswiesen. Dagegen lag das mediane Überleben von Patienten, die außerhalb von klinischen Studien oder außerhalb der Institution behandelt wurden, nur noch bei 5,0 bzw. 2,8 Monaten).

71.3 Prognosefaktoren

Der Performance Status stellt beim fortgeschrittenen Pankreaskarzinom derzeit den wichtigsten Prognosefaktor dar (Boeck et al. 2007). In der Tat wies eine metaanalytische Evaluation darauf hin, dass nur Patienten mit einem guten Performance Status (ECOG 0–1) von einer Kombinationstherapie profitierten ($HR = 0,76$, $p < 0,0001$), während Patienten mit reduziertem Allgemeinzustand (ECOG < 1) davon keinen Nutzen hatten ($HR = 1,08$, $p = 0,40$) (Heinemann et al. 2008).

Andere, weniger leicht zu definierende Parameter, die zur prognostischen Einordnung herangezogen werden können, sind Gewichtsverlust, Ernährungszustand und Schmerzbelastung. Baseline Laborparameter wie CA 19-9, LDH oder CRP korrelierten in retrospektiven Analysen mit dem Überleben, sind aber als Prognosefaktoren noch nicht ausreichend validiert (Cascinu et al. 2008; Wong et al. 2008; Wasan et al. 2009).

◘ Tab. 71.1 Kombination von Gemcitabin mit Platinanalogen oder Capecitabin (ausgewählte Studien)

Referenz	Regime	Studiendesign	Patientenzahl	LAPC (%)	ORR (%)	PFS (Mo)	OS (Mo)	1-Jahres-Überleben (%)
Cunningham et al. 2009	GEM/Capecitabin GEM	Phase III	267 266	30 29	19,1* 12,4	5,3 3,8	7,1 6,2	24,3 22,0
Louvet et al. 2005	GEM/Oxaliplatin GEM	Phase III	157 156	32 30	26,8* 17,3	5,8* 3,7	9,0 7,1	34,7 27,8
Heinemann et al. 2006	GEM/Cisplatin GEM	Phase III	98 97	20 21	10,2 8,2	5,3 3,1	7,5 6,0	k. A. k. A.

* = signifikanter Unterschied, GEM = Gemcitabin, LAPC = lokal fortgeschrittenes Pankreaskarzinom, ORR = Ansprechrate, PFS = progressionsfreies Überleben, OS = Gesamtüberleben, k. A. = keine Angaben

71.4 Chemotherapie, ein Behandlungsstandard

Beim fortgeschrittenen Pankreaskarzinom stellt die systemische Chemotherapie die Behandlung der Wahl dar. Die Chemotherapie sollte zeitnah nach Diagnose einer nicht resektablen Erkrankung begonnen werden. Sie wird bei akzeptabler Verträglichkeit bis zur Progression der Erkrankung fortgeführt. Die Wirksamkeit wird in Abständen von 2–3 Monaten durch eine geeignete Bildgebung überprüft. Nach Versagen der Erstlinientherapie sollte nach Möglichkeit eine Zweitlinienbehandlung angeboten werden.

Die Effektivität der Chemotherapie im Vergleich zu »Best Supportive Care« (BSC) wurde in einer Metaanalyse von sieben randomisierten Studien untersucht. Sultana und Mitarbeiter (2007) konnten zeigen, dass eine Chemotherapie der BSC mit einer Hazard Ratio von 0,64 (95 % CI, 0,42–0,98) deutlich überlegen war. Gleichwohl war die Heterogenität der untersuchten Studien groß (p = 0,0005), was die Aussagekraft dieses Befundes schmälerte.

71.5 Aktivität einer Erstlinientherapie mit Gemcitabin

In der Behandlung des fortgeschrittenen Pankreaskarzinoms ist Gemcitabin seit vielen Jahren ein etabliertes Medikament. Seine Zulassung gründete auf einer randomisierten Studie, welche die Überlegenheit von Gemcitabin im Vergleich zu einer Bolus-Therapie mit 5-Fluorouracil in Hinblick auf den klinischen Nutzen (23,8 % vs. 4,8 %, p = 0,0022) und das Gesamtüberleben (5,65 vs. 4,1 Monate, p = 0,0025) zeigte (Burris et al. 1997). Darüber hinaus konnte durch Gemcitabin auch eine deutliche Verbesserung des 1-Jahres-Überlebens (18 % vs. 2 %) erreicht werden, welche durch spätere Studien in einer Höhe von 18–28 % bestätigt wurde.

71.6 Metaanalyse von Gemcitabin-basierten Doubletten

In zahlreichen Studien wurde versucht, die Effektivität der Behandlung durch eine Kombination von Gemcitabin mit Platinanalogen oder Fluoropyrimidinen zu steigern. Während durch die Kombinationsbehandlung vielfach eine Steigerung von Ansprechraten (ORR) und progressionsfreien Zeiten (PFS) erreicht wurde, so wurde das Ziel einer statistisch signifikanten Verlängerung des Gesamtüberlebens doch in den meisten Studien verfehlt (◘ Tab. 71.1).

Aufgrund der überwiegend negativen Ergebnisse der Einzelstudien wurde in metaanalytischen Ansätzen mit entsprechend größerer Power versucht, die klinische Relevanz der Kombinationsbehandlung zu definieren (Sultana et al. 2007). Heinemann und Mitarbeiter (2008) fassten 15 randomisierte Studien zusammen und zeigten eine geringe, aber statistisch signifikante Überlegenheit der Kombinationsbehandlung im Vergleich zur Gemcitabin-Monotherapie (HR 0,91, p = 0,004). Eine identische Hazard Ratio wurde in einer weiteren Metaanalyse von Sultana et al. (2007) berichtet (HR 0,91; 95 % CI, 0,85–0,97). In der separaten Evaluation verschiedener Kombinationspartner konnte durch die Kombination von Gemcitabin mit Platinanalogen wie Cisplatin oder Oxaliplatin eine Hazard Ratio von 0,85 (95 % CI: 0,76–0,96, p = 0,010) erreicht werden, während bei Fluoropyrimidin-basierten Kombinationen eine HR von 0,90 (95 % CI: 0,81–0,99, p = 0,030) berichtet wurde. Dagegen konnte durch die Kombination von Gemcitabin mit Substanzen wie Irinotecan, Exatecan oder Pemetrexed keine Risikoreduktion erzielt werden (HR = 0,99) (Heinemann et al. 2008).

Tab. 71.2 Gemcitabin-basierte Polychemotherapieregime (ausgewählte Studien)

Referenz	Regime	Studiendesign	Patientenzahl	LAPC (%)	ORR (%)	PFS/TTP (Mo)	OS (Mo)	1-Jahres-Überleben (%)
Reni et al. 2005	PEFG GEM	Phase III	52 47	29 30	38,5 8,5	5,4 3,3	Na na	38,5 21,3
Wagner et al. 2007	GEM/oxaliplatin/ infusional 5-FU	Phase II	43	26	19	5,7	7,5	33
Hess et al. 2010	GEMOXEL Phase I/II	Phase I/II	45	24	41	4,3	7,8	k. A.

GEM = Gemcitabin, PEFG = Cisplatin, Epirubicin, Gemcitabin, 5-FU, GEMOXEL = Gemcitabin, Oxaliplatin, Capecitabin, LAPC = lokal fortgeschrittenes Pankreaskarzinom, ORR = Ansprechrate, PFS/TTP = progressionsfreies Überleben/time-to-peak, OS = Gesamtüberleben, k. A. = keine Angaben

71.7 Gemcitabin-basierte Polychemotherapieregime

Einige Studien untersuchten Gemcitabin-basierte Polychemotherapieregime, die drei bis vier zytotoxische Substanzen zum Einsatz brachten (Tab. 71.2). In allen Studien waren die Patientenzahlen gering. Die durch die Polychemotherapie erreichten medianen Überlebenszeiten betrugen lediglich 7,5–8,3 Monate und wurden von 1-Jahres-Überlebensraten begleitet, die in einem Bereich von 25–38,5 % lagen. Die Effektivitätsparameter favorisieren die Polychemotherapie im Vergleich zur Gemcitabin-Monotherapie. Im Vergleich zu den Ergebnissen der FOLFIRINOX-Therapie erscheint der klinische Nutzen jedoch geringer (Conroy et al. 2011).

71.8 5-Fluorouracil-basierte Regime

Im Jahr 2004 berichteten Ducreux und Mitarbeiter über eine bemerkenswerte klinische Untersuchung. Im Rahmen einer dreiarmigen randomisierten Phase-II-Studie wurde eine Monotherapie mit 5-Fluorouracil (1000 mg/m^2/Tag, kontinuierliche Infusion, Tage 1–4) oder Oxaliplatin (130 mg/m^2 Tag 1) mit der Kombination beider Substanzen (OXFU) verglichen (Ducreux et al. 2002). Das mediane Gesamtüberleben war im OXFU-Arm deutlich höher (9,0 Monate) als bei Patienten, die eine alleinige Behandlung mit 5-FU (2,4 Monate) oder Oxaliplatin (3,4 Monate) erhielten. Diese Studie konnte zum ersten Mal die Effektivität der Kombination von 5-FU und Oxaliplatin belegen, wohingegen die Einzelsubstanzen weitgehend wirkungslos waren. Die Studie wird allerdings nicht nur aufgrund der geringen Patientenzahlen, sondern auch aufgrund einer erheblichen Imbalance der Tumorstadien in den drei Subgruppen kritisiert. Letztlich wird das Ergebnis dieser Studie aber durch den erfolgreichen Einsatz der Zweitlinientherapie mit infusionalem 5-FU/Leukovorin plus Oxaliplatin (OFF-Regime) bestätigt (Pelzer et al. 2008).

71.9 Capecitabin plus Oxaliplatin (CapOx)

Die deutsche AIO-Studie war die erste randomisierte Untersuchung, welche das orale Fluoropyrimidin Capecitabin in Kombination mit Oxaliplatin (CapOx) im Rahmen einer Erstlinientherapie evaluierte (Boeck et al. 2008). Dabei wurde CapOx mit der Kombination aus Capecitabin plus Gemcitabin (Cap/Gem) oder der Kombination aus Gemcitabin plus Oxaliplatin (mGemOx) verglichen. Bei allen drei Kombinationen wurde eine vergleichbare klinische Effektivität in Bezug auf das PFS (4,2 vs. 5,7 vs. 3,9 Monate) und das Gesamtüberleben (8,1 vs. 9,0 vs. 6,9 Monate) festgestellt. Erwartungsgemäß wurden signifikant unterschiedliche Toxizitätsprofile beobachtet (Boeck et al. 2008). In der Zweitlinientherapie erwies sich CapOx als mäßig aktiv (PFS = 2,3 Monate, OS = 5,4 Monate) (Xiong et al. 2008).

71.10 Irinotecan-basierte Chemotherapie

Die Datenlage zur Irinotecan-basierten Chemotherapie ist begrenzt. Dies ist möglicherweise auch dadurch begründet, dass die Kombination aus GEM plus Irinotecan im Vergleich zur Gemcitabin-Monotherapie in zwei randomisierten Studien keinerlei Vorteil erbracht hatte (Rocha et al. 2004; Stathopoulos et al. 2006). Durch die günstigen Daten zu FOLFIRINOX ergibt sich natürlich die Frage, welchen Anteil Irinotecan oder FOLFIRI an diesem Erfolg hat. Hier hilft möglicherweise eine Phase-II-Studie weiter, in der Taieb und Mitarbeiter (2007) ein modifiziertes FOLFIRI-Regime untersuchten (FOLFIRI.3). Dieses Regime zeigte mit einer Ansprechrate von 37,5 %, einem PFS von 5,6 Monaten und einem Gesamtüberleben von

Tab. 71.3 Chemotherapie mit FOLFIRINOX beim metastasierten Pankreaskarzinom

Referenz	Regime	Studiendesign	Patientenzahl	LAPC (%)	ORR (%)	PFS/TTP (Mo)	OS (Mo)	1-Jahres-Überleben (%)
Conroy et al. 2005	FOLFIRINOX	Phase II	46	24	26	8,2	10,2	43
Conroy et al. 2011	FOLFIRINOX	Phase III	171	0	31,6*	6,4*	11,1*	48,4
	GEM		171	0	9,4	3,3	6,8	20,6

* = p < 0,001; LAPC = lokal fortgeschrittenes Pankreaskarzinom, FOLFIRINOX = infusionales 5-FU/Folinsäure plus Irinotecan und Oxaliplatin, ORR = Ansprechrate, PFS/TTP = progressionsfreies Überleben/time-to-peak, OS = Gesamtüberleben

12,1 Monaten eine bemerkenswerte Aktivität. Die Überprüfung durch randomisierte Studien steht noch aus.

71.11 FOLFIRINOX: ein neuer Standard?

Das FOLFIRINOX-Regime setzt sich aus den Substanzen 5-Fluorouracil, Folinsäure, Irinotecan und Oxaliplatin zusammen. Conroy und Mitarbeiter (2011) verglichen die FOLFIRINOX-Polychemotherapie im Rahmen einer Phase-III-Studie mit einer Gemcitabin-Monotherapie. Diese Studie belegte unzweifelhaft die Überlegenheit von FOLFIRINOX in Hinblick auf die Ansprechrate (31,6 % vs. 9,4 %, p < 0,001), das progressionsfreie Überleben (6,4 vs. 3,3 Monate; HR 0,47, p < 0,001) und das Gesamtüberleben (11,1 vs. 6,8 Monate; HR 0,57, p < 0,001). Auch das 1-Jahres-Überleben war im FOLFIRINOX-Arm deutlich günstiger als unter der Behandlung mit Gemcitabin (48,4 % vs. 20,6 %) (Tab. 71.3).

Mehrere Gründe sprechen für die Zuverlässigkeit der Studienergebnisse. Zum einen werden die Ergebnisse der Phase-III-Studie durch nahezu identische Resultate der vorangegangenen Phase-II-Studie (ORR 26 %, PFS 8,2 Monate, OS 10,2 Monate) unterstützt (Conroy et al. 2005). Zum anderen entsprechen die Daten der Gemcitabin-Monotherapie jenen, die in zahlreichen vorangegangenen Studien publiziert wurden (Tab. 71.3) (Sultana et al. 2007; Conroy et al. 2011).

Erwartungsgemäß war die Polychemotherapie mit FOLFIRINOX im Vergleich zur Gemcitabin-Monotherapie mit einer deutlich höheren Toxizität verbunden. Dies äußerte sich in einer signifikant höheren Rate an Neutropenien vom Grad 3–4 (45,7 % vs. 21 %, p < 0,001) und febrilen Neutropenien (5,4 % vs. 1,2 %, p = 0,03) sowie einem entsprechend häufigeren Einsatz von G-CSF (42,5 % vs. 5,3 % (p < 0,001). Unter den nicht-hämatologischen Toxizitäten vom Grad 3–4 wurden höhere Raten an Diarrhö und sensorischer Neuropathie dokumentiert. Es ist möglicherweise der exzellenten Führung der Studienzentren zu verdanken, dass trotz der deutlich höheren Nebenwirkungsrate im Kombinationsarm die behandlungsassoziierte Mortalität mit einem Todesfall (1/171) relativ niedrig war.

Die tatsächliche Bedeutung der Studie kann am besten verstanden werden, wenn man die Einschlusskriterien der Studie evaluiert. Im Gegensatz zu der Mehrzahl der publizierten Studien beschränken sich Conroy und Mitarbeiter in ihrer Studie auf das metastasierte Pankreaskarzinom. Darüber hinaus erforderte die Intensität der Therapie die Einhaltung strikter Selektionskriterien. Die Ergebnisse der Studie gelten daher für Patienten im Alter von 18 bis 75 Jahren mit gutem Performance Status (ECOG 0–1), nahezu normalem Bilirubin (< 1,5 ULN) und ohne koronare Herzerkrankung.

Insbesondere der Ausschluss einer Hyperbilirubinämie führte dazu, dass nur 38 % der Patienten ein Pankreaskopfkarzinom aufwiesen und dass die Rate der Gallenwegsstents nur bei 14,3 % lag. Entsprechend wird klar, dass die FOLFIRINOX-Studie nur einen begrenzten Ausschnitt der klinischen Realität abbildet. Allein durch die Einschlusskriterien erfolgt eine Selektion, die nur noch eine Minderheit der Patienten abbildet.

Das FOLFIRINOX-Regime stellt zweifelsohne eine wichtige Bereicherung der therapeutischen Optionen dar. Die eigenen Erfahrungen weisen auf die klinische Machbarkeit des Therapieregimes hin, zeigen aber auch, dass nur eine Minderheit der Patienten (10–15 %) für diese intensive Behandlung in Frage kommt. Bei der Mehrheit der Patienten mit metastasiertem Pankreaskarzinom werden auch weiterhin die Substanzen Gemcitabin und Erlotinib eingesetzt.

71.12 Inhibitoren des epidermalen Wachstumsfaktorrezeptors (EGFR)

Beim Pankreaskarzinom wurden sowohl Cetuximab, ein gegen den EGFR gerichteter Antikörper, als auch der orale EGFR-Tyrosinkinaseinhibitor Erlotinib getestet. Als effektiv erwies sich in der PA.3 Zulassungsstudie jedoch nur die Kombination von Gemcitabin mit Erlotinib (Tab. 71.4) (Moore et al. 2007). Diese Kombination

■ Tab. 71.4 Korrelation zwischen anti-EGFR induziertem Rash und Überleben

				Gesamtüberleben (Monate)			Signifikanz
Studien	Studiendesign	Regime	Patientenzahl	Alle Patienten	Kein Rash	Rash-positiv	
PA.3 study Moore et al. 2007	Phase III	GEM + Erlotinib	285	6,2	5,3	10,5 (rash grade ≥ 2)	p < 0,001
PanTar study Manzano et al. 2010	Phase II	GEM + Erlotinib	154	6,3	5,0 (rash grade < 2)	10,2 (rash grade ≥ 2)	p = 0,001
AVITA study Verslype et al. 2009	Phase III	GEM + Erlotinib + Placebo	301	6,0	4,3	8,3 (rash grade ≥ 2)	HR 0,54, p < 0,0001
Cross-over AIO study Heinemann et al. 2012	Phase III	GEM + Erlotinib Capecitabin + Erlotinib	281	6,6 vs. 6,9	3,7	8,7 (rash grade ≥ 1)	HR 0,54, p < 0,001
Intergroup Trial S0205 Philip 2011	Phase III	GEM + Cetuximab	372	6,3	5,0 (rash grade 0–1)	7,8 (rash grade ≥ 2)	HR 0,64, p < 0,001
GEMOXCET Trial Kullmann et al. 2011	Phase II	GEM + Oxaliplatin + Cetuximab	64	7,1	4,9	7,9 (rash grade ≥ 1)	HR 0,42, p = 0,014

GEM = Gemcitabin, PA.3-Studie = Gemcitabin/Erlotinib vs. Gemcitabin, AVITA-Studie = Gemcitabin/Erlotinib ± Bevacizumab, Cross-over-AIO-Studie = Gemcitabin/Erlotinib vs. Capecitabin/Erlotinib, Intergroup-Studie S0205 = Gemcitabin plus Cetuximab vs. Gemcitabin

erreichte im Vergleich zur Gemcitabin-Monotherapie eine signifikante Verlängerung des progressionsfreien Überlebens (HR = 0,77, p = 0,004) und des Gesamtüberlebens (HR = 0,82, p = 0,038). Nachdem die Überlebenszeiten beim lokal fortgeschrittenen Pankreaskarzinom nur marginal beeinflusst wurden (HR = 0,94), blieb die Zulassung von Erlotinib in Europa auf die Behandlung des metastasierten Pankreaskarzinoms beschränkt.

Bezogen auf die Gesamtheit der Patienten wird der Nutzen der Zugabe von Erlotinib in Hinblick auf die Verlängerung des Gesamtüberlebens (6,24 Monate vs. 5,91 Monate; Δ = 0,33 Monate) als eher gering eingeschätzt. Klinisch relevant wird die Zugabe von Erlotinib jedoch in der Subgruppe jener Patienten, die unter einer Behandlung mit Gemcitabin/Erlotinib ein akneiformes Hautexanthem entwickeln. Dieses wird bei etwa 70 % der mit Erlotinib behandelten Patienten erwartet und tritt gewöhnlich innerhalb von 2–4 Wochen auf. In der Zulassungsstudie zeigten Patienten mit einem Hautexanthem Grad ≥ 2 (etwa ein Drittel der Gesamtpopulation) ein deutlich längeres Überleben als Patienten ohne diese Nebenwirkung (10,5 vs. 5,3 Monate). Dieser Effekt wird in weiteren Studien bestätigt (■ Tab. 71.4). Die verfügbaren Daten weisen aber auch darauf hin, dass die Überlebenszeiten (4–5 Monate) bei Ausbleiben des Exanthems niedriger sind, als man sie in einer unselektierten Population allein unter einer Gemcitabin-Therapie erwarten würde (Boeck et al. 2011). Der Schluss liegt daher nahe, dass diese Patienten möglichst rasch einer alternativen Behandlung zugeführt werden sollten. Da eine derartige Salvagetherapie noch nicht definiert ist, sind hier klinische Studien gefordert.

71.13 Sequenzielle Therapie

Die AIO-Studie (AIO PK0104) untersuchte die Effektivität einer Erstlinientherapie mit Gemcitabin/Erlotinib im Vergleich zu einer Behandlung mit Capecitabin/Erlotinib (Heinemann et al. 2012). Bei Progression der Erkrankung konnten die Patienten in den jeweils anderen Chemotherapiearm (jedoch ohne neuerliche Hinzunahme von Erlotinib) wechseln. Sowohl in der Erstlinien- als auch in der Zweitlinientherapie erwies sich die Behandlung mit Gemcitabin als signifikant effektiver. Nachdem Gemcitabin aber in beiden Therapiearmen zum Einsatz kam, wurden nahezu identische Überlebenszeiten erreicht (6,2 vs. 6,9 Monate).

71.14 Angiogeneseinhibitoren

Während die Kombination von Chemotherapie und Inhibitoren der Tumorneoangiogenese bei zahlreichen Tumorentitäten zum therapeutischen Standard gehört, so hat diese Form der gezielten Therapie in der Behandlung des fortgeschrittenen Pankreaskarzinoms bisher keine Erfolge gezeitigt. Die Kombination von Gemcitabin-basierten Regimen mit Angiogeneseinhibitoren wie Bevacizumab oder Axitinib konnte in keiner der bisher durchgeführten

Tab. 71.5 Chemotherapie mit Gemcitabin/nab-Paclitaxel beim metastasierten Pankreaskarzinom

Referenz	Regime	Studiendesign	Patientenzahl	LAPC (%)	ORR (%)	PFS (Mo)	OS (Mo)	1-Jahres-Überleben (%)
von Hoff et al. 2011	GEM/nab-Paclitaxel	Phase II	44	0	48	7,9	12,2	48
von Hoff et al. 2012[b]	GEM/nab-Paclitaxel GEM	Phase III	431 430	0 0	23* 7	5,5* 3,7	8,5* 6,7	35 22

* = signifikanter Untershied, [b] = zentrale Auswertung der Bildgebung LAPC = lokal fortgeschrittenes Pankreaskarzinom, ORR = Ansprechrate, PFS = progressionsfreies Überleben, OS = Gesamtüberleben

Studien einen Überlebensvorteil induzieren (van Cutsem et al. 2009; Javle et al. 2009; Fogelman et al. 2011; Ko et al. 2011; Spano et al. 2008; Kindler et al. 2011). Möglicherweise kann dies dadurch erklärt werden, dass sich das Pankreaskarzinom zumeist als hypovaskularisierter Tumor darstellt und in dieser Situation die Hemmung der Angiogenese als Modulator des Tumorwachstums a priori ineffektiv ist.

71.15 Tumorstroma – ein neues Ziel der Tumortherapie

Das Pankreaskarzinom ist durch Stromareichtum und Hypovaskularität charakterisiert. Beide Komponenten tragen zu einem eingeschränkten Transport zytotoxischer Substanzen in den Tumor bei und sind damit möglicherweise auch für die Resistenz des Pankreaskarzinoms gegen Chemotherapie verantwortlich (Neese et al. 2011). Neuere Therapieansätze (nab-Paclitaxel, Hyaluronidase, Inhibitoren von PDGFR oder Sonic Hedgehog) sind gegen das Tumorstroma gerichtet und versuchen auf diese Weise, Resistenzmechanismen zuüberwinden.

71.15.1 Albumin-gebundenes Paclitaxel

nab-Paclitaxel ist eine Albumin-gebundene Nanopartikel-Formulierung der zytotoxischen Substanz Paclitaxel. Präklinische Studien weisen darauf hin, dass die tumorale Aufnahme von nab-Paclitaxel durch die Bindung von Albumin an SPARC (Secreted Protein Acidic and Rich in Cysteine) erleichtert wird (Edmonds u. Cengel 2008). Bei SPARC handelt es sich um ein extrazelluläres Matrix-Glykoprotein, das im peritumoralen Stroma und an der Invasionsfront von Tumoren exprimiert wird. SPARC ist darüber hinaus an Prozessen beteiligt, die Zellmigration, Angiogenese und Gewebereparatur betreffen (Infante et al. 2007). Der Nachweis der SPARC Expression ist in vielen Tumoren, und so auch beim Pankreaskarzinom, mit einer schlechten Prognose verbunden.

Untersuchungen an Xenograft-Modellen weisen darauf hin, dass die Behandlung mit nab-Paclitaxel zu einer Stromadepletion führt. Dieser Wirkmechanismus ist möglicherweise für einen gesteigerten Transport von Gemcitabin in die Tumorzelle verantwortlich. Präklinische Untersuchungen zeigen, dass durch eine kombinierte Behandlung mit nab-Paclitaxel und Gemcitabin eine 2,8-fache Steigerung der intratumoralen Gemcitabin-Konzentration erreicht werden kann (von Hoff et al. 2011). Die Verbindung von präklinischen und klinischen Daten wird durch die Beobachtung hergestellt, dass die Expression von SPARC im Tumorstroma (aber nicht im Tumor) in der Phase-I/II-Studie mit einem deutlich besseren Überleben (17,8 vs. 8,1 Monate, p = 0,043) verbunden war (Infante et al. 2007). Im Rahmen einer Phase-III-Studie wurde die Überlegenheit von Gemcitabin/nab-Paclitaxel im Vergleich zur Gemcitabin-Monotherapie bestätigt (von Hoff et al. 2012). Dabei induzierte Gemcitabin/nab-Paclitaxel eine statistisch hochsignifikante Steigerung von ORR (23 % vs. 7 %), PFS (5,5 vs. 3,7 Monate) und OS (8,5 vs. 6,7 Monate). Diese war im Vergleich zur Gemcitabin-Monotherapie begleitet von einer klinisch akzeptablen Steigerung der Nebenwirkungsrate für Neutropenie vom Grad 3–4 (38 % vs. 26 %), Neuropathie (17 % vs. 1 %) oder Diarrhö (6 % vs. 1 %) (Tab. 71.5).

71.16 Zweitlinientherapie

In Studien erhielten 16–57 % der Patienten nach Versagen der Erstlinientherapie eine Zweitlinienbehandlung (Boeck et al. 2008). Nach Versagen von Gemcitabin wurden günstige Resultate insbesondere durch die Kombination von Fluoropyrimidinen mit Oxaliplatin-Analogen erreicht (Boeck et al. 2008). Patienten mit reduziertem Allgemeinzustand und gleichwohl hoher Motivation können ggf. eine Fluoropyrimidin-Monotherapie erhalten. Die im Rahmen einer Zweitlinientherapie erwarteten Überlebenszeiten liegen in einem Bereich von 3–9 Monaten (Custodio et al. 2009). Patienten, die unter FOLFIRINOX progredient wurden, erhielten in der von Conroy et al. publizierten Studie überwiegend Gemcitabin (82,5 %) oder Gemcitabin-basierte Kombinationen (12,5 %). Das mediane Überleben der so behandelten Patienten lag bei 4,4 Monaten.

71.17 Behandlung des fortgeschrittenen Pankreaskarzinoms in der täglichen Praxis

Zum gegenwärtigen Zeitpunkt sind nur Gemcitabin und Erlotinib für die Behandlung des fortgeschrittenen Pankreaskarzinoms zugelassen. Entsprechend der europäischen Zulassung und in Übereinstimmung mit der Datenlage beschränkt sich die Anwendung von Erlotinib nur auf Patienten mit metastasierter Erkrankung. Basierend auf der prognostischen Bedeutung des Allgemeinzustands kann ein Behandlungsalgorithmus entwickelt werden, der diesen vorrangig berücksichtigt:

1. Eine Chemotherapie sollte nicht verabreicht werden oder zumindest sehr kritisch diskutiert werden, wenn der Karnofsky Performance Status (KPS) 70 % unterschreitet.
2. Patienten mit einem KPS 70–80 % sollten Gemcitabin als Monotherapie oder in Kombination mit Erlotinib erhalten. Die Behandlung mit Erlotinib sollte nach 4–8 Wochen hinsichtlich der Entwicklung eines akneiformen Exanthems reevaluiert werden und sollte beendet werden, soweit sich kein Exanthem entwickelt.
3. Patienten mit einem sehr guten KPS von 90–100 % und hoher Motivation können einer intensiven Polychemotherapie mit FOLFIRINOX oder mit Gemcitabin/nab-Paclitaxel zugeführt werden, soweit sie die entsprechenden Einschlusskriterien erfüllen. Andernfalls stehen ihnen Behandlungsoptionen wie Gemcitabin/Erlotinib, Gemcitabin/Capecitabin oder Gemcitabin/Oxaliplatin als Behandlungsoptionen zur Verfügung.
4. Nach Versagen oder bei Unverträglichkeit der Erstlinientherapie sollte allen Patienten mit einem Performance Status 70–100 % eine Zweitlinientherapie angeboten werden. Diese kann je nach Vortherapie, Motivation und Allgemeinzustand mit Monotherapien (Capecitabin oder Gemcitabin) oder mit Kombinationsregimen erfolgen.
5. Grundsätzlich empfehlen wir den möglichst frühzeitigen Einsatz einer supportiven und psychosozialen Beratung und Versorgung. Auf der rein supportiven Ebene stehen die Behandlung von Schmerzen, die Stabilisierung des Körpergewichtes und die Beherrschung von behandlungsassoziierten Nebenwirkungen ganz im Vordergrund.

Literatur

Boeck S, Heinemann V (2011) Anti-epidermal growth factor receptor treatment strategies in advanced pancreatic cancer: success or failure? J Clin Oncol 29: e70–71; author reply e72–73

Boeck S, Heinemann V (2008) Second-line therapy in gemcitabine-pretreated patients with advanced pancreatic cancer. J Clin Oncol 26: 1178–1179

Boeck S, Hinke A, Wilkowski R, Heinemann V (2007) Importance of performance status for treatment outcome in advanced pancreatic cancer. World J Gastroenterol 13: 224–227

Boeck S, Hoehler T, Seipelt G, Mahlberg R, Wein A, Hochhaus A et al (2008) Capecitabine plus oxaliplatin (CapOx) versus capecitabine plus gemcitabine (CapGem) versus gemcitabine plus oxaliplatin (mGemOx): final results of a multicenter randomized phase II trial in advanced pancreatic cancer. Ann Oncol 19: 340–347

Burris H, Moore M, Anderson J et al (1997) Improvements in survival and clinical benefit with gemcitabine as first-line therapy for patients with advanced pancreas cancer: a randomized trial. J Clin Oncol 15: 2403–2413

Cascinu S, Berardi R, Labianca R, Siena S, Falcone A, Aitini E et al (2008) Cetuximab plus gemcitabine and cisplatin compared with gemcitabine and cisplatin alone in patients with advanced pancreatic cancer: a randomized, multicentre, phase II trial. Lancet Oncol 9: 39–44

Conroy T, Desseigne F, Ychou M, Bouche O, Guimbaud R, Becouarn Y et al (2011) FOLFIRINOX versus gemcitabine for metastatic pancreatic cancer. N Engl J Med 364: 1817–1825

Conroy T, Paillot B, Francois E, Bugat R, Jacob JH, Stein U et al (2005) Irinotecan plus oxaliplatin and leucovorin-modulated fluorouracil in advanced pancreatic cancer – a Groupe Tumeurs Digestives of the Federation Nationale des Centres de Lutte Contre le Cancer study. J Clin Oncol 23: 1228–1236

Cunningham D, Chau I, Stocken DD, Valle JW, Smith D, Steward W et al (2009) Phase III randomized comparison of gemcitabine versus gemcitabine plus capecitabine in patients with advanced pancreatic cancer. J Clin Oncol 27: 5513–5518

Custodio A, Puente J, Sastre J, Diaz-Rubio E (2009) Second-line therapy for advanced pancreatic cancer: a review of the literature and future directions. Cancer Treat Rev 35: 676–684

Ducreux M, Rougier P, Pignon JP, Douillard JY, Seitz JF, Bugat R et al (2002) A randomised trial comparing 5-FU with 5-FU plus cisplatin in advanced pancreatic carcinoma. Ann Oncol 13: 1185–1191

Edmonds C, Cengel KA (2008) Tumor-stroma interactions in pancreatic cancer. Will this SPARC prove a raging fire? Cancer Biol Ther 7: 1816–1817

El-Rayes BF, Jasti P, Severson RK, Almhanna K, Philip PA, Shields A et al (2010) Impact of race, age, and socioeconomic status on participation in pancreatic cancer clinical trials. Pancreas 39: 967–971

Fogelman D, Jafari M, Varadhachary GR, Xiong H, Bullock S, Ozer H et al (2011) Bevacizumab plus gemcitabine and oxaliplatin as first-line therapy for metastatic or locally advanced pancreatic cancer: a phase II trial. Cancer Chemother Pharmacol 68: 1431–1438

Heinemann V, Boeck S, Hinke A, Labianca R, Louvet C (2008) Meta-analysis of randomized trials: evaluation of benefit from gemcitabine-based combination chemotherapy applied in advanced pancreatic cancer. BMC Cancer 8: 82

71

Heinemann V, Quietzsch D, Gieseler F et al (2006) Randomized phase III trial of gemcitabine plus cisplatin compared with gemcitabine alone in advanced pancreatic cancer. J Clin Oncol 24: 3946–3952

Heinemann V, Vehling-Kaiser U, Waldschmidt D et al (2012) Gemcitabine plus erlotinib followed by capecitabine versus capecitabine plus erlotinib followed by gemcitabine in advanced pancreatic cancer: final results of a randomised phase 3 trial of the ‚Arbeitsgemeinschaft Internistische Onkologie' (AIO-PK0104). Gut 2012, epub

Hess V, Pratsch S, Potthast S, Lee L, Winterhalder R, Widmer L et al (2010) Combining gemcitabine, oxaliplatin and capecitabine (GEMOXEL) for patients with advanced pancreatic carcinoma (APC): a phase I/II trial. Ann Oncol 21: 2390–2395

Hidalgo M (2010) Pancreatic cancer. N Engl J Med 362: 1605–1617

von Hoff DD, Ervin TJ, Arena FP et al (2012) Randomized phase III study of weekly nab-paclitaxel plus gemcitabine versus gemcitabine alone in patients with metastatic adenocarcinoma of the pancreas (MPACT). J Clin Oncol 30 (Suppl 34: abstr LBA148

von Hoff DD, Ramanathan RK, Borad MJ, Laheru DA, Smith LS, Wood TE et al (2011) Gemcitabine plus nab-paclitaxel is an active regimen in patients with advanced pancreatic cancer: A phase I/II trial. J Clin Oncol 29: 4548–4554

Infante JR, Matsubayashi H, Sato N, Tonascia J, Klein AP, Riall TA et al (2007) Peritumoral fibroblast SPARC expression and patient outcome with resectable pancreatic adenocarcinoma. J Clin Oncol 25: 319–325

Javle M, Yu J, Garrett C, Pande A, Kuvshinoff B, Litwin A et al (2009) Bevacizumab combined with gemcitabine and capecitabine for advanced pancreatic cancer: a phase II study. Br J cancer 100: 1842–1845

Kindler HL, Ioka T, Richel DJ, Bennouna J, Letourneau R, Okusaka T et al (2011) Axitinib plus gemcitabine versus placebo plus gemcitabine in patients with advanced pancreatic adenocarcinoma: a double-blind randomised phase 3 study. Lancet Oncol 12: 256–262

Ko AH, Youssoufian H, Gurtler J, Dicke K, Kayaleh O, Lenz HJ et al (2011) A phase II randomized study of cetuximab and bevacizumab alone or in combination with gemcitabine as first-line therapy for metastatic pancreatic adenocarcinoma. Invest New Drugs 30: 1597–1606

Kullmann F, Hartmann A, Stöhr R, Messmann H, Dollinger MM, Trojan J et al (2011) KRAS mutation in metastatic pancreatic ductal adenocarcinoma: results of a multicenter phase II study evaluating efficacy of cetuximab plus gemcitabine/oxaliplatin (GEMOXCET) in first-line therapy. Oncology 81: 3–8

Louvet C, Labianca R, Hammel P, Lledo G, Zampino MG, Andre T et al (2005) Gemcitabine in combination with oxaliplatin compared with gemcitabine alone in locally advanced or metastatic pancreatic cancer: results of a GERCOR and GISCAD phase III trial. J Clin Oncol 23: 3509–3516

Manzano J, Rivera F, Galan M, Valladares M, Pericay C, Mendez MJ et al (2010) A phase II, open label study to evaluate the relationship between skin rash and survival in patients with unresectable and/or metastatic pancreatic cancer treated with erlotinib combined with gemcitabine. J Clin Oncol 28 (15s): abstract 4094

Moore MJ, Goldstein D, Hamm J, Figer A, Hecht JR, Gallinger S et al (2007) Erlotinib plus gemcitabine compared with gemcitabine alone in patients with advanced pancreatic cancer: a phase III trial of the National Cancer Institute of Canada Clinical Trials Group. J Clin Oncol 25: 1960–1966

Neesse A, Michl P, Frese KK, Feig C, Cook N, Jacobetz MA et al (2011) Stromal biology and therapy in pancreatic cancer. Gut 60: 861–868

Pelzer U, Kubica K, Stieler J, Schwaner I, Heil G, Görner M et al (2008) A randomized trial in patients with gemcitabine refractory pancreatic cancer. Final results of the CONKO 003 study. J Clin Oncol 26 (Suppl): abstract 4508

Philip P (2011) Reply to S. Boeck et al. J Clin Oncol 29: e72–e73

Philip PA, Mooney M, Jaffe D, Eckhardt G, Moore M, Meropol N et al (2009) Consensus report of the national cancer institute clinical trials planning meeting on pancreas cancer treatment. J Clin Oncol 27: 5660–5669

Reni M, Cordio S, Milandri C, Passoni P, Bonetto E, Oliani C et al (2005) Gemcitabine versus cisplatin, epirubicin, fluorouracil, and gemcitabine in advanced pancreatic cancer: a randomised controlled multicentre phase III trial. Lancet Oncol 6: 369–376

Rocha Lima CM, Green MR, Rotche R, Miller WH Jr, Jeffrey GM, Cisar LA et al (2004) Irinotecan plus gemcitabine results in no survival advantage compared with gemcitabine monotherapy in patients with locally advanced or metastatic pancreatic cancer despite increased tumor response rate. J Clin Oncol 22: 3776–3783

Spano JP, Chodkiewicz C, Maurel J, Wong R, Wasan H, Barone C et al (2008) Efficacy of gemcitabine plus axitinib compared with gemcitabine alone in patients with advanced pancreatic cancer: an open-label randomised phase II study. Lancet 371: 2101–2108

Stathopoulos GP, Syrigos K, Aravantinos G, Polyzos A, Papakotoulas P, Fountzilas G et al (2006) A multicenter phase III trial comparing irinotecan-gemcitabine (IG) with gemcitabine (G) monotherapy as first-line treatment in patients with locally advanced or metastatic pancreatic cancer. Br J Cancer 95: 587–592

Sultana A, Smith CT, Cunningham D, Starling N, Neoptolemos JP, Ghaneh P (2007) Meta-analyses of chemotherapy for locally advanced and metastatic pancreatic cancer. J Clin Oncol 25: 2607–2615

Taieb J, Lecomte T, Aparicio T, Asnacios A, Mansourbakht T, Artru P et al (2007) FOLFIRI.3, a new regimen combining 5-fluorouracil, folinic acid and irinotecan, for advanced pancreatic cancer: results of an Association des Gastro-Enterologues Oncologues (Gastroenterologist Oncologist Association) multicenter phase II study. Ann Oncol 18: 498–503

Van Cutsem E, Vervenne WL, Bennouna J, Humblet Y, Gill S, Van Laethem JL et al (2009) Phase III trial of bevacizumab in combination with gemcitabine and erlotinib in patients with metastatic pancreatic cancer. J Clin Oncol 27: 2231–2237

Verslype C, Verwvenne W, Bennouna J, Humblet Y, Cosaert J, van Cutsem E (2009) Rash as a marker for the efficacy of gemcitabine plus erlotinib-based therapy in pancreatic cancer: results from the AViTA Study. J Clin Oncol 27 (15s): abstract 4532

Wagner AD, Buechner-Steudel P, Wein A, Schmalenberg H, Lindig U, Moehler M et al (2007) Gemcitabine, oxaliplatin and weekly high-dose 5-FU as 24-h infusion in chemonaive patients with advanced or metastatic pancreatic adenocarcinoma: a multicenter phase II trial of the Arbeitsgemeinschaft Internistische Onkologie (AIO). Ann Oncol 18: 82–87

Wasan HS, Springett GM, Chodkiewicz C, Wong R, Maurel J, Barone C et al (2009) CA 19-9 as a biomarker in advanced pancreatic cancer patients randomised to gemcitabine plus axitinib or gemcitabine alone. Br J Cancer 101: 1162–1167

Wong D, Ko AH, Hwang J et al (2008) Serum CA19-9 decline compared to radiographic response as a surrogate for clinical outcomes in patients with metastatic pancreatic cancer receiving chemotherapy. Pancreas 37: 269–274

Xiong HQ, Varadhachary GR, Blais JC, Hess KR, Abbruzzese JL, Wolff RA (2008) Phase 2 trial of oxaliplatin plus capecitabine (XELOX) as second-line therapy for patients with advanced pancreatic cancer. Cancer 113: 2046–2052

Ist Radiochemotherapie beim Pankreaskarzinom effektiv?

Werner Hohenberger, Thomas Brunner, Henriette Golcher

H. G. Beger et al. (Hrsg.), *Erkrankungen des Pankreas*,
DOI 10.1007/978-3-642-37964-2_72, © Springer-Verlag Berlin Heidelberg 2013

Die chirurgische Behandlung des duktalen Pankreaskarzinoms durch alleinige operative Behandlung bleibt in der Mehrzahl der Fälle unbefriedigend. Nur eine Resektion lokal im Gesunden mit einem zirkumferentiellen Sicherheitsabstand von mindestens 1 mm eröffnet betroffenen Patienten überhaupt Heilungschancen, sofern zudem Fernmetastasen ausgeschlossen worden waren. Wahrscheinlich kommen deshalb weniger als 20 % aller Fälle derzeit für eine chirurgische Behandlung überhaupt in Betracht und höchstens 4 % können primär, ohne eine palliative Resektion zu riskieren, operiert werden. Unter mehreren Aspekten könnte eine neoadjuvante Radiochemotherapie die Prognose verbessern, wobei die Patientenselektion für dieses Verfahren und das strategische Vorgehen im interdisziplinären Kontext noch unklar ist. Die aktuelle CONKO-007-Studie könnte wesentlich zur Klärung der anstehenden Fragen beitragen.

72.1 Einführung und Rationale

In den letzten 25 Jahren hat sich unter den soliden malignen Tumoren vor allem die Prognose des Rektumkarzinoms enorm verbessert (Cunningham et al. 2010).

Dieser Fortschritt resultierte aus einer weltweit erfolgten Standardisierung der chirurgischen Therapie (Heald et al. 1998), der frühzeitigen Implementierung multimodaler Therapie, hierbei insbesondere der Strahlentherapie (Glimelius et al. 2010) und dies vor allem in Kombination mit der Chemotherapie (Radiochemotherapie) (Sauer et al. 2004; Rodel et al. 2007). Außerdem wurde bei diesem Tumor schon frühzeitig erfasst, dass dem zirkumferentiellen Sicherheitsabstand besondere Bedeutung zukommt und sogar bereits bei einem Unterschreiten von 1 mm die Lokalrezidivrate signifikant ansteigt (Quirke et al. 1986). Alle diese Maßnahmen haben über die Senkung der Lokalrezidivrate von vordem um 50 % auf nunmehr ca. 10 % auch zu einer signifikanten Anhebung der Überlebensraten von nahezu weltweit auf über 50 % geführt.

Diese Fortschritte lassen auch analoge Rückschlüsse darauf zu, wie auch die deutlich schlechtere Prognose des duktalen Pankreaskarzinoms eventuell verbessert werden kann. Allerdings ist bei diesem Karzinom die Ausgangslage eben deutlich schlechter: Dieses Karzinom wird meistens in einem weit fortgeschrittenen Tumorstadium diagnostiziert mit Fernmetastasen in 64 %, hierbei vor allem der Leber, aber auch in etwa einem Viertel des Peritoneums (Stefanidis et al. 2006). Nur bei 2 % der Betroffenen ist das Karzinom noch auf das Organ beschränkt (Daten des TUZ Erlangen-Nürnberg). Aber auch in diesen Fällen reicht das Karzinom sehr früh an zentrale Gefäße heran, die Pfortader und die V. mesenterica superior bzw. den Truncus coeliacus mit den abgehenden Arterien und die A. mesenterica superior. Sind diese Gefäße histologisch infiltriert, lebt keiner dieser Patienten wesentlich länger als ein Jahr. Zudem treten beim duktalen Karzinom Lymphknotenmetastasen sehr früh auf mit einem komplexen Metastasierungsmuster auch mit Befall der interaortokavalen Lymphknoten. Leider gilt darüber hinaus, dass Langzeitüberlebende mit Lymphknotenmetastasen eines duktalen Karzinoms überhaupt selten sind.

Des Weiteren wurde erst in den zurückliegenden Jahren offensichtlich, dass in bis zu 75 % der Fälle trotz vermeintlicher Resektion eines Karzinoms im Gesunden bei genauer Aufarbeitung von Resektaten durch den Pathologen Tumorausläufer bis an den zirkumferentiellen Resektionsrand heranreichen (Esposito et al. 2008) und damit die erfolgte Operation als palliativ zu werten ist. Diese Patienten haben keinerlei Heilungschancen (Zhang et al. 2012), werden jedoch um den Preis relevanter postoperativer Komplikationen in der Größenordnung bis zu 40 % und einer postoperativen Letalität bis mindestens 5 % operiert (Witkowski et al. 2013; Simons et al. 2009). Zudem kann wahrscheinlich ein Großteil der Patienten mit postoperativen Komplikationen keiner postoperativen additiven oder auch adjuvanten Systemtherapie mit der Hoffnung auf Lebensverlängerung zugeführt werden. Dieser Aspekt scheidet im Falle einer neoadjuvanten Radiochemotherapie aus.

Zudem nimmt selbst beim Unterschreiten eines zirkumferentiellen Sicherheitsabstandes von 1–1,5 mm die mediane Überlebenszeit um ein Drittel ab (Esposito et al. 2008; Zhang et al. 2012).

In Analogie zum Rektumkarzinom kann erwartet werden, dass auch beim duktalen Pankreaskarzinom mit einer neoadjuvanten Radiochemotherapie primär irresektable Karzinome resektabel werden können, die Rate der R1-Resektionen abnimmt, relevante Remissionen bis zum kompletten Verschwinden des Primärtumors (dort 10–15 %) und von Lymphknotenmetasen (ebenfalls um ca. 15 %) eintreten, damit Lokalrezidive seltener werden und somit die Prognose in geeigneten Fällen besser wird.

Als weiterer Aspekt kommt die beim Pankreaskarzinom häufig zu beobachtende Perineuralscheideninfiltration hinzu, die deutlich über die makroskopisch fassbaren Tumorgrenzen hinaus geht und die Radikalität gefährdet. Nach einer präoperativen Radiochemotherapie ist sie häufig nicht mehr nachweisbar (Chatterjee et al. 2012; Barbier et al. 2011).

Das Konzept der postoperativen Bestrahlung haben wir nie verfolgt, da es sich bereits in früheren Studien als weitgehend ineffektiv erwiesen hat (Neoptolemos et al. 2004).

In palliativer Zielsetzung ist zu erwarten, dass Patienten mit ausschließlich lokal metastasierten Karzinomen vor allem unter dem Aspekt der Symptomlinderung profitieren, da die Radiochemotherapie eine ausgeprägtere lokale Remission herbeiführt als die alleinige Chemotherapie (Brunner 2013).

72.2 Indikation zur neoadjuvanten Radiochemotherapie

Die Radiochemotherapie zielt auf eine regional begrenzte Tumorerkrankung ab. Die systemischen Wirkungen der simultan applizierten Chemotherapie können auch Fernmetastasen zur Remission bringen, dies jedoch deutlich seltener und weniger effektiv als eine alleinige Systemtherapie.

Deshalb scheiden Patienten mit erwiesenen Fernmetastasen aus. Die Problematik besteht aber darin, dass zum Zeitpunkt der Diagnose bei grenzwertig resektablen Karzinomen bereits in ca. 15 % Peritonealmetastasen vorhanden sind, die nur im fortgeschrittenen Ausmaß durch eine prätherapeutische Laparoskopie zu erfassen wären.

Zudem metastasieren Pankreaskarzinome nicht vorhersehbar und kurzfristig in die Leber; dies trifft auch auf frühe Tumoren zu. Die bei Pankreaskarzinomen prognostisch besonders relevanten Lymphknotenmetastasen sind in der Bildgebung nur ungenau zu erfassen, wodurch für die Auswahl der für die neoadjuvante Radiochemotherapie geeigneten Patienten mit mutmaßlich noch lokalisierter Tumorerkrankung ein weiterer Unsicherheitsfaktor hinzukommt.

Zusammenfassend ergibt sich bei der Auswahl der geeigneten Patienten unter allgemeinen Gesichtspunkten eine Reihe von Unwägbarkeiten, die eventuell durch regelhafte Anwendung eines PET-Computertomogramms zumindest teilweise aufzulösen wären.

Grundsätzlich sehen wir die Indikation zur neoadjuvanten Radiochemotherapie bei grenzwertig resektablen Karzinomen, deren primäre Operation möglicherweise oder gar mit Wahrscheinlichkeit zu einer palliativen R1-Resektion führte, des Weiteren bei mutmaßlich lymphogen, jedoch noch regional begrenzt metastasierten Karzinomen. Bezüglich Fernmetastasen sehen wir die einzige Ausnahme bei ausschließlich interaortokaval lymphogen metastasierten Tumoren.

Insgesamt basiert damit die Indikationsstellung auf den bildgebenden Untersuchungen, hierbei bezüglich der lokalen Tumorausbreitung vor allem auf dem Computertomogramm, an das somit besonders hohe Qualitätsansprüche gestellt werden müssen.

Im Detail sind zunächst die Patienten präoperativ zu bestrahlen, bei denen der zu erwartende zirkumferentielle Sicherheitsabstand weniger als 1 mm beträgt. Dies lässt sich im Allgemeinen gut durch die Bildgebung herausarbeiten.

Die grenzwertig oder auch nur ungewiss kurativ operablen Karzinome bedürfen der genauen Analyse der Bildgebung. Zunächst sind Karzinome, welche auch resektable Gefäße um mehr als 180° umfassen, mit hoher Wahrscheinlichkeit nicht mehr kurativ resektabel (Lu et al. 1997).

Wenn bereits Kontakt zu der Pfortader oder der V. mesenterica superior, dem Truncus coeliacus, der A. hepatica communis oder der A. mesenterica superior besteht, stimmen auch die meisten Expertenkommissionen zu (America's Hepatopancreaticobiliary Society, Society of Surgical Oncology, Society for Surgery of the Alimentary Tract), dass diese Karzinome nur mehr grenzwertig (und im Falle einer Ummauerung überhaupt nicht mehr) resektabel sind (Callery et al. 2009; Varadhachary et al. 2006; Katz et al. 2008).

Diese Patienten sind weitere Kandidaten für eine neoadjuvante Radiochemotherapie.

72.3 Chemotherapeutika und Strahlenfeld

Die 5-FU-basierte Radiochemotherapie wird als Standard betrachtet; sie ist der alleinigen Radiotherapie überlegen (Shinchi et al. 2002; Moertel et al. 1981).

Mit Radiochemotherapie wird ein stabilerer Krankheitsverlauf erreicht als mit alleiniger Chemotherapie (Gastrointestinal Tumor Study Group 1988).

Entsprechend einer Metaanalyse verlängert die Kombination mit Gemcitabin das Gesamtüberleben, allerdings bei erhöhter Toxizität, insbesondere wenn die wöchentliche Dosis von 400 mg/m^2 und das Planungszielvolumen von 800 ml überschritten werden (Zhu et al. 2011).

Ergebnisse aus Phase-II- und retrospektiven Studien lassen vermuten, dass – entsprechend auch dem oben dargestellten biologischen Verhalten des Pankreaskarzinoms – durch eine vorgeschaltete Chemotherapie Patienten mit einer frühzeitigen Fernmetastasierung selektiert werden sollten (Krishnan et al. 2007; Huguet et al. 2007). Daten der GERCOR-Gruppe (Huguet et al. 2007) lassen den Schluss zu, dass diese Chemotherapie jedoch nicht länger als 3 Monate dauern sollte.

Diese Gesichtspunkte werden in der derzeit anlaufenden CONKO-007-Studie mit einer vorgeschalteten Chemo-, gefolgt von einer Radiochemotherapie mit anschließender Resektion geprüft.

72.4 Strategisches Vorgehen

Nach Indikationsstellung einer neoadjuvanten Radiochemotherapie erfolgt die histologische Karzinomsicherung in der Regel mittels CT-gesteuerter perkutaner Hohlnadelbiopsie. Die Trefferquote ist mit ca. 90 % hoch. Relevante Komplikationen, hierbei insbesondere die Entwicklung intraabdomineller Hämatome, sind bei entsprechender Erfahrung sehr selten.

Ausnahmsweise ist die histologische Sicherung auch durch die alleinige Endoskopie oder endosonographisch gesteuert möglich.

Untersuchungen zum Restaging mit endgültiger Entscheidung über eine eventuelle Resektion sind frühestens 4 Wochen nach Beendigung der Radiochemotherapie sinnvoll, da erst dann eine relevante Remission zu erwarten ist. Nach der 12. Woche ist mit keiner weiteren wesentlichen Remission mehr zu rechnen, auch wenn diese Entwicklung gelegentlich noch deutlich länger andauern kann. Im Regelfall erfolgt die Operation 6 Wochen nach Beendigung der Radiochemotherapie.

Um eine rasch auftretende Fernmetastasierung zu erfassen, sollte etwa 4 Wochen nach Beginn der Bestrahlung eine orientierende Ultraschalluntersuchung erfolgen. Wird eine alleinige Chemotherapie vorgeschaltet, sollte nach 3 Monaten ein umfängliches Restaging durchgeführt werden.

Die operativen Maßnahmen unterscheiden sich in keiner Weise vom sonst üblichen Vorgehen. Wird bei einer Exploration oder selbst nach bereits weitestgehenden Maßnahmen, wie zum Beispiel einer ausgedehnten Lymphknotendissektion allerdings ohne Pankreasdurchtrennung, eine Operation abgebrochen, so haben wir in mehreren Fällen Patienten nach nachfolgender Radiochemotherapie erneut operiert und reseziert mit Langzeitüberleben in den meisten Fällen.

Insgesamt haben wir in den letzten Jahren etwas mehr als ein Fünftel unserer resezierten duktalen Pankreaskarzinome vorbestrahlt.

72.5 Komplikationen der Radiochemotherapie

Grundsätzlich gilt es, akute von späten Nebenwirkungen zu unterscheiden. Akute Nebenwirkungen können entweder der Strahlentherapie oder der Chemotherapie zugeschrieben werden. Erwartungsgemäß ist die Hämatotoxizität überwiegend durch die Chemotherapie verursacht, weist aber im Falle einer Gemcitabin-basierten Therapie die Besonderheit einer direkten Korrelation mit dem bestrahlten Volumen auf. So berichtete eine randomisierte Phase-II-Studie, die eine Radiochemotherapie mit Capecitabin gegenüber Gemcitabin nach Induktionschemotherapie verglich, Grad 3/4-Hämatotoxizität bei 0 % gegenüber 13 % aller Patienten (Mukherjee et al. 2013). Im Capecitabin-Arm kam es bei wenigen Patienten zu einer höhergradigen Leberenzymerhöhung, Diarrhö und Hand-Fuß-Syndromen. Die Radiotherapie führt bei Patienten mit endobiliären Stents in ca. 15 % der Fälle zu einer Stent-Okklusion, die aber in der Regel durch Stentwechsel und antibiotische Therapie komplikationslos verläuft. Die Mukosa des Duodenums und des Magens liegen meist direkt dem Tumor an, und Spätnebenwirkungen im Sinne von Ulzera und Blutungen wurden gelegentlich berichtet. Eine prophylaktische Protonenpumpeninhibitoren-Therapie während und bis ca. 6 Monate nach Abschluss der Therapie kann dieses Risiko reduzieren. Prinzipiell gilt, dass sich durch eine moderne Bestrahlungstechnik die Verträglichkeit der Radiochemotherapie wesentlich verbessert hat.

72.6 Postoperative Komplikationen

Resektionen vorbestrahlter Pankreaskarzinome können sehr anspruchsvoll sein, vor allem wenn im Falle sehr weitgehender Remissionen entsprechende perivaskuläre Fibrosierungen vorliegen oder wenn Patienten bereits vorgängig laparotomiert und eventuell bereits umfänglich disseziert worden waren.

Deshalb sollten sich nur sehr erfahrene Pankreaschirurgen mit solchen Patienten befassen. Dass dies auch in der eigenen Klinik nicht immer konsequent genug umgesetzt wurde, zeigt die Tatsache, dass die postoperative Klinikletalität unserer vorbestrahlten Patienten mit 11 % deutlich über derjenigen der nicht vorbehandelten mit 2 % liegt. Dies obwohl die prospektiv erfasste postoperative Morbidität wohl aufgrund des durch die Bestrahlung häufiger fibrosierten Pankreas mit 26 % gegenüber 32 % niedriger ist (Cheng et al. 2006).

72.7 Onkologische Ergebnisse

Die Rate der R0-Resektionen liegt in unserem vorbestrahlten Krankengut mit sorgfältiger pathohistologischer Aufarbeitung bei 85 % und damit deutlich höher als in den neueren Mitteilungen zu dieser Thematik (Zhang et al. 2012).

Das mediane Überleben aller vorbestrahlten Patienten mit nachfolgender Resektion beträgt 28 Monate und liegt damit deutlich höher als die von Oettle publizierten Ergebnisse mit postoperativer Chemotherapie von 22 Monaten (Oettle et al. 2007), wobei zudem nur ein Teil aller resezierten Patienten überhaupt einer solchen Behandlung zugeführt werden kann.

Wenn man nur die R0-resezierten Patienten herausgreift, so liegt deren 5-Jahres-Überlebensrate in unserem Krankengut bei etwa 40 % und einem medianen Überleben von 51 Monaten.

In gewissem Gegensatz zu diesen durchaus ermutigenden, wenn nicht sogar herausragenden Ergebnissen stehen die aus der von uns initiierten prospektiv randomisierten Studie mit dem Vergleich einer neoadjuvanten Radiochemotherapie versus primärer Operation. Aufgrund einer sehr schleppenden Rekrutierung haben wir sie vor Erreichen der vorgesehenen Fallzahl abgebrochen. Unter Berücksichtigung von »Intention to treat« ergab sich kein Unterschied zwischen den beiden Gruppen (medianes Überleben 17,4 Monate bei neoadjuvanter Radiochemotherapie gefolgt von Operation versus 14,4 Monate bei primärer Operation). Im Falle einer erfolgten Tumorresektion (R0) ist jedoch in dieser Studie die mediane Überlebenszeit mit 25 versus 18 Monaten weiter zugunsten der vorbehandelten Patienten verbessert. Um erneut den Vergleich mit der auch international als ein gewisser Referenzwert betrachteten CONKO-001-Studie (Oettle et al. 2007) mit allen Einschränkungen heranzuziehen, so zeichnet sich dennoch ein gewisser Vorteil zugunsten der vorbestrahlten Patienten ab.

Als Weiteres bleiben zwei Aspekte zu diskutieren, die bei jedweder Radiochemotherapie maligner Tumoren zu beachten sind, nämlich die komplette Remission des Primärtumors wie auch von Lymphknotenmetastasen.

Aufgrund eigener Erfahrung treten beide Phänomene auch beim Pankreaskarzinom wohl mit gleicher Häufigkeit wie beim Rektumkarzinom auf, einem Tumor, bei dem hierzu die meisten Erfahrungen vorliegen (ca. 10–15 % histologisch komplette Remission des Primärtumors bei lokal fortgeschrittenen Karzinomen, ca. 15 % von Lymphknotenmetastasen).

Aufgrund der begrenzten Fallzahl können jedoch valide Daten zur kompletten Remissionsrate des Primärtumors und von Lymphknotenmetastasen des Pankreaskarzinoms durch neoadjuvante Radiochemotherapie nicht vorgelegt werden.

Auch im Falle einer definitiv palliativen Radiochemotherapie, z. B. bei einem breit die Mesenterialwurzel infiltrierenden Karzinom ohne Fernmetastasen, können Patienten profitieren. In diesen Fällen verlängert eine additive Chemotherapie über die Radiochemotherapie hinaus um ca. 5 Monate das mediane Überleben, nämlich von median 8 auf 13 Monate (Brunner et al. 2006).

Literatur

Barbier L, Turrini O, Gregoire E et al (2011) Pancreatic head resectable adenocarcinoma: preoperative chemoradiation improves local control but does not affect survival. HPB (Oxford) 13: 64–69

Brunner TB (2013) Neoadjuvant therapy for potentially resectable pancreatic cancer: an emerging paradigm? Curr Oncol Rep 15: 162–169

Brunner TB, Tinkl D, Grabenbauer GG et al (2006) Maintenance chemotherapy after chemoradiation improves survival of patients with locally advanced pancreatic carcinoma: a retrospective analysis of prospectively recruited patients. Strahlenther Onkol 182: 210–215

Callery MP, Chang KJ, Fishman EK et al (2009) Pretreatment assessment of resectable and borderline resectable pancreatic cancer: Expert consensus statement. Ann Surg Oncol 16: 1727–1733

Chatterjee D, Katz MH, Rashid A et al (2012) Perineural and intraneural invasion in posttherapy pancreaticoduodenectomy specimens predicts poor prognosis in patients with pancreatic ductal adenocarcinoma. Am J Surg Pathol 36: 409–417

Cheng TY, Sheth K, White RR et al (2006) Effect of neoadjuvant chemoradiation on operative mortality and morbidity for pancreaticoduodenectomy. Ann Surg Oncol 13: 66–74

Cunningham D, Atkin W, Lenz HJ et al (2010) Colorectal cancer. Lancet 375: 1030–1047

Esposito I, Kleeff J, Bergmann F et al (2008) Most pancreatic cancer resections are R1 resections. Ann Surg Oncol 15: 1651–1660

Gastrointestinal Tumor Study Group (1988) Treatment of locally unresectable carcinoma of the pancreas: comparison of combined-modality therapy (chemotherapy plus radiotherapy) to chemotherapy alone. J Natl Cancer Inst 80: 751–755

Glimelius B, Pahlman L, Cervantes A (2010) Rectal cancer: ESMO Clinical Practice Guidelines for diagnosis, treatment and follow-up. Ann Oncol 21 (Suppl 5): v82–86

Heald RJ, Moran BJ, Ryall RD et al (1998) Rectal cancer: the Basingstoke experience of total mesorectal excision, 1978–1997. Arch Surg 133: 894–899

Huguet F, Andre T, Hammel P et al (2007) Impact of chemoradiotherapy after disease control with chemotherapy in locally advanced pancreatic adenocarcinoma in GERCOR phase II and III studies. J Clin Oncol 25: 326–331

Katz MH, Pisters PW, Evans DB et al (2008) Borderline resectable pancreatic cancer: The importance of this emerging stage of disease. J Am Coll Surg 206: 833–846

Krishnan S, Rana V, Janjan NA et al (2007) Induction chemotherapy selects patients with locally advanced, unresectable pancreatic cancer for optimal benefit from consolidative chemoradiation therapy. Cancer 110: 47–55

Lu DS, Reber HA, Krasny RM et al (1997) Local staging of pancreatic cancer: criteria for unresectability of major vessels as revealed by pancreatic-phase, thin-section helical CT. Am J Roentgenol 168: 1439–1443

Moertel CG, Frytak S, Hahn RG et al (1981) Therapy of locally unresectable pancreatic carcinoma: a randomized comparison of high dose (6000 rads) radiation alone, moderate dose radiation (4000 rads + 5-fluorouracil), and high dose radiation + 5- fluorouracil: The Gastrointestinal Tumor Study Group. Cancer 48: 1705–1710

Mukherjee S, Hurt CN, Bridgewater J et al (2013) Gemcitabine-based or capecitabine-based chemoradiotherapy for locally advanced pancreatic cancer (SCALOP): a multicentre, randomised, phase 2 trial. Lancet Oncol 14(4): 317–326

Neoptolemos JP, Stocken DD, Friess H et al (2004) A randomized trial of chemoradiotherapy and chemotherapy after resection of pancreatic cancer. N Engl J Med 350: 1200–1210

Oettle H, Post S, Neuhaus P et al (2007) Adjuvant chemotherapy with gemcitabine vs observation in patients undergoing curative-intent resection of pancreatic cancer: a randomized controlled trial. JAMA 297: 267–277

Quirke P, Durdey P, Dixon MF et al (1986) Local recurrence of rectal adenocarcinoma due to inadequate surgical resection. Histopathological study of lateral tumour spread and surgical excision. Lancet 2: 996–999

Rodel C, Liersch T, Hermann RM et al (2007) Multicenter phase II trial of chemoradiation with oxaliplatin for rectal cancer. J Clin Oncol 25: 110–117

Sauer R, Becker H, Hohenberger W et al (2004) Preoperative versus postoperative chemoradiotherapy for rectal cancer. N Engl J Med 351: 1731–1740

Shinchi H, Takao S, Noma H et al (2002) Length and quality of survival after external-beam radiotherapy with concurrent continuous 5-fluorouracil infusion for locally unresectable pancreatic cancer. Int J Radiat Oncol Biol Phys 53: 146–150

Simons JP, Shah SA, Ng SC et al (2009) National complication rates after pancreatectomy: beyond mere mortality. J Gastrointest Surg 13: 1798–1805

Stefanidis D, Grove KD, Schwesinger WH et al (2006) The current role of staging laparoscopy for adenocarcinoma of the pancreas: a review. Ann Oncol 17: 189–199

Varadhachary GR, Tamm EP, Abbruzzese JL et al (2006) Borderline resectable pancreatic cancer: definitions, management, and role of preoperative therapy. Ann Surg Oncol 13: 1035–1046

Witkowski ER, Smith JK, Tseng JF (2013) Outcomes following resection of pancreatic cancer. J Surg Oncol 107: 97–103

Zhang Y, Frampton AE, Cohen P et al (2012) Tumor infiltration in the medial resection margin predicts survival after pancreaticoduodenectomy for pancreatic ductal adenocarcinoma. J Gastrointest Surg 16: 1875–1882

Zhang Y, Frampton AE, Kyriakides C et al (2012) Loco-recurrence after resection for ductal adenocarcinoma of the pancreas: predictors and implications for adjuvant chemoradiotherapy. J Cancer Res Clin Oncol 138: 1063–1071

Zhu CP, Shi J, Chen YX et al (2011) Gemcitabine in the chemoradiotherapy for locally advanced pancreatic cancer: a meta-analysis. Radiother Oncol 99: 108–113

Evidenz der adjuvanten Chemotherapie beim Pankreaskarzinom

Volker Heinemann

H. G. Beger et al. (Hrsg.), *Erkrankungen des Pankreas*,
DOI 10.1007/978-3-642-37964-2_73, © Springer-Verlag Berlin Heidelberg 2013

Nach Resektion eines Pankreaskarzinoms ist die adjuvante Chemotherapie, die über einen Zeitraum von 6 Monaten durchgeführt wird, etablierter klinischer Standard. Im Rahmen mehrerer randomisierter Studien konnten mediane Überlebenszeiten von 20–24 Monaten erreicht werden. Die unter der adjuvanten Behandlung erreichten 5-Jahres-Überlebensraten konnten im Vergleich zur alleinigen Beobachtung verdoppelt werden und lagen in mehreren Analysen bei 21–24 %. Sowohl Gemcitabin als auch 5-Fluorouracil können bei vergleichbarer Effektivität, allerdings bei unterschiedlichen Toxizitätsspektren, in der adjuvanten Behandlung eingesetzt werden.

73.1 Einführung

Während die große Mehrzahl der Pankreaskarzinome erst in einem fortgeschrittenen oder metastasierten Stadium diagnostiziert wird (Hidalgo 2010), beschränkt sich die kleinere Subgruppe der primär resektablen Pankreaskarzinome auf 10–20 % der Patienten. Erhalten diese eine postoperative Chemotherapie entsprechend den aktuellen Standards, so zeigen die verfügbaren randomisierten Studien ein medianes Überleben von 20–24 Monaten und ein 5-Jahres Überleben von etwa 20 %.

73.2 Adjuvante Chemotherapie

Entsprechend der aktuellen Studienlage gibt es einen breiten Konsens darüber, dass eine adjuvante Chemotherapie nach R0-Resektion eines Pankreaskarzinoms nicht nur zu einer Verlängerung des krankheitsfreien und des Gesamtüberlebens führt, sondern auch für eine Steigerung der Rate an Langzeitüberlebenden verantwortlich ist. Die adjuvante Chemotherapie sollte zeitnah, d. h. innerhalb von 4–8 Wochen nach der Operation begonnen werden (Oettle et al. 2007). In der Mehrzahl der Studien wurde die adjuvante Chemotherapie über eine Dauer von 6 Monaten gegeben (◘ Tab. 73.1). Aufgrund der hohen Malignität der Pankreaskarzinomerkrankung muss man davon ausgehen, dass etwa 15 % der Patienten bereits in der postoperativen Erholungsphase eine Fernmetastasierung entwickeln (Wolff et al. 2008). Wichtig erscheint daher, dass eine Fernmetastasierung bereits vor Beginn der adjuvanten Behandlung mithilfe einer CT-Untersuchung von Thorax und Abdomen ausgeschlossen wird. Waren präoperativ die Tumormarker CEA oder CA 19-9 erhöht, so sollten diese sich etwa 4 Wochen nach der Operation normalisiert haben, andernfalls sollte die Metastasensuche intensiviert werden.

73.3 Wichtige randomisierte Studien zur adjuvanten Therapie

73.3.1 ESPAC-1-Studie

Die ESPAC-1-Studie (European Study Group of Pancreatic Cancer) belegte erstmals im Rahmen einer groß angelegten randomisierten Untersuchung die deutliche Überlegenheit einer Chemotherapie im Vergleich zu keiner Chemotherapie (◘ Tab. 73.1). Mit Hilfe eines 5-FU-Bolus-Regimes konnte eine signifikante Verbesserung des Gesamtüberlebens erreicht werden (HR = 0,71; p = 0,009) (Neoptolemos et al. 2004). Auch die 5-Jahres-Überlebensrate war bei den chemotherapierten Patienten deutlich größer (21 % vs. 8 %, p = 0,009).

73.3.2 CONKO-001-Studie

Die CONKO-001-Studie der deutschen CONKO-Studiengruppe verglich eine adjuvante Therapie mit einem Beobachtungsarm (Oettle et al. 2007). Auch in dieser Untersuchung erwies sich die adjuvante Chemotherapie mit Gemcitabin in Hinblick auf den primären Endpunkt, das krankheitsfreie Überleben (13,4 vs. 6,9 Monate, p < 0,001),

Tab. 73.1 Ausgewählte Studien zur adjuvanten Chemotherapie

Studie	Jahr der Publikation	Zahl der Patienten	Behandlung	Behandlungsdauer (Monate)	Krankheitsfreies Überleben (Monate)	Medianes Überleben (Monate)	5-Jahres-Überleben (%)
Kosuge et al.	2006	45 44	5-FU + Cisplatin q 4–8 wks über 2 Zyklen Beobachtung	2(–3)	8,6 10,2	12,5 15,8	26,4 14,9
ESPAC-1 (Neoptolemos et al.)	2004	147 142	5-FU/FA Keine Chemotherapie	6	15,3 9,4	20,1 15,5[c]	21 8
CONKO-001 (Oettle et al.)	2007	179 177	Gemcitabin wkly × 3 q 4 wks über 6 Zyklen Beobachtung	6	13,4 6,9	22,1[d] 20,2	22,5 11,5
Ueno et al.	2009	58 60	Gemcitabin wkly × 3 q 4 wks über 6 Zyklen Beobachtung	3	11,4 5,0	22,3 18,4	23,9 10,6
ESPAC-3 (Neoptolemos et al.)	2009	537 551	Gemcitabin wkly × 3 q 4 wks über 6 Zyklen 5-FU/FA Bolus d1-5, q 4 wks über 6 Zyklen	6	14,3 14,1	23,6 23,0	k. A. k. A.

5-FU = Fluorouracil, FA = Folinsäure, k. A. = keine Angaben

wie auch in Bezug auf das Gesamtüberleben (22,8 vs. 20,2 Monate, p = 0,005) und die 5-Jahres-Überlebensrate (21,0 % vs. 9,0 %) als signifikant überlegen (Tab. 73.1) (Neuhaus et al. 2008). Die Daten der CONKO-001-Studie werden durch eine kleinere japanische Studie bestätigt, die gleichfalls zeigen konnte, dass durch eine adjuvante Gemcitabin-Therapie ein signifikant längeres krankheitsfreies Überleben erreicht werden konnte (HR = 0,60; p = 0,01) als im Beobachtungsarm. Die Gemcitabin-Behandlung führt darüber hinaus zu einer Verlängerung des medianen Überlebens (HR = 0,77; p = 0,19), wenngleich dies auch nicht das Signifikanzniveau erreichte (Ueno et al. 2009).

73.3.3 ESAPC-3-Studie

Die ESPAC-3-Studie widmete sich der Frage der optimalen Chemotherapie. Im Rahmen einer großen randomisierten Studie konnte diese Studie die äquivalente Effektivität von Gemcitabin und einem 5-FU-Bolus-Regime zeigen. Die in dieser Untersuchung erreichten Überlebenszeiten lagen bei 23,6 bzw. 23,0 Monaten. Die Autoren favorisierten in ihrer Zusammenfassung die adjuvante Chemotherapie mit Gemcitabin, da darunter im Vergleich zu 5-Fluorouracil die Rate an Toxizitäten vom Grad 3–4 wie Stomatitis (0 % vs. 10 %; p < 0,001) und Diarrhö (2 % vs. 13 %; p < 0,001) deutlich niedriger war.

73.4 Zusammenfassung zur adjuvanten Chemotherapie

Mithilfe einer adjuvanten Chemotherapie können mediane Überlebenszeiten von 20–24 Monaten erreicht werden. Beide Chemotherapeutika, Gemcitabin und 5-Fluorouracil, zeigen eine vergleichbare Effektivität, aber ein unterschiedliches Toxizitätsspektrum. Während der absolute Gewinn an Überlebenszeit moderat ist, so induziert die adjuvante Chemotherapie doch unbestreitbar eine Verdoppelung des 5-Jahres-Überlebens und hat damit eine klinisch relevante Langzeitwirkung (Tab. 73.1).

73.5 Postoperative Rezidive

Nach der Operation wird ein medianes krankheitsfreies Intervall von 8–13 Monaten erwartet, und die Mehrzahl der Rezidive wird innnerhalb von 2 Jahren festgestellt. Die Analyse der primären Rezidivlokalisation kann dazu verwendet werden, die Effektivität einer lokoregionären Therapiemaßnahme wie der Operation zu evaluieren. Nach einer adjuvanten Chemotherapie liegt die Rate der Lokalrezidive bei 20–30 %. Im Vergleich dazu wurden nach adjuvanter Radiochemotherapie Rezidivraten von 10–30 % beobachtet (Tab. 73.2). In zwei randomisierten Studien waren die Lokalrezidivraten nach einer Chemotherapie

■ Tab. 73.2 Lokalisation des Rezidivs

Referenz	Regime	n	Lokalrezidive (%)	Fernmetastasen (%)
Adjuvante Chemoradiotherapie				
RTOG 9704 (Regine et al. 2008, 2011)	Gemcitabin → CRT → Gemcitabin 5-FU → CRT → 5-FU	195 205	25 30	76 70
CAPRI (Marten et al. 2010)	(IFN + Cisplatin + 5-FU) CRT → 5-FU Bolus 5-FU/FA	41 45	29 56	k. A. k. A.
Reni et al. 2012	Gemcitabin (3 Monate) → CRT(5-FU) PEFG (3 Monate → CRT(5-FU)	51 49	17 10	67 64
EORTC/FFCD/GERCOR (Van Laethem et al. 2010)	Gemcitabin (2 Zyklen) → CRT/Gemcitabin Gemcitabin	45 45	11 24	42 40
Adjuvante Chemotherapie				
CONKO-001 (Oettle et al. 2007)	Gemcitabin* Beobachtung*	179 175	34 41	56 49
Ueno et al. 2009	Gemcitabin Beobachtung	58 60	23 32	k. A. k. A.

CRT = Radiochemotherapie, 5-FU = Fluorouracil, IFN = Interferon, PEFG = Cisplatin, Epirubicin, 5-Fluorouracil, Gemcitabin, * = Rezidivort bei 10 % der Patienten nicht berichtet, k. A. = keine Angaben

plus Radiochemotherapie nur halb so hoch wie nach einer alleinigen Chemotherapie (Marten et al. 2010; Van Laethem et al. 2010). Allerdings korrelierte die höhere lokale Tumorkontrolle in keiner der genannten Studien mit einer signifikanten Überlebensverlängerung. Diese Beobachtung mag darauf hinweisen, dass das Pankreaskarzinom primär als eine systemische Erkrankung verstanden werden muss, deren Verlauf eher durch einen systemisch wirksamen Therapieansatz als durch lokoregionäre Therapiemaßnahmen beeinflusst werden kann.

73.6 Relevanz der adjuvanten Radiochemotherapie

Die ESPAC-1-Studie zeigte erstmals, dass eine adjuvante Radiochemotherapie im Vergleich zu einer Chemotherapie mit einem deutlich schlechteren Therapieergebnis verbunden war. Während die ESPAC-1-Studie wegen veralteter Strahlentherapieregime kritisiert wurde, so konnten auch spätere Studien mit einem hohen Anspruch an die Qualitätskontrolle keinen eindeutigen Nutzen der Strahlentherapie belegen.

Van Laethem und Mitarbeiter (2010) verglichen eine über zwei Zyklen verabreichte Behandlung mit Gemcitabin, die von einer Radiochemotherapie gefolgt wurde, mit einer alleinigen Gemcitabin-Behandlung und erreichten in beiden Therapiearmen identische Überlebenszeiten. Auch die erstmals von Maerten et al. (2010) berichtete Studie zu einem intensivierten Radiochemotherapieregime gefolgt von einer 5-FU-Behandlung konnte im Vergleich zu einer alleinigen 5-FU-Therapie keine signifikante Überlegenheit der Radiochemotherapie zeigen. Während letztere Studien relativ klein waren und sicherlich keine finalen Schlussfolgerungen erlauben, so unterstützen sie dennoch die Wahrnehmung aus dem Überblick der randomisierten Studien, dass der Zusatznutzen einer adjuvanten Radiochemotherapie gegenwärtig nicht belegbar ist (■ Tab. 73.1 u. ■ Tab. 73.3).

73.7 Vorgehen nach R1-Resektion

Das optimale Vorgehen nach R1-Resektion ist bisher durch prospektive Studien nicht geklärt worden. In der ESPAC-1- und der CONKO-001-Studie lag die Rate der R1-Resektionen bei 17–18 % (Oettle et al. 2007; Neoptolemos et al. 2001). Es gibt Anhaltspunkte dafür, dass das postoperative Vorgehen nach R1-Resektion anders gestaltet werden sollte als nach R0-Resektion (■ Tab. 73.4). Während R0-resezierte Patienten einen klaren Nutzen von der adjuvanten Chemotherapie hatten, so war dies für die R1-resezierten nicht eindeutig. Butturini und Mitarbeiter (2008) zeigten im Rahmen einer Metaanalyse, dass eine Radiochemotherapie bei R1-resezierten Patienten zu einer Reduktion des Mortalitätsrisikos von 28 % führte, während dies mit einer alleinigen Chemotherapie nicht erreicht werden konnte. Umgekehrt führte eine Chemotherapie nach R0-Resektion

Tab. 73.3 Randomisierte Studien zur Radiochemotherapie

Studie	Jahr	Zahl der Patienten	Behandlung	Krankheitsfreies Überleben (Monate)	Medianes Überleben (Monate)	5-Jahres-Überleben (%)
GITSG (Kaiser u. Ellenberg)	1985	21 22	ªCRT/5-FU → 5-FU Maintenance über 2 Jahre Beobachtung	k. A. k. A.	20,0* 10,9	19 5
EORTC (Klinkenbijl et al.)	1999	60 54	ᵇCRT/5-FU (keine Maintenance) Beobachtung	k. A. k. A.	17,1 12,6	20 10
ESPAC-1 (Neoptolemos et al.)	2004	145 144	ªCRT/5-FU +/– 5-FU/FA Bolus × 6 Zyklen Keine CRT	10,7 15,2	15,9 17,9	10 20
EORTC/FFCD/GERCOR (Van Laethem et al.)	2010	45 45	Gemcitabin (2 Monate) → ᶜCRT/Gemcitabin Gemcitabin (4 Monate)	12 11	24 24	k. A. k. A.
RTOG 9704 (Regine et al.) Nur Pankreaskopf	2011	187 201	Gemcitabin 3 Wochen → ᶜCRT/5-FU → Gemcitabin 3 Monate 5-FU 3 Wochen → ᶜCRT/5-FU → 5-FU 3 Monate	k. A. k. A.	20,5 17,1	22 18
CAPRI (Marten et al.)	2010	41 45	(IFN + Cisplatin + 5-FU) CRT → 5-FU Bolus 5-FU/FA	24,8 22,1	32,1 28,4	k. A. k. A.
Reni et al.	2012	51 49	Gemcitabin (3 Monate) → ᵈC-RT(5-FU) PEFG (3 Monate) → ᵈCRT(5-FU)	11,7 15,2	24,8 28,9	k. A. k. A.

5-FU = 5-Fluorouracil, FA = Folinsäure, PEFG = Cisplatin, Epirubicin, 5-Fluorouracil, Gemcitabin, k. A. = keine Angaben
ªCRT: 20 Gy + 5-FU Bolus d1–3 × 2; ᵇCRT: 20 Gy + 5-FU kontinuierliche Infusion × 2; ᶜCRT: 50,4 Gy, 28 Fraktionen; ᵈCRT: 54–60 Gy, 27–30 Fraktionen; *p = 0,035

Tab. 73.4 Überleben nach R1-Resektion

Studie	Jahr	Resektionsstatus	Zahl der Patienten	Behandlung	Krankheitsfreies Überleben (Monate)	p-Wert	Medianes Überleben (Monate)	p-Wert
ESPAC-1 (Neoptolemos et al.)	2004	R0	193 193	Chemotherapie Keine Chemotherapie	k. A. k. A.	k. A. k. A.	20,7 15,3	Signifikant
		R1	45 42	Chemotherapie Keine Chemotherapie	k. A. k. A.	k. A. k. A.	11 10	Nicht signifikant
CONKO-001 (Oettle et al.)	2007	R0	145 148	Gemcitabin Beobachtung	13,1 7,3	< 0,001	22,1 20,2	0,06
		R1	34 27	Gemcitabin Beobachtung	15,8 5,5	< 0,001	21,7 20,8	0,18

k. A. = keine Angaben

zu einer Risikoreduktion von 35 %, während die Radiochemotherapie bei diesen Patienten einen Anstieg des Mortalitätsrisikos von 19 % verursachte (Butturini et al. 2008). Diese Überlegungen werden durch die RTOG 97-04-Studie (Regine et al. 2008) unterstützt, die eine sequenzielle Chemotherapie und Radiochemotherapie untersuchte. Im Gegensatz zu den Studien zur adjuvanten Chemotherapie spielte in dieser Studie der Resektionsstatus (R0 vs. R1) für das Überleben keine Rolle (HR = 1,05). Zusammengefasst führen die dargelegten Daten zu der Hypothese, dass nach R1-Resektion die Kombination einer postoperativen Chemotherapie und Radiochemotherapie eine sinnvolle Therapieoption darstellt.

73.8 Perspektiven der adjuvanten Therapie

Der Nachweis der hohen Effektivität des FOLFIRINOX- oder Gemcitabin/nab-Paclitaxel-Protokolls in der palliativen Therapie führt zu dem Anspruch, dass diese Regime auch in der adjuvanten Therapie getestet werden müssen (Conroy et al. 2011). Die entsprechenden Studien haben bereits gestartet oder befinden sich noch in Vorbereitung.

Eine weitere Perspektive der adjuvanten Therapie besteht in der Exploration der optimalen Therapiedauer. Angesichts der hohen Aggressivität des Pankreaskarzinoms und der damit verbundenen schlechten Prognose stellt sich insbesondere die Frage nach prolongierten Behandlungsstrategien.

Der Stellenwert einer adjuvanten Bestrahlung ist derzeit unklar. Dennoch wird die Integration der Radiochemotherapie in sequenzielle adjuvante Behandlungskonzepte auch weiterhin untersucht, so z. B. in der von EORTC und RTOG gemeinsam durchgeführten Phase-III-Studie EORTC/RTOG 0804.

Literatur

Butturini G, Stocken DD, Wente MN et al (2008) Influence of resection margins and treatment on survival in patients with pancreatic cancer: meta-analysis of randomized controlled trials. Arch Surg 143: 75–83; discussion 83

Conroy T, Desseigne F, Ychou M et al (2011) FOLFIRINOX versus gemcitabine for metastatic pancreatic cancer. N Engl J Med 364: 1817–1825

Hidalgo M (2010) Pancreatic cancer. N Engl J Med 362: 1605–1617

von Hoff DD, Ervin TJ, Arena FP et al (2012) Randomized phase III study of weekly nab-paclitaxel plus gemcitabine versus gemcitabine alone in patients with metastatic adenocarcinoma of the pancreas (MPACT). J Clin Oncol 30 (Suppl 34): abstract LBA148

Kalser MH, Ellenberg SS (1985) Pancreatic cancer. Adjuvant combined radiation and chemotherapy following curative resection. Arch Surg 120: 899–903

Klinkenbijl JH, Jeekel J, Sahmoud T et al (1999) Adjuvant radiotherapy and 5-fluorouracil after curative resection of cancer of the pancreas and periampullary region: phase III trial of the EORTC gastrointestinal tract cancer cooperative group. Ann Surg 230: 776–782; discussion 782–774

Kosuge T, Kiuchi T, Mukai K, Kakizoe T (2006) A multicenter randomized controlled trial to evaluate the effect of adjuvant cisplatin and 5-fluorouracil therapy after curative resection in cases of pancreatic cancer. Jpn J Clin Oncol 36: 159–165

van Laethem JL, Hammel P, Mornex F et al (2010) Adjuvant gemcitabine alone versus gemcitabine-based chemoradiotherapy after curative resection for pancreatic cancer: a randomized EORTC-40013-22012/FFCD-9203/GERCOR phase II study. J Clin Oncol 28: 4450–4456

Marten A, Schmidt J, Debus J et al (2010) CapRI: Final results of the open-label, multicenter, randomized phase III trial of adjuvant chemoradiation plus interferon-α2b (CRI) versus 5-FU alone for patients with resected pancreatic adenocarcinoma (PAC). J Clin Oncol 28: LBA4012

Neoptolemos JP, Moore M, Cox TF et al (2011) Ampullary cancer ESPAC-3 (v2) trial: a multicenter, international, open-label, randomized controlled phase III trial of adjuvant chemotherapy versus observation in patients with adenocarcinoma of the ampulla of vater. J Clin Oncol 29: LBA4006

Neoptolemos JP, Stocken DD, Dunn JA et al (2001) Influence of resection margins on survival for patients with pancreatic cancer treated by adjuvant chemoradiation and/or chemotherapy in the ESPAC-1 randomized controlled trial. Ann Surg 234: 758–768

Neoptolemos JP, Stocken DD, Friess H et al (2004) A randomized trial of chemoradiotherapy and chemotherapy after resection of pancreatic cancer. N Engl J Med 350: 1200–1210

Neuhaus P, Riess H, Post S et al (2008) CONKO-001: Final results of the randomized, prospective, multicenter phase III trial of adjuvant chemotherapy with gemcitabine versus observation in patients with resected pancreatic cancer (PC). J Clin Oncol 26: LBA4504

Oettle H, Post S, Neuhaus P et al (2007) Adjuvant chemotherapy with gemcitabine vs observation in patients undergoing curative-intent resection of pancreatic cancer. JAMA 297: 267–277

Regine WF, Winter KA, Abrams R et al (2011) Fluorouracil-based chemoradiation with either gemcitabine or fluorouracil chemotherapy after resection of pancreatic adenocarcinoma: 5-year analysis of the U.S. Intergroup/RTOG 9704 phase III trial. Ann Surg Oncol 18: 1319–1326

Regine WF, Winter KA, Abrams RA et al (2008) Fluorouracil vs gemcitabine chemotherapy before and after fluorouracil-based chemoradiation following resection of pancreatic adenocarcinoma: a randomized controlled trial. JAMA 299: 1019–1026

Reni M, Balzano G, Aprile G et al (2012) Adjuvant PEFG (Cisplatin, Epirubicin, 5-Fluorouracil, Gemcitabine) or Gemcitabine followed by chemoradiation in pancreatic cancer: a randomized phase II trial. Ann Surg Oncol 19:2256–2263

Ueno H, Kosuge T, Matsuyama Y et al (2009) A randomised phase III trial comparing gemcitabine with surgery-only in patients with resected pancreatic cancer: Japanese Study Group of Adjuvant Therapy for Pancreatic Cancer. Br J Cancer 101: 908–915

Wolff RA, Varadhachary GR, Evans DB (2008) Adjuvant therapy for adenocarcinoma of the pancreas: analysis of reported trials and recommendations for future progress. Ann Surg Oncol 15: 2773–2786

Neue Therapieprinzipien beim Pankreaskarzinom: Zweitlinientherapie/Second Line, Targeted Therapies

Alexander Kleger, Thomas Seufferlein

H. G. Beger et al. (Hrsg.), *Erkrankungen des Pankreas*,
DOI 10.1007/978-3-642-37964-2_74, © Springer-Verlag Berlin Heidelberg 2013

Die medikamentöse Therapie des Pankreaskarzinoms war lange Zeit von einem therapeutischen Nihilismus gekennzeichnet. Erst in letzter Zeit haben Therapiekonzepte wie die Sequenztherapie und der Einsatz von sogenannten »gezielten« Therapiestrategien Eingang in die Behandlung dieses Tumors gefunden. Viele »gezielte« Therapieansätze, die auf den ersten Blick plausibel erschienen, waren aufgrund der speziellen Tumorbiologie des Pankreaskarzinoms nicht erfolgreich. Mit dem immer besser werdenden Verständnis dieser Biologie eröffnen sich aber neue Ansätze für eine effektivere Behandlung.

74.1 Vorgehen bei Progress unter Chemotherapie/Zweitlinientherapie

Nachdem lange Zeit ein therapeutischer Nihilismus beim metastasierten Pankreaskarzinom herrschte, hat sich mittlerweile auch bei einem Tumorprogress unter einer Erstlinientherapie mit Gemcitabin die Durchführung einer Zweitlinientherapie etabliert und wird auch in den aktuellen S3-Leitlinien empfohlen (Adler et al. 2007).

Ein im Vergleich zu bester supportiver Therapie (BSC) untersuchtes Protokoll ist die Kombination aus 5-FU und dem Platinderivat Oxaliplatin. Mit dieser Therapie lässt sich im Vergleich zu BSC ein Überlebensvorteil von 2,52 Monaten erzielen ($p = 0{,}008$) (Pelzer et al. 2011). Diese Therapie sollte Patienten mit einem Performance Status ≤ 2 nach der Skala der Eastern Cooperative Oncology Group (ECOG) angeboten werden.

Andere Arbeitsgruppen berichten retrospektiv oder in einarmigen prospektiven Studien erhobene Daten, die zeigen, dass mit Irinotecan- oder Cisplatin-haltigen Kombinationen mit Gemcitabin oder 5-FU bzw. Capecitabin, dem FOLFIRINOX-Protokoll (Assaf et al. 2011) oder einer Monotherapie mit dem neuen Taxanderivat nab-Paclitaxel ein medianes progressionsfreies Überleben (PFS) in der Zweitlinie von etwa 3 Monaten und ein medianes Gesamtüberleben ab Beginn der Zweitlinie von 5 Monaten und mehr erzielt werden können (Hosein et al. 2012; Altwegg et al. 2012; Zaniboni et al. 2012) (■ Tab. 74.1).

74.1.1 Überleben nach Progress unter Erstlinientherapie – Bedeutung des Allgemeinzustands der Patienten

Interessanterweise ergab sich in diesen Studien ein großer Überlebensunterschied in Abhängigkeit vom Allgemeinzustand der Patienten. Patienten mit einem ECOG von 0–1 profitieren deutlich (mOS = 6,3 Monate), Patienten mit einem ECOG > 1 allenfalls marginal von der Zweitlinientherapie (mOS = 1,8 Monate). Damit sind insbesondere Patienten, die nach Versagen der Erstlinientherapie noch in einem guten Allgemeinzustand sind, gute Kandidaten für eine Zweitlinientherapie (Altwegg et al. 2012).

74.1.2 Zweitlinientherapie nach intensivierter Therapie in der Erstlinie

Nach einer FOLFIRINOX-Erstlinientherapie profitieren Patienten von einer Zweitlinientherapie mit Gemcitabin. Das mOS ab Beginn der Zweitlinientherapie lag bei dieser Strategie bei immerhin 4,4 Monaten (Altwegg et al. 2012).

74.1.3 Weitere Therapielinien

Für weitere Therapielinien über die Zweitlinientherapie hinaus gibt es Daten aus Phase-I-Studien oder Fallberichte, die aber nicht dazu geeignet sind, eine Empfehlung für eine bestimmte Therapie abzugeben.

74.2 Zielgerichtete Therapie – »Targeted Therapies«

74.2.1 Inhibition des epidermalen Wachstumsfaktorrezeptors (EGFR)

Der epidermale Wachstumsfaktorrezeptor (EGFR) ist in 30–50 % der Pankreaskarzinome hoch exprimiert (Valsecchi et al. 2012; Walsh et al. 2013; Einama et al. 2012).

Tab. 74.1 Zweitlinientherapieregime beim Pankreaskarzinom

Therapieregime	mPFS	mOS	6-Monats-OS	Referenz
FOLFIRINOX	5,4	8,5	n. a.	Assaf et al. 2011
nab-Paclitaxel	1,7	7,3 (errechnet)	58 %	Hosein et al. 2012
FOLFIRI	3,2	5,0	32 %	Zaniboni et al. 2012
Metaanalyse verschiedener Regime (Zweitlinientherapie)	3,4	5,8	n. a.	Altwegg et al. 2012

n. a. = nicht berechnet, mPFS = medianes progressionsfreies Überleben, mOS = medianes Gesamtüberleben

Daher war es naheliegend, Inhibitoren dieser Rezeptortyrosinkinase beim Pankreaskarzinom zu untersuchen. Das »small molecule« Erlotinib ist ein niedermolekularer Inhibitor der EGF-Rezeptortyrosinkinase. Die Kombination des Inhibitors mit Gemcitabin führte in der gesamten Studiengruppe nur zu einer marginalen, wenngleich statistisch signifikanten Verbesserung (13,7 Tage) des Überlebens (Moore et al. 2007). Deutlich bessere Überlebenszeiten wurden einer Subgruppenanalyse zufolge unter einer Kombinationstherapie Erlotinib/Gemcitabin beobachtet, wenn die Patienten eine typische Nebenwirkung, nämlich einen akneähnlichen Hautausschlag, entwickeln. Bei diesen Patienten beträgt das mOS unter der Kombination bis zu 10,5 Monate. Patienten, die bei Einnahme von Erlotinib keinen Hautausschlag entwickelten, profitierten in der Subgruppenanalyse nicht von dieser Kombination. Daher sollte die Erlotinibtherapie bei Ausbleiben eines Hautausschlags bis spätestens 8 Wochen nach Beginn der Therapie beendet werden. Die Patienten werden dann nur mit Gemcitabin weiterbehandelt (Moore et al. 2007).

74.2.2 Angiogeneseinhibition

Inhibition der Kommunikation zwischen Tumor und Gefäßendothel und damit Verhinderung von Tumorwachstum durch Angiogenese ist bei vielen Tumorentitäten mittlerweile ein etabliertes Konzept, auch wenn der genaue Effekt einer Angiogeneseinhibition in metastasierten Tumoren nicht völlig verstanden ist. Es lag aber nahe, dieses Konzept beim duktalen Pankreaskarzinom zu evaluieren. Weder die Addition des VEGF-blockierenden Antikörpers Bevacizumab (Kindler et al. 2010) zu einer Gemcitabintherapie noch andere innovative, antiangiogenetisch wirkende Substanzen, wie zum Beispiel Axitinib (Kindler et al. 2011) oder Aflibercept (Gaya u. Tse 2012), brachten eine Verbesserung von PFS oder OS. Ein Grund für das Versagen antiangiogener Therapiestrategien beim Pankreaskarzinom könnte darin liegen, dass die Mehrzahl der Pankreaskarzinome durch die vorhandene, extensive Desmoplasie schlecht perfundiert und damit primär hypoxisch ist.

74.2.3 Farnesyltransferaseinhibitoren

Die Mehrzahl der duktalen Pankreaskarzinome (> 80 %) weist eine Mutation in der kleinen GTPase K-ras auf. Die Aktivierung von K-ras erfordert dessen Bindung an die Plasmamembran durch Farnesylierung oder Geranyl-Geranylierung. Es wurde versucht, die Bindung von K-ras an die Plasmamembran durch Farnesyltransferaseinhibitoren wie Tipifarnib zu blockieren. Dieser Ansatz erbrachte nicht den gewünschten Erfolg (van Cutsem et al. 2004). Grund dafür könnte eine kompensatorische Geranyl-Geranylierung von K-ras sein.

74.2.4 Blockade verschiedener Signalkaskaden

Vielversprechende präklinische Daten gibt es für Inhibitoren für downstream von K-ras gelegene Moleküle, wie zum Beispiel die Proteinkinasen RAF oder MEK (Neuzillet et al. 2013). Es gibt vielversprechende Daten zur Behandlung des malignen Melanoms mit dem MEK-Inhibitor Trametinib (Flaherty et al. 2012). Phase-I-Daten beim metastasierten Pankreaskarzinom zeigten eine akzeptable Toxizität in Kombination mit Gemcitabin. Von 28 behandelten Patienten konnte bei einem Patienten ein partielles Ansprechen und bei 3 Patienten eine Krankheitsstabilisierung erreicht werden (Tolcher et al. 2011). Andere Studien zu dieser Fragstellung befinden sich derzeit in der Rekrutierungsphase (NCT01231581; NCT01016483).

Ein weiterer im Pankreaskarzinom deregulierter Signalweg ist der PI3-Kinase/AKT-Signalweg. Ca. 50 % aller soliden Tumoren weisen Alterationen im PI3-Kinasesignalweg auf (Pal et al. 2010). Daten zu einem AKT-Antisense-Molekül (RX-0201) oder auch direkten PI3-Kinaseinhibitoren in Kombination mit Gemcitabin stehen noch aus (NCT01028495).

In vielen Pankreaskarzinomen ist der Insulin-like Growth Factor (IGF)-Signalweg konstitutiv aktiv. Eine Phase-II-Studie zur Kombination von Gemcitabin, Erlotinib und dem monoklonalen IGF-Rezeptor-Antikörper

Cixutumumab vs. Gemcitabin plus Erlotinib erbrachte keinen signifikanten Vorteil im PFS und OS, wobei deutlich höhere Grad-3/4-Toxizitäten im experimentellen Arm verzeichnet wurden (Philip et al. 2012).

mTOR ist eine Serin-/Threoninkinase im PI3-K/AKT-Signalweg, die Proliferation, Angiogenese und Apoptose vermittelt. Insbesondere für neuroendokrine Tumoren (NET) des Pankreas wurden interessante Ergebnisse in der Monotherapie und der Kombinationstherapie mit Octreotid berichtet (Yim 2012). Daten beim Pankreaskarzinom sind enttäuschend (Wolpin et al. 2009; NCT00640978). Allerdings bleibt die potenziell therapeutische Wirkung von mTOR-Inhibitoren auf Tumor-initiierende Zellen interessant, da diese sich durch eine besonders hohe Aktivität des mTOR-Signalwegs auszeichnen (Singh et al. 2012).

74.2.5 Das Tumorstroma – ein neues Target beim Pankreaskarzinom

Desmoplasie im Pankreaskarzinom bezeichnet die exzessive Proliferation fibrotischen Gewebes mit einer geänderten Zusammensetzung der extrazellulären Matrix (ECM), die letztlich dem Wachstum von Tumorzellen angepasst ist. Extrazelluläre Matrix (ECM), aktivierte Fibroblasten, Myofibroblasten, inflammatorische Zellen, pankreatische Sternzellen sowie Blut- und Lymphgefäße bilden dieses Stroma im Pankreaskarzinom (Erkan et al. 2012a, 2012b, 2012c). Obwohl Pankreaskarzinomzellen zur eigenständigen Matrixsynthese befähigt sind, steuern die Tumorzellen die Stromareaktion über Aktivierung eines spezialisierten mesenchymalen Zelltyps, den sogenannten pankreatischen Sternzellen (PSC). Dieser Crosstalk ist für das Pankreaskarzinom charakteristisch (Erkan et al. 2008).

Hedgehog-Inhibition und anti-inflammatorische Therapiestrategien Neue Konzepte beim Pankreaskarzinom adressieren die Desmoplasie als mögliche Ursache für die Therapieresistenz dieses Tumors, z. B. über ein Targeting des Hedgehog-Signalwegs (Olive et al. 2009). Der Hedgehog-Signalweg spielt eine entscheidende Rolle in der Modulation von Zellzyklus, Angiogenese und Apoptose. In allen analysierten Tumoren einer großen genomweiten Sequenzierungsstudie zum Pankreaskarzinom wurden Komponenten des Hedgehog-Signalwegs im Pankreaskarzinom überexprimiert gefunden (Jones et al. 2008). Hedgehog-Signaling beeinflusst die Stromareaktion im Pankreaskarzinom (Hidalgo u. Maitra 2009). Aufbauend auf einem vielversprechenden präklinischen Konzept (Olive et al. 2009) gibt es Phase-II-Studien zur Wirkung von Hedgehog-Inhibitoren wie z. B. Vismodegib oder Saridegib beim Pankreaskarzinom. Die Studienlage dazu ist bislang uneinheitlich mit zum Teil widersprüchlichen Ergebnissen (Lang 2013; Catenacci 2012).

Verschiedene Arbeiten zeigen, dass bereits im Anfangsstadium der Tumorentstehung Leukozyten das Stroma infiltrieren, dort eine lokale Immunsuppression bewirken und somit die Stromareaktion weiter stimulieren (Beatty et al. 2011). CD40 gehört zur Tumornekrosefaktor-Rezeptorfamilie und ist besonders wichtig für die T-Zell-bedingte Antitumoraktivität. Daher wurde die Wirkung eines CD40-agonistischen Antikörpers im Pankreaskarzinommausmodell und bei Patienten mit PDAC untersucht. Im klinischen Teil der Studie wurde bei einigen Patienten durch Kombination des Antikörpers mit Gemcitabin ein Tumoransprechen erzielt, ein Patient konnte anschließend sogar einer Tumorresektion zugeführt werden (Beatty et al. 2011). Eine aktuelle Phase-I-Studie untersucht die Kombination des CD40-agonistischen Antikörpers CP-870,893 mit Gemcitabin im adjuvanten Setting (NCT01456585).

Matrix-Metalloproteaseinhibitoren Stroma-regulierende Matrix-Metalloproteaseinhibitoren (MMPs) sind eine große Familie proteolytischer Enzyme, die über die Degradation und Remodellierung den Matrixturnover unter physiologischen und pathologischen Bedingungen regulieren (Krantz et al. 2011). Daher erschien die therapeutische Inhibition von MMPs als ein sinnvolles Konzept. Leider zeigten die bisher untersuchten MMP-Inhibitoren keinen Erfolg (Bramhall et al. 2001, 2002).

74.2.6 Verbessert die Galenik des Chemotherapeutikums das Therapieansprechen?

Ein weiteres Problem der oben beschriebenen, ausgeprägten Stromareaktion ist eine Hypovaskularisierung und damit Hypoxie der Pankreaskarzinome, was zur Selektion besonders aggressiver Subklone führt (Erkan et al. 2009). Durch die geringe Perfusion penetrieren konventionelle Chemotherapeutika schlecht in diese Tumoren, was teilweise die Therapieresistenz der Tumoren erklärt. Ein möglicher Ansatz, dies zu umgehen, ist eine Veränderung der Galenik von Chemotherapeutika z. B. durch Konjugation des Medikaments an Substanzen, die über endogene Rezeptoren aufgenommen werden. Die Wahl des endogenen Rezeptors steuert somit die Spezifität, wodurch zum Beispiel Tumor oder Stroma attackiert werden können. Ein solcher Rezeptor ist das Glycoprotein SPARC (secreted protein acidic and rich in cysteine). SPARC ist ein hochkonserviertes Protein, das den Matrixturnover reguliert. Es wird in Stroma- und in den Tumorzellen exprimiert. Hohe Expression ist mit hoher Tumoraggressivität und einem signifikant kürzeren Überleben der Patienten assoziiert (Kotowski u. Ma 2011). SPARC bindet Albumin. Diesen Effekt versuchte man durch Konjugation des Chemotherapeutikums Paclitaxel an Albumin-Nanopartikel

Tab. 74.2 Randomisierte Phase-III-Studie zum Vergleich der Kombination aus nab-Paclitaxel und Gemcitabin mit Gemcitabin allein. (Nach von Hoff et al. 2012)

	nab-Pacitaxel + Gemcitabin (n = 431)	Gemcitabin (n = 430)	Hazard Ratio (95 % CI)	p-Wert
OS, median	8,5	6,7	0,72	0,000015
1-Jahres-Überleben, %	35	22		0,000200
2-Jahres-Überleben, %	9	4		0,021234
PFS, median	5,5	3,7	0,69	0,000024

zu nutzen, um eine Albumin-getriggerte Aufnahme des Medikaments in die Tumorzellen nach Bindung an das SPARC-Protein zu erreichen (Kotowski u. Ma 2011). Eine aktuelle Phase-I/II-Studie untersuchte die Zugabe von nab-Paclitaxel zur Standardtherapie mit Gemcitabin. Dabei konnten OS und PFS im Vergleich zu Gemcitabin deutlich verbessert werden (mOS 12,2 Monate, mPFS 7,9 Monate). Im Xenograftmausmodell fanden sich in der nab-Paclitaxel + Gemcitabin-Gruppe höhere intratumorale Gemcitabindosen und weniger Stroma im Resttumor (von Hoff et al. 2011). Eine aktuelle, randomisierte Phase-III-Studie bestätigte die Daten der Phase-II-Studie mit einem mPFS für die Kombination aus nab-Paclitaxel und Gemcitabin von 5,5 Monaten und einem mOS von 8,5 Monaten (zum Vergleich Gemcitabin alleine: 3,7 bzw. 6,7 Monate; Dijkgraaf et al. 2011). Dieses Regime stellt damit einen neuen Standard in der Behandlung des metastasierten Pankreaskarzinoms dar. 1-Jahres- und 2-Jahres-Überleben waren ebenfalls signifikant verlängert (Tab. 74.2).

Ein weiterer interessanter Ansatzpunkt ist die Applikation sogenannter Prodrugs, die erst unter tumorspezifischen Bedingungen aktiviert werden. Dies macht sich die Substanz TH-302 zunutze. Dieses ist unter Normoxiebedingungen ungiftig und wird erst durch die Reduktion des Nitroimidazolanteils unter Hypoxie und die damit einhergehende Bromoisophosphoramid-Freisetzung aktiv. Kürzlich wurden Interimsanalysen einer Phase-IIb-Studie veröffentlicht, die in einem dreiarmigen, randomisierten Design TH-302 mit Placebo jeweils in Kombination mit Gemcitabin untersucht. Das mPFS war in den TH-302-Gruppen signifikant verlängert, ebenso war das objektive Therapieansprechen deutlich besser (mPFS: 6,0/5,5/3,6 Monate, $p = 0{,}005$; objektives Therapieansprechen: 27 %/17 %/12 %) (McDonald u. Yang 2013).

74.2.7 Spezifisches Targeting einzelner Signalwege oder Multitargeting

Zahlreiche bisher genannte zielgerichtete Therapiestrategien zeichnen sich durch geringe Antitumoraktivität in der Monotherapie aus. Daher stellt sich die Frage, inwiefern die zielgerichtete Therapie ihren festen Platz in der Therapie des Pankreaskarzinoms erhält. Etliche der im Tumor aktivierten Signalwege sind auch bei der Resistenzentwicklung zum Beispiel gegen Chemotherapeutika von Bedeutung (Kagawa et al. 2012). Kombinationstherapien oder Multitargeting-Strategien könnten neben besserer Effektivität auch Resistenzentwicklung verhindern/verzögern. Aus Phase-I/II-Daten leitet sich dabei auch eine Potenzierung der Toxizität als Problem ab. So verhinderte zum Beispiel die Ko-Administration von Everolimus, Cetuximab und Capecitabin die Dosiseskalation aufgrund Potenzierung der Nebenwirkungen (Kordes et al. 2013). Die Erfolge des kombinierten Targetings bleiben daher abzuwarten.

74.2.8 Personalisierte Behandlung des Pankreaskarzinoms

Das humane Pankreaskarzinom ist eine genetisch hochkomplexe und sehr heterogene Erkrankung. Die ersten Daten dazu stammen aus einer Arbeit, die 24 Pankreaskarzinome detailliert mittels genomweiter Analysen untersuchte und dabei 63 Punktmutationen identifizierte, die zur Deregulation von 12 verschiedenen tumorassoziierten Signalwegen beitrugen. Interessanterweise hatten nicht alle Tumoren Mutationen in allen Signalwegen, vor allem aber unterschieden sich die Schlüsselmutationen in den einzelnen Tumoren (Jones et al. 2008). Dies verdeutlicht die Notwendigkeit von besseren Kenntnissen der Tumorbiologie. Eine Phase-II-Studie untersucht derzeit die Kombination aus immunhistochemischer, transkriptioneller und genomischer Analyse, um spezifische Targets in den Tumoren zu identifizieren. Eine Interimsanalyse dazu zeigt, dass Patienten mit hoher Topoisomeraseexpression besonders von Irinotecan-haltigen Regimen profitieren (Ramanathan et al. 2012).

Ein möglicher Ansatz zu einer personalisierten Therapie des Pankreaskarzinoms wurde in einer Phase-III-Studie zur Therapie mit dem Tyrosinkinaseinhibitor Masitinib in Kombination mit Gemcitabin gezeigt. Masitinib ist ein oral verfügbarer Inhibitor von c-KIT, PDGFR und FGFR3.

Tab. 74.3 Zusammenfassung der Phase-III-Daten zur Prognoseeinschätzung anhand von Biomarkern in der Therapie mit Masitinib und Gemcitabin beim metastasierten Pankreaskarzinom

Biomarker	Daten	Gemcitabin + Placebo	Gemcitabin + Masitinib
Genetischer Fingerabdruck vorhanden	OS nach 12/18 Monaten (%)	11,1/4,2	41,4/18,5
Schmerzintensität > definierter Schwelle	OS nach 12/18 Monaten (%)	17,8/7,8	32,2/18,2

Präklinische Arbeiten konnten der Substanz eine antitumorale Wirkung durch Wachstumsinhibition sowie durch Inhibition inflammatorischer Mastzellen nachweisen. Phase-II-Daten (Hammel et al. 2009) erbrachten die Basis für eine kürzlich abgeschlossene Phase-III-Studie (AB Science SA 2013). Diese untersuchte im randomisierten, placebokontrollierten Studiendesign Masitinib in Kombination mit Gemcitabin beim metastasierten Pankreaskarzinom. In der Gesamtpopulation ergab sich kein Benefit durch die Zugabe von Masitinib ($p = 0,74$; Hazard Ratio 0,9). Im Studiendesign enthalten waren aber die Erhebung einer neu entdeckten Vollblut-basierten Transkriptomsignatur sowie die Bestimmung des Schmerzniveaus bei Therapiebeginn. Basierend darauf konnte in der Subgruppe mit Nachweis der bislang nicht veröffentlichten Signatur eine deutliche Verbesserung im Überleben zum Zeitpunkt 12 und 18 Monate durch Masitinib erreicht werden. Gleiches gilt für Patienten, die bei Diagnosestellung ein bestimmtes Schmerzniveau überschritten. Auch diese profitierten von der Zugabe von Masitinib zur Standardtherapie mit Gemcitabin (Tab. 74.3). Schmerzintensität sowie die genetische Signatur sind ferner offenbar Prädiktoren für das Gesamtüberleben unter einer Gemcitabinmonotherapie (Signatur vorhanden vs. nicht vorhanden: 5 vs. 14,3 Monate; Schmerz > Schwelle vs. Schmerz < Schwelle: 5,5 vs. 15,4 Monate) (AB Science SA 2013).

74.2.9 Ausblick

Der Erfolg bzw. Misserfolg der zielgerichteten Therapie des Pankreaskarzinoms ist am ehesten der noch unzureichenden molekularen Charakterisierung zuzuschreiben. Hinzu kommt, dass die zelluläre Heterogenität im Pankreaskarzinom, bestehend aus Tumorstammzellen/Tumor-initiierenden Zellen (TICs), Tumorzellen und Stromazellen, ein bis dato deutlich unterschätztes Problem darstellt. TICs zeigen eine hohe Resistenz gegen konventionelle Chemotherapien und sind maßgeblich an der Selbsterneuerung des Gesamttumors beteiligt (Lonardo et al. 2011). Die pankreatischen Sternzellen bilden einerseits die schützende Nische der Tumorstammzellen (Lonardo et al. 2012), andererseits führt die durch sie ausgelöste Desmoplasie zu reduzierter diagnostischer Sensitivität, schlechter Penetration von Chemotherapeutika und früher diffuser Infiltration. Daher erscheint es möglich, dass erst eine »triple targeted therapy«, wie es in einer kürzlich erschienenen präklinischen Arbeit gezeigt wurde, zum gewünschten Erfolg führt (Mueller et al. 2009).

Ein weiterer wichtiger Punkt ist die Adressierung sogenannter kompensatorischer Feedback-Loops, die im Tumor als Antwort auf eine zielgerichtete Therapie entstehen und dadurch wiederum zur Therapieresistenz führen. Dies lässt sich gut am Hedgehog-Signalweg nachvollziehen, der im Pankreaskarzinom durch inaktivierende Mutationen im Patched-Rezeptor aktiv ist (Metcalfe u. de Sauvage 2011). Daher wurden zahlreiche Inhibitoren, unter anderem Vismodegib (s. o.), entwickelt, um SMO zu inhibieren. Der Erfolg der SMO-Antagonisten ist aber größtenteils transient, da es unter Therapie wiederrum zu SMO-Mutationen oder Aktivierung von Downstream-Signalen im Hedgehog-Signalweg kommt (Olive et al. 2009; Metcalfe u. de Sauvage 2011). Gleichzeitig kommt es zur kompensatorischen (Hyper-)Aktivierung des PI3-Kinase-Signalwegs (Buonamici et al. 2010). Das duale Targeting des Hedgehog-Signalwegs zusammen mit dem kompensatorisch aktivierten, Resistenz-vermittelnden PI3-K-Signalweg könnte den gewünschten nachhaltigen Erfolg erbringen, wie in einer kürzlich erschienenen Arbeit zum Medulloblastom gezeigt wurde (Buonamici et al. 2010).

Zusammengefasst ist die zielgerichtete Therapie trotz zahlreicher Fehlschläge auch beim Pankreaskarzinom durchaus vielversprechend. Allerdings ist es zwingend notwendig, Biomarker zu entwickeln, die vor und gegebenenfalls auch während der Therapie eine Art molekulares Monitoring ermöglichen, um eine individualisierte, dem molekularen Profil des Tumors und seiner Evolution unter der jeweiligen Therapie angepasste Strategie anbieten zu können. Anders gesagt: »Smart Drugs« erfordern – gerade beim Pankreaskarzinom – auch eine smarte Applikation.

Literatur

AB Science SA (2013) AB Science reports phase 3 study results of masitinib in combination with Gemzar(R) for treatment of pancreatic cancer. http://www.marketwatch.com/story/ab-science-reports-phase-3-study-results-of-masitinib-in-combination-with-gemzarr-for-treatment-of-pancreatic-cancer-2012-10-30

Adler G, Seufferlein T, Bischoff SC et al (2007) [S3-Guidelines »Exocrine pancreatic cancer« 2007]. Z Gastroenterol 45: 487–523

Altwegg R, Ychou M, Guillaumon V et al (2012) Second-line therapy for gemcitabine-pretreated advanced or metastatic pancreatic cancer. World J Gastroenterol 18: 1357–1364
Assaf E, Verlinde-Carvalho M, Delbaldo C et al (2011) 5-fluorouracil/leucovorin combined with irinotecan and oxaliplatin (FOLFIRINOX) as second-line chemotherapy in patients with metastatic pancreatic adenocarcinoma. Oncology 80: 301–306
Beatty GL, Chiorean EG, Fishman MP et al (2011) CD40 agonists alter tumor stroma and show efficacy against pancreatic carcinoma in mice and humans. Science 331: 1612–1616
Bramhall SR, Rosemurgy A, Brown PD et al (2001) Marimastat as first-line therapy for patients with unresectable pancreatic cancer: a randomized trial. J Clin Oncol 19: 3447–3455
Bramhall SR, Schulz J, Nemunaitis J et al (2002) A double-blind placebo-controlled, randomised study comparing gemcitabine and marimastat with gemcitabine and placebo as first line therapy in patients with advanced pancreatic cancer. Br J Cancer 87: 161–167
Buonamici S, Williams J, Morrissey M et al (2010) Interfering with resistance to smoothened antagonists by inhibition of the PI3K pathway in medulloblastoma. Sci Transl Med 2: 51ra70
Catenacci DVT, Bahary N, Edelman MJ, Nattam SR, de Wilton Marsh R, Kaubisch A et al (2012) A phase IB/randomized phase II study of gemcitabine (G) plus placebo (P) or vismodegib (V), a hedgehog (Hh) pathway inhibitor, in patients (pts) with metastatic pancreatic cancer (PC): Interim analysis of a University of Chicago phase II consortium study. J Clin Oncol 30 (Suppl): abstract 4022
van Cutsem E, van de Velde H, Karasek P et al (2004) Phase III trial of gemcitabine plus tipifarnib compared with gemcitabine plus placebo in advanced pancreatic cancer. J Clin Oncol 22: 1430–1438
Dijkgraaf GJ, Alicke B, Weinmann L et al (2011) Small molecule inhibition of GDC-0449 refractory smoothened mutants and downstream mechanisms of drug resistance. Cancer Res 71: 435–444
Einama T, Ueda S, Tsuda H et al (2012) Membranous and cytoplasmic expression of epidermal growth factor receptor in metastatic pancreatic ductal adenocarcinoma. Exp Ther Med 3: 931–936
Erkan M, Adler G, Apte MV et al (2012a) StellaTUM: current consensus and discussion on pancreatic stellate cell research. Gut 61: 172–178
Erkan M, Hausmann S, Michalski CW et al (2012b) The role of stroma in pancreatic cancer: diagnostic and therapeutic implications. Nat Rev Gastroenterol Hepatol 9: 454–467
Erkan M, Michalski CW, Rieder S et al (2008) The activated stroma index is a novel and independent prognostic marker in pancreatic ductal adenocarcinoma. Clin Gastroenterol Hepatol 6: 1155–1161
Erkan M, Reiser-Erkan C, Michalski CW et al (2009) Cancer-stellate cell interactions perpetuate the hypoxia-fibrosis cycle in pancreatic ductal adenocarcinoma. Neoplasia 11: 497–508
Erkan M, Reiser-Erkan C, Michalski CW et al (2012c) The impact of the activated stroma on pancreatic ductal adenocarcinoma biology and therapy resistance. Curr Mol Med 12: 288–303
Flaherty KT, Robert C, Hersey P et al (2012) Improved survival with MEK inhibition in BRAF-mutated melanoma. N Engl J Med 367: 107–114
Gaya A, Tse V (2012) A preclinical and clinical review of aflibercept for the management of cancer. Cancer Treat Rev 38: 484–493
Hammel P, Mornex F, Deplanque G, Mitry E, Levy P, Seitz J, Moussy A, Hermine O, Rougier P, Raymond E (2009) Oral tyrosine kinase inhibitor masitinib in combination with gemcitabine in patients with advanced pancreatic cancer: a multicenter phase II study. J Clin Oncol 27: 15s (Suppl): abstract 4617
Hidalgo M, Maitra A (2009) The hedgehog pathway and pancreatic cancer. N Engl J Med 361: 2094–2096
von Hoff DD, Ervin TJ, Arena FP, Chiorean EG, Infante JR, Moore MJ, Seay TE, Tjulandin S et al (2012) Randomized phase III study of weekly nab-paclitaxel plus gemcitabine versus gemcitabine alone in patients with metastatic adenocarcinoma of the pancreas (MPACT). J Clin Oncol 30 (Suppl 34): abstract LBA148
von Hoff DD, Ramanathan RK, Borad MJ et al (2011) Gemcitabine plus nab-paclitaxel is an active regimen in patients with advanced pancreatic cancer: a phase I/II trial. J Clin Oncol 29: 4548–4554
Hosein PJ, de Lima Lopes G Jr, Pastorini VH et al (2013) A phase II trial of nab-Paclitaxel as second-line therapy in patients with advanced pancreatic cancer. Am J Clin Oncol 36(2): 151–156
Jones S, Zhang X, Parsons DW et al (2008) Core signaling pathways in human pancreatic cancers revealed by global genomic analyses. Science 321: 1801–1806
Kagawa S, Takano S, Yoshitomi H et al (2012) Akt/mTOR signaling pathway is crucial for gemcitabine resistance induced by Annexin II in pancreatic cancer cells. J Surg Res 178: 758–767
Kindler HL, Ioka T, Richel DJ et al (2011) Axitinib plus gemcitabine versus placebo plus gemcitabine in patients with advanced pancreatic adenocarcinoma: a double-blind randomised phase 3 study. Lancet Oncol 12: 256–262
Kindler HL, Niedzwiecki D, Hollis D et al (2010) Gemcitabine plus bevacizumab compared with gemcitabine plus placebo in patients with advanced pancreatic cancer: phase III trial of the Cancer and Leukemia Group B (CALGB 80303). J Clin Oncol 28: 3617–3622
Kordes S, Richel DJ, Klumpen HJ et al (2013) A phase I/II, non-randomized, feasibility/safety and efficacy study of the combination of everolimus, cetuximab and capecitabine in patients with advanced pancreatic cancer. Invest New Drugs 31: 85–91
Kotowski A, Ma WW (2011) Emerging therapies in pancreas cancer. J Gastrointest Oncol 2(2): 93–103
Krantz SB, Shields MA, Dangi-Garimella S et al (2011) MT1-MMP cooperates with Kras(G12D) to promote pancreatic fibrosis through increased TGF-beta signaling. Mol Cancer Res 9: 1294–1304
Lang M (2013) Infinity Pharma halts pancreatic cancer trial. http://www.bizjournals.com/boston/blog/mass-high-tech/2012/01/infinity-pharma-halts-pancreatic-cancer-trial.html
Lonardo E, Frias-Aldeguer J, Hermann PC et al (2012) Pancreatic stellate cells form a niche for cancer stem cells and promote their self-renewal and invasiveness. Cell Cycle 11: 1282–1290
Lonardo E, Hermann PC, Mueller MT et al (2011) Nodal/Activin signaling drives self-renewal and tumorigenicity of pancreatic cancer stem cells and provides a target for combined drug therapy. Cell Stem Cell 9: 433–446
McDonald A, Yang N (2013) TH-302 phase IIb clinical results in first-line pancreatic cancer. http://seekingalpha.com/article/536581 threshold-pharmaceuticals-th-302-phase-iib-clinical-results-in-first-line-pancreatic-cancer 2013
Metcalfe C, de Sauvage FJ (2011) Hedgehog fights back: mechanisms of acquired resistance against smoothened antagonists. Cancer Res 71: 5057–5061
Moore MJ, Goldstein D, Hamm J et al (2007) Erlotinib plus gemcitabine compared with gemcitabine alone in patients with advanced pancreatic cancer: a phase III trial of the National Cancer Institute of Canada Clinical Trials Group. J Clin Oncol 25: 1960–1966
Mueller MT, Hermann PC, Witthauer J et al (2009) Combined targeted treatment to eliminate tumorigenic cancer stem cells in human pancreatic cancer. Gastroenterology 137: 1102–1113
NCT00640978. Phase II study of erlotinib and RAD001 (everolimus) in patients with previously treated advanced pancreatic cancer. ClinicalTrials.gov 2012
NCT01016483. Trial of gemcitabine with or without MSC1936369B in pancreatic cancer. ClinicalTrials.gov 2013

NCT01028495. A safety and efficacy study of RX-0201 plus gemcitabine in metastatic pancreatic cancer. ClinicalTrials.gov 2013

NCT01231581. A randomized, double-blind placebo-controlled phase II study of the MEK inhibitor GSK1120212 plus gemcitabine vs placebo plus gemcitabine in subjects with metastatic pancreatic cancer. ClinicalTrials.gov 2013

NCT01456585. Phase 1 study of preoperative gemcitabine plus CP-870,893 followed by addition of CP-870,893 to standard – of-care adjuvant chemoradiation for patient with newly diagnosed resectable pancreatic carcinoma. ClinicalTrials.gov 2013

Neuzillet C, Hammel P, Tijeras-Raballand A et al (2013) Targeting the Ras-ERK pathway in pancreatic adenocarcinoma. Cancer Metastasis Rev 32(1–2): 147–162

Olive KP, Jacobetz MA, Davidson CJ et al (2009) Inhibition of Hedgehog signaling enhances delivery of chemotherapy in a mouse model of pancreatic cancer. Science 324: 1457–1461

Pal SK, Reckamp K, Yu H et al (2010) Akt inhibitors in clinical development for the treatment of cancer. Expert Opin Investig Drugs 19: 1355–1366

Pelzer U, Schwaner I, Stieler J et al (2011) Best supportive care (BSC) versus oxaliplatin, folinic acid and 5-fluorouracil (OFF) plus BSC in patients for second-line advanced pancreatic cancer: a phase III-study from the German CONKO-study group. Eur J Cancer 47: 1676–1681

Philip PA, Goldman BH, Ramanathan RK, Lenz HJ, Lowy AM, Whitehead RP, Iqbal S, Chung VM, Benedetti JK, Blanke CD (2012) Dual blockade of epidermal growth factor receptor (EGFR) and insulin-like growth factor receptor-1 (IGF-1R) signaling in metastatic pancreatic cancer: Phase I/randomized phase II trial of gemcitabine, erlotinib, and cixutumumab versus gemcitabine plus erlotinib (SWOG-0727). J Clin Oncol 30 (Suppl): abstract 4019

Ramanathan RK, Barrett M, Weiss GJ, Posner R, Rajeshkumar NV, Jameson G, Demeure M, Hoering A, Stites E, Maitra A, Fulk M, Hidalgo M, von Hoff DD (2012) Phase II study of therapy selected by molecular profiling in patients with previously treated metastatic pancreatic cancer. A study of the stand up to cancer (SU2C) consortium. Proceedings of the 103rdChicago, IL. Philadelphia (PA): AACR; Cancer Res 72(8): Abstract nr LB-221. doi: 1538-7445.AM2012-LB-221

Singh BN, Kumar D, Shankar S et al (2012) Rottlerin induces autophagy which leads to apoptotic cell death through inhibition of PI3K/Akt/mTOR pathway in human pancreatic cancer stem cells. Biochem Pharmacol 84: 1154–1163

Tolcher AW, Bendell JC, Patnaik A, Papadopoulos K, Bellew KM, Cox DS, Xu Y, Burris HA III, Le N, Infante JR (2011) A phase Ib study of the MEK inhibitor GSK1120212 combined with gemcitabine in patients with solid tumors: interim results. J Clin Oncol 29 (Suppl 4): Abstract 278

Valsecchi ME, McDonald M, Brody JR et al (2012) Epidermal growth factor receptor and insulinlike growth factor 1 receptor expression predict poor survival in pancreatic ductal adenocarcinoma. Cancer 118: 3484–3493

Walsh N, Kennedy S, Larkin A et al (2013) EGFR and HER2 inhibition in pancreatic cancer. Invest New Drugs 31(3): 558–566

Wolpin BM, Hezel AF, Abrams T et al (2009) Oral mTOR inhibitor everolimus in patients with gemcitabine-refractory metastatic pancreatic cancer. J Clin Oncol 27: 193–198

Yim KL (2012) Everolimus and mTOR inhibition in pancreatic neuroendocrine tumors. Cancer Manag Res 4: 207–214

Zaniboni A, Aitini E, Barni S et al (2012) FOLFIRI as second-line chemotherapy for advanced pancreatic cancer: a GISCAD multicenter phase II study. Cancer Chemother Pharmacol 69: 1641–1645

Was bringt eine neoadjuvante Chemotherapie beim Pankreaskarzinom?

Stefan Böck, Volker Heinemann

H. G. Beger et al. (Hrsg.), *Erkrankungen des Pankreas*,
DOI 10.1007/978-3-642-37964-2_75, © Springer-Verlag Berlin Heidelberg 2013

Als neoadjuvante Therapie wird die präoperative Behandlung einer resektablen Tumorerkrankung verstanden. Derzeit gibt es keine randomisierten Phase-3-Studien, welche in dieser Patientengruppe einen Vorteil der neoadjuvanten Chemotherapie im Vergleich zur postoperativen »adjuvanten« Behandlung belegen können. Bei »borderline« resektablen Tumoren besteht die Zielrichtung der Behandlung in dem Erreichen einer R0-Resektabilität. Hier liegen zunehmend klinische Daten vor, welche die Effektivität einer neoadjuvanten Chemotherapie unterstützen. Beim lokal fortgeschrittenen Pankreaskarzinom dient eine Induktionschemotherapie einerseits der lokalen Tumorkontrolle, andererseits können jene Patienten identifiziert werden, die bei fehlender Fernmetastasierung für eine nachfolgende Radiochemotherapie in Frage kommen. Mit der Entwicklung effektiver Chemotherapieprotokolle wird die Bedeutung der neoadjuvanten Chemotherapie in multimodalen Behandlungsansätzen zunehmen.

75.1 Definitionen

Die neoadjuvante Chemotherapie ist derzeit – aufgrund fehlender Phase-3-Daten – noch kein international akzeptierter Therapiestandard beim Pankreaskarzinom. Dennoch gab es auf diesem Gebiet gerade in den letzten Jahren eine Vielzahl von Publikationen, welche klar aufzeigen konnten, dass der Ansatz der präoperativen Therapie auch beim Pankreaskarzinom rasch an (wissenschaftlicher) Bedeutung gewinnt (Lim et al. 2012). Ein Hauptproblem der bisherigen Studien sind die weiter nicht eindeutige Definition der »neoadjuvanten« Situation beim Pankreaskarzinom sowie die Vielzahl der unterschiedlichen Therapieprotokolle (Mechant u. Berlin 2008). Unter einer klassischen neoadjuvanten Therapie versteht man in der Regel die präoperative Behandlung einer (potenziell) resektablen Tumorerkrankung. Zur neoadjuvanten Chemotherapie beim primär resektablen Pankreaskarzinom gab es bisher jedoch nur wenig prospektive klinische Studien; oft haben die Forschungsgruppen hier neoadjuvante Konzepte untersucht, die neben der Chemotherapie auch eine Strahlentherapie beinhalteten. Außerdem ist zu betonen, dass es aufgrund der manchmal technisch schwierigen histologischen Diagnosesicherung bei einem primär resektablen Pankreastumor (die jedoch vor einer neoadjuvanten Therapie gefordert werden sollte) sowie der Bedenken, primär resektable Patienten nach einer nicht effektiven präoperativen Therapie für die potenziell kurative Resektion zu verlieren, oftmals schwierig war, Patienten in entsprechende Studienprotokolle zu rekrutieren.

Neben den primär resektablen Patienten ist in den letzten Jahren vor allem die Patientengruppe der »borderline« (grenzwertig) resektablen Patienten in den wissenschaftlichen Fokus gerückt. Gerade ausgehend vom MD Anderson Cancer Center in den USA wurden hierzu mehrere Studien publiziert, die klar aufzeigen konnten, dass eine neoadjuvante Therapie (Chemotherapie und/oder Radiochemotherapie) bei dieser Subgruppe die R0-Resektionsrate erhöhen kann und somit auch einen positiven Einfluss auf das Überleben der Patienten haben könnte (Katz et al. 2008).

Als dritte Entität hat sich das lokal fortgeschrittene, nichtresektable, nichtmetastasierte Pankreaskarzinom in den letzten Jahren auch in der Studienlandschaft etabliert. Wurden diese Patienten in der letzten Dekade noch häufig mit in Studien zur palliativen Chemotherapie eingeschlossen, gibt es heute eigene Therapiekonzepte für diese wichtige Subgruppe, die oftmals neben einer primären (Induktions-)Chemotherapie auch eine sequenzielle Radiochemotherapie beinhalten. Ob diese Therapie immer noch als »neoadjuvante« Therapie bezeichnet werden sollte, darf diskutiert werden, da hier neben einem anderen Therapieziel (primär: Kontrolle der lokalen Erkrankung und Verhinderung einer Metastasierung; sekundär: Erreichen einer Resektabilität bei Patienten mit gutem Therapieansprechen) auch eine andere Erkrankungsbiologie zugrunde liegt.

Derzeit verwendet eine Vielzahl von Autoren den Terminus »neoadjuvant« für alle der drei oben genannten Erkrankungsstadien des Pankreaskarzinoms. Teils wurden

■ Tab. 75.1 Neoadjuvante Chemotherapie beim resektablen Pankreaskarzinom

Referenz	Therapie	Design	n	Resektionsrate [%]	Medianes Überleben [Monate]	12-Monats-Überlebensrate [%]
Palmer et al. 2007	Gemcitabin Gemcitabin + Cisplatin	Phase 2 (randomisiert)	24 26	38 70	9,9 15,6	42 62
Heinrich et al. 2008	Gemcitabin + Cisplatin	Phase 2 (einarmig)	28	89*	26,5	n. a.
Tajima et al. 2012	Gemcitabin + S1	Retrospektiv	13	100	n. a.	89

*R0-Resektionsrate: 20/25 (80 %)

in einzelne Studien auch Patienten mit verschiedenen Erkrankungsstadien eingeschlossen bzw. es wurde gar keine eindeutige Stadiendefinition im Studienprotokoll verankert. Dies ist wohl vor allem der Tatsache geschuldet, dass es bis dato für z. B. borderline resektable Tumoren bisher noch gar keine international akzeptierte und gültige Definition gibt (Callery et al. 2009; Katz et al. 2013).

75.2 Neoadjuvante Chemotherapie beim primär resektablen Pankreaskarzinom

Beim primär resektablen Adenokarzinom des Pankreas ist derzeit – in Europa – nach R0- oder R1-Resektion eine 6-monatige adjuvante Chemotherapie mit Gemcitabin (basierend auf den Daten der CONKO-001-Studie) oder 5-FU/Folinsäure (basierend auf den Daten der ESPAC-3v2-Studie) der Therapiestandard (Sultana et al. 2012). Hiermit können ein medianes Überleben im Bereich von ca. 23 Monaten sowie eine 5-Jahres-Überlebensrate von rund 20 % erreicht werden. Gerade aus den USA werden derzeit jedoch auch für primär resektable Patienten zunehmend multimodale Therapiekonzepte gefordert, die eine neoadjuvante Vorbehandlung mit einschließen. Grundlage hierfür ist die auch nach chirurgischer Resektion noch schlechte Prognose der Patienten und die Option, durch eine präoperative Therapie (möglicherweise auch nur für eine Subgruppe von Patienten) ein besseres Outcome zu erzielen (Abrams et al. 2009). Neben der frühzeitigen systemischen Therapie dieser aggressiven Tumorerkrankung noch vor der Operation und der Möglichkeit, durch eine neoadjuvante Therapie rasch progrediente Patienten mit einer ungünstigen Prognose zu identifizieren (und diese dann nicht dem chirurgischen Eingriff zuzuführen), wird auch die mögliche Erhöhung der R0-Resektionsrate durch eine neoadjuvante Therapie als Rationale für diesen Therapieansatz angeführt.

Die Effektivitätsdaten von drei Studien zur neoadjuvanten Chemotherapie des resektablen Pankreaskarzinoms sind in ■ Tab. 75.1 zusammengefasst (Palmer et al. 2007; Heinrich et al. 2008; Tajima et al. 2012). Die beiden kleinen prospektiven Studien von Palmer et al. und Heinrich et al. berichteten für die Kombination von Gemcitabin und Cisplatin Resektionsraten von 70–90 %, das mediane Überleben lag im Bereich von 25 Monaten. Eine große Metaanalyse von Gillen und Kollegen (2010) untersuchte erst kürzlich die Daten aus 111 prospektiven und retrospektiven Studien zur neoadjuvanten Therapie (Chemotherapie und Radiotherapie; n = 4394): In jenen Studien, welche nur Patienten mit primär resektablen Tumoren untersuchten, zeigte sich eine Progressionsrate unter neoadjuvanter Therapie von rund 20 %, die Resektionsrate nach präoperativer Therapie lag bei 74 %. Das mediane Überleben nach Resektion lag im Bereich von 23 Monaten (und unterscheidet sich damit nicht von den Daten der Adjuvanz-Studien). Eine weitere, erst kürzlich publizierte Metaanalyse von Andriulli et al. (2012) hat nur Daten aus prospektiven Studien eingeschlossen, die eine Gemcitabin-basierte neoadjuvante Therapie (Chemotherapie und Radiochemotherapie) untersucht haben; ingesamt wurden 707 Patienten aus 20 Studien ausgewertet, davon hatten 366 Patienten ein primär resektables Tumorstadium. Von diesen 366 Patienten wurden 91 % nach der präoperativen Therapie einer chirurgischen Exploration zugeführt, 82 % konnten reseziert werden (R0-Rate hier 89 %). Die 1-Jahres-Überlebensrate der resezierten Patienten lag bei rund 92 %. Mittels einer retrospektiven Analyse konnten aus den Daten des California Cancer Surveillance Program 458 Pankreaskarzinompatienten identifiziert werden, die zwischen 1987 und 2006 reseziert wurden und alle eine sytemische Chemotherapie (entweder neoadjuvant oder adjuvant) erhielten (Artinyan et al. 2011). Beim nichtrandomisierten Vergleich der beiden Subgruppen (neoadjuvant, n = 39 vs. adjuvant, n = 419) zeigte sich ein signifikant bessers Gesamtüberleben in der neoadjuvant behandelten Patientengruppe (34 vs. 19 Monate, p = 0,003). Aufgrund des Studiendesigns und der doch relativ kleinen Subgruppe der neoadjuvanten Patienten (mit potenziellem »selection bias«) sollten diese Daten unseres Erachtens jedoch mit Vorsicht interpretiert werden.

Selbst wenn die neoadjuvante Chemotherapie basierend auf den hier aufgezeigten Daten derzeit zu Recht keinesfalls als Standardtherapieoption des resektablen Pankreaskarzinoms angesehen werden kann (Belli et al. 2012), so konnten doch mehrere Studien relativ klar aufzeigen, dass es eine Subgruppe von Patienten gibt, die von dieser Therapie profitieren könnten: Gerade Patienten, welche ein gutes pathologisches Therapieansprechen auf die neoadjuvante Therapie zeigen, haben davon wahrscheinlich auch einen Gewinn an Überlebenszeit oder gar Kuration zu erwarten (Zhao et al. 2012). Aktuell rekrutiert in Europa die multizentrische Phase-3-NEOPAC-Studie (n = 310), welche sicher helfen wird, den Stellenwert der neoadjuvanten Chemotherapie beim resektablen Pankreaskarzinom besser zu definieren (Heinrich et al. 2011). Im Rahmen dieser prospektiven Untersuchung wird im experimentellen Arm eine neoadjuvante Gemcitabin/Oxliplatin-Chemotherapie (4 Zyklen über 8 Wochen) durchgeführt, nach Resektion schließt sich eine 6-monatige Gemcitabin-Behandlung an. Im Standardarm werden die Patienten primär reseziert und erhalten auch hier postoperativ Gemcitabin für 6 Monate; primärer Endpunkt ist das progressionsfreie Überleben.

75.3 Neoadjuvante Chemotherapie bei borderline resektablen Tumoren

In einer monozentrischen Analyse vom MD Anderson Cancer Center konnten Katz und Mitarbeiter (2008) von 2454 evaluierten Pankreaskarzinompatienten 160 (7 %) als borderline resektabel definieren. Auch wenn bisher noch keine allgemein akzeptierten (chirurgischen bzw. radiologischen) Kriterien für die Definition dieses Erkrankungsstadiums existieren, so ist allen Definitionen doch die Grundlage gemeinsam, dass es bei borderline resektablen Karzinomen aufgrund der vaskulären Lagebeziehungen des Tumors ohne neoadjuvante Vorbehandlung zu einer hohen Rate von (prognostisch ungünstigen) Nicht-R0-Resektionen kommen würde (Callery et al. 2009; Katz et al. 2013). Auch wenn prospektiv randomisierte Daten auch hier bisher fehlen, so empfiehlt doch eine Vielzahl von Autoren, bei diesen Patienten multimodale präoperative Therapiekonzepte zu erwägen (Takahashi et al. 2011). Zur alleinigen neoadjuvanten Chemotherapie existieren jedoch nur wenige Studien, meist sind hier auch strahlentherapeutische Therapieansätze mit eingebunden. Eine erst kürzlich erschienene prospektive Phase-2-Studie hat ein »fixed-dose rate« Gemcitabin/Capecitabin-Schema als neoadjuvante Therapie bei 18 borderline resektablen Patienten untersucht: Hier konnten nach der präoperativen Vorbehandlung 11 der 18 Patienten (61 %) reseziert werden, 9 davon R0; das mediane Überleben der resezierten Patienten lag jedoch nur bei rund 14 Monaten (Lee et al. 2012).

In den USA wurde derweil eine große Intergroup-Studie für die Therapie des borderline resektablen Pankreaskarzinoms initiiert: Im einarmigen Alliance Trial A021101 erhalten alle Patienten zunächst eine Induktionschemotherapie mit vier Zyklen eines modifizierten FOLFIRINOX-Schemas (ohne 5-FU Bolus) gefolgt von einer Capecitabin-basierten Radiochemotherapie mit 50,4 Gy. Nach einem Restaging erfolgt dann bei allen nicht progredienten Patienten die chirurgische Exploration und Tumorresektion, die – wenn erfolgreich möglich – dann noch um eine 2-monatige adjuvante Gemcitabin-Therapie ergänzt wird (Katz et al. 2013). Wichtig erscheint es in diesem Kontext, auch darauf hinzuweisen, dass bei diesen Patienten nach Vorbehandlung mit einer neoadjuvanten Therapie der chirurgischen Exploration eine wichtige Bedeutung zukommt, da die alleinige CT-Schnittbildgebung hier wohl nicht adäquat das Therapieansprechen und in der Folge auch die Möglichkeit der R0-Resektion widerspiegelt (Katz et al. 2012).

75.4 Neoadjuvante Chemotherapie als Induktionstherapie beim lokal fortgeschrittenen Pankreaskarzinom

Mit einer alleinigen Gemcitabin-basierten systemischen Chemotherapie kann beim lokal fortgeschrittenen Pankreaskarzinom ein medianes Überleben im Bereich von 10 Monaten erwartet werden. Basierend auf zwei retrospektiven Analysen wird derzeit von vielen Behandlern jedoch eine Therapiestrategie mit einer Induktionschemotherapie gefolgt von einer Radiochemotherapie bei nichtprogredienten Patienten favorisiert (Huguet et al. 2007; Krishnan et al. 2007). Die klinischen Daten hierzu sind in ◘ Tab. 75.2 zusammengefasst: Mit solch einer Strategie wurden Überlebenszeiten von rund 12–15 Monaten berichtet, welche auch im Rahmen der erst kürzlich publizierten prospektiven SCALOP-Studie bestätig werden konnten (Mukherjee et al. 2013). Im Rahmen dieser randomisierten Phase-2-Studie wurden zunächst vier Zyklen einer »neoadjuvanten« Induktionschemotherapie mit Gemcitabin und Capecitabin appliziert, gefolgt von einer sequenziellen Radiochemotherapie. Nach Ende der Studientherapie konnte bei immerhin 5 der 74 randomisierten Patienten noch eine R0-Resektion erreicht werden. Auch im klinischen Alltag sollte daher bei Patienten mit lokal fortgeschrittenen Tumoren im Verlauf der Therapie regelhaft eine Evaluation einer potenziellen Resektabilität erfolgen: Erst kürzlich zeigten Daten aus Heidelberg, dass im Kontext multimodaler Therapiekonzepte immerhin

Tab. 75.2 Sequenzielle Applikation von neoadjuvanter (Induktions-)Chemotherapie gefolgt von Radiochemotherapie beim lokal fortgeschrittenen Pankreaskarzinom (LAPC)

Referenz	Therapie	Design	n	Medianes progressionsfreies Überleben [Monate]	Medianes Überleben [Monate]
Huguet et al. 2007	Gem-basierte CT	Retrospektiv*	56	7,4	11,7
	Gem-basierte CT → RCT		72	10,8	15,0
Krishnan et al. 2007	RCT	Retrospektiv	247	4,2	8,5
	Gem-basierte CT → RCT		76	6,4	11,9
Mukherjee et al. 2013	Gem/Cap → Gem-basierte RCT	Phase 2 (randomisiert)	38	10,4	13,4
	Gem/Cap → Cap-basierte RCT		36	12,0	15,2

Gem = Gemcitabin, CT = Chemotherapie, RCT = Radiochemotherapie, Cap = Capecitabin
*Retrospektive Analyse von 181 LAPC-Patienten: nach 3-monatiger Chemotherapie fanden sich bei 53 Patienten (29 %) Fernmetastasen, diese wurden von der Auswertung ausgeschlossen.

noch eine R0-Resektionsrate von bis zu 15 % in diesem Patientengut erreicht werden kann (Strobel et al. 2012).

75.5 Fazit für die Praxis und Perspektiven

Derzeit gibt es keine Evidenz aus randomisierten Phase-3-Studien, die den Einsatz einer neoadjuvanten Chemotherapie beim nichtmetastasierten Pankreaskarzinom außerhalb klinischer Studien rechtfertigen würden. Es liegt jedoch durchaus gute Evidenz für den Einsatz einer neoadjuvanten Chemotherapie bei borderline resektablen Tumoren – mit dem Ziel, die R0-Resektionsrate zu erhöhen – vor. Beim lokal fortgeschrittenen Pankreaskarzinom dient eine Induktionschemotherapie vor allem dazu, jene Patienten zu selektionieren, die für eine nachfolgende Radiochemotherapie in Frage kommen. Perspektivisch wird vor allem mit der Entwicklung effektiverer Chemotherapieprotokolle wie dem FOLFIRINOX oder dem Gemcitabin/nab-Paclitaxel-Regime die Bedeutung der neoadjuvanten Chemotherapie zunehmen, die entsprechenden prospektiven klinischen Studien hierzu müssen jedoch abgewartet werden (Conroy et al. 2013; von Hoff et al. 2012; Hartlapp et al. 2013).

Literatur

Abrams RA, Lowy AM, O'Reilly EM et al (2009) Comnined modality treatment of resectable and borderline resectable pancreas cancer: expert consensus statement. Ann Surg Oncol 16: 1751–1756
Andriulli A, Festa V, Botteri E et al (2012) Neoadjuvant/preoperative gemcitabine for patients with localized pancreatic cancer: a meta-analysis of prospective studies. Ann Surg Oncol 19: 1644–1662
Artinyan A, Anaya DA, McKenzie S et al (2011) Neoadjuvant therapy is associated with improved survival in resectable pancreatic adenocarcinoma. Cancer 117: 2044–2049
Belli C, Cereda S, Anand S, Reni M (2013) Neoadjuvant therapy in resectable pancreatic cancer: A critical review. Cancer Treat Rev 39: 518–524
Callery MP, Chang KJ, Fishman EK et al (2009) Pretreatment assessment of resectable and borderline resectable pancreatic cancer: expert consensus statement. Ann Surg Oncol 16: 1727–1733
Conroy T, Gavoille C, Samalin E et al (2013) The role of the FOLFIRINOX regimen for advanced pancreatic cancer. Curr Oncol Rep 15: 182–189
Gillen S, Schuster T, Meyer zum Büschenfelde C et al (2010) Preoperative/neoadjuvant therapy in pancreatic cancer: a systemic review and meta-analysis of response and resection percentages. PLoS Medicine 7: e1000267
Hartlapp I, Müller J, Kenn W et al (2013) Complete pathological remission of locally advanced, unresectable pancreatic cancer (LAPC) after intensified neoadjuvant chemotherapy. Onkologie 36: 123–125
Heinrich S, Pestalozzi B, Lesurtel M et al (2011) Adjuvant gemcitabine versus NEOadjuvant gemcitabine/oxaliplatin plus adjuvant gemcitabine in resectable pancreatic cancer: a randomized multicenter phase III study (NEOPAC study). BMC Cancer 11: 346
Heinrich S, Pestalozzi BC, Schäfer M et al (2008) Prospective phase II trial of neoadjuvant chemotherapy with gemcitabine and cisplatin for resectable adenocarcinoma of the pancreatic head. J Clin Oncol 26: 2526–2531
von Hoff DD, Ervin TJ, Arena FP et al (2012) Randomized phase III study of weekly nab-paclitaxel plus gemcitabine versus gemcitabine alone in patients with metastatic adenocarcinoma of the pancreas (MPACT). J Clin Oncol 30 (Suppl 34): abstract #LBA148.
Huguet F, André T, Hammel P et al (2007) Impact of chemoradiotherapy after disease control with chemotherapy in locally advanced pancreatic adenocarcinoma in GERCOR phase II and III studies. J Clin Oncol 25: 326–331
Katz MH, Marsh R, Herman JM et al (2013) Borderline resectable pancreatic cancer: need for standardization and methods for optimal clinical trial design. Ann Surg Oncol [Epub ahead of print]
Katz MH, Fleming JB, Bhosale P et al (2012) Response of borderline resectable pancreatic cancer to neoadjuvant therapy is not reflected by radiographic indicators. Cancer 118: 5749–5756
Katz MH, Pisters PW, Evans DB et al (2008) Borderline resectable pancreatic cancer: the importance of this emerging stage of disease. J Am Coll Surg 206: 833–846

Krishnan S, Rana V, Janjan NA et al (2007) Induction chemotherapy selects patients with locally advanced, unresectable pancreatic cancer for optimal benefit from consolidative chemoradiation therapy. Cancer 110: 47–55

Lee JL, Kim SC, Kim JH et al (2012) Prospective efficacy and safety study of neoadjuvant gemcitabine with capecitabine combination chemotherapy for borderline-resectable or unresectable locally advanced pancreatic adenocarcinoma. Surgery 152: 851–862

Lim KH, Chung E, Khan A et al (2012) Neoadjuvant therapy of pancreatic cancer: the emerging paradigm? Oncologist 17: 192–200

Merchant N, Berlin J (2008) Past and future of pancreas cancer: are we ready to move forward together? J Clin Oncol 26: 3478–3480

Mukherjee S, Hurt CN, Bridgewater J et al (2013) Gemcitabine-based or capecitabine-based chemoradiotherapy for locally advanced pancreatic cancer (SCALOP): a multicentre, randomised, phase 2 trial. Lancet Oncol 14(4): 317–326

Palmer DH, Stocken DD, Hewitt H et al (2007) A randomized phase 2 trial of neoadjuvant chemotherapy in resectable pancreatic cancer: gemcitabine alone versus gemcitabine combined with cisplatin. Ann Surg Oncol 14: 2088–2096

Strobel O, Berens V, Hinz U et al (2012) Resection after neoadjuvant therapy for locally advanced, »unresectable« pancreatic cancer. Surgery 152: S33–42

Sultana A, Cox T, Ghaneh P, Neoptolemos JP (2012) Adjuvant therapy for pancreatic cancer. Recent Results Cancer Res 196: 65–88

Tajima H, Ohta T, Kitagawa H et al (2012) Pilot study of neoadjuvant chemotherapy with gemcitabine and oral S-1 for resectable pancreatic cancer. Exp Ther Med 3: 787–792

Takahashi S, Kinoshita T, Konishi M et al (2011) Borderline resectable pancreatic cancer: rationale for multidisciplinary treatment. J Hepatobiliary Pancreat Sci 18: 567–574

Zhao Q, Rashid A, Gong Y et al (2012) Pathologic complete response to neoadjuvant therapy in patients with pancreatic ductal adenocarcinoma is associated with a better prognosis. Ann Diagn Pathol 16: 29–37

Diagnostik und Therapie beim Rezidiv des Pankreaskarzinoms

Michael Haas, Volker Heinemann

H. G. Beger et al. (Hrsg.), *Erkrankungen des Pankreas*,
DOI 10.1007/978-3-642-37964-2_76, © Springer-Verlag Berlin Heidelberg 2013

Auch nach einer Resektion in kurativer Absicht ist das duktale Adenokarzinom des Pankreas mit einer hohen Rezidivrate verbunden. Für eine strukturierte Nachsorge zur frühzeitigen Erkennung eines Rezidivs gibt es bislang keine eindeutigen Daten. Die regelmäßige Durchführung einer Computertomographie in Verbindung mit der Bestimmung der Tumormarker CA 19–9 und CEA scheint sinnvoll. Bei Erkennen eines Rezidivs in bildgebenden Verfahren kann eine erneute explorative Laparotomie zur histologischen Sicherung, Beurteilung des Tumorstadiums und ggf. Resektion des Tumors erfolgen. Isolierte, lokale Rezidive können weiterhin einer Bestrahlung oder palliativen Chemotherapie unterzogen werden. Die Mehrzahl der Rezidive manifestiert sich in Form von Fernmetastasen. Für diese Patienten stellt die palliative Chemotherapie die einzige therapeutische Option dar. Die Prognose ist in etwa vergleichbar mit der von primär metastasierten Tumoren.

76.1 Einleitung

Trotz einer Resektion in kurativer Absicht ist die Rezidivrate beim Pankreaskarzinom hoch. So lag die 5-Jahres-Überlebensrate für Patienten mit R0- oder R1-Resektion ohne adjuvante Therapie im Rahmen der CONKO-001-Studie nur bei 9 %. Diese Rate konnte durch eine adjuvante Chemotherapie zwar signifikant verbessert werden, betrug aber in der CONKO-001-Studie weiterhin lediglich 21 % (Neuhaus et al. 2008). Das postoperative, mediane Gesamtüberleben nach adjuvanter Chemotherapie betrug in den jeweiligen randomisierten Phase-III-Studien (CONKO 001, ESPAC 3) zwischen 22,1 und 23,6 Monate (Neuhaus et al. 2008; Neoptolemos et al. 2010).

76.2 Nachsorgemaßnahmen nach erfolgter Resektion bzw. nach Abschluss der adjuvanten Chemotherapie

Bislang können bei fehlender wissenschaftlicher Basis in den Leitlinien wie der deutschen S3-Leitlinie oder den amerikanischen NCCN-Guidelines keine Empfehlungen zu Dauer, Frequenz und Art einer strukturierten Nachsorge unter Beinhaltung bildgebender Verfahren gegeben werden (Adler et al. 2007; NCCN-Guidelines). Zu möglichen Verfahren der Nachsorge zählen klinische Untersuchung, Laboruntersuchungen inklusive der Tumormarker CA 19–9 und CEA und bildgebende Verfahren wie Ultraschall, Computertomographie oder Magnetresonanztomographie. Als ein mögliches Standardvorgehen wird die Durchführung einer Computertomographie mit Kontrastmittel in Verbindung mit den Tumormarkern CEA und CA 19–9 in Abständen von 3 Monaten vorgeschlagen (Strobel et al. 2013).

76.3 Diagnostik bei Verdacht auf ein Rezidiv des Pankreaskarzinoms

Bei Verdacht auf ein Rezidiv in bildgebenden Verfahren wird in den NCCN-Leitlinien bei allerdings niedrigem Evidenz-Level (Kategorie IIb) eine Biopsie zur Bestätigung eines Adenokarzinoms des Pankreas empfohlen (NCCN-Guidelines).

In einer deutschen Studie wurde bei unklaren Läsionen in Leber oder Lunge sowie bei verdächtiger Raumforderung im Bereich des ehemaligen Resektionsgebietes ohne Erhöhung der Tumormarker zudem eine Positronenemissionstomographie (PET) durchgeführt. Zudem erfolgte bei Verdacht auf ein lokales Tumorrezidiv eine chirurgische Exploration und Tumorbiopsie. In 59 % der Fälle war der Tumorbefall tatsächlich auf das ehemalige Resektionsgebiet beschränkt (isoliertes, lokales Rezidiv), in 41 % der Fälle wurde intraoperativ jedoch eine durch die Bildgebung zuvor nicht detektierte Metastasierung festgestellt (Strobel et al. 2013).

76.4 Therapie des isolierten, lokalen Tumorrezidivs

Ein Standardvorgehen für Patienten mit auf das ehemalige Resektionsgebiet beschränktem, d. h. isoliertem, lokalem Rezidiv existiert bislang nicht. Die amerikanischen NCCN-Leitlinien sehen neben einer palliativen Chemotherapie eine Bestrahlung des Rezidivs als mögliche Option an, wenn die Bestrahlung nicht bereits in der adjuvanten Situation angewandt wurde. Zum Stellenwert einer erneuten Resektion eines lokalen, isolierten Rezidivs liegen keine Informationen vor (NCCN-Guidelines).

In einer aktuellen Studie der Universität Heidelberg wurden von 57 in der Bildgebung als isoliert und lokal beschriebenen Tumorrezidiven 41 (72 %) einer Resektion unterzogen. Diese Patienten (R0: n = 18; R1: n = 12; R2: n = 11) wiesen gegenüber den 16 (28 %) nicht operierten Patienten ein deutlich verbessertes Gesamtüberleben von 26,0 vs. 10,8 Monate auf, p = 0,0104 (Strobel et al. 2013). Die Gruppe der in dieser Studie einer erneuten Resektion unterzogenen Patienten ist allerdings zu klein und inhomogen, um daraus derzeit ein Standardvorgehen ableiten zu können. Das im Vergleich zur konservativen, palliativen Behandlung des Tumorrezidivs erfreuliche Gesamtüberleben von 26 Monaten lässt jedoch angesichts geringer perioperativer Morbidität und Mortalität die Re-Resektion bei ausgewählten Patienten als sinnvolle Option erscheinen.

76.5 Palliative Therapie des Tumorrezidivs

In zwei Dritteln der Fälle sind bei Feststellung eines Rezidivs bereits Fernmetastasen vorhanden, wobei die Leber das am häufigsten betroffene Organ ist (Sperti et al. 1997). Für diese Patienten sowie für Patienten mit isoliert lokalem Rezidiv, welches nicht resektabel ist und keiner Bestrahlung unterzogen werden kann, stellt die palliative Chemotherapie die einzig mögliche therapeutische Option dar.

Die Prognose von Patienten mit Rezidivtumoren ist insgesamt günstiger im Vergleich zur primär metastasierten Erkrankung. Das Überleben beträgt ab Feststellung des Rezidivs etwa 9 Monate. Diese eher lange Überlebenszeit kann am ehesten dadurch erklärt werden, dass im Rahmen der Nachsorge die Diagnose der Fernmetastasierung häufig vor Auftreten einer klinischen Symptomatik gestellt wird und daher die Tumorlast im Vergleich zur primär metastasierten Situation niedriger ist. Durch den höheren Anteil an Patienten mit geringer klinischer Symptomatik ist auch das Allgemeinbefinden in dieser Patientengruppe und damit die Ausgangssituation für den Beginn einer palliativen Therapie günstiger. Ein unabhängiger, prognostischer Vorteil für Patienten mit Tumorrezidiv gegenüber primärer Metastasierung ergab sich in einer retrospektiven Studie bei Gemcitabin behandelten Patienten jedoch nicht (Hashimoto et al. 2009).

Für die Auswahl des Chemotherapieregimes geben die amerikanischen NCCN-Guidelines Empfehlungen in Abhängigkeit von Art und Abstand zu einer adjuvanten Therapie:

Sind zwischen Abschluss der adjuvanten Therapie und Nachweis eines Rezidivs in Form von Fernmetastasen mindestens 6 Monate vergangen, kann prinzipiell das in der Adjuvans angewandte Schema wieder aufgenommen werden. Ist dieser Abstand kleiner als 6 Monate, sollte eine Umstellung auf alternative Substanzen erfolgen. Im Falle von adjuvant verabreichtem Gemcitabin kann dies, analog zu den Empfehlungen einer Zweitlinientherapie beim primär metastasierten Pankreaskarzinom, ein Fluoropyrimidin-basiertes Schema, z. B. 5-Fluorouracil, Folinsäure und Oxaliplatin sein. Bei Verwendung von Fluoropyrimidinen im Rahmen eines adjuvanten Schemas kann eine Umstellung auf Gemcitabin oder eine Gemcitabin-basierte Kombinationschemotherapie erfolgen. Wann immer möglich, sollte im Falle eines Rezidivs die Behandlung im Rahmen klinischer Studien erfolgen (NCCN-Guidelines).

Literatur

Adler G, Seufferlein T, Bischoff SC, Brambs HJ, Feuerbach S, Grabenbauer G, Hahn S, Heinemann V, Hohenberger W, Langrehr JM, Lutz MP, Micke O, Neuhaus H, Neuhaus P, Oettle H, Schlag PM, Schmid R, Schmiegel W, Schlottmann K, Werner J, Wiedenmann B, Kopp I (2007) S3-Leitlinie »Exokrines Pankreaskarzinom« 2007. Z Gastroenterol 45: 487–523

Hashimoto K, Ueno H, Ikeda M, Kojima Y, Hagihara A, Kondo S, Morizane C, Okusaka T (2009) Do recurrent and metastatic pancreatic cancer patients have the same outcomes with gemcitabine treatment? Oncology 77(3–4): 217–223

NCCN-Guidelines »Pancreatic adenocarcinoma«, version 2.2012

Neoptolemos JP, Stocken DD, Bassi C, Ghaneh P, Cunningham D, Goldstein D, Padbury R, Moore MJ, Gallinger S, Mariette C, Wente MN, Izbicki JR, Friess H, Lerch MM, Dervenis C, Oláh A, Butturini G, Doi R, Lind PA, Smith D, Valle JW, Palmer DH, Buckels JA, Thompson J, McKay CJ, Rawcliffe CL, Büchler MW (2010) Adjuvant chemotherapy with fluorouracil plus folinic acid vs gemcitabine following pancreatic cancer resection: a randomized controlled trial. JAMA 304: 1073–1081

Neuhaus P, Riess H, Post S et al (2008) CONKO-001: Final results of the randomized, prospective, multicenter phase III trial of adjuvant chemotherapy with gemcitabine versus observation in patients with resected pancreatic cancer (PC) [abstract]. J Clin Oncol 26 (May 20 suppl): LBA4504

Sperti C, Pasquali C, Piccoli A, Pedrazzoli S (1997) Recurrence after resection for ductal adenocarcinoma of the pancreas. World J Surg 21; 195–200

Strobel O, Hartwig W, Hackert T, Hinz U, Berens V, Grenacher L, Bergmann F, Debus J, Jäger D, Büchler M, Werner J (2013) Re-resection for isolated local recurrence of pancreatic cancer is feasible, safe, and associated with encouraging survival. Ann Surg Oncol 20: 964–972

77

Therapie, Verlauf und Prognose nichtduktaler Pankreaskarzinome – Azinuszellkarzinom

Manfred P. Lutz

H. G. Beger et al. (Hrsg.), *Erkrankungen des Pankreas*,
DOI 10.1007/978-3-642-37964-2_77, © Springer-Verlag Berlin Heidelberg 2013

Bei Erwachsenen sind maximal 1–2 % aller malignen Pankreastumoren azinär differenziert. Unter den kindlichen Pankreastumoren beträgt ihr Anteil bis 15 %. Azinuszellkarzinome sind zellreiche, weiche, meist glatt begrenzte Tumoren mit einer dünnen Kapsel. Sie sind oft zentral hämorrhagisch mit Nekrosezonen, die sich als Zysten präsentieren können. Ihnen fehlt die typische Stromakomponente der duktalen Karzinome. Immunhistologisch wird die Diagnose durch den Nachweis exokriner Pankreasenzyme und anderer Marker bestätigt. Mischdifferenzierte Tumoren und neuroendokrine Elemente sind nicht ungewöhnlich. Varianten mit papillärem intraduktal-polypoidem Wachstumsmuster sind allein zytologisch schlecht von den intraduktal-papillären Neoplasien (IPMN) zu differenzieren. Bei Erstdiagnose sind die Tumoren meist groß (6–10 cm) und in zwei Drittel der Fälle bereits metastasiert. Das mediane Überleben aller Patienten beträgt 18–33 Monate.

77.1 Einleitung

Pankreasgewebe besteht zu über 80 % aus Azinuszellen. Trotzdem sind Karzinome mit azinärer Differenzierung selten, sie können jedoch in jedem Lebensalter auftreten. Bei Erwachsenen sind 1–2 % aller malignen Pankreastumoren azinär differenziert. Das mittlere Erkrankungsalter liegt bei ca. 60 Jahren. Männer sind häufiger betroffen als Frauen (2–4:1) mit einer Inzidenz von unter 1/100.000 (Wisnoski et al. 2008).

Bei den kindlichen Pankreastumoren ist der Anteil an Azinuszelltumoren höher, erreicht dort ca. 15 %. Allerdings ist die Gesamtrate an kindlichen Pankreastumoren gering, sodass insgesamt nur 6 % aller Azinuszellkarzinome bei Kindern oder Jugendlichen auftreten (Basturk u. Klimstra 2013).

77.2 Pathologie

Azinuszellkarzinome sind makroskopisch weiche Tumoren, überwiegend glatt begrenzt mit einer dünnen Kapsel, oft zentral hämorrhagisch mit Nekrosezonen, die sich als zystische Areale präsentieren können (Basturk u. Klimstra 2013). Mikroskopisch sind sie zellreich mit einer hohen Mitoserate, ohne die typische Stromakomponente der duktalen Karzinome. Im Gewebeverband sind die Tumorzellen in azinären, glandulären oder trabekulären Mustern angeordnet mit schmalen zentralen Lumina, randständigen Kernen und mit PAS-positiven Zymogengranula im apikalen Zytoplasma (Lüttges 2011; Reid et al. 2013).

Die Diagnose wird immunhistologisch durch den Nachweis exokriner Pankreasenzyme bestätigt. Trypsin und Chymotrypsin sind in bis zu 95 %, Lipase in 70–85 % der Tumoren nachweisbar (Ordonez 2001). Die Tumoren sind fast immer positiv für BCL10 (ein Protein mit Homologie zur Phospholipase A1), CAM 5.2, AE1/AE3, CK 8 und CK 18, während CK 7, CK 19 und CK 20 nicht nachweisbar sind (La Rosa et al. 2009). Die Expression und Sekretion von Alpha-Fetoprotein ist häufig. EMA ist in der Hälfte aller Tumoren positiv.

Neuroendokrine Elemente, sei es als eingestreute Synaptophysin- oder Chromogranin-positive Zellen, gemischte Areale oder eingestreute Knötchen, sind nicht ungewöhnlich. Beträgt die neuroendokrine Komponente über 25 %, werden die Tumoren als gemischt azinär-neuroendokrin klassifiziert (Lüttges 2011).

77.3 Differenzialdiagnose

Zur Differenzierung von den duktalen Karzinomen eignet sich die Immunhistochemie z. B. für die Marker MUC1, CEA, CA19–9, CA125, die bei den Azinuszelltumoren entweder negativ oder allenfalls fokal positiv sind. Gemischt azinär-duktale Karzinome sind selten, sie sind meist überwiegend azinär differenziert, mit einer schlechten Prognose (Stelow et al. 2010).

Varianten der Azinuszellkarzinome zeigen ein papilläres Wachstum mit intraduktal-polypoidem Wachstumsmuster im Pankreasgang (Basturk et al. 2007). In den polypoiden Anteilen finden sich histologisch multiple, kleine, glanduläre Lumina und mikrozystische Areale. Zytologisch kann die Differenzierung von intraduktal-papillären Neoplasien (IPMN) schwierig sein, jedoch weisen üblicherweise andere Tumorareale die typisch solid-azinären oder glandulären Gewebemuster auf.

Im Gegensatz zu den solid-pseudopapillären Neoplasien fehlt bei Azinuszelltumoren die Expression von Vimentin, CD10 oder des Progesteronrezeptors (Basturk u. Klimstra 2013).

Die wichtigste Differenzialdiagnose bei Kindern sind Pankreatoblastome, die ebenfalls azinär differenziert sein können. Im Gegensatz zu den Azinuszellkarzinomen exprimieren diese jedoch CK 7 bzw. CK 19, und sie sind meist CEA-positiv (Reid et al. 2013).

Die seltenen Azinuszellzystadenome sind meist solitäre, mikroskopisch kleine Zysten. Sehr selten wurden auch uni- oder multilokulär große zystische Läsionen beschrieben, die diffus das ganze Pankreas betreffen können (Lüttges 2011; Colombo et al. 2004).

77.4 Molekularbiologie

Molekularbiologisch unterscheiden sich die azinären Tumoren deutlich von den duktalen Adenokarzinomen: Die häufigsten genetischen Alterationen sind Allelverluste auf Chromosom 11p, 4q oder 16q. Ähnlich wie beim Kolonkarzinom ist in bis zu 25 % der Tumoren der β-catenin-Signalweg aktiviert, sei es durch trunkierende Mutationen im APC-Gen oder durch aktivierende Mutationen des β-catenin-Gens. Die für duktale Karzinome typischen Mutationen/Expressionsmuster von KRAS, TP53, SMAD4/DPC4 oder CDKN2A (p16) sind bei Azinuszelltumoren die Ausnahme. In Einzelfällen wurden Azinuszellkarzinome als Teil hereditärer Tumorsyndrome beschrieben (z. B. familiäre adenomatöse Polypose – FAP, hereditäres nichtpolypöses Kolonkarzinom – HNPCC oder hereditärer Brustkrebs mit Mutation von BRCA1) (Basturk u. Klimstra 2013; Lowery et al. 2011).

77.5 Klinik

Die Patienten stellen sich meist mit unspezifischen Symptomen wie z. B. epigastrischen Dauerschmerzen (90 %), Gewichtsverlust, abdominellem Völlegefühl oder Übelkeit, gelegentlich auch mit einer akuten Pankreatitis (20 %) vor (Bhosale et al. 2012). Die Tumoren sind groß (6–10 cm) und lassen sich oft palpieren. Im Gegensatz zu den duktalen Pankreaskarzinomen wird üblicherweise kein Ikterus beobachtet, entweder weil die weichen Azinuszelltumoren den Gallengang nicht komprimieren, oder weil die Hälfte der Tumoren im Pankreaskorpus bzw. -schwanz lokalisiert ist (Tatli et al. 2005). Bereits bei der Erstdiagnose sind bis zu 75 % metastasiert, meist in die Leber (Wisnoski et al. 2008). Ein typisches Phänomen der metastasierten Azinuszellkarzinome ist die Hypersekretion von Lipase, die sich bei ca. 50 % aller Patienten beobachten lässt und die in 10–15 % der Fälle extreme Werte erreichen kann. Das klinische Bild dieses Lipase-Hypersekretions-Syndroms ist charakterisiert durch diffuse subkutane Fettgewebsnekrosen und Polyarthralgien, oft mit peripherer Eosinophilie.

77.6 Diagnostik

Azinuszellkarzinome können im gesamten Pankreas entstehen. Im Mittel sind die Tumoren bei Erstdiagnose über 6 cm groß. In der Bildgebung sind sie solide, oval oder rund, meist glatt begrenzt und schärfer abgrenzbar als duktale Karzinome. Häufig finden sich zentral nekrotische/zystische Areale. In der Computertomographie sind die Azinuszelltumoren in den Nativaufnahmen isodens im Vergleich zum Pankreasgewebe, kernspintomographisch vorwiegend hypointens in der T1-Wichtung und iso- bzw. hyperintens in der T2-Wichtung. Nach Kontrastmittelgabe stellen sie sich entweder in der arteriellen (50 %) oder portalvenösen Phase (40 %) hypodens/hypovaskularisiert dar. Ein schmales arterielles Randenhancement ist häufig. Bei ca. 10 % finden sich kleine Verkalkungen. Als Sekundärphänomen ist der Pankreasgang meist dilatiert (Bhosale et al. 2012; Tatli et al. 2005).

Lebermetastasen sind im Median 5 cm groß, computertomographisch nativ hypointens, arteriell isointens und in der portalvenösen Phase hypointens, sodass sie sich nur schwer von Metastasen neuroendokriner Tumoren differenzieren lassen.

Eindeutige laborchemische Marker fehlen. Bei 50 % der Patienten ist die Lipase, gelegentlich auch Alpha-Fetoprotein erhöht. CA 19–9 oder CEA sind meist nicht nachweisbar.

77.7 Verlauf, Prognose und Therapie

Bereits bei der Erstdiagnose sind ca. zwei Drittel der Tumoren metastasiert. Betroffen sind vorwiegend die Leber (40 %) und das Skelett (10 %), gelegentlich auch Lunge und Hirn. Regionale Lymphknotenmetastasen lassen sich bei der Hälfte der Patienten nachweisen. Eine Peritonealkarzinose wurde bei 10 % beschrieben.

Das mediane Überleben aller Patienten wird mit 18–33 Monate angegeben (Lowery et al. 2011). In frühen Tumorstadien ist der Versuch einer chirurgischen Resektion indiziert. Nach Resektion des Primärtumors und selbst nach R0-Resektion von Fernmetastasen überleben die Patienten im Median zwischen 57 und 123 Monate (Lowery et al. 2011). Rezidive – meist als Lebermetastasen – sind die Regel (Butturini et al. 2011; Holen et al. 2002; Hartwig et al. 2011). Mangels Daten kann keine Aussage zum Nutzen einer adjuvanten Therapie getroffen werden.

Bei fortgeschrittenen Tumoren ohne Möglichkeit zur Resektion beträgt die mediane Überlebenszeit zwischen 3 und 25 Monate. Die Wahl der systemischen Chemotherapie orientiert sich wegen der immunhistochemischen und genetischen Parallelen am Kolonkarzinom. Fallberichte beschreiben Ansprechraten von bis zu 30 % für Kombinationen aus Fluoropyrimidinen mit Oxaliplatin, Irinotecan oder Docetaxel (Lowery et al. 2011; Seki et al. 2009).

Literatur

Basturk O, Klimstra DS (2013) Acinar cell carcinoma of the pancreas and related neoplasms: a review. Diagnostic Histopathology 18: 8–16

Basturk O, Zamboni G, Klimstra DS et al (2007) Intraductal and papillary variants of acinar cell carcinomas: a new addition to the challenging differential diagnosis of intraductal neoplasms. Am J Surg Pathol 31: 363–370

Bhosale P, Balachandran A, Wang H et al (2012) CT imaging features of acinar cell carcinoma and its hepatic metastases. Abdom Imaging [Epub ahead of print]

Butturini G, Pisano M, Scarpa A, D'Onofrio M, Auriemma A, Bassi C (2011) Aggressive approach to acinar cell carcinoma of the pancreas: a single-institution experience and a literature review. Langenbecks Arch Surg 396: 363–369

Colombo P, Arizzi C, Roncalli M (2004) Acinar cell cystadenocarcinoma of the pancreas: report of rare case and review of the literature. Hum Pathol 35: 1568–1571

Hartwig W, Denneberg M, Bergmann F et al (2011) Acinar cell carcinoma of the pancreas: is resection justified even in limited metastatic disease? Am J Surg 202: 23–27

Holen KD, Klimstra DS, Hummer A et al (2002) Clinical characteristics and outcomes from an institutional series of acinar cell carcinoma of the pancreas and related tumors. J Clin Oncol 20: 4673–4678

La Rosa S, Franzi F, Marchet S et al (2009) The monoclonal anti-BCL10 antibody (clone 331.1) is a sensitive and specific marker of pancreatic acinar cell carcinoma and pancreatic metaplasia. Virchows Arch 454: 133–142

Lowery MA, Klimstra DS, Shia J et al (2011) Acinar cell carcinoma of the pancreas: new genetic and treatment insights into a rare malignancy. Oncologist 16: 1714–1720

Lüttges J (2011) Was ist neu? Die WHO Klassifikation 2010 für Tumoren des Pankreas. Pathologe 32 (Suppl 2): 332–336

Ordonez NG (2001) Pancreatic acinar cell carcinoma. Adv Anat Pathol 8: 144–159

Reid MD, Bagci P, Adsay NV (2013) Histopathologic assessment of pancreatic cancer: does one size fit all? J Surg Oncol 107: 67–77

Seki Y, Okusaka T, Ikeda M, Morizane C, Ueno H (2009) Four cases of pancreatic acinar cell carcinoma treated with gemcitabine or S-1 as a single agent. Jpn J Clin Oncol 39: 751–755

Stelow EB, Shaco-Levy R, Bao F, Garcia J, Klimstra DS (2010) Pancreatic acinar cell carcinomas with prominent ductal differentiation: mixed acinar ductal carcinoma and mixed acinar endocrine ductal carcinoma. Am J Surg Pathol 34: 510–518

Tatli S, Mortele KJ, Levy AD et al (2005) CT and MRI features of pure acinar cell carcinoma of the pancreas in adults. AJR Am J Roentgenol 184: 511–519

Wisnoski NC, Townsend CM Jr, Nealon WH, Freeman JL, Riall TS (2008) 672 patients with acinar cell carcinoma of the pancreas: a population-based comparison to pancreatic adenocarcinoma. Surgery 144: 141–148

Metastatische Malignome des Pankreas

Manfred P. Lutz

H. G. Beger et al. (Hrsg.), *Erkrankungen des Pankreas*,
DOI 10.1007/978-3-642-37964-2_78, © Springer-Verlag Berlin Heidelberg 2013

Maximal 5 % aller Pankreastumoren sind Metastasen. In praktisch allen Fällen ist der Primärtumor zum Zeitpunkt der Metastasierung lange bekannt. Fast alle Tumorentitäten können in das Pankreas metastasieren. Am häufigsten sind Metastasen von Nierenzellkarzinomen, kleinzelligen Bronchialkarzinomen oder Mammakarzinomen. Sie treten oft spät im Krankheitsverlauf auf und sind meist Ausdruck eines fortgeschrittenen Tumorleidens mit disseminierter Metastasierung. In der Bildgebung sind Metastasen meist rund oder oval und schärfer abgrenzbar als die duktalen Pankreaskarzinome. Ihr Kontrastmittelverhalten gleicht dem des Primärtumors. Bei den seltenen singulären Pankreasmetastasen, insbesondere bei Metastasen von Nierenzell- oder Kolonkarzinomen, ist die chirurgische Resektion eine anerkannte Therapieoption mit guten Langzeitergebnissen.

78.1 Einleitung

Maximal 5 % aller resezierten Pankreastumoren sind Metastasen anderer Malignome. Bei praktisch allen Patienten mit Pankreasmetastasen ist der Primärtumor lange bekannt (Moussa et al. 2004).

Die Zeit zwischen Diagnose bzw. Therapie des Primärtumors und Metastasierung ins Pankreas ist variabel. Bei Metastasen von Nierenzellkarzinomen beträgt das durchschnittliche Intervall um die 7 Jahre, nach der Diagnose eines Bronchialkarzinoms ca. 2 Jahre (◘ Tab. 78.1).

Im Allgemeinen treten Metastasen in das Pankreas spät im Krankheitsverlauf auf und sind Zeichen eines disseminierten Tumorleidens. In Autopsieserien von Patienten mit metastasierten Tumoren wurden Pankreasmetastasen in bis zu 15 % der Fälle beschrieben (Adsay et al. 2004; Nakamura et al. 2001).

78.2 Pathologie

Fast alle Tumortypen können in das Pankreas metastasieren. Am häufigsten sind Metastasen von Nierenzellkarzinomen, kleinzelligen Bronchialkarzinomen (SCLC) und Mammakarzinomen, die sich typischerweise als solitäre Raumforderungen darstellen (◘ Tab. 78.1). Davon abzugrenzen ist die Infiltration des Pankreas von außen z. B. durch Kolon-, Magen- oder Ovarialkarzinome. Neben den in ◘ Tab. 78.1 aufgeführten Primärtumoren wurden Metastasen durch hepatozelluläre Karzinome, Prostatakarzinome, neuroendokrine Tumoren, Magen- oder Ösophaguskarzinome, Blasenkarzinome, Schilddrüsenkarzinome, durch Lymphome und durch diverse mesenchymale Tumoren beschrieben (Bertucci et al. 2013).

78.3 Klinik

Patienten mit isolierten Pankreasmetastasen sind meist asymptomatisch. Bei 30–70 % werden die Metastasen als Zufallsbefund bei einer anderweitig veranlassten Untersuchung, häufig außerhalb des Nachsorgeprogramms, festgestellt (Kersting 2012; Konstantinidis et al. 2010). Ca. 20 % manifestieren sich mit einem Verschlussikterus oder mit einer Steatorrhö. Einige Patienten (jeweils 5–10 %) stellen sich mit einer akuten Pankreatitis vor oder mit gastrointestinalen Blutungen durch die Tumorinfiltration in Pankreas oder Duodenum (Moussa et al. 2004; Sweeney et al. 2010). Unspezifische Tumorsymptome wie Gewichtsverlust oder Oberbauch- bzw. Rückenschmerzen treten weit seltener auf als bei den duktalen Pankreaskarzinomen (Minni et al. 2004).

78.4 Diagnose

Bei allen Patienten mit einer Pankreasraumforderung und einer Tumorerkrankung in der Vorgeschichte muss differentialdiagnostisch an Pankreasmetastasen gedacht werden. Insbesondere bei Nierenzell-, Bronchial- oder Mammakarzinomen in der Anamnese sind bis zu 12 % aller neu diagnostizierten Pankreasraumforderungen durch Metastasen bedingt. Dabei kann die Diagnose des Primärtumors bis zu 25 Jahre zurückliegen (Wente et al. 2005).

In der Bildgebung manifestieren sich die meisten Metastasen im Pankreas als solitäre solide Tumoren (50–70 %), gelegentlich mit einer zentralen Nekrosezone. In Schnitt-

▪ Tab. 78.1 Klinische Charakteristika unterschiedlicher Tumorentitäten bei Metastasierung des Pankreas (Adsay et al. 2004; Bertucci et al. 2013; Kersting 2012; Konstantinidis et al. 2010; Ljungberg 2013; Nakamura et al. 2001; Masetti et al. 2010; Minni et al. 2004; Palmowski et al. 2008; Sweeney et al. 2010)

Primärtumor	Solitäre Pankreasmetastasen			Fortgeschrittene Tumoren
	Relativer Anteil aller resezierten Metastasen (%)	Intervall zwischen Erstdiagnose und Metastasierung MW in Jahren (Spanne)	Überleben nach 5 Jahren (%)	Relative Häufigkeit von Pankreasmetastasen bei der Autopsie (%)
Alle Metastasen		6,9 Jahre		15 (103/690)
Nierenzellkarzinome	45–71	3–10 Jahre (0,5–27)	43–88	2–11
Bronchialkarzinome (SCLC 80 %)	6–15	2,4 Jahre (0,5–2)	19	17
Mammakarzinome	7–8	7,5 Jahre (0,25–27)	34	5
Kolonkarzinome	6–14	2 Jahre	42	2
Magenkarzinome	1			20
Melanome	3–5		18	
Sarkome	3	3–4 Jahre	32	
Ovarialkarzinome	2			3
Lymphome	2–5			12–30
Sonstige	5		38	1–13

bildverfahren sind die Metastasen meist oval oder rund und deutlich schärfer abgrenzbar als die duktalen Pankreaskarzinome (Palmowski et al. 2008) (▪ Abb. 78.1). Ihr Kontrastmittelverhalten ist variabel und entspricht üblicherweise dem des Primärtumors (Triantopoulou et al. 2012).

Zum Beispiel sind die relativ häufigen Metastasen von Nierenzellkarzinomen in der nativen Computertomographie meist hypodens mit kräftiger homogener Anreicherung nach Kontrastmittelgabe. Bei größeren Tumoren über 1,5 cm findet sich typischerweise ein ringförmiges Kontrastenhancement im hypervaskularisierten Randsaum mit einer zentralen Minderperfusion, wodurch sich die Metastasen gut von den hypovaskulären duktalen Pankreaskarzinomen unterscheiden lassen (Palmowski et al. 2008; Triantopoulou et al. 2012).

Bei 15–44 % der metastasierten Tumoren ist das Pankreas diffus infiltriert und vergrößert. Seltener (in ca. 10 %) finden sich multiple kleine Knötchen, die zu größeren Tumoren fusionieren können (Triantopoulou et al. 2012).

Differentialdiagnostisch müssen echte hämatogene Metastasen von der Infiltration des Pankreas durch benachbarte extrapankreatische Tumoren unterschieden werden. In chirurgischen Resektionsserien wird das Pankreas in 6–17 % der Fälle z. B. durch Magen-, Kolon-, Gallenwegs- oder Ovarialkarzinome infiltriert (Nakamura et al. 2001).

Isolierte Lymphome des Pankreas sind selten. Meist finden sich begleitend peripankreatische Lymphknotenpakete oder disseminierte abdominelle Lymphome. Das Pankreas ist üblicherweise nur einer von mehreren Manifestationsorten (Fujinaga et al. 2013). Ihr Kontrastmittelverhalten unterscheidet sich nicht von den duktalen Pankreaskarzinomen, weswegen Pankreaslymphome häufig erst nach Biopsie oder nach chirurgischer Intervention am Resektionspräparat diagnostiziert werden (Jayanthi et al. 2007).

78.5 Therapie und Prognose

Bei Patienten mit isolierten Pankreasmetastasen ist die chirurgische Resektion eine anerkannte Therapieoption mit guten Langzeitergebnissen, zumindest wenn die Histologie des Primärtumors und die generelle Erfahrung mit Metastasenresektionen der Leber oder Lunge bei diesem Tumortyp einen klinischen Langzeiterfolg versprechen (▪ Tab. 78.1). Dies gilt insbesondere für Nierenzell- und Kolonkarzinome (Crippa et al. 2006; Jarufe et al. 2005; Minni et al. 2004; Sperti et al. 2009; You et al. 2011), in Einzelfällen wohl auch für Mammakarzinome, Sarkome oder Melanome (Gomez 2012; Kersting 2012; Sweeney et al. 2010).

Fortgeschrittene Tumorleiden mit palliativem Therapieansatz werden entsprechend der Histologie des Primärtumors behandelt.

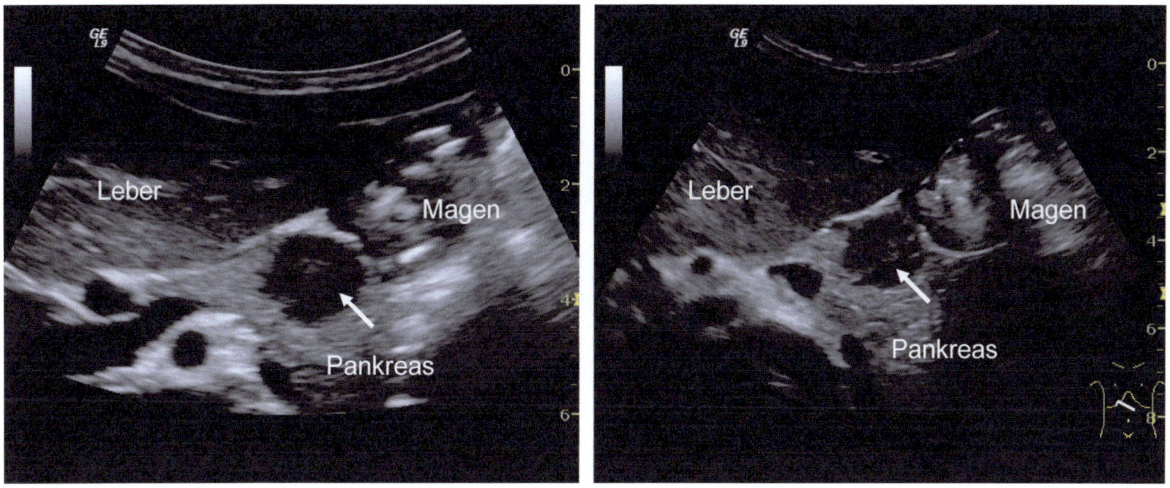

Abb. 78.1 Pankreasmetastase eines kleinzelligen Bronchialkarzinoms in der Sonographie

78.6 Metastasen von Nierenzellkarzinomen

Über die Resektion von Pankreasmetastasen bei Nierenzellkarzinomen wird in mehreren kleinen Serien, in multiplen Fallberichten und in einigen retrospektiven Zusammenstellungen berichtet (z. B. Machado u. Chopra 2009; Masetti et al. 2010; Minni et al. 2004; Wente et al. 2005; Zerbi et al. 2008). Bis zu 50 % der Nierenzellkarzinome metastasieren im Krankheitsverlauf, meist in die Lunge oder in regionale Lymphknoten, seltener auch ossär, hepatisch oder zerebral (Ljungberg 2013). Die Inzidenz von Pankreasmetastasen ist gering. Sie beträgt in Autopsieserien bei weit fortgeschrittenen Tumoren zwischen 2 % und 11 % (Tab. 78.1).

Unbehandelt überleben Patienten mit einem metastasierten Nierenzellkarzinom zwischen 6 und 12 Monate. Durch moderne systemische Therapieansätze z. B. mit Kinaseinhibitoren wird zwar das mediane Überleben verlängert, ohne chirurgische Resektion ist jedoch nach wie vor keine Heilung möglich (Ljungberg 2013). Sofern Pankreasmetastasen isoliert auftreten, kann durch eine komplette Resektion ein exzellentes 5-Jahres-Überleben von 66 % erreicht werden (n = 234) (Ballarin et al. 2011; Ljungberg 2013; Masetti et al. 2010). Insbesondere asymptomatische Patienten oder Patienten mit metachronen Metastasen und langem Intervall zwischen Primärtumor und Metastase scheinen von einer Metastasenresektion zu profitieren. Sie überleben signifikant länger als Patienten mit synchronen Metastasen, was als Hinweis auf eine unterschiedliche Tumorkinetik gedeutet werden kann (Alzahrani et al. 2012; Masetti et al. 2010). Bislang gibt es jedoch keine randomisierten Studien, die den Nutzen einer Metastasenresektion sicher belegen könnten.

Literatur

Adsay NV, Andea A, Basturk O, Kilinc N, Nassar H, Cheng JD (2004) Secondary tumors of the pancreas: an analysis of a surgical and autopsy database and review of the literature. Virchows Arch 444: 527–535

Alzahrani MA, Schmulewitz N, Grewal S et al (2012) Metastases to the pancreas: the experience of a high volume center and a review of the literature. J Surg Oncol 105: 156–161

Ballarin R, Spaggiari M, Cautero N et al (2011) Pancreatic metastases from renal cell carcinoma: the state of the art. World J Gastroenterol 17: 4747–4756

Bertucci F, Araujo J, Giovannini M (2013) Pancreatic metastasis from osteosarcoma and Ewing sarcoma: literature review. Scand J Gastroenterol 48: 4–8

Crippa S, Angelini C, Mussi C et al (2006) Surgical treatment of metastatic tumors to the pancreas: a single center experience and review of the literature. World J Surg 30: 1536–1542

Fujinaga Y, Lall C, Patel A et al (2013) MR features of primary and secondary malignant lymphoma of the pancreas: a pictorial review. Insights Imaging 4: 321–329

Gomez JA, Sanchez AA, Cecilia DM et al (2012) Uterine leiomyosarcoma metastasis to the pancreas: report of a case and review of the literature. J Gastrointest Cancer 43: 361–363

Hung JH, Wang SE, Shyr YM, Su CH, Chen TH, Wu CW (2012) Resection for secondary malignancy of the pancreas. Pancreas 41: 121–129

Jarufe N, McMaster P, Mayer AD et al (2005) Surgical treatment of metastases to the pancreas. Surgeon 3: 79–83

Jayanthi V, Randhir J, Rajesh N (2007) Problems in diagnosing lymphoma of the pancreas with computed tomography. A case report. J Gastrointest Liver Dis 16: 101–103

Kersting S, Janot MS, Munding J et al (2012) Rare solid tumors of the pancreas as differential diagnosis of panreatic adenocarcinoma. JOP 13: 268–277

Konstantinidis IT, Dursun A, Zheng H et al (2010) Metastatic tumors in the pancreas in the modern era. J Am Coll Surg 211: 749–753

Ljungberg B (2013) The role of metastasectomy in renal cell carcinoma in the era of targeted therapy. Curr Urol Rep 14: 19–25

Machado NO, Chopra P (2009) Pancreatic metastasis from renal carcinoma managed by Whipple resection. A case report and literature review of metastatic pattern, surgical management and outcome. JOP 10: 413–418

Masetti M, Zanini N, Martuzzi F et al (2010) Analysis of prognostic factors in metastatic tumors of the pancreas: a single-center experience and review of the literature. Pancreas 39: 135–143

Minni F, Casadei R, Perenze B et al (2004) Pancreatic metastases: observations of three cases and review of the literature. Pancreatology 4: 509–520

Moussa A, Mitry E, Hammel P et al (2004) Pancreatic metastases: a multicentric study of 22 patients. Gastroenterol Clin Biol 28: 872–876

Nakamura E, Shimizu M, Itoh T, Manabe T (2001) Secondary tumors of the pancreas: clinicopathological study of 103 autopsy cases of Japanese patients. Pathol Int 51: 686–690

Palmowski M, Hacke N, Satzl S et al (2008) Metastasis to the pancreas: characterization by morphology and contrast enhancement features on CT and MRI. Pancreatology 8: 199–203

Sperti C, Pasquali C, Berselli M, Frison L, Vicario G, Pedrazzoli S (2009) Metastasis to the pancreas from colorectal cancer: is there a place for pancreatic resection? Dis Colon Rectum 52: 1154–1159

Sweeney AD, Fisher WE, Wu MF, Hilsenbeck SG, Brunicardi FC (2010) Value of pancreatic resection for cancer metastatic to the pancreas. J Surg Res 160: 268–276

Triantopoulou C, Kolliakou E, Karoumpalis I, Yarmenitis S, Dervenis C (2012) Metastatic disease to the pancreas: an imaging challenge. Insights Imaging 3: 165–172

Wente MN, Kleeff J, Esposito I et al (2005) Renal cancer cell metastasis into the pancreas: a single-center experience and overview of the literature. Pancreas 30: 218–222

You DD, Choi DW, Choi SH et al (2011) Surgical resection of metastasis to the pancreas. J Korean Surg Soc 80: 278–282

Zerbi A, Ortolano E, Balzano G, Borri A, Beneduce AA, Di Carlo V (2008) Pancreatic metastasis from renal cell carcinoma: which patients benefit from surgical resection? Ann Surg Oncol 15: 1161–1168

Langzeitverlauf nach operativer Tumorentfernung und Chemotherapie des duktalen Pankreaskarzinoms

Oliver Strobel, Jens Werner

H. G. Beger et al. (Hrsg.), *Erkrankungen des Pankreas*,
DOI 10.1007/978-3-642-37964-2_79, © Springer-Verlag Berlin Heidelberg 2013

Die Kombination aus operativer Tumorentfernung und systemischer Chemotherapie ist die einzige potenziell kurative Therapieoption beim Pankreaskarzinom, das als systemische Erkrankung betrachtet werden muss. Durch Resektion und adjuvante Chemotherapie lassen sich heute mediane Überlebenszeiten von 25–30 Monaten erreichen. Die Hälfte der Patienten hat allerdings innerhalb der ersten 15 Monate nach Resektion einen systemischen Progress und verstirbt innerhalb der ersten beiden Jahre. Langzeitüberleben über 5 Jahre wird bei etwa 20 %, über 10 Jahre bei etwa 10 % der Patienten nach potenziell kurativer Resektion beobachtet, wobei hier fundierte Daten zum Effekt der systemischen Therapie noch ausstehen. Die Überlebenszeiten und die hohe Frequenz der systemischen Progression unterstreichen die dringende Notwendigkeit der Evaluation neuer systemischer Therapien.

Die Kombination von operativer Tumorentfernung und systemischer Chemotherapie ist die einzige potenziell kurative Therapieoption beim Pankreaskarzinom.

Die Prognose der Patienten, bei denen eine Resektion und adjuvante Chemotherapie durchgeführt werden kann, ist deutlich besser als bei palliativer Therapie (Gillen et al. 2010).

Im Vergleich zu anderen Tumorentitäten ist die Prognose des Pankreaskarzinoms aber auch nach Resektion und Chemotherapie mit einem medianen Überleben von aktuell etwa 25 Monaten und geschätzten 5-Jahres-Überlebensraten von 20 % sehr limitiert.

Die Gründe hierfür liegen in der Tumorbiologie des Pankreaskarzinoms mit rascher Metastasierung und ausgeprägter Chemoresistenz. Auch bei fehlendem Metastasennachweis muss beim Pankreaskarzinom immer von einer systemischen Erkrankung ausgegangen werden. Dies begründet die Rationale, beim Pankreaskarzinom nach potenziell kurativer Resektion stadienunabhängig immer eine adjuvante Therapie durchzuführen. Aus mehreren randomisiert kontrollierten Studien (RCTs) gibt es überzeugende Evidenz für eine adjuvante Chemotherapie (▣ Tab. 79.1) (Neoptolemos et al. 2004; Oettle et al. 2007; Smeenk et al. 2007; Regine et al. 2008; Ueno et al. 2009; Van Laethem et al. 2010; Schmidt et al. 2012). In Europa wird bei primär resektablen Tumoren daher als Standard eine primäre Resektion mit adjuvanter Chemotherapie empfohlen (Adler et al. 2007), während bei lokal fortgeschrittenen Tumoren durch eine Therapie in neoadjuvanter Intention versucht werden sollte, eine sekundäre Resektabilität zu erreichen (Strobel et al. 2012; Gillen et al. 2010).

Der Fokus dieses Kapitels liegt auf den Ergebnissen nach Resektion und Chemotherapie beim primär resektablen Pankreaskarzinom. Die Evidenz wird anhand der Ergebnisse von RCTs zur adjuvanten Therapie dargestellt. Auf eine ausführliche Diskussion der neoadjuvanten Therapie und der Radiotherapie bei primär resektablen Tumoren sowie einen Vergleich unterschiedlicher adjuvanter Therapieregime wird bewusst verzichtet (▶ Kap. 71, 72 u. 74).

79.1 Ergebnisse nach Resektion und adjuvanter Therapie

Während in der chirurgischen Therapie des Pankreaskarzinoms entscheidende Fortschritte gemacht wurden (▶ Kap. 67 u. 68), sind die onkologischen Ergebnisse nach technisch erfolgreicher Resektion und adjuvanter Therapie weiterhin ernüchternd (▣ Tab. 79.1). Als Ergebnis-Parameter stehen das Gesamtüberleben und das krankheitsfreie Überleben (eigentlich rezidivfreies Überleben nach R0- und progressionsfreies Überleben nach R1-Resektion) im Vordergrund. Die Lebensqualität, die sowohl durch die Kontrolle der Erkrankung als auch durch die Toxizität der adjuvanten Therapie bestimmt wird, ist angesichts der oft kurzen Überlebensdauer ein entscheidender Parameter, tritt aber in den meisten RCTs in den Hintergrund.

Tab. 79.1 Ergebnisse randomisiert kontrollierter Studien zur adjuvanten Therapie nach Resektion eines Pankreaskarzinoms

Studie	Referenz	Therapiearme	n	Gesamtüberleben (Median & Überlebensraten)	Kranheitsfreies Überleben (Median & Überlebensraten)	Rezidivhäufigkeit/-muster	Medianes Follow-up
ESPAC-1	Neoptolemos et al. 2004	4 × 4 factorial Design: – CRT (20 Gy + FU) – Chemotherapy: FU – Chemotherapy + CRT – Beobachtung	 73 75 72 69	 13,9 Monate, 5 JÜR: 7 % 21,6 Monate, 5 JÜR: 29 % 19,9 Monate, 5 JÜR: 13 % 16,9 Monate, 5 JÜR: 11 %	 Chemotherapie: 15,3 Monate Keine Chemotherapie: 9,4 Monate	 Isoliertes Lokalrezidv: 35 % lokal & systemisch: 27 %, nur systemisch: 53 %	 47 Monate
EORTC 40891	Smeenk et al. 2007*	CRT (40 Gy + FU)	110	21,6 Monate 5 JÜR: 25 %, 10 JÜR: 17 % Pankreaskopf: 15,6 Monate	18 Monate 5 JÜR: 21 % 10 JÜR: 16 %	68 % (Pankreaskopf: 75 %) Initial isoliertes Lokalrezidiv: 20 % lokal & systemisch: 29 % Initial systemisch: 48 %	Gesamt: 11,7 Jahre Überleber: 9,8 Jahre
		Beobachtung	108	19,2 Monate 5 JÜR: 22 %, 10 JÜR: 18 % Pankreaskopf: 12 Monate	14,4 Monate 5 JÜR: 2 % 10 JÜR: 17 %	70 % (Pankreaskopf: 79 %) Initial isoliertes Lokalrezidiv: 21 % lokal & systemisch: 30 % Initial systemisch: 46 %	
CONKO-001	Oettle et al. 2007	Gemcitabine	179	22,1 Monate 2 JÜR: 47,5 % 5 JÜR: 22,5 %	13,4 Monate 2 JÜR: 30,5 % 5 JÜR:16,5 %	74,3 % Lokal ± systemisch: 34 % nur systemisch: 56 %	53 Monate
		Beobachtung	175	20,2 Monate 2 JÜR: 42 % 5 JÜR: 11,5 %	6,9 Monate 2 JÜR: 14,5 % 5 JÜR: 5,5 %	92,0 %	
Japan	Ueno et al. 2009	Gemcitabine	58	22,3 Monate 2JÜR: 48,3 % 5JÜR: 23,9 %	11,4 Monate 2 JÜR: 27,2 %	76 % Lokalrezidiv: 23 % systemisch: Leber 30 %, Peritoneum 18 %, sonstige 27 %	60,4 Monate
		Beobachtung	60	18,4 Monate 2 JÜR: 40,0 % 5 JÜR: 10,6 %	5,0 Monate 2 JÜR: 16,7 %	88 % Lokalrezidiv: 32 % systemisch: Leber 30 %, Peritoneum 13 %, sonstige 23 %	

Tab. 79.1 Fortsetzung

Studie	Referenz	Therapiearme	n	Gesamtüberleben (Median & Überlebensraten)	Kranheitsfreies Überleben (Median & Überlebensraten)	Rezidivhäufigkeit/-muster	Medianes Follow-up
RTOG 97–04	Regine et al. 2008	FU - CRT (FU, 50,4 Gy) – FU	230	16,9 Monate, 3 JÜR: 22 %	KI	85,7 % lokal: 28 %, regional: 8 %, systemisch: 71 %	Gesamt: 1,5 Jahre Überleber: 4,7 Jahre
		Gemcitabine - CRT (FU, 50,4 Gy) - Gemcitabine	221	20,5 Monate, 3 JÜR: 31 %	KI	83,3 % lokal: 23 %, regional: 7 %, systemisch: 71 %	
ESPAC-3	Neoptolemos et al. 2010	FU + Folinsäure	551	23,0 Monate, 2 JÜR: 48,1 %	14,1 Monate, 2 JÜR: 30,7 %	63 % Muster nicht aufgeschlüsselt	34 Monate
		Gemcitabine	537	23,6 Monate, 2 JÜR: 49,1 %	14,3 Monate, 2 JÜR: 29,6 %		
EORTC-40013–22012/ FFCD-9203/ GERCOR	Van Laethem et al. 2010**	Gemcitabine, 4 Zyklen	45	24,4 Monate 2 JÜR: 50,2 %	10,9 Monate	Isoliertes Lokalrezidv: 24 % lokal & systemisch: 13 %, nur systemisch: 40 %	
		Gemcitabine, 2 Zyklen + Gemc.-basierte CRT	45	24,3 Monate 2 JÜR: 50,6 %	11,8 Monate	Isoliertes Lokalrezidiv: 11 % lokal & systemisch: 20 %, nur systemisch: 42 %	
CapRI	Schmidt et al. 2012	Chemoradioimmuntherapie FU, Cistplatin, IFN, 50 Gy	64	32,1 Monate	15,2 Monate	67 % Muster nicht aufgeschlüsselt	43 Monate
		FU + Folinsäure	68	28,5 Monate	11,5 Monate		

ESPAC = European Study Group for Pancreatic Cancer, EORTC = European Organization for Research and Treatment of Cancer, CONKO = Charité Onkologie, RTOG = Radiation Therapy Oncology Group, JÜR = Jahres-Überlebensrate, FU = Fluorouracil, KI = Keine Information. Untersuchtes Kollektiv: *Nur T1/2, N0-1a Pankreas- und T1-3, N0-1a periampulläre Karzinome, **Nur nach R0-Resektionen, alle anderen Studien: R0/R1-resezierte Pankreaskarzinome

Die Übersicht der Ergebnisse der wichtigsten RCTs zur adjuvanten Therapie nach potenziell kurativer Resektion beim Pankreaskarzinom in ◘ Tab. 79.1 erlaubt mehrere wichtige Aussagen:

- Die Studien zum Vergleich adjuvante Therapie versus Beobachtung belegen eindeutig, dass eine adjuvante Chemotherapie zu einer signifikanten und relevanten Verlängerung sowohl des Gesamtüberlebens als auch des krankheitsfreien Überlebens führt.
- Ein chronologischer Vergleich der Ergebnisse zeigt, dass sich die Überlebenszeiten im letzten Jahrzehnt unabhängig vom Regime der adjuvanten Chemotherapie kontinuierlich verbessert haben auf ein medianes Überleben von aktuell 25–30 Monaten.
- Trotz adjuvanter Therapie bleibt die Prognose des Pankreaskarzinoms limitiert mit geschätzten medianen Überlebenszeiten von aktuell ca. 25 Monaten, 2-Jahres-Überlebensraten von maximal 50 % und einem medianen krankheitsfreien Überleben von nur 15 Monaten.
- Das bedeutet, dass trotz potenziell kurativer Resektion und adjuvanter Therapie die Hälfte der Patienten innerhalb der ersten 15 Monate einen Progress der Erkrankung hat und innerhalb der ersten beiden Jahre nach Resektion verstirbt.
- In Abhängigkeit des Beobachtungszeitraums der verschiedenen RCTs kommt es bei bis zu 90 % der Patienten zu einem Progress der Erkrankung. Daraus kann man folgern, dass Resektion und adjuvante Therapie die Erkrankung eine Zeit lang kontrollieren, meist aber nicht heilen können. Der Beobachtungszeitraum der meisten RCTs ist nicht geeignet, um Langzeitüberleben zu beobachten. Eine Ausnahme bildet hier die EORTC-Studie, deren Ergebnisse aufgrund eines hohen Anteils periampullärer Karzinome und der Selektion niedriger Tumorstadien aber mit Vorsicht zu interpretieren sind.
- Das Rezidivmuster zeigt, dass die schlechten Überlebensdaten vor allem durch eine unzureichende systemische Kontrolle der Erkrankung bedingt sind: Nur etwa 20–30 % der Patienten haben als erste Manifestation ein isoliertes Lokalrezidiv, bis zu 80 % eine systemische Progression.

79.2 Prognoseassoziierte Faktoren

Es wurden zahlreiche Faktoren beschrieben, die nach Resektion eines Pankreaskarzinoms mit der Prognose assoziiert sind. Grundsätzlich müssen dabei klinisch-pathologische Parameter und Standard-Laborparameter von Biomarkern unterschieden werden, die bisher mangels therapeutischer Relevanz keinen Einzug in die klinische Anwendung gefunden haben.

- **Klinisch-pathologische und Standard-Laborparameter:** Aus einigen der großen RCTs aus ◘ Tab. 79.1 (insbesondere ESPAC-3) und aus großen prospektiven Studien konnten mehrere Parameter identifiziert werden, die unabhängig mit dem Überleben assoziiert sind. In einer der größten prospektiven Studien wurden an 1071 Patienten prognoseassoziierte Parameter untersucht (Hartwig et al. 2011). In der multivariaten Analyse wurden ein Alter ≥ 70 Jahre, ein vorbestehender insulinabhängiger Diabetes mellitus, ein CA 19-9 Wert ≥ 400 U/ml, T4-, M1-Status, G3-Differenzierung und eine Lymphknoten-Ratio > 0,2 als unabhängige negative Prädiktoren und Tis-, T1-, T2-Stadium, G1-Differenzierung und ein R0-Status (Verbeke u. Menon 2009) als unabhängige positive Prädiktoren des Überlebens identifiziert. Unter Verwendung dieser Faktoren wurde ein Prognose-Score entwickelt, der eine Stratifikation der Patienten in Prognosegruppen erlaubt, die den AJCC(American Joint Committee on Cancer)-Stadien überlegen sind. Selbst innerhalb der AJCC-Stadien IIA und IIB war eine hoch signifikante Stratifikation möglich mit 5-Jahres-Überlebensraten um 50 % in den jeweils prognostisch günstigen Gruppen. Dies zeigt, dass eine individuelle Prognoseeinschätzung möglich ist, die für therapeutische Entscheidungen herangezogen werden kann.
- **Biomarker:** Das schon erwähnte CA 19-9 ist bisher der einzige Serum-Biomarker, für den in großen Serien eine prognostische und potenzielle therapeutische Relevanz gezeigt wurde (Hartwig et al. 2013). In einer aktuellen Metaanalyse zahlreicher Biomarker aus Tumorgewebe wurde VEGF (vascular endothelial growth factor) als der beste Marker identifiziert, der in der Zukunft Bedeutung zur Einschätzung der Prognose erlangen könnte (Smith et al. 2011). Die fortschreitende Aufklärung der molekularen Pathogenese des Pankreaskarzinoms erlaubt die laufende Identifikation neuer Biomarker und potenzieller therapeutischer Targets, deren systematische Evaluation in qualitativ hochwertigen Studien noch aussteht.
- **Tumor Profiling:** Moderne molekularbiologische Techniken machen ein genetisches und molekulares Profiling der Tumoren möglich. Eine Analyse der Art und Anzahl mutierter zentraler Gene erlaubt eine Einteilung in prognostisch relevante Subgruppen (Yachida et al. 2012). Globale Genexpressionsanalysen erlauben die Identifikation biologisch unterschiedlicher Subtypen des Pankreaskarzinoms mit prognostischer Relevanz und unterschiedlichem Ansprechen

auf eine adjuvante Therapie (Collisson et al. 2011). Solche Ansätze sind klinisch noch nicht etabliert, könnten aber zukünftig Anwendung im Sinne der personalisierten Medizin finden.

79.3 Langzeitüberleben

Beim Pankreaskarzinom wird bereits ein 5-Jahres-Überleben nach Resektion als Langzeitüberleben bezeichnet. Die großen prospektiven Studien und die RCTs zur adjuvanten Therapie haben ein zu kurzes Follow-up, um das tatsächliche 5- oder 10-Jahres-Überleben zu beobachten. Stattdessen wird das Überleben hier nach Kaplan-Meier geschätzt. Da die flächendeckende Einführung der adjuvanten Therapie erst etwa 10 Jahre zurückliegt, ist die Datenlage bezüglich des tatsächlichen Langzeitüberlebens nach Resektion und adjuvanter Therapie noch unzureichend. Entsprechend wurden die Studien, die das tatsächlich beobachtete Langzeitüberleben nach Resektion untersuchen, an heterogenen Kollektiven durchgeführt, in denen nur teilweise eine adjuvante Therapie verabreicht wurde (Schnelldorfer et al. 2008; Ferrone et al. 2008, 2012). Hier wird ein 5-Jahres-Überleben von 12–19 % und ein 10-Jahres-Überleben von 5–13 % beobachtet. Allerdings zeigen diese Studien, dass Langzeitüberleben keine Heilung bedeutet, denn auch nach 5 Jahren sterben etwa 15–25 % der Überlebenden innerhalb der nächsten beiden Jahre, meist im Rahmen einer systemischen Progression. Fundierte Daten hinsichtlich des Effekts der adjuvanten Chemotherapie auf das Langzeitüberleben stehen noch aus. Es ist aber davon auszugehen, dass das Langzeitüberleben großteils von der individuellen Tumorbiologie und weniger durch die bisher verfügbare Chemotherapie beeinflusst wird.

Literatur

Adler G, Seufferlein T, Bischoff SC, Brambs HJ, Feuerbach S, Grabenbauer G, Hahn S, Heinemann V, Hohenberger W, Langrehr JM, Lutz MP, Micke O, Neuhaus H, Neuhaus P, Oettle H, Schlag PM, Schmid R, Schmiegel W, Schlottmann K, Werner J, Wiedenmann B, Kopp I (2007) S3-Leitlinie »Exokrines Pankreaskarzinom« 2007. Z Gastroenterol 45: 487–523

Collisson EA, Sadanandam A, Olson P, Gibb WJ, Truitt M, Gu S, Cooc J, Weinkle J, Kim GE, Jakkula L, Feiler HS, Ko AH, Olshen AB, Danenberg KL, Tempero MA, Spellman PT, Hanahan D, Gray JW (2011) Subtypes of pancreatic ductal adenocarcinoma and their differing responses to therapy. Nat Med 17: 500–503

Ferrone CR, Brennan MF, Gonen M, Coit DG, Fong Y, Chung S, Tang L, Klimstra D, Allen PJ (2008) Pancreatic adenocarcinoma: the actual 5-year survivors. J Gastrointest Surg 12: 701–706

Ferrone CR, Pieretti-Vanmarcke R, Bloom JP, Zheng H, Szymonifka J, Wargo JA, Thayer SP, Lauwers GY, Deshpande V, Mino-Kenudson M, Fernandez-del Castillo C, Lillemoe KD, Warshaw AL (2012) Pancreatic ductal adenocarcinoma: long-term survival does not equal cure. Surgery 152: S43–S49

Gillen S, Schuster T, Meyer zum Buschenfelde C, Friess H, Kleeff J (2010) Preoperative/neoadjuvant therapy in pancreatic cancer: a systematic review and meta-analysis of response and resection percentages. PLoS Med 7: e1000267

Hartwig W, Hackert T, Hinz U, Gluth A, Bergmann F, Strobel O, Buchler MW, Werner J (2011) Pancreatic cancer surgery in the new millennium: better prediction of outcome. Ann Surg 254: 311–319

Hartwig W, Strobel O, Hinz U, Fritz S, Hackert T, Roth C, Buchler MW, Werner J (2013) CA19-9 in potentially resectable pancreatic cancer: perspective to adjust surgical and perioperative therapy. Ann Surg Oncol 20: 2188–

Neoptolemos JP, Stocken DD, Bassi C, Ghaneh P, Cunningham D, Goldstein D, Padbury R, Moore MJ, Gallinger S, Mariette C, Wente MN, Izbicki JR, Friess H, Lerch MM, Dervenis C, Olah A, Butturini G, Doi R, Lind PA, Smith D, Valle JW, Palmer DH, Buckels JA, Thompson J, McKay CJ, Rawcliffe CL, Buchler MW (2010) Adjuvant chemotherapy with fluorouracil plus folinic acid vs gemcitabine following pancreatic cancer resection: a randomized controlled trial. JAMA 304: 1073–1081

Neoptolemos JP, Stocken DD, Friess H, Bassi C, Dunn JA, Hickey H, Beger H, Fernandez-Cruz L, Dervenis C, Lacaine F, Falconi M, Pederzoli P, Pap A, Spooner D, Kerr DJ, Buchler MW (2004). A randomized trial of chemoradiotherapy and chemotherapy after resection of pancreatic cancer. N Engl J Med 350: 1200–1210

Oettle H, Post S, Neuhaus P, Gellert K, Langrehr J, Ridwelski K, Schramm H, Fahlke J, Zuelke C, Burkart C, Gutberlet K, Kettner E, Schmalenberg H, Weigang-Koehler K, Bechstein WO, Niedergethmann M, Schmidt-Wolf I, Roll L, Doerken B, Riess H (2007) Adjuvant chemotherapy with gemcitabine vs observation in patients undergoing curative-intent resection of pancreatic cancer: a randomized controlled trial. JAMA 297: 267–277

Regine WF, Winter KA, Abrams RA, Safran H, Hoffman JP, Konski A, Benson AB, Macdonald JS, Kudrimoti MR, Fromm ML, Haddock MG, Schaefer P, Willett CG, Rich TA (2008) Fluorouracil vs gemcitabine chemotherapy before and after fluorouracil-based chemoradiation following resection of pancreatic adenocarcinoma: a randomized controlled trial. JAMA 299: 1019–1026

Schmidt J, Abel U, Debus J, Harig S, Hoffmann K, Herrmann T, Bartsch D, Klein J, Mansmann U, Jager D, Capussotti L, Kunz R, Buchler MW (2012) Open-label, multicenter, randomized phase III trial of adjuvant chemoradiation plus interferon alfa-2b versus fluorouracil and folinic acid for patients with resected pancreatic adenocarcinoma. J Clin Oncol 30: 4077–4083

Schnelldorfer T, Ware AL, Sarr MG, Smyrk TC, Zhang L, Qin R, Gullerud RE, Donohue JH, Nagorney DM, Farnell MB (2008) Long-term survival after pancreatoduodenectomy for pancreatic adenocarcinoma: is cure possible? Ann Surg 247: 456–462

Smeenk HG, van Eijck CH, Hop WC, Erdmann J, Tran KC, Debois M, van Cutsem E, van Dekken H, Klinkenbijl JH, Jeekel J (2007) Long-term survival and metastatic pattern of pancreatic and periampullary cancer after adjuvant chemoradiation or observation: long-term results of EORTC trial 40891. Ann Surg 246: 734–740

Smith RA, Tang J, Tudur-Smith C, Neoptolemos JP, Ghaneh P (2011) Meta-analysis of immunohistochemical prognostic markers in resected pancreatic cancer. Br J Cancer 104: 1440–1451

Strobel O, Berens V, Hinz U, Hartwig W, Hackert T, Bergmann F, Debus J, Jaqer D, Buchler MW, Werner J (2012) Resection after neoadjuvant therapy for locally advanced, »unresectable« pancreatic cancer. Surgery 152: S33–S42

Ueno H, Kosuge T, Matsuyama Y, Yamamoto J, Nakao A, Egawa S, Doi R, Monden M, Hatori T, Tanaka M, Shimada M, Kanemitsu K (2009) A randomised phase III trial comparing gemcitabine with surgery-only in patients with resected pancreatic cancer: Japanese Study Group of Adjuvant Therapy for Pancreatic Cancer. Br J Cancer 101: 908–915

Van Laethem JL, Hammel P, Mornex F, Azria D, Van Tienhoven G, Vergauwe P, Peeters M, Polus M, Praet M, Mauer M, Collette L, Budach V, Lutz M, van Cutsem E, Haustermans K (2010) Adjuvant gemcitabine alone versus gemcitabine-based chemoradiotherapy after curative resection for pancreatic cancer: a randomized EORTC-40013-22012/FFCD-9203/GERCOR phase II study. J Clin Oncol 28: 4450–4456

Verbeke CS, Menon KV (2009) Redefining resection margin status in pancreatic cancer. HPB (Oxford) 11: 282–289

Yachida S, White CM, Naito Y, Zhong Y, Brosnan JA, Macgregor-Das AM, Morgan RA, Saunders T, Laheru DA, Herman JM, Hruban RH, Klein AP, Jones S, Velculescu V, Wolfgang CL, Iacobuzio-Donahue CA (2012) Clinical significance of the genetic landscape of pancreatic cancer and implications for identification of potential long-term survivors. Clin Cancer Res 18: 6339–6347

Periampulläre Tumoren

Histopathologische Klassifikation der Tumoren der Ampulla Vateri

Hans-Peter Fischer, Diane Goltz

H. G. Beger et al. (Hrsg.), *Erkrankungen des Pankreas*,
DOI 10.1007/978-3-642-37964-2_80, © Springer-Verlag Berlin Heidelberg 2013

Die Ampullenregion ist im Dünndarm und im Verlauf des Ductus choledochus der häufigste Entstehungsort von Adenomen und Karzinomen. Bei familiärer adenomatöser Polypose (FAP) ist sie Hauptsitz für Karzinome nach Proktokolektomie. Die Operabilität ist der wichtigste Prognosefaktor; eine frühe histologische Diagnose ist somit verlaufsentscheidend. Die häufigste prämaligne Läsion ist das intestinal differenzierte Adenom, weitaus seltener sind papilläre und flache intraepitheliale Neoplasien der pankreatobiliären Gangschleimhaut. Das intestinal differenzierte Karzinom (Keratin 7–, Keratin 20+, MUC2+) und das prognostisch ungünstigere pankreatobiliär differenzierte Karzinom (Keratin 7+, Keratin 20–, MUC2–) sind die Haupttypen des Ampullenkarzinoms. Hinzu kommen nicht weiter differenzierbare Karzinome und Sonderformen. Unter den seltenen neuroendokrinen Tumoren der Ampullenregion sind das Somatostatinom und das gangliozytische Paragangliom ortstypische Sonderformen.

80.1 Vorbemerkungen

Die Vater-Ampulle besteht aus (a) der Papilla Vateri, (b) dem distalen Abschnitt des Ductus choledochus, (c) dem distalen Anteil des Pankreashauptganges (◘ Abb. 80.1). Die Papille, die in das Duodenum vorgewölbte Öffnung der Ampulla, ist von intestinaler Schleimhaut bedeckt. Die anderen Abschnitte sind von einreihigem schleimbildendem Zylinderepithel ausgekleidet (Fischer u. Zhou 2000, 2000). Folglich können Karzinome der Ampullenregion aus zwei unterschiedlichen Schleimhauttypen hervorgehen. Dies erklärt die Heterogenität dieser Tumoren mit Karzinomen vom intestinalen Typ wie im Colorektum am einen Ende und Karzinomen vom pankreatobiliären Typ am anderen Ende des morphologischen Spektrums. Beide Karzinomtypen entwickeln sich über unterschiedliche molekulare Wege. Karzinome, die ihr Zentrum in der Ampullenregion besitzen, werden als Ampullenkarzinom bezeichnet. Karzinome, die aus Nachbarschaftsregionen sekundär die Ampulle einbeziehen, werden nach ihrem Ausgangsgewebe klassifiziert (z. B. Pankreas- oder Duodenalkarzinom). Der unscharfe Begriff des »periampullären« Karzinoms sollte vermieden werden (Bosman et al. 2010).

80.2 Reaktive Veränderungen und Vorläuferläsionen

Entzündung, Stent- oder steinbedingte Nekrosen, reaktive Fibrosen, Kauterisationsartefakte und regenerative Veränderungen nach endoskopischer Manipulation, Hyperplasien und Metaplasien (◘ Abb. 80.2) sind am Biopsiematerial oft nur schwer von präkanzerösen Läsionen und Karzinominfiltraten abzugrenzen (Fischer u. Zhou 2003; Komorowski et al. 1991). Dennoch ist die Operabilität, begründet auf einer frühen histologischen Tumordiagnose, der wichtigste prognostische Faktor für diese Tumoren.

Die Adenome sind mit 95 % der nichtmalignen Neubildungen die häufigsten Vorläuferläsionen des Papillenkarzinoms (Albores-Saavedra et al. 2000). Deckt eine erste Biopsieserie einen »adenomatösen Prozess« auf, sind in Rebiopsien, Exzisionsbiopsien oder am Operationspräparat in bis zu 50 % Karzinomanteile nachweisbar – das Eisbergphänomen der bioptischen Diagnostik in der Ampullenregion (Stolte u. Pscherer 1996). Adenome finden sich an der Papillenoberfläche oder seltener intraampullär. Intraampulläre Adenome können die Papille vordrücken, ohne selbst die zur Duodenallichtung exponierte Oberfläche einzubeziehen. Sie werden entsprechend der aktuellen WHO-Nomenklatur (Bosman et al. 201031) als tubulär, villös oder tubulovillös klassifiziert und entsprechen histomorphologisch den Adenomen des Intestinums. Sie sind von einem mehrreihigen Zylinderepithel ausgekleidet, in das Becherzellen, Panethzellen und endokrine Zellen eingefügt sein können. Die meisten ampullären Adenome entstehen sporadisch in einem mittleren Patientenalter von 65 Jahren und damit durchschnittlich etwa 8 Jahre früher als ampulläre Karzinome (Stolte u. Pscherer 1996). Der natürliche Verlauf ampullärer Adenome wurde systematisch bei familiärer Adenomatosis coli

(FAP) verfolgt. In einem FAP-Kollektiv änderte sich der Dysplasiegrad nicht, und es entwickelte sich kein Karzinom bei einer mittleren Beobachtungszeit von 6,9 Jahren (Noda et al. 1992). In einem zweiten FAP-Kollektiv fand sich ein höherer Dysplasiegrad bei 11 % der Patienten in einer mittleren Beobachtungszeit von 4 Jahren. Doch nur ein Patient entwickelte ein ampulläres Karzinom (Burke et al. 1999).

In den tieferen Abschnitten der Ampulle entwickeln sich aus pankreatobiliärer Gangschleimhaut Karzinomvorläufer vom Typ der nichtinvasiven pankreatobiliären papillären Neoplasie mit niedriggradiger oder hochgradiger Dysplasie (low-grade oder high-grade intraepitheliale Neoplasie) (■ Abb. 80.3) oder vom Typ der flachen intraepithelialen Neoplasie (Dysplasie), high-grade (Bosman et al. 2010) (■ Abb. 80.4). Diese Läsionen sind häufig mit einem invasiven Karzinom assoziiert (Albores-Saavedra et al. 2000; Agoff et al. 2001).

80.3 Ampulläres Karzinom

80.3.1 Prädisposition, Inzidenz

Die Häufigkeit der Karzinome der Ampulla Vateri beträgt etwa 0,5 % bezogen auf alle gastrointestinalen Malignome (Albores-Saavedra et al. 2009). Mit einer Inzidenz von ca. 0,7/100.000 Männern und 0,4/100.000 Frauen sind ampulläre Karzinome seltener als Pankreaskarzinome und extrahepatische Gallengangskarzinome (Bosman et al. 2010). 8,3 % von 1545 Karzinomen der Region des Pankreaskopfes waren ampulläre Karzinome (Albores-Saavedra et al. 2000). Unter dem kombinierten Einfluss von Pankreassaft, Galle und Magensekret entwickeln sich die Karzinome dieses Bereiches im »hot spot« der ampullären Region des Duodenums und damit sehr viel häufiger als im Dünndarm außerhalb der Periampullarregion (Fischer u. Zhou 2000). Der Altersgipfel sporadischer ampullärer Karzinome liegt in der 7. und 8. Lebensdekade (Bosman et al. 2010). Die meisten Ampullenkarzinome entstehen sporadisch. Nicht selten sind ampulläre Karzinome mit anderen Malignomen assoziiert, insbesondere Karzinomen des Gastrointestinaltraktes (Fischer u. Zhou 2000; Kamisawa et al. 2005). Bei FAP ist die Ampullenregion der zweite »hot-spot« für Adenome und Karzinome nach dem Kolorektum. Ampulläre Karzinome bei FAP entstehen später als kolorektale Karzinome, doch bei einem Durchschnittsalter von 45 Jahren sehr viel früher als sporadische ampulläre Karzinome (Galle et al. 1999; Iwama et al. 1993). Einzelfälle von Karzinomen des extrahepatischen Gallengangssystems und der Ampulle wurden in Familien mit HNPCC-Syndrom (Syndrom der hereditären nicht-Polyposis-assoziierten Kolorektalkarzinome) beobachtet

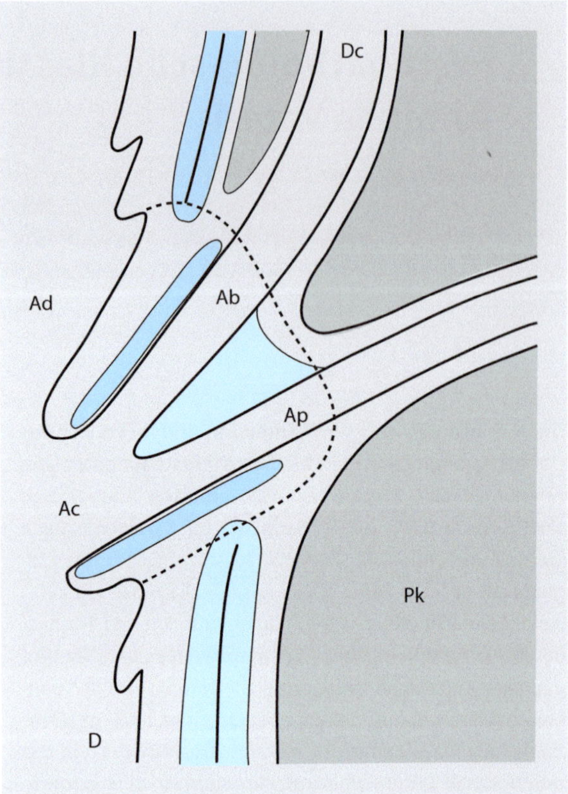

■ **Abb. 80.1** Gangabschnitte der Papilla Vateri: Die Papille untergliedert sich in ein ampullobiliäres Gangsegment (Ab), ampullopankreatisches Gangsegment (Ap), ampullopankreatobiliäres Gangsegment bzw. den »common channel« (Ac) und das Ampulloduodenum (Ad). Nachbarstrukturen sind Ductus choledochus (Dc), Pankreaskopf (Pk) und Duodenum (D)

(Mecklin et al. 1992), insgesamt ist die Assoziation gering (Järvinen et al. 2000). Die Häufigkeit hoch Mikrosatelliten-instabiler Karzinome ist geringer als die bei Adenokarzinomen des Dünn- und Dickdarms und Magens (Ruemmele et al. 2009). Eine gewisse Assoziation scheint mit dem Muir-Torre-Syndrom zu bestehen (Matthews et al. 2002). Dieses durch einen Verlust von Reparaturproteinen bedingte Syndrom geht mit multiplen sebaceösen Hauttumoren, Keratoakanthomen und intestinalen Karzinomen einher.

80.3.2 Makroskopie

Ampullenkarzinome sind prädominant intraampullär oder periampullär oder gemischt intra-/periampullär lokalisiert (Bosman et al. 2010). Drei Makrotypen lassen sich aufgrund ihres Aspektes vom Duodenum unterscheiden: (a) intramural vorspringende (intraampulläre) Karzinome sind polypoide Tumoren des »common channel« ohne

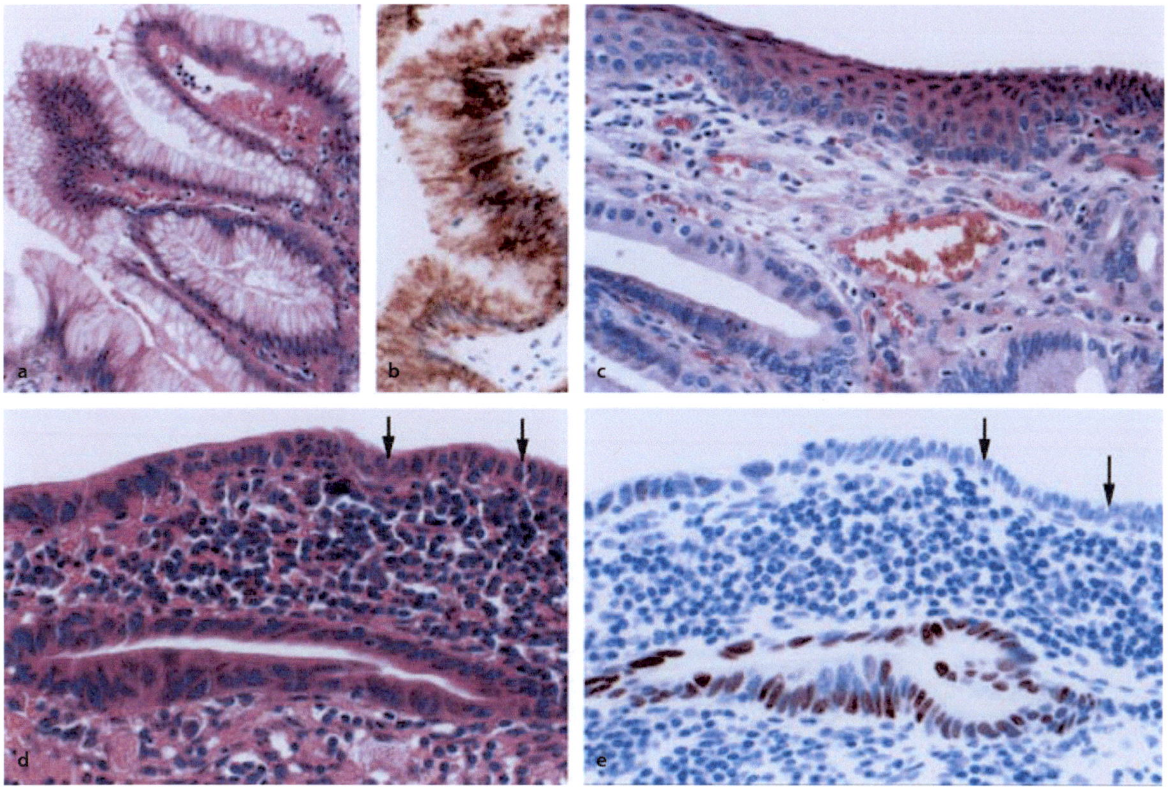

■ **Abb. 80.2** Hyperplasien, Metaplasien und Entzündung der Ampullenschleimhaut. Hyperplasie und gastrale Metaplasie (**a**) mit Expression des foveolären Apomucins MUC5AC (**b**). Plattenepithelmetaplasie über hochdifferenziertem Adenokarzinom vom intestinalen Typ (**c**). Chronische Papillitis (**d, e**) mit normalem Papillenepithel (Pfeile), darunter Karzinomausläufer mit Atypien und Schichtungsstörung (**d**) und hohem Ki67-Proliferationsindex (**e**)

duodenale Komponente; (b) extramural vorspringende (periampulläre) Tumoren ragen polypös durch die Papille in das Duodenum; (c) ulzerierte ampulläre Karzinome (Yamaguchi u. Enjoji 1987) (■ Abb. 80.5). Letztere besitzen zum Diagnosezeitpunkt gewöhnlich ein höheres Stadium als protruierende polypöse Karzinome, neigen besonders zu lymphangio- und hämangioinvasiver Ausbreitung, weisen mehr als doppelt so häufig zum Zeitpunkt der Resektion einen Lymphknotenbefall auf als protruierende Karzinome (Kayahara et al. 1997; Yamaguchi u. Enjoji 1987). Ulzerierte Karzinome haben häufig keine Vorläuferläsionen (Yamauchi et al. 1993).

80.3.3 Mikroskopische Klassifikation

Die histologischen Haupttypen des Ampullenkarzinoms sind das Karzinom vom intestinalen Typ und das Karzinom vom pankreatobiliären Typ (Kimura et al. 1994) (■ Abb. 80.6). Die Karzinome vom intestinalen Typ ähneln den Karzinomen des Colorektum und des Dünndarms. Sie sind aus tubuloalveolären und oder stromalos vernetzten Anteilen aufgebaut. Die Tumordrüsen sind von mehrreihigem Zylinderepithel mit verlängerten Zellkernen ausgekleidet. Die Karzinome vom pankreatobiliären Typ entsprechen den duktalen Pankreaskarzinomen und den extrahepatischen Gallenwegskarzinomen. Sie bestehen aus einfachen oder verzweigten Drüsen, die von ausgeprägtem desmoplastischem Stroma umschlossen sind. Die Drüsen sind von einem einlagigen kubischen bis zylindrischen Epithel ausgekleidet. Die Zellen derselben Tumordrüse variieren deutlich in Größe und Form. Die Zellkerne sind rundlicher und pleomorpher als in den Karzinomen vom intestinalen Typ (Fischer u. Zhou 2004, 2006). Die Häufigkeit beider Karzinomformen wird unterschiedlich angegeben: So umfasst in einem amerikanischen Kollektiv (Albores-Saavedra et al. 2000) der intestinale Typ des ampullären Karzinoms 49 %, der pankreatobiliäre Typ lediglich 21 %. In einem japanischen Kollektiv überwiegt der pankreatobiliäre Typ mit 75 % gegenüber dem intestinalen Typ mit 25 % (Kimura et al. 1994). Auch in einem deutschen Kollektiv überwiegt der pankreatobiliäre Typ mit 45 % gegenüber dem intestinalen Typ mit 27 % (Zhou et al. 2004).

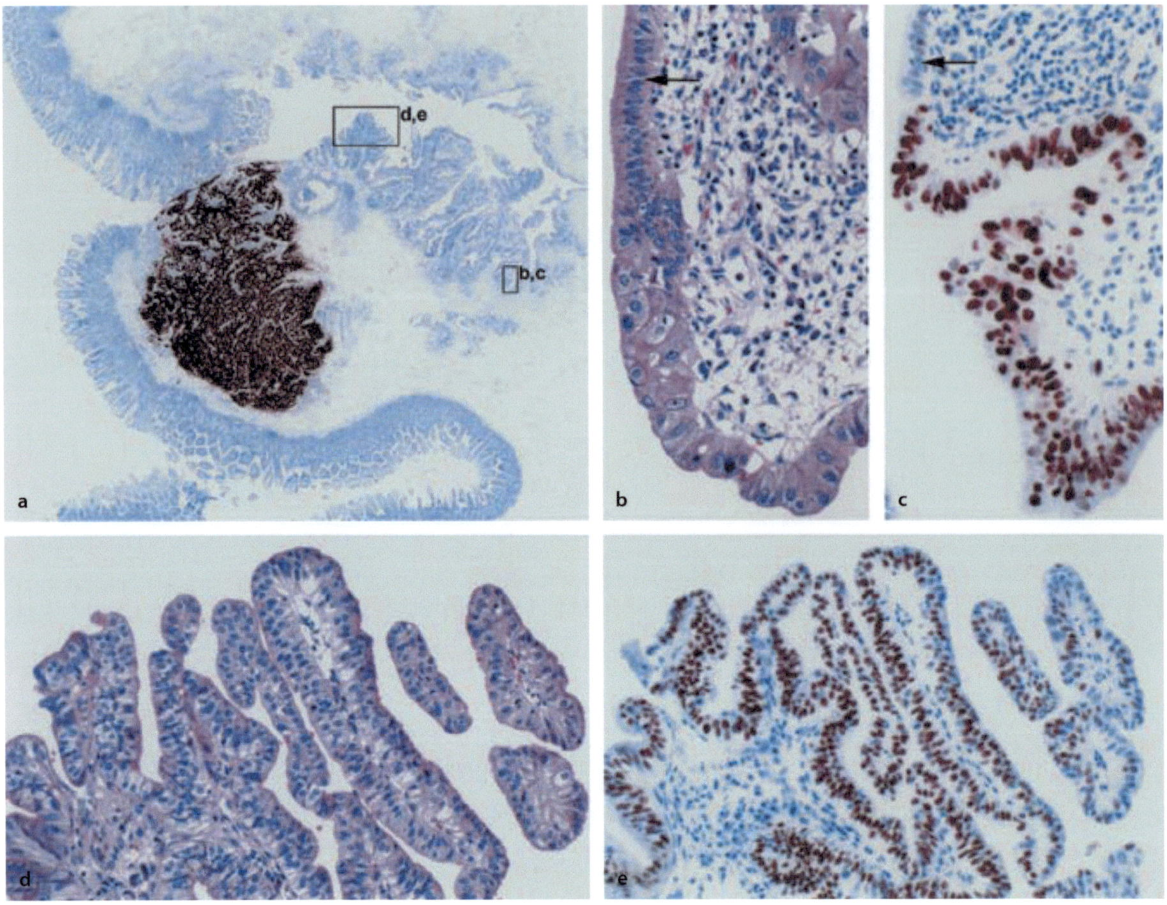

Abb. 80.3 Adenokarzinom vom pankreatobiliären Typ mit Vorläuferläsionen im »common channel«. Das Karzinom exprimiert das Apumucin MUC1 im Gegensatz zur tiefer sitzenden Vorläuferläsion (**a**). Diese Vorläuferläsion vom Typ einer nichtinvasiven pankreatobiliären papillären Neoplasie mit high-grade Dysplasie (**b, d**) überexprimiert das Mismatch-repair-Protein hMSH2 im Gegensatz zum normalen Epithel des »common channel« (Pfeil) (**c**) und überexprimiert das p53-Protein (**e**)

Histologische WHO-Klassifikation der Tumoren der Papilla Vateri (Bosman et al. 2010)

1. Epitheliale Tumoren

a) Prämaligne Läsionen
- Adenom, intestinaler Typ
  - tubulär
  - villös
  - tubulovillös
- Nichtinvasive pankreatobiliäre papilläre Neoplasie mit Low-grade-Dysplasie (Low-grade-intraepitheliale Neoplasie)
- Nichtinvasive pankreatobiliäre papilläre Neoplasie mit High-grade-Dysplasie (High-grade-intraepitheliale Neoplasie)
- Flache intraepitheliale Neoplasie (Dysplasie), high-grade

b) Karzinome
- Adenokarzinom
  - invasiv intestinaler Typ
  - pankreatikobiliärer Typ
- Adenosquamöses Karzinom
- Klarzelliges Karzinom
- Hepatoides Adenokarzinom
- Invasives papilläres Adenokarzinom
- Muzinöses Adenokarzinom
- Siegelringzellkarzinom
- Plattenepithelkarzinom
- Undifferenziertes Karzinom
- Undifferenziertes Karzinom mit osteoklastären Riesenzellen

c) Neuroendokrine Neoplasien
- Neuroendokriner Tumor (NET)
- NET G1 (Karzinoid)

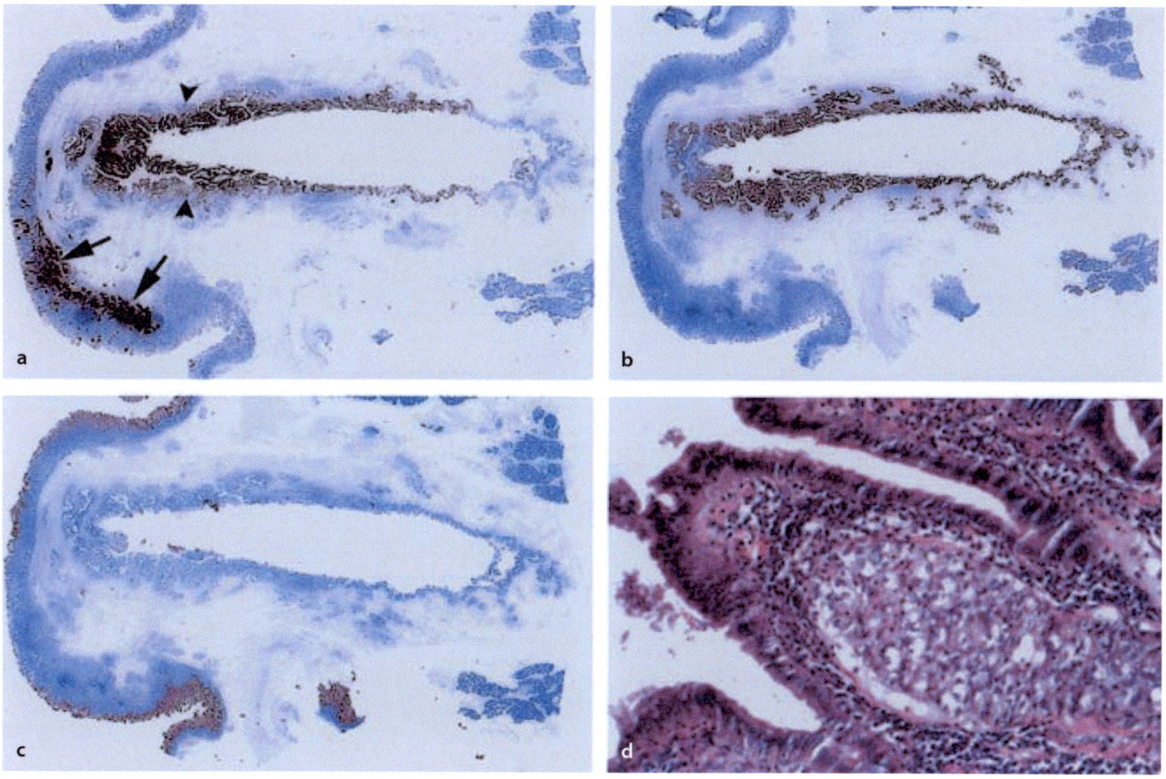

Abb. 80.4 Undifferenziertes Karzinom. Der die Papillenmündung unterminierende Tumor (Pfeile) exprimiert wie seine Vorläuferläsion im »common channel« (Pfeilköpfe) das foveoläre Apomucin MUC5AC (**a**) und ist im Gegensatz zur flachen Vorläuferläsion im »common channel« weitgehend Keratin-7-negativ (**b**). Die Vorläuferläsion vom Typ der pankreatobiliären Neoplasie mit high-grade Dysplasie und das Karzinom erweisen sich als negativ für Keratin 20 (**c**). Undifferenziertes Karzinomgewebe in der peripapillären Dünndarmschleimhaut (**d**)

- NET G2
- Neuroendokrines Karzinom (NEC)
  - großzelliges NEC
  - kleinzelliges NEC
- Gemischtes adenoneuroendokrines Karzinom
- Serotonin-produzierender NET
- Somatostatin-produzierender NET
- Gangliozytisches Paragangliom

2. **Mesenchymale Tumoren**
3. **Metastasen**

80.3.4 Immunhistochemische Charakterisierung

Auch immunhistochemisch lassen sich die verschiedenen histologischen Typen des Ampullenkarzinoms differenzieren (Tab. 80.1): Das Markerspektrum des pankreatobiliären Typs entspricht dem des normalen pankreatobiliären Gangepithels (CK7+, CK20−, MUC2−). Karzinome vom intestinalen Typ exprimieren kennzeichnende Marker des intestinalen Epithels (meist CK7−, CK20+, MUC2+) (Fischer u. Zhou 2004, 2006; Le Pessot et al. 2004). CDX2 ist in den Karzinomen vom intestinalen Typ nachweisbar (Chu et al. 2005). Im Vergleich hinsichtlich der Prognose finden sich je nach Studie keine Unterschiede (Zhou et al. 2004) oder ein ungünstigerer Verlauf des pankreatobiliären Typs (Kohler et al. 2011; Westgaard et al. 2008). CA 19-9 und CEA lassen sich zur Differenzierung zwischen Karzinomen vom intestinalen und pankreatobiliären Typ nicht heranziehen (Gaßler u. Knüchel 2012). Auch die selteneren Typen des ampullären Karzinoms zeigen Analogien zu den normalen Schleimhauttypen: Mucinöse und siegelringzellige Karzinome reflektieren das Keratinpolypeptidmuster des intestinalen Epithels und exprimieren CDX2. Viele niedrig differenzierte Karzinome und die meisten papillären Karzinome zeigen das immunhistochemische Muster der pankreatobiliären Gangschleimhaut. Manche Keratin- und Apomucin MUC2-negativen Karzinome entstehen aus Vorläuferläsionen mit dem Linien-spezifischen Expressionsmuster der intestinalen oder der pankreatobiliären Gangschleimhaut (Fischer u. Zhou 2003, 2006) (Abb. 80.3 u. Abb. 80.4). Hepatoide Adenokarzinome besitzen neben Anteilen eines intestinalen Phänotyps

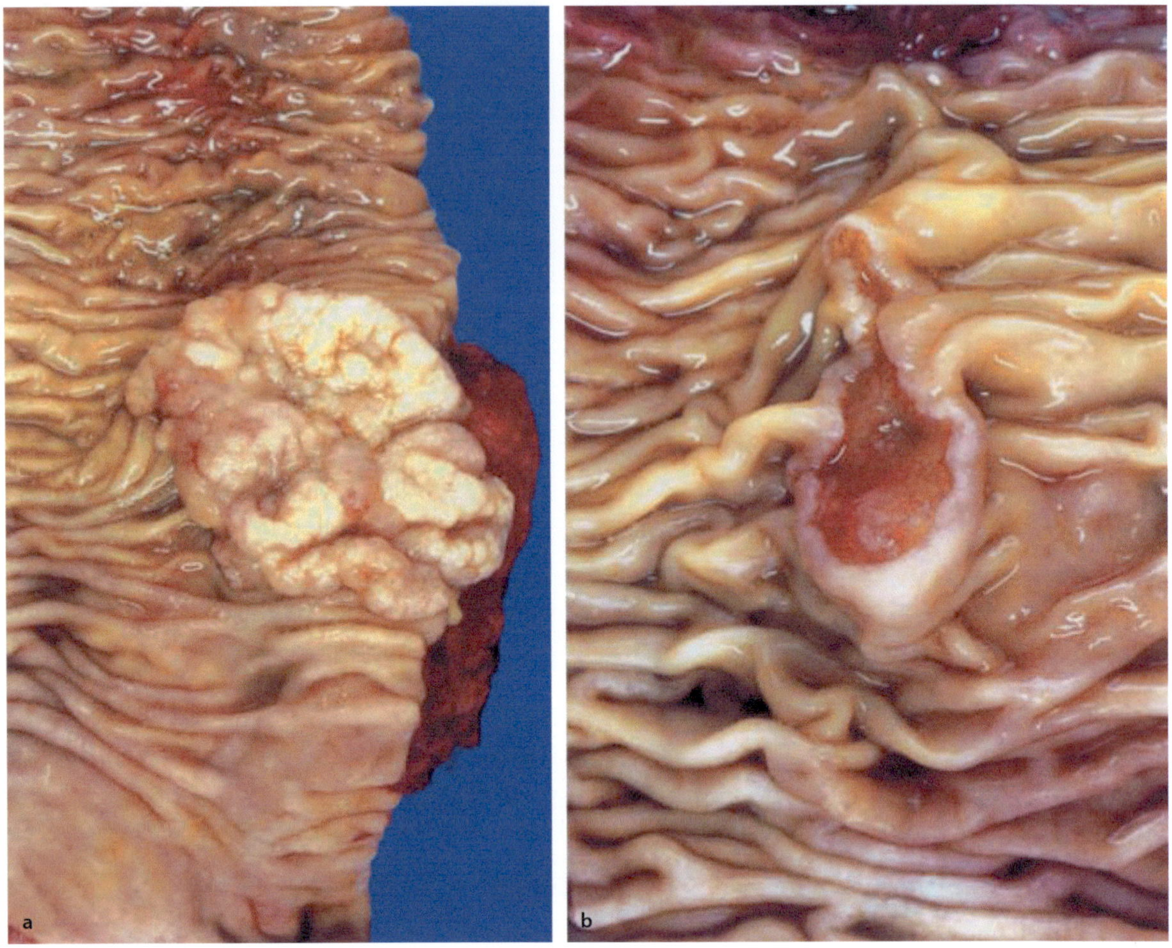

◘ **Abb. 80.5** Polypöser (**a**) und ulzeröser (**b**) Makrotyp des ampullären Karzinoms

auch trabekuläre Verbände hepatozytenähnlicher Zellen, die immunhistochemisch anhand ihrer Expression von HepPar 1, ggf. AFP und polyklonalem CEA in canaliculärem Muster identifiziert werden können (Bosman et al. 2010).

80.4 Neuroendokrine Neoplasien

Diese seltenen Tumoren entstehen aus Zellen des diffusen endokrinen Systems (Albores-Saavedra et al. 2009; Nassar et al. 2005). Entsprechend der proliferativen Aktivität werden unterschieden (WHO 2010):

- gut differenzierte (G1-)Tumoren (neuroendokrine Tumoren; NET G1): Mitoserate < 2/10HPF und/oder Ki67-Index ≤ 2 %,
- mittelgradig differenzierte (G2-)Tumoren (NET G2): Mitoserate 2–20/10HPF und/oder Ki67-Index 3–20 %),
- niedrig differenzierte (G3-)Karzinome (neuroendokrine Karzinome; NEC: Mitoserate > 20/10HPF und/oder Ki67-Index > 20 %); kleinzellige und großzellige Form.

Mischdifferenzierte Karzinome mit drüsig/plattenepithelialer und endokriner Komponente (Cheng et al. 2004; Sunose et al. 2011) (◘ Abb. 80.7) werden als gemischte adenoneuroendokrine Karzinome (MANEC) gelistet (Bosman et al. 2010). Das Somatostatinom und das nahezu immer gutartige gangliozytische Paragangliom sind für die Ampullenregion besonders typische neuroendokrine Tumoren. Bei einer Größe über 2 cm, Infiltration der Muskularis des Duodenums oder Lymphangioinvasion besteht ein höheres Risiko für Lymphknotenmetastasen. Etwa ein Drittel der Somatostatinome ist mit einer Neurofibromatose Typ 1 assoziiert (Bosman et al. 2010). NET treten syndromatisch im Rahmen multipler endokriner Neoplasien, insbesondere vom Typ MEN 1

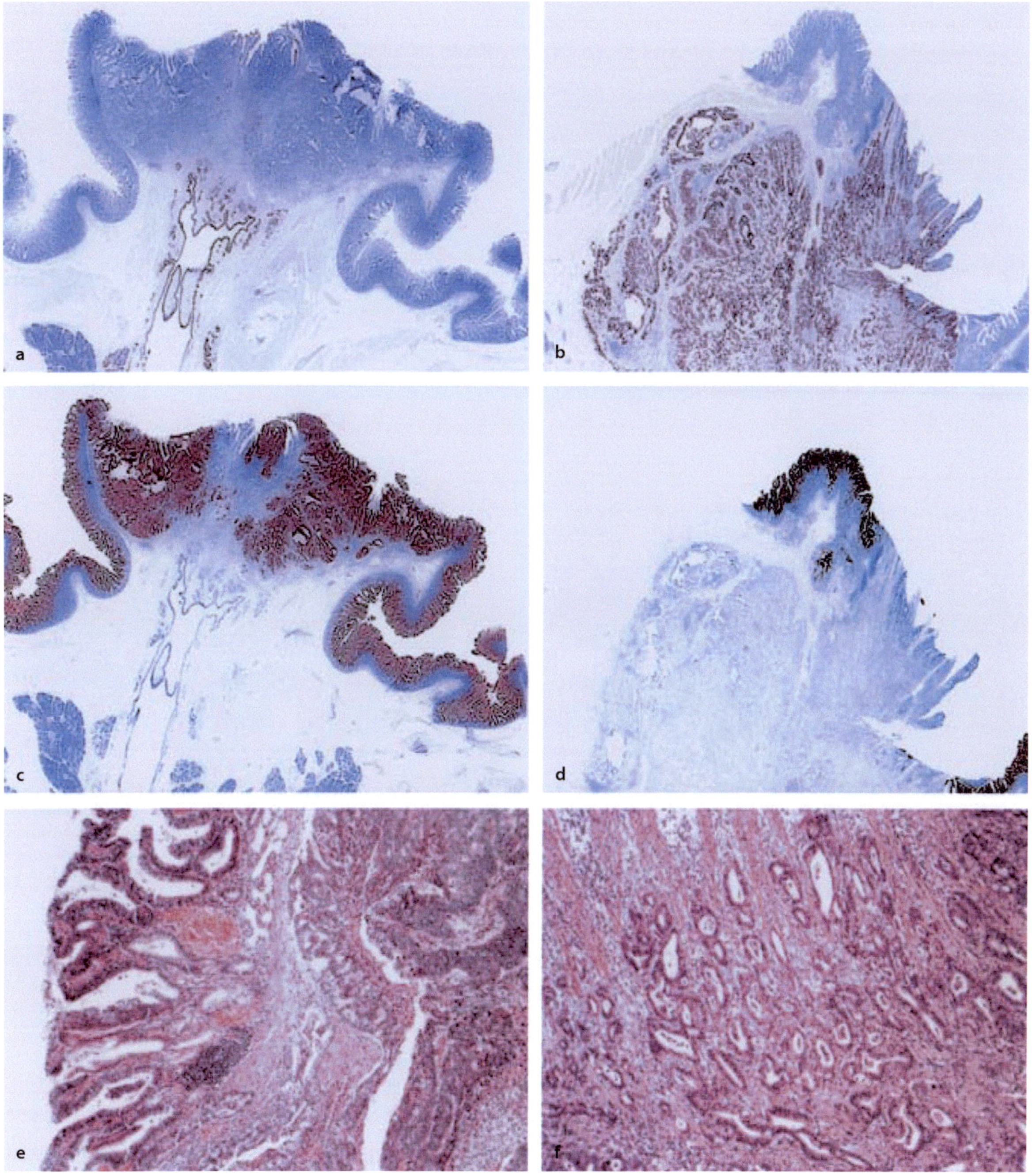

Abb. 80.6 Haupttypen des Papillenkarzinoms. Das Karzinom vom intestinalen Typ erweist sich als negativ für Keratin 7 (**a**), exprimiert wie die Dünndarmschleimhaut Keratin 20 (**c**) und besteht aus komplexen tubulären und vernetzten Drüsen (**e**). Das Karzinom vom pankreatobiliären Typ exprimiert Keratin 7 (**b**), erweist sich als negativ für Keratin 20 (**d**) und besteht aus einfachen Drüsen (**f**)

auf. NET sind in Biopsien von endokrinen Mikronestern der Papillenschleimhaut abzugrenzen (Noda et al. 1992). Diese bestehen aus kleinen endokrinen nichtneoplastischen Zellansammlungen und exprimieren meist Somatostatin.

80.5 Sekundäre Tumoren des Ampullenbereiches

Pankreaskarzinome beziehen häufig die Ampulla ein durch infiltratives oder lymphangioinvasives Wachstum oder kanalikuläre Ausbreitung entlang der Ampullenschleimhaut.

Tab. 80.1 Histologischer Typ, Expression der Keratine 7, 20 und von intestinalem Apomuzin MUC2 in periampullären Karzinomen. Antikörperreaktion von > 10 % der Tumorzellen wird als positive Reaktion definiert. (Fischer u. Zhou 2004)

Histologischer Typ	Fälle	CK7+ CK20–	CK7– CK20+	CK7+ CK20+	CK7– CK20–	Muc2 (+/–)
Intestinal	**15**	0	**10**	3	2	8/7
Pankreatikobiliär	**24**	**21**	0	2	1	**0/24**
Adeno-Ca. nos	5	4	–	1	0	0/5
Muzinös	3	–	1	1	1	**3/0**
Siegelringzellig	3	–	3	–	–	**3/0**
Papillär	4	3	0	–	1	**0/4**
Summe	54	28	14	7	5	14/40
Muc2 (+/–)	13/41	**0/28**	12/2	1/6	1/4	

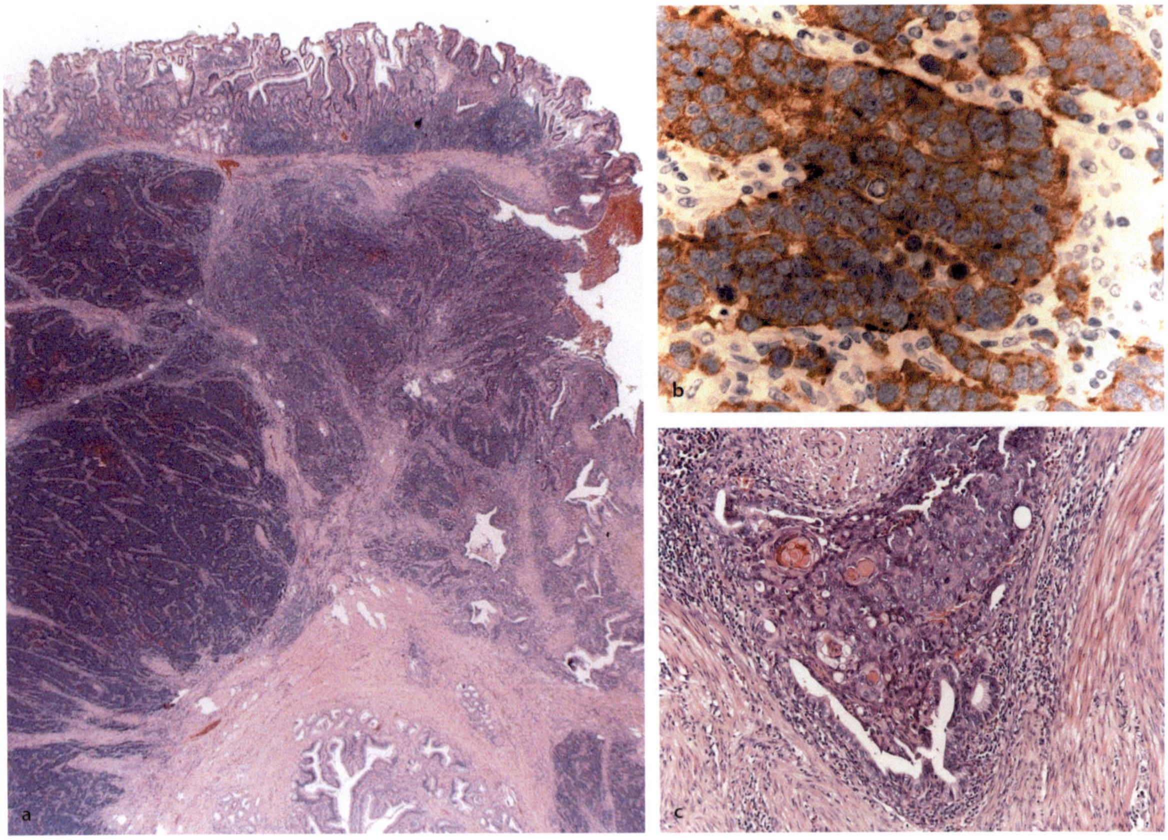

Abb. 80.7 Gemischtes adenoneuroendokrines Karzinom (MANEC) der Ampullarregion **(a)** mit Synaptophysin exprimierender, niedrig differenzierter neuroendokriner Komponente und adenosquamösen Anteilen **(c)**

Die Unterscheidung zwischen duktalen Pankreaskarzinomen und pankreatobiliären periampullären Karzinomen muss unter Berücksichtigung der Makroskopie getroffen werden. Relevanz hat diese Unterscheidung für die pT-Klassifikation bei Duodenalwandinfiltration: Sie wird bei Papillenkarzinomen noch als pT2, bei Pankreaskarzinomen aber als pT3 gewertet. Bei nodal-negativen Karzinomen resultiert hieraus das Stadium IB für das Papillenkarzinom und das Stadium IIA für das Pankreaskarzinom (Gaßler u. Knüchel 2012).

Intraduktale papillär-muzinöse Neoplasmen des Pankreasganges oder des Ductus choledochus können in die Ampullenmündung vorwachsen oder sie mit einem Schleimpfropf ausfüllen. Metastasen und primäre maligne Lymphome der Ampullenregion sind extrem selten (Fischer u. Zhou 2000; Kamisawa et al. 2005).

Literatur

Agoff SN, Crispin DA, Bronner MP, Dail DH et al (2001) Neoplasms of the ampulla of Vater with concurrent pancreatic intraductal neoplasia: a histological and molecular study. Mod Pathol 14: 139–146

Albores-Saavedra J, Hart A, Chablé-Montero F et al (2010) Carcinoids and high-grade neuroendocrine carcinomas of the ampulla of Vater: a comparative analysis of 139 cases from the surveillance, epidemiology, and end results program – a population based study. Arch Pathol Lab Med 134: 1692–1696

Albores-Saavedra J, Henson DE, Klimstra DS (2000) Tumors of the gallbladder, extrahepatic bile ducts, and ampulla of Vater. Atlas of tumor pathology, Third series, Fascicle 27

Albores-Saavedra J, Schwartz AM, Batich K et al (2009) Cancers of the ampulla of Vater: demographics, morphology, and survival based on 5.625 cases from the SEER program. J Surg Oncol 100: 598–605

Bosman FT, Carneiro F, Hruban RH, Theise ND (Hrsg) (2010) WHO classification of tumours of the digestive system (2010), IARC Lyon

Burke CA, Beck GJ, Church JM et al (1999) The natural history of untreated duodenal and ampullary adenomas in patients with familial adenomatous polyposis followed in an endoscopic surveillance program. Gastrointest Endosc 49: 358–364

Cheng SP Yang TL, Chang KM et al (2004) Large cell neuroendocrine carcinoma of the ampulla of Vater with glandular differentiation. J Clin Pathol 57: 1098–2000

Chu PG, Schwarz RE, Lau SK et al (2005) Immunohistochemical staining in the diagnosis of pancreatopiliary and ampulla of Vater adenocarcinoma. Application of CDX2, CK17, MUC1, and MUC2. Am J Surg Pathol 29: 359–367

Fischer HP, Zhou H (2004) Pathogenesis of carcinoma of the papilla of Vater. J Hepatobiliary Pancreat Surg 11: 301–309

Fischer HP, Zhou H (2000) Pathologie der Papilla Vateri In: Doerr W, Seifert G, Uehlinger E (Hrsg) Spezielle Pathologische Anatomie: Pathologie der Leber und der Gallenwege, 2. Aufl. Springer, Berlin, S 1219–1257

Fischer HP, Zhou H (2003) Pathogenese und Histopathologie von Adenomen und Karzinomen der Papilla Vateri. Pathologe 24: 196–203

Fischer HP, Zhou H (2006) Role of Immunohistochemical expression of cytokeratins and mucins in ampullary carcinomas. In: Hayat MA (Hrsg) Handbook of immunohistochemistry and in situ hybridization of human carcinomas, Vol 4, Elsevier, Amsterdam, S 417–424

Galle TS, Juel K, Bülow S (1999) Causes of death in familial adenomatous polyposis. Scand J Gastroenterol 34: 808–812

Gaßler N, Knüchel R (2012) Tumoren der Papilla Vateri. Pathologe 33: 17–23

Iwama T, Mishima Y, Utsunomiya J (1993) The impact of familial adenomatous polyposis on the tumorigenesis and mortality at the several organs. Its rational treatment. Ann Surg 217: 101–108

Järvinen HJ, Aarnio M, Mustonen H et al (2000) Controlled 15-year trial on screening for colorectal cancer in families with hereditary nonpolyposis colorectal cancer. Gastroenterology 829–834

Kamisawa T, Egawa N, Tsuruta K et al (2005) An investigation of primary malignancies associated with ampullary carcinoma. Hepatogastroenterol 52: 22–24

Kayahara M, Nagakawa T, Ohta T et al (1997) Surgical strategy for carcinoma of the papilla of Vater on the basis of lymphatic spread and mode of recurrence. Surgery 121: 611–617

Kimura W, Futakawa N, Yamagata S et al (1994) Different clinicpathologic findings in two histologic types of carcinoma of papilla of Vater. Jpn J Cancer Res 85: 161–166

Kohler I, Jacob D, Budzies J et al (2011) Phenotypic and genotypic characterization of carcinomas of the papilla of Vater has prognostic and putative therapeutic implications. Am J Clin Pathol 135: 202–211

Komorowski RA, Beggs BK, Geenan JE et al (1991) Assessment of ampulla of Vater pathology. Am J Surg Pathol 15: 1188–1196

Le Pessot, Ranty ML, Hellot MF et al (2004) Cytokeratins 7 and 20 immunohistochemistry in ampullary carcinoma. Ann Pathol 24: 312–318

Matthews JJ, Roberts R, O'Reilly DA et al (2002) Muir-Torre syndrome: a case for surveillance of the ampulla of Vater. Dig Surg 19: 65–66

Mecklin JP, Jävinen HJ, Virolainen M (1992) The association between cholangiocarcinoma and hereditary nonpolyposis colorectal carcinoma. Cancer 69: 1112–1114

Nassar H, Albores-Saavedra J, Klimstra DS (2005) High-grade neuroendocrine carcinoma of the ampulla of Vater: a clinicopathologic and immunohistochemical analysis of 14 cases. Am J Surg Pathol 29: 588–594

Noda Y, Watanabe H, Iida M et al (1992) Histologic follow-up of ampullary adenomas in patients with familial adenomatosis coli. Cancer 70: 1847–1856

Noda Y, Watanabe H, Iwafuchi M et al (1992) Carcinoids and endocrine cell micronests of the minor and major duodenal papillae. Their incidence and characteristics. Cancer 70: 1825–1833

Ruemmele P, Dietmaier W, Terracciano L et al (2009) Histopathologic features and microsatellite instability of cancers of the papilla of Vater and their precursor lesions. Am J Surg Pathol 33: 691–704

Stolte M, Pscherer C (1996) Adenoma-carcinoma sequence in the papilla of Vater. Scand J Gastroenterol 31: 376–382

Sunose Y, Ogawa T, Itoh H et al (2011) Large cell neuroendocrine carcinoma of the ampulla of Vater with adenocarcinoma and squamous cell carcinoma components. Jpn J Clin Oncol 41: 434–439

Westgaard A, Tafjord S, Cvancarova M et al (2008) Pancreatobiliary versus intestinal histologic type of differentiation is an independent prognostic factor in resected periampullary adenocarcinoma. BMC Cancer 8: 170

Yamaguchi K, Enjoji M (1987) Carcinoma of the ampulla of Vater. Cancer 59: 506–515

Yamauchi H, Nitta A, Namiki T (1993) Carcinoma of the papilla of Vater accompanied by non-invasive adenomatous component (NAC). Tohoku J Exp Med 170: 147–156

Zhou H, Schaefer N, Fischer HP (2004) Carcinoma of the ampulla of Vater. Comparative histologic/immunohistochemical classification and follow-up. Am J Surg Pathol 28: 875–882

Klinik der Adenome der Papilla Vateri

Axel Eickhoff, Jürgen F. Riemann

H. G. Beger et al. (Hrsg.), *Erkrankungen des Pankreas,*
DOI 10.1007/978-3-642-37964-2_81, © Springer-Verlag Berlin Heidelberg 2013

Bei den selten auftretenden Papillentumoren unterscheidet man benigne, adenomatöse Raumforderungen von malignen Neoplasien mit Infiltration in Mukosa, Submukosa oder tieferen Gang- und Gewebsstrukturen des biliopankreatischen Systems. Die Klinik ist im Wesentlichen geprägt durch die originäre Aufgabenstellung des glatten Schließmuskels, u. a. der kontrollierten Abgabe von Duodenalsekret in das Duodenallumen sowie der Verhinderung des Refluxes in Gallen- und Pankreasgang. Die klinischen Symptome und Beschwerden leiten sich daher zwanglos aus der zunehmenden tumorösen Kompression der Ausflussbahn in der Papille ab: insbesondere Übelkeit, diffuse abdominelle Schmerzen und bei starker Progression Cholestase, Ikterus, Juckreiz und Maldigestionsprobleme infolge einer konsekutiven Pankreatitis.

81.1 Hintergrund

Tumoren der Hauptpapille (Major-Papille, Papilla Vateri) gehören zu den seltenen Tumorläsionen des Gastrointestinaltrakts (Riemann et al. 2008; Irani et al. 2009). Benigne Papillentumoren sind deutlich häufiger als maligne Tumoren. In Autopsieserien betrug die Häufigkeit von benignen Papillentumoren 0,04–0,62 % und von malignen Läsionen 0,063–0,21 % (Riemann et al. 2008; Irani et al. 2009; Kanamori et al. 2009). Bedingt durch einen starken Anstieg endoskopischer Untersuchungen des oberen Gastrointestinaltrakts werden tumoröse Läsionen der Papille zunehmend häufiger auch im asymptomatischen Stadium entdeckt (Irani et al. 2009; Endo et al. 2010). Dank hochauflösender endoskopischer Methoden wie der virtuellen Chromoendoskopie ist oft bereits eine In-vivo-Diagnosestellung mit Differenzierung einer normalen Papille von einem Papillenadenom oder -karzinom möglich (Riemann et al. 2008) (▣ Abb. 81.1). Zu den gutartigen Papillentumoren zählen Adenome, Lipome und Hämangiome; bösartige Papillentumoren sind Karzinome, neuroendokrine Tumoren, Lymphome und Melanome (Riemann et al. 2008). Bei der postoperativen histologischen Aufarbeitung von Papillentumoren fanden sich in 70 % Adenome, in 25 % Karzinome und nur sporadisch Hämangiome, Hamartome, Lymphome, Melanome und neuroendokrine Tumoren (Riemann et al. 2008; Rattner et al. 1996).

Papillentumoren gehören definitionsgemäß zu den Tumoren der extrahepatischen Gallengänge und können sowohl periampullär als auch intraampullär vorkommen (Riemann et al. 2008). Wie die Kolonadenome zählen die Adenome der Papille zu den Präkanzerosen und durchlaufen die bekannte Adenom(Dysplasie)-Karzinom-Sequenz mit Alterationen in Onkogenen und Tumorsuppressorgenen. Aufgrund der prospektiven Potenz zur malignen Entartung sollten Papillenadenome daher nach Diagnose vollständig chirurgisch oder endoskopisch reseziert werden (Hopper et al. 2010; Adler et al. 2006). Papillenadenome treten meist sporadisch, aber auch familiär gehäuft auf. Zu den erblichen Formen gehören die verschiedenen Polyposis-Syndrome; hier ist besonders hervorzuheben das familiäre adenomatöse Polyposis-Syndrom (FAP) (Riemann et al. 2008; Irani et al. 2009; Adler et al. 2006). Neben dem Dickdarm ist dabei insbesondere das Duodenum betroffen, wobei die Papillenregion eine Prädilektionsstelle darstellt (Hirota et al. 2006). Patienten mit Polyposis-Syndromen weisen im Vergleich zur Normalbevölkerung ein mehr als 100-fach erhöhtes Risiko auf, Adenome bzw. Karzinome zu entwickeln. Diese Patienten bedürfen daher einer besonderen endoskopischen Observation (Cordero-Fernandez et al. 2009). Im Umkehrschluss bedeutet das aber auch, dass nach Diagnose eines Papillenadenoms ein Polyposis-Syndrom ausgeschlossen werden sollte.

Die überwiegende Mehrzahl der Papillenkarzinome (70–80 %) ist bei Diagnosestellung kurativ resektabel. Die 5-Jahres-Überlebensrate nach chirurgischer Intervention liegt für alle Tumorstadien zwischen 45 und 65 % (Riemann et al. 2008).

81.2 Klinik

Papillentumoren können bereits in einem frühen Stadium aufgrund der Lokalisation in der Ampulle zu Symptomen führen (Herzog u. Eickhoff 2012). Da sich hier Ductus hepatocholedochus (DHC) und Ductus pancreaticus

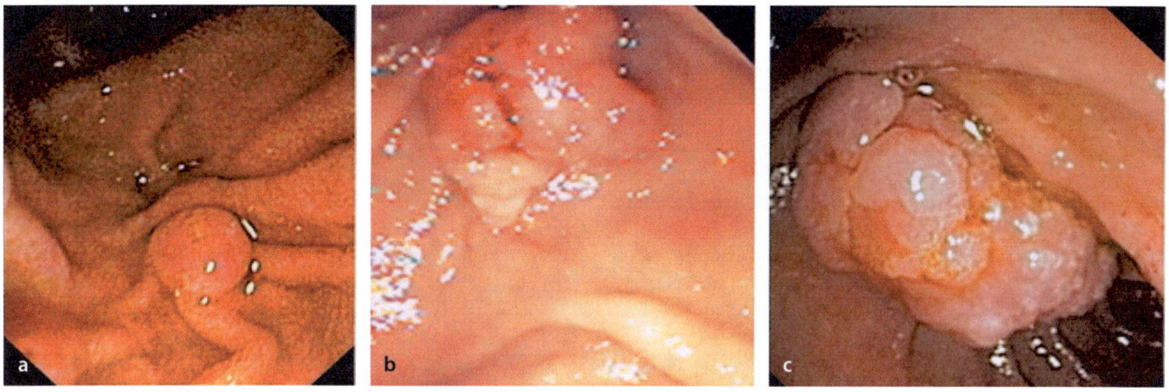

Abb. 81.1 **a** Endoskopisches Bild normale Papille; **b** Papillenadenom, **c** Papillenkarzinom

vereinen, kann es somit zur mechanischen Cholestase mit Ikterus, abdominellen Schmerzen, Juckreiz, Übelkeit und konsekutiver Pankreatitis kommen. Laborchemisch kann zunächst eine unspezifische Erhöhung der AP, der Aminotransferasen und der γ-GT imponieren. Die Trias von intermittierendem, schmerzlosem Ikterus, Anämie und einer vergrößerten, palpablen Gallenblase ist dann relativ spezifisch für das Vorliegen eines Papillenprozesses (Sivak 1988). Allerdings tritt diese klinische Trias nur bei ca. 10 % aller Patienten mit Papillenkarzinom auf. Das Courvoisier-Zeichen (schmerzlose, tastbare Gallenblase) wird in der Regel nur bei fortgeschrittenen Befunden dokumentiert. Rezidivierende Cholangitiden und Pankreatitiden sind seltene Komplikationen und werden meist nur bei fortgeschrittener Erkrankung mit tiefer Infiltration von Gallen- und Pankreasgang gesehen. In diesem Stadium der Erkrankung berichten die Patienten ebenso oft über unspezifische B-Symptome wie Gewichtsverlust, Temperaturerhöhung, abdominelle Schmerzen, Nachtschweiß und Anorexie. Bei großen Läsionen kann sich der Tumor auch durch eine obere gastrointestinale Blutung manifestieren.

Beim Papillentumor gibt es keine verlässlichen Frühsymptome. In frühen Stadien kann der (noch) asymptomatische Patient in der Bildgebung (Ultraschall!) lediglich eine diskrete Dilatation des Gallen- und/oder Pankreasgangs aufweisen. Die Endosonographie kann dann zur weiteren Beurteilung der Papillenregion herangezogen werden. Das gleichzeitige Vorhandensein von Gallengangsteinen führt nicht selten zunächst zu einer Fehldiagnose, da sich das klinische Erscheinungsbild von Papillentumoren und einer Choledocholithiasis häufig nicht unterscheidet. In der klinischen Praxis fallen Papillenläsionen oftmals eher zufällig auf, z. B. bei einer aufgrund anderer Beschwerden (z. B. Reflux, Dyspepsie) durchgeführten proximalen Intestinoskopie (Riemann et al. 2008; Irani et al. 2009).

Tab. 81.1 Labor/Klinische Symptomatik bei Patienten mit Papillenadenom (n = 36). (Nach Eickhoff et al. 2005)

Labor/Klinisches Symptom	Häufigkeit
Cholestase-Parameter	44 %
Ikterus	30 %
Pankreatitis	21 %
Schmerzen	19 %
Keine Symptome	50 %

In einer aktuellen Studie von Will et al. (2013) werden abdominelle Schmerzen als das prädominante Symptom bei 50 % der beobachteten Patienten beschrieben; in 44 % der Fälle lag eine manifeste Cholestase vor. Ein primäres Adenom der Papilla Vateri war allerdings nur bei 44 % der Patienten nachweisbar; die überwiegende Mehrzahl der Patienten wies bereits ein früh-invasives Papillenkarzinom auf. Eine weitere Arbeit von Mouzas et al. (1999) schloss ebenfalls nur Papillenkarzinome ein; hier waren die Hauptsymptome Ikterus (67 %), Gewichtsverlust (58 %) sowie Fieber und Schmerzen bei 54 % der Patienten. Im eigenen Krankengut von 36 Patienten mit Papillenadenomen handelte es sich in knapp der Hälfte aller Fälle um einen Zufallsbefund im Rahmen einer anderweitigen diagnostischen Abklärung (Tab. 81.1) (Eickhoff et al. 2005).

Literatur

Adler DG, Qureshi W, Davila R et al (2006) The role of endoscopy in ampullary and duodenal adenomas. Gastrointest Endosc 64: 849–854

Cordero-Fernandez C, Garzon-Benavides M, Pizarro-Morena A et al (2009) Gastroduodenal involvement in patients with familial adenomatous polyposis. Prospective study of the nature and evolution of polyps: evaluation of the treatment and suveillance methods applied. Eur J Gastroenterol Hepatol 21: 1161–1167

Eickhoff A, Jakobs R, Riemann J (2005) Papillenadenom/Papillenkarzinom: Endoskopisch-interventionelle Möglichkeiten. Chir Gastroenterol 21: 1–10

Endo M, Abiko Y, Oana S et al (2010) Usefulness of endoscopic treatment for duodenal adenoma. Dig Endosc 22: 360–365

Herzog J, Eickhoff A (2012) Endoscopic therapy for tumours of the papilla of Vater. Zentralbl Chir 137: 527–534

Hirota WK, Zuckerman MJ, Adler DG et al (2006) ASGE guideline: the role of endoscopy in the surveillance of premalignant conditions of the upper GI tract. Gastrointest Endosc 63: 570–580

Hopper AD, Bourke MJ, Williams SJ et al (2010) Giant laterally spreading tumors of the papilla: endoscopic features, resection technique, and outcome (with videos). Gastrointest Endosc 71: 967–975

Irani S, Arai A, Ayub K et al (2009) Papillectomy for ampullary neoplasm: results of a single referral center over a 10-year period. Gastrointest Endosc 70: 923–932

Kanamori A, Kumada T, Kiriyama S et al (2009) Endoscopic papillectomy of minor papillar adenoma associated with pancreas divisum. World J Gastroenterol 15: 1138–1140

Mouzas IA, Skordilis P, Frangiadakis N, Leondidis C, Alexandrakis G, Potamianos S, Kouroumalis E, Manousos ON (1999) Carcinoma of the ampulla of Vater in Crete. A clinical and ERCP registry over eight years. Anticancer Res 19: 4501–4505

Rattner DW, Fernandez-del Castillo C, Brugge WR et al (1996) Defining the criteria for local resection of ampullary neoplasms. Arch Surg 131: 366–371

Riemann J, Fischbach W, Galle P et al (2008) Gastroenterologie, 2. Aufl. Thieme, Stuttgart

Sivak MV (1988) Clinical and endoscopic aspects of tumors of the ampulla of Vater. Endoscopy 20: 211–217

Will U, Müller AK, Fueldner F, Wanzar I, Meyer F (2013) Endoscopic papillectomy: data of a prospective observational study. World J Gastroenterol 19: 4316–4324

Evidenz der Diagnostik von Papillen- und peripapillären Adenomen

Hans-Joachim Schulz

H. G. Beger et al. (Hrsg.), *Erkrankungen des Pankreas*,
DOI 10.1007/978-3-642-37964-2_82, © Springer-Verlag Berlin Heidelberg 2013

Anhand des endoskopischen Erscheinungsbildes und der Histologie gelingt in den meisten Fällen eine korrekte Diagnostik von Papillenadenomen. Bei großen und malignitätsverdächtigen Papillen sind weitergehende Untersuchungen zur Beurteilung der Tiefeninfiltration, der intraduktalen Ausbreitung und dem Nachweis periampullärer Lymphknoten (EUS), gegebenenfalls zur Detektion von Fernmetastasen erforderlich (CT).

Adenome der Papilla duodeni major (Vater-Papille) entstehen sporadisch oder bei genetisch determinierten Syndromen wie z. B. der FAP. Sie sind selten.

Über die Adenom-Karzinom-Sequenz können sich aus Papillenadenomen Papillenkarzinome entwickeln (Stolte u. Pscherer 1996). Die Diagnostik von Papillenadenomen basiert auf dem endoskopischen Erscheinungsbild und der Histologie.

Entdeckt werden Papillenadenome heute meist zufällig bei Routineendoskopien (Bohnacker et al. 2006; Chen et al. 2001a; Menzel u. Domschke 2000; Menzel et al. 1999b). Die übrigen Fälle werden im Rahmen einer gezielten Diagnostik bei spezifischen Symptomen (Cholestase, obstruktive Pankreatitis) oder Hinweisen für eine Raumforderung und/oder Abflussbehinderung im Bereich der Papille nachgewiesen.

82.1 Endoskopische Diagnostik

Allein anhand der Endoskopie kann nicht zuverlässig zwischen gutartigen Papillenadenomen, Papillenkarzinomen oder nichtadenomatösen Polypen (wie neuroendokrinen Tumoren/Karzinomen) unterschieden werden.

Nach Primärdiagnostik mit einer prograden Optik (Elek et al. 2003) sollte eine sorgfältige Evaluation mit einem Seitblick-Endoskop erfolgen. Große Adenome sind dabei nicht immer vollständig zu übersehen (Abb. 82.1).

Sichtbare Adenome können in ihrer Oberfläche und lateralen Ausbreitung durch Weißlichtendoskopie, Vergrößerungsendoskopie, Chromoendoskopie (z. B. mit Indigokarmin) und virtuelle Chromoendoskopie (NBI[1], FICE[2], i-scan) beurteilt werden (Itoi et al. 2009; Kim et al. 2001; Uchiyama et al. 2006).

Malignitätsverdächtig sind ungewöhnlich große Papillen, Papillen mit einer berührungsempfindlichen, ulzerierten oder auch sehr festen (indurierten) Oberfläche oder mit einer Fixierung an der darunter liegenden Duodenalwand (Abb. 82.2).

Merkmale benigner Läsionen sind: unauffällige Begrenzungen, intakte Oberfläche, das Fehlen spontaner Blutungen (Baille 2005; DeOliveira et al. 2006).

Eine alleinige Induration kann auch durch eine Fibrose verursacht sein (Bohnacker et al. 2006).

82.2 Biopsie

Zur histologischen Bestätigung der Diagnose Adenom ist bei makroskopisch unauffälligem Befund eine Zangenbiopsie ausreichend.

Bei einer makroskopisch auffälligen Läsion sollte vor der Behandlung durch endoskopische Resektion oder eine Operation – soweit möglich – die Dignität geklärt werden: durch Zangenbiopsien aus der Papillenoberfläche, den Schnittflächen nach EPT (Abb. 82.3), dem periampullären Gallengang, durch Schlingenbiopsien oder durch eine komplette Papillektomie als diagnostischen Eingriff.

Bürstenzytologien aus ampullären/periampullären Gangabschnitten können zusätzliche Informationen liefern (Bardales et al. 1998).

Die Daten zur Leistungsfähigkeit von Endoskopie und Biopsie bei der Diagnostik von Papillenkarzinomen sind uneinheitlich.

1 NBI: Narrow Band Imaging
2 Fujinon Intelligent Chromo-Endoscopy

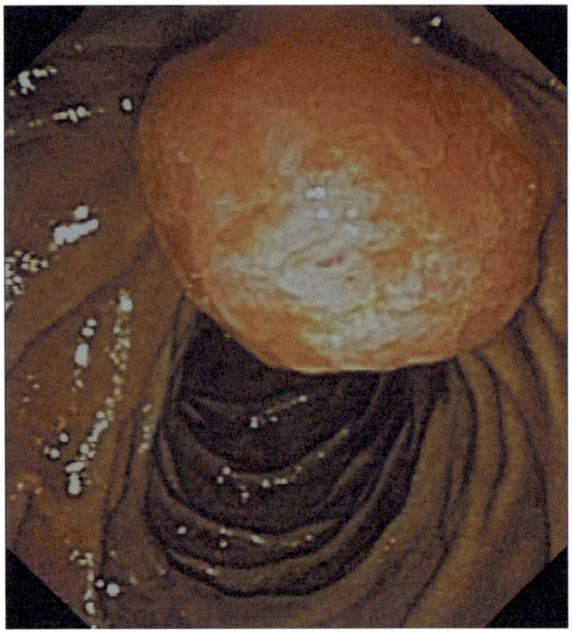

Abb. 82.1 Großes Papillenadenom mit LGIEN

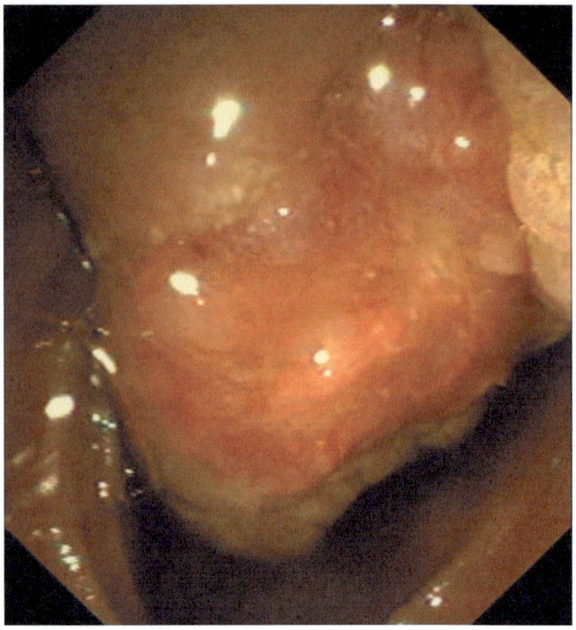

Abb. 82.2 Infiltrativ wachsendes Papillenkarzinom

Angaben zur Genauigkeit der Biopsie variieren, weil nicht immer repräsentative Gewebestücke gewonnen werden, fokale Karzinome innerhalb des Adenoms nicht erfasst wurden oder Pathologen die Präparate unterschiedlich bewerten, da auch für den erfahrenen Pathologen die Unterscheidung zwischen Karzinomen und nichtinvasiven Läsionen allein anhand der Zangenbiopsie schwierig sein kann.

Die Angaben zur Treffsicherheit der Zangenbiopsie reichen von 62–85 % (Bellizi et al. 2009; Blackman u. Nash 1985; Elek et al. 2003; Grobmyer et al. 2008; Jeanniard-Malet et al. 2011; Menzel et al. 1999b; Roggin et al. 2005). In einzelnen, meist retrospektiven Studien übertraf die Genauigkeit der Endoskopie sogar die der endoskopischen Biopsie (83 % vs. 67 % [DeOliveira et al. 2006], 90 % vs. 81 % [Kimchi et al. 1998]). Gewebeentnahmen nach EPT erhöhen die diagnostische Genauigkeit der Biopsie (62 % vs. 70 % [Menzel et al. 1999b]).

Die definitive histologische Bewertung ist letztlich erst anhand eines vollständigen endoskopischen oder chirurgischen Resektats möglich.

82.3 EUS/IDUS

Das weitere Vorgehen nach histologischer Sicherung des Papillenadenoms ist unterschiedlich.

Bisherige Leitlinien und Literaturdaten ergeben keine Empfehlung, bei allen Papillenadenomen vor endoskopischer Therapie eine EUS durchzuführen (Adler et al. 2006; Chini u. Draganov 2011).

Eine zuverlässige Unterscheidung zwischen Adenom und Karzinom ist nicht immer möglich, da eine minimale Invasion schwierig zu diagnostizieren ist (Menzel et al. 1999a).

Deshalb halten einige Experten die EUS bei Prozessen < 1 cm ohne Malignitätsverdacht (keine Ulzeration, Induration, Blutung) für nicht erforderlich (Baille 2005; Bohnacker et al. 2005; Catalano et al. 2004; Maguchi et al. 2003).

Ab einer Adenomgröße über 1 cm oder/und bei weiteren Auffälligkeiten werden Staging-Untersuchungen übereinstimmend für notwendig gehalten.

Andere empfehlen bei Verfügbarkeit die EUS generell vor endoskopischer oder chirurgischer Resektion (Jeanniard-Malet et al. 2011; Kim et al. 2001; Salmi et al. 2012).

Für Staging-Untersuchungen sind der transabdominelle Ultraschall und das CT nur von begrenztem Wert. Sie identifizieren die periampulläre Dilatation der Gallenwege und des Pankreasgangsystems. Bei Papillenkarzinomen können sie lokoregionale Lymphknoten und Fernmetastasen erfassen.

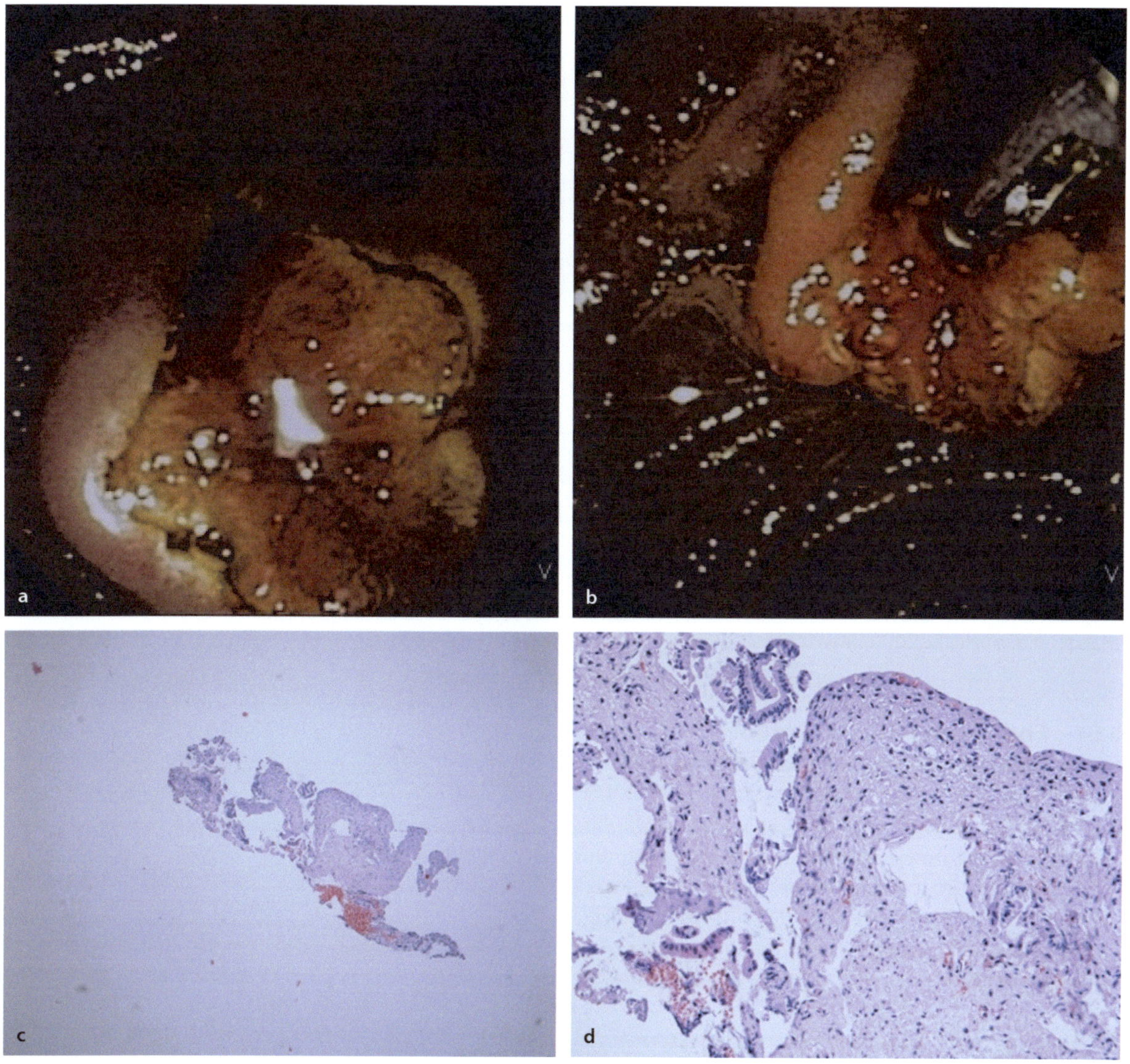

■ **Abb. 82.3** Unklarer Papillenprozess mit Cholestase: **a,b** PE aus den Schnittflächen nach EPT; **c,d** kein Anhalt für Malignität (PA 12513 Prof. Niedobitek)

EUS/IDUS dienen der Beurteilung der Tiefeninfiltration, der intraduktalen Ausbreitung und dem Nachweis periampullärer Lymphknoten (Ito et al. 2007; Will et al. 2008) (■ Tab. 82.1; ■ Abb. 82.4).

Beim lokalen Staging ampullärer Tumoren ist die EUS dem transabdominellen Ultraschall, dem CT und dem MRT überlegen (Cannon et al. 1999; Chen et al. 2001a,b).

Der intraduktale Ultraschall (IDUS) scheint für die Darstellung und das lokale Staging die effektivste Methode zu sein. Mangelnde Verfügbarkeit und Erfahrung sprechen gegen den IDUS-Einsatz als Routinemethode (Bohnacker et al. 2005; Chen et al. 2001a; Itoh et al. 1997; Schwarz et al. 2001). Zur Detektion von Fernmetastasen sind weder

■ **Tab. 82.1** EUS/IDUS beim Staging von Papillenneoplasien (33 Adenokarzinome, 7 Adenome; Ito et al. 2007). Genauigkeit bei allen Patienten, bei endoskopischer Therapie, bei Ganginfiltration

	EUS	IDUS
Alle Patienten	62 %	86 %
Adenoma, pT1	45 %	64 %
pT2	88 %	75 %
pT3, 4		
Endoskopische Therapie	80 %	100 %
Ganginfiltration	89 %	90 %

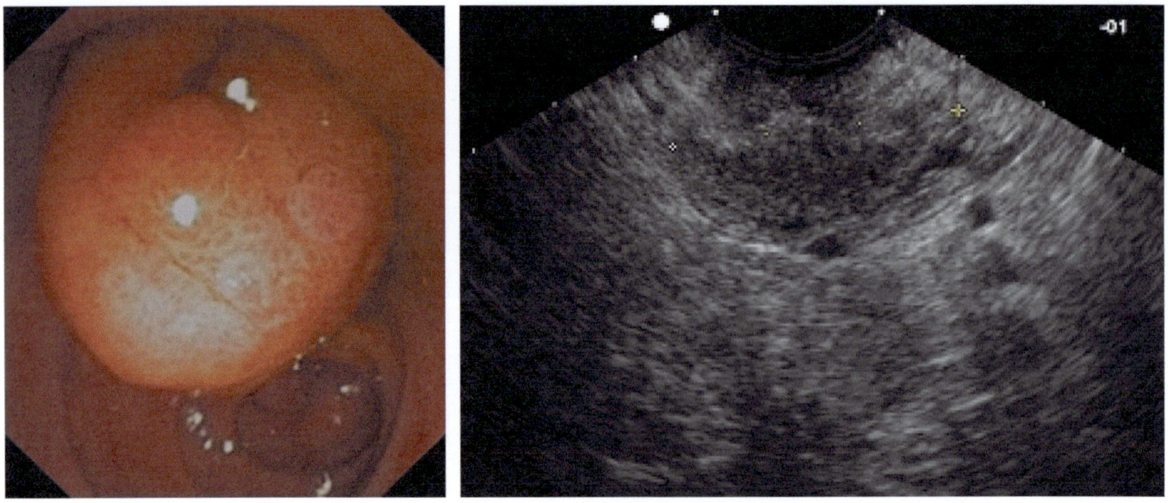

Abb. 82.4 Tubulovillöses Adenom mit LGIEN. EUS: keine Infiltration

IDUS noch EUS geeignet (Ito et al. 2007; Chen et al. 2001b; Menzel u. Domschke 2000; Menzel et al. 1999a).

82.4 Endoskopische retrograde Cholangiopankreatikographie (ERCP)

Sie erfasst Gangdilatationen infolge der papillären Abflussbehinderung sowie Wandunregelmäßigkeiten und Füllungsdefekte im periampullären Gallen- und Pankreasgang. Diese Informationen können bei der Vordiagnostik auch durch die MRCP oder die Endosonographie gewonnen werden.

Eine ERCP mit Darstellung beider Gangsysteme sollte aber spätestens unmittelbar vor der endoskopischen Resektion erfolgen, um bei Adenomen die Ausbreitung in die periampullären Gangabschnitte zu erfassen und eine sofortige Entscheidung zwischen endoskopischer oder chirurgischer Entfernung treffen zu können (Hopper et al. 2010).

Auch der Einsatz der Cholangiopankreatikoskopie zur Beurteilung der intraduktalen Adenomausbreitung ist möglich (Judah u. Draganov 2008).

Einige Autoren halten bei intraduktaler Ausbreitung eine Operation für erforderlich (Catalano et al. 2004; Norton et al. 2001, 2002), andere halten eine Ausbreitung bis < 1 cm für vertretbar, da auch sie endoskopisch behandelt werden kann (Bohnacker et al. 2005; Kahaleh et al. 2004).

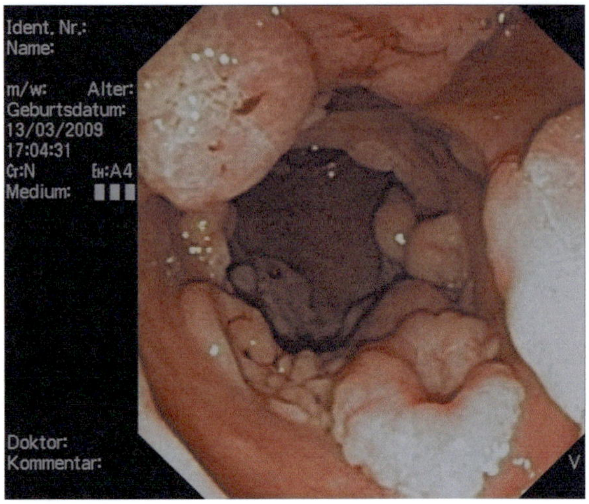

Abb. 82.5 Duodenaladenome bei FAP

82.5 Papillenadenome bei FAP

Bis zu 100 % der FAP-Patienten entwickeln Adenome im oberen Gastrointestinaltrakt. Bevorzugte Lokalisation ist die Pars descendens duodeni einschließlich der Papillenregion (Abb. 82.5).

Das Gesamtrisiko für die Entstehung von Duodenal- oder Papillenkarzinomen beträgt nur etwa 4 %. Bezogen auf die **Spigelman**-Klassifikation für Duodenalpolypen entwickelt sich bei 10–30 % der FAP-Patienten ein Spigelman-Stadium IV mit einem kummulativen Krebsrisiko von 30–40 % (De Vos tot Nederveen Cappel et al. 2003; Spigelman et al. 1989).

Deshalb ist nach Kolektomie bei FAP-Patienten ein jährliches endoskopisches Screening im Duodenum erforderlich (Adler et al. 2006), nicht aber unbedingt eine chirurgische Entfernung von nachgewiesenen Papillenadenomen.

82.6 Sporadische Duodenaladenome

Vor endoskopischer Entfernung werden Duodenaladenome makroskopisch mit den modernen endoskopischen Techniken evaluiert und durch Zangenbiopsie histologisch gesichert.

Die genaue Lokalisation in Bezug auf die Papille sollte bestimmt werden. Hilfreich ist dabei die Inspektion mit einem Seitblick-Instrument, ggf. in Verbindung mit einer ERCP oder auch einer EUS-Untersuchung.

82.7 CRC-Screening bei Duodenal- und Papillenadenomen

Patienten mit sporadischen Papillen- oder Duodenaladenomen entwickeln häufiger kolorektale Neoplasien (Apel et al. 2004; Murray et al. 2004; Schneider et al. 2005). Deshalb sollte ihnen eine Screening-Koloskopie angeboten werden (Adler et al. 2006).

82.8 Zusammenfassung

Papillenadenome und peripapilläre Duodenaladenome sind seltene neoplastische Läsionen, die sporadisch oder bei einer FAP entstehen.

Als präkanzeröse Läsionen bedürfen sie einer geeigneten diagnostischen Einschätzung/Bewertung. Diese basiert primär auf dem endoskopischen Erscheinungsbild und der Histologie (1C).

Die sorgfältige endoskopische Evaluation der Oberfläche und der lateralen Ausbreitung eines Papillenadenoms sollte durch ein Seitblick-Endoskop mit hochauflösender Weißlichtendoskopie und durch Chromoendoskopie erfolgen.

Malignitätsverdächtig sind ungewöhnlich große Papillen, Papillen mit einer berührungsempfindlichen, ulzerierten oder auch indurierten Oberfläche oder mit einer Fixierung an der darunter liegenden Duodenalwand.

Jedes makroskopisch diagnostizierte Papillenadenom sollte durch eine Zangenbiopsie histologisch gesichert werden, da die Endoskopie allein nicht zuverlässig zwischen gutartigen Papillenadenomen, Papillenkarzinomen oder nichtadenomatösen Polypen unterscheiden kann. Die Klärung makroskopisch auffälliger Läsionen ist durch Zangenbiopsien aus der Papillenoberfläche, den Schnittflächen nach EPT, dem periampullären Gallengang sowie durch Schlingenbiopsien oder eine komplette Papillektomie als diagnostischen Eingriff möglich. Die Treffsicherheit der Zangenbiopsie beträgt 62–85 %.

Für eine definitive histologische Diagnose ist ein vollständiges endoskopisches oder chirurgisches Resektat Voraussetzung. Die histologische Diagnostik von Papillenneoplasien erfordert eine spezielle Expertise (1C).

Eine weitergehende Diagnostik nach histologischer Sicherung ist nach bisherigen Leitlinien und Literaturdaten nicht bei allen Papillenadenomen zwingend.

Ab einer Adenomgröße von 1 cm oder/und bei weiteren Auffälligkeiten sind Staging-Untersuchungen notwendig. Die EUS ist bei Papillenneoplasien die Methode der Wahl zur Beurteilung der Tiefeninfiltration, der intraduktalen Ausbreitung und dem Nachweis periampullärer Lymphknoten. Zur Detektion von Fernmetastasen ist sie nicht in der Lage. Dazu werden andere Methoden benötigt (CT).

Die ERCP mit Darstellung beider Gangsysteme sollte spätestens vor endoskopischer Resektion erfolgen. Sie erfasst bei Adenomen die Ausbreitung in die periampullären Gangabschnitte und erlaubt die sofortige Entscheidung zwischen endoskopischer oder chirurgischer Entfernung.

Bei FAP-Patienten ist das Risiko für die Entstehung von Duodenal- und Papillenkarzinomen erhöht, deshalb ist nach Kolektomie ein jährliches endoskopisches Screening mit Biopsien erforderlich (B), bei Patienten mit Spigelman-Stadium IV ist eine interventionelle/definitive chirurgische Therapie zu diskutieren.

Sporadische Duodenaladenome werden vor endoskopischer Entfernung makroskopisch mit den modernen endoskopischen Techniken evaluiert und durch Zangenbiopsie histologisch gesichert.

Patienten mit sporadischen Papillen- oder Duodenaladenomen sollte eine Screening-Koloskopie angeboten werden, weil sie häufiger kolorektale Neoplasien entwickeln.

82.9 Konsequenzen der Diagnostik

Asymptomatische, makroskopisch unauffällige Adenome < 5 mm bedürfen (nach gegenwärtigem Erkenntnisstand) bei Risiko-Nutzen-Abwägung keiner Therapie, aber einer Beobachtung.

Makroskopisch und histologisch unauffällige Adenome ≥ 0,5–4 cm können endoskopisch abgetragen werden.

Die Behandlungsstrategie von Adenomen > 4–6 cm, mit intraduktalem Adenomwachstum, mit HGIEN oder fokalen T1-Karzinomen sollte interdisziplinär diskutiert werden.

Patienten mit gesichertem Papillenkarzinom in gutem Allgemeinzustand werden in der Regel operiert.

Literatur

Adler DG, Qureshi W, Davila R et al (2006) ASGE – Guideline: The role of endoscopy in ampullary and duodenal adenomas. Gastrointest Endosc 64: 849–854

Apel D, Jakobs R, Weickert U et al (2004) High frequency of colorectal adenoma in patients with duodenal adenoma but without familial adenomatous polyposis. Gastrointest Endosc 60: 397–399

Baille J (2005) Endoscopic ampullectomy. Am J Gastroenterol 100: 2379–2381

Bardales RH, Stanley MW, Simpson DD et al (1998) Diagnostic value of brush cytology in the diagnosis of duodenal, biliary, and ampullary neoplasms. Am J Clin Pathol 109: 540–548

Baron TH (2008) Ampullary adenoma. Curr Treat Options Gastroenterol 11: 96–102

Bellizzi AM, Kahaleh M, Stelow EB (2009) The assessment of specimens procured by endoscopic ampullectomy. Am J Clin Pathol 132: 506–513

Blackman E, Nash SV (1985) Diagnosis of duodenal and ampullary epithelial neoplasms by endoscopic biopsy: a clinicopathologic and immunohistochemical study. Hum Pathol 16: 901–910

Bohnacker S, Soehendra N, Maguchi H et al (2006) Endoscopic resection of benign tumors of the papilla of Vater. Endoscopy 38: 521–525

Bohnacker S, Seitz U, Nguyen D et al (2005) Endoscopic resection of benign tumors of the duodenal papilla without and with intraductal growth. Gastrointest Endosc 62: 551–560

Cannon ME, Carpenter SL, Elta GH, Nostrant TI, Kochman ML, Ginsberg GG, Stotland B, Rosato EF, Morris JB, Eckhauser F, Seheiman JM (1999) EUS compared with CT, magnetic resonance imaging, and angiography and the influence of biliary stenting on staging accuracy of ampullary neoplasms. Gastrointest Endosc 50: 27–33

Catalano MF, Linder JO, Chak A, Sivak MV, Raijman I, Geenen JE, Howell DA (2004) Endoscopic management of adenoma of the major duodenal papilla. Gastrointest Endosc 59: 225–232

Chen CH, Tseng LJ, Yang CC, Yeh YH, Mo LR (2001a) The accuracy of endoscopic ultrasound, endoscopic retrograde cholangiopancreatography, computed tomography, and transabdominal ultrasound in the detection and staging of primary ampullary tumors. Hepatogastroenterology 48: 1750–1753

Chen CH, Tseng LJ, Yang CC, Yeh YH (2001b) Preoperative evaluation of periampullary tumors by endoscopic sonography, transabdominalsonography, and computed tomography. J Ultrasound 29: 313–321

Cheng CL, Sherman S, Fogel EL, McHenry L, Watkins JL, Fukushima T, Howard TJ, Lazzell-Pannell L, Lehman GA (2004) Endoscopic snare papillectomy for tumors of the duodenal papilla. Gastrointest Endosc 60: 757–764

Chini P, Draganov PV (2011) Diagnosis and management of ampullary adenoma: The expanding role of endoscopy. World J Gastrointest Endosc 3: 241–247

DeOliveira ML, Trivino T, de Jesus Lopes Filho G (2006) Carcinoma of the papilla of Vater: are endoscopic appearance and endoscopic biopsy discordant? J Gastrointest Surg 10: 1140–1143

De Vos tot Nederveen Cappel WH, Järvinen HJ, Björk J et al (2003) Worldwide survey among polyposis registris of surgical management of severe duodenal adenomatosis in familial adenomatous polyposis. British J Surg 90: 705–710

Elek G, Györi S, Tóth B, Pap A (2003) Histological evaluation of preoperative biopsies from ampulla vateri. Pathol Oncol Res 9: 32–41

Eswaran SL, Sanders M, Bernadino KP, Ansari A, Lawrence C, Stefan A, Mattia A, Howell DA (2008) Success and complications of endoscopic removal of giant duodenal and ampullary polyps: a comparative series. Gastrointest Endosc 64: 925–932

Grobmyer SR, Stasik CN, Draganov P, Hemming AW, Dixon LR, Vogel SB, Hochwald SN (2008) Contemporary results with ampullectomy for 29 »benign« neoplasms of the ampulla. Am J Coll Surg 206: 466–471

Hew WY, Joo KR, Cha JM, Shin HP, Lee JI, Park JJ, Lim JU (2011) Feasibility of forward-viewing upper endoscopy for detection of the major duodenal papilla. Dig Dis Sci 56: 2895–2899

Hopper AD, Bourke MJ, Williams SJ, Swan MP (2010) Giant laterally spreading tumors of the papilla: endoscopic features, resection technique, and outcome (with videos). Gastrointest Endosc 71: 967–975

Ito K, Fujita N, Noda Y, Kobayashi G, Horaguchi J, Takasawa O, Obana T (2007) Preoperative evaluation of ampullary neoplasm with EUS and transpapillary intraductal US: a prospective and histopathologically controlled study. Gastrointest Endosc 66: 740–747

Itoh A, Goto H, Naitoh Y, Hirooka Y, Furukawa T, Hayakawa T (1997) Intraductal ultrasonography in diagnosing tumor extension of cancer of the papilla of Vater. Gastrointest Endosc 45: 251–226O

Itoi T, Tsuji S, Sofuni A, Itokawa F, Kurihara T, Tsuchiya T, Ishii K, Ikeuchi N, Igarashi M, Gotoda T, Moriyasu F (2009) A novel approach emphasizing preoperative margin enhancement of tumor of the major duodenal papilla with narrow-band imaging in comparison with indigocarminechromoendoscopy (with videos). Gastrointest Endosc 69: 136–141

Jeanniard-Malet O, Caillob F, Pesenti C et al (2011) Short-term results of 42 endoscopic ampullectomies: a single-center experience. Scand J Gastroenterol 46: 1014–1019

Judah JR, Draganov PV (2008) Intraductal biliary and pancreatic endoscopy: an expanding scope of possibility. World J Gastroenterol 14: 3129–3136

Kahaleh M, Shami VM, Brock A, Conaway MR, Yoshida C, Moskaluk CA, Adams RB, Tokar J, Yeaton P (2004) Factors predictive of malignancy and endoscopic resectability in ampullary neoplasia. Am J Gastroenterol 99: 2335–2339

Kim MH, Lee SK, Seo DW et al (2001) Tumors of the major duodenal papilla. Gastrointest Endosc 54: 609–620

Kimchi NA, Mindrul V, Broide E, Scapa E (1998) The contribution of endoscopy and biopsy to the diagnosis of periampullary tumors. Endoscopy 30: 538–543

Maguchi H, Takahashi K, Katanuma A et al (2003) Indication of endoscopic papillectomy for tumors of the papilla of Vater and its problems. Dig Endosc 15: 33–35

Menzel J, Domschke W (2000) Gastrointestinal miniprobesonography: the current status. Am J Gastroenterol 95: 605–616

Menzel J, Hoepffner N, Sulkowski V, Reimer P, Heinecke A, Poremba C, Domschke W (1999a) Polypoid tumors of the major duodenal papilla: preoperative staging with intraductal US, EUS, and CT – a prospective, histopathologically controlled study. Gastrointest Endosc 49: 349–357

Menzel J, Poremba C, Dietl KH, Böcker W, Domschke W (1999b) Tumors of the papilla of Vater – inadequate diagnostic impact of endoscopic forceps biopsies taken prior to and following sphincterotomy. Ann Oncol 10: 1227–1231

Murray MA, Zimmerman MJ, Ee HC (2004) Sporadic duodenal adenoma is associated with colorectal neoplasia. Gut 53: 261–265

Norton ID, Geiler A, Petersen BT, Sorbi D, Gostout CJ (2001) Endoscopic surveillance and ablative therapy for periampullary adenomas. Am J Gastroenterol 96: 101–106

Norton ID, Gostout CJ, Baron TH, Geiler A, Petersen BT, Wiersema MJ (2002) Safety and outcome of endoscopic snare excision of the major duodenal papilla. Gastrointest Endosc 56: 239–243

Roggin KK, Yeh JJ, Ferrone CR, Riedel E, Gerdes H, Klimstra DS, Jaques DP, Brennan MF (2005) Limitations of ampullectomy in the treatment of nonfamiliar ampullary neoplasms. Ann Surg Oncol 12: 971–980

Salmi S, Ezzedine S, Vitton V, Menard C, Gonzales JM, Desjeux A, Grimaud JC, Barthet M (2012) Can papillary carcinomas be treated by endoscopic ampullectomy? Surg Endosc 26: 920–925

Schneider AR, Seifert H, Trojan J et al (2005) Frequency of colorectal polyps in patients with sporadic adenomas or adenocarcinomas of the papilla of Vater – an age-matched, controlled study. Z Gastroenterol 43: 1123–1127

Schwarz M, Pauls S, Sokiranski R et al (2001) Is a preoperative multidiagnostic approach to predict surgical resectability of periampullary tumors still effective? Am J Surg 182: 243–249

Spigelman AD, Williams CB, Talbot IC, Domizio P, Phillips RK (1989) Upper gastrointestinal cancer in patients with familiar adenomatous polyposis. Lancet 2: 783–785

Stolte M, Pscherer C (1996) Adenoma-carcinoma sequence in the papilla of Vater. Scand J Gastroenterol 31: 376–382

Uchiyama Y, Imazu H, Kakutami H et al (2006) New approach to diagnosing ampullary tumors by magnifying endoscopy combined with a narrow band imaging system. J Gastroenterol 41: 483–490

Will U, Bosseckert H, Meyer F (2008) Correlation of endoscopic ultrasonography (EUS) for differential diagnostics between inflammatory and neoplastic lesions of the papilla of Vater and the peripapillary region with results of histologic investigation. Ultraschall in Med 29: 275–280

Endoskopische Therapie von Adenomen der Papille

Hans-Joachim Schulz

H. G. Beger et al. (Hrsg.), *Erkrankungen des Pankreas*,
DOI 10.1007/978-3-642-37964-2_83, © Springer-Verlag Berlin Heidelberg 2013

Papillenadenome und peripapilläre Duodenaladenome sind präkanzeröse Läsionen. Als Grundlage für eine Therapieentscheidung bedürfen sie einer geeigneten diagnostischen Einschätzung durch Endoskopie und Biopsie, ggf. auch durch Staging-Untersuchungen. Ab einer Größe von 5 mm sollten Papillenadenome zum geeigneten Zeitpunkt mit einer adäquaten Technik entfernt werden. Dies kann durch endoskopische Schlingenabtragung oder chirurgische Eingriffe wie die transduodenale Papillektomie oder die radikale Duodenopankreatektomie erfolgreich geschehen. Klinisch kontrollierte Studien zum Vergleich der endoskopischen Schlingenabtragung mit einer radikalen chirurgischen Behandlung von Papillenadenomen existieren bisher nicht. Die endoskopische Schlingenabtragung gewährleistet bei sorgfältiger Patientenselektion eine erfolgreiche Behandlung mit hoher Sicherheit und geringer Belastung für den Patienten. Sie ist heute die Methode der Wahl für alle technisch abtragbaren Adenome.

Die endoskopische Schlingenresektion ist die Methode der Wahl zur Entfernung von Papillenadenomen (Adler et al. 2006; Bohnacker et al. 2005; Chini u. Draganov 2011).

Diese Expertenmeinung wird durch mehr als 20-jährige Erfahrungen mit der Methode und die verbesserten Möglichkeiten zur prätherapeutischen Unterscheidung zwischen gut- und bösartigen Papillentumoren und zur Beurteilung der lokalen Ausbreitung gestützt.

Im Vergleich zur chirurgischen Behandlung durch transduodenale chirurgische Exzision (Ampullektomie) oder Duodenopankreatektomie hat die endoskopische Papillektomie eine niedrigere Morbidität und Mortalität.

Eine Narkose oder Laparotomie sind nicht erforderlich. Die lokale chirurgische Exzision ist mit einer hohen Rezidivrate verbunden. Die Duodenopankreatektomie ist für die meist gutartigen Prozesse eine Überbehandlung (Beger et al. 1999; Branum et al. 1996; Cahen et al. 1997; Shemesh et al. 1989).

In den Studien zur endoskopischen Abtragung von Papillenadenomen beträgt die Häufigkeit nachgewiesener maligner Läsionen 6–13 % (Bohnacker et al. 2005; Catalano et al. 2004; Cheng et al. 2004; Chini u. Draganov 2011). Dies unterstützt den primären Einsatz des endoskopischen Verfahrens.

Voraussetzung für eine angemessene Therapie von Papillenadenomen ist eine adäquate Diagnostik (▶ Kap. 82). Sie basiert primär auf dem endoskopischen Erscheinungsbild und der Histologie. In Abhängigkeit von der Größe sowie makroskopischen und histologischen Auffälligkeiten ist ein lokales Staging durch die EUS indiziert.
Es besteht bisher kein Konsens darüber, welche Papillenadenome beobachtet und welche endoskopisch oder chirurgisch entfernt werden sollten (Adler et al. 2006).

Kleine, zufällig entdeckte Adenome (< 5 mm) erfordern bei fehlender Klinik und ohne zusätzliche Risiken wie z. B. die FAP keine weitere Diagnostik und Therapie (Adler et al. 2006; Bohnacker et al. 2006), aber eine Beobachtung in Abhängigkeit von der Wachstumsdynamik.

Behandlungsvorschläge für größere Adenome enthält das Schema nach Chini (◘ Abb. 83.1.)

Für die endoskopische Adenomentfernung ist die Größe allein keine methodische Grenze, sie beeinflusst aber das technische Vorgehen. Die Abtragung von Adenomen > 2 cm in Piecemeal-Technik reduziert das Perforationsrisiko. 4–6 cm werden als Grenzbereich betrachtet. Ab 6 cm sollte eine Operation bevorzugt werden (Beger et al. 1999; Binmoeller et al. 1993; Bohnacker et al. 2006; Cheng et al. 2004; Zadorova et al. 2001).

Adenomwachstum im distalen Gallen- oder Pankreasgang erschwert die komplette Adenomentfernung und reduziert die Erfolgsrate (Bohnacker et al. 2005). In einigen Studien wurde es als Kontraindikation für eine kurative endoskopische Behandlung gewertet (Catalano et al. 2004; Desilets et al. 2001; Jung et al. 2009; Norton et al. 2002; Zadarova et al. 2001). Andere tolerieren eine maximale Ausdehnung von bis zu 1 cm (Seewald et al. 2006). Bei intraduktalem Wachstum wurden auch signifikant häufiger HGIEN beobachtet (Bohnacker et al. 2005).

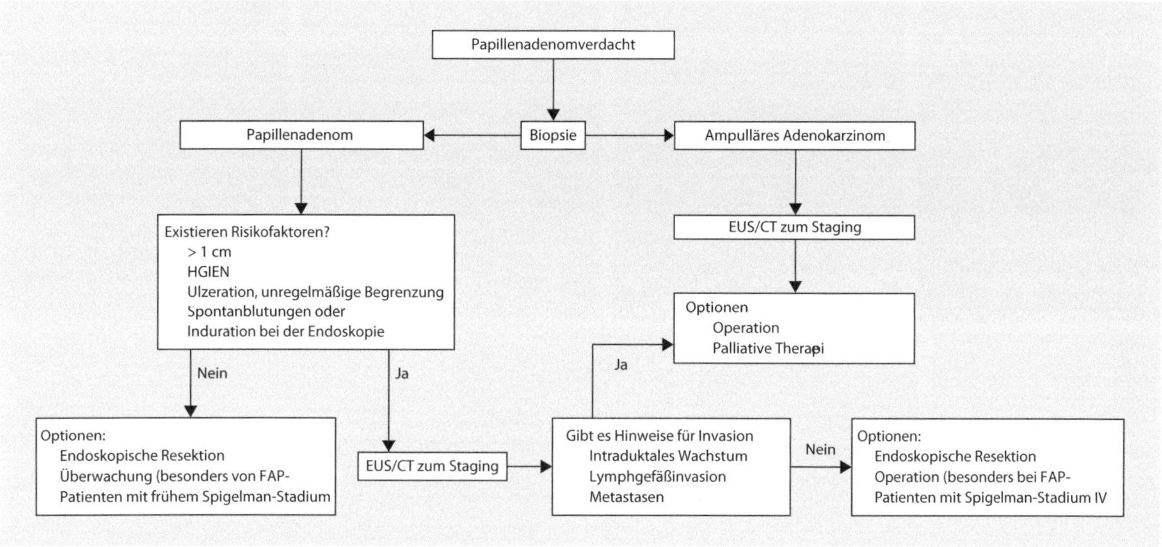

Abb. 83.1 Management von Duodenaladenomen (nach Chini)

Papillenadenome mit hochgradigen intraepithelialen Neoplasien (HGIEN) sollten rasch behandelt werden, um eine Progression zum Karzinom zu vermeiden oder ein bereits in der Tiefe vorhandenes Karzinom rechtzeitig zu entfernen (Maguchi et al. 2003; Meneghetti et al. 2005).

Verbindliche Kriterien für das Management dieser Adenome existieren bisher nicht.

Die endoskopische Resektion ist für HGIEN/Tis oder fokale T1-Karzinome ausreichend, wenn sie komplett erfolgt ist und keine lymphovaskuläre Invasion vorliegt (Lee et al. 2006; Yoon et al. 2007). Andere fordern eine gut differenzierte Histologie und freie Resektionsränder bzw. für endokrine Karzinome freie Resektionsränder und Ki 67 < 2 % (Salmi et al. 2012) oder schränken ein, endoskopische Resektionen bei HGIEN sollten nur bei extraduktalem Wachstum oder intraduktalem Wachstum < 1 cm erfolgen (Hopper et al. 2010; Seewald et al. 2006).

Kim et al. (2009) empfehlen für Adenome > 1,5 cm mit HGIEN eine chirurgische Therapie.

Die Forderung nach einer radikalen Chirurgie bei HGIEN wird mit der ungenauen präoperativen Erfassung von fokalen Adenokarzinomen und von Lymphgefäßinvasionen begründet (Heidecke et al. 2002; Kim et al. 2009). Nach einer kompletten endoskopischen Adenomentfernung kann heute die Operationsindikation anhand des Resekats interdisziplinär diskutiert und präzisiert werden. Eine vorherige endoskopische Behandlung behindert eine erforderliche radikale Operation nicht.

Die endoskopische Entfernung von Papillenfrühkarzinomen sollte nach präinterventionellem Tumorstaging durch EUS (Ito et al. 2007) ausgewählten Patienten vorbehalten bleiben (Eswaran et al. 2006; Fukushima et al. 2009; Ito et al. 2004; Jung et al. 2001; Neves et al. 2006; Small u. Baron 2006). Woo et al. (2009) fordern bei gut differenzierten Frühkarzinomen > 2 cm eine Operation.

Patienten mit gesichertem Papillenkarzinom und gutem Allgemeinzustand sollten in der Regel operativ behandelt werden (Beger et al. 1999; Binmoeller et al. 1993; Cheng et al. 2004; Zadarova et al. 2001).

Auch bei makroskopisch malignitätsverdächtigen Läsionen ohne sicheren bioptischen Malignitätsnachweis sollte eine primäre Operation erwogen werden (Catalano et al. 2004).

83.1 Endoskopische Technik

Die endoskopische Schlingenresektion der Papille (Abb. 83.2) ist ein bisher nicht standardisiertes Verfahren (Adler et al. 2006; Bohnacker et al. 2006; Chini u. Draganov 2011).

Im Vergleich zum chirurgischen Vorgehen (Ampullektomie), bei dem die gesamte choledochoduodenale Verbindung entfernt wird und Ductus choledochus und Ductus pancreaticus in die Duodenalwand reimplantiert werden, entfernt die endoskopische Technik unterschiedlich große Papillenanteile unter Erhalt der Duodenalwand (Han u. Kim 2006). Insbesondere durch die Einbeziehung des distalen Gallen- und Pankreasganges ist die endoskopische Entfernung von Papillenadenomen ein komplexerer Ein-

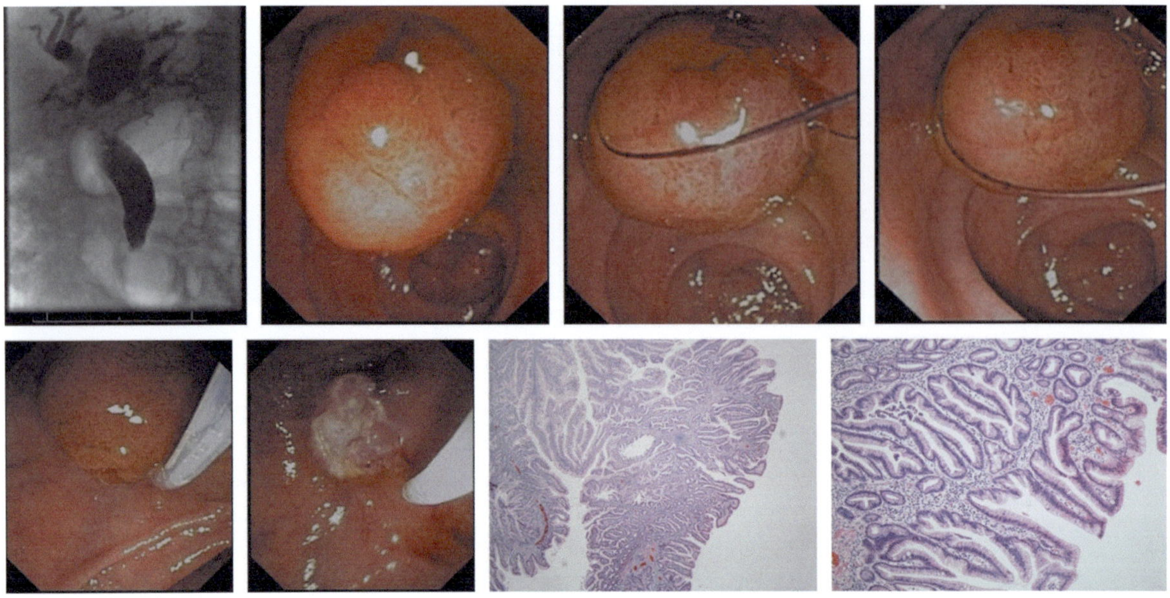

Abb. 83.2 Schlingenresektion eines Papillenadenoms, kein intraduktales Wachstum, komplette Abtragung, Histologie tubulovillöses Adenom mit low-grade IEN (BKH 5600: Prof. Niedobietek)

griff als die Polypektomie/EMR in anderen Abschnitten des Gastrointestinaltraktes (Bohnacker et al. 2006).

Submukosa-Injektion Die EMR der Papillenregion kann mit und ohne submukosale Injektion erfolgen. Es gibt keine Daten, die die Notwendigkeit einer Submukosa-Injektion belegen (Baille 2005; Bohnacker et al. 2005; Catalano et al. 2004; Norton et al. 2002). Ein »No Lift«-Zeichen wird mit Malignität assoziiert und als Kontraindikation für den Versuch einer vollständigen endoskopischen Entfernung angesehen (Charton et al. 2004; Kahaleh et al. 2004). Als Injektionsflüssigkeiten dienen: physiologische Kochsalzlösung mit oder ohne Epinephrin bzw. Methylenblau oder visköse Substanzen (z. B. Hydroxypropyl-Methylzellulose) (Charton et al. 2004; Cheng et al. 2004; Desilets et al. 2001; Eswaran et al. 2006).

Das Flüssigkeitsvolumen variiert (keine Standardisierung).

Eine Flüssigkeitsinjektion schützt die periampulläre Duodenalwand bei der Abtragung und kann das »No-Lift«-Zeichen als Hinweis auf eine Tiefeninfiltration nutzen.

Durch die mögliche »Versenkung« des Papillenostiums infolge der Verankerung durch den Gallen- und Pankreasgang und Schwierigkeiten der Schlingenplatzierung bei einem durch das Flüssigkeitspolster verusachten DOM-Effekt wird die En-bloc-Resektion behindert (Chini u. Draganov 2011). Empfohlen wird die submukosale Injektion für die Abtragung von »laterally spreading« und sehr großen Tumoren (Hopper et al. 2010).

Hf-Chirurgie Für die elektrochirurgische Abtragung gibt es keine Standardisierung von Stromart und Geräteeinstellung. Eingesetzt werden reiner Schneidestrom, Mischstrom (Endocut), aber auch reine Koagulation (Catalano et al. 2001; Desilets et al. 2001; Ito et al. 2012; Norton et al. 2002; Yamao et al. 2010).

Schlingen Schlingenart, -form und -größe sind ebenfalls nicht standardisiert. Meist werden monofile oder geflochtene Standardpolypektomieschlingen benutzt, obwohl auch spezielle für die Papillektomie hergestellte Schlingen mit dünnen Drähten zur Verfügung stehen (Bohnacker et al. 2005; Cheng et al. 2004; Desilets et al. 2001; Norton et al. 2002; Yamao et al. 2010).

Die Abtragungsrichtung ist nicht standardisiert. Die Schlingenspitze kann primär proximal oder distal des Papillentumors angesetzt werden (Baille 2005; Kahaleh et al. 2004; Norton et al. 2002). Auch über eine Abtragungsvariante mit einer zirkumferentiellen Nadelinzision zur Erleichterung der anschließenden Schlingenplatzierung wurde berichtet (Cheng et al. 2004).

En bloc vs. Piecemeal Je nach Art und Größe der Läsion sind beide Techniken erforderlich (Binmoeller et al. 1993; Catalano et al. 2004; Charton et al. 2004; Ponchon et al. 1989; Vogt et al. 2000).

Nach Möglichkeit sollte die Abtragung en bloc erfolgen, mit den Vorteilen einer minimalen Eingriffszeit, von weniger Koagulationseffekten und einem Komplettpräparat für die Pathohistologie.

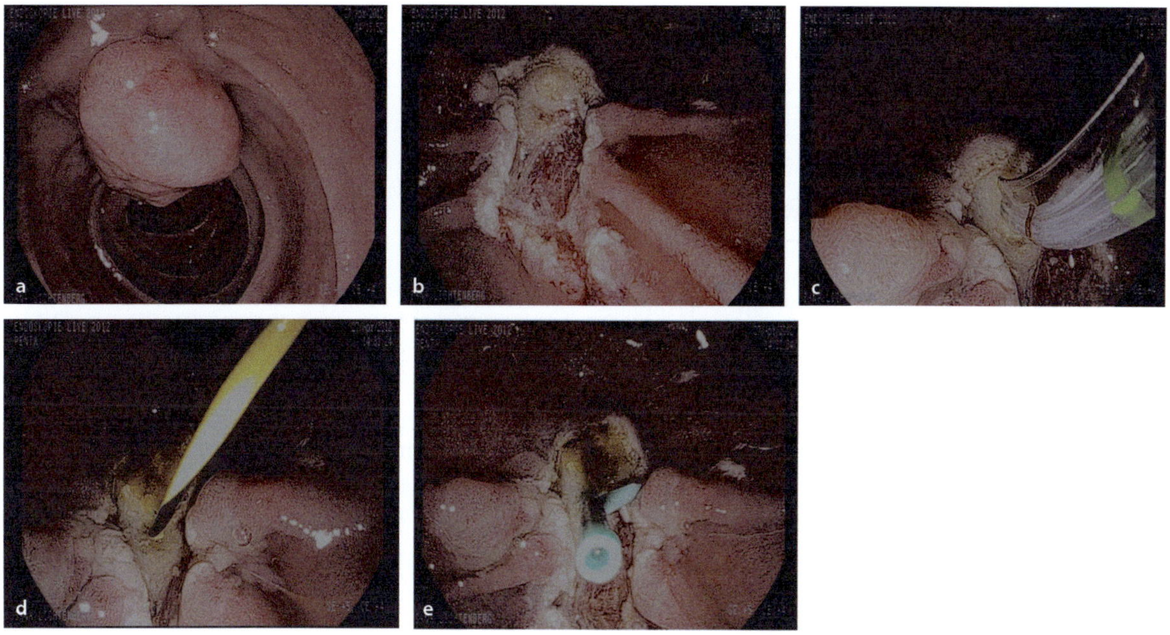

Abb. 83.3 Endoskopische Papillektomie: **a** vor Abtragung; **b** nach Abtragung; **c** biliäre Sphinkterotomie; **d,e** Einlage eines Pankreasstents

Die Piecemeal-Technik wird zur Abtragung größerer Adenome (> 2 cm) und von residualem Adenomgewebe eingesetzt (Eswaran et al. 2006). Sie hat die Nachteile: kein En-bloc-Präparat, vermehrte Koagulationseffekte, ggf. wiederholte Submukosa-Injektionen zum Erhalt des Flüssigkeitspolsters.

Zur kompletten Entfernung größerer Läsionen und intraduktaler Adenomanteile sind oft mehrere Sitzungen erforderlich (Eswaran et al. 2006).

Ablative Techniken APC, Laser-Therapie, monopolare/bipolare Elektrokoagulation dienen zur Beseitigung residualer/rezidivierender Adenome im Abtragungsbereich. Sie schränken aber die Aussagefähigkeit des histologischen Befundes ein. Umfassende Erfahrungen liegen zur APC-Anwendung vor (Eswaran et al. 2006; Catalano et al. 2004; Charton et al. 2004; Cheng et al. 2004; Desilets et al. 2001; Kahaleh et al. 2004; Norton et al. 2002; Ponchon et al. 1989; Vogt et al. 2000).

Wegen der fehlenden histologischen Sicherung vermeiden einige die APC-Anwendung (Hopper et al. 2010).

Catalano et al. (2004) fanden keine Unterschiede in den Erfolgs- und Rezidivraten mit oder ohne APC-Anwendung.

Zusatztechniken In speziellen Situationen kann die Papillektomie unterstützt durch einen Ballonkatheter oder eine transparente Kappe am Endoskopende erfolgen.

83.2 Gallengangs- und Pankreasgang-EPT

Nach endoskopischer Schlingenabtragung von Papillenadenomen können infolge von Adenomresten oder von Koagulationseffekten Abflussstörungen aus den Gallenwegen oder dem Pankreasgangsystem auftreten/persistieren. Dies begünstigt das Eintreten entzündlicher Komplikationen. Zur Verbesserung der pankreatikobiliären Drainage können Gallengangs- und/oder Pankreasgang-EPT vor und nach der Papillektomie erfolgen (Adler et al. 2006; Baille 2005; Desilets et al. 2001; Kahaleh et al. 2004). Bei fehlendem guten Galleabfluss nach dem Eingriff dient die biliäre EPT, ggf. ergänzt durch einen Gallengangsstent, der Cholangitisprophylaxe. Ito et al. (2012) empfehlen eine postinterventionelle biduktale EPT mit Pankreasstentimplantation.

Zur Vermeidung einer postinterventionellen Pankreatitis und Pankreasgangstenose wurde die biduktale Papillotomie mit Pankreasgangstenting auch vor der Resektion empfohlen (Desilets et al. 2001; Eswaran et al. 2006).

Pankreasstent: Der Nutzen der postinterventionellen Einlage eines Pankreasstents (5–7F) zur Pankreatitisprophylaxe ist durch Studien, Metaanalysen und eigene Erfahrungen belegt (Chini u. Draganov 2011; Singh et al. 2004).

Besonders wichtig ist sie bei periduktaler/intraduktaler APC-Anwendung.

Eine EPT und Pankreasstentimplantation vor Papillektomie reduziert das Komplikationsrisiko, behindert aber die En-bloc-Resektion (Desilets et al. 2001; Eswaran et al. 2006) (◘ Abb. 83.3).

83.3 Intraduktales Adenomwachstum

Zur Erfassung einer intraduktalen Adenomausbreitung, meist im Gallengang, ist während des Eingriffs die sorgfältige Beurteilung des periampullären Gallengangs anhand der Cholangiographie, ggf. auch durch Cholangioskopie notwendig.

Bei einer Abtragungsoption erleichtert eine maximale EPT die komplette Resektion mit einer kleinen Schlinge. Hilfreich kann auch die bessere Exposition intraduktaler Adenome durch einen Ballonkatheter sein. Bei ineffektiver/nicht möglicher endoskopischer Entfernung besteht wegen des Malignitätsrisikos eine Operationsindikation.

Eine palliative Stenttherapie ist ausgewählten Patienten vorbehalten.

83.4 Behandlungsergebnisse

Die vorliegenden Daten stammen überwiegend aus retrospektiven Analysen heterogener Serien und ergeben zusammengefasst eine komplette Abtragung in 46–93 % der Fälle (Adler et al. 2006; Binmoeller et al. 1993; Bohnacker et al. 2005; Catalano et al. 2004; Cheng et al. 2004; Desilets et al. 2001; Jeanniard-Malet et al. 2011; Norton et al. 2002; Vogt et al. 2000; Yamao et al. 2010; Yoon et al. 2007).

Die Adenomausbreitung in den distalen Gallengang (Bohnacker et al. 2005) und die Abtragung sehr großer Läsionen reduzieren die Erfolgsrate deutlich (Catalano et al. 2004; Eswaran et al. 2006).

Nach inkompletter Abtragung größerer Läsionen und bei Rezidiven sind multiple Eingriffe bis zur vollständigen Adenomentfernung notwendig.

Die Rezidivrate beträgt etwa 15 % (0–33 %).

Gutartige Adenomrezidive können in der Mehrzahl endoskopisch behandelt werden (Bohnacker et al. 2005).

Gelingt dies nicht, muss in Abhängigkeit vom Patientenalter, dem Allgemeinzustand und dem Patientenwillen die Operationsindikation überprüft werden und ggf. auch eine endoskopische Palliation erfolgen.

Komplikationen Prinzipiell werden bei der Papillektomie die gleichen Komplikationen wie bei der ERCP/EPT beobachtet:

Akute Pankreatitis	5–21 %
Blutung	2–13 %
Perforation	0–4 %
Cholangitis	0–2 %
Papillenstenose (biliär und/oder pankreatisch)	0–8 %

Binmoeller et al. 1993; Bohnacker et al. 2005, 2006; Catalano et al. 2004; Cheng et al. 2004; Desilets et al. 2001; Irani et al. 2009; Jeanniard-Malet et al. 2011; Jung et al. 2009; Salmi et al. 2012; Vogt et al. 2000; Yamao et al. 2010; Zadarova et al. 2001

In Expertenhand ist die endoskopische Papillektomie mit der Schlinge ein Verfahren mit vertretbarem Risiko.

Die meisten in der Literatur berichteten Blutungen sind während des Eingriffs aufgetreten und erfolgreich behandelt worden.

Mit Spätblutungen, die konservativ oder durch endoskopische Reintervention, selten auch chirurgisch behandelt werden, ist in etwa 3 % der Fälle zu rechnen.

Die Pankreatitis verläuft meist leicht, selten tritt eine schwere akute Pankreatitis mit verlängertem stationärem Aufenthalt auf (Bohnacker et al. 2005; Catalano et al. 2004; Cheng et al. 2004; Desilets et al. 2001; Norton et al. 2002; Zadarova et al. 2001).

Die Abtragung sehr großer Adenome (≥ 3 cm) (Eswaran et al. 2006) und von Karzinomen (Salmi et al. 2012) ist komplikationsträchtiger; Todesfälle sind mit 0,4 % selten (0–7 % [Han u. Kim 2006]).

83.5 Nachsorge

Wegen des relevanten Komplikationsrisikos ist eine stationäre Nachsorge von mindestens einem Tag erforderlich.

Besondere Aufmerksamkeit verdienen sehr große Läsionen, schwierige bzw. komplikative Abtragungen und Risikopatienten. Asymptomatische Patienten erhalten am Tag nach dem Eingriff leichte Kost.

Bei Beschwerdefreiheit und dem Fehlen von Schmerzen, Fieber, Teerstuhl, peranalem Blutabgang ist eine Entlassung möglich.

Weitere Behandlungssitzungen sollten in 3-wöchigem Abstand erfolgen (Bohnacker et al. 2006). Bei Yamao et al. (2010) erfolgte das erste Follow-up nach 1 Woche.

Langzeit-Follow-up: Endoskopien mit Biopsien zur Sicherung der Rezidivfreiheit wurden nach 1–3, 6, 12

■ Tab. 83.1 Klassifikation der Duodenalpolypen bei FAP nach Spigelman et al. 1989

	Score 1	Score 2	Score 3
Anzahl der Polypen	1–4	5–20	> 20
Größe (mm)	1–4	5–10	> 10
Histologie	Tubulös	Tubulovillös	Villös
Dysplasie	Leicht	Moderat	Schwer

Stadium 0: Score 0, Stadium I: Score 1–4, Stadium II: Score 5–6, Stadium III: Score 7–8, Stadium IV: Score 9–12

Monaten, dann jährlich für 5 Jahre empfohlen (Adler et al. 2006; Bohnacker et al. 2006; Chini u. Draganov 2011; Patel et al. 2012).

83.6 Grenzen der endoskopischen Papillektomie

Prinzipiell können Adenomrezidive wiederholt erfolgreich behandelt werden. Häufig entstehen sie aus intraduktalen Adenominseln und nicht (entfernbaren) erreichbaren intraduktalen Adenomen.

Wegen des Karzinomrisikos sollten operationsfähige Patienten mit nicht entfernbaren intraduktalen Adenomen operiert werden.

Eine palliative Stenttherapie ist Risikopatienten vorbehalten.

Bei vorhersehbarem Risiko einer inkompletten Resektion – in der Regel bei ausgedehntem intraduktalem Wachstum und/oder Malignität – muss die Indikation zum endoskopischen Eingriff sehr gut begründet sein.

83.7 Papillektomie bei FAP

Verlaufsbeobachtungen bei FAP-Patienten zeigen eine langsame histologische Progression duodenaler Läsionen und ein relativ niedriges Karzinomrisiko (■ Tab. 83.1). Die Notwendigkeit von jährlichen Überwachungsendoskopien mit Biopsien ist unbestritten (Spigelman-Stadium 0–III), der Stellenwert der Papillektomie jedoch unklar (Adler et al. 2006). Operationsfähigen Patienten im Spigelman-Stadium IV sollte eine Operation angeboten werden.

Benigne, periampulläre Adenome bei FAP können endoskopisch wie sporadische Adenome entfernt werden (Salmi et al. 2012). In welchem Umfang das duodenale Krebsrisiko verringert wird, ist unklar (Adler et al. 2006).

83.8 Duodenaladenome

Bei entsprechender Indikation erfolgt die EMR von Duodenaladenomen wie in anderen Darmabschnitten ggf. unter Mitnahme der Papille. Submuköse Injektionen schützen die relativ dünne Duodenalwand. Vorsicht ist bei der APC-Applikation geboten. Eine sorgfältige lokale Blutstillung reduziert die Rezidivblutungsrate.

Größere Adenome sind schwierig zu entfernen. Bei Ausdehnung auf mehr als 33 % der Zirkumferenz sollte eine chirurgische Resektion erwogen werden (Adler et al. 2006).

Nachsorge Zur Erfassung residualer/rezidivierender Adenome werden Überwachungsendoskopien mit ähnlichen Kriterien/Intervallen wie bei kolorektalen Polypen empfohlen (Apel et al. 2005; Perez et al. 2003).

Literatur

Adler DG, Qureshi W, Davila R et al (2006) ASGE – Guideline: The role of endoscopy in ampullary and duodenal adenomas. Gastrointest Endosc 64: 849–854

Apel D, Jakobs R, Spiethoff A et al (2005) Follow-up after endoscopic snare resection of duodenal adenomas. Endoscopy 37: 444–448

Baille J (2005) Endoscopic ampullectomy. Am J Gastroenterol 100: 2379–2381

Beger HG, Treitschke F, Gansauge F et al (1999) Tumor of the ampulla of Vater: experience with local or radical resection in 171 consecutively treated patients. Arch Surg 134: 526–532

Binmoeller KF, BoaventuraS, Ramsperger K, Soehendra N (1993) Endoscopic snare excision of benign adenomas of the papilla of Vater. Gastrointest Endosc 39: 127–131

Bohnacker S, Seitz U, Nguyen O et al (2005) Endoscopic resection of benign tumors of the duodenal papilla without and with intraductal growth. Gastrointest Endosc 62: 551–560

Bohnacker S, Soehendra N, Maguchi H et al (2006) Endoscopic resection of benign tumors of the papilla of Vater. Endoscopy 38: 521–525

Branum GD, Pappas TN, Meyers WC (1996) The management of tumors of the ampulla of Vater by local resection. Ann Surg 224. 621–627

Cahen DL, Fockens P, de Wit LT et al (1997) Local resection or pancreatico-duodenectomy for villous adenoma of the ampulla of Vater diagnosed before operation. Br J Surg 84: 948–951

Catalano MF, Linder JO, Chak A, Sivak MV, Raijman I, Geenen JE, Howell DA (2004) Endoscopic management of adenoma of the major duodenal papilla. Gastrointest Endosc 59: 225–232

Charton JP, Deinert K, Schumacher B, Neuhaus H (2004) Endoscopic resection for neoplastic diseases of the papilla of Vater. J Hepatobiliary Pancreat Surg 11: 245–251

Cheng CL, Sherman S, Fogel EL, McHenry L, Watkins JL, Fukushima T, Howard TJ, Lazzell-Pannell L, Lehman GA (2004) Endoscopic snare papillectomy for tumors of the duodenal papillae. Gastrointest Endosc 60: 757–764

Chini P, Draganov PV (2011) Diagnosis and management of ampullary adenoma: the expanding role of endoscopy. World J Gastrointest Endosc 3: 241–247

Desilets DJ, Dy RM, Ku PM, Hanson BL, Elton E, Mattia A, Howell DA (2001) Endoscopic management of tumors of the major duodenal papilla: refined techniques to improve outcome and avoid complications. Gastrointest Endosc 54: 202–208

Eswaran SL, Sanders M, Bernadino KP, Ansari A, Lawrence C, Stefan A, Mattia A, Howell DA (2006) Success and complications of endoscopic removal of giant duodenal and ampullary polyps: a comparative series. Gastrointest Endosc 64: 925–932

Fukushima H, Yamamoto H, Nakano H, Nakazawa K, Sunada K, Wada S, Tamada K, Sugano K (2009) Complete en bloc resection of a large ampullary adenoma with a focal adenocarcinoma by using endoscopic submucosal dissection (with video). Gastrointest Endosc 70: 592–595

Grobmyer SR, Stasik CN, Draganov P, Hemming AW, Dixon LR, Vogel SB, Hochwald SN (2008) Contemporary results with ampullectomy for 29 »benign« neoplasms of the ampulla. Am J Coll Surg 206: 466–471

Han J, Kim MH (2006) Endoscopic papillectomy for adenomas of the major duodenal papilla (with video). Gastrointest Endosc 63: 292–301

Heidecke CD, Rosenberg R, Bauer M, Werner M, Weigert N, Ulm K, Roder JD, Siewert JR (2006) Impact of grade of dysplasia in villous adenomas of Vater's papilla. World J Surg 26: 709–714

Hopper AD, Bourke MJ, Williams SJ, Swan MP (2010) Giant laterally spreading tumors of the papilla: endoscopic features, resection technique and outcome (with videos). Gastrointest Endosc 71: 967–975

Irani S, Arai A, Ayub K, Biehl T, Brandabur JJ, Dorer R, Gluck M, Jiranek G, Patterson D, Schembre D, Traverso LW, Kozarek RA (2009) Papillectomy for ampullary neoplasm: results of a single referral center over a 10-year period. Gastrointest Endosc 70: 923–932

Ito K, Fujita N, Noda Y, Kobayashi G, Horaguchi J, Takasawa O, Obana T (2007) Preoperative evaluation of ampullary neoplasm with EUS and transpapillary intraductal US: a prospective and histopathologically controlled study. Gastrointest Endosc 66: 740–747

Ito K, Fujita N, Noda Y, Kobayashi G, Kimura K, Horaguchi J, Takasawa O (2004) Case of early ampullary cancer treated by endoscopic papillectomy. Dig Endosc 16: 157–161

Ito K, Fujita N, Noda Y, Kobayashi G, Obana T, Horaguchi J, Koshita S, Kanno Y, Ogawa T, Kato Y, Yamashita Y (2012) Impact of technical modification of endoscopic papillectomy for ampullary neoplasm on the occurence of complications. Dig Endosc 24: 30–35

Jeanniard-Malet O, Caillob F, Pesenti C et al (2011) Short-term results of 42 endoscopic ampullectomies: a single-center experience. Scand J Gastroenterol 46: 1014–1019

Jung MK, Cho CM, Park SY (2009) Endoscopic resection of ampullary neoplasms: a single-center experience. Surg Endosc 23: 2568–2574

Jung S, Kim MH, Seo DW, Lee SK (2001) Endoscopic snare papillectomy of adenocarcinoma of the major duodenal papilla. Gastrointest Endosc 54: 622

Kahaleh M, Shami VM, Brock A, Conaway MR, Yoshida C, Moskaluk CA, Adams RB, Tokar J, Yeaton P (2004) Factors predictive of malignancy and endoscopic resectability in ampullary neoplasia. Am J Gastroenterol 99: 2335–2339

Kim JH, Kim JH, Han JH, Yoo BM, Kim MW, Kim WH (2009) Is endoscopic papillectomy safe for ampullary adenomas with high-grade dysplasia? Ann Surg Oncol 16: 2547–2554

Lee SY, Jang KT, Lee KT et al (2006) Can endoscopic resection be applied for early stage ampulla of Vater cancer? Gastrointest Endosc 63: 783–788

Maguchi H, Takahashi K, Katanuma A et al (2003) Indication of endoscopic papillectomy for tumors of the papilla of Vater and its problems. Dig Endosc 15: 33–35

Meneghetti AT, Safadi B, Stewart L et al (2005) Local resection of ampullary tumors. J Gastrointest Surg 9: 1300–1306

Neves P, Leitão M, Portela F, Pontes JM, Areia M, Brito O, Sousa HT, Souto P, Camacho E, Andrade P, Gouveia H, Freitas D (2006) Endoscopic resection of ampullary carcinoma. Endoscopy 38: 101

Norton ID, Gostout CJ, Baron TH, Geiler A, Petersen BT, Wiersema MJ (2002) Safety and outcome of endoscopic snare excision of the major duodenal papilla. Gastrointest Endosc 56: 239–243

Patel R, Varadarajulu S, Wilcox CM (2012) Endoscopic ampullectomy: techniques and outcomes. J Clin Gastroenterol 46: 8–15

Perez A, Saltzman JR, Carr-Locke DL et al (2003) Benign nonampullary duodenal neoplasms. Gastrointest Surg 7: 536–541

Ponchon T, Berger F, Chavaillon A, Bory R, Lambert R (1989) Contribution of endoscopy to diagnosis and treatment of tumors of the ampulla of Vater. Cancer 64: 161–167

Salmi S, Ezzedine S, Vitton V, Menard C, Gonzales JM, Desjeux A, Grimaud JC, Barthet M (2012) Can papillary carcinomas be treated by endoscopic ampullectomy? Surg Endosc 26: 920–925

Saurin JC, Chavaillon A, Napoleon B et al (2003) Long-term follow-up of patients with endoscopic treatment of sporadic adenomas of the papilla of Vater. Endoscopy 35: 402–406

Seewald S, Omar S, Soehendra N (2006) Endoscopic resection of tumors of the ampulla of Vater: how far up and how deep down can we go? Gastrointest Endosc 63: 789–791

Shemesh E, Nass S, Czerniak A (1989) Endoscopic sphincterotomy and endoscopic fulguration in the management of adenoma of the papilla of Vater. Surg Gynecol Obstet 169: 445–448

Singh P, Das A, Isenberg G, Wong RC, Sivak MV, Agrawal D, Chak A (2004) Does prophylactic pancreatic stent placement reduce the risk of post-ERCP acute pancreatitis? A meta-analysis of controlled trials. Gastrointest Endosc 60: 544–550

Small AJ, Baron TH (2006) Successful endoscopic resection of ampullary adenoma with intraductal extension and invasive carcinoma (with video). Gastrointest Endosc 64: 148–151

Spigelman AD, Williams CB, Talbot IC, Domizio P, Phillips RK (1989) Upper gastrointestinal cancer in patients with familiar adenomatous polyposis. Lancet 2: 783–785

Vogt M, Jakobs R, Benz C, Arnold JC, Adamek HE, Riemann JF (2000) Endoscopic therapy of adenomas of the papilla of Vater. A retrospective analysis with long-term follow-up. Dig Liver Dis 32: 339–345

Woo SM, Ryn JK, Lee SH et al (2009) Feasibility of endoscopic papillectomy in early stage ampulla of Vater cancer. J Gastroenterol Hepatol 24: 120–124

Yamao T, Isomoto H, Kohno S, Mizuta Y, Yamakawa M, Nakao K, Irie J (2010) Endoscopic snare papillectomy with biliary and pancreatic stent placement for tumors of the major duodenal papilla. Surg Endosc 24: 119–124

Yoon SM, Kim MH, Kim MJ, Jang SJ, Lee TY, Kwon S, Oh HE, Lee SS, Seo DW, Lee SK (2007) Focal early stage cancer in ampullary adenoma: surgery or endoscopic papillectomy? Gastrointest Endosc 66: 701–707

Zadorova Z, Dvofak M, Hajer J (2001) Endoscopic therapy of benign tumors of the papilla of Vater. Endoscopy 33: 345–347

Das Papillenkarzinom: Evidenz der operativen Entfernung

Christin Tjaden, Thilo Hackert

H. G. Beger et al. (Hrsg.), *Erkrankungen des Pankreas*,
DOI 10.1007/978-3-642-37964-2_84, © Springer-Verlag Berlin Heidelberg 2013

Bei erfolgter Sicherung eines Papillenkarzinoms – auch bei kleinen Tumoren – stellt die partielle Duodenopankreatektomie mit Lymphadenektomie das chirurgische Verfahren der Wahl dar. Meist kann pyloruserhaltend und insgesamt mit einer Mortalität von deutlich unter 5 % operiert werden. Damit können 5- und 10-Jahres-Überlebensraten von bis zu 60 % bzw. 30 % erzielt werden.

84.1 Hintergrund

Das Papillenkarzinom stellt mit lediglich 0,5 % aller gastrointestinalen Malignome eine seltene Entität dar, die durch zwei histologische Differenzierungen (intestinaler und pankreatobiliärer Typ) gekennzeichnet ist (Heinrich u. Clavien 2010). Spezifische Risikofaktoren für das Papillenkarzinom sind mit Ausnahme der familiären adenomatösen Polyposis coli (FAP) nicht bekannt. Bei der FAP besteht im Falle einer adenomatösen Papillenveränderung ein Risiko von bis zu 12 % für die Entwicklung eines Malignoms, was im Sinne einer Adenom-Karzinom-Sequenz verstanden werden kann (Matsumoto et al. 2000). Diese wird auch für sporadische Papillenkarzinome postuliert (Baczako et al. 1985).

84.2 Diagnostik

Das Papillenkarzinom wird aufgrund seiner anatomischen Lage in den meisten Fällen durch einen Ikterus mit begleitendem Pruritus bereits frühzeitig auffällig. Diagnostisch erfolgt neben einer Ösophago-Gastro-Duodenoskopie, bei welcher der Papillenprozess direkt eingesehen und biopsiert werden kann, häufig eine endoskopische retrograde Cholangiopankreatikographie (ERCP). Hierbei ist neben der Differenzierung zu Pankreaskopf- und Gallengangskarzinomen eine Stenteinlage zur Dekompression des Gallengangsystems möglich. Diese ist jedoch aus chirurgischer Sicht bei makroskopischem Verdacht auf ein Papillenkarzinom und somit Indikation zum operativen Vorgehen nur bei ausgeprägter Cholestase (Serum-Bilirubin > 300 µmol/l) zur Überbrückung bis zur Operation nötig, um eine Einschränkung der Leberfunktion mit konsekutiv erhöhtem Risiko einer perioperativen Blutungsproblematik und Wundheilungsstörung zu vermeiden. Bei niedrigeren Bilirubinwerten sollte stattdessen die rasche Operation angestrebt werden, da das operative Outcome durch die präoperative Stenteinlage nicht verbessert werden kann (van der Gaag et al. 2010).

Weiterhin kommen zur Beurteilung der lokalen Ausdehnung die Endosonographie sowie die Magnetresonanztomographie (MRT) und die Computertomographie (CT) zum Einsatz, Letztere auch zum Nachweis von Leberläsionen und vergrößerten Lymphknoten (◘ Abb. 84.1). Die präoperative Umfelddiagnostik umfasst außerdem eine Röntgen-Thoraxaufnahme, ggf. Thorax-CT zum Ausschluss pulmonaler Filiae.

Die unspezifischen Tumormarker CEA und CA 19.9 eignen sich in erster Linie zur Verlaufskontrolle. Beim intestinalen Typ besteht häufig eine CEA-Erhöhung (ca. 50 %), wogegen bei der pankreatobiliären Differenzierung häufiger CA 19-9 erhöht ist (ca. 80 %) (Zhou et al. 2004).

84.3 Chirurgische Optionen

Bei jedem histologisch gesicherten Papillenkarzinom oder hochgradigen makroskopischen Verdacht auf dessen Vorliegen stellt die partielle Duodenopankreatektomie den onkologischen Standardeingriff dar (◘ Abb. 84.2) (Neoptolemos et al. 1987; Yeo et al. 1998; Winter et al. 2010; Talamini et al. 1997; Berberat et al. 2009; Beger et al. 2004; Riall et al. 2006). In der Regel kann sie pyloruserhaltend durchgeführt werden, da der Abstand des Papillenprozesses zum Bulbus duodeni meist ausreichend groß ist. Bei Tumoren, die sich von der Papille nach oralwärts ausdehnen, oder bei gleichzeitigem Vorliegen einer Duodenaladenomatose muss intraoperativ ein Schnellschnitt des proximalen Absetzungsrandes erfolgen und im Falle einer Tumorinfiltration eine klassische Whipple-Operation mit distaler

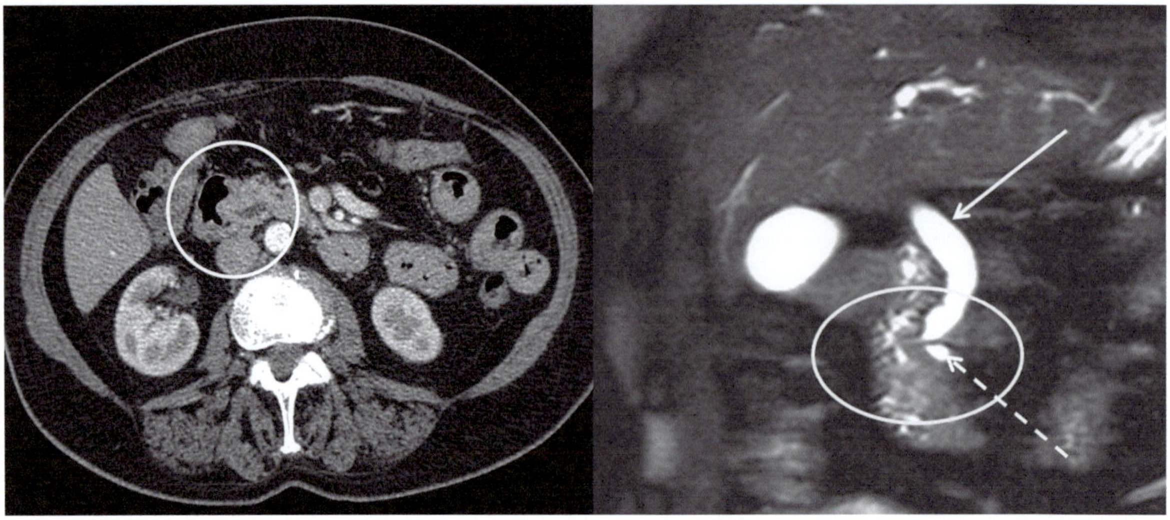

Abb. 84.1 Schnittbildgebung bei Papillenkarzinom. Befund der axialen Computertomographie (links) mit Vorwölbung des Tumors ins Duodenallumen (weißer Kreis). Korrespondierende coronare MRT (T2 Haste Sequenz) mit weichteildichter Raumforderung (weißer Kreis) und konsekutivem Aufstau des Gallen- (weißer Pfeil) und Pankreasgangs (gestrichelter weißer Pfeil)

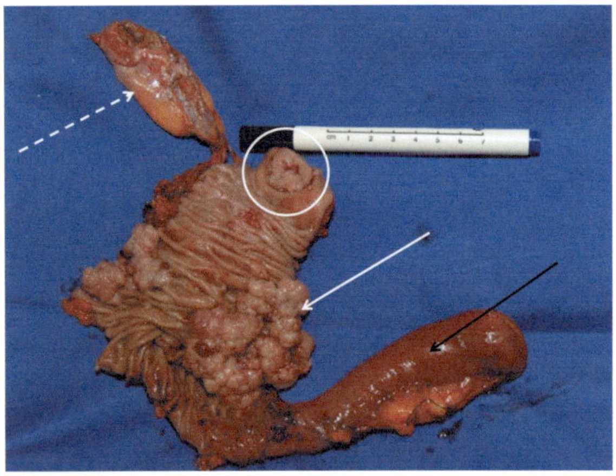

Abb. 84.2 Präparat nach partieller Duodenopankreatektomie bei Papillenkarzinom. Whipple-Präparat mit anhängender Gallenblase (gestrichelter weißer Pfeil) und erster Jejunalschlinge (schwarzer Pfeil). Papillenkarzinom (weißer Pfeil) und synchroner Zweittumor im proximalen Duodenum (weißer Kreis). Histologisch R0-Resektion

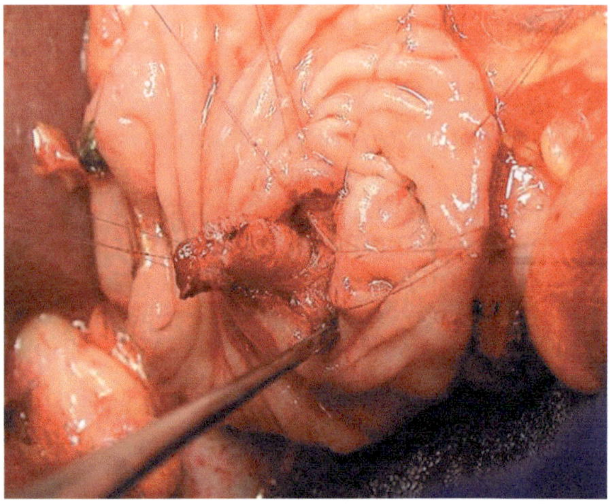

Abb. 84.3 Ampullektomie bei Papillenadenom. Histologisch High-Grade-Dysplasien ohne Übergang in ein invasives Karzinom

Magenresektion durchgeführt werden. Damit kann das Ziel einer R0-Resektion bei fast allen Patienten erreicht werden. Im Gegensatz zum Pankreaskopfkarzinom ist an den zirkumferentiellen Absetzungflächen beim Papillenkarzinom sehr viel seltener eine R1-Situation vorhanden, da der Tumor in der Regel noch nicht so weit nach mediodorsal fortgeschritten ist (Sommerville et al. 2009; Klein et al. 1996). Neben der partiellen Duodenopankreatektomie ist eine Lymphadenektomie als operativer Standard durchzuführen (Riall et al. 2006; Beger et al. 1999). Der Umfang der Lymphadenektomie ist in ► Sektion 7 über das Pankreaskarzinom detailliert beschrieben.

Bleibt präoperativ die Dignität eines Papillenprozesses unklar, kann erwogen werden, die Operation zunächst als lokales Verfahren mit transduodenaler Ampullektomie mit Reinsertion des Gallen- und Pankreasgangs in die Duodenalmukosa zu beginnen (■ Abb. 84.3). Intraoperativ muss ein Schnellschnitt erfolgen und bei Nachweis eines Karzinoms die Operation im Sinne eines onkologischen Eingriffs erweitert werden. Die lokale chirurgische Resektion wird bei gut differenzierten T1-Karzinomen in der Literatur in einigen wenigen Publikationen kontrovers diskutiert (Sharp et al. 1990; Klein et al. 1996). Da

◘ Tab. 84.1 Heidelberger Ergebnisse zur Resektion des Papillenkarzinoms (n = 78 Pat.). (Berberat et al. 2009)

Medianes Alter (IQR)	66 (58–72)
M/W	47 (60 %)/31 (40 %)
Ikterus	44 (56 %)
Bilirubin > 100 µmol/l	14 (18 %)
Klassische Whipple-Operation	10 (12,8 %)
Pyloruserhaltende Whipple-Operation	59 (75,6 %)
Totale Pankreatektomie	1 (1,3 %)
Andere Resektionen	5 (6,4 %)
Nicht reseziert	3 (3,9 %)
Medianer Krankenhausaufenthalt (IQR)	16 (12–21)
Medianer ICU-Aufenthalt (IQR)	1 (1–2)
Chirurgische Morbidität	28 (35,9 %)
Relaparotomie	9 (11,5 %)
Mortalität	1 (1,3 %)
R0/R1/R2	69 (92 %)/4 (5,3 %)/2 (2,7 %)
N+	30 (38,5 %)
G1/G2/G3	24 (32 %)/46 (61,3 %)/5 (6,7 %)
Medianes Überleben	60,9 Monate
5-Jahres-Überleben	51 %

nach einem lokal begrenzten chirurgischen Vorgehen ein sehr viel höheres Risiko einer R1-Situation besteht, keine adäquate Lymphadenektomie durchgeführt wird und darüber hinaus ein exaktes lokales T-Staging sehr schwierig ist, kann dieses bei nachgewiesener Malignität – auch bei T1-Tumoren grundsätzlich nicht empfohlen werden. Die Prognose hinsichtlich Rezidivfreiheit und Überleben nach lokalem Vorgehen ist gemäß den wenigen vorliegenden Publikationen deutlich schlechter als nach partieller Duodenopankreatektomie.

Die selten durchgeführte Kombination einer Ampullektomie mit Lymphadenektomie (Beger et al. 1999) stellt ebenfalls kein etabliertes Konzept dar und ist individuellen Situationen vorbehalten, z. B. bei intraoperativer Diskrepanz von makroskopischem Verdacht auf Malignität und Schnellschnittbefund ohne Malignitätsnachweis oder vor dem Hintergrund eines patientenspezifischen hohen Operationsrisikos.

Ein höheres Patientenalter stellt keine grundsätzliche Kontraindikation zum operativen Vorgehen dar. An einem Kollektiv von knapp 150 Patienten mit Papillenkarzinom wurde gezeigt, dass Patienten unter und über 75 Jahren eine vergleichbare perioperative Morbidität aufwiesen (Yeh et al. 2010). Die 5-Jahres-Überlebensrate betrug 60 %. Diese Daten unterstreichen die grundsätzliche Indikation zur Durchführung einer Duodenopankreatektomie beim Papillenkarzinom und zeigen, dass diese auch bei älteren Patienten sicher und onkologisch durchgeführt werden kann.

◘ Tab. 84.2 Klinische Stadien des Papillenkarzinoms

Stadium 0	Tis	N0	M0
Stadium IA	T1	N0	M0
Stadium IB	T2	N0	M0
Stadium IIA	T3	N0	M0
Stadium IIB	T1	N1	M0
	T2	N1	M0
	T3	N1	M0
Stadium III	T4	jedes N	M0
Stadium IV	jedes T	jedes N	M1

Eine Übersicht zu den Heidelberger Ergebnissen wird in ◘ Tab. 84.1 gegeben.

84.4 Prognose

Die Prognose des Papillenkarzinoms ist deutlich besser als die anderer in diesem Bereich lokalisierter Tumoren, insbesondere des Pankreaskopfkarzinoms. Aufgrund seiner anatomischen Lage wird das Papillenkarzinom meist früh funktionell auffällig und damit oft in niedrigeren Stadien entdeckt und operiert. Wichtigstes prognostisches Kriterium ist die histologische Differenzierung. Die intestinal differenzierten Karzinome zeigen eine Prognose, die eher dem colorektalen Karzinom entspricht, mit stadienabhängig 5-Jahres-Überlebensraten von bis zu 60 % (Berberat et al. 2009; Westgaard et al. 2008). Beim pankreatobiliären Typ ist die Prognose dagegen deutlich schlechter und liegt bei 5-Jahres-Überlebensraten von ca. 20–25 % (Westgaard et al. 2008). Unter Berücksichtigung der anatomischen TNM-Klassifikation der UICC (► www.uicc.org), an der sich die klinische Stadieneinteilung des AJCC (► www.cancerstaging.com) orientiert (◘ Tab. 84.2), stellen das Tumorstadium (T1/2 vs. T3/T4) und das Vorhandensein von Lymphknotenmetastasen (N0 vs. N1) unabhängige prognostische Faktoren dar (Berberat et al. 2009; Westgaard et al. 2008). Dies unterstreicht noch einmal die Bedeutung der frühen und onkologisch radikalen Resektion.

84.5 Nachsorge

Vierteljährliche Intervalle der Tumornachsorge mit CT, Laborkontrollen inkl. Tumormarker und klinischer Untersuchung sind für die ersten 2 Jahre zu empfehlen, dann in halbjährlichen Abständen. Standardisierte Leitlinien zur Nachsorge existieren jedoch bislang nicht.

Literatur

Baczako K, Büchler M, Beger HG et al (1985) Morphogenesis and possible precursors lesions of invasive carcinoma of the papilla of Vater: epithelial dysplasia and adenoma. Hum Pathol 16: 305–310

Beger HG, Thorab FC, Liu Z et al (2004) Pathogenesis and treatment of neoplastic diseases of the papilla of Vater: Kausch-Whipple procedure with lymph node dissection in cancer of the papilla of Vater. J Hepatobiliary Pancreat Surg 11(4): 232–238

Beger HG, Treitschke F, Gansauge F et al (1999) Tumor of the ampulla of Vater: experience with local or radical resection in 171 consecutively treated patients. Arch Surg 134(5): 526–532

Berberat PO, Künzli BM, Gulbinas A et al (2009) An audit of outcomes of a series of periampullary carcinomas. Eur J Surg Oncol 35(2): 187–191

van der Gaag NA, Rauws EA, van Eijck CH et al (2010) Preoperative biliary drainage for cancer of the head of the pancreas. N Engl J Med 362(2): 129–137

Heinrich S, Clavien PA (2010) Ampullary cancer. Curr Opin Gastroenterol 26: 280–285

Klein P, Reingruber B, Kastl S, Dworak O, Hohenberger W (1996) Is local excision of pT1-ampullary carcinomas justified? Eur J Surg Oncol 22(4): 366–371

Matsumoto T, Iida M, Nakamura S et al (2000) Natural history of ampullary adenomain familial adenomatous polyposis: reconfirmation of benign nature during extended surveillance. Am J Gastroenterol 95: 1557–1562

Neoptolemos JP, Talbot IC, Carr-Locke DL et al (1987) Treatment and outcome in 52 consecutive cases of ampullary carcinoma. Br J Surg 74(10): 957–961

Riall TS, Cameron JL, Lillemoe KD et al (2006) Resected periampullary adenocarcinoma: 5-year survivors and their 6- to 10-year follow-up. Surgery 140(5): 764–772

Sharp KW, Brandes JL (1990) Local resection of tumors of the ampulla of Vater. Am Surg 56(4): 214–217

Sommerville CA, Limongelli P, Pai M et al (2009) Survival analysis after pancreatic resection for ampullary and pancreatic head carcinoma: an analysis of clinicopathological factors. J Surg Oncol 100(8): 651–656

Talamini MA, Moesinger RC, Pitt HA et al (1997) Adenocarcinoma of the ampulla of Vater. A 28-year experience. Ann Surg 225(5): 590–599

Westgaard A, Tafjord S, Farstad IN et al (2008) Pancreatobiliary versus intestinal histologic type of differentiation is an independent prognostic factor in resected periampullary adenocarcinoma. BMC Cancer 11(8): 170

Winter JM, Cameron JL, Olino K et al (2010) Clinicopathologic analysis of ampullary neoplasms in 450 patients: implications for surgical strategy and long-term prognosis. J Gastrointest Surg 14(2): 379–387

Yeh CC, Jeng YM, Ho CM et al (2010) Survival after pancreaticoduodenectomy for ampullary cancer is not affected by age. World J Surg 34(12): 2945–2952

Yeo CJ, Sohn TA, Cameron JL et al (1998) Periampullary adenocarcinoma: analysis of 5-year survivors. Ann Surg 227(6): 821–831

Zhou H, Schaefer N, Wolff M, Fischer HP (2004) Carcinoma of the ampulla of Vater: comparative histologic/immunohistochemical classification and follow-up. Am J Surg Pathol 28(7): 875–882

84

Therapie des distalen Choledochus-Karzinoms: Evidenz der operativen Therapie

Sven Jonas

H. G. Beger et al. (Hrsg.), *Erkrankungen des Pankreas*,
DOI 10.1007/978-3-642-37964-2_85, © Springer-Verlag Berlin Heidelberg 2013

Gallengangs- oder Cholangiokarzinome umfassen Tumoren verschiedener anatomischer Lokalisationen im Bereich des Gallengangsbaums. Extrahepatische Gallengangskarzinome werden zunehmend differenziert betrachtet. Seit der 7. Auflage der TNM-Klassifikation maligner Tumoren werden Karzinome der distalen extrahepatischen Gallengänge und der perihilären Gallengänge erstmalig getrennt klassifiziert. Chirurgisch erscheint bei den Karzinomen der distalen extrahepatischen Gallengänge zusätzlich auch eine Abgrenzung des distalen Choledochus-Karzinoms und des mittleren Choledochus-Karzinoms sinnvoll. Die partielle Pankreatoduodenektomie ist das Standardverfahren in der chirurgischen Therapie des distalen Choledochus-Karzinoms, während alleinige Gallengangsresektionen das Ziel einer R0-Resektion nur zu etwa 10 % erreichen und damit keine sinnvolle Verfahrenswahl darstellen.

85.1 Einleitung

Gallengangs- oder Cholangiokarzinome umfassen Tumoren verschiedener anatomischer Lokalisationen im Bereich des Gallengangsbaums, die zu 20–25 % intrahepatisch, zu 50–60 % im Bereich der Gallengangsbifurkation und zu 20 25 % extrahepatisch distal der Gallengangsbifurkation entstehen (Khan et al. 2002). Kürzlich wurden Inzidenz und Mortalität erstmalig für die Bundesrepublik Deutschland anhand von Daten der Krebsregister des Saarlandes und Hamburgs bzw. des Statistischen Bundesamts ermittelt (von Hahn et al. 2011). Karzinome der Gallengangsbifurkation und distale Gallengangskarzinome wurden als extrahepatische Cholangiokarzinome zusammengefasst. Im Saarland und in Hamburg traten im Jahr 2006 42 bzw. 58 Neuerkrankungen auf bei etwa 1 Mio. bzw. 1,8 Mio. Einwohnern. Im langfristigen Verlauf ergab sich damit eine leicht steigende Tendenz, während für das intrahepatische Cholangiokarzinom seit 1998 sogar eine Verdreifachung beobachtet wurde. Dabei ist die steigende Inzidenz vermutlich nicht auf eine verbesserte Diagnostik zurückzuführen, da sich die heutzutage ermittelten Tumorstadien nicht gegenüber denen früherer Zeitabschnitte unterscheiden (Sakamoto et al. 1998). Die altersstandardisierte Mortalität extrahepatischer Cholangiokarzinome pro 100.000 Einwohner betrug im Jahr 2008 bei Frauen 1,3 und bei Männern 2,0 gegenüber 1,5 bzw. 2,4 beim intrahepatischen Cholangiokarzinom. Entsprechend der steigenden Inzidenz des intrahepatischen Cholangiokarzinoms wurde auch für die Mortalität eine Verdreifachung seit 1998 beobachtet. Demgegenüber fiel die durch extrahepatische Cholangiokarzinome bedingte Mortalität im gleichen Zeitraum leicht ab. Die gegenläufige Entwicklung der Mortalität intra- und extrahepatischer Cholangiokarzinome stützt die Annahme, dass sich beide Tumorentitäten nicht nur in diagnostischer und therapeutischer Hinsicht unterscheiden, sondern auch hinsichtlich molekularer pathogenetischer Faktoren (Cardinale et al. 2010).

Chirurgisch erscheint bei den Karzinomen der distalen extrahepatischen Gallengänge unverändert auch eine Abgrenzung des distalen Choledochus-Karzinoms und des mittleren Choledochus-Karzinoms sinnvoll. Die partielle Pankreatoduodenektomie ist das Standardverfahren in der chirurgischen Therapie des distalen Choledochus-Karzinoms, da der intrapankreatische Teil des D. choledochus regelhaft vom Tumorwachstum betroffen ist (Evidenzklasse III). Demgegenüber stellt das mittlere Choledochus-Karzinom ohne Ausdehnung auf den intrapankreatischen Anteil oder auf die Gallengangsbifurkation eine Ausnahme dar. Hier können gelegentlich alleinige Choledochus-Resektionen ohne zusätzliche Pankreatoduodenektomie bzw. ohne zusätzliche Leberteilresektion sinnvoll sein (Lee et al. 2009; van der Gaag 2012). Die Therapie der Wahl bei Tumoren der Gallengangsbifurkation, die als zentrale oder hiläre Cholangiokarzinome oder auch als Klatskin-Tumoren bezeichnet werden, ist die erweiterte Leberteilresektion mit extrahepatischer Gallengangsresektion (Jonas et al. 2008). Die extrahepatische Gallengangsresektion kann hier allerdings fast immer auf den extrapankreatischen Gallengangsanteil begrenzt bleiben.

Die zunehmende Bedeutung einer klareren Abgrenzung der einzelnen Tumorentitäten wird auch in der

Tab. 85.1 Primärtumor-Klassifikation der distalen extrahepatischen Gallengänge nach der 7. Auflage der TNM-Klassifikation maligner Tumoren (Nach Wittekind u. Meyer 2010)

Tis	Carcinoma in situ
T1	Tumor auf Gallengang beschränkt
T2	Tumor infiltriert jenseits des Gallenganges
T3	Tumor infiltriert Gallenblase, Leber, Pankreas, Duodenum oder andere benachbarte Organe
T4	Tumor infiltriert Truncus coeliacus oder die A. mesenterica sup.

Neufassung der pathologischen Klassifikation im Jahr 2010 deutlich. Seit der 7. Auflage der TNM-Klassifikation maligner Tumoren werden Karzinome der distalen extrahepatischen Gallengänge und der perihilären Gallengänge erstmalig getrennt klassifiziert (Wittekind u. Meyer 2010).

85.2 Karzinogenese

Ein uniformer Mechanismus der malignen Transformation von Gallengangsepithel ist die chronische Inflammation. Die eingangs erwähnte gegenläufige Entwicklung der Mortalität intra- und extrahepatischer Cholangiokarzinome stützt hingegen die Annahme, dass in unterschiedlichen Abschnitten des Gallengangsbaums unterschiedliche molekular-pathogenetische Faktoren der Karzinogenese vorliegen (Cardinale et al. 2010). Paradoxerweise wird von Cholangiokarzinomen ein Apoptose-induzierender Ligand (TRAIL) exprimiert, sodass sich gleichzeitig die Frage nach den bislang kaum beschriebenen anti-apoptotischen Umgehungssignalen stellt, die den spontanen Zelltod verhindern. Da neben einer chronischen Inflammation regelhaft auch Signalwege aus der Embryogenese eines Gewebes an dessen maligner Transformation beteiligt sein können, sind bei Cholangiokarzinomen die Hedgehog- und Notch-Signalwege bedeutsam. Sie tragen wesentlich zur normalen Entwicklung des Gallengangsbaums, aber auch zur Umgehung der TRAIL-vermittelten Apoptose bei (Fingas et al. 2013; Ishimura et al. 2005; Omenetti et al. 2011). Fingas et al. (2013) konnten zeigen, dass der Hedgehog-Signalweg in Cholangiokarzinomzellen über die Polo-like Kinase 2 (PLK2) vermittelt wird. Zudem wird PLK2 signifikant stärker in Gewebeproben intrahepatischer Cholangiokarzinome exprimiert als in extrahepatischen Gallengangskarzinomen. Umgekehrt wurde eine Notch-1-vermittelte Hemmung des TRAIL-Apoptosewegs vor allem in größeren Gallengängen beschrieben und insbesondere bei primär sklerosierender Cholangitis (PSC) auch in hilären Gewebeproben, während eine Expression in intrahepatischen Gallengangsanteilen bei PSC nicht nachweisbar war (Ishimura et al. 2005; Nijjar et al. 2001). Daten zur weitergehenden Unterscheidung der molekularen Pathogenese von perihilären gegenüber distalen extrahepatischen Gallengansgkarzinomen liegen derzeit nicht vor.

Neben der eben bereits genannten PSC kommen als Ursachen einer chronischen Inflammation des Gallengangssystems (Cholangitis) oder einzelner Abschnitte und als Risikofaktoren für eine maligne Transformation Erkrankungen und auch Fehlbildungen in Betracht, die mit einer Stase des Galleflusses, einer Druckerhöhung im Gallengangssystem, einer Epithelirritation, einem Reflux und/oder einer chronischen Infektion einhergehen. Dazu gehören die Choledocho-/Hepatolithiasis, Choledochuszysten und der M. Caroli als intrahepatische Variante, die pankreatikobiliäre Maljunktion sowie pankreatikobiliärer Reflux bei normaler pankreatikobiliärer Junktion (z. B. bei Dysfunktion des Sphincter oddi) und in Südostasien Trematodeninfektionen mit Clonorchis sinensis oder Opisthorchis viverrini (Beltrán 2011; Khan et al. 2012). Toxine standen früher im Vordergrund, insbesondere das Röntgenkontrastmittel Thorotrast bis zu seinem Verbot Mitte der 1950er-Jahre. Andere, weniger etablierte Risikofaktoren umfassen chronisch entzündliche Darmerkrankungen, Leberzirrhose, Hepatitis C, Hepatitis B, Diabetes mellitus, Adipositas, Alkoholkonsum, Nikotinkonsum und genetische Polymorphismen. Risikofaktoren scheinen nicht gleichermaßen für alle Abschnitte des Gallengangssystems zu gelten. Allerdings wurden diese Zusammenhänge kaum untersucht. Eine chronische Hepatitis-C-Virusinfektion ist beispielsweise ein Risikofaktor für ein intrahepatisches Cholangiokarzinom, aber nicht für ein distales Choledochus-Karzinom (Tyson u. El-Serag 2011). Einschränkend sei erwähnt, dass trotz der Vielzahl von Risikofaktoren nur 30 % der Cholangiokarzinome einer wahrscheinlichen Diagnose zugeordnet werden können, der weitaus größere Teil also sporadisch auftritt (Khan et al. 2012).

85.3 Pathologie

Karzinome der distalen extrahepatischen Gallengänge werden seit der 7. Auflage der TNM-Klassifikation maligner Tumoren erstmalig gesondert von perihilären Cholangiokarzinomen klassifiziert (Wittekind u. Meyer 2010). Die Klassifikation gilt für Karzinome distal der Einmündung des Ductus cysticus, wobei Karzinome des Ductus cysticus unter den Gallenblasenkarzinomen klassifiziert werden. Die Primärtumor-Klassifikation der distalen extrahepatischen Gallengänge ist in Tab. 85.1 dargestellt, die Stadiengruppierung in Tab. 85.2.

Tab. 85.2 Stadiengruppierung der Karzinome der distalen extrahepatischen Gallengänge nach der 7. Auflage der TNM-Klassifikation maligner Tumoren (Nach Wittekind u. Meyer 2010)

Stadium 0	Tis	N0	M0
Stadium IA	T1	N0	M0
Stadium IB	T2	N0	M0
Stadium IIA	T3	N0	M0
Stadium IIB	T1, T2, T3	N1	M0
Stadium III	T4	jedes N	M0
Stadium IV	jedes T	jedes N	M1

Die regionären Lymphknoten sind die entlang des Ductus choledochus, der A. hepatica communis, die in Richtung des Truncus coeliacus, die anterioren und posterioren pankreatikoduodenalen, die entlang der V. mesenterica sup. und die der rechten lateralen Wand der A. mesenterica sup. Die regionäre Lymphadenektomie soll für eine pN0-Klassifikation 12 oder mehr Lymphknoten umfassen.

Mikroskopisch sind mehr als 95 % der Malignome der Gallengänge Adenokarzinome. Eine besondere Ausbreitungsform, die bei Gallengangskarzinomen zu etwa 80 % vorkommt, führt entlang von Perineuralscheiden und ist ebenso prognostisch ungünstig wie eine Lymphangiosis carcinomatosa (Bhuiya et al. 1992; Yamaguchi et al. 1997). Makroskopisch werden drei Wachstumstypen unterschieden: sklerosierend-infiltrierend, nodulär (»mass-forming«) bzw. intraduktal-papillär, die zumindest beim hilären Cholangiokarzinom mit bestimmten Infiltrationsmustern korrelieren (Sakamoto et al. 1998). Dabei geht der noduläre und der intraduktal-papilläre Typ mit einer mukosalen Ausbreitung einher und die häufigste Form, der sklerosierend-infiltrierende Typ, mit einer submukösen Ausbreitung. Die Bedeutung dieser Ausbreitung liegt für den Chirurgen in der Länge der Ausbreitung jenseits des makroskopisch wahrnehmbaren Tumorrandes, die bei der submukösen Ausbreitung 6–10 mm und der bei der mukosalen Ausbreitung sogar 10–20 mm beträgt (Ebata et al. 2002). Daher besteht die Empfehlung eines makroskopisch freien Resektionsrandes von mindestens 20 mm, was beim distalen Choledochus-Karzinom neben der partiellen Pankreatoduodenektomie regelhaft die extrahepatische Choledochusresektion bis kurz unterhalb der Gallengangsbifurkation erfordert (Evidenzklasse IV).

85.4 Standardverfahren

Die partielle Pankreatoduodenektomie ist das Standardverfahren in der chirurgischen Therapie des distalen Choledochus-Karzinoms, während alleinige Gallengangsresektionen das Ziel einer R0-Resektion nur zu etwa 10 % erreichen und damit keine sinnvolle Verfahrenswahl darstellen (Evidenzklasse III) (Fong et al. 1996). Ähnlich wie beim Pankreaskopfkarzinom führen die Operation nach Kausch-Whipple und die pyloruserhaltende partielle Pankreatoduodenektomie auch beim distalen Choledochus-Karzinom zu vergleichbaren Ergebnissen (Evidenzklasse Ia) (Diener et al. 2007). Weiterhin besteht in Analogie zum Pankreaskopfkarzinom kein Überlebensvorteil nach erweiterter Lymphadenektomie, sondern eher eine erhöhte Morbidität insbesondere nach Lymphknotendissektion auch links der Aorta (Evidenzklasse Ib) (Riall et al. 2005).

Eine resektable Infiltration der Pfortader stellt wie beim Pankreaskopfkarzinom keine Kontraindikation dar, auch wenn das Überleben langfristig ungünstiger sein kann (Evidenzklasse III) (Bahra et al. 2008). Die Rekonstruktion ist wegen der eher hiluswärts gelegenen Infiltration beim distalen Choledochus-Karzinom eher unproblematisch. Diese Lage kann aber auch häufiger zu einer Infiltration der rechten Leberarterie führen, die allgemein als Kontraindikation gilt. Individuell kann aber die Indikation zur Resektion mit Rekonstruktion – dann wie bei arteriellen Rekonstruktionen beim Pankreaskopfkarzinom u. U. mit kompletter Pankreatektomie – gegeben sein. In Betracht kommen auch die ersatzlose Rekonstruktion der rechten Leberarterie, wobei das dann erhöhte intrahepatische Abszessrisiko nach biliodigestiver Anastomose zu beachten ist, oder die Hepatopankreatoduodenektomie (HPD), d. h. die Kombination von Leberteil- und Pankreaskopfresektion. Die Operationsletalität der HPD galt seit den 1990er-Jahren mit über 20 % als zu hoch, liegt aber in jüngeren Publikationen aus Exzellenzzentren unter 5 % (Ebata et al. 2012; Nimura et al. 1991).

Die S3-Leitlinie »Exokrines Pankreaskarzinom« weist darauf hin, dass keine gesicherten Daten zum notwendigen Sicherheitsabstand vorliegen und empfiehlt als Ableitung aus der praktischen Tätigkeit für die intraoperativ angestrebten Resektionsgrenzen jeweils 10 mm am Pankreasgewebe, am Magen/Pylorus bzw. am Gallengang (Adler et al. 2007). Zumindest am Gallengang ist hingegen beim distalen Choledochus-Karzinom aufgrund der o. a. Erwägungen (► Abschn. 85.3) ein Sicherheitsabstand von mindestens 20 mm anzustreben (Evidenzklasse IV). Hinsichtlich des zirkumferentiellen Sicherheitsabstandes sind Ansätze zur Erweiterung und zur En-bloc-Resektion wie der »Superior Mesenteric Artery First Approach« oder die »Total Mesopancreas Excision« vermutlich auch für das distale Choledochus-Karzinom von Vorteil (Adham u. Singhirunnusom 2012; Pessaux et al. 2006; Weitz et al. 2010).

Prinzipien der Rekonstruktion, Anastomosentechnik und postoperativen Nachbehandlung gelten analog zum Pankreaskopfkarzinom. Als Besonderheiten seien beim

Tab. 85.3 Ergebnisse der chirurgischen Resektion beim distalen Choledochus-Karzinom in publizierten Serien mit mindestens 90 Patienten

Autor und Jahr	Patienten (n)	Chirurgische Letalität	R0-Resektionen	5-Jahres-Überleben (alle Patienten)	5-Jahres-Überleben nach R0-Resektion
Nakase et al. 1977	161	18 %	52 %	5 %	k. A.
Suzuki et al. 2000	99	3 %	52 %	37 %	52 %
Jang et al. 2005	103	5 %	84 %	30 %	k. A.
Cheng et al. 2007	112	3 %	87 %	25 %	27 %
De Oliveira et al. 2007	239	3 %	78 %	23 %	27 %
Ebata et al. 2007	100	5 %	89 %	34 %	k. A.
Allen et al. 2008	98	3 %	85 %	42 %	43 %
Bahra et al. 2008	95	4 %	81 %	29 %	34 %
Lee et al. 2009	149	k. A.	k. A.	38 %	k. A.
Hong et al. 2009	147	k. A.	90 %	18 %	k. A.
Qiao et al. 2011	122	7 %	86 %	29 %	k. A.
van der Gaag et al. 2012	90	k. A.	57 %	19 %	k. A.

k. A. = keine Angabe

distalen Choledochus-Karzinom das gelegentlich ungestaute Gangsystem und vor allem ein häufig weiches Pankreasparenchym genannt, sodass die Integrität der Pankreatojejunostomie/-gastrostomie eher als gefährdet gilt und besondere Anastomosentechniken zur Reduktion von Scherkräften am Pankreasparenchym sinnvoll erscheinen (Langrehr et al. 2005).

85.5 Chancen der Heilung

Die chirurgische Mortalität lag in fast allen größeren Zentren unter 5 % und entsprach damit dem für das Pankreaskopfkarzinom beschriebenen Niveau (Tab. 85.3). Die häufigste Komplikation ist die Pankreasfistel mit einer Rate von 11–30 %, die je nach Definition unterschiedlich häufig sein kann, aber offenbar ebenfalls nicht häufiger als nach Resektion eines Pankreaskopfkarzinoms auftritt.

Die langfristig bestimmenden prognostischen Parameter für das Überleben nach Resektion eines distalen Choledochus-Karzinoms sind die chirurgische Radikalität und das Tumorstadium, insbesondere der Lymphknotenstatus (Evidenzklasse III). Es sei aber auch erwähnt, dass der Lymphknotenstatus nicht in allen größeren Serien in der multivariaten Analyse als prognostisch relevant identifiziert wurde (Bahra et al. 2008). In einzelnen Serien wurden der histopathologische Differenzierungsgrad, eine Lymphangiosis carcinomatosa, eine Perineuralscheideninfiltration oder eine Pfortaderresektion in der multivariaten Analyse identifiziert. Das durchschnittliche postoperative 5-Jahres-Überleben beträgt 24 % (0–43 %) und erreicht bei R0-Resektion und Lymphknoten-negativem Befund (pN0) 39 % (22–61 %). Tab. 85.3 zeigt die Ergebnisse der chirurgischen Resektion in publizierten Serien mit mindestens 90 Patienten. Auffällig sind die eher hohen R0-Resektionsraten von bis zu 90 % und das gegenüber anderen periampullären Karzinomen relativ ungünstige Überleben. Eine sichere Erklärung für dieses paradoxe Ergebnis wurde nicht formuliert, könnte aber in der mikroskopischen Ausbreitungsform einer Lymphangiosis carcinomatosa und entlang von Perineuralscheiden begründet sein.

85.6 Rezidivmuster

Das Rezidivmuster nach Resektion eines distalen Choledochus-Karzinoms wird in der Literatur kaum behandelt. Auffällig ist eine höhere Lokalrezidivrate nach Pankreaskopfresektion aufgrund eines distalen Choledochus-Karzinoms als aufgrund eines ampullären Karzinoms (14 % vs. 3,5 %), und zwar insbesondere im Bereich der Porta hepatis (12 % vs. 0) (Kurosaki et al. 2011). Keine Unterschiede wurden für die Rezidivraten im Peritoneum (15 %), in abdominellen Lymphknoten (12 %) oder extraabdominal (6 %) beobachtet. Die häufigste Lokalisation eines Rezidivs ist die Leber. Die Inzidenz von Lebermetastasen nach Pankreaskopfresektion bei Choledochus-Karzinom liegt bei etwa 30–40 % (de Castro et al. 2004; Kurosaki et al. 2011).

Die Resektion von Lebermetastasen periampullärer Karzinome gehört nicht zu den Standardindikationen in der Metastasenchirurgie. Hier könnte aber eine Neubewertung einsetzen, nachdem in einer multizentrischen Analyse aus Frankreich nach Resektion von Lebermetastasen ampullärer und duodenaler Karzinome ein 5-Jahres-Überleben von 46 % bzw. 21 % beschrieben wurde (Adam et al. 2006). In einer japanischen Arbeit wurde nach Resektion von Lebermetastasen distaler Choledochus-Karzinome und ampullärer Karzinome ein ähnliches 5-Jahres-Überleben von 45 % beobachtet (Kurosaki et al. 2011). Die Anzahl der Patienten ist in diesen Serien noch klein, und Selektionsfaktoren, die einen günstigen Verlauf erwarten lassen, sind noch nicht definiert. Allerdings scheinen wie bei anderen Tumorentitäten Patienten mit metachroner Metastasierung und solitären Lebermetastasen besonders zu profitieren (Evidenzklasse IV).

85.7 Adjuvante Therapie bei distalem Choledochus-Karzinom

Im Gegensatz zum Pankreaskarzinom gibt es für periampulläre Karzinome im Allgemeinen und das distale Choledochus-Karzinom im Besonderen keine anerkannte adjuvante Therapie. Im kürzlich publizierten ESPAC-3 Periampullary Cancer Randomized Trial wurde dreiarmig bei 428 Patienten die alleinige Beobachtung mit einer adjuvanten Chemotherapie entweder mit Gemcitabin oder mit Fluorouracil und Folinsäure untersucht (Neoptolemos et al. 2012). Im gesamten Patientengut zeigte sich auch bei gemeinsamer Analyse beider Behandlungsarme gegenüber dem Beobachtungsarm kein signifikanter Überlebensvorteil (medianes Überleben 43 Monate vs. 35 Monate; $p = 0{,}25$). Nach Berücksichtigung unabhängiger prognostischer Variablen in der multivariaten Analyse erreichte der Vorteil der adjuvanten Chemotherapie bei gemeinsamer Analyse beider Behandlungsarme Signifikanzniveau (hazard ratio 0,75; 95% CI 0,57–0,98; $p = 0{,}03$). Allerdings gehörte zu diesen ungünstigen prognostischen Variablen neben positivem Lymphknotenstatus und niedrigem histopathologischem Differenzierungsgrad auch das distale Choledochus-Karzinom als eigene Entität innerhalb der periampullären Karzinome. In der Gruppe von 96 Patienten mit distalem Choledochus-Karzinom betrug das mediane Überleben in der Beobachtungsgruppe ($n = 31$) 27 Monate gegenüber 20 Monaten in der Gemcitabin-Gruppe ($n = 34$) und 18 Monaten in der Fluorouracil/Folinsäure-Gruppe ($n = 31$), sodass sich kein Vorteil einer adjuvanten Chemotherapie ergab (Evidenzklasse Ib).

Interessant könnten für künftige Studien die Ergebnisse der palliativen Chemotherapie aus dem ABC-Trial sein (Valle et al. 2010). In dieser Studie wurden die alleinige Chemotherapie mit Gemcitabin und eine Kombinationschemotherapie mit Gemcitabin und Cisplatin bei 410 Patienten mit Karzinomen der Gallengänge, der Gallenblase oder der Ampulla Vateri verglichen. Das mediane Überleben war in der Gruppe der Kombinationschemotherapie mit Gemcitabin und Cisplatin signifikant günstiger (12 vs. 8 Monate; $p < 0{,}001$) (Evidenzklasse Ib). Die Subgruppenanalyse zeigte einen signifikanten Überlebensvorteil insbesondere für das distale Choledochus-Karzinom, das intrahepatische Cholangiokarzinom und das Gallenblasenkarzinom, nicht aber für das hiläre Cholangiokarzinom und das ampulläre Karzinom. Inwieweit die Kombinationschemotherapie mit Gemcitabin und Cisplatin beim distalen Choledochus-Karzinom auch in der adjuvanten Situation von Bedeutung ist, ist derzeit offen.

Literatur

Adam R, Chiche L, Aloia T, Elias D, Salmon R, Rivoire M, Jaeck D, Saric J, Le Treut YP, Belghiti J, Mantion G, Mentha G; Association Française de Chirurgie (2006) Hepatic resection for noncolorectal nonendocrine liver metastases: analysis of 1,452 patients and development of a prognostic model. Ann Surg 244(4): 524–535

Adham M, Singhirunnusorn J (2012) Surgical technique and results of total mesopancreas excision (TMpE) in pancreatic tumors. Eur J Surg Oncol 38(4): 340–345. doi: 10.1016/j.ejso.2011.12.015. Epub 2012 Jan 20

Adler G, Seufferlein T, Bischoff SC, Brambs HJ, Feuerbach S, Grabenbauer G, Hahn S, Heinemann V, Hohenberger W, Langrehr JM, Lutz MP, Micke O, Neuhaus H, Neuhaus P, Oettle H, Schlag PM, Schmid R, Schmiegel W, Schlottmann K, Werner J, Wiedenmann B, Kopp I (2007) S3 Leitlinie »Exokrines Pankreaskarzinom«. Dtsch Med Wochenschr 132(33): 1696–1700

Allen PJ, Reiner AS, Gonen M, Klimstra DK, Blumgart LH, Brennan MF, D'Angelica M, Dematteo R, Fong Y, Jarnagin WR (2008) Extrahepatic cholangiocarcinoma: a comparison of patients with resected proximal and distal lesions. HPB (Oxford) 10(5): 341–346

Bahra M, Jacob D, Langrehr JM, Neumann UP, Neuhaus P (2008) Carcinoma of the distal and middle bile duct: surgical results, prognostic factors, and long-term follow-up. J Hepatobiliary Pancreat Surg 5(5): 501–507

Beltrán MA (2011) Pancreaticobiliary reflux in patients with a normal pancreaticobiliary junction: pathologic implications. World J Gastroenterol 17(8): 953–962

Bhuiya MR, Nimura Y, Kamiya J, Kondo S, Fukata S, Hayakawa N, Shionoya S (1992) Clinicopathologic studies on perineural invasion of bile duct carcinoma. Ann Surg 215(4): 344–349

Cardinale V, Semeraro R, Torrice A, Gatto M, Napoli C, Bragazzi MC, Gentile R, Alvaro D (2010) Intra-hepatic and extra-hepatic cholangiocarcinoma: new insight into epidemiology and risk factors. World J Gastrointest Oncol 2(11): 407–416

Cheng Q, Luo X, Zhang B, Jiang X, Yi B, Wu M (2007) Distal bile duct carcinoma: prognostic factors after curative surgery. A series of 112 cases. Ann Surg Oncol 14(3): 1212–1219. Epub 2006 Dec 20

de Castro SM, Kuhlmann KF, van Heek NT, Busch OR, Offerhaus GJ, van Gulik TM, Obertop H, Gouma DJ (2004) Recurrent disease after microscopically radical (R0) resection of periampullary adenocarcinoma in patients without adjuvant therapy. J Gastrointest Surg 8(7): 775–784

De Oliveira ML, Cunningham SC, Cameron JL, Kamangar F, Winter JM, Lillemoe KD, Choti MA, Yeo CJ, Schulick RD (2007) Cholangiocarcinoma: thirty-one-year experience with 564 patients at a single institution. Ann Surg 245(5): 755–762

Diener MK, Knaebel HP, Heukaufer C, Antes G, Büchler MW, Seiler CM (2007) A systematic review and meta-analysis of pylorus-preserving versus classical pancreaticoduodenectomy for surgical treatment of periampullary and pancreatic carcinoma. Ann Surg 245(2): 187–200

Ebata T, Nagino M, Nishio H, Igami T, Yokoyama Y, Nimura Y (2007) Pancreatic and duodenal invasion in distal bile duct cancer: paradox in the tumor classification of the American Joint Committee on Cancer. World J Surg 31(10): 2008–2015

Ebata T, Watanabe H, Ajioka Y, Oda K, Nimura Y (2002) Pathological appraisal of lines of resection for bile duct carcinoma. Br J Surg 89(10): 1260–1267

Ebata T, Yokoyama Y, Igami T, Sugawara G, Takahashi Y, Nimura Y, Nagino M (2012) Hepatopancreatoduodenectomy for cholangiocarcinoma: a single-center review of 85 consecutive patients. Ann Surg 256(2): 297–305

Fingas CD, Mertens JC, Razumilava N, Sydor S, Bronk SF, Christensen JD, Rizvi SH, Canbay A, Treckmann JW, Paul A, Sirica AE, Gores GJ (2013) Polo-like kinase 2 is a mediator of hedgehog survival signaling in cholangiocarcinoma. Hepatology. doi: 10.1002/hep.26484. [Epub ahead of print]

Fong Y, Blumgart LH, Lin E, Fortner JG, Brennan MF (1996) Outcome of treatment for distal bile duct cancer. Br J Surg 83(12): 1712–1715

van der Gaag NA, Kloek JJ, de Bakker JK, Musters B, Geskus RB, Busch OR, Bosma A, Gouma DJ, van Gulik TM (2012) Survival analysis and prognostic nomogram for patients undergoing resection of extrahepatic cholangiocarcinoma. Ann Oncol 23(10): 2642–2649

von Hahn T, Ciesek S, Wegener G, Plentz RR, Weismüller TJ, Wedemeyer H, Manns MP, Greten TF, Malek NP (2011) Epidemiological trends in incidence and mortality of hepatobiliary cancers in Germany. Scand J Gastroenterol 46(9): 1092–1098

Hong SM, Pawlik TM, Cho H, Aggarwal B, Goggins M, Hruban RH, Anders RA (2009) Depth of tumor invasion better predicts prognosis than the current American Joint Committee on Cancer T classification for distal bile duct carcinoma. Surgery 146(2): 250–257

Ishimura N, Bronk SF, Gores GJ (2005) Inducible nitric oxide synthase up-regulates Notch-1 in mouse cholangiocytes: implications for carcinogenesis. Gastroenterology 128(5): 1354–1368

Jang JY, Kim SW, Park DJ, Ahn YJ, Yoon YS, Choi MG, Suh KS, Lee KU, Park YH (2005) Actual long-term outcome of extrahepatic bile duct cancer after surgical resection. Ann Surg 241(1): 77–84

Jonas S, Benckert C, Thelen A, Lopez-Hänninen E, Rösch T, Neuhaus P (2008) Radical surgery for hilar cholangiocarcinoma. Eur J Surg Oncol 34(3): 263–271

Khan SA, Davidson BR, Goldin R, Pereira SP, Rosenberg WM, Taylor-Robinson SD, Thillainayagam AV, Thomas HC, Thursz MR, Wasan H; British Society of Gastroenterology (2002) Guidelines for the diagnosis and treatment of cholangiocarcinoma: consensus document. Gut 51 (Suppl 6): VI1–9

Khan SA, Davidson BR, Goldin RD, Heaton N, Karani J, Pereira SP, Rosenberg WM, Tait P, Taylor-Robinson SD, Thillainayagam AV, Thomas HC, Wasan H; British Society of Gastroenterology (2012) Guidelines for the diagnosis and treatment of cholangiocarcinoma: an update. Gut 61(12): 1657–1669

Kurosaki I, Minagawa M, Kitami C, Takano K, Hatakeyama K (2011) Hepatic resection for liver metastases from carcinomas of the distal bile duct and of the papilla of Vater. Langenbecks Arch Surg 396(5): 607–613

Langrehr JM, Bahra M, Jacob D, Glanemann M, Neuhaus P (2005) Prospective randomized comparison between a new mattress technique and Cattell (duct-to-mucosa) pancreaticojejunostomy for pancreatic resection. World J Surg 29(9): 1111–1119

Lee HG, Lee SH, Yoo DD, Paik KY, Heo JS, Choi SH, Choi DW (2009) Carcinoma of the middle bile duct: is bile duct segmental resection appropriate? World J Gastroenterol 15(47): 5966–5971

Nakase A, Matsumoto Y, Uchida K, Honjo I (1977) Surgical treatment of cancer of the pancreas and the periampullary region: cumulative results in 57 institutions in Japan. Ann Surg 185(1): 52–57

Neoptolemos JP, Moore MJ, Cox TF, Valle JW, Palmer DH, McDonald AC, Carter R, Tebbutt NC, Dervenis C, Smith D, Glimelius B, Charnley RM, Lacaine F, Scarfe AG, Middleton MR, Anthoney A, Ghaneh P, Halloran CM, Lerch MM, Oláh A, Rawcliffe CL, Verbeke CS, Campbell F, Büchler MW; European Study Group for Pancreatic Cancer (2012) Effect of adjuvant chemotherapy with fluorouracil plus folinic acid or gemcitabine vs observation on survival in patients with resected periampullary adenocarcinoma: the ESPAC-3 periampullary cancer randomized trial. JAMA 308(2): 147–156

Nijjar SS, Crosby HA, Wallace L, Hubscher SG, Strain AJ (2001) Notch receptor expression in adult human liver: a possible role in bile duct formation and hepatic neovascularization. Hepatology 34(6):1184–1192

Nimura Y, Hayakawa N, Kamiya J, Maeda S, Kondo S, Yasui A, Shionoya S (1991) Hepatopancreatoduodenectomy for advanced carcinoma of the biliary tract. Hepatogastroenterology 38(2): 170–175

Omenetti A, Bass LM, Anders RA, Clemente MG, Francis H, Guy CD, McCall S, Choi SS, Alpini G, Schwarz KB, Diehl AM, Whitington PF (2011) Hedgehog activity, epithelial-mesenchymal transitions, and biliary dysmorphogenesis in biliary atresia. Hepatology 53(4): 1246–1258

Pessaux P, Varma D, Arnaud JP (2006) Pancreaticoduodenectomy: superior mesenteric artery first approach. J Gastrointest Surg 10(4): 607–611

Qiao QL, Zhang TP, Guo JC, Zhan HX, Zhao JX, Liu YC, Wan YL, Leng XS, Zhao YP (2011) Prognostic factors after pancreatoduodenectomy for distal bile duct cancer. Am Surg 77(11): 1445–1448

Riall TS, Cameron JL, Lillemoe KD, Campbell KA, Sauter PK, Coleman J, Abrams RA, Laheru D, Hruban RH, Yeo CJ (2005) Pancreaticoduodenectomy with or without distal gastrectomy and extended retroperitoneal lymphadenectomy for periampullary adenocarcinoma – part 3: update on 5-year survival. J Gastrointest Surg 9(9): 1191–1204

Sakamoto E, Nimura Y, Hayakawa N, Kamiya J, Kondo S, Nagino M, Kanai M, Miyachi M, Uesaka K (1998) The pattern of infiltration at the proximal border of hilar bile duct carcinoma: a histologic analysis of 62 resected cases. Ann Surg 227(3): 405–411

Shaib Y, El-Serag HB (2004) The epidemiology of cholangiocarcinoma. Semin Liver Dis 24(2): 115–125

Suzuki M, Unno M, Oikawa M, Endo K, Katayose Y, Matsuno S (2000) Surgical treatment and postoperative outcomes for middle and lower bile duct carcinoma in Japan – experience of a single institute. Hepatogastroenterology 47(33): 650–657

Tyson GL, El-Serag HB (2011) Risk factors for cholangiocarcinoma. Hepatology 54(1): 173–184

Valle J, Wasan H, Palmer DH, Cunningham D, Anthoney A, Maraveyas A, Madhusudan S, Iveson T, Hughes S, Pereira SP, Roughton M, Bridgewater J; ABC-02 Trial Investigators (2010) Cisplatin plus gemcitabine versus gemcitabine for biliary tract cancer. N Engl J Med 362(14): 1273–1281. doi: 10.1056/NEJMoa0908721

Weitz J, Rahbari N, Koch M, Büchler MW (2010) The »artery first« approach for resection of pancreatic head cancer. J Am Coll Surg 210(2): e1–4
Wittekind C, Meyer HJ (2010) TNM Klassifikation maligner Tumoren. 7. Aufl, Wiley-Blackwell, Weinheim
Yamaguchi K, Chijiiwa K, Saiki S, Shimizu S, Takashima M, Tanaka M (1997) Carcinoma of the extrahepatic bile duct: mode of spread and its prognostic implications. Hepatogastroenterology 44(17): 1256–1261

Das Duodenalkarzinom: Evidenz der operativen Entfernung

Martina Kadmon

H. G. Beger et al. (Hrsg.), *Erkrankungen des Pankreas*,
DOI 10.1007/978-3-642-37964-2_86, © Springer-Verlag Berlin Heidelberg 2013

Das Duodenalkarzinom stellt eine sehr seltene Tumorentität dar und entsteht wie das kolorektale Karzinom auf dem Boden einer Adenom-Karzinom-Sequenz. Patienten mit einer familiären adenomatösen Polyposis coli (FAP) haben ein im Vergleich zur Normalbevölkerung über 100-fach erhöhtes Risiko, ein Karzinom des Duodenums zu entwickeln. Die überwiegende Mehrzahl der Duodenalkarzinome ist resezierbar. Die Langzeitprognose ist bei Resektabilität und früher operativer Therapie relativ gut mit 5-Jahres-Überlebensraten von 45–71 %. Die meisten Studien belegen eine prognostische Relevanz des Lymphknotenstatus und unterstreichen damit die Bedeutung einer systematischen Lymphadenektomie. Zu adjuvanten und neoadjuvanten Therapiekonzepten liegen derzeit aufgrund der schwachen und zum Teil widersprüchlichen Datenlage keine abschließenden Empfehlungen vor. Aufgrund der Seltenheit des Krankheitsbildes sind weitere multizentrische Studien erforderlich.

Nur 2,4 % aller gastrointestinalen Malignome betreffen den Dünndarm, davon 55 % das Duodenum, vorrangig die Papilla Vateri und das periampulläre Duodenum (Bilimoria et al. 2009). Während Duodenalkarzinome in der Normalbevölkerung eine Rarität darstellen, haben Patienten mit einer familiären adenomatösen Polyposis coli (FAP) aufgrund einer genetisch determinierten Tumorprädisposition ein 100- bis über 300-fach erhöhtes Risiko (Björk et al. 2001; Bülow et al. 2004). Analog der Adenom-Karzinom-Sequenz im Kolon entwickeln sich sowohl sporadische als auch genetisch determinierte Duodenalkarzinome auf dem Boden adenomatöser Vorläuferläsionen (Heinrich u. Clavien 2010; Spigelman et al. 1994). Aufgrund der Seltenheit der Erkrankung liegen vorwiegend retrospektive monozentrische Studien an kleinen Patientenserien vor, die zu unterschiedlichen Ergebnissen hinsichtlich der Bedeutung des Tumorstadiums, des Lymphknotenstatus, des operativen Vorgehens sowie adjuvanter und neoadjuvanter Therapiekonzepte für die Prognose betroffener Patientenführten.

86.1 Das Krankheitsbild

86.1.1 Solitäre Duodenalkarzinome

Duodenalkarzinome betreffen etwas häufiger Männer als Frauen und treten mit einem Häufigkeitsgipfel in der 7. Lebensdekade auf (Albores-Saavedra et al. 2009; Hurtuk et al. 2007; Onkendi et al. 2012). Bezüglich ihrer Lokalisation unterscheidet man Papillenkarzinome (▶ Kap. 84), periampulläre Karzinome im Radius von 2 cm um die Papille (Romiti et al. 2012) und Karzinome des restlichen Duodenums (Onkendi et al. 2012; Poultsides et al. 2012). Am häufigsten betroffen ist die Pars II des Duodenums (Hurtuk et al. 2007; Lee et al. 2008; Onkendi et al. 2012). Der Tumorlokalisation scheint jedoch keine prognostische Bedeutung zuzukommen (Onkendi et al. 2012).

Die endoskopische und bioptische Dignitätseinschätzung duodenaler Neoplasien kann im Einzelfall schwierig sein. In einer Studie an 55 Patienten mit makroskopisch als benigne eingeschätzten Läsionen an der Major- und Minorpapille zeigten sich nach lokaler Abtragung in 7 Fällen (12,7 %) maligne Entartungen (Cheng et al. 2004).

86.1.2 FAP-assoziierte Duodenalkarzinome

Nach einer prophylaktischen Proktokolektomie und ileoanalen Pouchanlage zur Vermeidung eines kolorektalen Karzinoms stellt das Duodenalkarzinom (◘ Abb. 86.1) eine wesentliche Todesursache bei Patienten mit einer FAP dar (Arvanitis et al. 1990; Belchetz et al. 1996; Galle et al. 1999). Es tritt durchschnittlich im Alter zwischen 45 und 52 Jahren auf (Bülow et al. 2004). Meist geht eine schwere Duodenaladenomatose (◘ Abb. 86.2) im Spigelman-Stadium IV voraus mit multiplen Polypen über 10 mm Durchmesser, tubulovillösem und/oder villösem Wachstumsmuster und/oder höhergradigen Epitheldysplasien (Björk et al. 2001; Bülow et al. 2004; Spigelman et al. 1989). Das kumulative Risiko für eine schwere Duodenaladenomatose wird

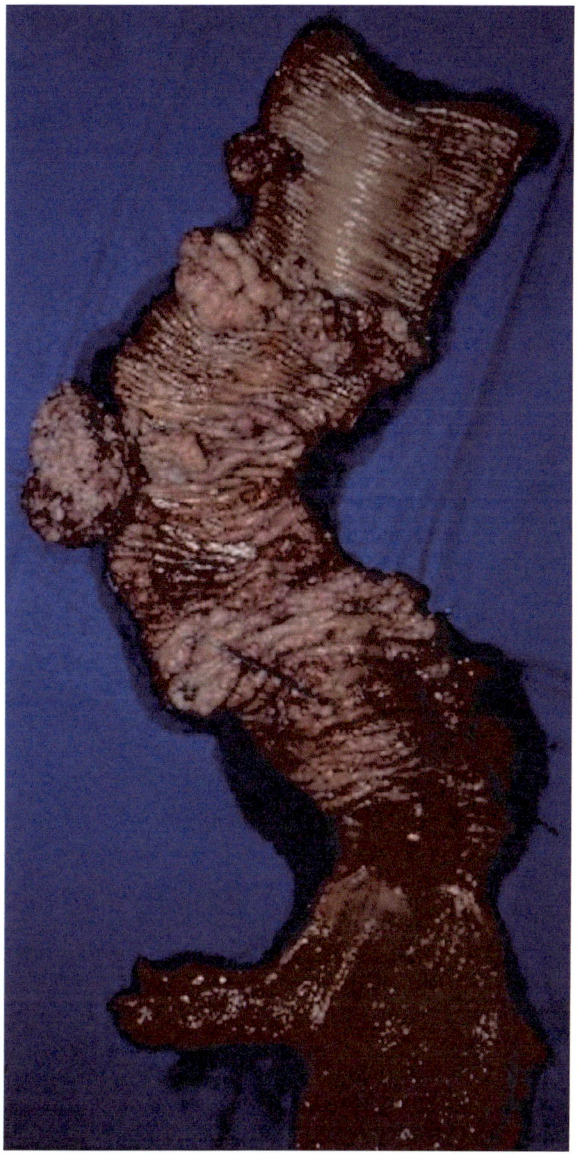

■ Abb. 86.1 Whipple-Resektat einer 58-jährigen Patientin mit einer diffusen Duodenaladenomatose und einem distalen Duodenalkarzinom bei FAP

in einigen großen prospektiven Beobachtungsstudien bis zum Alter von 70 Jahren auf etwa 50 % geschätzt (Bülow et al. 2004, 2011), die kumulative Karzinominzidenz bis zum 75. Lebensjahr auf immerhin 18 % (Bülow et al. 2011). Die regelmäßige endoskopische Überwachung des oberen Gastrointestinaltrakts verbessert die Prognose im Falle des Auftretens eines Duodenalkarzinoms (Bülow et al. 2011), obwohl die Sicherheit der makroskopischen und bioptischen Dignitätseinschätzung besonders bei diffuser Duodenaladenomatose eingeschränkt ist. Nicht selten kann der Karzinomnachweis erst am Operationspräparat erfolgen (Kadmon et al. 2001; Caillié et al. 2012; Drini et al. 2012).

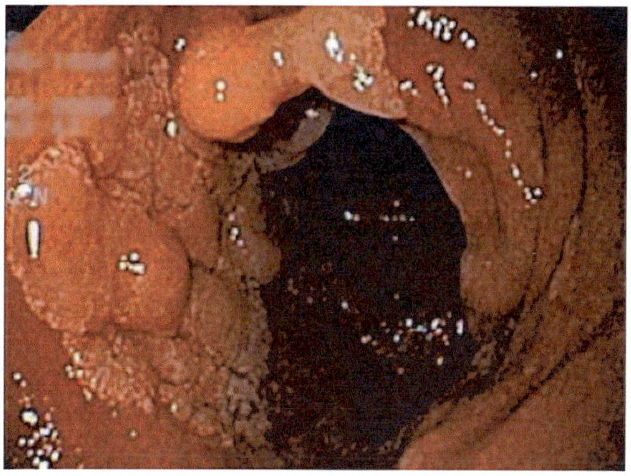

■ Abb. 86.2 Endoskopischer Befund mit diffuser Duodenaladenomatose bei einer 69-jährigen FAP-Patientin

86.2 Operative Strategie

Bei der Mehrzahl der Patienten mit einem Duodenalkarzinom ist eine kurative Resektion möglich (Bakaeen et al. 2000; Berberat et al. 2009; Kaklamanos et al. 2000; Lee et al. 2008; Onkendi et al. 2012; Ryder et al. 2000; Sarela et al. 2004). Sie haben eine signifikant bessere Prognose als bei Patienten mit nichtresektablem Duodenalkarzinom (Hurtuk et al. 2007; Kaklamanos et al. 2000; Lee et al. 2008).

86.2.1 Partielle Pankreatikoduodenektomie

Die partielle Pankreatikoduodenektomie nach Kausch-Whipple oder pyloruserhaltend ist der onkologische Standardeingriff bei Duodenalkarzinomen in Pars I–III des Duodenums (Beger et al. 2004; Berberat et al. 2009; Winter et al. 2010). In der Regel kann der Eingriff bei Tumoren in der Pars II des Duodenums mit ausreichendem Abstand zum Bulbus duodeni pyloruserhaltend erfolgen. Bei proximaler gelegenen Prozessen oder diffuser Duodenaladenomatose muss intraoperativ ein Schnellschnitt des proximalen Absetzungsrandes erfolgen und je nach Befund eine klassische Whipple-Operation angeschlossen werden. In jedem Fall ist die systematische Lymphknotendissektion der peripankreatischen Lymphknoten, der Lymphknoten des Ligamentum hepatoduodenale sowie auf der rechten Seite der Mesenterialachse entlang des Truncus coelicaus und der A. mesenterica superior wichtig (Beger et al. 2004; Yoon et al. 2007). Drei vergleichende randomisierte Studien an Patienten mit periampullären Duodenalkarzinomen konnten zeigen, dass die klassische Pankreatikoduodenektomie und die pyloruserhaltende Pankreatikoduodenektomie mit vergleichbaren onkologischen Ergebnissen einhergehen (Seiler et al. 2005; Tran

Tab. 86.1 Wesentliche seit 2000 publizierte retrospektive Studien zum Duodenalkarzinom außerhalb der ampullären und periampullären Region (► Kap. 72)

Studie	Resezierte Patienten (n)	PPD (n/%)	5-Jahres-Überleben (%)	Prädiktoren für Überleben	
				Univariate Analyse	Multivariate Analyse
Bakaeen et al. 2000	68	50/74	54	Alter, Gewichtsverlust, T-Stadium, Lymphknotenstatus, AJCC-Stadium	Gewichtsverlust, positive Resektionsränder, Lymphknotenstatus, AJCC-Stadium
Han et al. 2009	22	18/82	30	Positive Resektionsränder	–
Hurtuk et al. 2007	35	24/69	45	T4, Tumor ≤ 3,5 cm	–
Kaklamanos et al. 2000	37	26/70	30/60*	Lymphknotenstatus	Lymphknotenstatus
Lee et al. 2008	28	37/96	44	T-Stadium, Lymphknotenstatus, AJCC-Stadium	Lymphknotenstatus
Onkendi et al. 2012	99	70/71	43	T-Stadium, histologischer Differenzierungsgrad	–
Poultsides et al. 2012	112	112/100	48	Lymphknotenstatus, histologischer Differenzierungsgrad, perineurale und vaskuläre Invasion	Lymphknotenstatus
Ryder et al. 2000	31	27/87	43	–	Tumorgröße, histologischer Differenzierungsgrad, transmurale Infiltration
Sarela et al. 2004	72	56/78	71	Alter, Lymphknotenstatus	Alter, Lymphknotenstatus
Struck et al. 2009	30	25/83	33 (3 Jahre)	–	Lymphknotenstatus, AJCC-Stadium

PPD = partielle Pankreatikoduodenektomie, *nach Segmentresektion des Duodenums/nach PPD, AJCC = American Joint Committee on Cancer

et al. 2004; Yeo et al. 2002). Dementsprechend sind die klassische Pankreatikoduodenektomie und die pyloruserhaltende Pankreatikoduodenektomie onkologisch äquivalente Verfahren für Duodenalkarzinome in Pars II und III des Duodenums (Poultsides et al. 2012).

86.2.2 Segmentresektion

Das Ausmaß der Resektion bei Duodenalkarzinomen in Pars III und IV des Duodenums wird kontrovers diskutiert. Während einige Zentren auch bei distalen Karzinomen eine partielle Pankreatikoduodenektomie empfehlen mit der Begründung einer höheren Radikalität durch adäquate Lymphadenektomie (Sohn et al. 1998; Solej et al. 2008), fanden andere Arbeitsgruppen keinen signifikanten Unterschied im Überleben nach Segmentresektionen im Vergleich zu partiellen Pankreatikoduodenektomien (Bakaeen et al. 2000; Han et al. 2009; Onkendi et al. 2012; Tocchi et al. 2003). Auch bezüglich des Ausmaßes der Lymphadenektomie nach partieller Pankreatikoduodenektomie und nach Segmentresektion ist die Datenlage unterschiedlich mit vergleichbaren Zahlen an entfernten Lymphknoten nach beiden Eingriffen (Kaklamanos et al. 2000) versus einer geringeren Anzahl an entfernten Lymphknoten nach Segmentresektionen (Onkendi et al. 2012).

86.2.3 Lymphknotendissektion

Von entscheidender Bedeutung für die Prognose von Duodenalkarzinomen sind die lymphangische Tumorpropagation und Lymphknotenmetastasierung (Tab. 86.1) (Kaklamanos et al. 2000; Lee et al. 2008; Poultsides et al. 2012; Sarela et al. 2004). Die American Joint Committee on Cancer Guidelines (AJCC) empfiehlt eine Mindestzahl an sechs resezierten und untersuchten Lymphknoten bei Duodenal- und Dünndarmkarzinomen. Einige Autoren suggerieren jedoch, dass eine Erhöhung der Mindestzahl sinnvoll ist, um eine bessere prognostische Diskriminierung zu erreichen (Gibbs 2004; Sarela et al. 2004).

Eine Studie an 122 Patienten identifizierte nach partieller Pankreatikoduodenektomie aufgrund von Duodenalkarzinomen außerhalb der ampullären und periampullären

Region den Lymphknotenbefall als einzigen unabhängigen Prädiktor für das Überleben (◘ Tab. 86.1) (Poultsides et al. 2012). Selbst bei T1-Tumoren des ampullären Duodenums lagen in verschiedenen Patientenserien bereits in 56 % der Fälle eine lymphangische Tumorausbreitung und in bis zu 40 % der Fälle Lymphknotenmetastasen vor (Heinrich u. Clavien 2010; Yoon et al. 2007). Dementsprechend ist auch bei kleinen invasiven Duodenalneoplasien nur die operative Resektion mit systematischer Lymphknotendissektion onkologisch sicher. Bei endoskopischer Abtragung wird eine lymphangische Tumorpropagation und eine regionale Lymphknotenmetastasierung nicht mit erfasst, sodass eine relevante Prognoseverschlechterung resultiert (Beger et al. 2004; Heinrich u. Clavien 2010).

86.2.4 Prophylaktische Operation

In einigen spezialisierten Zentren wird bei Vorliegen einer schweren Duodenaladenomatose bei FAP ein prophylaktisches operatives Vorgehen empfohlen (Kadmon et al. 2001; Parc et al. 2011; van Heumen et al. 2012), die Indikation zur operativen Intervention wird jedoch nicht einheitlich gestellt. In Frage kommen lokale chirurgische Vorgehen bei einzelnen größeren und endoskopisch nicht abtragbaren Polypen (Duodenotomie mit Adenomabtragung), eine pankreas- und pyloruserhaltende Duodenektomie und eine partielle Pankreatikoduodenektomie (Müller et al. 2008; Parc et al. 2011; van Heumen et al. 2012).

86.3 Adjuvante und neoadjuvante Therapiekonzepte

Die Bedeutung adjuvanter und neoadjuvanter Therapiekonzepte ist bislang nicht ausreichend belegt (Narrang et al. 2011; Onkendi et al. 2012). Ein adjuvanter Therapieansatz basierend auf 5-FU und Platin-basierten Therapieschemata analog der Therapie beim kolorektalen Karzinom wird derzeit diskutiert und zeigte in einer ersten Phase-II-Studie einen positiven Effekt (Overman et al. 2009). Für ampulläre Karzinome wurde in einer randomisiert-kontrollierten Phase-III-Studie (ESPAC-3[v2]-Studie) ein Überlebensvorteil für eine Subgruppe von Patienten nach R0-Resektion durch eine adjuvante Chemotherapie mit 5-FU/Leucovorin oder Gemcitabin nachgewiesen (Kim et al. 2011; Romiti et al. 2012). Ein Unterschied für die beiden Therapieschemata ergab sich nicht. Das Gesamtüberleben für alle eingeschlossenen Patienten konnte nicht signifikant gesteigert werden.

Retrospektive Studien zur Chemoradiotherapie liegen vorwiegend für das ampulläre Duodenalkarzinom vor und konnten keinen Vorteil bezüglich der lokalen Tumorkontrolle oder bezüglich des Überlebens zeigen (Klinkenbijl et al. 1999; Sikora et al. 2005). In einer retrospektiven Studie an 112 Patienten mit Duodenalkarzinomen außerhalb der periampullären Region (Poultsides et al. 2012) zeigte sich kein Einfluss einer Radiochemotherapie mit 5-FU-basierter Chemotherapie auf die Lokalrezidivrate oder das Überleben nach Resektion.

Vor dem Hintergrund, dass im Falle von Tumorrezidiven diese in der überwiegenden Mehrzahl systemisch auftreten (Poultsides et al. 2012; Bakaeen et al. 2000; Struck et al. 2009; Lee et al. 2008), muss die Bedeutung einer adjuvanten Chemotherapie weiter analysiert werden.

86.4 Prognose

Die Prognose des Duodenalkarzinoms ist deutlich besser als die des Pankreaskarzinoms. Bezüglich der prognostischen Bedeutung der Lokalisation von Duodenalkarzinomen liegen kontroverse Daten vor. Eine Reihe von Studien suggerieren einen Einfluss der Lokalisation auf die Prognose (Sohn et al. 1998; Stell et al. 2004; Lowell et al. 1992), andere konnten einen solchen Zusammenhang nicht nachweisen (Tocchi et al. 2003; Ryder et al. 2000; Hu et al. 2006; Onkendi et al. 2012). Während einige Studien ein besseres Überleben bei Lokalisationen in Pars I und II beschreiben (Sohn et al. 1998; Stell et al. 2004), wurde in anderen ein Überlebensvorteil bei distaler Lokalisation in Pars III und IV beobachtet (Lowell et al. 1992). Zwischen periampullären und extraampullären Duodenalkarzinomen scheint kein prognostischer Unterschied vorzuliegen (Onkendi et al. 2012). Eine Reihe retrospektiver Beobachtungsstudien zeigen 5-Jahres-Überlebensraten von 45–71 % (◘ Tab. 86.1) (Bakaeen et al. 2000; Hurtuk et al. 2007; Kaklamanos et al. 2000; Ryder et al. 2000; Sarela et al. 2004; Struck et al. 2009). Übereinstimmend wurde in den meisten Studien der Lymphknotenstatus als wesentlicher prognostischer Marker beobachtet (Bakaeen et al. 2000; Kaklamanos et al. 2000; Lee et al. 2008; Sarela et al. 2004; Struck et al. 2009). Kürzlich konnte in einer großen Serie gezeigt werden, dass der Anzahl befallener Lymphknoten ebenfalls entscheidende Bedeutung zukommt (Poultsides et al. 2012). Bei nodal negativen Patienten lag das 5-Jahres-Überleben bei 68 %, bei Befall von 1–3 Lymphknoten bei 58 %; bei 4 oder mehr betroffenen Lymphknoten sank das 5-Jahres-Überleben auf 17 % ab. Inkonsistente Ergebnisse ergaben sich für weitere Prognosefaktoren wie die Infiltrationstiefe und die Tumorgröße (Bakaeen et al. 2000; Kaklamanos et al. 2000; Onkendi et al. 2012; Poultsides et al. 2012; Ryder et al. 2000; Struck et al. 2009), obwohl das Risiko für eine Lymphknotenmetastasierung mit zunehmender Infiltrationstiefe signifikant zunimmt (T1 25 %, T2 53 %, T3 71 %, T4 76 %) (Poultsides et al. 2012). In einer ganz aktuellen Studie gingen fortgeschrittenes T-Stadium und histologische Tumorentdifferenzierung mit schlechterem Überleben einher (Onkendi et al. 2012).

Literatur

Albores-Saavedra J, Schwartz AM, Batich K, Henson DE (2009) Cancers of the ampulla of vater: demographics, morphology, and survival based on 5,625 cases from the SEER program. J Surg Oncol 100: 598–605

Arvanitis ML, Jagelman DG, Fazio VW, Lavery IC, McGannon E (1990) Mortality in patients with familial adenomatous polyposis. Dis Colon Rectum 33: 639–642

Bakaeen FG, Murr MM, Sarr MG, Thompson GB, Farnell MB, Nagorney DM, Farley DR, van Heerden JA, Wiersema LM, Schleck CD, Donohue JH (2000) What prognostic factors are important in duodenal adenocarcinoma? Arch Surg 135: 635–641

Beger HG, Thorab FC, Liu Z, Harada N, Rau BM (2004) Pathogenesis and treatment of neoplastic diseases of the papilla of Vater: Kausch-Whipple procedure with lymph node dissection in cancer of the papilla of Vater. J Hepatobiliary Pancreat Surg 11: 232–238

Belchetz LA, Berk T, Bapat BV, Cohen Z, Gallinger S (1996) Changing causes of mortality in patients with familial adenomatous polyposis. Dis Colon Rectum 39: 384–387

Berberat PO, Künzli BM, Gulbinas A, Ramanauskas T, Kleeff J, Müller MW, Wagner M, Friess H, Büchler MW (2009) An audit of outcomes of a series of periampullary carcinomas. Eur J Surg Oncol 35: 187–191

Bilimoria KY, Bentrem DJ, Wayne JD, Ko CY, Bennett CL, Talamonti MS (2009) Small bowel cancer in the United States: changes in epidemiology, treatment, and survival over the last 20 years. Ann Surg 249: 63–71

Björk J, Åkerbrant H, Iselius L, Bergman A, Engwall Y, Wahlström J, Martinsson T, Nordling M, Hultcrantz R (2001) Periampullary adenomas and adenocarcinomas in familial adenomatous polyposis: cumulative risks and APC gene mutations. Gastroenterology 121: 1127–1135

Bülow S, Björk J, Christensen IJ, Fausa O, Järvinen H, Moesgaard F, Vasen HF; DAF Study Group (2004) Duodenal adenomatosis in familial adenomatous polyposis. Gut 53: 381–386

Bülow S, Christensen IJ, Højen H, Björk J, Elmberg M, Järvinen H, Lepistö A, Nieuwenhuis M, Vasen H (2011) Duodenal surveillance improves the prognosis after duodenal cancer in familial adenomatous polyposis. Colorectal Dis 14: 947–952

Caillié F, Paye F, Desaint B, Bennis M, Lefèvre JH, Parc Y, Svrcek M, Balladur P, Tiret E (2012) Severe duodenal involvement in familial adenomatous polyposis treated by pylorus-preserving pancreaticoduodenectomy. Ann Surg Oncol 19: 2924–2931

Cheng CL, Sherman S, Fogel EL, McHenry L, Watkins JL, Fukushima T, Howard TJ, Lazzell-Pannell L, Lehman GA (2004) Endoscopic snare papillectomy for tumors of the duodenal papillae. Gastrointest Endosc 60: 757–764

Drini M, Spee A, Dow C, Collier N, Bhathal P, Macrae FA (2012) Management of duodenal adenomatosis in FAP: single centre experience. Fam Cancer 11: 167–173

Galle TS, Juel K, Bülow S (1999) Causes of death in familial adenomatous polyposis. Scand J Gastroenterol 34: 808–812

Gibbs JF (2004). Duodenal adenocarcinoma: is total lymph node sampling predictive of outcome? Ann Surg Oncol 11: 354–355

Han SL, Cheng J, Zhou HZ, Zeng QQ, Lan SH (2009) The surgical treatment and outcome for primary duodenal adenocarcinoma. J Gastrointest Cancer 40: 33–37

Heinrich S, Clavien PA (2010) Ampullary cancer. Curr Opin Gastroenterol 26: 280–285

Hu JX, Miao XY, Zhong DW, Dai WD, Liu W, Hu W (2006) Surgical treatment of primary duodenal adenocarcinoma. Hepatogastroenterology 53: 858–862

Hurtuk MG, Devata S, Brown KM, Oshima K, Aranha GV, Pickleman J, Shoup M (2007) Should all patients with duodenal adenocarcinoma be considered for aggressive surgical resection? Am J Surg 193: 319–325

Kadmon M, Tandara A, Herfarth C (2001) Duodenal adenomatosis in familial adenomatous polyposis. A review of the literature and results from the Heidelberg Polyposis Register. Int J Colorectal Dis 16: 63–75

Kaklamanos IG, Bathe OF, Franceschi D, Camarda C, Levi J, Livingstone AS (2000) Extent of resection in the management of duodenal adenocarcinoma. Am J Surg 179: 37–41

Kim R, Chabot J, Saif MW (2011) Adjuvant treatment for ampullary cancer. Highlights from the »2011 ASCO Annual Meeting«, Chicago IL, USA; June 3–7, 2011. JOP 12: 362–363

Klinkenbijl JH, Jeekel J, Sahmoud T, van Pel R, Couvreur ML, Veenhof CH et al (1999) Adjuvant radiotherapy and 5-fluorouracil after curative resection of cancer of the pancreas and periampullary region: Phase III trial of the EORTC Gastrointestinal Tract Cancer Cooperative Group. Ann Surg 230: 776–782; discussion 782–784

Lee HG, You DD, Paik KY, Heo JS, Choi SH, Choi DW (2008) Prognostic factors for primary duodenal adenocarcinoma. World J Surg 32: 2246–2252

Lowell JA, Rossi RL, Munson JL, Braasch JW (1992) Primary adenocarcinoma of third and fourth portions of duodenum. Favorable prognosis after resection. Arch Surg 1992; 127: 557–560

Müller MW, Dahmen R, Köninger J, Michalski CW, Hinz U, Hartel M, Kadmon M, Kleef J, Büchler MW, Friess H (2008) Is there an advantage in performing a pancreas-preserving total duodenectomy in duodenal adenomatosis? Am J Surg 195: 741–748

Narang AK, Miller RC, Hsu CC, Bhatia S, Pawlik TM, Laheru D, Hruban RH, Zhou J, Winter JM, Haddock MG, Donohue JH, Schulick RD, Wolfgang CL, Cameron JL, Herman JM (2011) Evaluation of adjuvant chemoradiation therapy for ampullary adenocarcinoma: the Johns Hopkins Hospital-Mayo Clinic collaborative study. Radiat Oncol 6: 126

Onkendi EO, Boostrom SY, Sarr MG, Farnell MB, Nagorney DM, Donohue JH, Kendrick ML, Reid-Lombardo KM, Harmsen WS, Que FG (2012) 15-year experience with surgical treatment of duodenal carcinoma: a comparison of periampullary and extra-ampullary duodenal carcinomas. J Gastrointest Surg 16: 682–691

Overman MJ, Varadhachary GR, Kopetz S, Adinin R, Lin E, Morris JS, Eng C, Abbruzzese JL, Wolff RA (2009) Phase II study of capecitabine and oxaliplatin for advanced adenocarcinoma of the small bowel and ampulla of Vater. J Clin Oncol 27: 2598–2603

Parc Y, Mabrut JY, Shields C; the Mallorca Group (2011) Surgical management of the duodenal manifestations of familial adenomatous polyposis. Br J Surg 98: 480–484

Poultsides GA, Huang LC, Cameron JL, Tuli R, Lan L, Hruban RH, Pawlik TM, Herman JM, Edil BH, Ahuja N, Choti MA, Wolfgang CL, Schulick RD (2012) Duodenal adenocarcinoma: clinicopathologic analysis and implications for treatment. Ann Surg Oncol 19: 1928–1935

Romiti A, Barucca V, Zullo A, Sarcina I, Di Rocco R, D'Antonio C, Latorre M, Marchetti P (2012) Tumors of the ampulla of Vater:

a case series and review of chemotherapy options. World J Gastrointest Oncol 4: 60–67
Ryder NM, Ko CY, Hines OJ, Gloor B, Reber HA (2000) Primary duodenal adenocarcinoma: a 40-year experience. Arch Surg 135: 1070–1074
Sarela AI, Brennan MF, Karpeh MS, Klimstra D, Conlon KC (2004) Adenocarcinoma of the duodenum: importance of accurate lymph node staging and similarity in outcome to gastric cancer. Ann Surg Oncol 11: 380–386
Seiler CA, Wagner M, Bachmann T, Redaelli CA, Schmied B, Uhl W, Friess H, Büchler MW (2005) Randomized clinical trial of pylorus-preserving duodenopancreatectomy versus classical Whipple resection – long term results. Br J Surg 92: 547–556
Sikora SS, Balachandran P, Dimri K, Rastogi N, Kumar A, Saxena R, Kapoor VK (2005) Adjuvant chemo-radiotherapy in ampullary cancers. Eur J Surg Oncol 31: 158–163
Sohn TA, Lillemoe KD, Cameron JL, Pitt HA, Kaufman HS, Hruban RH, Yeo CJ (1998) Adenocarcinoma of the duodenum: factors influencing long-term survival. J Gastrointest Surg 2: 79–87
Solej M, D'Amico S, Brondino G, Ferronato M, Nano M (2008) Primary duodenal adenocarcinoma. Tumori 94: 779–786
Spigelman AD, Talbot IC, Penna C, Nugent KP, Phillips RK, Costello C, DeCosse JJ (1994) Evidence for adenoma-carcinoma sequence in the duodenum of patients with familial adenomatous polyposis. The Leeds Castle Polyposis Group (Upper Gastrointestinal Committee). J Clin Pathol 47: 709–710
Spigelman AD, Williams CB, Talbot IC, Domizio P, Phillips RK (1989) Upper gastrointestinal cancer in patients with familial adenomatous polyposis. Lancet 2: 783–785
Stell D, Mayer D, Mirza D, Buckels J (2004) Delayed diagnosis and lower resection rate of adenocarcinoma of the distal duodenum. Dig Surg 21: 434–438
Struck A, Howard T, Chiorean EG, Clarke JM, Riffenburgh R, Cardenes HR (2009) Non-ampullary duodenal adenocarcinoma: factors important for relapse and survival. J Surg Oncol 100: 144–148
Tocchi A, Mazzoni G, Puma F, Miccini M, Cassini D, Bettelli E, Tagliacozzo S (2003) Adenocarcinoma of the third and fourth portions of the duodenum: results of surgical treatment. Arch Surg 138: 80–85
Tran KT, Smeenk HG, van Eijck CH, Kazemier G, Hop WC, Greve JW, Terpstra OT, Zijlstra JA, Klinkert P, Jeekel H (2004) Pylorus preserving pancreaticoduodenectomy versus standard Whipple procedure: a prospective, randomized, multicenter analysis of 170 patients with pancreatic and periampullary tumors. Ann Surg 240: 738–745
Van Heumen BWH, Nieuwenhuis MH, van Goor H, Mathus-Vliegen LMH, Dekker E, Gouma DJ, Dees J, van Eijck CHJ, Vasen HFA, Nagengast FM (2012) Surgical management for advanced duodenal adenomatosis and duodenal cancer in Dutch patients with familial adenomatous polyposis: a nationwide retrospective cohort study. Surgery 151: 681–690
Winter JM, Cameron JL, Olino K, Herman JM, de Jong MC, Hruban RH, Wolfgang CL, Eckhauser F, Edil BH, Choti MA, Schulick RD, Pawlik TM (2010) Clinicopathologic analysis of ampullary neoplasms in 450 patients: implications for surgical strategy and long-term prognosis. J Gastrointest Surg 14: 379–387
Yeo CJ, Cameron JL, Lillemoe KD, Sohn TH, Campbell KA, Sauter PK, Coleman J, Abrams RA, Hruban RH (2002) Pancreaticoduodenectomy with or without distal gastrectomy and extended retroperitoneal lymphadenectomy for periampullary adenocarcinoma, part 2: randomized controlled trial evaluating survival, morbidity, and mortality. Ann Surg 236: 355–366
Yoon SM, Kim MH, Kim MJ, Jang SJ, Lee TY, Kwon S, Oh HC, Lee SS, Seo DW, Lee SK (2007) Focal early stage cancer in ampullary adenoma: surgery or endoscopic papillectomy? Gastrointest Endosc 66: 701–707

Heilungs- und Überlebenschancen nach operativer Entfernung periampullärer Tumoren

Hans-Detlev Saeger

H. G. Beger et al. (Hrsg.), *Erkrankungen des Pankreas*,
DOI 10.1007/978-3-642-37964-2_87, © Springer-Verlag Berlin Heidelberg 2013

Nach kompletter Resektion sind die Heilungschancen periampullärer Karzinome im Vergleich zum duktalen Adenokarzinom des Pankreas günstig. Die Tumoren der Papilla Vateri oder deren unmittelbarer Umgebung unterscheiden sich hinsichtlich ihres Infiltrations- und Metastasierungsverhaltens. Ursache hierfür ist offensichtlich nicht nur die Lokalisation. Auch innerhalb dieser Gruppe ist die Prognose unterschiedlich. Eine international konsensuell anerkannte Systematik zur Abgrenzung der Papillen- von den periampullären distalen Gallengangs- und Duodenalkarzinomen ist bisher nicht vorhanden. Folglich sind die verfügbaren Ergebnisse aufgrund der Heterogenität der publizierten Daten nur mäßig zuverlässig. In der Reihenfolge der Heilungschancen liegen die Papillen- und Duodenalkarzinome vor den distalen Cholangiokarzinomen. Das Überleben von Patienten nach Resektion dieser Tumoren wird nach derzeitigem Erkenntnisstand zusammengefasst.

Periampulläre Tumoren sind selten und werden aufgrund ihrer Lokalisation nahe der Papilla Vateri häufig unter Ausschluss des Pankreaskarzinoms in einer Gruppe zusammengefasst. Die Karzinome der Papille, des distalen Gallengangs und des periampullären Duodenums sind für sich mit unterschiedlichen Überlebenschancen verbunden. Verschiedenste Variablen einschließlich der Tumorbiologie beeinflussen den Verlauf.

Generell werden maligne periampulläre Tumoren prognostisch günstiger eingeschätzt als das duktale Pankreaskarzinom. Überlebensdaten zu periampullären Karzinomen sind ausgesprochen heterogen. Nicht immer werden die Tumoren exakt zugeordnet, so z. B. bei der Einbeziehung von Papillentumoren zu den distalen Gallengangskarzinomen. Die Anatomie der Papille und ihrer unmittelbaren Umgebung ist äußerst komplex. Die Grenzen durch infiltratives Tumorwachstum sind, besonders für lokal fortgeschrittene Tumoren, nicht immer eindeutig zu beurteilen.

Unter diesen Voraussetzungen ist die Darstellung der Heilungschancen nach R0-Resektion in dieser Gruppe von Tumoren erschwert. Daten hoher Evidenzgrade liegen nicht vor.

87.1 Ampulläres Karzinom

Etwa 25 % der periampullären Tumoren sind Papillenkarzinome. Sie entstehen nach Definition des College of American Pathologists entweder innerhalb des ampullären Kompartiments, in den dort verlaufenden Gangstrukturen oder unmittelbar an der Papillenmündung im Duodenum (Adsay et al. 2012).

Karzinome der Papilla Vateri sind mit einer globalen 5-Jahres-Überlebensrate nach R0-Resektion von 42–68 % verbunden (Adsay et al. 2012; Pomianowska et al. 2013; Solej et al. 2008; Woo et al. 2007; Yeo et al. 1998) und zeigen trotz der möglichen Infiltration des angrenzenden Pankreasgewebes eine deutlich günstigere Heilungschance als das duktale Pankreaskarzinom. Die Ursachen dafür sind nicht endgültig geklärt. Ein hoher Differenzierungsgrad, die seltenere lymphatische Tumorinvasion und nicht zuletzt die im Vergleich zum duktalen Pankreaskarzinom häufiger realisierbare R0-Resektion tragen zur günstigen Prognose bei.

In einer retrospektiven Untersuchung zeigten Subtypen der Papillenkarzinome unterschiedliches Überleben. Die beste Prognose hatten resezierte, intrapapilläre Karzinome (n = 61) mit einer 5 Jahres-Überlebensrate von 53 %; papillär-duktale Karzinome (n = 39) erreichten dagegen nur 29 %, die ihrerseits signifikant besser ausfielen als bei duktalen Pankreaskarzinomen (n = 113/9 %). Die größte Gruppe bestand aus 140 Papillentumoren, die keinem der vorgenannten Subtypen entsprachen. Die 5-Jahres-Überlebensrate lag mit 39 % unter der beim intraampullären, aber über der des intrapapillär-duktalen Subtyps (Adsay et al. 2012). Die Gruppen unterschieden sich nicht allein durch die Lokalisation, sondern auch durch histologische Merkmale. Beispielhaft wird in ◘ Tab. 87.1 die Verteilung des prognostisch günstigeren intestinalen und des

■ Tab. 87.1 Verteilung der prognostisch relevanten histologischen Typen: intestinal/pankreatobiliär in den vier Subtypen des periampullären Karzinoms. (Nach Adsay et al. 2012)

Subtyp	n (%)	Intestinal	Pankreatobiliär
Intrapapillär	61 (25)	75 %	25 %
Papillär-duktal	36 (15)	k. A.	86 %
Periampullär duodenal	12 (5)	75 %	k. A.
Papillär, andere	140 (55)	27 %	45 %

k. A. = keine Angaben

ungünstigeren pankreatobiliären Typs bei periampullären Karzinomen dargestellt.

87.2 Distales Gallengangskarzinom

Unter den periampullären Karzinomen ist das distale Cholangiokarzinom mit etwa 20 % vertreten. Nach TNM-System 2010 erstreckt sich der distale Abschnitt des Gallengangs von der Mündung des D. cysticus bis zur Papilla Vateri, ohne dieselbe einzuschließen (Wittekind u. Oberschmid 2010). Da dieser Aspekt nicht in allen Publikationen berücksichtigt wird, ist die Streubreite der Überlebensdaten hier besonders auffällig. Die Gallenwegstumoren breiten sich nach lateral und longitudinal aus. Die R0-Resektion von distalen Gallengangskarzinomen erfordert daher nahezu immer die partielle Duodenopankreatektomie. Die Prognose ist vor allem bestimmt durch die komplette (R0) Resektion, darüber hinaus die lokale Tumorinfiltration (T), den Lymphknotenstatus, den Differenzierungsgrad, die vaskuläre und perineurale Tumorinvasion (Kondo et al. 2008). 5-Jahres-Überlebensraten werden zwischen 23 und 54 % angegeben (Bahra et al. 2006; DeOliveira et al. 2007; Woo et al. 2007). Die Streubreite unterstreicht den Stellenwert der pathologischen Erfahrung bei Aufarbeitung der Tumoren. Selbst in Zentren wurde bei der Reevaluierung der Präparate bei 68 von 317 »Papillenkarzinomen« (21,5 %) eine primär falsche Zuordnung entdeckt (Adsay et al. 2012). In Oslo führte die Begutachtung von »distalen Gallengangskarzinomen« durch erfahrene Pathologen zu einer Korrektur in 53 % der Fälle. Daraus resultierte eine signifikante Änderung der Überlebensdaten für Papillenkarzinome und distale Cholangiokarzinome (p = 0,004) (Pomianowska et al. 2012). Bei korrekter Zuordnung liegen die 5-Jahres-Überlebensraten nach R0-Resektion mit hoher Wahrscheinlichkeit zwischen 20 und 35 %.

87.3 Periampulläres Duodenalkarzinom

Diese Tumoren sind insgesamt sehr selten und repräsentieren mit ca. 5 % die kleinste Gruppe unter den periampullären Tumoren. Folglich sind die vorliegenden Daten zu Prognose und Risikofaktoren mit der geringsten Evidenz verbunden. Die Resektionsquoten liegen > 90 %. Obwohl die Karzinome die größten Durchmesser aller periampullären Karzinome erreichen und trotz eines durchgehend hohen Anteils befallener Lymphknoten (> 50 %), wird über 5-Jahres-Überlebensraten von 50–60 % berichtet (Adsay et al. 2012; Solej et al. 2008; Yeo et al. 1998). Offensichtlich ist die Prognose nach R0-Resektion ähnlich oder günstiger als bei Papillenkarzinomen. Der Anteil des intestinalen Typs ist hoch (■ Tab. 87.1), Infiltrationstiefe und Differenzierungsgrad beeinflussen das Überleben. Unterschiede zu den Heilungschancen papillenferner Duodenalkarzinome sind nicht signifikant (Onkendi et al. 2012). Eine Übersicht aus 19 Artikeln über 15 Jahre mit 1021 Patienten belegt eindrucksvoll die Heterogenität der Daten (Solej et al. 2008). Aufgrund der Seltenheit dieser Tumoren sind die ermittelten Ergebnisse wenig aussagekräftig.

87.4 Zusammenfassung

Periampulläre Karzinome haben eindeutig bessere Heilungschancen als duktale Pankreaskarzinome. Voraussetzung ist die in den meisten Fällen erzielbare komplette Resektion. Die Gleichwertigkeit der pyloruserhaltenden und der klassischen Operation nach Whipple ist bei korrekter Indikation belegt (Diener et al. 2011). Die Prognose wird beeinflusst durch die lokale Tumorinfiltration (T), besonders in das Pankreas, den Lymphknotenbefall, den Differenzierungsgrad und histologischen Tumortyp (intestinal, pankreatobiliär) sowie die perineurale Invasion (■ Tab. 87.2).

Nach R0-Resektion gilt das Papillenkarzinom als das am besten heilbare unter den malignen periampullären Neoplasien (Beger et al. 2004). Die duktal-intrapapillären Karzinome entsprechen prognostisch eher dem distalen Gallengangskarzinom als dem intrapapillären Karzinom (Adsay et al. 2012). Von den Patienten, die 5 Jahre nach Duodenopankreatektomie überlebt haben, lebten nach 10 Jahren 66 % (Papillenca.), 74 % (distales Gallengangca.) und 85 % (Duodenalca.) (Riall et al. 2006). Da nach Duodenopankreatektomie bei periampullären Tumoren die gleiche Lebensqualität erreicht werden kann wie nach laparoskopischer Cholecystektomie und bei gesunden Kontrollpersonen, ist die partielle Duodenopankreatektomie mit radikaler Standard-Lymphadenektomie als Verfahren der Wahl anerkannt. Die Heilungschancen konnten

Tab. 87.2 Verteilung von maligner Lymphknoten- und perineuraler Invasion sowie 5-Jahres-Überlebensraten bei periampullären und Pankreaskarzinomen

Autor/Jahr	Periampulläres Ca.				PDAC	
	AC (%)	DBC (%)	DC (%)	n	%	n
Lymphknoten +						
Yeo et al. 1998	44	37	65	93	72	148
Woo et al. 2007	31	25	–	254	–	–
Adsay et al. 2012	28	41	50	249	73	113
Pomianowska et al. 2013	48	57	–	107	75	72
Perineurale Invasion						
Woo et al. 2007	15	69	–	254	–	–
5-Jahres-Überleben						
Yeo et al. 1998	39	21	59	93	15	148
Woo et al. 2007	68	54	–	254	–	–
Adsay et al. 2012	IA 53 AD 29	–	55	249	6	113
Pomianowska et al. 2013	46	26	–	107	6	72
Dresden 2009	53	24	38	144	13	197

PDAC = duktales Adenokarzinom des Pankreas, AC = intrapapilläres Karzinom, DBC = distales Cholangiokarzinom, DC = periampulläres Duodenalkarzinom, IA = intrapapillär, AD = papillär-duktal

während der letzten 30 Jahre verbessert werden (DeOliveira et al. 2007). Auch Patienten in hohem Lebensalter profitieren von der Resektion (Petrowsky u. Clavien 2005). Der Stellenwert (neo-)adjuvanter Therapiemaßnahmen ist derzeit noch nicht gesichert. Neue Erkenntnisse zu biologischen Tumorparametern wie dem HNF 4α tragen zum besseren Verständnis dieser Tumoren bei (Ehehalt et al. 2011). Es besteht dringender Bedarf für die Erarbeitung einer einheitlichen Systematik periampullärer Tumoren. Auf dieser Basis können multizentrische Studien die Evidenz für Diagnostik, Therapie und Prognose des Krankheitsbildes verbessern.

Literatur

Adsay V, Ohike N, Tajiri T, Kim GE et al (2012) Ampullary region carcinomas. Definition and site specific classification with delineation of four clinicopathologically and prognostically distinct subsets in an analysis of 249 cases. Am J Surg Pathol 36: 1592–1608

Bahra M, Langrehr J, Neuhaus P (2006) Extrahepatische distale Gallenwegskarzinome. Chirurg 77: 335–340

Beger HG, Thorab FC, Liu Z, Harada N, Rau BM (2004) Pathogenesis and treatment of neoplastic diseases of the papilla of Vater: Kausch-Whipple procedure with lymph node dissection in cancer of the papilla of Vater. J Hepatobiliary Pancreat Surg 11: 232–238

DeOliveira ML, Cunningham SC, Cameron JL, Kamangar F et al (2007) Cholangiocarcinoma: thirty-one-year experience with 564 patients at a single institution. Ann Surg 245: 755–762

Diener MK, Fitzmaurice C, Schwarzer G, Seiler CM et al (2011) Pylorus-preserving pancreaticoduodenectomy (pp Whipple) versus pancreaticoduodenectomy (classic Whipple) for surgical treatment of periampullary and pancreatic carcinoma. Cochrane Database of systematic reviews 2011, Issue 5. Art. No.: CD006053. DOI: 10.1002/14651858.CD006053.pub4.

Ehehalt F, Rümmele P, Kersting S, Lang-Schwarz C et al (2011) Hepatocyte nuclear factor (HNF) 4α expression distinguishes ampullary cancer subtypes and prognosis after resection. Ann Surg 254: 302–310

Huang JJ, Yeo C, Sohn TA, Lillemoe KD et al (2000) Quality of life and outcomes after pancreaticoduodenectomy. Ann Surg 231: 890–898

Kondo S, Takada T, Miyazaki M, Miyakawa S et al (2008) Guidelines for the management of biliary tract and ampullary carcinomas: surgical treatment. J Hepatobiliary Pancreat Surg 15: 41–54

Onkendi EO, Boostrom SY, Sarr MG, Farnell MB et al (2012) 15-year experience with surgical treatment of duodenal carcinoma: a comparison of periampullary and extra-ampullary duodenal carcinomas. J Gastrointest Surg 16: 682–691

Petrowsky H, Clavien PA (2005) Should we deny surgery for malignant hepato-pancreatico-biliary tumors to elderly patients? World J Surg 29: 1093–1100

Pomianowska E, Grzyb K, Westgaard A, Clausen OP, Gladhaug IP (2012) Reclassification of tumor origin in resected periampullary adenocarcinomas reveals underestimation of distal bile duct cancer. Eur J Surg Oncol 38: 1043–1050

Pomianowska E, Westgaard A, Mathisen Ø, Clausen OP, Gladhaug IP (2013) Prognostic relevance of number and ratio of metastatic lymph nodes in resected pancreatic, ampullary and distal bile duct carcinomas. Ann Surg Oncol 20: 233–241

Riall TS, Cameron JL, Lillemoe KD, Winter JM et al (2006) Resected periampullary adenocarcinoma: 5-year survivors and their 6- to 10-year follow-up. Surgery 140: 764–772

Solej M, d'Amico S, Brondino G, Ferronato M, Nano M (2008) Primary duodenal adenocarcinoma. Tumori 94: 779–786

Wittekind C, Oberschmid B (2010) Neue Aspekte der TNM-Klassifikation von intra- und extrahepatischen Cholangiokarzinomen. Viszeralmedizin 26: 158–162

Woo SM, Ryu JK, Lee SH, Yoo JW et al (2007) Recurrence and prognostic factors of ampullary carcinoma after radical resection: comparison with distal extrahepatic cholangiocarcinoma. Ann Surg Oncol 14: 3195–3201

Yeo CJ, Sohn TA, Cameron JL, Hruban RH et al (1998) Periampullary adenocarcinoma. Analysis of 5-year survivors. Ann Surg 227: 821–831

Transplantation des Pankreas

Wann ist eine Pankreastransplantation indiziert?

Peter Schenker, Richard Viebahn

H. G. Beger et al. (Hrsg.), *Erkrankungen des Pankreas,*
DOI 10.1007/978-3-642-37964-2_88, © Springer-Verlag Berlin Heidelberg 2013

Die klassische Indikation zur simultanen Pankreas-/Nierentransplantation stellt der juvenile Typ-1-Diabetiker mit negativem C-Peptid und (prä-)terminaler Niereninsuffizienz dar. Nichturämische Typ-1-Diabetiker mit schweren, rezidivierenden Stoffwechselentgleisungen, Vorhandensein von Hypoglykämiewahrnehmungs- und Gegenregulationsstörungen sowie einem anhaltenden Versagen einer intensivierten Insulintherapie sollten für eine alleinige Pankreastransplantation evaluiert werden. Bei Typ-1-Diabetikern nach erfolgter Nierentransplantation mit stabiler Funktion kann eine Pankreastransplantation zu einer langfristigen Normoglykämie führen. Die Pankreastransplantation bei Typ-2-Diabetikern sollte nach kritischer Empfängerselektion nur in Ausnahmefällen erfolgen. In der Selektion von Spendern und Empfängern macht sich die demographische Entwicklung der Bevölkerung deutlich bemerkbar.

Seit der Erstoperation im Jahr 1966 hat die Pankreastransplantation eine bemerkenswerte Entwicklung durchgemacht. Modifikationen des operativen Verfahrens, Fortschritte in der Organkonservierung und Intensivmedizin sowie in der Immunsuppression haben die Pankreastransplantation zu einer akzeptierten Therapieoption des Diabetes mellitus geführt (Schenker u. Viebahn 2009). Die kombinierte Pankreas-/Nierentransplantation wird inzwischen als Therapie der Wahl bei niereninsuffizienten Typ 1 Diabetikern angesehen und ist als therapeutische Maßnahme in den Richtlinien der Bundesärztekammer, der Deutschen Diabetes Gesellschaft sowie der Amerikanischen Diabetes Gesellschaft verankert (Landgraf 2010; Augustine 2012; Matthaei 2011). Lag das 1-Jahres-Überleben von Patienten- und Pankreastransplantat nach kombinierter Pankreas-/Nierentransplantation 1980 noch bei 67 % und 21 %, so werden aktuell nach einem Jahr 95 % Patienten- und 85 % Pankreastransplantat-Überleben angegeben (Gruessner u. Sutherland 2008). Die erfolgreiche Pankreastransplantation führt neben einer signifikanten Verbesserung der Lebensqualität zu einer nahezu vollständigen Normalisierung des Glukosestoffwechsels. Daraus resultiert eine Reduktion der kardiovaskulären Mortalität und somit ein Vorteil für das Langzeitüberleben (Morath et al. 2008; Wai u. Sollinger 2011).

Die Pankreastransplantation erfolgt in diesen Modalitäten:
- die simultane Pankreas-/Nierentransplantation (»simultaneous pancreas and kidney transplantation« – SPK),
- die alleinige Pankreastransplantation (»pancreas transplantation alone« – PTA),
- die Pankreastransplantation nach erfolgter Nierentransplantation (»pancreas after kidney« – PAK) (◘ Tab. 88.1).

88.1 Die simultane Pankreas-/Nierentransplantation (SPK)

Die klassische Indikation zur simultanen Pankreas-/Nierentransplantation stellt der juvenile Typ-1-Diabetiker mit negativem C-Peptid und terminaler Niereninsuffizienz dar. In den letzten Jahren wurden jedoch auch zunehmend Patienten mit einer Kreatinin-Clearance ab 40 ml/min für eine Kombinationstransplantation evaluiert und noch vor Eintreten der Dialyse transplantiert. Diese präemptive Transplantation führt zu einer Reduktion der perioperativen Mortalität und verbessert das Langzeitüberleben der Patienten erheblich (Morath et al. 2008; Huang et al. 2011). In Europa erfolgt ein Großteil (89 %) der Pankreastransplantationen zusammen mit einer Nierentransplantation (Perosa et al. 2011).

Die Pankreastransplantation bei Typ-2-Diabetikern wird weiterhin kontrovers diskutiert. So liegt der Anteil der pankreastransplantierten Typ-2-Diabetiker weltweit zwischen 1 % und 8 %, ist aber in den letzten Jahren kontinuierlich angestiegen (Gruessner 2011).

Entsprechend den Regularien des Eurotransplant Pancreas Allocation System (EPAS) kommen nur Patienten mit einem positiven Antikörpernachweis (IA-2, ICA, GAD) oder einem C-Peptid < 0,5 ng/ml für eine Pankreastransplantation in Betracht. Für die Listung von Typ-2-Diabetikern ist entweder ein inadäquater Anstieg des C-Peptids im Glucagonbelastungstest (< 20 %) nachzuweisen oder ein schriftlicher Antrag bei Eurotransplant zu stellen, wobei die Entscheidung durch Mitglieder des ET

Tab. 88.1 Indikationen zur Pankreastransplantation

Transplantation	Indikation
Simultane Pankreas-/Nierentransplantation	Diabetes mellitus Typ 1 mit a) terminaler Niereninsuffizienz b) präterminaler Niereninsuffizienz GFR < 40 ml/min
Pankreas- nach Nierentransplantation	Typ-1-Diabetiker mit bereits erfolgter (Lebend-)Nierentransplantation und guter Funktion (GFR > 50 ml/min)
Isolierte Pankreastransplantation	Typ-1-Diabetiker mit stabiler Funktion der Eigennieren (GFR > 70 ml/min) und a) rezidivierenden, lebensbedrohlichen Hypoglykämien aufgrund von Wahrnehmungs-/Gegenregulatiosstörung b) rascher Progredienz der diabetischen Spätschäden trotz optimaler Betreuung c) maximaler Einschränkung der Lebensqualität d) subkutaner Insulinresistenz und Kontraindikation für andere Applikationswege

Pancreas Advisory Committee erfolgt. Schlanke Typ-2-Diabetiker mit geringem Insulinbedarf und Niereninsuffizienz sowie Patienten mit Typ-MODY-Diabetes (Maturity onset diabetes of the young) profitieren in ähnlicher Weise von einer kombinierten Pankreas-/Nierentransplantation wie Typ-1-Diabetiker (Wiseman u. Gralla 2012; Halbritter et al. 2011; Margreiter et al. 2013).

88.2 Die isolierte Pankreastransplantation (PTA)

In seltenen Fällen kann bei Patienten mit extrem instabilem Diabetes mellitus, dem sog. Brittle-Diabetes – definiert als rezidivierende schwere Hypo- und Hyperglykämien, welche das tägliche Leben substanziell zerstören –, die Indikation zur alleinigen Pankreastransplantation gestellt werden. Hypoglykämiewahrnehmungsstörungen, Vorliegen einer subkutanen Insulinresistenz, aber auch ein frühes Auftreten und rasches Fortschreiten diabetischer Spätschäden können eine alleinige Pankreastransplantation rechtfertigen (Landgraf 2010; Drognitz u. Hopt 2003). In diesen Fällen sollte die Nierenfunktion aufgrund der zu erwartenden Nephrotoxizität der Immunsuppressiva nicht oder nur gering beeinträchtigt sein. Trotz Verbesserungen der Ergebnisse (Lebensqualität, Spätschäden) ist die PTA keine prinzipielle Alternative zu konservativen Therapiemöglichkeiten (Gruessner et al. 2008; Boggi et al. 2012; Gremizzi et al. 2010). Die Indikation hierzu sollte nur interdisziplinär zwischen Transplantantationsmedizinern, Diabetologen und Psychologen gestellt werden, nachdem wichtige Alternativen (z. B. eine Insulinpumpentherapie) ausgeschöpft wurden und selbstinduzierte Hypoglykämien bei psychischen Störungen (z. B. Münchhausen-Syndrom) ausgeschlossen wurden (Landgraf 2010). Es muss eine sorgfältige Abwägung des Operationsrisikos und der Nebenwirkungen der immunsuppressiven Therapie gegenüber den zu erwartenden Vorteilen einer Transplantation erfolgen.

Sowohl für die PTA als auch die Pankreastransplantation nach Nierentransplantation (PAK) konnten Venstrom und Mitarbeiter (2003) in einer ersten Analyse keinen Überlebensvorteil im Vergleich zum Überleben auf der Warteliste zeigen. Nach einem Verlauf von 4 Jahren war das relative Mortalitätsrisiko mit 1,57 (PTA) und 1,42 (PAK) weiterhin erhöht. Gruessner et al. (2004, 2005) reanalysierten dieselben Daten (UNOS, IPTR) und korrigierten Mehrfachlistungen und Fehlklassifikationen der Patienten, ohne eine erhöhte Mortalität für pankreastransplantierte Patienten feststellen zu können.

88.3 Die Pankreastransplantation nach erfolgter Nierentransplantation (PAK)

Nach Nierentransplantation eines Typ-1-Diabetikers kann in Sonderfällen eine Pankreastransplantation erfolgen. Bei dieser Art der Transplantation fehlt die immunologische Identität der Transplantate. Von Vorteil ist jedoch, dass die Immunsuppression zum Zeitpunkt der Pankreastransplantation bereits besteht. Aktuelle Daten zeigen, dass die PAK zu einer Verbesserung der Langzeitfunktionsrate der transplantierten Niere führt (Bazerbachi et al. 2013; Kleinclauss et al. 2009). Idealerweise sollte die Pankreastransplantation bei stabiler Funktion des Nierentransplantats erfolgen. Der zeitliche Abstand zur Nierentransplantation ist wohl nicht relevant (Humar et al. 2001).

Kontraindikationen für eine Pankreastransplantation stellen eine bestehende Malignomerkrankung, eine nicht sanierte akute oder chronische Infektion sowie schwere psychische Störungen und Non-Compliance dar. Ebenfalls können ausgeprägte kardiovaskuläre Veränderungen, soweit nicht therapierbar, eine Kontraindikation darstellen. Patienten mit einem Body-Mass-Index (BMI) > 30 kg/m² sollten nur in Ausnahmefällen einer Pankreastransplantation unterzogen werden.

Die aktuelle demographische Entwicklung schlägt sich im Alter der Organspender und der Pankreasempfänger nieder: Während über viele Jahre das mittlere Spenderalter bei 26 Jahren und das mittlere Empfängeralter bei 41 Jahren lag (Gruessner u. Sutherland 2008), sind beide Parameter in den letzten 10 Jahren sukzessive angestiegen. Bei sorgfältiger Auswahl der Organempfänger kann auch für über 50-jährige Typ-1-Diabetiker ein Überlebensvorteil durch die SPK gezeigt werden (Ablorsu et al. 2008; Afaneh et al. 2011; Muthusamy 2011; Schenker et al. 2011; Viebahn et al. 2009).

Literatur

Ablorsu E, Ghazanfar A, Mehra S, Campbell B, Riad H, Pararajasingam R et al (2008) Outcome of pancreas transplantation in recipients older than 50 years: a single-centre experience. Transplantation 86(11): 1511–1514

Afaneh C, Rich BS, Aull MJ, Hartono C, Leeser DB, Kapur S (2011) Pancreas transplantation: does age increase morbidity? J Transplant 2011: 596801

Augustine T (2012). Simultaneous pancreas and kidney transplantation in diabetes with renal failure: the gold standard? J Ren Care 38 (Suppl 1): 115–124

Bazerbachi F, Selzner M, Marquez MA, Norgate A, McGilvray ID, Schiff J et al (2013) Pancreas-after-kidney versus synchronous pancreas-kidney transplantation: comparison of intermediate-term results. Transplantation 95(3): 489–494

Boggi U, Vistoli F, Egidi FM, Marchetti P, De Lio N, Perrone V et al (2012) Transplantation of the pancreas. Curr Diab Rep 12(5): 568–579

Drognitz O, Hopt UT (2003) [Pancreas transplantation: a survey on indications, surgical techniques, immunosuppression, complications and outcome]. Zentralbl Chir 128(10): 821–830

Gremizzi C, Vergani A, Paloschi V, Secchi A (2010) Impact of pancreas transplantation on type 1 diabetes-related complications. Curr Opin Organ Transplant 15(1): 119–123

Gruessner AC (2011) 2011 update on pancreas transplantation: comprehensive trend analysis of 25,000 cases followed up over the course of twenty-four years at the International Pancreas Transplant Registry (IPTR). Rev Diabet Stud 8(1): 6–16

Gruessner AC, Sutherland DE (2008) Pancreas transplant outcomes for United States (US) cases as reported to the United Network for Organ Sharing (UNOS) and the International Pancreas Transplant Registry (IPTR). Clin Transpl: 45–56

Gruessner RW, Sutherland DE, Gruessner AC (2004) Mortality assessment for pancreas transplants. Am J Transplant 4(12): 2018–2026

Gruessner RW, Sutherland DE, Gruessner AC (2005) Survival after pancreas transplantation. JAMA 293(6): 675; author reply 6

Gruessner RW, Sutherland DE, Kandaswamy R, Gruessner AC (2008) Over 500 solitary pancreas transplants in nonuremic patients with brittle diabetes mellitus. Transplantation 85(1): 42–47

Halbritter J, Mayer C, Bachmann A, Rasche FM, Uhlmann D, Stumvoll M et al (2011) Successful simultaneous pancreas kidney transplantation in maturity-onset diabetes of the young type 5. Transplantation 92(8): e45–47

Huang E, Wiseman A, Okumura S, Kuo HT, Bunnapradist S (2011) Outcomes of preemptive kidney with or without subsequent pancreas transplant compared with preemptive simultaneous pancreas/kidney transplantation. Transplantation 92(10): 1115–1122

Humar A, Ramcharan T, Kandaswamy R, Matas A, Gruessner RW, Gruessner AC et al (2001) Pancreas after kidney transplants. Am J Surg 182(2): 155–161

Kleinclauss F, Fauda M, Sutherland DE, Kleinclauss C, Gruessner RW, Matas AJ et al (2009) Pancreas after living donor kidney transplants in diabetic patients: impact on long-term kidney graft function. Clin Transplant 23(4): 437–446

Landgraf R (2010) Pankreasorgantransplantation bei Typ-1-Diabetes-Patienten. Diabetologe 6: 451–459

Margreiter C, Resch T, Oberhuber R, Aigner F, Maier H, Sucher R et al (2013) Combined pancreas-kidney transplantation for patients with end-stage nephropathy caused by type-2 diabetes mellitus. Transplantation 95(8): 1030–1036

Matthaei S, Kellerer M (2011) S3-Leitlinie Therapie des Typ-1-Diabetes. http://www.deutsche-diabetes-gesellschaft.de/fileadmin/Redakteur/Leitlinien/Evidenzbasierte_Leitlinien/Aktualisierung-TherapieTyp1Diabetes_1_20120319_TL.pdf

Morath C, Zeier M, Dohler B, Schmidt J, Nawroth PP, Opelz G (2008) Metabolic control improves long-term renal allograft and patient survival in type 1 diabetes. J Am Soc Nephrol 19(8): 1557–1563

Muthusamy A (2011) Pancreas transplantation in recipients aged > 50 years. Transplant International [Abstract] 24(S2): 53

Perosa M, Boggi U, Cantarovich D, Robertson P (2011) Pancreas transplantation outside the USA: an update. Curr Opin Organ Transplant 3(16): 135–141

Schenker P, Viebahn R (2009) [Pancreas and islet transplantation. The role in the treatment of diabetes mellitus]. Chirurg 80(5): 422, 4–9

Schenker P, Vonend O, Kruger B, Klein T, Michalski S, Wunsch A et al (2011) Long-term results of pancreas transplantation in patients older than 50 years. Transpl Int 24(2): 136–142

Venstrom JM, McBride MA, Rother KI, Hirshberg B, Orchard TJ, Harlan DM (2003) Survival after pancreas transplantation in patients with diabetes and preserved kidney function. JAMA 290(21): 2817–2823

Viebahn R, Klein H, Kraemer B, Schenker P (2009) Is pancreas transplantation getting old? Single-center experience in an aging society. Clinical Transplants, Terasaki Foundation Laboratory, Los Angeles, California, S 165–169

Wai PY, Sollinger HW (2011) Long-term outcomes after simultaneous pancreas-kidney transplantation. Curr Opin Organ Transplant 16(1): 128–134

Wiseman AC, Gralla J (2012). Simultaneous pancreas kidney transplant versus other kidney transplant options in patients with type 2 diabetes. Clin J Am Soc Nephrol 7(4): 656–664

Technik der Nieren- und Pankreastransplantation und der alleinigen Pankreastransplantation

Sascha A. Müller, Bruno M. Schmied

H. G. Beger et al. (Hrsg.), *Erkrankungen des Pankreas*,
DOI 10.1007/978-3-642-37964-2_89, © Springer-Verlag Berlin Heidelberg 2013

Die operative Technik und die Ergebnisse der Pankreastransplantation waren lange Zeit unbefriedigend. Seit Verwendung von Pankreasduodenaltransplantaten und Ableitung des exokrinen Pankreassekretes in die Harnblase und später in den Dünndarm ist die Pankreastransplantation aus chirurgischer Sicht sehr sicher geworden. Des Weiteren hat sie sich durch eine deutlich verbesserte Immunsuppression als Therapiemöglichkeit etabliert. Wesentlichen Einfluss auf den Erfolg einer Pankreastransplantation haben die Spenderkonditionierung, Organentnahme, Beurteilung des Transplantates und die Back-table-Präparation, welche sich unmittelbar auf die postoperative Komplikationsrate auswirken.

Seit der ersten erfolgreichen kombinierten Pankreas-Nieren-Transplantation im Jahre 1966 durch Lillehei und Kelly (Minnesota, USA) (Kelly et al. 1967) wurden in der Folge aufgrund von Komplikationen zahlreiche Techniken der Pankreastransplantation beschrieben. Heute wird das gesamte Pankreas mit dem kurzen blindverschlossenen Duodenum transplantiert (Nghiem u. Corry 1987). Das Spenderduodenum kann entweder an die Harnblase (Blasendrainage) oder an das obere Jejunum (Dünndarmdrainage) anastomosiert werden. Die bis Mitte der 1990er-Jahre hauptsächlich durchgeführte Blasendrainage wurde wegen häufiger metabolischer Azidosen (Bikarbonatverlust) und urologischer Probleme weitestgehend verlassen (Sollinger et al. 2009). Deshalb erfolgt heute in den meisten Transplantationszentren die Drainage des Pankreassaftes in das anastomosierte Jejunum, in der Regel in Kombination mit der Niere des gleichen Spenders.

89.1 Organentnahme

Die Pankreasentnahme erfolgt in der Regel im Rahmen einer Multiorganspende über eine mediane Laparotomie vom Xyphoid bis zur Symphyse mit oder ohne Sternotomie. Nach standardisierter Präparation werden nach Gabe von 25.000 IE Heparin i.v. die subphrenische Aorta sowie die distalen Beckenarterien verschlossen und die viszeralen Organe mit 3–4 l kalter Belzer-UW-Lösung (ViaSpan) oder 7–10 l kalter HTK-Lösung (Custodiol) über einen aortalen oder iliakalen Perfusionsschlauch perfundiert. Zusätzlich werden die Organe topisch mit Crush-Eis und kalter NaCl-Lösung gekühlt.

Das Pankreas und die Leber können en bloc oder getrennt entnommen werden. Die Präparation beginnt nach Beendigung der In-situ-Perfusion durch Aufsuchen der A. gastroduodenalis, welche am Pankreasoberrand ligiert wird (■ Abb. 89.1). Anschließend wird der Ductus choledochus suprapankreatisch durchtrennt. Nach subtiler Präparation der A. hepatica und des Truncus cocliacus unter absoluter Schonung der Pankreaskapsel wird die A. lienalis unmittelbar am Truncus coeliacus abgesetzt. Nach Dissektion des Lig. gastrocolicum und splenocolicum wird das Pankreas durch Ventralluxieren der Milz aus den retroperitonealen Verwachsungen unter Schonung und Mitnahme der V. lienalis gelöst. Die A. mesenterica superior wird am Abgang aus der Aorta mit oder ohne Aortenpatch abgesetzt. Abschließend erfolgt die Durchtrennung des Duodenums mit dem GIA pylorusnah sowie auf Höhe der Treitz-Flexur, der Mesenterialstiel wird mit einem Stapler abgesetzt und fortlaufend übernäht. Hierbei soll auf einen ausreichenden Abstand der Mesenterialwurzel zum Pankreasunterrand und zum Abgang der A. pancreaticoduodenalis inferior geachtet werden. Die Pfortader sollte ausreichend lang gewählt werden, um eine sichere Anastomosierung zu gewährleisten.

89.2 Back-table-Rekonstruktion

89.2.1 Pankreas

Die Back-table-Präparation sollte durch den transplantierenden Chirurgen erfolgen (■ Abb. 89.2). Nach Inspektion des Pankreasparenchyms und des Duodenalsegments werden die zur Transplantation notwendigen Gefäße und die Mesenterialwurzel überprüft. Anschließend wird die Milz

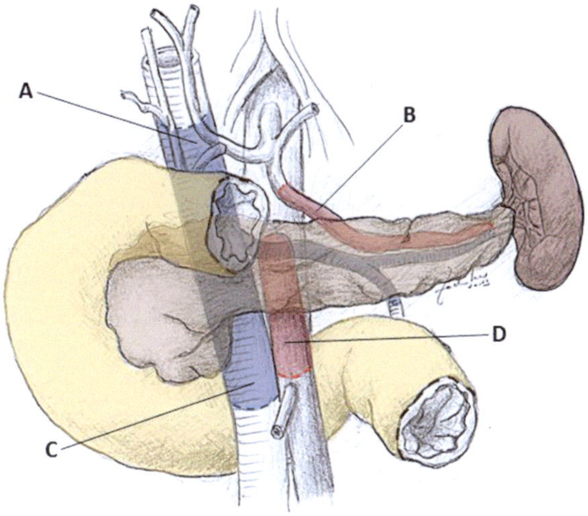

◘ **Abb. 89.1** Die farblich markierten Strukturen werden bei der Explantation en bloc entnommen. Die zu erhaltenden Gefäße sind: Pfortader (A), A. lienalis (B), V. mesenterica superior (C), A. mesenterica superior (D), Iliakalgabel zur Rekonstruktion ist nicht abgebildet (Zeichnung Marcel Zadnikar, mit freundl. Genehmigung)

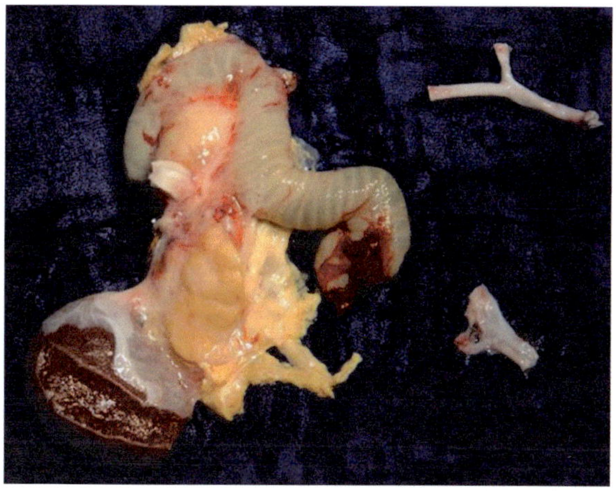

◘ **Abb. 89.2** Back-table: Pankreas mit anhängendem Duodenum und Milz. Spenderiliakalgefäße (Foto: Universitätsklinik Heidelberg, mit freundl. Genehmigung)

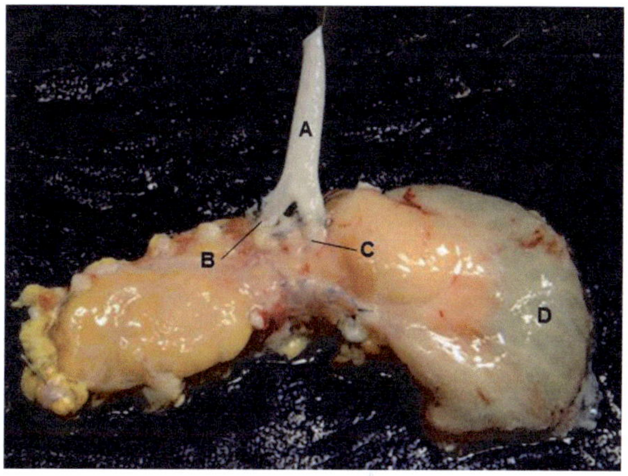

◘ **Abb. 89.3** Abgeschlossene Back-table-Präparation: arterielle Rekonstruktion mittels Y-Graft der Spenderiliakalgefäße (A) auf die A. lienalis (B) und A. mesenterica superior (C), lang belassenes Duodenum (D), Pfortader am Pankreasoberrand nicht sichtbar (Foto: Universitätsklinik Heidelberg, mit freundl. Genehmigung)

unter Ligatur einzelner Gefäße und absoluter Schonung der Pankreaskapsel abgesetzt. Wurde das Pankreas an einem externen Zentrum entnommen, empfiehlt es sich, die Pankreaskapsel vorsichtig zu inspizieren und kleine dissezierte Gefäße zu ligieren. Durch Perfusion der A. gastroduodenalis und A. mesenterica superior mit Konservierungslösung können kleine, noch offene Gefäße identifiziert und sorgfältig ligiert werden. Der distale Anteil des Duodenums wird weiter unter Ablösen vom Pankreas mobilisiert und mittels Linearstapler nachgekürzt (Cave: Papille; diese kann durch Sondierung des Ductus choledochus identifiziert werden). Nach Ligatur der V. mesenterica inferior am Pankreasunterrand wird der Verschluss der Mesenterialwurzel geprüft und ggf. erneut übernäht.

Ein Y-Graft des Spenders, bestehend aus der A. iliaca communis und deren Aufzweigung in die A. iliaca interna und externa, wird standardmäßig zur Rekonstruktion eines arteriellen Konduits verwendet, indem die A. iliaca interna an die A. lienalis und die A. iliaca externa an die A. mesenterica superior als End-zu-End-Anastomose verbunden werden (5/0 oder 6/0; nichtresorbierbares monofiles Nahtmaterial). Die Rekonstruktion kann auch durch eine Direktinsertion der A. lienalis in die A. mesenterica superior als End-zu-Seit-Anastomose erfolgen (◘ Abb. 89.3).

Die Länge des Pfortaderstamms bis zur Einmündung der V. gastrica sinistra ist in der Regel ausreichend. Kann die Pfortader nicht suffizient aus dem Pankreastransplantat mobilisiert werden, ist ggf. eine Verlängerung mittels V. iliaca des Spenders notwendig (Cave: erhöhte Thromboserate).

89.2.2 Niere

Nach subtiler Entfernung des perirenalen Fettgewebes und Inspektion der Niere werden die Nierengefäße dargestellt, präpariert und bei Vorliegen von akzessorischen Arterien ggf. rekonstruiert. Liegen multiple Nierenvenen vor, können bei vorhandener Kollateralisation die kleineren Venen ligiert werden. Durch Perfusion der arteriellen Achse mit gekühlter Konservierungslösung können kleine durchtrennte Gefäße identifiziert und ligiert werden. Das Nierenbeckenkelchsystem und der Ureter werden nicht präpariert, um die Perfusion des Ureters nicht zu kompromittieren.

Tab. 89.1 Transplantationstechniken

Orientierung	Arterielle Rekonstruktion	Venöse Rekonstruktion/Endokrine Drainage	Exokrine Drainage
Duodenalsegment nach kranial, intraperitoneal	Y-Graft der Spenderiliakalgefäße	Systemisch: V. cava inferior, V. iliaca communis dextra Portal: V. mesenterica superior	Oberes Jejunum
Duodenalsegment nach kranial, retroperitoneal (Boggi-Technik)	Y-Graft der Spenderiliakalgefäße	Portal: V. mesenterica superior	Duodenum Oberes Jejunum
Duodenalsegment nach kaudal, intraperitoneal	Y-Graft der Spenderiliakalgefäße	Systemisch: V. cava inferior, V. iliaca communis dextra	Unteres Ileum
Duodenalsegment nach kaudal, intraperitoneal	Y-Graft der Spenderiliakalgefäße	Systemisch: V. iliaca externa, V. iliaca communis	Blasendrainage

89.3 Kombinierte Pankreas-Nieren-Transplantation

Primär wird das Pankreas transplantiert und zur Revaskularisierung aus anatomischen Gründen die rechte Beckenachse bevorzugt. Nach medianer Laparotomie von der Symphyse bis ca. 5 cm oberhalb des Nabels wird das Dünndarmpacket und das rechte Hemikolon von der Beckenachse, der Aorta sowie der V. cava inferior mobilisiert, in den Oberbauch gelegt und mittels Retraktoren fixiert. Dasselbe geschieht mit dem Kolon sigmoideum nach links-kaudal. Danach erfolgt die Darstellung der unteren V. cava inferior und der arteriellen und venösen Beckenachse beidseits unter Schonung der Lymphgefäße (Tab. 89.1).

89

89.3.1 Pankreaskopf kranial, intraperitoneal, systemisch-venöse Drainage

Die venöse Ableitung des Pankreas erfolgt zuerst und kann systemisch-venös an die V. iliaca externa bzw. V. cava inferior oder portal-venös an die V. mesenterica inferior erfolgen (monofiles nichtresorbierbares Nahtmaterial, Stärke 6/0) (Abb. 89.4). Die systemisch-venöse Ableitung ist trotz des postoperativen peripheren Hyperinsulinismus an den meisten Transplantationszentren die Standardtechnik (Gruessner 2011). Einige Zentren bevorzugen deshalb die endokrine physiologische Drainage in den Pfortaderkreislauf.

Die Arterienanastomose besteht aus der Spender-Iliaca, welche idealerweise End-zu-Seit auf die A. Iliaca externa des Empfängers in fortlaufender Naht oder Einzelknopfnahttechnik genäht wird (monofiles nichtresorbierbares Nahtmaterial der Stärke 5/0 oder 6/0).

Zur Reperfusion wird zunächst der venöse Schenkel geöffnet. Dabei finden sich immer wieder kleinere Blu-

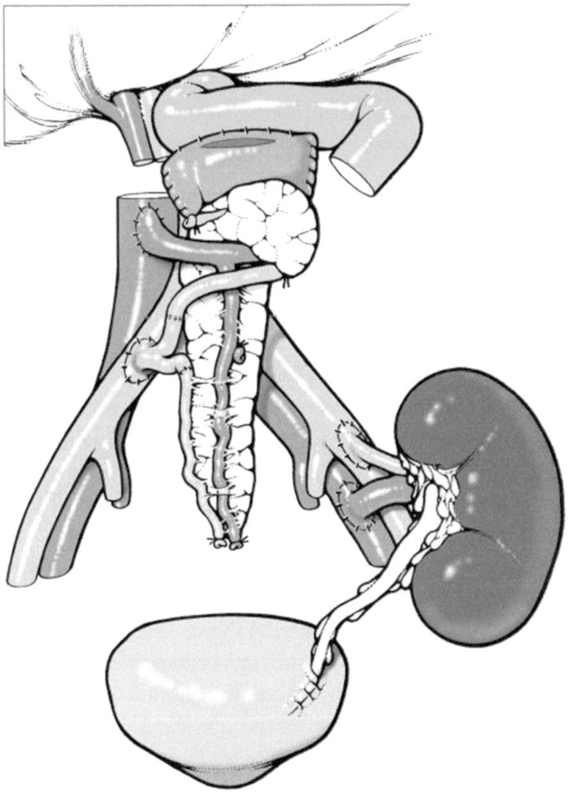

Abb. 89.4 Pankreastransplantation in der Darmdrainagetechnik mit systemisch-venöser Anastomose. Kraniale Ausrichtung des Duodenalsegments und Seit-Seit-Anastomose zum proximalen Jejunum. (Aus Büsing et al. 1998)

tungen, welche rasch mittels Clips oder Ligaturen versorgt werden. Eine Einblutung in die Pankreaskapsel sollte unter allen Umständen vermieden werden. Anschließend wird der arterielle Schenkel freigegeben. Nach erfolgreicher Hämostase wird die exokrine Drainage durchgeführt. Dies erfolgt bei der Dünndarmdrainagetechnik ca. 50 cm aboral

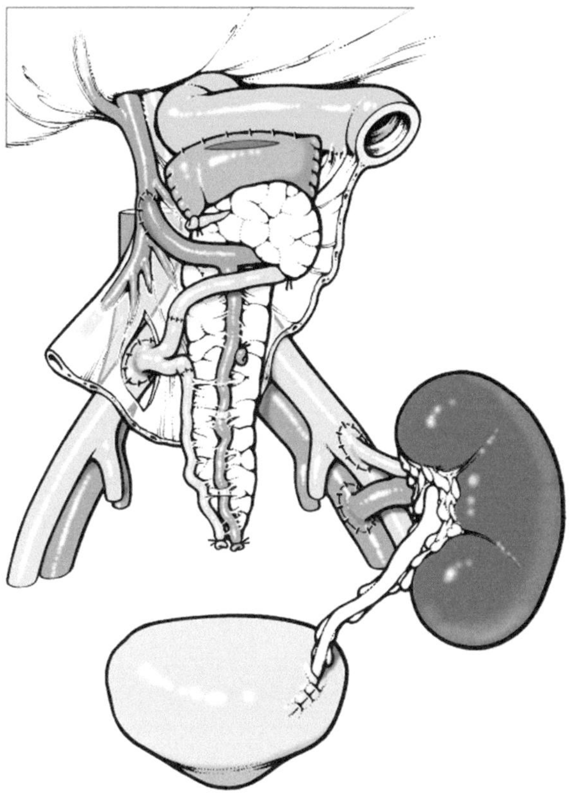

■ **Abb. 89.5** Pankreastransplantation in der Darmdrainagetechnik mit portal-venöser Anastomose zur V. mesenterica superior. Kraniale Ausrichtung des Duodenalsegments und Seit-Seit-Anastomose zum proximalen Jejunum. (Aus Büsing et al. 1998)

der Treitz-Flexur mittels maschineller Seit-zu-Seit-Duodenojejunostomie mit dem CEEA 21 über den eröffneten distalen Duodenalstumpf oder durch eine handgenähte, häufig zweireihige fortlaufende Naht (monofil, resorbierbar, Stärke 4/0). Das distale Duodenalende wird bei der Stapleranastomose mit einem linearen Stapler verschlossen und fortlaufend invertierend übernäht. Die Dünndarmdrainagetechnik ermöglicht später mittels Ballonendoskopie eine Transplantatbeurteilung durch eine transduodenale Gewebeprobe. In ausgewählten Fällen kann die Anastomose an eine nach Roux-Y ausgeschaltete Dünndarmschlinge anastomosiert werden.

89.3.2 Pankreaskopf kranial, intra- oder extraperitoneal, portovenöse Drainage

Durch die venöse Anastomose an das Pfortadersystem als physiologische Form wird der postoperative Hyperinsulinismus durch den First-pass-Effekt des Insulins durch die Leber vermieden (Shokouh-Amiri et al. 1992). Die durch Boggi modifizierte und 2005 publizierte Technik durch retroperitoneale Platzierung des Spenderpankreas zeigt in einigen Zentren sehr gute Ergebnisse (Boggi et al. 2005). Nach Mobilisierung des gesamten rechten Hemikolons wird die Portalvene des Spenders an die retropankreatische V. mesenterica superior des Empfängers anastomosiert und das kurz gehaltene Duodenum des Spenders mit dem Duodenum des Empfängers im Sinne einer Seit-zu-Seit-Anastomose verbunden. Alternativ kann das Duodenum in eine nach Roux-Y ausgeschaltete Jejunumschlinge anastomosiert werden (■ Abb. 89.5).

89.3.3 Pankreaskopf kaudal, intraperitoneal, Blasendrainage, systemisch-venöse Ableitung

Der Pankreaskopf zeigt nach kaudal und das Duodenalsegment wird mit der Harnblase anastomosiert. Die Blasenanastomose ist bei der kombinierten Pankreas-Nieren-Transplantation in den letzten Jahren weitgehend in den Hintergrund getreten, hat allerdings wegen der Möglichkeit des Monitorings der Amylase im Urin bei der alleinigen Pankreastransplantation noch eine gewisse Bedeutung.

89.4 Niere

Die Implantation der Niere ist seit den frühen 1950er-Jahren weitgehend standardisiert und erfolgt heterotop in die kontralaterale Fossa iliaca, wobei die Gefäßanastomosen den individuellen Gegebenheiten angepasst werden. Im Rahmen der kombinierten Pankreas-Nieren-Transplantation erfolgt die Nierentransplantation intraperitoneal. Einige Zentren bevorzugen den extraperitonealen Zugang unter Bildung einer Tasche zwischen dem Peritoneum und der Bauchdecke. Die Arterie und Vene wird in den meisten Fällen End-zu-Seit mit der A. bzw. V. iliaca communis resp. externa anastomosiert.

Nierenimplantation links iliakal: Darstellen der externen Iliakalgefäße. Bei der Seitenwahl der Niere zum Zeitpunkt des Organangebots vereinfacht die Wahl der linken Niere bei einfacher arterieller Gefäßanatomie die Implantation, da die anatomisch längere Transplantatvene eine spannungsfreie venöse Anastomose erlaubt.

Nach Revaskularisierung wird der Ureter extraperitoneal, paravesikal durchgezogen und die Neoureterozystostomie angelegt. Abschließend erfolgt die Antirefluxplastik.

Literatur

Boggi U, Vistoli F, Signori S et al (2005) A technique for retroperitoneal pancreas transplantation with portal-enteric drainage. Transplantation 79: 1137–1142

Büsing M, Martin D, Schulz T, Heimes M, Klempnauer J, Kozuschek W (1998) Pankreastransplantation in der Blasen- und Darmdrainagetechnik mit systemischvenöser und ersten Erfahrungen mit der portalvenösen Ableitung. Welche Technik kann heute empfohlen werden? Chirurg 69: 291–297

Gruessner AC (2011) 2011 update on pancreas transplantation: comprehensive trend analysis of 25,000 cases followed up over the course of twenty-four years at the International Pancreas Transplant Registry (IPTR). Rev Diabet Stud 8(1): 6–16

Kelly WD, Lillehei RC, Merkel FK et al (1967) Allo-transplantation of the pancreas and duodenum along with the kidney in diabetic nephropathy. Surgery 61: 827–837

Larsen JL (2004) Pancreas transplantation: indications and consequences. Endocr Rev 25(6): 919–946 [Review]

Nghiem DD, Corry RJ (1987) Transplantation with urinary drainage of pancreatic secretions. Am J Surg 153: 405–406

Shokouh-Amiri MH, Gaber AO, Gaber LW (1992) Pancreas transplantation with portal venous drainage and enteric diversion: a new technique. Transplant Proc 24: 776–777

Sollinger HW, Odorico JS, Becker YT, D'Alessandro AM, Pirsch JD (2009) One thousand simultaneous pancreas-kidney transplants at a single center with 22-year follow-up. Ann Surg 250(4): 618–630

Frühpostoperative Komplikationen, Immunsuppression und Ergebnisse bei Transplantation des Pankreas

Wolfgang D. Schareck

H. G. Beger et al. (Hrsg.), *Erkrankungen des Pankreas*,
DOI 10.1007/978-3-642-37964-2_90, © Springer-Verlag Berlin Heidelberg 2013

Die kombinierte Pankreas-/Nierentransplantation ist heute die erste Therapie der Wahl beim Typ-I-Diabetes mit terminaler Niereninsuffizienz. Neben den typischen Komplikationen, die bei allen viszeralen Transplantationen möglich sind, wie Blutung oder Nachblutung, Stenosen im Anastomosenbereich, Leckagen oder Thrombosen, sind Abstoßungen und Infektionen zu nennen. Als besondere Komplikation ist nach Pankreastransplantation die Transplantatpankreatitis gefürchtet, die analog zur Pankreatitis in unterschiedlicher Ausprägung vorkommt und zum Transplantatverlust mit der Notwendigkeit der operativen Entfernung des Transplantats führen kann. Die kombinierte Pankreastransplantation erfordert eine verstärkte Immunsuppression im Vergleich zur alleinigen Nierentransplantation. In Abhängigkeit von Abstoßungskrisen und ihrer Behandlungsfähigkeit kommt es zu insgesamt guten Langzeitfunktionen mit über 50 % Funktionsrate nach 10 Jahren.

Die kombinierte Pankreas-/Nierentransplantation ist unter den viszeralen Transplantationen die schwierigste, weil pankreasbedingt schwerwiegende Komplikationen auftreten können, die lebensbedrohlich sind und in ihrer Wahrscheinlichkeit von der Organqualität, der Organentnahme, der Konservierung, der präoperativen Organvorbereitung, der Narkoseführung und dem OP-Verlauf gleichermaßen abhängen. So sind mögliche Vorschäden im Rahmen einer präfinalen Kreislaufdysregulation dem Organ selten anzusehen, die Organqualität ist schwer zu beurteilen, und bei der Organentnahme kann es zu weiteren Schäden kommen, abgesehen von technischen Fehlern, die, wenn sie nicht vom entnehmenden Team bemerkt werden, sich erst nach der Reperfusion zeigen. Prinzipiell treten gleichartige Komplikationen bei allen viszeralen Transplantationen auf, wie Blutung oder Nachblutung, Thrombose im arteriellen oder venösen Stromgebiet mit Infarkt oder Infarzierung, Infektion, Organversagen oder Abstoßung. Im Pankreas sind zudem die Formen der zumeist ischämiebedingten Pankreatitis möglich, in den Ausprägungen vom Ödem bis zur Nekrose. Hinzu kommt die Komplikation einer Abstoßung, die am Pankreas schwer zu diagnostizieren ist und differenzialdiagnostisch von der Reperfusionspankreatitis abgegrenzt werden muss.

90.1 Technische Komplikationen

In der Literatur werden technische Komplikationen mit einer Häufigkeit von 3–10 % angegeben (Troppmann 2010). Zahlreiche Untersuchungen wurden durchgeführt, um den Einfluss organprotektiver Lösungen und auch der Immunsuppression hierauf zu untersuchen. Bedeutungsvoll sind sicher auch Vorbedingungen beim Spender und die Technik der Organentnahme, entscheidend aber die chirurgische Technik der Implantation (■ Abb. 90.1). So haben wir im eigenen Zentrum die zweireihige Anastomosierung der exokrinen Drainage sowohl im Falle einer Blasenableitung wie auch der enteralen Drainage durchgeführt. Klammernahtreihen wurden zusätzlich fortlaufend übernäht. Neben Anastomosenstenosen und -leckagen, arteriell, venös oder im Bereich der duodenalen Ableitung über Blase oder Dünndarmabschnitte, zählen hierzu auch Thrombosen durch Abknickungen oder Torsionen sowohl arteriell wie auch venös.

90.2 Thrombose

Die Thrombose der Vena portae bzw. der Spendermesenterialgefäße ist gefürchtet, geht sie doch in der Regel mit dem Organverlust einher. Eine Thromboseprophylaxe ist angezeigt und sollte intraoperativ mit einer Heparinisierung erfolgen. Bei früher Diagnose kann versucht werden, nach einer offenen, mechanischen Entfernung eine lokale Lyse durchzuführen.

Wird als Erstes die venöse Anastomose genäht, kann der Venenabschnitt sehr kurz gehalten werden, womit der Anastomosenort der Arterie vorgegeben ist. Hierbei ist die endgültige Platzierung des Organs zu bedenken, um

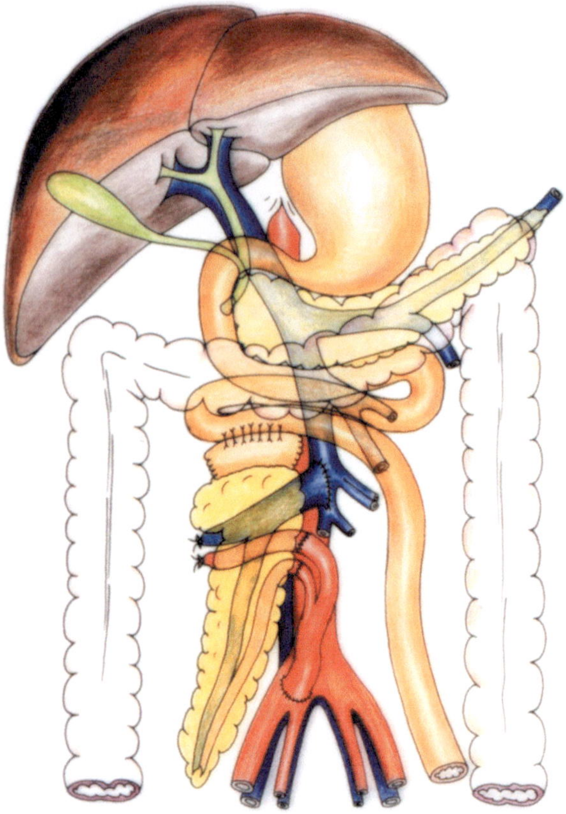

Abb. 90.1 Portovenös-enterale Pankreastransplantation. (Mit freundl. Genehmigung von Thomas Wodetzki, Universität Rostock)

eine Ventorquierung zu vermeiden. Bei empfängerseitig vorbestehenden schweren arteriosklerotischen Wandveränderungen mit hohem Dissektionsrisiko müssen alle gefäßchirurgischen Möglichkeiten für eine ausreichende und unbehinderte Transplantatperfusion ausgenutzt werden. Diese reichen von der offenen Endartherektomie bis hin zum Gefäßersatz mit autologen oder Spendergefäßen. Auch Klemmenschäden mit Perfusionsstörungen der entsprechenden Extremität gehören zu technischen Komplikationen. Dabei muss an das Stealphänomen gedacht werden, etwa bei Abgangsstenose der A. iliaca communis. Zu Beginn der Transplantation ist es daher notwendig, sich aktuell über den arteriellen wie venösen Gefäßstatus der Beckengefäße zu orientieren, sodass die bestgeeigneten Implantationsorte für die arteriellen und venösen Anastomosen von Pankreas und Niere identifiziert werden können.

Arterielle Thrombosen etwa bei Interposition einer Y-Gabel haben stets mechanische Ursachen. Entnahmebedingt ist die Gabelung eine Prädilektionsstelle für Intimaläsionen, die sich bei der Vorbereitung der Organe entdecken lassen.

Venöse Thrombosen in den ersten postoperativen Tagen sind ebenfalls technische Komplikationen. Nach 2 Wochen und später nach der Transplantation muss eher an eine Infektion oder Abstoßung als Ursache der Thrombose gedacht werden (Piros et al. 2012).

90.3 Blutung oder Nachblutung

Blutungsquellen sind neben Anastomoseninsuffizienzen im Bereich der Iliakalgefäße oder der Aorta oder bei Rekonstruktionen auch parenchymatöse Blutungen oder aus der abgestapelten und übernähten Mesenterialwurzel. Zur Prophylaxe sind subtile Umstechungen während der Präparation und nach Revaskularisierung erforderlich. Oft werden zusätzlich Fibrinkleber oder Ähnliches eingesetzt. Die Blutung oder Nachblutung ist der häufigste Grund für eine Relaparotomie (Page et al. 2012). Blutkonservenbedarf sollte sonographische Kontrollen veranlassen, die falsch-negativ sein können. Drainageinhalt ggf. nach Spülung sind wichtige Hinweise. Hämatome können erst einige Tage nach der OP bemerkbar werden. Sie sind eine häufige Ursache für Revisionsoperationen, die in bis zu 50 % der Fälle nach Pankreastransplantation erforderlich werden.

Die Diagnostik mittels Sonographie ist erschwert. Laborwerte sollten ebenso Berücksichtigung finden wie die Qualität des Drainageinhalts. Mit Hämatomen erhöht sich die Infektgefahr. Ausräumungen im Intervall sind oft sinnvoll.

90.4 Infektion

Der bakteriellen Infektion wird mit entsprechender Antibioseprophylaxe und Zwölffingerdarmdekontamination vorgebeugt. Auch Cytomegalieinfektionen sind beschrieben worden. Sie wird in der Regel mit einem Cephalosporin der zweiten Generation durchgeführt, das den Vorteil der Wirkung auch bei grampositiven Keimen besitzt.

Risikofaktoren für Infektionen sind neben Operationshämatomen, Nekrosen des Pankreas, aber auch Infektionen im Bereich der Harnwege bei gleichzeitiger kombinierter Nierentransplantation. Postoperative CRP-Erhöhungen können Hinweise auf Pankreasnekrosen, aber auch für Infektionen sein. Spezifischer ist die PCT-Erhöhung. Abstriche aus Drainagen beziehungsweise Blutkulturen führen dann zur kausalen Therapie (Farney et al. 2012). Neben der Antibiose ist die chirurgische Entfernung von Nekrosen angezeigt. Bei ausgedehnten Nekrosen kann die Transplantatentfernung notwendig sein. Auch eine antifungale und antivirale Prophylaxe sind angezeigt.

90.5 Transplantatpankreatitis

Morbidität und auch frühpostoperative Letalität gehen größtenteils auf diese gefürchtete Komplikation zurück (Gruessner 2011). Ursächlich kommen neben Vorschäden beim Spender, Perfusionsstörungen in der Phase des Hirntodes, der organprotektiven Perfusion und der Reperfusion in Betracht. Klinisch imponieren abdominelle Schmerzen, Fieber und die Erhöhung der Pankreasenzyme (Gruessner 2011). Dabei lassen sich leichte Formen mit Ödem und ggf. rasch sichtbaren »Kalkspritzern« von mittelgradigen mit kleineren Nekrosen bis hin zu den schwersten mit ausgeprägten hämorrhagisch infarzierten Nekrosen unterscheiden. Sind beispielsweise nur Schwanzabschnitte betroffen, wird der Chirurg ggf. versuchen, das Transplantat mit entsprechenden Resektionen zu retten. Relaparotomien sind ebenso erforderlich wie eine frühzeitige Entscheidung einer Transplantektomie, wenn weitere Abschnitte des Transplantats hinzukommen. Mit biochemischen Markern wie etwa dem CRP-Anstieg innerhalb der ersten 48 Stunden lässt sich das Ausmaß der postoperativen Transplantatpankreatitis abschätzen. Im Falle ausgedehnter Pankreatitiden sind ggf. programmierte Revisionen erforderlich, weil sich Nekrosen auch kontinuierlich weiter ausbreiten können.

90.6 Reduktion der Frühkomplikationen durch technische Varianten

Die Herausforderung in der Pankreastransplantation liegt im Management der exokrinen Pankreassekretion, einer Funktion, die für den Erfolg nicht vonnöten ist. Als erste technische Variante gilt die Verödung bereits intraoperativ oder sequenziell nach Drainage mit den Komplikationen schwerer Pankreatitiden. Die Blasendrainage über ein duodenales Segment erfordert die ausreichende Verdünnung mit Urin, den Ausgleich des Basenverlustes zur Vermeidung schwerer Azidosen und suffiziente Anastomosenverhältnisse. Leckagen, die durch einen markanten Pankreasenzymanstieg im Serum früh diagnostiziert werden können, führen zu schwersten Infekten. Eine erhöhte Harnwegsinfektrate hat insbesondere bei unzureichender Verdünnung mit Urin das allerdings sehr seltene Risiko enzymatischer Nekrosen im Bereich der ableitenden Harnwege zur Folge. Die physiologische Ableitung in das Duodenum, Jejunum oder Ileum ist heute der Goldstandard mit einem geringen Leckagerisiko.

Die hohe Darmanastomosierung des duodenalen Segmentes ist zwar im Falle einer Insuffizienz eine gefürchtete Komplikation, dieser Implantationsort erlaubt jedoch eine endoskopisch leicht durchführbare Abstoßungsdiagnostik mittels Schleimhautbiopsie.

90.7 Ergebnisse

Die Pankreastransplantation hat seit ihren Anfängen 1967 durchgreifende Ergebnisverbesserungen erfahren, die sowohl durch die verbesserte Immunsuppression als auch durch standardisierte Organentnahmeverfahren und technische Verbesserungen bedingt sind, sodass sie heute längst nicht mehr als alternatives Therapieverfahren zur exogenen Insulinsubstitution und Dialyse angesehen wird, sondern als eine Transplantation, die das Leben von Typ-I-Diabetikern mit terminaler Niereninsuffizienz verbessert.

Dies ist vor allem auf die positiven Effekte einer Glukosemetabolismusnormalisierung auf die diabetischen Sekundärkomplikationen zurückzuführen, insbesondere die vegetative Neuropathie und ihre Reduktion plötzlicher kardialer Ereignisse.

Die Verbesserungen der Implantationstechnik haben die Gesamtergebnisse sehr günstig beeinflusst. Hier sind die physiologischen Varianten zu nennen mit der portovenösen Drainage sowie der enteralen Drainage. Die anfänglich vermiedene Positionierung des Pankreas ins Retroperitoneum unter dem Aspekt schwerer Infektionen beim Auftreten nekrotisierender Pankreatitiden ist heute zunehmend eine Option. Dabei wird zum Beispiel bei enteraler Drainage in das Empfängerduodenum das Pankreas rechts retrokolisch gelegt.

Die Einjahresfunktionsraten der transplantierten Organe korrelieren mit den Einjahresfunktionsraten transplantierter Nieren vom hirntoten Organspender beim Nichtdiabetiker. Einjahresfunktionsraten von 85 % für Niere und Pankreas werden in erfahrenen Zentren erreicht (Gruessner 2011).

90.8 Immunsuppression und Langzeitergebnisse

Die immunsuppressive Prophylaxe von zellulären Abstoßungsepisoden hat sich im Laufe der 1980er- und 1990er-Jahre langsam konsolidiert. Dies lag zum einen an der Erkenntnis, dass die kombinierte Pankreas-/Nierentransplantation mehr Immunsuppression benötigt als die alleinige Nierentransplantation und zum anderen an der Entwicklung und Einführung neuer Immunsuppressiva, die wirkungsvolle Kombinationen ermöglichten. Dabei ließen sich Nebenwirkungen wie Nephrotoxizität und Diabetogenität reduzieren.

Cyclosporin A ermöglicht Anfang der 1980er-Jahre die Transplantation extrarenaler abdomineller Organe. Tacrolimus erweist sich als effektiver, Azathioprin wird durch Mycophenolat Mofetil ersetzt, Sirolimus ist nicht nephrotoxisch, stört jedoch anhaltend die Wundheilung, sodass es als Immunsuppressivum im unmittelbar postoperativen Verlauf eher nicht in Frage kommt. Monoklonale Antikörper reduzieren Abstoßungskrisen, wenn sie als Induktionstherapie fast nebenwirkungsfrei verabfolgt werden. Und schließlich können Corticosteroide ausschleichend reduziert werden als wirkungsvolle Reduktion der Diabetogenität.

International hat sich die Vierfachtherapie durchgesetzt mit Induktion durch einen monoklonalen oder polyklonalen Antikörper wie etwa Daclizumab oder Antithymozytenglobulin sowie statt Azathioprin heute Mycophenolat Mofetil in der Dosierung von 2 × 1 g. Etwas verzögert, um die initiale Diurese in Gang kommen zu lassen, wird mit Cyclosporin A oder Tacrolimus therapiert, wobei die Dosierung nach Spiegelbestimmungen angepasst werden muss, und Corticosteroiden, die heutzutage möglichst ausgeschlichen werden sollten. Bei der Therapie mit Cyclosporin A sollten die Talspiegel anfangs bei 150–180 ng/ml liegen, um dann auf etwa 100 ng/ml nach etwa 1 Monat reduziert zu werden, entsprechend initialen Talspiegeln von 10–15 mg/ml für Tacrolimus mit Langzeitspiegeln um 8–10 ng/ml (Drognitz et al. 2004). Die Kombinationstherapie ermöglicht ein multifokales Eingreifen in die vor allem zelluläre Immunabwehr mit dem Vorteil, hier Synergien zu erzielen, ohne toxische Effekte der einzelnen Immunsuppressiva befürchten zu müssen.

Eine Antibiotikaprophylaxe sollte neben einer Heparinisierung verabfolgt werden. Je nach Spender/Empfänger-Konstellation ist eine Cytomegalievirusprophylaxe für 90 Tage angezeigt. Ebenso ist eine Ulkusprophylaxe sinnvoll unter Corticosteroidtherapie.

90.9 Abstoßung: Diagnostik und Therapie

Etliche Beobachtungen haben eine erhöhte Abstoßungsinzidenz im Falle einer kombinierten Pankreas-/Nierentransplantation im Vergleich zur alleinigen Nierentransplantation beim Typ-I-Diabetiker festgestellt. Auch treten zelluläre Abstoßungen früher postoperativ auf. Ursächlich könnte nicht nur die größere antigene Zellmenge, sondern auch eine größere Antigenität exokrinen Pankreasgewebes sein. Diese Beobachtungen haben auch zur Einführung einer stärkeren Immunsuppression bei der kombinierten Transplantation geführt. Die transplantierte Niere dient dabei sehr gut als Indikatororgan. Steigende Retentionswerte, eine Verschlechterung der Flüssigkeitsbilanz sind wichtige Hinweise, und eine transplantierte Niere lässt sich perkutan gut zur histologischen Sicherung punktieren. Wird bei der kombinierten Transplantation eine exokrine Blasendrainage gewählt, ist die exokrine Sekretion von Amylase, aber auch von Bikarbonat ein guter Parameter für eine abstoßungsbedingte Funktionseinbuße. Die Organpunktion dagegen ist perkutan mit einem schwer kontrollierbaren Blutungsrisiko behaftet und wird von vielen Autoren ggf. offen bevorzugt.

Die enterale exokrine Drainage mit Duodeno-Duodenostomie, lange Zeit aus Sorge um schwer zu behandelnde Anastomoseninsuffizienzen nicht riskiert, eröffnet neue Möglichkeiten der Abstoßungsdiagnostik mittels Schleimhautbiopsie im Spenderduodenum.

Im Falle der vermuteten und schließlich diagnostisch gesicherten Abstoßung wird eine gezielte Abstoßungstherapie erforderlich. Erste Therapieoption ist eine Cortisonstoßtherapie mit 3-maliger Gabe von jeweils 250 mg SoluDecortin an drei aufeinanderfolgenden Tagen. Die Therapie kann bei verzögertem Ansprechen verlängert werden, im Falle einer Corticoidresistenz der Abstoßung sollte jedoch der Calcineurin-Inhibitor für 1 Woche auf hochnormale Spiegel heraufgesetzt werden.

Der heutige Goldstandard in der immunsuppressiven Therapie ist die Vierfachtherapie mit Induktion durch einen mono- oder polyklonalen Antikörper, der Kombination eines Calcineurin-Inhibitors mit Mycophenolat Mofetil sowie einer initialen Corticosteroidtherapie, die in der Regel rasch ausgeschlichen werden kann.

90.10 Langzeitergebnisse

Die ursprüngliche Indikation zur ersten Pankreastransplantation von Kelly und Lillehei 1966 wollte mit der Transplantation der Bauchspeicheldrüse das Rezidiv einer diabetischen Nephropathie des Nierentransplantates hinauszögern. Diese Indikation hat sich bis heute erheblich gewandelt, und die Betrachtung der Langzeitergebnisse sollte im Hinblick auf die Indikationsstellung erörtert werden.

Die nächste Indikation ist die Glukosemetabolismusnormalisierung, im Unterschied zur Inseltransplantation, bei der ein Anstieg des C-Peptids als Transplantationserfolg angesehen wird mit der Reduktion von Metabolismusentgleisungen, erhebt die Vollorgantransplantation den Anspruch, als Erfolgsparameter exogene Insulinsubstitution nicht mehr zu benötigen (Boggi et al. 2012). Dabei zeigen auch Untersuchungen nach alleiniger Pankreastransplantation bei erhaltener Nierenfunktion die Normalisierung des Glukose- und Fettstoffwechsels, einen Rückgang einer bestehenden Proteinurie und Verbesserungen der linksventrikulären Herzfunktion (Boggi et al. 2012).

Über etliche Jahre war der positive Effekt der Glukosenormalisierung auf den Verlauf diabetischer Sekundärkomplikationen eine wichtige Indikation, in besonders schweren Fällen auch für eine alleinige Pankreastransplantation bei erhaltener Nierentransplantation. Hier ist neben der Retinopathie insbesondere die diabetische Neuropathie zu nennen. Bei heterogenen Ergebnissen zur Retinopathie lassen sich Verbesserungen der Nervenleitgeschwindigkeiten sehr gut reproduzieren (Mehra et al. 2007). Zahlreiche Studien belegen jedoch die wesentlich besseren Langzeitergebnisse der kombinierten Pankreas-/Nierentransplantation im Vergleich zur alleinigen Nierentransplantation (Dieterle et al. 2006).

Von besonderer Bedeutung ist der positive Effekt der Normalisierung des Glukosestoffwechsels auf die vegetative Neuropathie, etwa ersichtlich an der wieder messbaren Asynchronie der Atmung bei In- und Exspiration oder der Besserung einer diabetischen Gastroparese, ist sie doch offensichtlich mitverantwortlich für lebensbedrohliche kardiale Ereignisse. So lassen sich die signifikanten Unterschiede des kleinen Patientenkollektivs von Tyden erklären, mit deutlich verbesserten Überlebensraten nach Pankreas-/Nierentransplantation im Vergleich zur alleinigen Nierentransplantation nach 10 Jahren (Tydén et al. 2000). Entsprechend sind vaskuläre Risikofaktoren, z. B nach stattgehabtem Myokardinfarkt oder Amputation im Bereich der unteren Extremitäten, entscheidend für die insgesamt exzellente Langzeitfunktion (Drognitz et al. 2004). Bei sorgfältiger präoperativer Evaluation und Vorbereitung lassen sich auch bei über 50-jährigen Empfängern vergleichbar gute Ergebnisse hinsichtlich des Überlebens und der Pankreasfunktionsrate erzielen (Schenker et al. 2011).

Mit einer 20 Jahre nach kombinierter Transplantation beobachteten Pankreasfunktionsrate von 36 % geht immerhin eine Patientenüberlebensrate von 58 % bei Sollinger einher, ein Ergebnis, welches zu Recht diese Therapieform zum Goldstandard erhebt, nur zu übertreffen mit der Kombination einer Lebendnierenspende und postmortalen Pankreastransplantation, wie von Sollinger et al. (2009) wenige Jahre früher postuliert.

Der Nutzen einer erfolgreichen kombinierten Pankreas-/Nierentransplantation ist neben der Insulin- und Dialysefreiheit in den positiven Effekten auf die Entwicklung diabetischer Spätkomplikationen mit Zunahme der Nervenleitgeschwindigkeiten und ihren Auswirkungen auf die diabetische Polyneuropathie zu sehen. Folgen sind ein verbessertes Langzeitüberleben sowie vor allem der deutliche Gewinn an Lebensqualität.

Literatur

Boggi U, Vistoli F, Amorese G, Giannarelli R, Coppelli A, Mariotti R, Rondinini L, Barsotti M, Signori S, De Lio N, Occhipinti M, Mangione E, Cantarovich D, Del Prato S, Mosca F, Marchetti P (2012) Long-term (5 years) efficacy and safety of pancreas transplantation alone in type 1 diabetic patients. Transplantation 93(8): 842–846

Dieterle C, Brendel MD, Seissler J, Eckhard M, Bretzel RG, Landgraf R (2006) Therapie des Diabetes mellitus. Pankreastransplantation, Inselzell-, Stammzell- und Gentherapie. Internist 47: 489–501

Drognitz O, Benz S, Pfeffer F, Fischer C, Makowiec F, Schareck W, Hopt UT (2004) Long-term follow-up of 78 simultaneous pancreas-kidney transplants at a single-center institution in Europe. Transplantation 78(12): 1802–1808

Farney AC, Rogers J, Stratta RJ (2012) Pancreas graft thrombosis: causes, prevention, diagnosis, and intervention. Curr Opin Organ Transplant 17(1): 87–92

Gruessner AC (2011) 2011 update on pancreas transplantation: comprehensive trend analysis of 25,000 cases followed up over the course of twenty-four years at the International Pancreas Transplant Registry (IPTR). Rev Diabet Stud 8(1): 6–16

Mehra S, Tavakoli M, Kallinikos PA, Efron N, Boulton AJ, Augustine T, Malik RA (2007) Corneal confocal microscopy detects early nerve regeneration after pancreas transplantation in patients with type 1 diabetes. Diabetes Care 30(10): 2608–2612

Page M, Rimmelé T, Ber CE, Christin F, Badet L, Morelon E, Ecochard R, Allaouchiche B (2012) Early relaparotomy after simultaneous pancreas-kidney transplantation. Transplantation 94(2): 159–164

Piros L, Fazakas J, Smudla A, Földes K, Langer RM (2012) Role of early systemic inflammatory response in simultaneous pancreas-kidney transplantation. Transplant Proc 44(7): 2147–2150

Schenker P, Vonend O, Krüger B, Klein T, Michalski S, Wunsch A, Krämer BK, Viebahn R (2011) Long-term results of pancreas transplantation in patients older than 50 years. Transpl Int 24(2): 136–142

Sollinger HW, Odorico JS, Becker YT, D'Alessandro AM, Pirsch JD (2009) One thousand simultaneous pancreas-kidney transplants at a single center with 22-year follow-up. Ann Surg 250(4): 618–630

Troppmann C (2010) Complications after pancreas transplantation. Curr Opin Organ Transplant 15(1): 112–118

Tydén G, Tollemar J, Bolinder J (2000) Combined pancreas and kidney transplantation improves survival in patients with endstage diabetic nephropathy. Clin Transplant 14(5): 505–508

Inselzelltransplantation – Indikation und Ergebnisse

Reinhard G. Bretzel

H. G. Beger et al. (Hrsg.), *Erkrankungen des Pankreas*,
DOI 10.1007/978-3-642-37964-2_91, © Springer-Verlag Berlin Heidelberg 2013

Alle zehn Jahre hat sich auf dem Gebiet der Inselzelltransplantation bei Typ-1-Diabetes ein Innovationsschub ereignet. Vor 1990 wurde das Maximalziel Insulinunabhängigkeit nach Transplantation in weniger als 10 % der Fälle erreicht, Ende 1999 bei etwa jedem vierten Patienten. Mit Einführung des sog. Edmonton-Protokolls um die Jahrtausendwende begann eine Erfolg versprechende neue Ära. Mehr als 10 Jahre danach ist die Inselzelltransplantation für Typ-1-Diabetiker an der Dialyse, nach bereits erfolgter Nierentransplantation oder bei Patienten mit schwer einstellbarem Diabetes und Hypoglykämie-Syndrom heute eine geeignete und oft letzte Therapiemöglichkeit Eine weitere Indikation ist die autologe Inselzelltransplantation bei Patienten mit chronischer Pankreatitis, bei denen eine Pankreasresektion geplant ist.

91.1 Hintergrund und Entwicklung der Inselzelltransplantation

Nur mit biologischem Ersatz der autoimmunologisch zerstörten Pankreasinseln in Form einer Pankreasorgantransplantation oder einer minimal-invasiven Inselzelltransplantation (◘ Abb. 91.1) lässt sich gegenwärtig eine perfekte Blutzuckerhomöostase ohne gleichzeitige Gefahr von Hypoglykämien erreichen. Daraus resultieren mannigfache günstige Effekte auf Stoffwechsel und diabetische Sekundärkomplikationen. Zudem entfallen tägliche Insulininjektionen und Blutzucker-Selbstkontrollen, was dem Patienten einen erheblichen Gewinn an Lebensqualität verschafft. Nachteilig sind die hohen Primärkosten der Methoden und das potenzielle Krebsrisiko der heute noch erforderlichen lebenslangen immunsuppressiven Behandlung der Empfänger.

Mit der Entwicklung eines automatisierten Verfahrens zur Isolierung von Langerhans-Inseln aus dem Pankreas von hirntoten Organspendern konnte am Zentrum St. Louis/USA Ende der 1980er-Jahre erstmalig bei einem Typ-1-Diabetiker nach Inselzelltransplantation eine völlige, wenn auch nur temporäre Insulinunabhängigkeit erreicht werden (Scharp et al. 1990). Die erste erfolgreiche Inselzelltransplantation in Deutschland und für den Bereich Eurotransplant wurde am 26. November 1992 in Gießen bei einer zuvor bereits nierentransplantierten Typ-1-Diabetikerin durchgeführt (Bretzel et al. 1993). Danach begann eine Ära mit zunehmend höheren Erfolgsraten. Lag die Rate an Insulinunabhängigkeit 1 Jahr nach Transplantation bis dahin bei 8–9 % der Fälle, so konnte diese bis Ende 1999 auf 26 % gesteigert werden (Bretzel et al. 1993). Gleichzeitig verbesserte sich die 1-Jahres-Transplantatfunktionsrate (C-Peptid basal > 0,5 ng/ml) von 28 % auf 50 % bzw. 81 % in den Empfängerkategorien Inselzell- nach Nierentransplantation (IAK) bzw. simultane Inselzell-Nieren-Transplantation (SIK) (◘ Abb. 91.2).

Der nächste und möglicherweise noch lange entscheidende Innovationsschub kam durch eine Arbeitsgruppe der Universität Alberta in Edmonton/Kanada. Ihr war es gelungen, durch eine sequenzielle Transplantation von isolierten Inseln aus gegebenenfalls mehreren Spenderpankreata und unter erstmaliger Anwendung einer steroidfreien Immunsuppression bei 7 von 7 Typ-1-Diabetikern mit schweren Hypoglykämien/Brittle-Diabetes eine Insulinunabhängigkeit über mehr als 1 Jahr zu erzielen (Shapiro et al. 2000).

Basierend auf dem sog. Edmonton-Protokoll wurde dann unter Förderung der US-amerikanischen National Institutes of Health (NIH) eine weltweit erste multinationale, multizentrische Inselzelltransplantationsstudie durchgeführt an sechs nordamerikanischen Zentren (Boston, Edmonton, Miami, Minneapolis, Seattle, St. Louis) und drei europäischen Zentren (Genf, Gießen, Mailand). Damit konnte nach 1 Jahr bei 44 % der Empfänger eine Insulinunabhängigkeit, in 72 % der Fälle ein Funktionieren des Inseltransplantats (C-Peptid basal > 0,5 ng/ml) erreicht werden (Shapiro et al. 2006).

Inzwischen ist die Zahl der bis dahin weltweit etwa 10 klinischen Inselzelltransplantationszentren auf über 50 angestiegen mit zusammen mehr als 700 transplantierten Patienten.

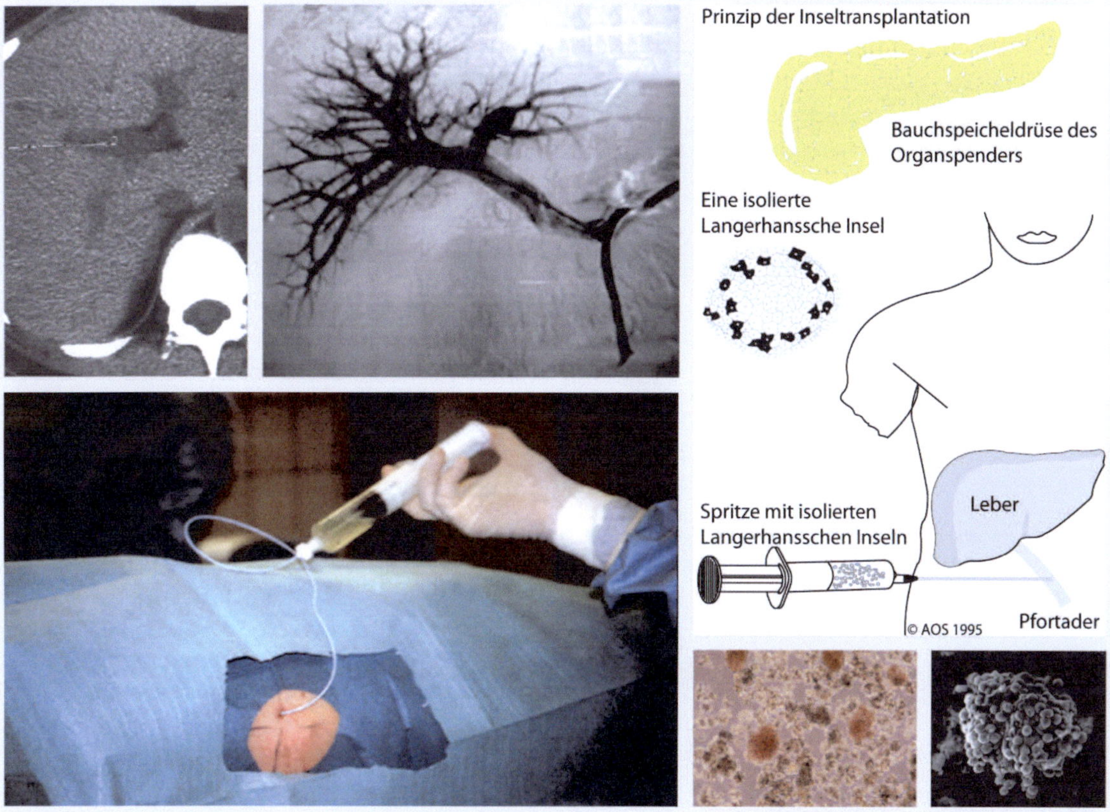

Abb. 91.1 Methode der transkutanen-transhepatischen, intraportalen Inselzelltransplantation in Lokalanästhesie nach dem Gießen-Protokoll. (Bretzel et al. 1999)

Indikationen und Empfängerkategorien für eine Inselzelltransplantation

A. Allogene Transplantationen bei Patienten mit einem Typ-1-Diabetes mellitus

- Patient mit chronischem Nierenversagen (Dialyse) (SIK)
- Patient nach bereits erfolgter Nierentransplantation (IAK)
- Patient mit Hypoglykämie-Syndrom (ITA)

B. Autologe Transplantationen bei Patienten mit chronischer Pankreatitis und Indikation zur Pankreatektomie (AIT)

91.2 Schrittweise Verbesserung der Ergebnisse einer Inselzelltransplantation in der vergangenen Dekade

Den Fortschritt auf diesem Gebiet zeigt eine kürzliche Datenanalyse des Collaborative Islet Transplant Registry (CITR) in Rockville/USA über Inselzelltransplantationen in den Jahren 1999 bis 31. Dezember 2010 mit einer Nachbeobachtung von mindestens 3 bis maximal 5 Jahren (Shapiro et al. 2006). Eingeschlossen wurden insgesamt 677 Typ-1-Diabetiker, überwiegend (85 %) der Empfängerkategorie Inselzelltransplantation alleine (ITA), aber auch 15 % der Fälle Inselzell- nach Nierentransplantation (IAK). Der Anteil weiblicher Patienten lag bei 59 %. Das Alter der Patienten betrug 18–65 Jahre, mehr als 95 % der Patienten waren zum Zeitpunkt der Transplantation ohne signifikante Betazellrestfunktion (C-Peptid basal < 0,3 ng/ml). Alle Patienten litten an Hypoglykämie-Wahrnehmungsstörugen, schweren Hypoglykämien und/oder schwer einstellbarem Diabetes. Das Register umfasst die Meldedaten seit 1999 von 27 überwiegend nordamerikanischen und einigen wenigen europäischen und australischen Zentren.

Publiziert wurde eine 3-Jahresanalyse, aufgeschlüsselt nach den Transplantationsperioden 1999–2002, 2003–2006 und 2007–2010 mit fünf primären klinischen Endpunkten: basales C-Peptid (> 0,3 ng/ml); Insulinunabhängigkeit (an wenigstens mehr als 14 konsekutiven Tagen); HbA1c; Nüchtern-Blutzucker; Fehlen von schwe-

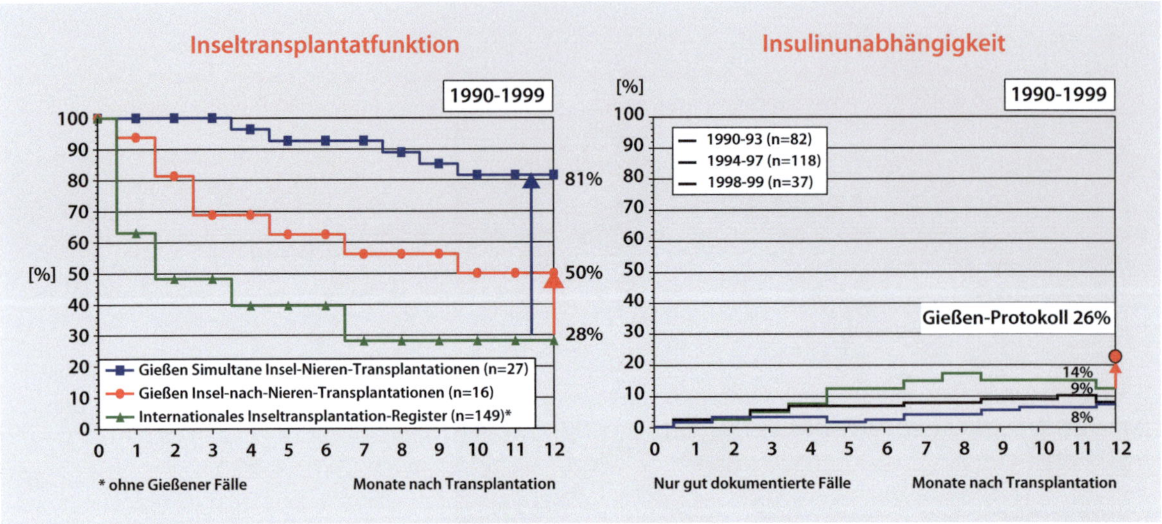

Abb. 91.2 Insulinunabhängigkeit und Inselzelltransplantatfunktion bei Typ-1-Diabetes nach 1 Jahr. Transplantationen weltweit im Zeitraum 1990–1999. Daten des International Islet Transplant Registry (ITR) Gießen. (Bretzel et al. 1993)

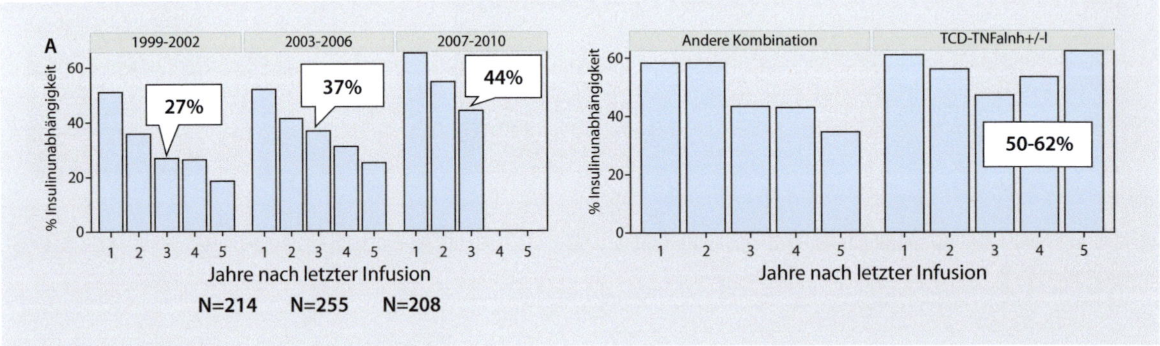

Abb. 91.3 Rate an Insulinunabhängigkeit 1–5 Jahre nach Inselzelltransplantation (ITA; IAK) bei Typ-1-Diabetes. Ergebnisse in Abhängigkeit von der Transplantationsperiode (links) und der Immunsuppressionstherapie (rechts). Daten des CITR, Rockville/USA. (Shapiro et al. 2006)

91

ren Hypoglykämien (Hypoglykämien mit erforderlicher Fremdhilfe). Zusätzlich wurden Daten zur allgemeinen Sicherheit der Transplantationen erfasst.

Innerhalb der letzten Dekade wurde die Erfolgsrate Insulinunabhängigkeit schrittweise gesteigert (**Abb. 91.3**, links). War in der ersten Transplantationsperiode nur etwa jeder vierte Patient nach 3 Jahren noch insulinunabhängig, so ist dies inzwischen nahezu jeder zweite Patient. Dazu beigetragen hat u. a. die moderne Immunsuppression unter Einschluss einer initialen Induktionstherapie als identifiziertem stärkstem Prädiktor (OR 2,38) für Insulinunabhängigkeit (**Abb. 91.3**, rechts). Signifikante, über Jahre anhaltende Transplantatfunktionen (C-Peptid > 0,3 ng/ml) werden inzwischen bei etwa 90 % der Patienten erzielt (**Abb. 91.4**, links). Selbst bei den Patienten, die nie das primäre Ziel Insulinunabhängigkeit erreicht hatten, ist doch in 70 % der Fälle eine anhaltende Inseltransplantatfunktion zu beobachten (**Abb. 91.4**, rechts).

Mit der Inselzelltransplantation einher geht eine ganz entscheidende Verbesserung der klinischen Situation in diesen komplizierten Diabetesfällen. Bei etwa 60 % der Empfänger liegt das HbA1c unter 6,5 %, und in 90 % der Fälle traten keine schweren Hypoglykämien mehr auf (**Abb. 91.5**). Dies gilt im Übrigen auch für jene Patienten, die sich noch etwas Insulin spritzen müssen. Die Rate an jeglichen Nebenwirkungen während des ersten Jahres lag zuletzt bei 38 %, die 5-Jahres-Überlebensrate der Patienten bei 98 %.

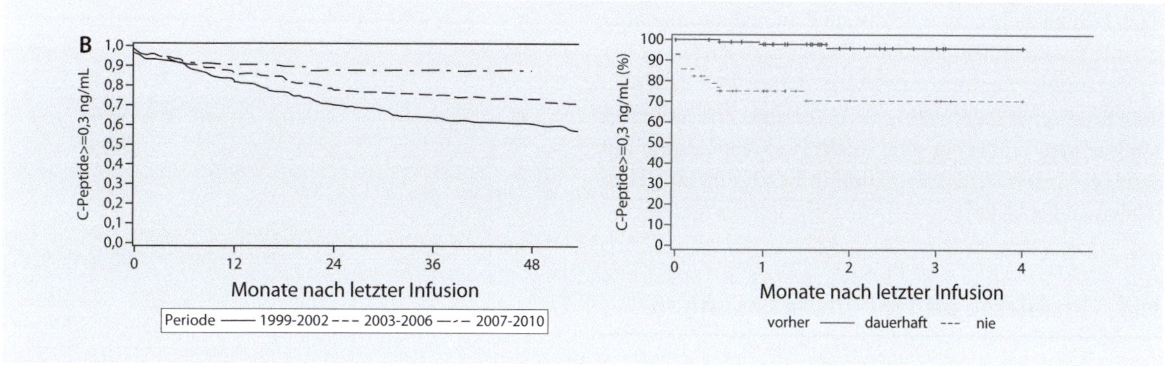

Abb. 91.4 Dauer der Inseltransplantatfunktion (C-Peptid > 0,3 ng/ml). Ergebnisse in Abhängigkeit von der Transplantationsperiode (links) und dem Status, ob der Patient nach Transplantation dauerhaft oder nie insulinunabhängig war (rechts). Daten des CITR, Rockville/USA. (Shapiro et al. 2006)

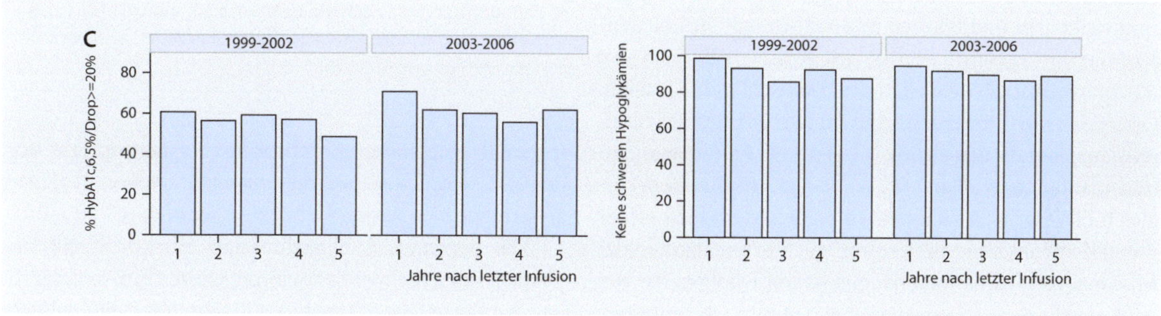

Abb. 91.5 Anteil (%) der Patienten, die ein HbA1c < 6,5 % oder eine Absenkung um 2 % erreichten (links). Anteil (%) der Patienten, bei denen nie wieder eine schwere Hypoglykämie auftrat (rechts). Ergebnisse in Abhängigkeit von der Transplantationsperiode. Daten des CITR, Rockville/USA. (Shapiro et al. 2006)

91.3 Ergebnisse von autologen Inselzelltransplantationen

Über erfolgreiche Autotransplantationen von Langerhans-Inseln bei Patienten nach Pankreatektomie wegen schmerzhafter chronischer Pankreatitis wurde erstmals im Jahre 1978 berichtet aus den Transplantationszentren Minneapolis/USA und Gießen/Deutschland (Sutherland et al. 1978; Dobroschke et al. 1978). Primäres Ziel dieser Methode ist, den Patienten von Schmerzen zu befreien und – sekundäres Ziel – den nach Pankreatektomie unweigerlich auftretenden Diabetes gänzlich zu verhindern oder abzumildern (Blondet et al. 2007).

Nur wenige Institutionen verfügen über größere Erfahrungen mit dieser Therapiemethode, so in den USA die Zentren Minneapolis und Cincinnati, in Europa das Zentrum Leicester/UK. Anhand einer Analyse von zusammen 385 Fällen, die in den vergangenen 30 Jahren in diesen Zentren operiert wurden, ergeben sich Insulinunabhängigkeitsraten von 32–40 % und Transplantatfunktionsraten von 65 % nach 1 Jahr (Ong et al. 2009). Etwa 50 % der Patienten konnten nach der Operation auf Opiate und andere Schmerzmittel ganz verzichten. Bei den übrigen Patienten ließ sich der tägliche Schmerzmittelverbrauch deutlich reduzieren. Im direkten Vergleich mit einer allogenen Inselzelltransplantation bei Typ-1-Diabetes bleibt die Insulinunabhängigkeit länger erhalten, identische Therapieeffekte sind mit 50 % weniger Inseln zu erzielen (Sutherland et al. 2008; Bellin et al. 2011). Die Gründe liegen in einer bei Autotransplantation immunologisch privilegierten Situation durch den Wegfall der Autoimmunität, Alloimmunität und Diabetogenität/Toxizität der Immunsuppressiva.

Entscheidend für den Transplantationserfolg ist die aus dem vorgeschädigten Pankreasorgan noch zu isolierende Inselmasse, die wiederum vom Grad der Pankreasfibrose abhängt (Kobayashi et al. 2011). Vorangegangene chirurgisch-interventionelle Eingriffe am Pankreas können den Prozess der Fibrosierung im günstigen Fall hemmen. So scheinen eine transduodenale Sphinkteroplastik, Whipple-Operation und die Beger-Methode weniger Fibrose und damit größere Chancen für eine Inselisolierung nach sich zu ziehen als eine distale Pankreatektomie oder laterale Pankreatojejunostomie (Wang et al. 2013).

Erfahrene Zentren empfehlen daher, bei Patienten mit chronischer Pankreatitis nach Versagen konservativer Maßnahmen frühzeitig eine totale Pankreatektomie mit autologer Inselzelltransplantation in Erwägung zu ziehen (Kobayashi et al. 2011).

91.4 Probleme und mögliche Lösungen

Auf die Innselzelltransplantation bei Typ-1-Diabetes zurückkommend, besteht nach wie vor die Frage, ob eine Pankreasorgantransplantation nicht effektiver ist. Pankreasorgantransplantationen sind jedoch große chirurgische Eingriffe mit einer u. a. signifikanten Rate an Revisionsoperationen. Inselzelltransplantationen hingegen sind risikoarm und können minimal-invasiv in Lokalanästhesie durchgeführt werden. Im gesamten Bereich von Eurotransplant (Benelux-Länder, Deutschland, Kroatien, Österreich und Slowenien) sind im Jahr 2011 nur 25 Inselzelltransplantationen alleine (ITA) und 21 Pankreasorgantransplantationen alleine (PTA) erfolgt. Im direkten Vergleich ITA mit PTA an einem in beiden Methoden erfahrenen Zentrum hinkt Erstere bezüglich Erreichbarkeit des Maximalziels Insulinunabhängigkeit mit Erfolgsraten von 44 % versus 61 % (Gruessner et al. 2008) noch hinterher. Dies mag sich erklären aus der unterschiedlichen initialen Betazellmasse, hier 100 % (PTA), dort (ITA) variable Masse, die überhaupt zur Transplantation kommt und die Implantation in der Leber primär überlebt. Die Lösung könnte in einer gleichzeitigen Gabe von Substanzen liegen, die eine Regeneration der Inselzellen fördern (z. B. GLP-1 RA, DPP-4 Hemmer).

Diabetologen stellen sich die Frage, warum eine teure Transplantation, wo doch die moderne Insulintherapie so erfolgreich ist? Gerade die für eine ITA oder PTA geeigneten Kandidaten haben aber unter/trotz intensivierter Insulintherapie und hohem Blutzucker-Selbstkontrollaufwand das Problem der schlechten Blutzuckereinstellbarkeit respektive schweren Hypoglykämien. Nach einer Kosten-Nutzen-Analyse ist in diesen Fällen eine Inselzelltransplantation effektiver als die Insulintherapie, die in den ersten 10 Jahren zwar höhere Kosten verursacht, danach aber kostengünstiger ist (Beckwith et al. 2012). Verglichen mit einer Pankreasorgantransplantation ist die Inselzelltransplantation nur geringfügig teurer (Guignard et al. 2004).

Bedenken bestehen wegen des Krebsrisikos einer immunsuppressiven Langzeittherapie, da auch bei Inselzelltransplantation nach heutigem Kenntnisstand die Immunsuppression lebenslang fortgeführt werden muss. Nach den Daten des CITR-Registers ist die Inzidenz für Neoplasien auf der Basis von 29 Erkrankungen bei 27 von 571

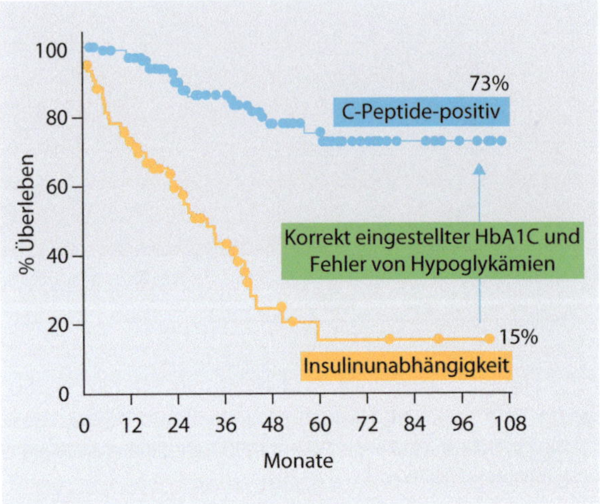

Abb. 91.6 Insulinunabhängigkeit und Inseltransplantatfunktion (C-Peptid > 0,3 ng/ml) nach Inselzelltransplantation (ITA) im Langzeitverlauf über 9 Jahre. Daten der Universität Alberta, Edmonton/Kanada. (McCall u. Shapiro 2012)

inselzelltransplantierten Patienten aber niedrig und liegt bei 0,02 Neoplasien pro Personen-Jahr, wovon 21 (72 %) als benigne Neoplasien klassifiziert wurden (CITR 2010).

Die begrenzte Langzeitfunktion eines Inselzelltransplantats stellt nach wie vor ein ungelöstes Problem dar. Es wurden Einzelfälle mit mehr als 10 Jahren Insulinunabhängigkeit berichtet (Berney et al. 2009). Aber selbst mit dem derzeit besten Transplantationsprotokoll liegt die durchschnittliche Erfolgsrate nach 9 Jahren bezogen auf Insulinunabhängigkeit bei nur 15 % mit Funktionsraten allerdings von inzwischen 73 % (McCall u. Shapiro 2012; Abb. 91.6).

91.5 Zusammenfassung und Perspektiven

In den letzten 10 Jahren hat sich die Erfolgsrate von Inselzelltransplantationen bei Typ-1-Diabetikern verbessert und stabilisiert. In verschiedenen Studien konnten zahlreiche günstige Effekte dieser minimal-invasiven, risikoarmen Behandlungsmethode auf Stoffwechsel, Lebensqualität, diabetische Sekundärkomplikationen und kardiovaskuläres Risiko nachgewiesen werden (Übersicht bei Bretzel 2010).

Effekte einer erfolgreichen Inselzelltransplantation bei Patienten mit Typ-1-Diabetes (Bretzel 2010)

- Stabilisierung des Stoffwechsels (Glukose-, Lipid- und Proteinstoffwechsel)
- Insulinunabhängigkeit
- Schutz vor schweren Hypoglykämien
- Verbesserung der Lebensqualität

(Wegfall von Diät, Injektionen, Selbstkontrolle und der Furcht vor Unterzuckerungen)
- Normalisierung vaskulärer Dysfunktion und Reduktion kardiovaskulärer Risikomarker
- Günstiger Einfluss auf Verlauf von Augen-, Nieren- und Nervenschäden
- Schutz der transplantierten Niere
- Lebensverlängerung?

Auch eine Inselzelltransplantation als autologe Transplantation bei Patienten mit chronischer Pankreatitis und Indikation zur Pankreasresektion kann, an einem erfahrenen Zentrum durchgeführt, eine Erfolg versprechende Indikation sein.

Das Hauptaugenmerk der gegenwärtigen Forschung auf dem Gebiet der Inselzelltransplantation bei Typ-1-Diabetes liegt in geeigneten Maßnahmen zur Verbesserung der Langzeitergebnisse und Minimierung der Immunsuppression respektive Induktion einer Immuntoleranz. Dabei hat die Inselzelltransplantation ein deutlich größeres Innovationspotenzial als die Pankreasorgantransplantation. Sucht man auf der Internetseite der NIH/USA nach derzeit registrierten Studien, findet man 103 klinische Studien mit Inselzelltransplantationen, aber nur 20 Studien zu Pankreasorgantransplantationen (clinicaltrials.gov; 16. Februar 2013). Der nächste Innovationsschub ist allerdings überfällig.

Literatur

Barton FB, Rickels MR, Alejandro R, Hering BJ, Wease S, Naziruddin B, Oberholzer J, Odorico JS, Garfinkel MR, Levy M, Pattou F, Berney T, Secchi A, Messinger S, Senior PA, Maffi P, Posselt A, Stock PG, Kaufman DB, Luo X, Kandeel F, Cagliero E, Turgeon NA, Witkowski P, Naji A, O'Connell PJ, Greenbaum C, Kudva YC, Brayman KL, Aull MJ, Larsen C, Kay TWH, Fernandez LA, Vantyghem MC, Bellin M, Shapiro AMJ (2012) Improvement in outcomes of clinical islet transplantation: 1999–2010. Diabetes Care 35: 1436–1445

Beckwith J, Nyman JA, Flanagan B, Schrover R, Schuurman HJ (2012) A health economic analysis of clinical islet transplantation. Clin Transplant 26: 23–33

Bellin MD, Sutherland DER, Beilman GJ, Hong-McAtee I, Balamuragan AN, Hering BJ, Moran A (2011) Similar islet function in islet allotransplant and autotransplant recipients, despite lower islet mass in autotransplants. Transplantation 91: 367–372

Berney T, Ferrari-Lacraz S, Buehler L, Oberholzer J, Marangon N, Philippe J, Villard J, Morel P (2009) Long-term insulin-independence after allogeneic islet transplantation for type 1 diabetes: over the 10-year mark. Am J Transplant 9: 419–423

Blondet JJ, Carlson AM, Kobayashi T, Jie T, Bellin M, Hering BJ, Freeman ML, Beilamn GJ, Sutherland DER (2007) The role of total pancreatectomy and islet autotransplantation for chronic pancreatitis. Surg Clin N Am 87: 1477–1501

Bretzel RG (2010) Islet cell transplantation in diabetes mellitus – a prime example of translational research. Diabet Stoffw 5: 232–241

Bretzel RG, Brandhorst D, Brandhorst H, Eckhard M, Ernst W, Friemann S, Rau W, Weimar B, Rauber K, Hering BJ, Brendel MD (1999) Improved survival of intraportal pancreatic islet cell allografts in patients with type 1 diabetes mellitus by refined peritransplant management. J Mol Med 77: 140–143

Bretzel RG, Browatzki CC, Schultz A, Brandhorst H, Klitscher D, Bollen CC, Raptis G, Friemann S, Ernst W, Rau WS, Hering BJ (1993) Klinische Inseltransplantation bei Diabetes mellitus. Erkenntnisse aus dem Inseltransplantations-Register und Erfahrungen am Zentrum Gießen. Diab Stoffw 2: 378–390

CITR (2010) Scientific summary of the Collaborative Islet Transplant Registry (CITR). 7th Annual Report: S1–S12

Dobroschke J, Schwemmle K, Langhoff G, Laube H, Bretzel RG, Federlin K (1978) Autotransplantation von Langerhansschen Inseln nach totaler Duodenopankreatektomie bei einem Patienten mit chronischer Pankreatitis. Dtsch Med Wochenschr 103: 1905–1910

Gruessner RW, Sutherland DE, Kandaswamy R, Gruessner AC (2008) Over 500 solitary pancreas transplants in nonuremic patients with brittle diabetes mellitus. Transplantation 85: 42–47

Guignard AP, Oberholzer J, Benhamou P-Y, Touzet S, Bucher P, Penformis A, Bayle F, Kessler L, Thivolet C, Badet L, Morel P, Colin C on behalf of the GRAGIL Group (2004) Diabetes Care 27: 895–900

Kobayashi T, Manivel JC, Carlson AM, Bellin MD, Moran A, Freeman ML, Bielman GJ, Hering BJ, Dunn T, Sutherland DER (2011) Correlation of histopathology, islet yield, and islet graft function after islet autotransplantation in chronic panceatitis. Pancreas 40: 193–199

McCall M, Shapiro AMJ (2012) Update on islet transplantation. Spring Harb Perspect Med doi: 10.1101 / cshperspect.a007823

Ong SL, Gravante G, Pollard CA, Webb MA, Illouz S, Dennison AR (2009) Total pancreatectomy with islet autotransplantation: an overview. HPB (Oxford) 11: 613–621

Scharp W, Lacy PE, Santiago JV, McCullough CS, Weide LG, Falqui L, Marchetti P, Gingerich RL, Jaffe AS, Cryer PE, Anderson CB, Flye MW (1990) Insulin independence after islet translantation into type I diabetic patient. Diabetes 39: 515–518

Shapiro AM, Lakey JR, Ryan EA, Korbutt GS, Toth E, Warnock GL, Kneteman NM, Rajotte RV (2000) Islet transplantation in seven patients with type 1 diabetes mellitus using a glucocorticoid-free immunosuppressive regimen. N Engl J Med 343: 230–238

Shapiro AMJ, Ricordi C, Hering BJ, Auchincloss H, Lindblad R, Robertson RP, Secchi A, Brendel MD, Berney T, Brennan DC, Cagliero E, Alejandro R, Ryan EA, DiMercurio B, Morel P, Polonsky KS, Reems JA, Bretzel RG, Bertuzzi F, Froud T, Kandaswamy R, Sutherland DE, Eisenbarth G, Segal M, Preiksaitis J, Korbutt GS, Barton FB, Viviano L, Seyfert-Margolis V, Bluestone J, Lakey JR (2006) International trial of the Edmonton protocol for islet transplantation. N Engl J Med 355: 1318–1330

Sutherland DE, Matas AJ, Najarian JS (1978) Pancreatic islet cell transplantation. Surg Clin N Am 58: 365–382

Sutherland DER, Gruessner AC, Carlson AM, Blondet JJ, Balamurugan AN, Reigstad KF, Beilman GJ, Bellin MD, Hering BJ (2008) Islet autotransplant outcomes after total pancreatectomy: a contrast to islet allograft outcomes. Transplantation 86: 1799–1802

Wang H, Desai KD, Dong J, Owzarski S, Romagnuolo J, Morgan K, Adams DB (2013) Prior surgery determines islet yield and insulin requirement in patients with chronic pancreatitis. Transplantation 95: 1051–1057

Stichwortverzeichnis

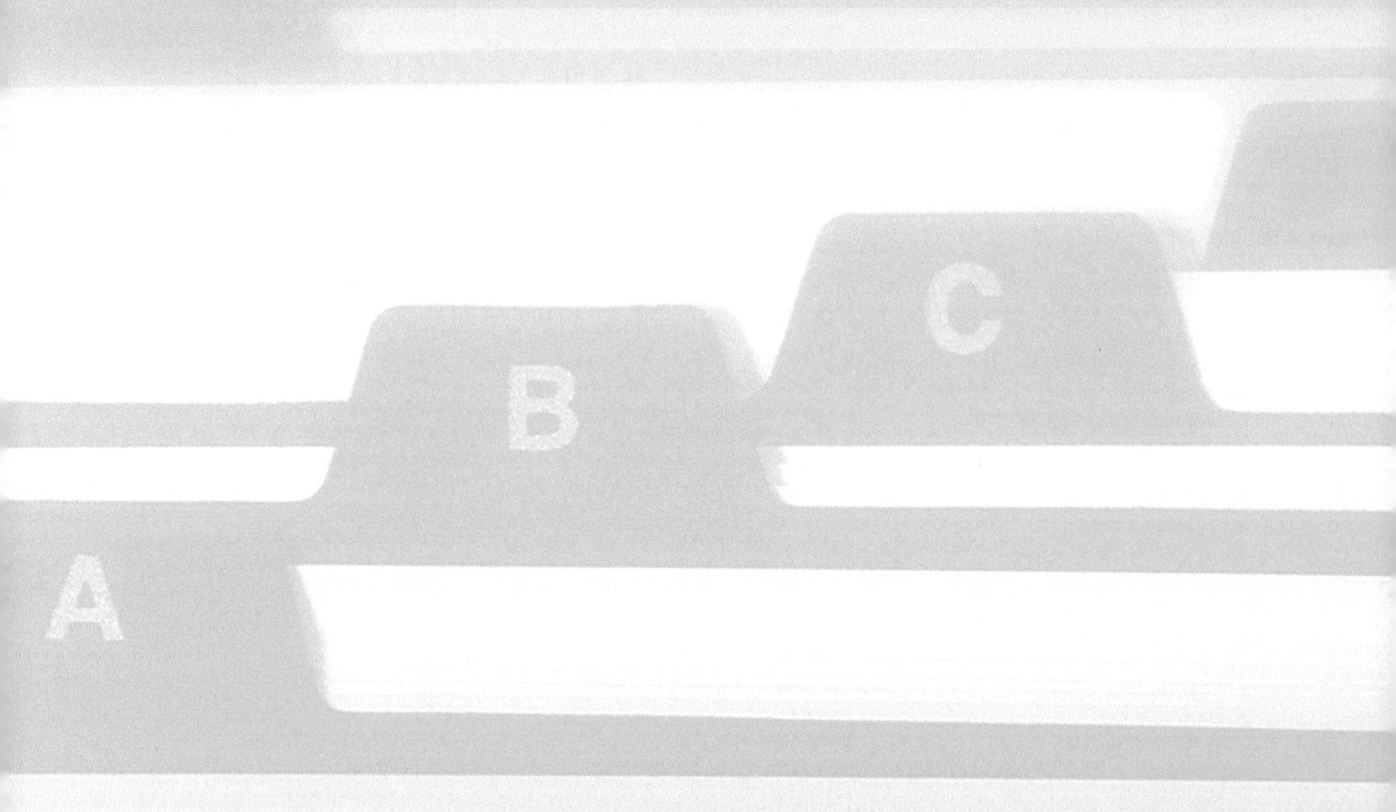

H. G. Beger et al. (Hrsg.), *Erkrankungen des Pankreas*,
DOI 10.1007/978-3-642-37964-2, © Springer-Verlag Berlin Heidelberg 2013

P

R

S

T

U

V

W

Z